CAMBRIDGE LIBRARY COLLECTION

Books of enduring scholarly value

Classics

From the Renaissance to the nineteenth century, Latin and Greek were compulsory subjects in almost all European universities, and most early modern scholars published their research and conducted international correspondence in Latin. Latin had continued in use in Western Europe long after the fall of the Roman empire as the lingua franca of the educated classes and of law, diplomacy, religion and university teaching. The flight of Greek scholars to the West after the fall of Constantinople in 1453 gave impetus to the study of ancient Greek literature and the Greek New Testament. Eventually, just as nineteenth-century reforms of university curricula were beginning to erode this ascendancy, developments in textual criticism and linguistic analysis, and new ways of studying ancient societies, especially archaeology, led to renewed enthusiasm for the Classics. This collection offers works of criticism, interpretation and synthesis by the outstanding scholars of the nineteenth century.

Claudii Galeni Opera Omnia

Galen (Claudius Galenus, 129–c. 199 CE) is the most famous physician of the Greco-Roman world whose writings have survived. A Greek from a wealthy family, raised and educated in the Greek city of Pergamon, he acquired his medical education by travelling widely in the Roman world, visiting the famous medical centres and studying with leading doctors. His career took him to Rome, where he was appointed by the emperor Marcus Aurelius as his personal physician; he also served succeeding emperors in this role. A huge corpus of writings on medicine which bear Galen's name has survived. The task of editing and publishing such a corpus, and of identifying the authentic Galenic texts within it, is a hugely challenging one, and the 22-volume edition reissued here, edited by Karl Gottlob Kühn (1754–1840) and published in Leipzig between 1821 and 1833, has never yet been equalled.

Cambridge University Press has long been a pioneer in the reissuing of out-of-print titles from its own backlist, producing digital reprints of books that are still sought after by scholars and students but could not be reprinted economically using traditional technology. The Cambridge Library Collection extends this activity to a wider range of books which are still of importance to researchers and professionals, either for the source material they contain, or as landmarks in the history of their academic discipline.

Drawing from the world-renowned collections in the Cambridge University Library, and guided by the advice of experts in each subject area, Cambridge University Press is using state-of-the-art scanning machines in its own Printing House to capture the content of each book selected for inclusion. The files are processed to give a consistently clear, crisp image, and the books finished to the high quality standard for which the Press is recognised around the world. The latest print-on-demand technology ensures that the books will remain available indefinitely, and that orders for single or multiple copies can quickly be supplied.

The Cambridge Library Collection will bring back to life books of enduring scholarly value (including out-of-copyright works originally issued by other publishers) across a wide range of disciplines in the humanities and social sciences and in science and technology.

Claudii Galeni Opera Omnia

VOLUME 19

EDITED BY KARL GOTTLOB KÜHN

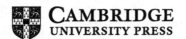

CAMBRIDGE
UNIVERSITY PRESS

CAMBRIDGE UNIVERSITY PRESS

Cambridge, New York, Melbourne, Madrid, Cape Town,
Singapore, São Paolo, Delhi, Tokyo, Mexico City

Published in the United States of America by Cambridge University Press, New York

www.cambridge.org
Information on this title: www.cambridge.org/9781108028479

This edition first published 1821-3
This digitally printed version 2011

ISBN 978-1-108-02847-9 Paperback

MEDICORVM GRAECORVM

OPERA

QVAE E·XSTANT.

EDITIONEM CVRAVIT

D. CAROLVS GOTTLOB KÜHN

PROFESSOR PHYSIOLOGIAE ET PATHOLOGIAE IN
LITERARVM VNIVERSITATE LIPSIENSI PVBLICVS
ORDINARIVS ETC.

VOLVMEN XIX.

CONTINENS

CLAVDII GALENI T. XIX.

LIPSIAE

PROSTAT IN OFFICINA LIBRARIA CAR. CNOBLOCHII

1 8 3 0.

ΚΛΑΥΔΙΟΥ ΓΑΛΗΝΟΥ

ΑΠΑΝΤΑ.

CLAVDII GALENI

OPERA OMNIA.

EDITIONEM CVRAVIT

D. CAROLVS GOTTLOB KÜHN

PROFESSOR PHYSIOLOGIAE ET PATHOLOGIAE IN
LITERARVM VNIVERSITATE LIPSIENSI PVBLICVS
ORDINARIVS ETC.

TOMVS XIX.

LIPSIAE

PROSTAT IN OFFICINA LIBRARIA CAR. CNOBLOCHII

1830.

PRAEFATIO.

Cum tandem operum Galeni editio, anno hujus feculi vicefimo primo inchoata, ad finem vergat, haud incongruum effe puto, fi nonnulla de ejus confilio et quam in illa adornanda fecutus fum, ratione expofuero. Cum me ad medicos Graecos edendos et in unum quafi corpus colligendos accingerem, hoc inprimis fpectavi, ut illorum ftudium, quod quin penitus inter nos refrigefceret, parum aberat, iterum incenderem aleremque. Hoc autem effici poffe putabam, fi medicorum illorum opera cum elegantiore, tum commodiore ad legendum forma typis exfcribenda curarem. Dein haud temere fperabam, fore, ut, quae in bibliothecarum carceribus conclufa hucusque dilituerant, medicorum Graecorum opera, inde liberata et publici juris facta, folidiori artis falutaris ftudio haud levem adferant utilitatem. Neque eventus meam omnino deftituit exfpectationem. Etenim nunc ardentius inter medicos noftrae aetatis ftudium medicorum veterum vigere videtur, hosque fcientiae medicae fontes frequentius confuli laetamur, quam olim, cum illorum fcriptorum editiones incommodae et innumerabili fere vitiorum typographicorum quantitate horridae ab earum ufu avocarent potius, quam ad eundem invitarent. Contigit quoque

mihi, ut et Galeni et aliorum medicorum Graecorum libros, qui Graece ante me editi non erant, e publicis bibliothecis mecum communicatos, publicare poſſem. Commentarius v. c. Galeni in Hippocratis de humoribus librum et de muſculorum anatome opuſculum e bibliotheca regia Pariſienſi nec non fragmentum Synopſeos librorum Galenicorum XVI. de pulſibus e bibliotheca univerſitatis Havnienſis a me evulgata ſunt. Praeterea ſervo collectionis chirurgorum Graecorum, a Niceta factae, eam partem, quae e codice Florentino ab Anton. Cocchio nondum edita, mecum Eruditiſſimi FRANC. de FURIA, bibliothecae Mediceae praefecto et linguae Graecae in patrio Athenaeo profeſſoris, inſigni benevolentia communicata eſt. Quae quidem pars propterea notatu digniſſima eſt, quod praeter Oribaſii opus de laqueis et machinamentis integros Apollonii Citienſis in Hippocratis librum de articulis commentarios continet. Oribaſii autem libri quamvis in pluribus bibliothecis exſtent, tamen pauci tantummodo Graece editi ſunt, ita, ut eorum argumenta non niſi e latina Bapt. Raſarii verſione cognoſci poſſint. Sed haud diutius Graecae medicinae amatores Graecis Oribaſii textis carituros eſſe conſido. Nam quotidie deſcriptum ex ditiſſimo bibliothecae regiae Pariſienſis Theſauro codicem manuſcriptum magnae collectionis, juſſu Juliani imperatoris factae, exſpecto. Haec jam ſcripta typographoque tradita erant, cum nuntius ex Hiſpania ad me perveniret, Experient. FR. DIETZ, edito Hippocratis de ſacro morbo (Lipſ. 1827. 8.) orbi erudito ſatis cognitum, qui munificentia Regis Boruſſorum nunquam ſatis laudanda ſuſtentatus, iter per Italiam, Franco - Galliam aliasque regiones exteras ſuſcepit, ut excuſſis bibliothecis publicis apparatum colligeret, adornandae editioni Hippocratis criticae deſtinatum

non folum Hippocrati in hoc itinere, fed aliis quoque medicis Graecis fuam operam ftudiumque dicaffe et Oribafii Aetiique diu defideratam editionem paraffe.

Opus, per undeviginti volumina extenfum, quod maximam rerum varietatem continet, cum copiofiffimo rerum indice fine magno utilitatis detrimento carere nequeat, hujus quoque aptam confectionem curandam effe putavi. Quamobrem cum mihi hujus laboris taediofi exantlandi otium haud fuppeteret, rogavi Frid. Guil. Afsmannum, Virum Doctiffimum et fummorum artis medicae honorum candidatum digniffimum, ut hoc onus fibi imponi pateretur. Lubenter illud in fe recepit et laetiffima adeft fpes, fore, ut intra hujus anni fpatium index abfolvatur. In quo quidem indice conficiendo neque illum ante oculos habuit, qui latinae operum Galeni verfioni (Bafil. 1562 f.) additus eft, neque nimiam, ne dicam putidam, prolixitatem imitabitur, in quo Ant. Mufa Braffavolus fui laboris praeftantiam pofuit, fed omnibus Galeni voluminibus ab ovo ad calcem diligenter perlectis, res notatu maximopere dignas enotavit, enotatasque apto ordine difpofuit.

Praeter Galenum prodiere, tanquam collectionis medicorum Graecorum meae partes, Hippocrates, Aretaeus et Diofcorides, cujus editionem Vir Illuftris, Curt. Sprengel, curavit, commentarioque eruditiffimo inftruxit. Idem anno proximo, fi, quod maximopere optandum eft, Deus O. M. firmam ipfi valetudinem fuerit largitus, Paulum Aeginetam, Illuftr. autem Ca. Weigel Aetium Amidenum editurus eft, cui inde ab anno MDCCXCI, quo *exercitationum Aetianarum fpecimen* promulgaverat, plurimum operae dicavit, quemque ut amplo apparatu critico

locupletaret, publicas Italiae aliarumque regionum biblio-
thecas perveſtigavit.   Utinam Viro Amiciſſimo ſummum
Numen firmiſſimam valetudinem, Neſtoris annos et ido-
neum a moleſto artis medicae exercitio otium largiatur,
ut orbis eruditus, ſpem atque exſpectationem, diu con-
ceptam, tandem expletam eſſe, laetari poſſit.

Scribebam Lipſiae nundinis paſchalibus A. R. S.
MDCCCXXX.

CONTENTA VOLUMINIS XIX.

x

ΓΑΛΗΝΟΥ ΠΩΣ ΔΕΙ ΕΞΕΛΕΓΧΕΙΝ ΤΟΥΣ ΠΡΟΣΠΟΙΟΥΜΕΝΟΥΣ ΝΟΣΕΙΝ.

Ed. Chart. VIII. [916.]　　　　　Ed. Baf. III. (368.)

[916] (368) Διὰ πολλὰς αἰτίας ἄνθρωποι πλάτ-
τονται νοσεῖν. δοκεῖ δ᾽ ἰατρῷ προσήκειν ἡ τῆς ἀληθείας
εὕρεσις ἐν τοῖς τοιούτοις ἅπασι. καὶ τοῦτον οἱ ἰδιῶται
ἀξιοῦσι διακρίνειν τοὺς ψευδομένους τῶν ἀληθευόντων. καὶ
γὰρ φλεγμονὴ καὶ ἐρυσίπελας καὶ οἰδήματα γεγονότα ἐξεπί-
τηδες διὰ τῶν ἔξωθεν φαρμάκων ἔνεστι φωράσαι καὶ δια-

GALENI QUOMODO MORBUM SI-
MULANTES SINT DEPREHEN-
DENDI LIBELLUS.

Ob multas caufas aegrotare fe homines fimulant.
Videtur autem medico convenire veritatis inventio in
ejusmodi omnibus; ipfi etiam idiotae fallentes a verum
proferentibus fe difcernere exiftimant. Etenim phlegmone
et eryfipelas et oedemata confulto ab externis medica-
mentis procreata medicis deprehendere ac difcernere licet

Ed. Chart. VIII. [916.]   Ed. Baf. III. (368. 369.)
κρῖναι τοῖς ἰατροῖς ἀπὸ τῶν ἐξ αὐτοῦ τοῦ σώματος ὁρμω-
μένων παθῶν. οὕτω δὲ καὶ πτύσιν αἵματος ἐκ τῶν κατὰ
τὸ στόμα χωρίων γινομένην ἀπὸ τῆς ἐκ στομάχου καὶ κοι-
λίας ἤ τινος τῶν ἀναπνευστικῶν ὀργάνων. ἐφωράθησαν
γοῦν ἤδη τινὲς ἑκόντες ἀναβήττοντες ἐπὶ τῇ τελευτῇ τῆς
βηχὸς, ἀναπτύοντες αἷμα, φλεβὸς αὐτοῖς ἑτοίμως ἀναστο-
μουμένης κατά τι μέρος τῶν οὔλων, ἣν ὁπότε βουληθεῖεν
μυζήσαντες τὴν γλῶτταν καὶ βήξαντες δῆθεν ἀπέπινον ὡς
κάτωθεν ἀνηνεγμένον αἷμα καὶ παραληρεῖν προσεποιήσαντο
καὶ μωραίνεσθαι καὶ μωραίνειν ἑτέρους. ταῦτα ἅπαντα
προσήκειν τοῖς ἰατροῖς ἐξευρίσκειν τε καὶ διακρίνειν ἀλλή-
λων οἱ ἰδιῶται νομίζουσιν. ἐν δὲ δὴ τούτοις καὶ πόνον
ἰσχυρὸν, ὡς δὴ δοκεῖν δυσέκδεκτον εἶναι. καὶ καλούμενόν
γέ τινα πρὸς τῶν πολιτῶν εἰς ἐκκλησίαν οἶδα πλασάμενον
ὀδύνην κωλικὴν, ὅπως μὴ παραγένοιτο, δόξαν αὐτῷ συμφέ-
ρειν οὕτως ἐφ' (369) οὗ κατὰ μὲν αὐτὸν τὸν καιρὸν
ὑπενόησα ψεύδεσθαι τὸν ἄνθρωπον, ὕστερον δὲ καὶ αὐτὸς
ὡμολόγησέ μοι. πυριάματα δ' οὖν αὐτῷ προσφέρειν ἐκέ-

ab iis quae ex ipfo corpore concitantur affectibus; ita
vero et fanguinis fputum qui ex oris emanat partibus, ab
eo qui e ftomacho et ventriculo aut fpirabilium organo-
rum aliquo exfpuitur. Etenim deprehenfi jam quidam
funt, qui fub finem tuffis, quoties vellent, fanguinem
excrearent, venula quadam in hoc prompte circa gingivas
aperta ficque comparata, ut quando videretur, lingua il-
lam fugentes ftatimque poft tuffientes, fanguinem quafi ex
inferioribus redditum exfpuerent. Delirare quoque non-
nulli defiperque fe finxerunt, quum alios potius ftultos
oftenderent. Haec omnia et deprehendere et inter fe dif-
cernere, ad medicos pertinere vulgus exiftimat. In his
vero certe dolor adeo vehemens *fingitur*, ut intolerabilis
effe videatur. Atque vocatum quendam a civibus ad con-
cionem novi colicum dolorem finxiffe, ut ne accederet,
quod fibi ita conducere vifum effet. Qua in re eo tem-
pore fufpicatus fum hominem fallere, quod poftea mihi
confeffus eft. Fomenta igitur ipfi admovere juffi, verum

λευσα. πλὴν οὐκ ἐδεῖτο λιπαρῶς βοηθῆσαι αὐτῷ καίτοι
φοβερώτατος ἔμπροσθεν ὤν, ἐπὶ τοῖς μικροτέροις καὶ ἐπί-
στατο μὲν πρὸ ἡμερῶν ὀλίγων ὀδυνώμενόν τε κωλι- [917]
κῶς, εἶτα πίνοντα τοῦ φιλωνείου φαρμάκου γενόμενον ἀνώ-
δυνον, ὅπερ ᾔτησέ με πάντως, εἴπερ ὠδυνᾶτο. τούτῳ δὲ
μαρτυρήσει καὶ τὰ μετὰ ταῦτα, παυσαμένης τῆς ἐκκλησίας
ἐπαύσατο κεκραγὼς, ὡς οὐκ ἔτι ὀδυνώμενος. καὶ μέντοι καὶ
ἡ προηγησαμένη δίαιτα τοιαύτη τις ἦν, ὡς μὴ δύνασθαι
κωλικὴν ἐν αὐτῇ συστῆναι διάθεσιν. ἐξ ἀπεψιῶν γὰρ καὶ
ψύξεων εἴωθε γίνεσθαι τὰ τοιαῦτα παθήματα, τῷ δὲ οὐδὲν
τοιοῦτον προηγήσατο. τὸ μὲν οὖν γνῶναι τὸ πάθημα μὴ
κατὰ λόγον εἶναι τῆς ἔμπροσθεν διαίτης, ἰατρικῆς ἐμπει-
ρίας ἔργον ἐστὶ, τὸ δὲ ὑπονοῆσαι διὰ τὴν ἐκκλησίαν αὐ-
τὸν οὕτω πλάσασθαι οὐκ ἔστι τῆς ἰατρικῆς ἴδιον, ἀλλὰ τοῦ
καλουμένου κοινοῦ λόγου, ὃν καὶ τῷ κοινὸν εἶναι πᾶσιν
ὀλίγοι τέλεον ἔχουσιν, ὡς εὐπορεῖν ἐφ᾽ ἑκάστῳ πράγματι

hon magnopere fibi fuccurri precabatur, quamquam prius
in minimis admodum meticulofus effet. Equidem paucis
ante diebus noverat colico dolore laborantem a me haufto
mox medicamento philonio dolore fuiffe liberatum, quod
a me continuo petiiffet, fi doluiffet. Sed et exitus iftud
declaravit, quoniam dimiffa concione extemplo conqueri,
tanquam extra omnem mox dolorem conftitutus defiit.
Quin et ipfa praeterea vivendi ratio quae praecefferat,
talis erat ut colicam in eo difpofitionem non poffet ge-
neraffe; quando ex indigeftione infrigidationeque proficifci
folent ejusmodi paffiones, quorum in hoc neutrum prae-
cefferat. Hoc igitur quod non ratione anteactae diaetae
morbus effet, potuiffe cognofcere, medicae erat experien-
tiae opus. Alterum vero iftud quod ob concionem fimu-
lare haec illum fufpicatus eram, medicinae proprium non
fuerat, fed rationis opus quae communis dicitur; quam
licet omnibus communis fit, pauci tamen exactam perfe-
ctamque habent ut invenire in quoquo negotio poffint

τῶν ποιητέων τε καὶ λεκτέων. ἀναμνηστέον δὲ τῶν εἰρημέ-
νων ὡς ἐμπειρία μετὰ τῆς εὐπορίας εὑρίσκει μὲν καὶ τοὺς
ἄλλα τινὰ πλαττομένους, εὑρίσκει δὲ καὶ τοὺς ἀλγεῖν προσ-
ποιουμένους σφοδρῶς. ἐφ᾽ ἑκατέρου γὰρ αὖ τις φάσκων
ὀδυνᾶσθαι σφοδρότατα γόνυος, δοῦλος δ᾽ ἦν οὗτος τῶν πα-
ρατρεχόντων ἐν ταῖς ὑδοῖς τῷ δεσπότῃ, τὸ προσποιητὸν τῆς
ὀδύνης ἐφώρασα, τὴν μὲν ὑπόνοιαν λαβὼν ἔκ τε τοῦ τὸν
δεσπότην αὐτοῦ κατ᾽ ἐκείνην τὴν ἡμέραν ἐξορμᾷν καὶ τοῦ
ἔθους τοῦ νεανίσκου. τοιοῦτος γὰρ ἦν οἷος καὶ ψεύσασθαι
τὰ τοιαῦτα. καὶ μὲν δὴ καὶ τινος τῶν φιλούντων αὐτὸν
ὁμοδούλων ἐρόμενος, εἴ τις ἐρωτικὴ συνήθεια πρός τι γύ-
ναιον ᾖ τῷ νεανίσκῳ, δι᾽ ἣν εἰκὸς ἦν αὐτὸν εἰς ἀποδημίαν
μακροτέραν κατὰ χώραν τοῦ δεσπότου στελλομένου θιλῆσαι
μεῖναι, καὶ ἦν οὕτως ἔχον. ἔξωθεν μὲν οὖν εὐπόρει τοσαῦτα,
κατὰ δὲ αὐτὸ τὸ γόνυ μέγιστος ἦν ὄγκος, ἰδιώτην ἐκπλῆξαι
δυνάμενος, ἐμπείρῳ δὲ τοῦ πράγματος ἐναργῶς φαινόμενος

quid faciendum dicendumve fit. Tenendum ergo memo-
ria quod diximus, experientiae medicae fi conjungatur
externa haec facultas, alia quoque fimilia fingentes, vali-
dosque dolores fimulantes deprehendere licere. Quemad-
modum ipfe nuper quum utroque genu vehementiffime
dolere fe quidam diceret. Servus autem is erat ex eorum
ordine qui dominos iter facientes curfu comitantur. Unde
ftatim doloris ejus fictionem deprehendi ex eo partim fu-
fpicionem fumens, quod illam forte diem dominus ex urbe
profecturus erat; partim ex adolefcentis moribus, qui talis
effet, ut facile in hujusmodi mentiretur. Caeterum et
confervum infuper quendam ei familiarem rogabam, num
adolefcens ille mulierculae alicujus amore teneretur, pro-
pter quam effet verifimile, longiorem profectionem domino
adornante, hoc illum ftudere ut relinqueretur. Et ita res
habebat. Haec autem extrinfecus adinveneram. Circa
vero genu ejus tumor quidam maximus exiftebat qui facile
idiotam perterrere potuiffet, fed rei perito manifefte per

ὑπὸ θαψίας γεγενημένος. τοῦτο δὴ τῆς ἰατρικῆς ἐμπειρίας
ἔργον ἐστὶν, οὐκ ἐκ τῶν ἔξωθεν εὐπορουμένων, ἐκ δὲ τῆς αὐτῆς
ἐμπειρίας καὶ τοῦ μηδὲν αὐτῷ προηγήσασθαι τῶν τοιοῦτον
ὄγκον ἐξαίφνης ἐργάζεσθαι δυναμένων. οὔτε γὰρ ἐδεδραμήκει
πλέον τοῦ δέοντος οὔτ᾽ ἐπεπλήγει πρός τινος οὔθ᾽ ἀλλό-
μενος ἢ ἀναπηδῶν τάφρον ἐπεπόνθει, πληθώρας τε σημεῖον
οὐδὲν ἦν αὐτῷ, πρὸς τῷ μὴ δεδιῃτῆσθαι πρόσθεν ἀργῶς
καὶ πλησμονωδῶς. ἀλλὰ καὶ τὸ τῆς ὀδύνης εἶδος ἐρωτῶσιν
ἡμῖν ὁποῖόν ἐστιν, οὐκ εὐθέως οὐδὲ ἑτοίμως οὐδὲ ἑαυτῷ
συμφώνως ἀπεκρίνατο. καὶ τοίνυν ἐξελθόντος τοῦ δεσπότου
φάρμακον ἐπιθεὶς οὐδὲν μὲν ἀνώδυνον ἔχον, ψῦξαι δὲ τὴν
ἀπὸ τῆς θαψίας ποιότητα δυνάμενον, μετὰ μίαν ὥραν ἔσχον
ὁμολογοῦντα τελέως ἀνώδυνον εἶναι. ὅπερ, εἴπερ ἦν ὄντως
ἄλγημα διὰ φλεγμονὴν, οὐ μόνον οὐκ ἂν ἐπαύσατο διὰ φαρ-
μάκου ψύχοντος, ἀλλὰ καὶ σφοδρότερον ἂν ἐγένετο. εὔδηλον
οὖν ἤδη πῶς τὰ τῆς ἰατρικῆς ἐμπειρίας μιγνύμενα τοῖς

thapfiam excitatus apparebat. Haec autem cognitio medi-
cinae propria erat, non ab extrinfecus affumptis prove-
niens. Ejusdem quoque erat experientiae fciviffe nihil
eorum quae antecefferant, tale fuiffe quod eum excitare
tumorem tam repente potuiffet. Neque enim plus quam
conveniebat, concurrerat: neque vapularat ab aliquo neque
faltaverat neque foffam transfiliens id incommodum paffus
erat; tum redundantis humoris indicium quidem nullum
erat, quod antea neque fplendidius neque abundantius
vixiffet. Ad haec autem et doloris fpeciem me, qualis-
nam effet, percontante neque ftatim neque prompte neque
eadem refpondebat. Quare profecto domino quum phar-
macum impofuiffem quod dolorem quidem nihil leniebat,
verum thapfiae folum qualitatem infrigidare poffet, poft
horam unam illum confitentem habui, nihil amplius fe
doloris fentire. Quod fi e phlegmone dolor is natus fuif-
fet, non folum per iftud refrigerativum non refediffet,
fed etiam vehementior redditus effet. Liquere igitur nunc
arbitror quod fi medicinalis experientia externis iftis ra-

Ed. Chart. VIII. [917. 918.]   Ed. Baf. III. (369.)
εὐπορουμένοις λογικῶς, ὅπερ ταὐτόν ἐστι τοῖς ὑπονοουμένοις,
εἰς διάγνωσιν ὀδύνης ἰσχυρᾶς ἐστιν ἐπιτήδεια. δύναται δέ
τις καὶ τὴν εὐφορίαν γνώρισμα τίθεσθαι τοῦ μὴ σφοδρῶς
ὀδυνᾶσθαι, τίθεται γὰρ ἀμέλει καὶ τοῦτο πολλάκις οὐκ ἐν-
νοησάντων τῶν προσποιουμένων ὀδυνᾶσθαι σφοδρῶς, μεταρ-
ρίπτειν ἑαυτοὺς ἄλλοτε εἰς ἄλλο σχῆμα δυσφοροῦντας δῆθεν
ἐπὶ τῷ μεγέθει τῆς ὀδίνης· ἔτι δὲ ἐὰν μὲν σφοδρῶς ὀδυ-
νῶνται, πᾶν ὑπομένειν ἕτοιμοι γίνονται βοήθημα καὶ πρό-
τεροί γ᾽ αὐτοὶ παρακαλοῦσι τοὺς ἰατρούς, ὅτι περ ἂν βου-
ληθεῖεν πράττειν, ἕνεκα τοῦ θεραπευθῆναι τὸ πάθος. ἐὰν
δὲ μετρίως ἢ μηδ᾽ ὅλως ὀδυνῶνται, τὰ τοιαῦτα τῶν βοη-
θημάτων ἀποδιδράσκουσιν, οὔτ᾽ ἀσιτίας μακρὰς ὑπομένοντες
[918] οὔτε δριμέων φαρμάκων προσαγωγήν. ἃ χρὴ λέγειν
ἡμᾶς αὐτοῖς, ὡς ἰασόμενα μόνα τὰς τοιαύτας διαθέσεις,
ἡνίκα φασὶν ὀδυνᾶσθαι σφοδρῶς. καὶ πρὸς τούτοις ἔτι
τομὰς καὶ καύσεις καὶ παντὸς ἀποχὴν πόματός τε καὶ ἐδέ-
σματος, οὗπερ ἂν ἴδωμεν αὐτοὺς ἡττημένους. τοὺς τοίνυν
σκηπτομένους ὀδυνᾶσθαι σφοδρῶς τὸ μέγεθος τοῦ πόνου

tiocinationibus conjungatur, fufficiens fit ad fortis doloris
dignotionem. Poteft vero quis ex eo quod lenius morbum
ferant, judicium non vehementis doloris fumere. Accidit
enim iftud omnino faepe, non advertentibus iis qui morbi
vehementiam fimulant, quod in alium fe aliumque habi-
tum illi qui vere laborant, magnitudine videlicet doloris
agitati, transjiciunt. Praeterea fi dolore vehementi revera
premantur, quodvis perpeti auxilium parati funt, hortan-
turque ipfi ultro medicos ut quidquid ipfis libuerit agant,
quo affectus curetur. Sin vero mediocriter aut nequa-
quam omnino dolent, hujusmodi auxilia refugiunt, neque
longiora jejunia, neque mordacium pharmacorum oblatio-
nem perferentes. Quae fola quidem quum graviter fe la-
borare dicunt, hujusmodi difpofitionibus conferre nos illis
affirmare oportet; quemadmodum et fectiones et uftiones
et omnis cibi potusque, quorum defiderio eos trahi vide-
mus, abftinentiam. Morbum igitur fimulantes doloris

ΤΟΥΣ ΠΡΟΣΠΟΙΟΥΜΕΝΟΥΣ ΝΟΣΕΙΝ. 7

Ed. Chart. VIII. [918.] Ed. Baf. III. (369.)

καὶ τοῖς ἀπὸ τῆς ἰατρικῆς ἐμπειρίας γνωρίσμασιν, ἐν οἷς
ἐστι καὶ τὸ δυσφορεῖν καὶ καταψύχεσθαι τὰ ἄκρα καὶ
ὠχριᾶν, ἐνίοτε δὲ καὶ ψυχρὸν ἐφιδροῦν καὶ τοὺς σφυγμοὺς
ἔχειν οὐ μόνον ἀνωμάλους, ὅπερ καὶ τοῖς μετρίως ὀδυνω-
μένοις ὑπάρχει, ἀλλὰ καὶ πλείους τοὺς μικροὺς τῶν μεγά-
λων καὶ τοὺς ἀμυδροὺς τῶν σφοδρῶν, ἐρωτωμένους τε τὸ τῆς
ὀδύνης εἶδος, οἰκεῖον ἀποκρίνασθαι τῷ πεπονθότι μορίῳ.
τινὰ μὲν γὰρ αὐτῶν εἰς πολὺ διατείνοντας ἔχει τοὺς πόνους,
τινὰ δὲ οἷον ἐμπεπαρμένους τε καὶ καθ᾽ ἓν μέρος ἐρηρει-
σμένους, ἔνια δὲ νυγματωδῶς σφύζει, ἀλλὰ καί τινα δια-
σπᾶσθαι δοκεῖ, τὰ δὲ οἷον ναρκώδη φαίνεται, τὰ δὲ βα-
ρέα, καὶ τὰ μὲν ἐμέτους ἐπιφέρει, τὰ δὲ γαστρὸς ταραχήν,
τὰ δὲ σκοτόδινον.

magnitudo arguet, tum medicinalis experientiae notioni-
bus, in quibus funt languere, extrema infrigidari, pallere,
interdum quoque frigidum fudare et pulfus non tantum
inaequales, quod quidem iis etiam qui mediocriter dolent,
accidit, fed etiam plures minorum quam magnorum, ob-
fcurorum quam vehementium habere; praeterea interro-
gatum de doloris fpecie, eam refpondere quae affecto
membro propria fit. Quaedam namque fpecies dolores
longe lateque fe diffundentes habent; quaedam vero tan-
quam fixos unique tantum parti inhaerentes. Sic aliae
pungunt pulfantque aliae quafi devellunt, aliae quodam-
modo obftupefacere, aliae gravare videntur, nonnullae
denique vomitus, quaedam ventris perturbationes, quaedam
caliginem inferunt.

ΓΑΛΗΝΟΥ ΠΕΡΙ ΤΩΝ ΙΔΙΩΝ ΒΙΒΛΙΩΝ ΓΡΑΦΗ.

Ed. Chart. I. [35.]   Ed. Baf. IV. (361.)

Προοίμιον. Ἔργῳ φανερὰ γέγονεν ἡ συμβουλή σου, κράτιστε Βάσσε, περὶ τῆς γραφῆς τῶν ὑπ' ἐμοῦ γεγονότων βιβλίων· ἐν γάρ τοι τῷ Σανδαλαρίῳ, καθ' ὃ δὴ πλεῖστα τῶν ἐν Ῥώμῃ βιβλιοπωλείων ἐστὶν, ἐθεασάμεθά τινας ἀμφισβητοῦντας εἴτ' ἐμὸν εἴη τὸ πιπρασκόμενον αὐτὸ βιβλίον εἴτ' ἄλλου τινός· ἐπεγέγραπτο δὴ γάρ, Γαληνὸς ἰατρός· ὠνουμένου δέ τινος ὡς ἐμὸν ὑπὸ τοῦ ξένου τῆς ἐπιγραφῆς κινηθείς τις ἀνὴρ τῶν φιλολόγων ἐβουλήθη γνῶναι

GALENI DE LIBRIS PROPRIIS LIBER.

Prooemium. Re proditum eſt conſilium tuum, Baſſe optime, de librorum a me conditorum libello. Nam in Sandalario vico, ubi plurimae Romae ſunt venalium librorum officinae, vidimus contendentes quosdam, meusne is eſſet qui venibat liber an alterius cujuspiam; erat enim ſane inſcriptus, Galenus medicus. Quum autem emeret quidam pro meo, tituli novitate permotus vir quidam literarum ſtudioſus ejus promiſſum explorare voluit

ΓΑΛΗΝΟΥ ΠΕΡΙ ΤΩΝ ΙΔΙΩΝ ΒΙΒΛΙΩΝ. 9

Ed. Chart. I. [35.36.] Ed. Baf. IV. (361.)

τὴν ἐπαγγελίαν αὐτοῦ· καὶ δύο τοὺς πρώτους στίχους ἀνα-
γνοὺς εὐθέως ἀπέῤῥιψε τὸ γράμμα, τοῦτο μόνον ἐπιφθεγ-
ξάμενος ὡς οὐκ ἔστι λέξις αὕτη Γαληνοῦ καὶ ψευδῶς ἐπι-
γέγραπται τουτὶ τὸ βιβλίον. ὁ μὲν οὖν τοῦτο εἰπὼν ἐπε-
παίδευτο τὴν πρώτην παιδείαν, ἣν οἱ παρ᾽ Ἕλλησι παῖδες
ἐξ ἀρχῆς ἐπαιδεύοντο, παρά τε γραμματικοῖς καὶ ῥήτορσιν·
οἱ πολλοὶ δὲ τῶν νῦν ἰατρικὴν ἢ φιλοσοφίαν μετιόντων
οὐδ᾽ ἀναγνῶναι καλῶς δυνάμενοι φοιτῶσι παρὰ τοὺς διδά-
ξοντας τά τε μέγιστα καὶ κάλλιστα τῶν ἐν ἀνθρώποις, τὰ
θεωρήματα, ἃ φιλοσοφία τε καὶ ἰατρικὴ διδάσκουσιν. ᾖρητο
μὲν οὖν ἡ τοιαύτη ῥαδιουργία πρὸ πολλῶν ἐτῶν, ἡνίκ᾽ ἔτι
μειράκιον ἦν ἐγώ, οὐ μὴν εἰς τοσοῦτόν γε, εἰς ὅσον νῦν
ηὔξηται, προεληλύθη, τὸ κατ᾽ ἐκεῖνον τὸν χρόνον. διά τε
οὖν αὐτὸ τοῦτο καὶ διότι πολυειδῶς ἐλωβήσαντο πολλοὶ τοῖς
ἐμοῖς βιβλίοις, ἄλλοι κατ᾽ ἄλλα τῶν ἐθνῶν ἀναγινώσκοντες
ὡς ἴδια, μετὰ τοῦ τὰ μὲν ἀφαιρεῖν, τὰ δὲ προστιθέναι, τὰ
δὲ ὑπαλλάττειν, ἄμεινον ἡγοῦμαι δηλῶσαι πρῶτον αὐτοῦ
τοῦ λελωβῆσθαι τὴν αἰτίαν· [36] εἶτα περὶ τῶν ὄντως ὑπ᾽

et duobus ſtatim lectis verſibus, ſcriptum id abjecit, hoc
ſolum eſſatus, non eſt iſta dictio Galeni et falſo hic liber
inſcriptus eſt. Qui igitur id dixit, prima eruditione in-
ſtitutus erat, qua apud Graecos pueri ab initio imbue-
bantur apud et grammaticos et rhetoras. Plerique autem
eorum qui nunc ad medicinam aut philoſophiam accedunt,
ne bene quidem legere queuntes, ad eos ventitant, qui et
maxima et pulcherrima quae in hominibus ſunt praecepta
edoceant, quae et philoſophia et medicina docent. Coepta
igitur erat ejusmodi inertia multis ante annis, cum ego
etiam tum adoleſcentulus eſſem, at non quantum jam aucta
eſt, tantum progreſſa erat quoad id temporis. Propter id
igitur ipſum et quia libros meos multifariam multi labe-
factarunt, alii per alias gentes eos legentes pro ſuis, cum
etiam alia quidem demerent, alia vero adderent, alia im-
mutarent: praeſtare arbitror, ipſius labefactationis primum
cauſam aperire, tum de iis qui revera a me ſunt ſcripti,

ἐμοῦ γεγραμμένων, ἥτις γε καθ᾽ ἕκαστον αὐτῶν ἐστιν
ἐπαγγελία. τοῦ μὲν δὴ πολλοὺς ἀναγινώσκειν ὡς ἴδια τὰ
ἐμὰ τὴν αἰτίαν αὐτὸς οἶσθα, κράτιστε Βάσσε· φίλοις γὰρ
ἢ μαθηταῖς ἐδίδοτο χωρὶς ἐπιγραφῆς, ὡς ἂν οὐδὲ πρὸς ἔκ-
δοσιν, ἀλλ᾽ αὐτοῖς ἐκείνοις γεγονότα δεηθεῖσιν ὧν ἤκουσαν
ἔχειν ὑπομνήματα. τινῶν μὲν οὖν ἀποθανόντων οἱ μετ᾽ ἐκεί-
νους ἔχοντες ἀρεσθέντες αὐτοῖς ἀνεγίνωσκον ὡς ἰδίους, οἱ
δὲ * παρὰ τῶν ἐχόντων κοινωνησάντων αὐτοῖς εἰς τὴν
ἑαυτῶν πατρίδα πορευθέντες, τῇδ᾽ ὑποδιατρίψαντες, ἄλλος
ἄλλως αὐτὰ τὰς ἐπιδείξεις ἐποιοῦντο· φωραθέντων δ᾽
ἁπάντων τῷ χρόνῳ, πολλοὶ τῶν αὖθις κτησαμένων ἐπεγρά-
ψαντ᾽ ἐμοῦ τοὔνομα, καὶ διαφωνοῦντα τοῖς παρ᾽ ἄλλοις
οὖσιν εὑρόντες ἐκόμισαν πρός με παρακαλέσαντες ἐπανορ-
θώσασθαι. γεγραμμένων οὖν, ὡς ἔφην, οὐ πρὸς ἔκδοσιν αὐ-
τῶν, ἀλλὰ κατὰ τὴν τῶν δεηθέντων ἕξιν τε καὶ χρείαν, εἰ-
κὸς δήπου τὰ μὲν ἐκτετάσθαι, τὰ δὲ συνεστάλθαι, καὶ τὴν
ἑρμηνείαν αὐτήν τε τῶν θεωρημάτων τὴν διδασκαλίαν ἢ
τελείαν ὑπάρχειν ἢ ἐλλιπῆ. τὰ γοῦν τοῖς εἰρημένοις γεγραμ-

quae cujusque ipforum profeffio fit. Quod igitur meos
pro fuis multi legant, caufam ipfe nofti, Baffe optime.
Nam amicis aut difcipulis dati erant fine infcriptione, ut
neque ad editionem, fed illis ipfis facti, cum flagitaffent,
eorum quae ex me audierant commentarios habere. Mor-
tuis itaque nonnullis, ii ad quos ab illis devenerant, ipfis
delectati tanquam fuos legebant: alii vero noftros haben-
tes ab iis fibi communicatos qui primum habebant, in
patriam fuam profecti, ibique interea morati, alius aliter
fpecimen fui ex ipfis faciebant. Omnibus autem tempore
deprehenfis, multi eorum qui deinde poffedere, nomen
meum infcripferunt: cumque ab iis difcrepantia quae pe-
nes erant alios inveniffent, ad me detulerunt, ut corri-
gerem rogantes. Cum ergo fcripti ii effent, uti dixi, non
ad editionem, fed pro flagitantium ingenio et ufu, par vi-
delicet erat alios quidem prolixos, alios vero contractos
effe, et explanationem ipfamque adeo praeceptorum do-
ctrinam aut perfectam aut mancam effe. Qui igitur iis

μένα πρόδηλον δήπου μήτε τὸ τέλειον τῆς διδασκαλίας
ἔχειν μήτε τὸ διηκριβωμένον· ὡς ἂν οὔτε δεομένων αὐτῶν
οὔτε δυναμένων ἀκριβῶς μανθάνειν πάντα πρὶν ἕξιν τινὰ
σχεῖν ἐν τοῖς ἀναγκαίοις. ὑποτυπώσεις γοῦν ἔγραψαν ἔνιοι
τῶν πρὸ ἐμοῦ, τὰ τοιαῦτα βιβλία καθάπερ τινὲς ὑπογρα-
φὰς, ἕτεροι δ᾽ εἰσαγωγὰς ἢ συνόψεις ἢ ὑφηγήσεις· ἐγὼ δ᾽
ἁπλῶς δοὺς τοῖς μαθηταῖς οὐδὲν ἐπέγραψα· καὶ διὰ τοῦθ᾽
ὕστερον εἰς πολλοὺς ἀφικομένων ἄλλος ἄλλην ἐπιγραφὴν
ἐποιήσατο. τὰ δ᾽ οὖν εἰς ἐμὲ κομισθέντα πρός τινων ἐπα-
νορθώσεως ἕνεκεν ἠξίωσα τοῖς εἰσαγομένοις ἐπιγεγράφθαι·
περὶ πρώτων οὖν τούτων ποιήσομαι τὸν λόγον.

———

Κεφ. α΄. Ἐγὼ μὲν οὖν οὐδ᾽ εἶχον ἁπάντων αὐτῶν
ἀντίγραφα, μειρακίοις ὑπαγορευθέντων ἀρχομένοις μανθά-
νειν, ἢ καί τισι φίλοις ἀξιώσασι δοθέντων, ὕστερον δ᾽ ὁπό-
τε τὸ δεύτερον ἧκον ἐν Ῥώμῃ κομισθέντων, ὡς εἴρηται,

———

quos memoravi fcripti funt, planum eft fcilicet neque
perfectionem habere doctrinae neque exactam diligentiam,
utpote cum aut opus non haberent ipfi aut non poffent
omnia exquifite addifcere, priusquam habitum effent ali-
quem in neceffariis adepti. Deformationes igitur ante me
nonnulli libros ejusmodi infcripferunt, ut quidam defigna-
tiones: alii porro introductiones aut confpectus aut di-
ctata. Ego vero cum difcipulis tantum dediffem, nihil
infcripfi, eaque re, cum ad multos poftea peveniffent,
alius alium iis titulum fecit. Qui igitur ad me ab ali-
quibus delati funt emendandi gratia, ad eos qui introdu-
cuntur, infcribendos cenfui. De his ergo primum verba
faciam.

———

Cap. I. Ego igitur neque ipforum omnium exem-
plaria habebam, qui adolefcentulis dictati erant difcere
incipientibus aut etiam amicis quibusdam flagitantibus
dati, poftea vero cum fecundo veni Romae, ut dictum

Ed. Chart. I. [36.]   Ed. Baf. IV. (361.)

πρός με διορθώσεως ἕνεκεν, ἐκτησάμην τε καὶ τὴν ἐπιγρα-
φὴν ἐπέθηκα, περὶ αἱρέσεων τοῖς εἰσαγομένοις· ὃ πρῶτον
ἂν εἴη πάντων ἀναγνωστέον τοῖς μαθησομένοις τὴν ἰατρικὴν
τέχνην· ἐν αὐτῇ γὰρ αἱ κατὰ γένος ἀλλήλων διαιρέσεις
διαφέρουσαι διδάσκονται· κατὰ γένος δ᾽ εἶπον, ἐπειδὴ καὶ
διαφοραί τινες ἐν αὐταῖς εἰσι, καθ᾽ ἃς ὕστερον οἱ εἰσα-
χθέντες ἐπεκδιδάσκονται. τὰ δὲ τῶν τριῶν αἱρέσεων ὀνό-
ματα σχεδὸν ἅπαντες ἤδη γινώσκουσι, τὴν μέν τινα δογμα-
τικήν τε καὶ λογικὴν ὀνομάζεσθαι, τὴν δὲ δευτέραν ἐμπει-
ρικὴν, τὴν τρίτην δὲ μεθοδικήν. ὅσα τοίνυν ἐστὶν ἑκάστης
ἴδια ἢ καθ᾽ ἃ διαφέρουσιν ἀλλήλων, ἐν ἐκείνῳ τῷ βιβλίῳ
γέγραπται· τοῖς δ᾽ εἰσαγομένοις ὑπηγορεύθη τὸ περὶ τῶν
ὀστῶν καὶ τὸ περὶ τῶν σφυγμῶν. ἐδόθη δὲ καὶ φίλῳ Πλα-
τωνικῷ κατὰ τὴν ἐπιδημίαν ταύτην εἰσαγωγικὰ δύο βιβλία,
τὸ μὲν ἀρτηριῶν καὶ φλεβῶν, τὸ δὲ νεύρων ἔχον ἀνατομήν·
καί τινι ἑτέρῳ τῆς ἐμπειρικῆς ἀγωγῆς ὑποτύπωσις· ὧν
οὐδὲν ἔχων ἐγὼ παρὰ τῶν ἐχόντων ἔλαβον, ἡνίκα τὸ δεύ-

eſt, ad me emendationis cauſa delatos adeptus ſum et in-
ſcriptionem appoſui uni quidem de ſectis ad eos qui in-
troducuntur. Qui primum legendus fuerit iis qui artis
medicae diſciplinam accepturi ſunt. In ea enim genere
inter ſe differentes ſectae docentur. Genere autem dixi,
quia privatim quaedam etiam in ipſis differentiae inſunt
in quibus poſtea plenius inſtituuntur qui introducti ſunt.
Trium autem ſectarum nomina jam ferme omnes norunt,
unam quidem et dogmaticam et rationalem appellari, al-
teram empiricam, tertiam vero methodicam. Quaecunque
igitur cujusque ſunt propria aut etiam in quibus mutuo
differunt, illo in libro ſoriptum eſt. Iis autem qui intro-
ducuntur, dictatus eſt liber de oſſibus et de pulſibus. Dati
porro Platonico amico ſunt per eam peregrinationem in-
troductorii libri duo, alter quidem arteriarum et venarum,
alter vero nervorum diſſectionem continens, et alteri cui-
dam empiricae inſtitutionis deformatio, quorum cum ha-
berem nullum, accepi ab iis qui habebant, cum ſecundo

Ed. Chart. I. [36. 37.] Ed. Baf. IV. (361. 362.)

τερον ἧκον εἰς 'Ρώμην. [37] ἄλλων δέ τινων τότε γρα-
φίνων φίλοις ἔμεινεν ἀντίγραφα παρ' ἐμοὶ διὰ τὸ τελέως
ἐξειργάσθαι· ὧν ἐστι καὶ τὰ περὶ τῶν τῆς ἀναπνοῆς αἰτίων
δύο καὶ τὰ περὶ φωνῆς δ' προσφωνηθέντα τινὶ τῶν ὑπα-
τικῶν ἀνδρῶν, Βοηθῷ τοὔνομα, κατὰ (362) τὴν Ἀριστο-
τέλους αἵρεσιν φιλοσοφοῦντι. τούτῳ καὶ τὰ περὶ τῆς ἀνατο-
μῆς Ἱπποκράτους καὶ μετὰ ταῦτα περὶ τῆς Ἐρασιστράτου
προσπεφώνηται, φιλοτιμότερον γεγραμμένα διὰ Μαρτιάλιον,
οὗ δύο βιβλία διασώζεται τῶν ἀνατομικῶν, ἔτι καὶ νῦν ὄντα
παρὰ πολλοῖς, ἃ κατ' ἐκεῖνον τὸν χρόνον εὐδοκίμει μεγάλως.
βάσκανος δὲ καὶ φιλόνεικος ἱκανῶς ἦν ὁ ἀνὴρ οὗτος, καίτοι
πλείω γεγονὼς ἐτῶν ο'. πυθόμενος οὖν εἰς ἀνατομικὸν πρό-
βλημα τούς τε λόγους καὶ τὰ διδαχθέντα μοι δημοσίᾳ
πρὸς ἁπάντων τῶν ἀκολουθησάντων ἐπαινεῖσθαι μεγάλως,
ἤρειό τινα τῶν ἐμῶν φίλων, ἀπὸ ποίας εἴην αἱρέσεως.
ἀκούσας δ' ὅτι δούλους ὀνομάζω τοὺς ἑαυτοὺς ἀναγορεύ-
σαντας Ἱπποκρατείους ἢ Πραξαγορείους ἢ ὅλως ἀπό τινος
ἀνδρός, ἐκλέγοιμι δὲ τὰ παρ' ἑκάστοις καλά, δεύτερον ἤρετο,

Romam veni. Aliorum autem quorundam qui tum amicis
fcripti funt, penes me exempla manferunt, quia perfecte
elaborati erant: quorum funt et de caufis refpirationis duo
et de voce IV. nuncupati viro cuidam e confularibus no-
mine Boetho, Ariftotelis fectam philofophanti. Huic quo-
que et ii de Hippocratis anatome, pofteaque et de Erafi-
ftrati, nuncupati funt, ambitiofius fcripti, propter Martia-
lem, cujus duo libri anatomicorum fervantur etiamnum
apud multos, qui per id tempus magnopere celebrabantur.
Invidus porro et contentiofus admodum vir ifte fuit, ta-
metfi annos natus plus LXX. Cum ergo audiffet, quae ad
anatomicum problema dicta a me effent et docta publice
ab omnibus qui affequuti effent majorem in modum com-
mendari, percontatus eft amicorum quendam, cujus effem
fectae; et audito fervos appellare me qui fe Hippocra-
teos renunciaffent aut Praxagoreos aut omnino a quoquam
hominum, eligere autem quae apud quemque bona effent,

14 ΓΑΛΗΝΟΥ

Ed. Chart. I. [37.] - Ed. Baf. IV. (362.)

τίνα μάλιστα τῶν παλαιῶν ἐπαινοῖμι. * * *

* Θαυμάσιον δὲ τὸν Ἐρασίστρατον ἀποφαίνεται καὶ τὰ ἄλλα τῆς τέχνης καὶ ταῦτα. δι᾽ ἐκεῖνον οὖν ἔγραψα φιλοτιμότερον τὰ περὶ τῆς Ἱπποκράτους ἀνατομῆς στ᾽ βιβλία καὶ τὰ περὶ τῆς Ἐρασιστράτου γ᾽ καὶ λέγων γέ ποτε εἰς τὰ τῶν ἰατρῶν τῶν παλαιῶν βιβλία, δημοσίᾳ προβλεθέντος μοι τοῦ περὶ αἵματος ἀναγωγῆς Ἐρασιστράτου καὶ γραφείου καταπαγέντος εἰς αὐτὸ, κατὰ τὸ ἔθος εἶτα δειχθέντος ἐπ᾽ ἐκεῖνο τὸ μέρος τοῦ βιβλίου, καθὸ τὴν φλεβοτομίαν παραιτεῖται, πλείω πρὸς αὐτὸν εἶπον ὅπως λυπήσαιμι τὸν Μαρτιάλιον, Ἐρασιστράτειον εἶναι προσποιούμενον. ἐπεὶ δὲ ἱκανῶς ὁ λόγος ηὐδοκίμησεν, ἐδεήθη μού τις φίλος ἐπαχθῶς ἔχων πρὸς αὐτὸν ὑπαγορεῦσαι τὰ ῥηθέντα τῷ πεμφθησομένῳ παρ᾽ αὐτοῦ πρός με διὰ σημείων εἰς τάχος ἠσκημένῳ γράφειν, ὅπως, ἂν ἐξορμήσῃ τῆς πόλεως οἴκαδε, δύναιτο λέγειν αὐτὰ πρὸς τὸν Μαρτιάλιον ἐν ταῖς τῶν νοσούντων ἐπισκέψεσιν. ἔπειτ᾽ οὐκ οἶδ᾽ ὅπως, ὅτε τὸ δεύτερον ἧκον εἰς Ῥώμην, ὑπὸ τῶν αὐτοκρατόρων μετακλη-

quaefivit iterum quem de veteribus maxime laudarem, * * * * * mirabilem autem Erafiftratum et artis caetera et haec declarant. Propter illum igitur ftudiofius fcripfi libros VI. de anatome Hippocratis et de Erafiftrati III. Cumque aliquando publice dicerem in veterum medicorum libros, oblato mihi eo Erafiftrati de fanguinis eductione; et ftilo in eum pro more defixo, tum traducto in eam libri partem in qua venae fectionem detrectat, plura in eum dixi, ut Martialem urerem, qui Erafiftrateus effe affectabat. Cum autem oratio noftra fatis probata effet, oravit me amicus quidam ipfi infenfus, ut quae tum dixiffem, dictarem ei quem ad me miffurus effet, celeriter notis fcribere exercitato, ut fi ex urbe domum proficifceretur, ea poffet Martiali dicere in aegrorum infpectionibus. Poftea nefcio quo pacto, cum iterum Romam veni ab impp. arceffitus, qui a me habuerat, diem

ΠΕΡΙ ΤΩΝ ΙΔΙΩΝ ΒΙΒΛΙΩΝ.   15

Ed. Chart. I. [37.]   Ed. Baf. IV. (362.)

θεὶς, ὁ μὲν λαβὼν ἐτεθνήκει, τὸ βιβλίον δ᾽ εἶχον οὐκ ὀλί-
γοι κατὰ τὴν ἐν τῷ τότε καιρῷ φιλοτιμίαν συγκείμενον,
ἡνίκα ἤλεγχον δημοσίᾳ· καὶ γὰρ δὴ καὶ νέος ὢν ἔτι τοῦτ᾽
ἔπραξα, τέταρτον ἔτος ἄγων καὶ τριακοστόν· ἐξ ἐκείνου δ᾽
ὥρισα μήτε διδάσκειν ἔτι δημοσίᾳ μήτ᾽ ἐπιδείκνυσθαι προσ-
δεξαμένης με τῆς κατὰ τοὺς θεραπευομένους εὐτυχίας μεί-
ζονος εὐχῆς· εἰδὼς γὰρ τοὺς ἀντιτέχνους, ὅταν ἐπαινῆταί
τις ἰατρὸς ὡς φθονοῦσιν, αὐτὸν λογίατρον ἀποκαλοῦντες,
ἀπορράψαι τὴν βάσκανον γλῶτταν αὐτῶν ἐβουλήθην, οὔτ᾽
ἐπὶ τῶν θεραπευομένων φθεγγόμενός τι περαιτέρω τῶν
ἀναγκαίων οὔτε διδάσκων ἐν πλήθει, καθάπερ ἔμπροσθεν,
οὔτ᾽ ἐπιδεικνύμενος, ἀλλὰ διὰ τῶν ἔργων τῆς τέχνης μόνον
ἐνδεικνύμενος ἣν εἶχον ἕξιν ἐν τοῖς θεωρήμασιν αὐτῆς. ἔτεσι
δὲ τρισὶν ἄλλοις ἐν Ῥώμῃ διατρίψας, ἀρξαμένου τοῦ μεγά-
λου λοιμοῦ παραχρῆμα τῆς πόλεως ἐξῆλθον ἐπειγόμενος εἰς
τὴν πατρίδα· μηδενὶ * * * ἐν τῷ χρόνῳ τούτῳ περὶ
μὲν τῶν Ἱπποκράτους καὶ Πλάτωνος δογμάτων στ᾽ βιβλία
προτρεψαμένου με τοῦ Βοηθοῦ, περὶ δὲ μορίων χρείας ἓν

quidem obierat, librum autem habebant non pauci, pro
illius temporis ambitione compofitum, cum publice argue-
bam. Etenim et adhuc juvenis id egi, quartum annum
agens et tricefimum. Ex illo porro flatui neque amplius
docere publice neque fpecimen facere, cum maxime in
iis quos curabam major voto me felicitas excepiffet. Cum
enim artis aemulos viderem, fi laudaretur medicus quis-
piam quam inviderent, logiatrum ipfum denominantes,
invidam eorum linguam obturare volui, neque in iis quos
curabam quidquam loquens ultra necessitatem, neque in
turba docens ficut antea, neque oftentans, fed artis ope-
ribus folum, quem in ejus theorematis habitum poffide-
bam, oftendens. Annos autem alios tres Romae moratus,
cum coepiffet magna peftis, ilico urbe excessi in patriam
properans: nemini * * * eo tempore de Hippocratis
quidem et Platonis placitis libros VI. adhortato ad id me
Boëtho fcripfi: de partium autem ufu unum, qui primus

τὸ πρῶτον· ἃ λαβὼν ὁ Βοηθὸς ἐξῆλθε τῆς πόλεως ἐμοῦ
πρότερος, ἄρξων τότε τῆς Παλαιστίνης Συρίας, ἐν ᾗ καὶ
ἀπέθανε. καὶ διὰ τοῦτο μετὰ πολὺν χρόνον ἑκατέραν τὴν
πραγματείαν συνετέλεσα προσγενομένων μοι κωλυμάτων μετὰ
τὴν εἰς οἶκον ἐπάνοδον, ὧν ἐφεξῆς μνημονεύσω.

[38] Κεφ. β'. Ἐπανῆλθον μὲν οὖν ἐκ Ῥώμης εἰς
τὴν πατρίδα, πεπληρωμένων μοι τῶν ἐκ γενετῆς ἐτῶν ζ'
καὶ λ', τρία δέ μοι βιβλία παρά τινων ἐδόθη, γεγραμμένα
πρὶν εἰς Σμύρναν ἐκ Περγάμου μεταβῆναι, Πέλοπός τε τοῦ
ἰατροῦ καὶ Ἀλβίνου τοῦ Πλατωνικοῦ χάριν. ἦν δὲ τὸ μέν
τι μήτρας ἀνατομὴ, μικρὸν βιβλίδιον, τὸ δέ τι τῶν ἐν
ὀφθαλμοῖς παθῶν διάγνωσις, μικρὸν καὶ αὐτὸ, τρίτον δ'
ἀξιόλογον τῷ μεγέθει περὶ τῆς ἰατρικῆς ἐμπειρίας. ἐδόθη
δὲ τὸ μὲν α' εἰρημένον μαίᾳ τινὶ, τὸ δὲ δεύτερον ὀφθαλ-
μοὺς θεραπεύοντι νεανίσκῳ, τὸ δὲ τρίτον, ἡνίκα Πέλοψ
μετὰ Φιλίππου τοῦ ἐμπειρικοῦ διελέχθη δυοῖν ἡμερῶν· τοῦ
μὲν Πέλοπος, ὡς μὴ δυναμένης τῆς ἰατρικῆς δι' ἐμπειρίας
μόνης συστῆναι, τοῦ Φιλίππου δ' ἐπιδεικνύντος δύνασθαι·

eft. Quibus Boëthus acceptis prior me urbe digreſſus eſt
Palaeſtinae Syriae tum imperaturus, in qua et mortuus
eſt: eaque re multo poſt tempore utrumque opus conſum-
mavi, cum mihi occupationes ſuperveniſſent poſt illam
domum reditionem, quarum deinceps mentionem faciam.

Cap. II. Reverſus itaque ſum Roma in patriam,
completis mihi a natu VII. annis et XXX. Tres mihi
porro a quibusdam libri ſunt dati, ſcripti, priusquam
Smyrnam Pergamo migrarem et Pelopis medici et Albini
Platonici gratia. Erat autem unus quidem vulvae diſſe-
ctio, parvus libellus: alter autem dignotio affectionum quae
in oculis ſunt, et ipſe parvus: tertius autem juſtae magni-
tudinis de medica experientia. Datus autem eſt primus
memoratus obſtetrici cuidam: alter autem juveni oculos
curanti: tertius autem cum Pelops adverſus Philippum
empiricum biduo diſputavit; Pelope quidem per experien-
tiam ſolam medicinam conſiſtere non poſſe, Philippo vero

Ed. Chart. I. [38.]   Ed. Baf. IV. (362.)

τοὺς οὖν ὑφ᾽ ἑκατέρου λόγους ῥηθέντας εἰς τάξιν καταστή-
σας ἔγραψά τι γυμνάσιον ἐμαυτῷ καὶ τούτου οὐκ οἶδα
πῶς ἐξέπεσεν ἐμοῦ μηδὲν εἰδότος αὐτό· τρία δ᾽ ἄλλα περὶ
πνεύμονος καὶ θώρακος κινήσεως, ἡνίκα ἐν Σμύρνῃ διέτρι-
βον, ἔγραψα συμφοιτητῇ χαρισάμενος, μέλλοντι κατὰ τὴν
ἀποδημίαν εἰς τὴν πατρίδα πορεύεσθαι χάριν τοῦ μελετή-
σαντα κατ᾽ αὐτὸ ποιήσασθαί τινα ἐπίδειξιν ἀνατομικήν·
ἀποθανόντος οὖν ἐν τῷ μεταξὺ τοῦ νεανίσκου τὰ βιβλία
παρά τισιν ἦν ὑπονοούμενα τῆς ἐμῆς ἕξεως εἶναι. καί τις
ἠλέγχθη προοίμιόν τι τεθεικὼς αὐτοῖς, εἶτ᾽ ἀναγινώσκων
ὡς ἴδια· τούτων τῶν βιβλίων τῷ τρίτῳ κατὰ τὸ τέλος
προσέγραψά τινα τῶν ὑπ᾽ ἐμοῦ προσεξευρισκομένων ἐπαγ-
γελίαν ἔχοντα· τὰ γὰρ ἐν τοῖς τρισὶ γεγραμμένα Πέλοπος
ἦν τοῦ διδασκάλου δόγματα· παρ᾽ ᾧ διατρίβων κατὰ Σμύρ-
ναν ἔγραψα ταῦτα. καθιδρύσας ἐμαυτὸν ἐν τῇ πατρίδι μετὰ
τὴν ἐκ Ῥώμης ἐπάνοδον εἰχόμην τῶν συνήθων· ἀφίκετο
δ᾽ εὐθέως ἐξ Ἀκυλίας τὰ παρὰ τῶν αὐτοκρατόρων γράμ-
ματα καλούντων με· προῄρηντο γὰρ αὐτοὶ χειμάσαντες ἐπὶ

demonftrante poffe: in ordinem itaque redactis utriusque
verbis, exercitationem mihi quandam fcripfi quae nefcio
quo pacto infciente me evolavit. Tres autem alios de
pulmonis et thoracis motu, interea dum Smyrnae fum,
fcripfi, condifcipulo gratificatus, qui poft peregrinationem
in patriam abiturus erat, ut ad eum librum meditatus
demonftrationem quandam anatomicam faceret. Demortuo
vero interim adolefcente, libri apud quosdam erant, mei
habitus effe crediti. Et convictus quidam eft, praepofito
iis quopiam prooemio, tum eos quafi fuos legere: horum
librorum tertio ad finem adfcripfi quaedam adinventorum
a me profeffionem continentia. Nam quae in tribus erant
fcripta Pelopis magiftri mei placita erant, apud quem
Smyrnae agens eos fcripfi. Poft illam igitur Roma rever-
fionem cum in patria confediffem, folita munia obibam.
Statim autem venerunt Aquileia imperatorum literae me
evocantium. Nam ftatuerant ipfi peracta hieme in Ger-

18 ΓΑΛΗΝΟΥ

Ed. Chart. I. [38.] Ed. Baf. IV. (362.)

τοὺς Γερμανοὺς ἐξελαύνειν· ἐπορεύθην μὲν οὖν ἐξ ἀνάγκης,
ἐλπίζων δὲ τεύξεσθαι παραιτήσεως, ἤκουον γὰρ εἶναι τὸν
ἕτερον αὐτῶν τὸν πρεσβύτερον εὐγνώμονά τε καὶ μέτριον
ἥμερόν τε καὶ πρᾷον, ὃς ἐκαλεῖτο μὲν ἐξ ἀρχῆς Βῆρος· ἐπεὶ
δ᾽ Ἀντωνῖνος ὁ μετὰ τὸν Ἀδριανὸν ἄρξας διάδοχον αὐ-
τὸν ἔθετο τῆς ἀρχῆς τὸν μὲν ἔμπροσθεν ὀνομαζόμενον
Λούκιον κοινωνὸν ἐποιήσατο καλέσας Βῆρον, ἑαυτὸν δὲ με-
τωνόμασεν Ἀντωνῖνον. ἐπιβάντος οὖν μου τῆς Ἀκυλίας
κατέσκηψεν ὁ λοιμὸς ὡς οὔπω πρότερον· ὥστε τοὺς μὲν
αὐτοκράτορας αὐτίκα φεύγειν εἰς Ῥώμην, ἅμα στρατιώταις
ὀλίγοις, ἡμᾶς δὲ τοὺς πολλοὺς μόλις ἐν χρόνῳ πολλῷ δια-
σωθῆναι, πλείστων ἀπολλυμένων· οὐ μόνον διὰ τὸν λοιμὸν,
ἀλλὰ καὶ τὸ διὰ μέσου χειμῶνος εἶναι τὰ πραττόμενα· με-
τασταντος δ᾽ ἐξ ἀνθρώπων τοῦ Λουκίου κατὰ τὴν ὁδὸν εἰς
Ῥώμην αὐτοῦ κομίσας τὸ σῶμα, τὴν ἀποθέωσιν Ἀντωνῖ-
νος ἐποιήσατο· καὶ μετὰ ταῦτα τῆς ἐπὶ τοὺς Γερμανοὺς
στρατείας εἴχετο, περὶ παντὸς ποιούμενος ἀπάγειν με· πει-
σθεὶς δ᾽ ἀφεῖναι λέγοντας ἀκούσας τἀναντία κελεύειν τὸν

maniam movere. Neceſſitate igitur profectus ſum, ſperans
autem me excuſationem conſequuturum, audiebam enim
alterum ipſorum natu majorem et aequum et moderatum
et clementem et lenem, qui initio quidem Verus vocaba-
tur, poſtquam vero Antoninus, qui poſt Adrianum impera-
vit, ſucceſſorem ipſum fecit imperii, eum quidem qui prius
Lucius nominabatur, conſortem fecit et Verum appellavit,
ſe vero ipſum Antoninum denominavit. Ingreſſo igitur
me Aquileiam invaſit peſtilentia, ut nondum antea; ut
impp. quidem Romam ilico confugerint cum militibus
paucis, nos autem vulgus vix multo tempore evaſerimus,
cum plurimi periiſſent non propter peſtilentiam tantum,
ſed quia media hieme iſta gerebantur. Cum autem Lu-
cius in itinere ex hominibus migraſſet, Romam ejus cor-
pore deportato, relationem ejus inter deos Antoninus fe-
cit; poſteaque expeditionem in Germanos exſequebatur,
rebus omnibus antehabens abducere me. Sed dimittere
perſuaſus cum dicentem audiſſet, contra jubere patrium

Ed. Chart. I. [38. 39.]   Ed. Baf. IV. (362. 363.)

πάτριον θεὸν Ἀσκληπιὸν, οὗ καὶ θεραπευτὴν ἀπέφαινον
ἐμαυτόν· ἐξότου (363) με θανατικὴν διάθεσιν ἀποσήματος
ἔχοντα διέσωσε προσκυνήσας τῷ θεῷ καὶ περιμεῖναί με
τὴν ἐπάνοδον αὐτοῦ κελεύσας, ἤλπιζε γὰρ ἐν τάχει κατορ-
θώσειν τὸν πόλεμον, [39] αὐτὸς μὲν ἐξῆλθε, καταλιπὼν δὲ
τὸν υἱὸν Κόμμοδον, παιδίον ἔτι ὄντα κομιδῆ νέον, ἐνετεί-
λατο τοῖς τρέφουσιν αὐτὸ, πειρᾶσθαι μὲν ὑγιαῖνον φυλάτ-
τειν, εἰ δέ ποτε νοσήσειε, καλεῖν ἐπὶ τὴν θεραπείαν ἐμέ·
κατὰ τοῦτον οὖν τὸν χρόνον συνελεξάμην τε καὶ εἰς ἕξιν
ἤγαγον μόνιμον, ἅτε παρὰ τῶν διδασκάλων ἐμεμαθήκειν,
ἅ τ᾽ αὐτὸς εὑρήκειν· εἴ τί τε ζητῶν ἔντα περὶ τὴν εὕρεσιν
αὐτῶν εἶχον ἔγραψα πολλά, γυμνάζων ἐμαυτὸν ἐν πολλοῖς
προβλήμασιν ἰατρικοῖς τε καὶ φιλοσόφοις, ὧν τὰ πλεῖστα
διεφθάρη κατὰ τὴν μεγάλην πυρκαϊὰν, ἐν ᾗ τὸ τῆς Εἰρήνης
τέμενος ἅμα καὶ πολλοῖς ἄλλοις ἐκαύθη· καὶ χρονίσαντός
γε κατὰ τὴν ἀποδημίαν παρὰ πᾶσαν ἐλπίδα τοῦ Ἀντω-
νίνου, σύμπας ἐκεῖνος ὁ χρόνος ἀξιολογωτάτην τὴν ἄσκη-
σίν μοι παρέσχεν· ὡς τήν τε περὶ χρείας μορίων πραγμα-

deum Aefculapium, cujus et cultorem me demonftrabam,
ex quo me letali affectione abfceffus laborantem fervaffet;
deum veneratus et reditum fuum exfpectare juffo me,
fperabat enim fe bellum id brevi confecturum, ipfe qui-
dem abiit, filio autem Commodo relicto etiamtum valde
puero, mandavit ejus nutritoribus, conarentur quidem fa-
num eum fervare, fi vero quandoque aegrotaffet, ad eum
curandum me vocarent. Eo ergo tempore et collegi et
in habitum ftabilem perduxi, quaeque a magiftris didice-
ram, quaeque ipfe inveneram: tum fi quid aliqua quae-
rens circa ipforum inventionem habebam, multa fcripfi, in
multis me et medicis et philofophis quaeftionibus exer-
cens: quorum pleraque in magno illo incendio, in quo
templum Pacis una cum multis aliis conflagravit. Cum-
que diu moratus effet in progreffione, praeter fpem omnem
Antoninus, totum illud tempus memoratu digniffimam
mihi exercitationem praebuit, ut et opus de ufu partium

B 2

τείαν ἐν ἑπτὰ καὶ δέκα πληρῶσαι βιβλίοις, προσθεῖναί τε τὰ
λείποντα τῇ περὶ τῶν Ἱπποκράτους καὶ Πλάτωνος δογμάτων·
ἔτι δὲ ζητῶν τινα τῶν ἀνατομικῶν θεωρημάτων, ἃ ἐδεδώκειν
τῷ Βοηθῷ τὸ περὶ χρείας μορίων πρῶτον, ἐν τῷ δευτέρῳ
δεδήλωται, τοὺς κινοῦντας τὸ ἄρθρον ἑκάστου δακτύλου μῦς
προσεξευρῆσθαί μοι, ἅπαντας ἀγνοηθέντας ἄχρι πολλοῦ, κα-
θάπερ ἅπασι τοῖς πρὸ ἐμοῦ. ἀνεβαλόμην δ᾽ ἐν ἐκείνῃ τῇ
πραγματείᾳ καὶ περὶ τῆς κινήσεως τῶν ἄνω βλεφάρων ἐρεῖν,
αὖθις ἐπιδείξας ἐν αὐτῇ τοῦτο μόνον, ὡς αἱ λεγόμεναι πρός
τινων οὐκ εἰσὶν ἀληθεῖς· ὁπότε δ᾽ ἐμαυτόν τε ἔπεισα καὶ
τοὺς ἄλλους οἷς ἔδειξα καὶ ταύτην εὑρῆσθαί μοι καὶ τἆλλα
ὅσα κατὰ τὰς ἀνατομὰς ἢ κακῶς εἴρηται τοῖς ἔμπροσθεν ἢ
ὅλως παραλέλειπται, τηνικαῦτα ἤδη καὶ τὰς ἀνατομικὰς ἐγ-
χειρήσεις ἔγραψα· φθασάντων δὲ τῶν περὶ χρείας μορίων
εἰς πολλοὺς ἀφῖχθαι, σπουδαζομένων δὲ τοῖς ἰατροῖς σχε-
δὸν ἅπασιν, ὅσοι τὴν παλαιὰν ἰατρικὴν μετεχειρίζοντο καὶ
τῶν φιλοσόφων τοῖς ἀπ᾽ Ἀριστοτέλους, ἐπειδὴ κἀκείνῳ

in feptemdecim libris abfolverim et quae deerant illi de
Hippocratis et Platonis decretis addiderim. Praeterque
ea praecepta quaedam anatomica quaerens quae Boëtho
dederam, primum fcilicet de partium ufu, in fecundo de-
monftratum eft mufculos cujusque digiti articulum mo-
ventes a me adinventos effe, ad multum tempus mihi
omnes incognitos, ut et ante me omnibus. Diftuli autem
in illa tractatione et de motu fuperiorum palpebrarum
dicere, quum rurfus in ea id tantum demonftraffem, veros
non effe eos qui a nonnullis dicuntur. Poftquam autem
et mihi et aliis quibus monftraveram, perfuafi et hunc a
me inventum effe et caetera quaecunque in diffectionibus
aut perperam a prioribus dicta aut penitus omiffa funt,
tum vero et anatomicas adminiftrationes fcripfi. Quum-
que illi de partium ufu ad multos antea perveniffent et
ftudiofe legerentur ab omnibus prope medicis, quotquot
veterem medicinam tractabant et philofophorum iis, qui
ex Ariftotelis fchola, quia etiam ejusmodi ab illo tracta-

Ed. Chart. I. [39.]　　　　　　　Ed. Baf. IV. (363.)

τοιαύτη τις ἐγεγόνει πραγματεία, τῶν βασκάνων τινὲς ὑπὸ
φθόνου, τὴν πόλιν ἐπλήρωσαν εἰς μοχθηρὰς φήμας ὡς ἕνε-
κα τοῦ δόξαι πάμπολυ τοὺς ἔμπροσθεν ὑπερβεβλῆσθαι,
πολλὰ τῶν οὐδ᾽ ὅλως φαινομένων ἐν ταῖς ἀνατομαῖς γρά-
ψαιμι· μὴ γὰρ ἂν ἅπαντας αὐτὰ λαθεῖν. ἐγὼ μὲν οὖν
ἐγέλων τε καὶ κατεφρόνουν αὐτῶν· ἀγανακτοῦντες δ᾽ οἱ
φίλοι παρεκάλουν με δημοσίᾳ δεῖξαι κατά τι τῶν μεγάλων
ἀκουστηρίων τὴν ἀλήθειαν τῶν ὑπ᾽ ἐμοῦ γεγραμμένων ἀνα-
τομικῶν θεωρημάτων. ἐπεὶ δ᾽ οὐκ ἐπειθόμην, ἤδη γὰρ οὕ-
τως εἶχον ὡς μὴ πεφροντικέναι τῆς δόξης, οἰηθέντες οἱ
βάσκανοι ἔχειν ἐξελεγχθῆναί με φοβούμενον, οὐ καταφρο-
νοῦντα τῆς φλυαρίας αὐτῶν προσποιεῖσθαι μεγαλοφροσύνην,
οὐδὲ τοῦ σκώπτειν ἀπείχοντο· καθ᾽ ἑκάστην ἡμέραν εἰς τὸ
τῆς Εἰρήνης τέμενος ἀφικνούμενοι· καθότι καὶ πρὸ τοῦ καυ-
θῆναι πᾶσιν ἦν ἔθος ἀθροίζεσθαι τοῖς τὰς λογικὰς τέχνας
μεταχειριζομένοις. ἀναγκασθεὶς οὖν ὑπὸ τῶν φίλων καὶ δεί-
ξας δημοσίᾳ πολλαῖς ἡμέραις ἐμαυτὸν μὲν οὐδὲν ἐψευσμέ-
νον, ἠγνοηκότας δὲ πολλὰ τοὺς ἔμπροσθεν, ἔγραψα παρα-

tio peracta erat; quidam malevoli per invidiam flagitiofis
urbem rumoribus impleverant, me, ut priores multum vi-
derer fuperaffe, multa quae nequaquam apparerent, in
anatomicis fcribere, nec enim fieri poffe, ut omnibus la-
tuerint. Ego itaque et ridebam et eos contemnebam. In-
dignati autem amici hortabantur ut publice monftrarem
in aliquo e magnis auditoriis veritatem fcriptorum a me
anatomicorum praeceptorum. Quumque mihi non perfua-
deretur, jam enim ita eram affectus, ut gloriam non cu-
rarem, arbitrati malevoli poffe coargui me metuentem, non
contemnentem nugas fuas, magnanimitatem affimulare,
neque dicteriis abftinebant; in templum Pacis venientes
quotidie, ubi etiam antequam deflagraffet, congregari om-
nibus mos erat, qui artes doctrinarum tractarent. Coactus
igitur ab amicis, quum dies complures publice demonftraf-
fem me quidem nihil mentitum, multa vero priores igno-
raffe, fcripfi ab iis compulfus commentarios eorum quae

κληθεὶς ὑπ᾽ αὐτῶν, ὑπομνήματα τῶν δειχθέντων τε καὶ
λεχθέντων. ἐπιγέγραπται δὲ ταῦτα τῶν ἀγνοηθέντων τῷ
Λύκῳ κατὰ τὰς ἀνατομὰς διὰ τήνδε τὴν αἰτίαν. ὁπότε
προῆλθον ἐπιδείξων ἐμαυτὸν οὐδὲν ἐψευσμένον ἐν τοῖς ἀνα-
τομικοῖς ὑπομνήμασιν, εἰς τὸ μέσον ἀνέθηκα τῶν ἀνατομι-
κῶν ἁπάντων βιβλία, τὴν ἐξουσίαν δοὺς ἑκάστῳ τῶν πα-
ρόντων, ὃ βούλεται μόριον ἀνατμηθῆναι προβάλλειν, ἐπαγ-
γειλάμενος δείξειν ὅσα διεφώνησε τοῖς ἔμπροσθεν, ἀληθῶς
ὑπ᾽ ἐμοῦ γεγραμμένα· προβληθέντος δὲ θώρακος ἐμοῦ τε
τὴν ἀρχὴν ἀπὸ τῶν παλαιοτάτων ποιουμένου, προχειριζομέ-
νου τε βίβλους [40] αὐτῶν, ἠξίωσάν τινες τῶν ἀξιολόγων
ἰατρῶν ἐν προεδρίᾳ καθεζόμενοι μὴ κατατρίβειν με τὸν χρό-
νον· ἀλλ᾽ ἐπειδὴ Λύκος ὁ Μακεδὼν, Κοΐντου μαθητὴς γε-
γονὼς, ἀνδρὸς ἀνατομικωτάτου τὰ μέχρι τῶν καθ᾽ ἑαυτὸν
εἰρημένα πάντα ἔγραψεν ἐάσαντα τοὺς ἄλλους, μόνα τὰ
πρὸς ἐκείνους γεγραμμένα τοῖς ἐμοῖς ἀντεξετάσαι. προσιέ-
μενος οὖν αὐτῶν τὴν ἀξίωσιν οὕτως ἐπὶ πάντων τῶν καθ᾽
ἑκάστην ἡμέραν προβαλλομένων ἐποίησα· πάντα δὲ ταῦτα
διὰ τοῦτ᾽ ἠναγκάσθην εἰπεῖν, ὅπως ἴδωσιν οἱ μέλλοντες

monftraram et dixeram. Infcripti vero funt ii ignorato-
rum Lyco in diffectionibus propter hanc caufam. Quum
proceffi monftraturus nihil falfum me in anatomicis com-
mentariis prodidiffe, in medium propofui omnium anato-
micorum libros data poteftate fingulis, qui aderant, pro-
ponendi, quam vellent partem diffecari, oftenfurum polli-
cens quaecunque a prioribus difcreparent, vere a me fcri-
pta. Et propofito thorace et ab antiquiffimis initium fa-
ciente me et eorum libros proferente rogarunt quidam
praeftantium medicorum, primas fedes obtinentes tempus
ne contererem. Sed quum Lycus Macedo, difcipulus
Quinti viri fumme anatomici, quaecunque ad fuum tempus
inventa erant fcripfiffet; omiffis aliis, fola adverfus eos
ab eo fcripta cum meis conferrem. Eorum igitur volun-
tati morem gerens in omnibus quotidie propofitis ita feci.
Quae omnia memorare propterea neceffe habui, ut fcirent,

Ed. Chart. I. [40.]   Ed. Baf. IV. (363.)

ἀναγνώσεσθαί τι τῶν ἐμῶν, κατὰ τίνα τὴν ἡλικίαν ἕκαστον
ἔγραψα καὶ κατὰ τίνα τὴν αἰτίαν. ἐκ τούτων γὰρ εἴσον-
ται τά τε ἐλλιπῶς γεγραμμένα διορίζειν ἀπὸ τῶν τελέως
ἐξειργασμένων, τά τε κατὰ τὸν πρὸς τοὺς ἀλαζονευομένους
ἔλεγχον ἀπὸ τῶν διδασκαλιῶν. ἐπισημανοῦμαι δὲ ταῦτα καὶ
διὰ τῶν ἑξῆς, ἐάν που γένηται χρεία, νυνὶ δὲ τὰ διασωζό-
μενα τῶν ὑπ᾽ ἐμοῦ γραφέντων δηλώσω, τὴν ἀρχὴν ἀπὸ τῶν
ἀνατομικῶν ποιησάμενος.

Κεφ. γ΄. Πρῶτον μὲν ἐν τούτοις τὸ περὶ τῶν ὀστῶν
τοῖς εἰσαγομένοις γεγραμμένον· μετὰ τοῦτο δὲ ἔστιν ἄλλα
τοῖς εἰσαγομένοις βιβλία· τὸ μὲν ἕτερον αὐτῶν φλεβῶν τε
καὶ ἀρτηριῶν ἀνατομὴν περιέχον· τὸ δὲ ἕτερον νεύρων· ἔστι
δέ τι καὶ ἄλλο μυῶν ἀνατομὴ ἐν συντόμῳ διδάσκων ἅπαν-
τα ἀκριβῶς, ὅσα κατὰ τὰς ἀνατομικὰς ἐγχειρήσεις γίγρα-
πται περὶ μυῶν. εἰ δέ τις βούλοιτο μετὰ τὴν τῶν ὀσιῶν
ἀνατομὴν ἐπὶ τὰς ἀνατομικὰς ἐγχειρήσεις εὐθέως ἔρχεσθαι,
δυνατόν ἐστιν αὐτῷ παρελθεῖν τὰς περὶ τῶν ἀγγείων τε καὶ
νεύρων ἀνατομάς, ὥσπερ γε καὶ τὴν τῶν μυῶν. ἅπαντα

qui meorum aliquid lecturi effent, qua aetate quodque
fcripferim, quaque de caufa, hinc enim cognofcent quae-
que imperfecte fcripta funt, ab iis quae perfecte funt ela-
borata difcernere, quaeque in arrogantium reprehenfione
a doctrinis dijudicare. Haec autem adfignificabo et in
fequentibus ficubi ufus fuerit. Jam vero fcriptorum a me
ea quae fervata funt indicabo, ducto ab anatomicis initio.

Cap. III. Primus eft in his liber de offibus fcriptus
iis qui introducuntur. Poft hunc autem alii funt libri
ad tirones. Alter quidem eorum, venarum et arteriarum
diffectionem continens, alter vero nervorum. Eft autem
et alius mufculorum diffectio, compendio exacte docens
quaecunque in anatomicis adminiftrationibus de mufculis
fcripta funt. Si quis autem velit poft offium diffectionem
ad anatomicas ftatim adminiftrationes venire, poteft is et
vaforum et nervorum diffectiones praeterire ut et mu-
fculorum. Omnia quippe quae anatomes funt, in admini-

24　　　　　　　　　　　　*ΓΑΛΗΝΟΥ*

Ed. Chart. I. [40.]　　　　　　　　　　Ed. Baf. IV. (363.)

γὰρ τὰ τῆς ἀνατομῆς ἐν ταῖς ἐγχειρήσεσι γέγραπται. τὸ
μὲν οὖν πρῶτον ἐν αὐτοῖς περὶ τῶν κατὰ τὰς χεῖράς ἐστι
μυῶν καὶ συνδέσμων, τὸ δὲ δεύτερον περὶ τῶν κατὰ τὰ
σκέλη μυῶν καὶ συνδέσμων, τὸ δὲ τρίτον περὶ τῶν ἐν τοῖς
κώλοις νεύρων καὶ ἀγγείων, τὸ δὲ τέταρτον περί τε τῶν τὰς
γνάθους καὶ τὰ χείλη κινούντων μυῶν καὶ τῶν περὶ τὴν
κάτω γένυν· ἔτι τε τῶν τὴν κεφαλὴν καὶ τράχηλον καὶ ὠμο-
πλάτας, τὸ δὲ πέμπτον περὶ τῶν τοῦ θώρακος μυῶν καὶ
τῶν κατ᾽ ἐπιγάστριον καὶ τῶν ψοῶν καὶ τῶν κατὰ ῥάχιν,
τὸ δὲ ἕκτον περὶ τῆς τροφῆς ὀργάνων, ἅπερ ἐστὶν ἔντερα
καὶ γαστὴρ ἧπάρ τε καὶ σπλὴν καὶ νεφροὶ καὶ κύστις, ὅσα
τ᾽ ἄλλα σὺν τούτοις· τὸ δὲ ἕβδομον καὶ ὄγδοον τῶν πνευμα-
τικῶν μορίων ἀνατομὴν περιέχει· τὸ μὲν ἕβδομον τῶν κατὰ
τὴν καρδίαν καὶ τὸν πνεύμονα καὶ τὰς ἀρτηρίας τεθνεῶτός
τε καὶ ζῶντος ἔτι τοῦ ζώου· τὸ δὲ ὄγδοον τὸν καθ᾽ ὅλον
τὸν θώρακα. τὸ δὲ ἔνατον ἐγκεφάλου τε καὶ νωτιαίου ἀνα-
τομὴν ἔχει, τὸ δὲ δέκατον ὀφθαλμῶν καὶ γλώττης καὶ στό-
μάχου καὶ τῶν τούτοις συνεχῶν, τὸ δ᾽ ἑνδέκατον τῶν κατὰ

ftrationibus fcripta funt. Primus igitur in iis de manuum
eft mufculis et ligamentis. Alter vero de crurum mufculis
et ligamentis. At tertius de artuum nervis atque vafis.
Quartus de moventibus genas et labra mufculis et de iis
qui circa inferiorem maxillam funt; praeterea etiam de
moventibus caput et cervicem et fcapulas. Quintus vero
de thoracis mufculis et abdominis et lumborum et fpinae.
Sextus de inftrumentis nutritionis, quae funt inteftina et
venter et jecur et lien et renes et vefica et quaeque alia
cum his. Septimus et octavus partium fpirabilium ana-
tomen continet. Septimus quidem earum, quae ad cor
attinent ot pulmonem et arterias et mortui et vivi etiam
animalis. Octavus autem earum quae ad totum thoracem.
Nonus vero et cerebri et fpinalis medullae diffectionem
habet. At decimus oculorum et linguae et ftomachi et
his continentium. Undecimus earum quae ad laryngem

Ed. Chart. I. [40. 41.]   Ed. Baſ. IV. (363. 364.)

τὸν λάρυγγα καὶ τὸ καλούμενον ὑςειδὲς ὀστοῦν καὶ τῶν
συνεχῶν αὐτοῖς, ἔτι τε τῶν εἰς αὐτὰ παραγινομένων νεύ-
ρων, τὸ δὲ δωδέκατον ἀρτηριῶν καὶ φλεβῶν, τὸ δὲ τρισ-
καιδέκατον τῶν ἀπ' ἐγκεφάλου νεύρων, τὸ ιδ' τῶν ἀπὸ
νωτιαίου, τὸ δὲ ιε' τῶν γεννητικῶν μορίων. τὰ μὲν οὖν
ἀναγκαῖα τῆς ἀνατομικῆς θεωρίας ταῦτ' ἐστίν· ἐπὶ δὲ τοῖς
ἀναγκαίοις ἄλλα χρήσιμα καὶ ταυτὶ γέγραπται· (364) τῶν
Μαρίνου βιβλίων ἀνατομικῶν εἴκοσιν ὄντων ἐν τέτταρσιν
ἡμετέροις ἐπιτομή, καθάπερ καὶ τῶν Λύκου πάντων ἐν
δυοῖν· ὑπογράψω δ' αὐτῶν ἑκάστου τὰ κεφάλαια κατὰ τὴν
πρώτην ἐπιτομήν· τῶν Μαρίνου βιβλίων ἀνατομικῶν ἓξ
αὐτοῦ τὰ πρῶτα περιέχεται. [41] γράφει δ' ἐν μὲν τῷ
πρώτῳ τῶν ἓξ τὸ προοίμιον τῆς ὅλης θεωρίας, εἶτα περὶ
δέρματος, εἶθ' ἑξῆς περὶ τριχῶν· εἶτα περὶ ὀνύχων καὶ
σαρκῶν καὶ πιμελῆς καὶ στέατος· ἐν τῷ δευτέρῳ περὶ ἀδέ-
νων καὶ ὑμένων καὶ ὑμενωδῶν χιτώνων περιτοναίου τε καὶ
ὑπεζωκότος καὶ διαφράγματος· ἐν δὲ τῷ τρίτῳ περὶ τῶν
λόγῳ θεωρητῶν ἀγγείων καὶ φλεβῶν καὶ ἀρτηριῶν ἀνατο-

et quod vocatur os hyoides *vel Yforme* et quae ipſis con-
tinuantur, praetereaque nervorum qui ad ea perveniunt.
Duodecimus arteriarum et venarum. Decimus tertius ner-
vorum qui a cerebro oriuntur. Decimus quartus eorum
qui a dorſi medulla. Decimus autem quintus genitalium
partium. Anatomicae igitur ſpeculationis neceſſaria haec
ſunt. At praeter neceſſaria alia utilia et haec ſcripta ſunt.
Librorum anatomicorum Marini XX. in IV. noſtris epi-
tome, quemadmodum et omnium Lyci in duobus. Sub-
ſcribam autem cujusque ipſorum praecipua capita ac pri-
mum eorum qui in prima ſunt epitome, in quo Marini
librorum anatomicorum primi comprehenduntur. Scribit
autem in primo de VI. illis, totius ſpeculationis prooe-
mium, tum de cute, tum deinde de pilis, hinc de ungui-
bus et carnibus et adipe et pinguedine. In ſecundo de
glandulis et membranis et membranoſis tunicis et perito-
naeo et ſubcingente et interſepto. In tertio autem de
vaſis ratione ſpectabilibus et venarum et arteriarum diſſe-

Ed. Chart. I. [41.]   Ed. Baf. IV. (364.)

μῆς· καὶ εἰ κατὰ φύσιν ἐν ἀρτηρίαις αἷμα περιέχεται, κατὰ
δὲ τὸ τέταρτον τίς ἐνέργεια ἀρτηρίας καὶ τίς χρεία καὶ
πόθεν ἄρχονται καὶ τἆλλα ζητούμενα περὶ αὐτῶν· εἶθ᾽ ἑξῆς
περὶ οὐρητήρων, περὶ οὐρητικῶν πόρων καὶ οὐράχου καὶ
σπερματικῶν ἀγγείων· καὶ χολωδῶν ἀγγείων καὶ πόρων καὶ
ἀδένων· καὶ περὶ τοῦ ἀπὸ τῶν ἀδένων ἀγγείου. καὶ περὶ
βρόγχου· καὶ περὶ τῶν κατὰ τοὺς μασθοὺς ἀγγείων, ἐν οἷς
τὸ γάλα· καὶ περὶ τῶν ἐν τῷ σώματι κεχυμένων καὶ ἀγ-
γείοις περιεχομένων. καὶ τίνα ἐν τίσι περιέχεται τῶν ὑγρῶν
καὶ τῶν κεχυμένων· καὶ περὶ τροφῆς· ἐν δὲ τῷ ε΄ περὶ
τῶν κατὰ τὴν κεφαλήν, τῶν τ᾽ ἄλλων καὶ τῶν ῥαφῶν· καὶ
μέντοι καὶ τῶν κατὰ τὸ πρόσωπον ῥαφῶν τε καὶ συμφύ-
σεων· καὶ πάντων τῶν τῆς κεφαλῆς ὀσιῶν· καὶ περὶ τῶν
κατ᾽ αὐτήν τε καὶ τὸ πρόσωπον τρημάτων καὶ περὶ τῆς κάτω
γνάθου καὶ τῶν κατ᾽ αὐτὴν τρημάτων καὶ εἰ ἔστι σύμ-
φυτος ἑαυτῇ· περί τε τῶν ὀδόντων καὶ τοῦ προσκειμένου
τῇ κεφαλῇ τοῦ βρόγχου ὀστοῦ· καὶ τῶν συνεχῶν αὐτῶν
τῶν κατὰ τὰ παρίσθμια τετυμένων· ἐν δὲ τῷ στ΄ περί τε
ὀσχέου γράφει καὶ ἱεροῦ ὀστοῦ καὶ ἰσχίου καὶ πλευροῦ καὶ

ctione et an natura in arteriis fanguis contineatur. In
quarto autem, quae functio arteriae et quis ufus et unde
incipiant, caeteraeque de iis quaeftiones, tum deinceps de
ureteribus, de urinariis meatibus et uracho ex quo haeret,
pendetque foetus ad umbilicum et vafis feminariis et bilis
vafis et meatibus et glandulis et de vafe quod eft a glan-
dulis, deque gutture, deque vafis mammarum in quibus
lac, deque fufis in corpore et quae vafis continentur. Et
qui in quibus humores contineantur et fufa et de ali-
mento. In V. autem de iis quae in capite funt, tum
caeteris tum futuris adeoque de iis quae in facie funt fu-
turis et juncturis et cunctis capitis offibus, deque ipfius
et faciei foraminibus et de inferiori maxilla, ejusque fo-
raminibus et an fibi ipfi conjuncta fit. Et de dentibus
et adjacente capiti gutturis offe et ipfi continuis quae ad
tonfillas tenfa funt. In VI. et de fcroto fcribit et facro

Ed. Chart. I. [41.]   Ed. Baf. IV. (364.)

στέρνων καὶ ὠμοπλατῶν καὶ ἀκρωμίων. καὶ περὶ κλειδῶν
καὶ βραχίονος καὶ πήχεως καὶ κερκίδος, ὀστῶν τε τοῦ καρ-
ποῦ καὶ τῶν δακτύλων· καὶ περὶ μηροῦ καὶ τῶν ἑκατέρω-
θεν τοῦ γόνατος χονδρωδῶν ὀστῶν· ἐν δὲ τῷ β' τῶν ἡμε-
τέρων ὑπομνημάτοιν, ἐν ᾧ ἡ τῆς ἀνατομικῆς Μαρίνου θεω-
ρίας ἐστὶν ἐπιτομὴ, τὸ ζ' καὶ η' καὶ θ' καὶ ι' περιέχεται
τῶν Μαρίνου βιβλίων· κεφάλαια δὲ κατὰ μὲν τὸ ζ' ἔτι περὶ
τῆς τοῦ κρανίου κοινωνίας, πρὸς τε τὰς μήνιγγας καὶ τοὺς
ἄλλους ὑμένας, περί τε τῶν καθ' ὅλον τὸ πρόσωπον νεύ-
ρων· περί τε κροταφιτῶν μυῶν καὶ μασητήρων· καὶ τῶν
ἐπὶ τὰς γνάθους καὶ τὰ χείλη μυῶν ἀπὸ τῶν φατνίων καὶ
τῶν κατὰ τὰς γνάθους μυῶν· εἶτα τῶν ἐντὸς τῆς κάτω
γνάθου μυῶν τῶν τε περὶ αὐτὴν χωρίς· καὶ τῶν μυκτήρων
καὶ τῶν περὶ   *   *   *   ἐκφύσεις· καὶ τῶν κατὰ τὴν
γλῶτταν· εἶτα περὶ γλώττης καὶ τῶν κατ' αὐτὴν μυῶν,
ἔτι τε περὶ τῶν κατὰ τοὺς ὀφθαλμοὺς μυῶν. ἐν δὲ τῷ
ὀγδόῳ τῶν τοῦ Μαρίνου βιβλίων κεφάλαια ταῦτ' ἐστί· περὶ
στόματος· καὶ περὶ χειλῶν καὶ ὀδόντων καὶ οὔλων καὶ κίο-

oſſe et coxendice et latere et pectore et ſcapulis et ar-
mis ſummis et de claviculis et brachio et cubito, radio et
oſſibus brachialis et digitorum et de femore et de iis quae
utrinque genu ſunt oſſa cartilaginea. In II. autem com-
mentariorum noſtrorum, in quo anatomicae Marini ſpecu-
lationis eſt epitome. VII. et VIII. et IX. et X. Marini
librorum continentur. Capita vero in VII. qui de cranii
communione cum meningibus et aliis membranis, deque
totius faciei nervis deque crotaphitis. I. temporum mu-
ſculis et maſeteribus et iis qui ad maxillas et labra per-
tinent muſculis et de praeſepiorum et qui ad maxillas
ſunt, muſculis, dum de iis qui intra inferiorem maxillam
muſculis; deque iis qui circa ipſam ſeorſim et de naribus
et iis qui circa exortus earum deque iis qui in lingua,
tum de lingua ejusque muſculis, atque etiam de oculorum
muſculis. In VIII. autem Marini libro capita haec ſunt,
de ore et de labris et dentibus et gingivis et columella

νος καὶ φαρυγγέθρου, ἐπιγλωττίδος τε καὶ παρισθμίων καὶ
ἀντιάδων καὶ ῥινὸς καὶ μυκτήρων, ὤτων τε καὶ τραχήλου
καὶ τῶν κατ᾽ αὐτὸν μυῶν καὶ τοῦ ὑπὸ τὴν πλευρὰν μυὸς
καὶ τοῦ ὑπὸ τὴν κοιλίαν καὶ περὶ τραχήλου φύσεως· ἐν δὲ
τῷ θ᾽ περὶ μυῶν τῶν κατὰ τὰς φρένας καὶ τὴν ῥάχιν καὶ
τὰ μεσοπλεύρια καὶ τὸ ἐπιγάστριον· ἔτι τε περὶ τῶν τοῦ
βραχίονος καὶ τῆς ὠμοπλάτης· πήχεώς τε καὶ χειρὸς ἄκρας·
ἐν δὲ τῷ δεκάτῳ πήχεως καὶ τῶν περὶ αὐτὸν μυῶν καὶ
σκελῶν καὶ τῶν κατ᾽ αὐτὰ μυῶν καὶ ἄρθρου τοῦ κατὰ γόνυ·
ἡ δὲ τρίτη τῶν ἐπιτομῶν ια᾽ τε καὶ ιβ᾽ καὶ ιε᾽ τῶν τοῦ
Μαρίνου βιβλίων ἐστίν· ἔγραψε δὲ Μαρῖνος ἐν μὲν τῷ ια᾽
τὰ μὲν κεφάλαια. εἰ φέρεταί τι ἀπὸ νώτων ὑγρὸν εἰς
πνεύμονα κατά τε τὰς ἐδωδάς, εἰς γαστέρα πνεύματα· δεύ-
τερον δὲ περὶ στομάχου· καὶ μετ᾽ αὐτὸν περὶ βρόγχου καὶ
περὶ πνεύμονος καὶ καρδίας καὶ περικαρδίου θυμοῦ. κατὰ
δὲ τὸ ιβ᾽ τῆς ἑαυτοῦ πραγματείας ὁ Μαρῖνος ἔγραψε περὶ
ἥπατος καὶ τῆς ἐν αὐτῷ χολῆς καὶ περὶ σπληνὸς καὶ κοι-
λίας καὶ μεσεντερίου· κατὰ δὲ ιγ᾽ περὶ πρώτων ἐντέρων.

et frumine et lingula et tonfillis et amygdalis et nafo et
naribus et auribus et collo, ejusque mufculis et mufculo
qui fub latus eft; deque eo qui fub ventrem et de colli
natura. In nono vero de mufculis fepti transverfi et
fpinae et intercoftalibus, I. abdominis; atque etiam de
brachii et fcapulae mufculis et cubiti et manus extremae.
In decimo vero de cubito et ejus mufculis et cruribus,
ipforumque mufculis et articulo qui in genu eft. At ter-
tia epitome undecim et duodecim et quindecim Marini
librorum eft; fcripfit autem Marinus in undecim quidem
capita. An feratur aliquid humoris a dorfo in pulmonem;
et in efu fpiritus in ventrem. Secundo vero de ftomacho,
poftque ipfum de gutture et de pulmone et corde et pe-
ricardii thymo. In duodecimo vero fuae tractationis fcri-
pfit Marinus de jecore et quae in eo eft, bile et de liene
et ventriculo et mefenterio. In decimo vero tertio de
primis inteftinis, tum de renibus et uretere et vefica et

Ed. Chart. I. [42.]   Ed. Baf. IV. (364.)

[42] εἶτα περὶ νεφρῶν καὶ οὐρητῆρος καὶ κύστεως καὶ οὐ-
ράχου καὶ πόρου τοῦ οὐρητικοῦ καὶ μετὰ ταῦτα περὶ καυ-
λοῦ ἄῤῥενος καὶ αἰδοίου τοῦ ἄῤῥενος καὶ θηλείας καὶ περὶ
μήτρας καὶ τῶν κυουμένων καὶ περὶ τῶν ὄρχεων, οὓς διδύ-
μους ὀνομάζει· καὶ μετ᾽ αὐτοὺς περὶ ἀδενοειδῶν· ἐν δὲ τῷ
ιδ' τὴν ἀνατομὴν τῶν ἄνω τοῦ ἥπατος ἁπασῶν φλεβῶν
ἐποιήσατο· κατὰ δὲ τὸ ιε' περί τε τῆς ἀπὸ καρδίας ἐπὶ
ἧπαρ φερομένης φλεβὸς καὶ τῶν κάτω τοῦ διαφράγματος
ἁπασῶν· καὶ μετὰ ταῦτα περὶ τῶν καθ᾽ ὅλον τὸ ζῶον ἀρ-
τηριῶν. ἡ δὲ τετάρτη τῶν ἐπιτομῶν κατὰ τὰ λοιπὰ τοῦ
Μαρίνου ε' βιβλία· μετὰ τὸ ε' καὶ ι' ἄχρι τοῦ κ' περιέων.
γέγραπται δὲ ἐν τῷ ἑκκαιδεκάτῳ τὰ περὶ τοῦ ἐγκεφάλου
ζητούμενα καὶ φαινόμενα, οἷον εἰ σφυγμώδης ἐν αὐτῷ κί-
νησις καὶ εἰ ἀναπνέομεν εἰς αὐτόν· εἶθ᾽ ἑξῆς περὶ νωτιαίου
καὶ μηνίγγων· ἐν δὲ τῷ ιζ' περὶ κυριότητος ἐγκεφάλου τὸν
λόγον ἐποιήσατο· κατὰ δὲ τὸ η' καὶ ι' περὶ τῶν κατὰ προαί-
ρεσιν ἐνεργειῶν· καὶ περὶ τὰς κατὰ μέρος διαφορὰς τῶν
νεύρων καὶ πόθεν τινὰ ἐκπέφυκεν αὐτῶν· ἐν δὲ τῷ θ' καὶ ι'

uracho et urinario meatu; poftque ifta de cole viri et
pudendo maris et feminae et de matrice et fetibus et
de teftibus, quos geminos appellat; poftque hos de glan-
dulofis. In quarto autem decimo omnium quae fupra funt
jecur, venarum diffectionem fecit. In X. autem V. et de
ea quae a corde in jecur fertur vena, deque omnibus iis,
quae infra interfeptum funt, poftque ea de omnibus in
toto animali arteriis. At IV. epitome juxta reliquos V.
Marini libros poft V. et X. ad XX. ufque complectitur.
In fexto autem decimo fcripta funt quae de cerebro quae-
runtur et apparent; ut an pulfatilis in ipfo motus: et an
in ipfum refpiremus: tum deinceps de fpinae medulla et
involucris ejus. In XVII. de dominatu cerebri verba fe-
cit. In VIII. autem et X. de motibus ex voluntate et de
particularibus nervorum differentiis et unde quidam ipfo-
rum exoriantur. In IX. vero et X. de nervis ortis a ce-

Ed. Chart. I. [42.]   Ed. Baf. IV. (364. 365.)

περὶ τῶν ἀπ᾽ ἐγκεφάλου πεφυκότων νεύρων καὶ περὶ τῶν
ῥύσεων καὶ πόθεν ἄρχεται τὸ αἰσθητήριον αὐτῆς· καὶ περὶ
τῶν ἐπὶ τοὺς ὀφθαλμοὺς νεύρων, ἃ καλοῦσιν Ἡρόφιλός τε
καὶ Εὔδημος πόρους. εἶτα * * * * (365) περὶ τῆς
τῶν νοσημάτων διαφορᾶς καὶ τὸ περὶ τῆς τῶν συμπτωμά-
των· ἕπεται δὲ τῷ περὶ τῆς τῶν νοσημάτων διαφορᾶς τὸ
τὰς αἰτίας τούτων διδάσκον ἓν βιβλίον· τῷ δὲ περὶ τῆς
τῶν συμπτωμάτων διαφορᾶς τὰ περὶ τῶν ἐν τοῖς συμπιώ-
μασιν αἰτιῶν τρία· καὶ τούτοις τὰ περὶ τῶν πεπονθότων
τόπων. τὸ περὶ τῶν ἐν ταῖς νόσοις καιρῶν ἐκ τῶν προη-
γουμένων τῆς θεραπευτικῆς πραγματείας ἐστί. καὶ τὸ περὶ
τῆς τῶν πυρετῶν διαφορᾶς. τό τε περὶ πλήθους καὶ τὸ
περὶ τῶν παρὰ φύσιν ὄγκων· ἔτι τε τὸ περὶ τῶν προκα-
ταρκτικῶν αἰτιῶν καὶ πρὸς τούτοις τὸ περὶ τῶν συνεκτικῶν·
καὶ τὸ περὶ τρόμου καὶ ῥίγους καὶ παλμοῦ καὶ σπασμοῦ
καὶ τὸ ἐπιγεγραμμένον τέχνη ἰατρική.

Κεφ. δ΄. Τεσσαρεσκαίδεκά εἰσι μεθόδου θεραπευτι-
κῆς· δύο τε τῶν πρὸς Γλαύκωνα θεραπευτικῶν καὶ τρία

rebro et de odoratu et unde incipiat ejus fenforium: et
de nervis qui ad oculos pertinent, quos et Herophilus et
Eudemus meatus vocant, tum   *   *   *   *
ii de morborum differentia et ille de differentia fympto-
matum. Sequitur autem illum de differentia morborum
liber unus qui horum caufas docet. At illum de fympto-
matum differentia, tres illi de caufis fymptomatum et hos
illi de locis affectis, liber de temporibus morborum ex iis
eft, qui curatricem tractationem praecedunt. Et is de
differentia febrium et is de plenitudine et is de tumori-
bus praeter naturam, praetereaque is de caufis evidenti-
bus et praeter hos is de continentibus et is de tremore
et rigore et palpitatione et convulfione et qui infcriptus
eft ars medica.

Cap. IV. Quatuordecim funt methodi medendi; et
duo curationum ad Glauconem, et de venae fectione tres.

Ed. Chart. I. [42.] Ed. Baf. IV. (365.)

περὶ φλεβοτομίας· τὸ μὲν πρῶτον πρὸς Ἐρασίστραιον, τὸ
δὲ δεύτερον πρὸς τοὺς ἐν Ῥώμῃ Ἐρασιστρατείους· τρίτον
δ᾽ ἐπ᾽ αὐτοῖς ἄλλο κατὰ τὴν ἡμετέραν γνώμην συγκείμε-
νον θεραπευτικόν. ἔστι δὲ καὶ τὸ περὶ μαρασμοῦ τῶν θε-
ραπευτικῶν· ἐδόθη δέ τινι φίλων βιβλίδιον μικρὸν, οὗ νῦν
εἰς πολλοὺς ἐκπεσόντος ἔλαβον τὸ ἀντίγραφον ἔχον ἐπιγρα-
φὴν, ὑποθήκη παιδίων ἐπιλήπτων, τῆς θεραπευτικῆς παρα-
γματείας. θείη δ᾽ ἄν τις καὶ τὰ περὶ τῶν ἐν ταῖς τροφαῖς
δυνάμεων τρία καὶ τὸ περὶ τῆς λεπτυνούσης διαίτης καὶ τὸ
περὶ εὐχυμίας καὶ κακοχυμίας. οὐδὲν ἧττον τῶν προειρη-
μένων τῆς θεραπευτικῆς πραγματείας εἴη ἂν καὶ τὰ περὶ
τῶν Ἐρασιστράτου θεραπευτικῶν λογισμῶν καὶ τῷ Γλαύ-
κωνι τῷ φιλοσόφῳ δοθέντα δύο. τὸ δὲ περὶ τῆς Ἱπποκρά-
τους διαίτης ἐπὶ τῶν ὀξέων νοσημάτων ταχθείη μὲν ἂν καὶ
μετὰ τούτων, ταχθείη δ᾽ ἂν καὶ μετὰ τῶν εἰς τὰ Ἱππο-
κράτους γεγονότων ὑπομνημάτων· ἐν οἷς πάμπολλα περιέ-
χεται θεραπευτικὰ θεωρήματα, καθάπερ γε καὶ διαγνωστικὰ
καὶ προγνωστικά.

Primus quidem adverfus Erafiftratum. Alter vero adver-
fus eos qui Romae erant Erafiftrateos. Tertius praeter
hos alius curationum ex mea fententia compofitus. Eft
et is de tabe e therapeuticis. Datus porro eft cuidam
amicorum parvus libellus, cujus nunc ad multos delapfi,
exemplum accepi titulum ferens, confilium pro puero
epileptico. Sed therapeutico operi adfcripferit quis et
tres de alimentorum facultatibus et eum de attenuante
victus ratione et de probis pravisque alimentorum fuccis.
Nihilo praedictis minus medendi operis fuerint et ii de
Erafiftrati curandi rationibus; et Glauconi philofopho dati
duo. At is de Hippocratis victus ratione in morbis acu-
tis et cum his quidem poni queat, ponatur vero et cum
commentariis in Hippocratem factis, in quibus multa me-
dendi praecepta continentur, quemadmodum et dignofcendi
et praenofcendi.

Ed. Chart. I. [43.]   Ed. Baſ. IV. (365.)

[43] Κεφ. ε΄. Πρῶτα μέν ἐστι τρία περὶ κρισίμων
ἡμερῶν, δεύτερον δ᾽ ἐπ᾽ αὐτοῖς τρία περὶ κρίσεων, εἶτα
ἡ περὶ τῶν σφυγμῶν πραγματεία, καθ᾽ ἣν πρῶτα μέν
ἐστι δ᾽ περὶ τῆς διαφορᾶς αὐτῶν, δεύτερον δ᾽ ἄλλα τοσαῦτα
περὶ τῆς διαγνώσεως, καὶ τρίτον πρὸς αὐτοῖς ἴσα τὸν
ἀριθμὸν περὶ τῶν ἐν αὐτοῖς αἰτιῶν, καὶ τέταρτον περὶ τῆς
δι᾽ αὐτῶν προγνώσεως· ἑκκαίδεκα τὰ πάντα, καὶ χωρὶς αὐ-
τῶν ἔξωθεν τὸ περὶ χρείας σφυγμῶν τοῖς εἰσαγομένοις γε-
γραμμένον. ἐν ᾧ τινες ἐζήτησαν διὰ τί τῶν πυρεττόντων
ὁ ἴδιος οὐκ εἴρηται σφυγμός. οἷς ἀπεκρινάμεθα μεῖζον ἢ
κατὰ τοὺς εἰσαγομένους εἶναι τὸ σκέμμα μεγάλης ζητήσεως
τετευχός. ἀλλὰ τό γε τοσοῦτον εἴρηται κατὰ τὴν ἀρχὴν τοῦ
βιβλίου τούτου· δύο δόξας γεγονέναι τοῖς ἰατροῖς, τὴν μὲν
ἑτέραν τῶν ἡγουμένων αἰσθάνεσθαι καὶ τῆς συστολῆς τῶν
ἀρτηριῶν, τὴν δὲ δευτέραν τῶν ἀναίσθητον αὐτὴν εἶναι λε-
γόντων· ἠξιοῦμέν τε τὸν εἰσαγόμενον ἐπὶ τῆς ῥάονος πρό-
τερον γυμνάσασθαι, καθ᾽ ἣν ἀναίσθητος ἡ συστολὴ γίνε-
ται· κατὰ ταύτην δὲ τὴν αἵρεσιν ἡμεῖς ἐπεπείσμεθα πυρε-

Cap. V. Primi quidem tres ſunt de diebus criticis,
et praeter hos ſecundi, tres de criſibus. Tum opus de
pulſibus, in quo primo ſunt IV. de ipſorum differentia,
ſecundo vero alii totidem de dignotione et tertio praeter
eos, pari numero de ipſorum cauſis; quarto autem de
praenotione ex ipſis; ſexdecim univerſi. Et ſeorſim extra
ipſos is de uſu pulſuum tironibus ſcriptus, in quo non-
nulli quaeſierunt, cur febrientium proprius pulſus dictus
non ſit? Quibus reſpondimus majorem eſſe quam pro
tironibus ſpeculationem, ſi magnam quaeſitionem ſortita
ſit. Sed initio ejus libri tantum diximus, duas medicis
opiniones fuiſſe; alteram quidem exiſtimantium ſentire ſe
et arteriarum contractionem, alteram autem inſenſilem eam
eſſe affirmantium; et volebamus tironem in faciliori prius
exerceri, in qua inſenſilis dicitur eſſe contractio. Porro
juxta hanc ſectam perſuaſi eramus febris proprium ſignum

τοῦ σημεῖον ἴδιον ἐν σφυγμοῖς οὐδὲν εἶναι· κατὰ δὲ τὴν
ἑτέραν, ἣν ἐν τῇ μεγάλῃ πραγματείᾳ τῶν ἑκκαίδεκα βιβλίων
ἔγραψα λέλεκται τὸ σημεῖον· ἀλλ᾽ οἱ μὴ μαθόντες παρὰ
διδασκάλοις, ἐοικότες δὲ κατὰ τὴν παροιμίαν τοῖς ἐκ βι-
βλίου κυβερνήταις, τοιαῦτα ζητοῦσιν· ἐμοὶ δὲ καὶ κατ᾽ *
εἴρηται, τὴν μὲν (366) τῶν εἰσαγομένων διδασκαλίαν ἑτέ-
ραν εἶναι, τὴν δὲ τῶν ἐκδιδασκομένων ἅπαντα τελείως ἑτέ-
ραν. γέγονε δ᾽ οὖν μοι καὶ ἄλλο τι βιβλίον ἕν, ἐν ᾧ τὴν
σύνοψιν ἐποιησάμην τῶν ἑκκαίδεκα βιβλίων· ἔξωθεν δὲ τού-
των ἁπάντων ἐστὶν ὀκτὼ βιβλία τῆς Ἀρχιγένους περὶ
σφυγμῶν πραγματείας ἐξήγησίν τε καὶ χρῆσιν ἔχοντα. ἐκ
τούτου τοῦ μέρους τῆς τέχνης ἄν τις θείη καὶ τὰ περὶ
δυσπνοίας τρία.

Κεφ. στ´. Οὔτ᾽ ἄλλο τι τῶν ὑπ᾽ ἐμοῦ δοθέντων φί-
λοις ἤλπισα πολλοὺς ἕξειν, οὔτε τὰ τῶν Ἱπποκρατείων συγ-
γράμματα ἐξηγητικά· τὴν ἀρχὴν γὰρ αὐτῶν οὐδὲν γυμνάζων
ἐγράφην εἰς αὐτά ποθ᾽ ὑπομνήματα, καθάπερ ἐποίησα τῆς
ἰατρικῆς θεωρίας ἁπάσης καθ᾽ ἕκαστον μέρος ἐμαυτῷ πα-

in pulfibus nullum effe: juxta alteram vero, quam in
magno librorum XVI. opere fcripfi, fignum id dictum no-
bis eſt. At qui a praeceptoribus non didicerunt, *fed gu-
bernatoribus ex libro,* ficuti eſt in proverbio, fimiles iſta
quaerunt. Mihi vero funt et * dictum eſt, aliam effe
tironum inſtitutionem, aliam eorum qui perfecte omnia
edocentur. Scriptus autem mihi eſt et alius quidam liber
unus, in quo librorum fexdecim fynopfin feci. Extra hos
vero omnes octo libri funt; Archigenis tractationis de
pulfibus et expofitionem et ufum continentes. In hac
parte artis et tres de difficultate fpirandi quis collocarit.

Cap. VI. Neque alium quemquam librorum qui a
me funt amicis dati, fperavi habituros multos, neque li-
bros eos qui Hippocratis fcripta explanant. Primo enim
nullum eorum memet exercens, in iſtos unquam commen-
tarios fcripferam; quemadmodum feci totius medicae fpe-

34 ΓΑΛΗΝΟΥ

Ed. Chart. I. [43. 44.] Ed. Baſ. IV. (366.)

ρασκευάσας αἷς ἅπαντα τὰ κατὰ τὴν ἰατρικὴν τέχνην ὑφ'
Ἱπποκράτους εἰρημένα περιέχεται, διδασκαλίαν ἔχοντα σαφῆ
τε ἅμα καὶ παντοίως ἐξειργασμένην· ἰδίᾳ μὲν γὰρ περὶ
κρισίμων ἡμερῶν ἔγραψα κατὰ τὴν Ἱπποκράτους γνώμην,
ἰδίᾳ δὲ περὶ κρίσεων, ἰδίᾳ δὲ περὶ δυσπνοίας· ἑκάστου τε
τῶν ἄλλων· ὅλην τε τὴν θεραπευτικὴν μέθοδον ὡσαύτως
ἐν τέσσαρσι καὶ δέκα βιβλίοις ἐποιησάμην. ἅπαντα τὰ θε-
ραπευτικὰ καὶ πρὸς αὐτοῖς ταύτην ἅτε κατὰ τὴν ἐκείνου
γνώμην· ἐξηγήσεις δὲ καθ' ἑκάστην αὐτοῦ λέξιν ἤδη πολ-
λοῖς τῶν πρὸ ἐμοῦ γεγραμμένας οὐ φαύλως εἶναι, εἴ τί μοι
μὴ καλῶς ἐδόκουν εἰρηκέναι, περιττὸν ἡγούμην ἐλέγχειν·
ἐνεδειξάμην δὲ τοῦτο δι' ὧν πρώην ἔδωκα τοῖς παρακαλέ-
σασι· σπανιάκις ἐν αὐτοῖς εἰπών τι πρὸς τοὺς ἐξηγουμέ-
νους αὐτά. τὴν ἀρχὴν γὰρ οὐδ' [44] εἶχον αὐτῶν ἐν
Ῥώμῃ τὰ ὑπομνήματα, πάντων ὧν ἐκεκτήμην βιβλίων ἐν
Ἀσίᾳ μεινάντων· εἴπου τοίνυν ἐμεμνήμην ὑπό τινος αὐ-
τῶν πάνυ τι μοχθηρῶς εἰρημένον, οἷς μεγάλως βλάπτεσθαι
περὶ τὰ τῆς τέχνης ἔργα, τοὺς πιστεύσαντας αὐτοῖς, ἐπεση-

culationis in quavis parte paratis mihi iis, quibus omnia,
quae in arte medica ab Hippocrate dicta ſunt continentur,
doctrinam habentia et perſpicuam ſimul et undequaque
elaboratam. Seorſim enim de diebus criticis ſcripſi ex
Hippocratis ſententia, privatim vero de criſibus, privatim
autem de difficultate ſpirandi et unoquoque ceterorum.
Univerſamque medendi methodum ſimiliter quatuordecim
libris conſtruxi omnes therapeutici ac praeterea, qui ex
illius mente ſunt. Quumque in ſingulas ejus dictiones
ſcirem expoſitiones multis ante me non abſurde ſcriptas
eſſe, ſi quid mihi non recte dixiſſe videbantur, arguere
ſupervacaneum putabam. Id vero oſtendi in illis quos
nuper deprecatis dedi; raro quicquam locutus in ipſis con-
tra eos qui commentarios iſtos exponunt. Primo enim
neque ipſorum commentarios Romae habebam, quum libri
quos poſſederam, omnes in Aſia manſiſſent. Si cujus igi-
tur memineram improbe dicti ab eorum aliquo, ut magno-
pere laederent in operibus artis qui ipſis credidiſſent, id

Ed. Chart. I. [44.]   Ed. Baſ. IV. (366.)

μηνάμην τοῦτο· τὰ δ᾽ ἄλλα πάντα κατὰ τὴν ἐμαυτοῦ γνώ-
μην εἶπον ἄνευ τοῦ μνημονεῦσαι τῶν ἄλλως ἐξηγουμένων·
καὶ τά γε εἰς τοὺς ἀφορισμοὺς ὑπομνήματα, καὶ τὸ περὶ
ἀγμῶν καὶ τὸ περὶ ἄρθρων· ἔτι τε τὸ προγνωστικόν· καὶ
τὸ περὶ διαίτης ὀξέων· τό τε περὶ ἑλκῶν καὶ τῶν ἐν κε-
φαλῇ τρωμάτων· τό τε α΄ τῶν ἐπιδημιῶν οὕτως ἐγράφη·
μετὰ ταῦτα δέ τινος ἀκούσας ἐξήγησιν ἀφορισμοῦ μοχθηρὰν
ἐπαινοῦντος, ὅσα τοῦ λοιποῦ τισιν ἔδωκα πρὸς κοινὴν ἔκ-
δοσιν ἀποβλέπων, οὐκ ἰδίαν ἕξιν ἐκείνων μόνων τῶν λαβόν-
των, οὕτως συνέθηκα· ταῦτα δ᾽ ἐστὶν ἐπιδημιῶν μὲν τὰ
εἰς τὸ δεύτερον καὶ τρίτον καὶ ἕκτον ὑπομνήματα γεγραμ-
μένα· πρὸς τούτοις δὲ καὶ τοῦ περὶ χυμῶν καὶ περὶ τρο-
φῆς καὶ προῤῥητικοῦ· περί τε φύσεως ἀνθρώπου καὶ τοῦ
κατ᾽ ἰητρεῖον· ὥσπερ καὶ τοῦ περὶ τόπων καὶ ἀέρων καὶ
ὑδάτων, ὃ ἐγὼ περὶ οἰκήσεων καὶ ὑδάτων καὶ ὡρῶν καὶ χω-
ρῶν ἐπιγεγράφθαι φημὶ δεῖν· ἔτι δὲ τὰ μὲν εἰς τοὺς ἀφο-
ρισμοὺς ἑπτά, τὰ δὲ εἰς τὰ περὶ ἀγμῶν γ΄, τὰ δὲ εἰς τὰ

annotabam.   Cetera autem omnia ex mea ſententia dixi,
nulla eorum facta mentione, qui aliter interpretantur.   Et
commentarii in aphoriſmos; et in eum de fracturis et
eum de articulis; praetereaque in praenotiones; et libros
de victus ratione acutorum; et eum de ulceribus; et ca-
pitis vulneribus, et in primam epidemiorum ad eum mo-
dum ſcripti ſunt.   Poſtea vero quum quendam audiſſem,
pravam aphoriſmi cujusdam expoſitionem laudantem, ali-
quibus quaecunque de cetero dedi, publicam aeditionem
ſpectans, non proprium tantum ingenium eorum qui acce-
perant, ita compoſui.   Ii vero ſunt epidemiorum quidem
morborum, qui in ſecundum et tertium et ſextum ſcripti
ſunt commentarii; et praeter hos ejus de humoribus et
de alimento et praedictione et de natura hominis et de
medici officina; ut et in eum de locis et aëre et aquis;
quem ego ajo de habitationibus et aquis et anni tempo-
ribus et regionibus inſcribendum fuiſſe; inſuper vero VII.
qui in aphoriſmos, III. vero in eum de fracturis, IV. autem

περὶ ἄρθρων δ', τὰ δ' εἰς τὸ προγνωστικὸν γ', τὰ δ' εἰς τὸ
περὶ διαίτης ὀξέων γ' μὲν εἰς τὸ γνήσιον αὐτοῦ μέρος, δύο
δ' εἰς τὰ προσκείμενα· τὸ δὲ περὶ ἑλκῶν καὶ τὸ περὶ ἐν
κεφαλῇ τρωμάτων ἑκάτερον ἐξηγησάμην δι' ἑνὸς βιβλίου·
τὸ δὲ α' τῶν ἐπιδημιῶν, ὥσπερ γε καὶ τὸ γ' διὰ γ' ἑκάτε-
ρον, τὸ δὲ δεύτερον διὰ στ', δι' ὀκτὼ δὲ τὸ ἕκτον· εἰς δὲ
τὸ περὶ χυμῶν ὑπομνήματά μοι τρία γέγονεν· ὥσπερ γε
καὶ εἰς τὸ προγνωστικὸν καὶ εἰς τὸ κατ' ἰητρεῖον· καὶ εἰς
τὸ περὶ τόπων καὶ ἀέρων καὶ ὑδάτων, ὃ φημι ἐγὼ περὶ οἰ-
κήσεων καὶ ὑδάτων καὶ ὡρῶν καὶ χωρῶν ἐπιγεγράφθαι δεῖν·
εἰς δὲ τὸ περὶ τροφῆς ὑπομνήματά μοι δ' γέγονεν· εἰς δὲ
τὸ περὶ φύσιος ἀνθρώπου δύο· ὧν ἤδη γεγονότων ἀκουσας
ὑπό τινων διαβάλλεσθαι τὸ βιβλίον, ὡς οὐ γνήσιον ἔγραψα
τρία τὴν ἐπιγραφὴν ἔχοντα τήνδε· ὅτι καὶ κατὰ τὰ ἄλλα
συγγράμματα τὴν αὐτὴν δόξαν ἔχων ὁ Ἱπποκράτης φαίνε-
ται τῷ κατὰ τὸ φύσιος ἀνθρώπου· τῷ δ' Ἱπποκράτει
προσήκοντά ἐστι καὶ ταῦτα· περὶ τῆς καθ' Ἱπποκράτους

in eum de articulis, III. vero in praenotiones in eum
porro de victus ratione in acutis, III. quidem in germa-
nam ejus partem, unum autem in ea, quae ipſi adjacent.
De ulceribus autem et de capitis vulneribus utrumque
uno libro expoſui. Primum autem vulgarium, quemad-
modum et tertium tribus utrumque; ſecundum vero ſex;
octo vero ſextum. In librum autem de humoribus tres
mihi commentarii ſcripti ſunt: ut et in prognoſtica et in
eum de medicatrina; et in eum de locis et aëre et aquis,
quem equidem de habitationibus et aquis et anni tempo-
ribus et locis inſcribi oportuiſſe dico; in eum autem de
alimento IV. mihi commentarii ſcripti ſunt, in eum vero
de natura hominis duo; quibus jam perfectis, quum au-
diſſem a nonnullis traduci librum quaſi non germanum
III. ſcripſi, hac inſcriptione. Quod in aliis ſcriptis ſuis
videatur Hippocrates eandem habere ſententiam cum eo
de natura hominis. Ad Hippocratem autem et haec per-
tinent. De ratione victus ſecundum Hippocratem in acutis

Ed. Chart. I. [44. 45.]   Ed. Baf. IV. (366.)
διαίτης ἐπὶ τῶν ὀξέων νοσημάτων· ὥσπερ γε καὶ ἡ τῶν
παρ᾽ αὐτοῦ γλωττῶν ἐξήγησις· καὶ τὸ πρὸς Λύκου περὶ
τοῦ ἀφορισμοῦ οὗ ἡ ἀρχή· τὰ αὐξανόμενα πλεῖστον ἔχει τὸ
ἔμφυτον θερμόν· ὥσπερ γε καὶ πρὸς Ἰουλιανὸν τὸν μεθο-
δικὸν, ὑπὲρ ὧν ἐνεκάλεσε τοῖς Ἱπποκρατείοις ἀφορισμοῖς.
Ἱπποκράτει δὲ προσήκει καὶ ἄλλο τι βιβλίον σμικρὸν, ἐν
ᾧ δείκνυμι καὶ τὸν ἄριστον ἰατρὸν πάντως εἶναι καὶ φιλό-
σοφον· ἐπιγράφεται δὲ τὸ βιβλίον καὶ διὰ συντομωτέρας
ἐπιγραφῆς οὕτως. *

Κεφ. ζ'. Εἰς μὲν τὸ πρῶτον τῶν περὶ πυρετῶν ὑπο-
μνήματα γέγραπται γ', τοῦ γ' δὲ περὶ πυρετῶν, τὰ πρῶτα
τῆς Ἐρασιστράτου θεραπευτικῆς πραγματείας ἐστὶν ὑπο-
μνήματα, αὕτη δὲ ἡ θεραπευτικὴ πραγματεία, τὴν μὲν ἐπι-
γραφὴν ἔχει περὶ τῶν Ἐρασιστράτου θεραπευτικῶν λογι-
σμῶν· γέγονε δ᾽ [45] ἐν ὑπομνήμασιν ε', ἔστι δὲ καὶ τὰ
περὶ Ἐρασιστράτου ἀνατομῆς γ' βιβλία. καὶ περὶ φλεβο-
τομίας δύο· τό τε πρὸς Ἐρασίστρατον αὐτὸν γεγραμμένον
καὶ τὸ πρὸς τοὺς ἐν Ῥώμῃ Ἐρασιστρατείους· προσήκει δὲ

morbis; quemadmodum et gloffarum ejus expofitio; et ad-
verfus Lycum de aphorifmo, cujus initium: *quae crefcunt*
plurimum habent innatum calorem; quemadmodum et con-
tra Julianum methodicum, de iis in quibus Hippocrateos
aphorifmos incufarat. Ad Hippocratem quoque attinet et
alius liber parvus in quo dico, optimum medicum pror-
fus etiam philofophum effe; infcribitur porro liber is et
breviori titulo fic. *

Cap. VII. In primum quidem *Erafiftrati* de febribus
III. fcripti funt, III. autem de febribus primi Erafiftrati
operis medendi commentarii funt: ipfum vero medendi
opus titulum quidem habet, de Erafiftrati curandi rationi-
bus, id autem commentariis V. fcriptum eft. Sunt autem
Erafiftrati quoque anatomes libri tres et de venae fectione
duo; et is qui adverfus ipfum Erafiftratum fcriptus eft et
is ad eos, qui Romae erant, Erafiftrateos. Ad Erafiftratum

Ed. Chart. I. [45.] Ed. Baf. IV. (366.)

Ἐρασιστράτῳ κἀκεῖνο τὸ βιβλίον, ἐν ᾧ ζητοῦμεν, εἰ κατὰ
φύσιν ἐν ἀρτηρίαις αἷμα περιέχεται· καθάπερ γε καὶ τὸ
περὶ χρείας ἀναπνοῆς καὶ τὰ περὶ φυσικῶν δυνάμεων τρία
ἃ περιέχει κρίσιν ἁπάντων, ὧν ἔγραψεν Ἐρασίστραιος ἐν
τοῖς καθόλου λόγοις ὑπὲρ τῶν φυσικῶν ἐνεργειῶν.

Κεφ. η'. Ὀκτὼ μὲν περὶ τῶν Ἀσκληπιάδου δογμά-
των ἐπιγεγραμμένα· μικρὸν δὲ ἄλλο τὴν ἐπιγραφὴν ἔχον,
περὶ οὐσίας τῆς ψυχῆς κατὰ Ἀσκληπιάδην.

Κεφ. θ'. Τῆς Θεοδᾶ εἰσαγωγῆς ὑπομνήματα ε' περὶ
τῶν Μηνοδότου Σεβήρῳ ἕνδεκα· τῶν Σεραπίωνος πρὸς τὰς
αἱρέσεις δύο ὑποτυπώσεις ἐμπειρικαί. περὶ τῆς ἰατρικῆς
ἐμπειρίας· περὶ τῆς τῶν ἐμπειρικῶν διαφωνίας γ' πρὸς τὰ
ἀντειρημένα τῆς διαφωνίας τῶν ἐμπειρικῶν, τοῦ τε Θεοδᾶ
κεφάλ. ὑπομνήματα γ' εἰς τὸ Μηνοδότου Σεβήρῳ· προτρε-
πτικὸς ἐπὶ ἰατρικήν· σύνοψις τῶν Ἡρακλειδείων περὶ τῆς
ἐμπειρικῆς αἱρέσεως ζ'.

Κεφ. ι'. Μεθοδικῆς αἱρέσεως στ' πρὸς τὰ ὑπὸ Ἰου-
λιανοῦ ἀντειρημένα τοῖς Ἱπποκράτους ἀφορισμοῖς.

autem et liber ille attinet, in quo quaerimus an natura
fanguis in arteriis contineatur; quemadmodum et is de
ufu refpirationis et III. de naturalibus facultatibus, qui
judicium continent omnium quae in univerfe dictis de
naturalibus actionibus fcripfit Erafiftratus.

Cap. VIII. Octo quidem de Afclepiadae placitis in-
fcripti. Parvus autem alius infcriptionem habens, de fub-
ftantia animae fecundum Afclepiadem.

Cap. IX. Theodae introductionis commentarii V.
de fcriptis Menodoti Severo XI. librorum Serapionis con-
tra fectas duo. Defcriptiones empiricae. De medica ex-
perientia. De empiricorum diffenfione III. Contra ob-
jecta iis de diffenfione empiricorum et Theodae fummarii
commentarii III. In librum Menodoti Severo. Exhorta-
tio ad medicinam. Synopfis Heraclideorum de empirica
fecta libri VII.

Cap. X. Methodicae fectae libri VI. Ad objecta
Juliani adverfus aphorifmos Hippocratis.

(367) Κ ε φ. ιά. Ἅπαντας ἀνθρώπους ὁρῶν, ἐν οἷς
ἀμφισβητοῦσιν, ἑαυτούς τε ἀποδεικνύειν ἐπαγγελλομένους,
ἐλέγχειν τε τοὺς πέλας ἐπιχειροῦντας, οὐδὲν οὕτως ἐσπού-
δασα μαθεῖν ἁπάντων πρῶτον, ὡς τὴν ἀποδεικτικὴν θεω-
ρίαν· ἠξίωσά τε παρὰ τῶν φιλοσόφων· ἐκείνους γὰρ ἤκουον
αὐτὴν διδάσκειν, εἰ μέν τι καὶ ἄλλο κατὰ τὸ λογικὸν μέρος
τῆς φιλοσοφίας διδάσκεται φυλάττειν εἰς αὖθις, τὴν ὠδῖνα
τῆς περὶ τὰς ἀποδείξεις ἐπιθυμίας παῦσαι, διδάξαντας ἥ-
τις ἄρα μέθοδός ἐστιν, ἣν ὁ μαθὼν ἑτέρου τε λέγοντος λό-
γον ἀποδεικτικὸν ἀκριβῶς γνωρίσει, πότερον ὄντως ἐστὶ
τοιοῦτος ἢ καθάπερ τι νόμισμα κίβδηλον ἔοικε μὲν τῷ δο-
κίμῳ, μοχθηρὸς δὲ κατ' ἀλήθειάν ἐστιν, αὐτός τε δυνήσε-
ται καθ' ἕκαστον τῶν ζητουμένων ὁδῷ τινι χρώμενος ἐπὶ
τὴν εὕρεσιν αὐτοῦ παραγενέσθαι· πᾶσιν οὖν τοῖς κατ' ἐκεῖ-
νον τὸν χρόνον ἐνδόξοις, Στωϊκοῖς τε καὶ Περιπατητικοῖς,
ἐμαυτὸν ἐγχειρίσας πολλὰ μὲν ἔμαθον ἄλλα τῶν λογικῶν
θεωρημάτων, ἃ τῷ μετὰ ταῦτα χρόνῳ σκοπούμενος ἄχρηστα
πρὸς τὰς ἀποδείξεις εὗρον, ὀλίγιστα δὲ χρησίμως μὲν αὐ-

Cap. XI. Quum viderem omnes homines in quibus
contendunt et demonſtraturos ſe promittere et alios ar-
guere conari; nihil ita ſtudui omnium primum addiſcere,
ut demonſtrativam ſpeculationem. Et poſtulavi a philoſo-
phis, illos enim audiebam ipſam docere, ſi quid aliud
quoque in logica philoſophiae parte docerent, id in po-
ſterum ſervarent; dolorem autem ceu partus demonſtra-
tionum deſiderii mei ſedarent, docentes quae tandem ſit
via ac ratio quam qui didicerit et alio demonſtrativum
ſermonem dicente, ad amuſſim cognoſcat an re vera talis
ſit, an veluti nummus quidam adulterinus probo quidem
ſimilis videatur, re autem vera improbus ſit; et ipſe queat
in ſingulis de quibus quaeritur via quadam utens ad ea
invenienda pervenire. Quum igitur me omnibus per illud
tempore celebribus et Stoicis et Peripateticis tradidiſſem,
multa quidem alia didici logica praecepta, quae poſteriori
tempore perpendens ad demonſtrationes inutilia comperi:
pauciſſima vero utiliter quidem ipſis quaeſita et propoſitum

τοῖς ἐζητημένα καὶ τοῦ προκειμένου σκοποῦ τυχεῖν ἐφιέμενα
διαπεφωνημένα δὲ καὶ ταῦτα παρὰ τοῖς ἐκείνοις, ἔνια δὲ
καὶ ταῖς φυσικαῖς ἐνοίαις ἐναντία· καὶ νὴ τοὺς θεοὺς ὅσον
[46] ἐπὶ τοῖς διδασκάλοις εἰς τὴν τῶν Πυρῥωνείων ἀπο-
ρίαν ἐνεπεπτώκειν ἂν καὶ αὐτὸς, εἰ μὴ καὶ τὰ κατὰ γεω-
μετρίαν ἀριθμητικήν τε καὶ λογιστικὴν κατέχων, ἐν αἷς ἐπὶ
πλεῖστον ὑπὸ τῷ πατρὶ παιδευόμενος ἐξ ἀρχῆς προελήλύθειν,
ἀπὸ πάππου τε καὶ προπάππου διαδεδεγμένων τὴν θεωρίαν·
ὁρῶν οὖν οὐ μόνον ἐναργῶς ἀληθῆ φαινόμενά μοι τὰ κατὰ
τὰς ἐκλείψεων προῤῥήσεις, ὡρολογίων τε καὶ κλεψυδρῶν
κατασκευὰς, ὅσα τ' ἄλλα τὰ κατὰ τὴν ἀρχιτεκτονίαν ἐπινε-
νόηται, βέλτιον ᾠήθην εἶναι τὸν τύπον τὸν γεωμετρικὸν,
ἀποδείξει χρῆσθαι· καὶ γὰρ καὶ αὐτοὺς τοὺς διαλεκτικω-
τάτους καὶ φιλοσόφους οὐ μόνον ἀλλήλοις, ἀλλὰ καὶ αὐτοῖς
ηὕρισκον διαφερομένους ἐπαινοῦντας ὁμοίως ἅπαντας ὡσαύ-
τως τὰς γεωμετρικὰς ἀποδείξεις· κατὰ τοῦτο τοίνυν ἔτι καὶ
μᾶλλον ἔγνων δεῖν ἀποστῆναι μὲν ὧν ἐκεῖνοι λέγουσιν, ἀκο-
λουθῆσαι δὲ τῷ χαρακτῆρι τῶν γραμμικῶν ἀποδείξεων·
ἀλλήλοις μὲν λέγω διαφέρεσθαι τοὺς φιλοσόφους ἐν τῇ λο-

fcopum confequi defiderantia, fed de quibus etiam illi in-
ter fe diffentiant, quaedam vero naturalibus notionibus
contraria. Ac per deos quantum in praeceptoribus meis
erat, in Pyrrhoniorum dubitationem ipfe quoque incidiffem,
nifi geometriam et numerandi et computandi artem te-
nuiffem; in quibus plurimum fub patre edoctus, ab initio
procefferam, qui ab avo et proavo contemplationem eam
acceperat. Videns igitur, non folum evidenter veras mihi
apparere eclipfium praedictiones et horologiorum ac cle-
pfydrarum conftructiones, ceteraque adeo quae in archi-
tectonica excogitata funt, optimam effe duxi formam geo-
metricam, demonftratione uti. Etenim et ipfos differendi
peritiffimos et philofophos non modo inter fe, fed fecum
etiam diffidentes reperiebam, laudantes tamen omnes pa-
riter geometricas demonftrationes. Ex eo itaque magis
adhuc intellexi, oportere quidem abfiftere ab iis quae illi
dicunt, fequi autem formulam linearium demonftrationum.

Ed. Chart. I. [46.]   Ed. Baf. IV. (367.)

γικῇ θεωρίᾳ, τοὺς Περιπατητικούς τε καὶ Στωϊκοὺς καὶ
Πλατωνικούς· ἑαυτῶν δὲ πάλιν ἰδίᾳ τοὺς καθ᾽ ἑκάστην
αὐτῶν· μικρὰ μὲν δή πώς ἐστιν ἡ παρὰ τοῖς Περιπατητι-
κοῖς διαφωνία, μεγάλη δὲ παρὰ τοῖς Στωϊκοῖς καὶ Πλατω-
νικοῖς· ὅσοι τοίνυν ἐθέλουσι κατὰ τὰς γραμμικὰς ἀποδείξεις
ἀσκηθῆναι, παιδευθῆναι μέν τι ἑαυτοὺς ἐν ἐκείναις συμβου-
λεύω· μετ᾽ ἐκείνας δὲ τὴν ἡμετέραν ἀναλέξασθαι περὶ τῆς
ἀποδείξεως πραγματείαν· ἣν ἐν πεντεκαίδεκα βιβλίοις ἐποιη-
σάμην· ἔγραψα δὲ ἄλλα πολλὰ γυμνάζων ἐμαυτόν, ὧν ἔνια
μὲν ἀπώλετο κατὰ τὴν γενομένην πυρκαϊὰν, ἡνίκα τὸ τῆς
Εἰρήνης τέμενος ἐκαύθη, τινὰ δὲ φίλοις δεδομένα διασω-
θέντα παρὰ πολλοῖς ἐστι νῦν· ὥσπερ καὶ τἆλλα τὰ ἡμέ-
τερα· καὶ μέντοι καὶ τῶν ὑπομνημάτων ὧν ἔγραψα τὰ μὲν
ὑπ᾽ ἐμοῦ, δοθέντα φίλοις, τὰ δ᾽ ὑπὸ τῶν οἰκετῶν κλεψάν-
των, ἐκδοθέντα παρ᾽ ἄλλων ἔλαβον ὕστερον· ἔστι δ᾽ ἐν αὐ-
τοῖς γ᾽ μὲν, εἰς τὸ περὶ ἑρμηνείας Ἀριστοτέλους· τέτταρα
δ᾽ εἰς τὸ πρότερον τῶν περὶ συλλογισμῶν· καθάπερ γε καὶ
εἰς τὸ δεύτερον ἴσα τὸν ἀριθμόν· ἐπιγράφουσι δ᾽ αὐτὰ

Inter fe quidem difcrepare dico philofophos in rationali
fpeculatione et Peripateticos et Stoicos et Platonicos; a
fe vero ipfis rurfum feorfim uniuscujusque earum *fectarum*
homines: parva fane quaedam eft inter Peripateticos dif-
fenfio, magna vero inter Stoicos et Platonicos. Quicun-
que ergo volunt in linearibus demonftrationibus exerceri,
inftitui nonnihil eos in illis confulo: poft illas vero no-
ftram perlegere de demonftratione tractationem, quam XV.
libris confeci. Alia vero multa fcripfi memet exercens,
quorum nonnulla quidem perierunt in eo, quod accidit,
incendio, quum templum Pacis conflagravit; quaedam au-
tem amicis data apud multos nunc falva funt, quemad-
modum et alia noftra. Verumtamen et eorum commen-
tariorum, quos fcripfi, alios quidem a me datos amicis,
alios vero a famulis qui furripuerant, editos ab aliis de-
nuo accepi: funt autem in iis tres quidem in librum de
interpretatione Ariftotelis, quatuor vero in priorem de
fyllogifmis, quemadmodum fane et in fecundum totidem

42 ΓΑΛΗΝΟΥ

Ed. Chart. I. [46.]   Ed. Baf. IV. (367.)

σχεδὸν ἅπαντες οἱ νῦν ἀναλυτικῶν προτέρων, ὥσπερ γε καὶ
δευτέρων τὰ περὶ τῆς ἀποδείξεως· αὐτὸς ὁ Ἀριστοτέλης
τῶν μὲν προτέρων ὡς περὶ συλλογισμοῦ γεγραμμένων αὐτῷ
μέμνηται, τῶν δὲ δευτέρων ὡς περὶ ἀποδείξεως· ὧν ἐστι
καὶ αὐτῶν ὑπομνήματα διασωζόμενα τῶν ἐμῶν, εἰς μὲν τὸ
πρότερον στ', εἰς δὲ τὸ δεύτερον ε'. τούτων τῶν ὑπομνημά-
των ἁπάντων οὐδὲν ὡς πρὸς ἔκδοσιν ἐγράφη· καθάπερ οὐδὲ
τὰ στ' τὰ εἰς τοῦ Θεοφράστου βιβλίον, ὃ περὶ καταφάσεως
καὶ ἀποφάσεως ἔγραψε· τὰ δ' εἰς τὸ πρότερον λέξεως Εὐ-
δήμου, πρότερον ἑτέροις ἀξιώσασιν ἐποίησα· τοῦ δὲ τῶν
δέκα κατηγοριῶν οἰκ ἐποιησάμην οὔτ' ἐμαυτῷ τι τοιοῦτον
ὑπόμνημα πρόσθεν οὔθ' ἑτέροις ἔδωκα, καὶ διὰ τοῦθ' ὕστε-
ρόν ποτε τῶν ἑταίρων τινὶ δεηθέντι ὑπομνήματα ἔχειν, ὅσα
κατὰ τὸ βιβλίον ἤκουσιν, εἰς τὰ τῶν ἐν αὐτῷ ζητουμένων
λύσεις, κοινωνεῖν ἐκέλευσα τῶν ὑπομνημάτων, ἐκείνοις μόνοις
τοῖς ἀνεγνωκόσι παρὰ διδασκάλου τὸ βιβλίον· ἢ πάντως γε
προεισηγμένοις δι' ἑτέρων ἐξηγητικῶν ὁποῖα τά τε Ἀδρά-

numero. Infcribunt porro ipfos fere omnes nunc refolu-
tionum priorum, quemadmodum et pofteriorum, eos de
demonftratione: porro ipfe Arifloteles priorum quidem
veluti de fyllogifmo fcriptorum a fe meminit; pofteriorum
autem ut de demonftratione: quorum etiam ipforum com-
mentarii mei fuperfunt, in priorem quidem fex, in fecun-
dum vero quinque. Horum commentariorum omnium
nullus tanquam ad editionem fcriptus eft, quemadmodum
neque fex ii in Theophrafti librum, quem de affirmatione
et negatione fcripfit. At priorem in priorem dictionis
Eudemi, aliis qui rogarant feci. Decem autem praedica-
mentorum nec feci mihi ullum talem commentarium an-
tea nec aliis dedi: eaque re poftea tandem cuidam foda-
lium, qui popofcerat, commentarios habere eorum quae-
cunque iftum librum attinent, ad folutiones eorum quae
in ipfo quaeruntur, communicare juffi meos commentarios
iis dumtaxat, qui apud praeceptorem librum eum legiffent
aut omnino fane prius introducti fuiffent per alios libros
expofitionum, quales ii Adrafti et Afpafii funt. Puer au-

στου καὶ Ἀσπασίου ἐστίν· ἔτι δὲ παῖς ὢν ἡνίκα πρῶτον
ὁ πατήρ με τὰ τὴν λογικὴν θεωρίαν Χρυσίππου καὶ τῶν
ἐνδόξων Στωϊκῶν διδάξαντι παρέδωκεν, ἐποιησάμην ἐν αὐτῷ
τῶν Χρυσίππου συλλογιστικῶν βιβλίων ὑπομνήματα· καὶ
ταῦθ᾽ ὕστερον ἐφάνησαν ἔχοντές τινες ἐν Περγάμῳ μὲν κα-
ταλειφθέντα μετὰ πολλῶν ὑπομνημάτων, ἃ μειράκιον ὢν
ἐποιησάμην, ἐκδοθέντα δὲ ὑπὸ οἰκέτου τισὶ τῶν αἰτησάντων.

[47] Κεφ. ιβ᾽. Ἃ δ᾽ ἐγὼ μετὰ τὴν περὶ τῆς ἀπο-
δείξεως πραγματείαν ἔγραψα, πλαιύτερον ἐξειργασμένα τῶν
ἐν ἐκείνοις συντόμως εἰρημένων ταῦτ᾽ ἐστί· περὶ τῶν ἀναγ-
καίων εἰς τὰς ἀποδείξεις ἕν· περὶ τῶν παραλειπομένων
προτάσεων ἐν τῇ λέξει τῶν ἀποδείξεων ἕν· περὶ τῶν ἰσο-
δυναμουσῶν προτάσεων ἕν· περὶ τῶν κατὰ διότι ἀποδείξεων
ἕν· περὶ τοῦ τῶν συλλογισμῶν ἀριθμοῦ ἕν· περὶ παραδεί-
γματος δύο· περὶ ἐπαγωγῆς ἕν· περὶ εἰκόνος ἕν· περὶ εἰκό-
τος ἕν· περὶ ὁμοιότητος γ᾽. περὶ ἐξ ὑποθέσεων ἀρχῶν ἕν·
περὶ τῶν κατὰ τὸ γένος καὶ τὸ εἶδος καὶ τῶν συζυγούντων
αὐτοῖς σημαινομένων ἡμῖν κατὰ τὴν αὐτόματον φωνὴν ἕν·

tem etiam tum, quum me primum pater ei qui logicam
ſpeculationem Chryſippi et celebrium Stoicorum doceret,
tradidit, feci in ipſo Chryſippi ſyllogiſticorum librorum
commentarios. Et hos viſi poſtea quidam ſunt qui habe-
rent, Pergami quidem relictos cum multis commentariis,
quos adoleſcentulus feceram, editos autem a famulo qui-
busdam qui popoſcerant.

Cap. XII. Quae autem ego poſt opus de demonſtra-
tione ſcripſi, fuſius elaborata, iis quae conciſe in illis dicta
fuerant, haec ſunt. De neceſſariis ad demonſtrationes I. De
propoſitionibus praetermiſſis in tractatione demonſtrationum
I. De aequipollentibus propoſitionibus l. De demonſtra-
tionibus propter quid I. De ſyllogiſmorum numero I.
De exemplo II. De inductione I. De imagine I. De
veriſimili l. De ſimilitudine lll. De principiis ex ſup-
poſitione I. De iis quae ſecundum genus et ſpeciem et
conjugatis ipſis ſignificatis nobis, ſpontanea ſ. *extemporali*
voce I. De poſſibili I. De iis quae multifariam dicun-

Ed. Chart. I. [47.]   Ed. Baf. IV. (367.)

περὶ τοῦ δυνατοῦ ἕν· περὶ τῶν πολλαχῶς λεγομένων γ'·
τερὶ τῶν ἐν ταῖς τέχναις κοινῶν καὶ ἰδίων ἕν· περὶ τῶν
ἑαυτοὺς περιτρεπόντων λόγων ἕν· περὶ τῶν ἐνδεχομένων
προιάσεων ἕν· περὶ τῶν μικτῶν προτάσεων καὶ συλλογι-
σμῶν ἕν· ὅπως χρὴ διακρίνειν τὴν πραγματικὴν ζήτησιν
τῆς κατ' ὄνομα καὶ τὸ σημαινόμενον ἕν· περὶ Κλειστομά-
χου καὶ τῶν τῆς ἀποδείξεως αὐτοῦ λύσεων ἕν. περὶ τοῦ
κοινοῦ λόγου β'· περὶ τῆς ἀρίστης διδασκαλίας ὑπὲρ Ἐπι-
κτήτου πρὸς Φαβουρῖνον ἕν. περὶ χρείας συλλογισμῶν·
περὶ χρείας τῶν εἰς τοὺς συλλογισμοὺς θεωρημάτων α'
καὶ β'. περὶ τῆς ἀρίστης αἱρέσεως ἕν. περὶ ὀνομάτων ὀρ-
θότητος γ'. περὶ τοῦ τῶν ὄντων ἕκαστον ἕν τε εἶναι καὶ
πολλά· περὶ τοῦ ὅτι τοῖς ἀντικειμένοις ἕν καὶ ταυτὸν ἐξ
ἀνάγκης ἀκολουθεῖν ἀδύνατόν ἐστιν ἕν· περὶ τῆς ἀποδεικτι-
κῆς αἱρέσεως ἕν. περὶ τῆς λογικῆς δευτέρας καὶ θεωρίας
ἕν. διάλογοι πρὸς φιλόσοφον ἰδίως τοῦ κατὰ τὰς κοινὰς
ἐννοίας· πρὸς τοὺς ἐπηρεαστικῶς ἀκούοντας τῶν ὀνομάτων
ἕν. περὶ τῶν ἰδίων καὶ κοινῶν ἐν ταῖς τέχναις· περὶ τῆς

tur III. De communibus et propriis in artibus I. De
fermonibus qui fe ipfos evertunt I. De propofitionibus
contingentibus I. De mixtis propofitionibus et fyllogifmis
I. Quomodo difcernenda fit negotialis quaeftio rei ab ea
quae nominis et fignificati I. De Clitomacho et demon-
ftrationis ejus folutionibus I. De communi ratione II.
De optima doctrina adverfus. Phavorinum pro Epicteto I.
De ufu fyllogifmorum. De ufu praeceptorum ad fyllo-
gifmos I. et II. De optima fecta I. De nominum recti-
tudine III. De eo quodque eorum quae funt et unum
effe et plura. De eo quod oppofitis unum et idem ex
neceffitate confequens effe impoffibile fit I. De demon-
ftrativa fecta I. De rationali altera et fpeculatione I.
Dialogi ad philofophum et feorfim de eo quod fecundum
communes notiones. Adverfus eos qui contumeliofe acci-
piunt nomina I. De propriis et communibus in artibus.

Ed. Chart. I. [47.]   Ed. Baſ. IV. (367. 368.)
τῶν τεχνῶν συστάσεως γ΄. περὶ τῶν σημαινομένων ἐκ τῆς
κατ᾽ εἶδος καὶ γένος φωνῆς καὶ τῶν παρακειμένων αὐτοῖς.
σύνοψις τῆς ἀποδεικτικῆς θεω- (368) ρίας ἕν· περὶ τῆς
κρίσεως τῶν διαφωνούντων ἐν τοῖς δόγμασιν· ὅτι τῆς πρώ-
της οὐσίας ἀχώριστος ἡ ποσότης ἕν· περὶ τοῦ προτέρου α΄.
περὶ τῆς δι᾽ ἀδυνάτου ἀποδείξεως ἕν· περὶ τῶν ἕνεκ᾽ αὐτοῦ
γινομένων ἕν. περὶ τῶν πολλαχῶς λεγομένων β΄. περὶ τῆς
κατ᾽ ὄνομα καὶ σημαινόμενον ζητήσεως.

    Κεφ ιγ΄. Περὶ δὲ τῶν τῆς ἠθικῆς φιλοσοφίας ἐζη-
τημένων ὅσα μοι δοκεῖ, διὰ τῶν ὑπογεγραμμένων βιβλίων
ἐπεφηνάμην. περὶ τῶν ἰδίων ἑκάστῳ παθῶν καὶ ἁμαρτη-
μάτων τῆς διαγνώσεως β΄. περὶ ἠθῶν δ΄. πρὸς τὸν Φα-
βουρῖνον κατὰ Σωκράτους. περὶ ἀλυπίας ἕν. περὶ τοῦ
κατὰ φιλοσοφίαν τέλους ἕν. περὶ τῆς τῶν ἐπιδεικνυμένων
τοὺς ἀκούοντας συνουσίας ἕν. περὶ τῶν ἀναγινωσκόντων
λάθρα ἕν. περὶ ἁμαρτημάτων καὶ κολάσεως ἰσότητος ἕν.
περὶ παραμυθίας ἕν. περὶ τῆς ἐν αὐλῇ Μενάρχου διατρι-
βῆς πρὸς Βακχίδην καὶ Κῦρον ἕν. περὶ τῆς ἐν τοῖς δια-

De artium conſtitutione III. De ſignificatis ex voce, ſpe-
ciei et generis et ipſis adjacentibus. Synopſis demonſtra-
tivae contemplationis I. De judicio diſcrepantium in de-
cretis. Quod a prima ſubſtantia inſeparabilis ſit quantitas I.
De priori l. De demonſtratione per impoſſibile I. De
iis quae ſui cauſa fiunt l. De iis quae multipliciter di-
cuntur II. De quaeſtione ſecundum nomen et ſignificatum.
    Cap. XIII. De moralis autem philoſophiae quaeſi-
tis quaecunque mihi videntur per infra ſcriptos libros
declaravi. De propriorum cuique affectuum et peccato-
rum dignotione II. De moribus IV. Adverſus Favori-
num pro Socrate. De indolentia I. De fine ſecundum
philoſophiam I. De eorum congreſſu qui demonſtrant ad
auditores I. De iis qui clam legunt I. De peccatorum
et poenae aequalitate I. De conſolatione I. De commo-
ratione Menarchi in aula ad Bacchidem et Cyrum I. De
congreſſu in dialogis I. Ad forenſes oratores I. De vo-

Ed. Chart. I. [47. 48.]   Ed. Baf. IV. (368.)

λόγοις συνουσίας ἕν. πρὸς τοὶς ἀγοραίους ῥήτορας ἕν. περὶ
ἡδονῆς καὶ πόνου ἕν. περὶ τῶν ἀκολούθων ἑκάστου τῶν
βιβλίων ἕν. περὶ τῶν δημοσίᾳ ῥηθέντων πρὸς τοὺς ἀπὸ
τῶν αἱρέσεων ἕν. περὶ ὁμονοίας ἕν. περὶ αἰδοῦς β'. περὶ
τῶν δημοσίᾳ ῥηθέντων κατὰ κολάκων β'. περὶ τῆς διαβο-
λῆς, ἐν ᾧ καὶ περὶ τοῦ ἰδίου βίου. χρονίσκοι ζ' ἐν ἑνί.
πρὸς τοὺς ἀπὸ τῶν αἱρέσεων. περὶ τῶν ἐπὶ Περτίνακος
δημοσίᾳ ῥηθέντων ἕν. μέχρι πόσου τῆς παρὰ τοῖς πολλοῖς
τιμῆς καὶ δόξης φροντιστέον ἐστί. περὶ διαθηκῶν ποιή-
σεως.

[48] Κεφ. ιδ' Περὶ τῆς Πλάτωνος αἱρέσεως ἕν.
περὶ τῶν ἐν τῷ Πλάτωνος Τιμαίῳ ἰατρικῶς εἰρημένων
ὑπομνήματα δ'. πρὸς τοὺς ἑταίρους, ἢ Πλάτων. περὶ τῶν
ἰδίων δόξαντας γ'. περὶ τῆς κατὰ Πλάτωνα λογικῆς θεω-
ρίας. Πλατωνικῶν διαλόγων συνόψεως η'. περὶ τῶν ἐν
Φιλήβῳ μεταβάσεων ἕν. περὶ τῶν τῆς ψυχῆς μερῶν καὶ
δυνάμεων γ'. ὅτι ταῖς τοῦ σώματος κράσεσιν αἱ τῆς ψυ-
χῆς ἕπονται δυνάμεις β'. καὶ ἄλλο καθ' ἑτέραν ἔκδοσιν.
περὶ τῶν Ἱπποκράτους καὶ Πλάτωνος δογμάτων θ'.

luptate et labore I. De confentaneis cuique vitae gene-
ribus I. De publice dictis adverfus fectarios I. De con-
cordia I. De pudore II. De publice dictis contra adula-
tores II. De calumnia in quo et de vita fua. Saturna-
les VII. in uno. Adverfus fectarios. De publice dictis
coram Pertinace I. Quatenus parvi ducere oporteat ho-
norem et gloriam apud vulgus. De teftamentorum factione.
Cap. XIV. De Platonis fecta I. De medice dictis
in Platonis Timaeo commentarii IV. Ad fodales feu
Plato. De propriis opinionibus III. De ea quae fecun-
dum Platonem eft rationali contemplatione. Platonico-
rum dialogorum compendia VIII. De iis quae in Philebo
funt tranfitionibus I. De animae partibus et facultati-
bus III. Quod corporis temperamenta animae facultates
fequuntur II. et alius ex alia editione. De Hippocratis
et Platonis decretis IX.

Ed. Chart. I. [48.]   Ed. Baf. IV. (368.)

*Κεφ. ιέ. Εἰς τὸ περὶ ἑρμηνείας ὑπομνήματα γ'.
προτέρων ἀναλυτικῶν τοῦ προτέρου περὶ στ'. τοῦ δευτέρου
ὑπομνήματα ε'. εἰς τὰς ι' κατηγορίας ὑπομνήματα δ'.
εἰς τὸ περὶ καταφάσεως καὶ ἀποφάσεως Θεοφράστου ὑπο-
μνήματα στ'. εἰς τὸ περὶ τοῦ ποσαχῶς τὰ ὑπομνήματα γ'.
εἰς τὸ πρῶτον κινοῦν ἀκίνητον. εἰς τὸ περὶ λέξεως Εὐδή-
μου ὑπομνήματα γ'. περὶ τῶν κατὰ τὸ διότι ἀποδείξεων ἕν.
περὶ τῶν ἐνδεχομένων προτάσεων καὶ συλλογισμῶν ἕν. περὶ
τῶν ἐκ μικτῶν προτάσεων συλλογισμῶν ἕν. περὶ τῶν κατὰ
τὴν λέξιν σοφισμάτων.*

*Κεφ. ιστ'. Περὶ τῆς κατὰ Χρύσιππον λογικῆς θεω-
ρίας γ'. τῆς Χρυσίππου συλλογιστικῆς πρώτης ὑπομνή-
ματα γ'. δευτέρας ἕν. περὶ τῆς λογικῆς δυνάμεως καὶ
θεωρίας ζ'. περὶ τῆς χρείας τῶν εἰς τοὺς συλλογισμοὺς
θεωρημάτων ἕν. ὅτι ἡ γεωμετρικὴ ἀναλυτικὴ ἀμείνων τῆς
τῶν Στωϊκῶν ἕν. περὶ τῆς χρείας τῶν εἰς τοὺς συλλογι-
σμοὺς θεωρημάτων β'.*

Cap. XV. In eum de interpretatione commentarii III.
Priorum refolutionum in priorem ultra VI. In priorem
pofterioris commentarii VI. in pofteriorem commentarii V.
In X. praedicamenta commentarii IV. In eum Theophrafti
de affirmatione et negatione commentarii fex. In eum
de eo quot modis commentarii III. In primum movens
immotum. In eum de dictione Eudemi commentarii III.
De demonftrationibus quare I. De contingentibus propo-
fitionibus et fyllogifmis I. De fyllogifmis ex mixtis pro-
pofitionibus I. De captionibus penes dictionem.

Cap. XVI. De rationali fecundum Chryfippum con-
templatione commentarii III. Chryfippi fyllogifticae pri-
mae commentarii III. Secundae I. De rationali facultate
et contemplatione VII. De ufu praeceptorum ad fyllo-
gifmos I. Quod geometrica refolutio praeftantior fit quam
Stoicorum I. De ufu praeceptorum ad fyllogifmos II.

Ed. Chart. I. [48.]   Ed. Baf. IV. (368.)

Κεφ. ιζ'. Περὶ τῆς κατ' Ἐπίκουρον εὐδαίμονος καὶ
μακαρίου βίου β'. περὶ τῆς κατ' Ἐπίκουρον ἀμαυροῦ ἡδο-
νῆς β'. ὅτι τὰ ποιητικὰ τῆς ἡδονῆς ἐλλιπῶς Ἐπικούρῳ λέ-
λεκται ἕν. περὶ τῆς ἡδονικῆς αἱρέσεως. εἰ ἡ φιλολογία
χρήσιμος εἰς τὴν ἠθικὴν φιλοσοφίαν ἕν. περὶ τῶν πρὸς
τοὺς σοφιστὰς ἕν. Μητροδώρου ἐπιστολὴ πρὸς Κελσὸν
Ἐπικούρειον. ἐπιστολὴ Πουδεντιανοῦ Ἐπικουρείου.
Κεφ. ιη'. Τῶν παρὰ τοῖς Ἀττικοῖς συγγραφεῦσιν
ὀνομάτων μη'. τῶν παρ' Εὐπόλιδι πολιτικῶν ὀνομάτων γ'.
παρὰ Ἀριστοφάνει πολιτικῶν ὀνομάτων ε'. τῶν παρὰ Κρα-
τίνῳ πολιτικῶν ὀνομάτων β'. τῶν ἰδίων κωμικῶν ὀνομάτων
παραδείγματα ἕν. εἰ χρήσιμον ἀνάγνωσμα τοῖς παιδευομέ-
νοις ἡ παλαιὰ κωμῳδία. πρὸς τοὺς ἐπιτιμῶντας τοῖς σο-
λοικίζουσι τῇ φωνῇ στ'. ἐν ἄλλοις ζ'. Ἀττικῶν παράση-
μος ἕν. περὶ σαφηνείας καὶ ἀσαφείας. εἰ δύναταί τις εἶ-
ναι κριτικὸς καὶ γραμματικὸς ἕν.

Cap. XVII. De felici fecundum Epicurum et beata
vita II. De caduca voluptate fecundum Epicurum II.
Quod efficientia voluptatem imperfecte ab Epicuro dicta
funt I. De voluptuaria fecta. An philologia utilis fit ad
morum philofophiam I. De iis quae adverfus Sophiftas I.
Metrodori epiftola ad Celfum Epicureum. Epiftola Pu-
dentiani Epicurei.

Cap. XVIII. De vocalibus quae apud Atticos fcri-
ptores XLVIII. Civilium apud Eupolin vocabulorum III.
Civilium vocabulorum quae apud Ariftophanem V. Civi-
lium vocabulorum quae apud Cratinum II. Propriorum
comicis vocabulorum exempla I. An utilis lectio fit iis,
qui erudiuntur, vetus comoedia. Ad eos qui reprehen-
dunt voce foloeciffantes VI. in aliis VII. Atticorum in-
figne I. De perfpicuitate et obfcuritate. An poffit ali-
quis effe criticus et grammaticus I.

ΓΑΛΗΝΟΥ ΠΕΡΙ ΤΗΣ ΤΑΞΕΩΣ ΤΩΝ ΙΔΙΩΝ ΒΙΒΛΙΩΝ ΠΡΟΣ ΕΥΓΕΝΙΑΝΟΝ.

Ed. Chart. I. [49.]   Ed. Baſ. IV. (368.)

[49] Καλῶς μοι δοκεῖς, ὦ Εὐγενιανὲ, γενέσθαι τι βι-
βλίον ἠξιωκέναι τὴν τάξιν τῶν ὑπ᾽ ἐμοῦ γεγραμμένων
ἐξηγούμενον· οὔτε γὰρ εἷς αὐτῶν ἁπάντων ὁ σκοπὸς οὔτε
δύναμις οὔτ᾽ ἐπαγγελία. τὰ μὲν γὰρ φίλων, ὡς οἶσθα,
δεηθέντων ἐγράφη τῆς ἐκείνων μόνον ἕξεως στοχαζόμενα,
τινὰ δὲ μειρακίοις εἰσαγομένοις ὑπηγορεύθη σκοπὸν ἐπ᾽ οὐδε-

GALENI DE ORDINE LIBRORUM SUORUM AD EUGENIANUM.

Honeſte mihi videris, o Eugeniane, poſtulaſſe, condi
librum aliquem, ordinem eorum qui a me ſcripti ſunt,
explicantem. Neque enim unus eorum omnium ſcopus eſt
neque ſacultas neque *idem* argumentum. Alii namque
amicis, ut ſcis, rogantibus ſcripti ſunt, illorum dumtaxat
captum ſpectantes; quidam vero adoleſcentibus introducen-

τέρων ἔχοντός μου διαλοθῆναι τοῖς ἀνθρώποις αὐτὰ, φυ-
λαχθῆναί τε τῷ μετ᾽ ἐμὲ χρόνῳ, διὰ τὸ θεάσασθαί με καὶ
τῶν ἐν τοῖς ἔμπροσθεν γεγραμμένων βιβλίων ὀλίγους πάνυ
τῶν ἀνθρώπων αἰσθανομένους· θαυμάζουσι γοῦν ἄλλος ἄλ-
λον ἰατρῶν τε καὶ φιλοσόφων οὔτε τὰ ἑαυτῶν μεμαθηκότες
οὔτε ἐπιστήμην ἀσκήσαντες ἀποδεικτικὴν, ᾗ διακρῖναι δυνή-
σονται τοὺς ψευδεῖς λόγους τῶν ἀληθῶν, ἀλλ᾽ ἔνιοι μὲν ὅτι
πατέρας ἔσχον ἤτοι γ᾽ ἐμπειρικοὺς ἢ δογματικοὺς ἢ με-
θοδικοὺς, ἔνιοι δὲ ὅτι διδασκάλους, ἄλλοι δ᾽ ὅτι φίλους, ἢ
διότι κατὰ τὴν πόλιν αὐτῶν ἐθαυμάσθη τις ἀπὸ τῆσδε τῆς
αἱρέσεως· οὕτω δὲ καὶ τῶν κατὰ τὴν φιλοσοφίαν αἱρέσεων
ἄλλος κατ᾽ ἄλλην αἰτίαν ἤτοι Πλατωνικὸς ἢ Περιπατητι-
κὸς ἢ Στωϊκὸς ἢ Ἐπικούρειος ἐγένετο. νυνὶ δὲ ἀφ᾽ οὗ καὶ
διαδοχαὶ αἱρέσεών εἰσιν, οὐκ ὀλίγοι κατὰ τήνδε τὴν πρόφα-
σιν ἀναγορεύουσιν ἑαυτοὺς ἀπὸ τῆς αἱρέσεως, ὅθεν ἀνατρέ-
φονται· μάλισθ᾽ ὅταν ἀπορῶσιν ἀφορμῆς ἑτέρας βίου· ἐγὼ
μὲν δή μοι πεπεικὼς ἐμαυτὸν, ὡς οὐδ᾽ ἂν ὑπὸ τῶν Μου-
σῶν αὐτῶν γραφῇ τι βιβλίον, ἐντιμότερον ἔσται τοῦτο τῶν

dis rudius dictati funt, fcopum in neutris habente me,
ipfis hominibus tradi aut poft vitam meam fervari, quod
animadvertiffem et libros antea fcriptos a perpaucis homi-
bus percipi. Mirantur ergo alius alium et medicorum et
philofophorum, qui neque praecepta ipforum fcripta didi-
cerint, neque fcientiam demonftrativam excoluerint, qua
difcernere poffent falfos fermones a veris; fed nonnulli
quidem, quia patres habuerunt aut empiricos aut dogma-
ticos aut methodicos; quidam autem quia praeceptores;
nonnulli vero quia amicos aut quia in civitate ipforum
admirationi fuit quispiam ab hacce fecta. Ita vero et ce-
terarum quae funt in philofophia fectarum alius ex alia
caufa aut Platonicus aut Peripateticus aut Stoicus aut
Epicureus factus eft. Nunc autem a quo *tempore* et fuc-
ceffiones fectarum funt, non pauci hac occafione fe ipfos
praedicant ab ea unde aluntur fecta, maxime quum ca-
reant alio vitae fubfidio. Ego fane cum mihi ipfe per-
fuafiffem, ne fi a Mufis ipfis fcriptus fit liber aliquis, ho-

τοῖς ἀμαθεστάτοις γεγραμμένων, οὐκ ὠρέχθην οὐδεπώποτε
τῶν ἐμῶν ὑπομνημάτων οὐδὲν ἐν ἀνθρώποις εἶναι· διαδο-
θέντων δ᾽ εἰς πολλοὺς αὐτῶν ἄκοντος ἐμοῦ, καθάπερ οἶ-
σθα, πρὸς τὸ διδόναι τι τοῦ λοιποῦ τοῖς φίλοις ὑπόμνημα,
λίαν ὀκνηρῶς ἔσχον. ἠναγκάσθην δὲ διὰ τοῦτο καὶ βιβλίον
τι γράψαι περὶ τῆς ἀρίστης αἱρέσεως, οὐ τοιοῦτον οἶον
πολλοὶ τῶν ἔμπροσθεν ἔγραψαν ἰατρῶν τε καὶ φιλοσόφων,
ὀνομαστὶ τὴν ἑαυτῶν αἵρεσιν ἐπαινοῦντες, ἀλλὰ τὴν ὁδὸν
αὐτὴν μόνην ἐνδεικνύμενος, ᾗ τις ἂν χρώμενος ἀρίστην αἵ-
ρεσιν συστήσαιτο ἢ κατ᾽ ἰατρικὴν ἢ φιλοσοφίαν ἢ τινα ἄλ-
λην τέχνην. εἴρηται δ᾽ ἐν αὐτῷ καὶ δέδεικται τὸ λεγόμενον
ὀλίγον ἔμπροσθεν, ὡς ἀποδείξεως ἐπιστήμονα χρὴ γε- [50]
γονέναι πρότερον ὅστις ἂν μέλλῃ κριτὴς ὀρθὸς ἔσεσθαι τῶν
αἱρέσεων. οὐκ ἀρκεῖ δ᾽ οὐδὲ τοῦτο μόνον, ἀλλὰ καὶ πάθους
ἀπηλλάχθαι, καθὸ φιλοῦντες ἢ μισοῦντες τὰς αἱρέσεις· οὐχ
ὡς οἱ πολλοὶ τυφλώττουσιν ἀμφ᾽ αὐτάς. εἰ γὰρ μὴ τουτ᾽
ἔχων ἐθελήσειεν ἤτοι κατὰ μέθοδον ἐπιστημονικὴν αὐτὸ
ζητῆσαι τὸ ἀληθὲς ἢ τὰ τοῖς ἄλλοις εἰρημένα κρῖναι, μόνος

noratiorem eum fore iis qui ab indoctiſſimis ſcripti ſint,
non appetieram unquam meorum commentariorum ullum
inter homines verſari, verum divulgatis in multos ipſis
invito me, quemadmodum noſti, ad dandum de cetero
aliquem amicis commentarium, valde cunctanter me ha-
bebam. At propterea coactus ſum et librum aliquem
ſcribere de optima ſecta, non qualem multi antea ſcripſe-
runt et medicorum et philoſophorum, nominatim ſectam
ſuam laudantes, ſed viam tantum ipſam indicans qua utens
quispiam optimam ſectam conſtituere queat aut in medi-
cina aut philoſophia aut in aliqua alia arte. Dictum vero
in eo libro eſt et oſtenſum quod dicebatur paulo ante
demonſtrationis peritum oportere prius eſſe factum, quis-
quis rectus judex ſectarum futurus eſſet. At id non ſo-
lum ſufficit, ſed et affectu liberum eſſe, per quem aman-
tes aut odio habentes ſectas, veluti vulgus circa ipſas
caecutiunt. Si quis enim id non habens voluerit aut me-
thodo ſcientifica, ipſum quaerere verum aut ab aliis dicta

ἂν οὗτος ἐξεύροι τὴν ἀρίστην αἵρεσιν· ἐπίστασαι δὲ καὶ σὺ
τοὺς πολλοὺς τῶν ἰατρῶν τε καὶ φιλοσόφων, ὅταν ἐξελέγχων-
ται, ὡς μηδὲν (369) ἀποδεικτικὴν μέθοδον ἠσκηκότας ἐπ'
ἐναντίας ὁδοὺς ἐκτρεπομένους· καὶ τοὺς μὲν αὐτῶν μηδ'
εἶναι φάσκοντας ἀπόδειξιν, ἐνίους δ' οὐ μόνον ὑπάρχειν
ἀπόδειξιν, ἀλλὰ καὶ γινώσκεσθαι φύσει πᾶσιν, οἷς μηδὲν εἰς
τοῦτο μήτε μαθήσεως δεῖσθαί τινα μήτ' ἀσκήσεως· οἷς πῶς
ἂν ἔτι διαλέγοιτό τις, εἰς τοσοῦτον ἐμπληξίας ἥκουσιν; ἀλλά
τις ἴσως αὐτῶν ἐρεῖ, καὶ γὰρ τολμηρότατοί πώς εἰσι περὶ
ὧν οὐκ ἴσασιν ἀποφαίνεσθαι, τὴν τόλμαν ἐν ἐμοὶ μᾶλλον
εἶναι. ἵνα οὖν μήτ' αὐτὸς ἀκούω ταῦτα μήτε πρὸς ἑτέρους
ἀναγκάζωμεν λέγειν, ἐγνώκειν μηδὲν ἐκδιδόναι βιβλίον. ἀλλὰ
τῶν γε τοῖς φίλοις δοθέντων ἐκπεσόντων εἰς πολλοὺς ἐγράφη
μὲν ἐξ ἀνάγκης δι' ἐκεῖνα καὶ τὸ περὶ τῆς ἀρίστης αἱρέ-
σεως· εἴρηται δ' ἐν αὐτῷ καὶ ἡ τῆς γραφῆς αἰτία. ταῦτά
τε οὖν εἴ τις ἀναγινώσκειν ἐθέλοι πρῶτα πάντων, ὀρθῶς
ποιήσει, καὶ εἰ πεισθεὶς αὐτοῖς ἀποδεικτικὸς γενέσθαι βου-

judicare, folus utique is veram fectam adinvenerit. Scis
autem tu quoque multos et medicos et philofophos, quum
redarguuntur, ut qui ne demonftrativam quidem metho-
dum ullo pacto exercuerint, in contrarias vias deverti; et
nonnullos quidem ipforum ne demonftrationem quidem
effe dicere; quosdam autem non folum demonftrationem
effe, fed et naturam cognofci ab omnibus nihil ut ad id,
neque difciplina quisquam indigeat, neque exercitatione;
quibus quomodo amplius quispiam loqui poffit, in tantum
ftuporis venerint: fed aliquis ipforum fortaffe dicet, nam
audaciffimi quodammodo funt, ut de iis, quae ignorant,
maxime pronuncient, audaciam in me potius effe. Ut
ergo neque ipfe haec audirem neque ab aliis cogerer di-
cere, ftatueram librum nullum edere. Sed quum ii fane
quos amicis dederam ad multos excidiffent, fcriptus qui-
dem eft neceffario propter illos et is de optima fecta;
dicta porro eft in eo etiam caufa fcribendi. Et hos igi-
tur fi quis omnium primos legere voluerit, recte faciet et

Ed. Chart. I. [50.]   Ed. Baf. IV. (369.)

ληθείη πρὶν ἐπὶ τὴν μάθησίν τε καὶ κρίσιν ἥκειν ἁπάντων
τῶν αἱρέσεων, ἔχει πραγματείαν τὴν ὑφ᾽ ἡμῶν γεγραμμένην,
τὴν περὶ ἀποδείξεως· ἧς ἐὰν μὴ μόνας μάθῃ τὰς μεθόδους,
ἀλλὰ κἂν γυμνάσηται κατ᾽ αὐτὰς, ἐπὶ πάσης ὕλης πραγμά-
των ἐξευρήσει τὴν ἀλήθειαν, ἐάν γ᾽ ἐραστὴς ὑπάρχῃ καὶ
μὴ κατὰ πάθος ἄλογον αἱρήσηταί τι, καθάπερ οἱ περὶ τὰς
διαφορὰς τῶν χρωμάτων ἐν ταῖς ἱπποδρομίαις ἐσπουδακό-
τες· ὁ δ᾽ αὐτὸς οὗτος ἐπὶ τοῖς ἔμπροσθεν εἰρημένοις πα-
ραγενόμενος, ἐξευρήσει τ᾽ ἀληθῶς αὐτοῖς ἐγνωσμένα καὶ
ψευδῶς ὑπειλημμένα. μία μὲν οὖν ἥδε τῶν ἡμετέρων ὑπο-
μνημάτων ἐστὶν ἀρχὴ τῆς ἀναγνώσεως ἐκείνοις τῶν ἀν-
δρῶν, ὅσοι καὶ φύσει συνετοὶ καὶ ἀληθείας ἑταῖροι· χωρὶς
δὲ ταύτης ἐάν τις ἡμῶν αὐτῶν ἢ πεπειραμένος ἐπί τε τοι
βίου παντὸς καὶ κατὰ τῆς τέχνης ἔργα, τάχα ἐπ᾽ αὐτῶν
τῶν νοσούντων, ὥστε πεπεῖσθαι περὶ μὲν τοῦ τρόπου τῆς
ψυχῆς, ὅτι χωρὶς ἔχθρας ἢ φιλονεικίας ἢ φιλίας ἀλόγου
πρὸς αἵρεσίν τινα πάντα πραττόμεθα· ἢ περὶ τῶν ἔργων
τῶν κατὰ τὴν τέχνην, ὅπως μαρτυρῇ τῇ τῶν δογμάτων

fi ab ipfis perfuafus demonftrandi peritus fieri voluerit,
antequam ad difcendas et judicandas fectas omnes veniat,
habet tractationem a nobis fcriptam de demonftratione;
cujus fi non folas didicerit vias ac rationes, fed etiam
exercuerit fe fecundum eas, in omni materia rerum ve-
ritatem adinveniet, fi modo amator fuerit et non per bru-
tum affectum aliquid elegerit, quemadmodum ii, qui di-
verfis coloribus in circenfibus dediti funt; is autem ipfe
in iis, quae ante dicta funt, verfatus inveniet et quae
ipfi vere cognoverunt et quae falfo opinati funt. Unum
igitur id commentariorum noftrorum lectionis principium
eft viris illis, qui et natura cordati et veritatis fodales.
Sine hac porro, fi quis noftrum ipfa expertus fit inque
vita omni et in artis operibus forfan et in ipfis aegris,
adeo ut credatur de moribus quidem animi, nos fine odio
aut pervicacia aut amore irrationabili erga fectam aliquam
omnia facere atteftetur vel de artis operibus, ut decreto-

ἀληθείᾳ καὶ χωρὶς τῆς ἀποδεικτικῆς θεωρίας, οὗτος ὠφε-
λεῖσθαι δυνήσεται πρὸς τῶν ἡμετέρων ὑπομνημάτων, οὐ
κατ᾽ ἐπιστήμην ἀκριβῆ τῶν πραγμάτων, τοῦτο γὰρ ὑπάρχει
μόνοις τοῖς ἀποδεικτικοῖς, ἀλλὰ κατὰ δόξαν ὀρθὴν ὑπὲρ ἧς
εἰκότως εἴρηται τοῖς παλαιοῖς· ὧν εἰς μὲν τὰς πράξεις
οὐδὲν ἐπιστήμης ἀπολείπεται, τὸ νόμιμον δ᾽ αὐτῇ καὶ βέ-
βαιον οὐ πρόσεστιν. ἀναγνώσεται τοιγαροῦν οὗτος ἁπάν-
των πρῶτα τὰ τοῖς εἰσαγομένοις γεγραμμένα, τό τε περὶ
τῶν αἱρέσεων, ὃ δὴ καὶ κατὰ τήνδε τὴν λέξιν ἐπιγέγραπται
περὶ αἱρέσεως τοῖς εἰσαγομένοις, καὶ τῇ περὶ σφυγμῶν, ὃ δὴ
καὶ αὐτὸ παραπλησίως ἐπιγέγραπται, περὶ σφυγμῶν τοῖς
εἰσαγομένοις· καὶ τρίτον ὃ περὶ τῶν ὀστῶν τοῖς εἰσαγομέ-
νοις ἐπιγέγραπται, τῆς ἀνατομικῆς πραγματείας ὑπάρχον
πρῶτον· ἣν δὴ καὶ πᾶσαν εἴ τις βούλοιτο διελθεῖν ἐπὶ τὴν
τῶν ἀνατομικῶν ἐγχείρησιν ἡκέτω πρὸ τῶν ἄλλων, αὕτη γὰρ
διδάσκει τὰ φαινόμενα μόρια κατὰ τὰς ἀνατομὰς ὡς ἔχει
μεγέθους τε καὶ θέσεως καὶ διαπλάσεως καὶ πλοκῆς καὶ
χροιᾶς καὶ τῆς πρὸς ἄλληλα κοινωνίας. ὁ δ᾽ ἐν τῇ τού-

rum veritatem teftificetur; is etiam fine demonftrativa
contemplatione juvari poterit a noftris commentariis; non
in exacta rerum fcientia, folis enim hoc demonftrandi pe-
ritis ineft, fed in recta fententia, de qua jure ab antiquis
dictum eft ad actiones quidem fcientiae nihil deeffe, fta-
bilitatem porro ipfi et firmitatem non adeffe, leget igitur
is omnium primos ad tirones fcriptos; et eum de fectis
qui fane et his verbis infcriptus eft, de fectis ad tirones;
et librum de pulfibus, qui fane et ipfe fimiliter infcriptus
eft, de pulfibus ad tirones, et tertium, eum qui de offibus
ad eos qui introducuntur infcriptus eft, rei anatomicae
primus; quam fane etiam omnem, fi quis perfequi velit,
ad anatomicas adminiftrationes ante alios fe conferat. Hae
enim docent quam magnitudinem, quem fitum, conforma-
tionem, nexum, colorem et inter fe communionem ha-
beant partes quae per diffectiones apparent. Qui autem
in harum fpeculatione fuerit in diffectionibus exercitatus,

ΤΩΝ ΙΔΙΩΝ ΒΙΒΛΙΩΝ. 55

Ed. Chart. I. [50. 51.]   Ed. Baf. IV. (369.)
των θέα κατὰ τὰς ἀνατομὰς γυμνασάμενος ἑξῆς αὐτῶν τὰς
ἐνεργείας μαθήσεται, τὰς μὲν φυσικὰς ἐν τρισὶν ὑπομνή-
μασι γεγραμμένας, ἃ περὶ φυσικῶν δυνάμεων ἐπιγέγραπται,
τὰς ψυχικὰς δ' ὀνομαζομένας ἐν ἄλλοις πλείοσιν, ὧν προη-
γεῖται τό τε [51] περὶ τῆς ἐπὶ τῶν τεθνεώτων ἀνατομῆς
καὶ δύο ἐφεξῆς τῆδε, τὰ τῆς ἐπὶ τῶν ζώντων καὶ δύο ἐπ'
αὐτοῖς ἄλλα τὰ περὶ τῆς ἀνατομικῆς διαφωνίας. ἐφεξῆς
δὲ τούτοις ἐστὶ τρία μὲν περὶ θώρακος καὶ πνεύμονος, δύο
δὲ περὶ τῶν τῆς ἀναπνοῆς αἰτίων καὶ τούτων ἐφεξῆς περὶ
φωνῆς. ἐκ ταὐτοῦ δὲ γένους ἐστὶ καὶ τὰ περὶ μυῶν κινή-
σεως καὶ ἃ περὶ τῶν ὀνομάτων ἐπιδέδεικται. καὶ αὐτὰ δὲ
τὰ περὶ τῆς ἀποδείξεως τῶν στοιχείων οὐ πάντα εἴρηται
κατὰ τὸ βιβλίον, ἀλλ' ὅσοις αὐτὸς Ἱπποκράτης ἐχρήσατο.
πρὸς δὲ τὸ τελεώτατον τῆς ἐπιστήμης τῶν τοῦ σώματος
στοιχείων ἀναλέξαι προσήκει τὰ ἐν τῷ τρισκαιδεκάτῳ περὶ
ἀποδείξεως εἰρημένα καὶ τὰ κατὰ τὸ πέμπτον καὶ ἕκτον περὶ
τῶν Ἀσκληπιάδου δογμάτων. ἀλλὰ καὶ τὰ περὶ τῆς τῶν
καθαιρόντων φαρμάκων δυνάμεως· εἴρηται μέν τινα κἂν

deinceps ipfarum functiones difcet; naturales quidem in
tribus fcriptas commentariis qui de naturalibus facultati-
bus infcripti funt; animales vero quas vocant, in aliis
pluribus quos praecedere debet tum liber de anatomia
mortuorum, tum poft hunc alii duo de anatomia vivorum;
et duo praeterea alii de diffentione anatomica. Poft hos
deinceps funt tres quidem de thorace et pulmone, duo
vero de caufis refpirationis; et ab his deinde de voce,
ex eodem porro genere funt et ii de motu mufculorum
et quae de nominibus demonftrata funt; de elementorum
autem demonftratione non omnia mihi dicta funt in eo
libro, fed *ea tantum* quibus Hippocrates ipfe ufus eft.
Ad abfolutam autem elementorum corporis noftri cognitio-
nem legiffe convenit ea quae in decimo tertio de demon-
ftrationibus dicta funt et quae in quinto et fexto de de-
cretis Afclepiadis; fed et quae de purgantium medicamen-
torum facultate *infcripfimus*. Dicta quidem funt nonnulla

τῷ περὶ τῶν καθ᾽ Ἱπποκράτην στοιχείων, γέγραπται δὲ καὶ
κατὰ μόνας ἐν ἑτέρῳ βιβλίῳ. τῷ δὲ περὶ τῶν καθ᾽ Ἱπ-
ποκράτην στοιχείων ἕπεται τὰ περὶ κράσεων ὑπομνήματα γ΄,
καὶ τούτοις ἡ περὶ τῆς τῶν ἁπλῶν φαρμάκων δυνάμεως
πραγματεία, κἀκείνη πάλιν ἡ περὶ συνθέσεως φαρμάκων.
ἐν μὲν οὖν τοῖς πρώτοις ζώοις λέγονται μετὰ τῶν ἰδίων
ἑκάστης γνωρισμάτων· ἐν δὲ τῷ δ΄ περὶ τῆς τῶν φαρμά-
κων κράσεως ὁ λόγος ἐστίν. ἐάν τε οὖν μετὰ δύο βουλη-
θείη τις ἐάν τε μετὰ τρία, τό τε περὶ τῆς ἀρίστης κατα-
σκευῆς τοῦ σώματος ἀναγνῶναι καὶ τὸ περὶ τῆς εὐεξίας καὶ
τὸ περὶ τῆς ἀνωμάλου δυσκρασίας ἐν τῇ προσηκούσῃ τά-
ξει πράξει τοῦτο. μικρὰ δέ ἐστι πάνυ τὰ τρία ταῦτα βι-
βλία, φίλοις ἀξιώσασιν ὑπαγορευθέντα κἄπειτ᾽ ἐκδοθέντα
ἐκείνων. ἐπεί τοι καὶ τούτων ἡ δύναμις ἐν τῇ τῶν ὑγιει-
νῶν πραγματείᾳ περιέχεται, καθ᾽ ἣν αἱ διαφοραὶ τῆς τοῦ
σώματος ἡμῶν κατασκευῆς * * * (370) τῶν ἐξηγή-
σεων, ὅσαι τ᾽ ὀρθῶς λέγονται καὶ ὅσαι μὴ προγεγυμνα-
σμένῳ κατὰ τὰς ἡμετέρας πραγματείας. ἕξεις δ᾽ εἰς ἔνια

in libro de elementis fecundum Hippocratem, fcripta vero
etiam funt in alio libro. Hunc de elementis fecundum
Hippocratem fequuntur tres commentarii de temperamen-
tis; et hos opus de fimplicium medicamentorum facultate,
et rurfus hoc, quod eft de medicamentorum compofitione.
In primis igitur de animalibus agitur cum propriis cujus-
que notis, in quarto vero de medicamentorum tempera-
mento fermo eft. Sive igitur poft duos quis velit, five
poft tres tum librum de optima corporis conftitutione le-
gere, tum eum de bono habitu, tum etiam eum de inae-
quali intemperie, id certe ordine convenienti faciet. Exi-
gui autem admodum funt hi tres libri amicis poftulanti-
bus dictati, ac deinde ab illis editi. Ceterum quum et
horum facultas in libris de fanitate tuenda contineatur,
fecundum quos funt: in quibus differentiae conftitutionis
noftri corporis * * * expofitionum: quaeque recte
dicantur, quaeque fecus prius in operibus noftris exerci-

τῶν Ἱπποκράτους καὶ τὰ ἡμέτερα. καὶ ἐπειδὴ ταῦτ᾽ εἴδη
γέγραπται, προσθεῖναι πειράσομαι τὰ λοιπά. τοῦτο μὲν
ἐὰν ζήσωμεν ἔσται, φθάσαντος δ᾽ ἀποθανεῖν ἐμοῦ πρὶν
ἐξηγήσασθαι τὰ καιριώτατα τῶν Ἱπποκράτους συγγραμμά-
των, ἕξουσιν οἱ βουλόμενοι τὴν γνώμην αὐτοῦ καὶ τὰς ἡμε-
τέρας μὲν, ὡς εἴρηται, πραγματείας, ἅμα τοῖς ἤδη γεγονό-
σιν ὑπομνήμασι. καὶ τῶν ἐξηγησαμένων γε τὸν ἄνδρα τοῦ
γε διδασκάλου Πέλοπος εἴ πού τι καὶ τῶν Νουμισιανοῦ
ἔχοιεν, ἔστι δ᾽ ὀλίγα τὰ διασωζόμενα· καὶ πρὸς τούτοις τά
τε Σαβίνου καὶ Ῥούφου τοῦ Ἐφεσίου· Κόϊντος δὲ καὶ οἱ
Κοΐντου μαθηταὶ τὴν Ἱπποκράτους γνώμην οὐκ ἀκριβῶς
ἐγνώκασι· διὸ καὶ πολλαχόθι τὰς ἐξηγήσεις οὐκ ὀρθῶς
ποιοῦνται. Λύκος δὲ ἐνίοτε καὶ προσεγκαλεῖ τῷ Ἱπποκρά-
τει, καί φησι ψεύδεσθαι τὸν ἄνδρα, μὴ γινώσκων αὐτοῦ τὰ
δόγματα, καίτοι τά γε τοῦ Λύκου βιβλία φανερῶς πάντα
γέγονεν. ὁ δ᾽ ἡμέτερος διδάσκαλος Σάτυρος, τούτῳ γὰρ
πρώτῳ συγγενόμενοι μετὰ ταῦτ᾽ ἠκούσαμεν Πέλοπος, οὐ
τὰς αὐτὰς ἐξηγήσεις ἐποιεῖτο τῷ Λύκῳ τῶν Ἱπποκρατείων

tato. Habebis autem in aliqua Hippocratis *opera* etiam
noſtra *commentaria*; et quoniam haec jam ſcripta ſunt,
reliqua adjungere conabor. Id autem, ſi vixerimus, fiet.
Quod ſi ante moriar quam praecipua Hippocratis ſcripta
expoſuerim, habebunt qui volent ſententias ejus et noſtras,
ut dictum eſt, lucubrationes cum iis qui jam facti ſunt
commentariis. Et eorum quidem qui virum eum expla-
narunt, tum praeceptoris mei Pelopis, tum et Numiſiani
ſi quid haberent, pauca autem ſunt ea quae ſuperſunt et
praeterea Sabini et Ruſi Epheſii. Quintus vero et Quinti
diſcipuli Hippocratis mentem non exacte ſunt aſſequuti;
ideoque multis in locis expoſitiones non recte faciunt.
Lycus autem aliquando etiam Hippocratem incuſat, virum-
que mentiri ait, ejus dogmata non intelligens, tametſi
Lyci opera illuſtria fuere omnia. Noſter autem praeceptor
Satyrus, cum iſto enim primum congreſſi poſtea Pelopem
audivimus, non eodem quo Lycus modo Hippocratis libros

βιβλίων. ὁμολογεῖται δὲ Σάτυρος ἀκριβέστατα διασώζειν τὰ
Κοΐντου δόγματα μήτε προσθεὶς αὐτοῖς τι μήτ᾽ ἀφελών.
Ἐφικιανὸς μὲν γάρ τι καὶ μετερρύθμησεν ἐπὶ τὸ Στωϊκώ-
τερον. ἡμεῖς οὖν ἑτέρως μὲν ἔμπροσθεν ἠκηκοότες Σατύρου
τὰς ἐξηγήσεις Κοΐντου, μετὰ χρόνον δ᾽ ὕστερον ἀναγνόντες
τινὰ τῶν τοῦ Λύκου κατέγνωμεν ἀμφοτέρων, ὡς οὐκ ἀκρι-
βῶς ἐγνωκότων τὴν Ἱπποκράτους γνώμην, ἄμεινον γὰρ ἔγνω-
σαν οἱ περὶ Σαβῖνόν τε καὶ Ῥοῦφον. ὁ δὲ ἐν ταῖς ἡμετέ-
ραις πραγματείαις προγεγυμνασμένος ἱκανὸς καὶ τὰ τοίτων
κρίνειν καὶ φωράσαι τά τε καλῶς ὑπ᾽ αὐτῶν εἰρημένα καὶ
εἴ που τύχοιεν ἐσφαλμένοι. ἀλλ᾽ ἐπεὶ καὶ περὶ τῶν Ἱππο-
κράτους ἐξηγήσεων αὐτάρκως εἴρηται, μεταβῶμεν ἐπὶ τὰ
λοιπὰ τῶν ἡμετέρων ὑπομνήματα ὅσα τῆς λογικῆς ἐστι
πραγματείας. [52] ἔστι δ᾽ ἐξ αὐτῶν σοὶ μὲν, ὦ Εὐγενιανέ,
καὶ ὅσοι τὴν ἰατρικὴν μόνην ἐσπουδάκατε περὶ τῆς ἀπο-
δείξεως αὐτάρκη, τοῖς δ᾽ ἄλλοις ὅσοι φιλοσοφίᾳ σχολάζουσι
καὶ τἄλλα· πλὴν εἴ τις ἀμφοτέρας δύναιτο καλῶς μετέρχε-

interpretabatur. Fatetur autem Satyrus fe Quinti placita
exactiſſime obſervare; neque ipſis addere quicquam neque
detrahere. Ephicianus quippe aliquid etiam ad Stoicum
magis fenſum accommodavit. Nos igitur quum aliter qui-
dem antea de Satyro Quinti expoſitiones audiſſemus; in-
terpoſitoque deinde tempore Lyci quaedam legiſſemus,
utrumque contempſimus, ut qui non accurate mentem Hip-
pocratis percepiſſent, rectius enim Sabinus et Rufus funt
aſſequuti. Qui autem in operibus noſtris prius exercita-
tus fuerit, poterit et iſtorum ſcripta judicare et quae
probe ab eis dicta ſunt et ſicubi forte lapſi ſint depre-
hendere. Verum quoniam de Hippocratis quoque expoſi-
tionibus ſufficienter dictum eſt, tranſeamus ad reliquos no-
ſtros commentarios quicunque rationalis ſunt inſtituti.
Sunt autem ex ipſis tibi quidem, o Eugeniane, et quicun-
que uni medicinae ſtuduiſtis fatis ii qui de demonſtratione
agunt; ceteris autem quotquot philoſophiae dant operam
et alii quoque libri niſi ſi quis utramque et medicinae et

Ed. Chart. I. [52.] Ed. Baf. IV. (370. 371.)

σθαι τὰς θεωρίας ἰατρικῆς τε καὶ φιλοσοφίας. εἶναι δὲ
χρὴ τοῦτον ἀγχίνουν τε ἅμα καὶ μνήμονα καὶ φιλόπονον,
ἔτι δὲ πρὸς τούτοις εὐτυχηκότα τοιαύτην εὐτυχίαν οἵαν
ἡμεῖς εὐτυχήσαμεν, ὑπὸ πατρὶ παιδευθέντες, ὃς ἀριθμητι-
κῆς τε καὶ λογιστικῆς καὶ γραμματικῆς θεωρίας ἐπιστήμων
ἡμᾶς ἐν τούτοις τε καὶ ἐν τοῖς ἄλλοις ὅσα παιδείας μαθή-
ματα θρέψας, ἡνίκα πεντεκαιδέκατον ἔτος ἤγομεν, ἐπὶ τὴν
διαλεκτικὴν θεωρίαν ἦγεν, ὡς μόνῃ φιλοσοφίᾳ προσέξοντας
τὸν νοῦν. εἶτ' ἐξ ὀνειράτων ἐναργῶν προτραπεὶς ἑπτακαι-
δέκατον ἔτος ἄγοντα καὶ τὴν ἰατρικὴν ἐποίησεν ἐμὲ ἀσκεῖν
ἅμα τῇ φιλοσοφίᾳ. ἀλλὰ καὶ τοιαύτην ἐγὼ τὴν εὐτυχίαν
εὐτυχήσας ἐκμανθάνων τε καὶ θᾶττον ἁπάντων τῶν ἄλλων,
ὅ τι περ ἂν ἐδιδασκόμην, εἰ μὴ τὸν ὅλον μου βίον εἰς τὴν
τῶν ἐν ἰατρικῇ τε καὶ φιλοσοφίᾳ θεωρημά- (371) των
ἄσκησιν καθεστήκειν, οὐδὲν ἂν ἔγνων μέγα. μηδὲν τοίνυν
μηδὲ τοῦτο θαῦμα, διότι πολὺ πλῆθος ἀνθρώπων ἀσκούν-
των ἰατρικήν τε καὶ φιλοσοφίαν ἐν οὐδετέρᾳ κατορθοῦσιν·
ἢ γὰρ οὐκ ἔφυσαν καλῶς ἢ οὐκ ἐπαιδεύθησαν, ὡς προσῆκεν,

philofophiae fpeculationem recte obire queat. Oportet
autem hunc effe et ingeniofum et memorem et laboriofum;
ac praeterea qui talem nactus fit felicitatem, qualem nos
confequuti fumus fub patre inftituti qui et arithmeticae et
fupputatoriae et grammaticae fpeculationis peritus erat.
In his aliisque puerorum praeceptis quum me enutriiffet,
ubi XV. annum egi, ad differendi artem deduxit, tanquam
foli philofophiae animum applicaturum. Evidentibus deinde
fomniis admonitus XVII. agentem annum una cum philo-
fophia medicinam quoque exercere me fecit. Eam tamen
felicem fortunam fortitus, citiusque ceteris omnibus per-
difcens quodcunque docerer, nifi omnem meam vitam in
exercitium praeceptorum medicinae philofophiaeque collo-
caffem, nihil magni cognoviffem. Nec igitur hoc mirum
eft quum magna pars hominum medicinam et philofophiam
exercentium in neutra proficiant; nam aut bene nati non
erant aut ut decebat non funt inftituti, aut in exercitatio-

ἢ οὐ κατέμειναν ἐν ταῖς ἀσκήσεσιν, ἀλλ᾽ ἐπὶ τὰς πολιτικὰς
πράξεις ἀπετράποντο. ταῦτα μὲν οὖν μοι κατὰ τὸ πάρερ-
γον εἰρήσθω, καίτοι οὐκ ὄντα πάρεργα. τὰ γοῦν τῆς φιλο-
σόφου θεωρίας ἡμέτερα βιβλία μετὰ τὴν περὶ τῆς ἀποδεί-
ξεως πραγματείαν ἀναγινώσκειν χρή. τίνες δ᾽ αὐτῶν εἰσιν
αἱ ὑποθέσεις καὶ πόσαι καθ᾽ ἑκάστην μὲν αὐτῶν γέγρα-
πται, δι᾽ ἐκείνου δὲ δειχθήσεται τοῦ γράμματος, ἐν ᾧ τὴν
γραφὴν ποιήσομαι ἁπάντων τῶν ἐμῶν βιβλίων. ἐπεὶ δ᾽
ἐπύθου μου καὶ περὶ τῆς πραγματείας ἐν ᾗ τὰ παρὰ τοῖς
Ἀττικοῖς γραφεῦσιν ὀνόματα κατὰ τὴν τῶν πρώτων ἐν
αὐτοῖς γραμμάτων ἤθροισται τάξιν, ἅπερ ἀπεκρινάμην σοι,
βέλτιον ἡγοῦμαι κἀνταῦθα γράψαι σοι· πρόδηλον γὰρ ὅτι
καὶ ἄλλοι πολλοὶ ζητοῦσιν ἥτις ποτ᾽ ἐστὶν αὐτῶν ἡ ὑπό-
θεσις. οὐ γὰρ δὴ τοῦτο ἀξιοῦμεν ἡμεῖς ὅπερ ἔνιοι τῶν νῦν
κελεύουσιν, ἅπαντας ἀττικίζειν τῇ φωνῇ, κἂν ἰατροὶ τυγ-
χάνωσιν ὄντες ἢ φιλόσοφοι καὶ γεωμετρικοὶ καὶ μουσικοὶ
καὶ νομικοὶ κἂν μηδὲν τούτων, ἀλλ᾽ ἁπλῶς ἤτοι πλουτοῦσί
τινες ἢ μόνον εὔποροι· τοὐναντίον γὰρ ἀπαξιῶ μηδενὶ μέμ-

nibus non perſeverarunt, ſed ad civilia negotia ſe con-
verterunt. Haec igitur mihi perperam dicta ſint, quam-
quam ſupervacanea non ſunt. Noſtros ergo de philoſo-
phica ſpeculatione libros, poſt opus de demonſtratione le-
gere oportet. Quaenam autem eorum argumenta ſint et
quot in ſingulis quidem ipſorum ſcriptum eſt, in eo vero
demonſtrabitur libro, in quo deſcriptionem faciam omnium
librorum meorum. Sed quoniam interrogabas me de illo
opere in quo nomina quae apud Atticos ſcriptores ſunt
juxta primarum in ipſis literarum ordinem collecta ſunt,
quae tibi reſponderim ſatius duco hic tibi referre; planum
quippe eſt et alios multos quaerere quodnam ſit eorum
argumentum. Non enim id volumus quod nonnulli eorum
qui nunc jubent omnes voce Attica uti, ſive ii medici
ſunt, ſive philoſophi et geometrici et muſici et juriscon-
ſulti ſive horum nulli, ſed plane aut divites quidam aut
copioſi tantum; contrarium enim cenſeo nullum vitupe-

Ed. Chart. I. [52.]   Ed. Baf. IV. (371.)

φεσθαι τῶν σολοικιζόντων τῇ φωνῇ μηδ᾽ ἐπιτιμᾶν· ἄμεινον
γὰρ ἐστι τῇ φωνῇ μᾶλλον ἢ τῷ βίῳ σολοικίζειν τε καὶ βαρ-
βαρίζειν. ἐγράφη δέ μοί ποτε καὶ πραγματεία πρὸς τοὺς
ἐπιτιμῶντας τοῖς σολοικίζουσι τῇ φωνῇ, τοσούτου δέω παι-
δείας τι μόριον ὑπολαμβάνειν τὸ ἀττικίζειν. ἀλλὰ διὰ τὸ
πολλοὺς ἰατροὺς καὶ φιλοσόφους, ἐν οἷς αὐτοὶ νομοθετοῦσι
καινὰ σημαινόμενα τῶν Ἑλληνικῶν, ἐν τούτοις ἑτέροις χρῶν-
ται, διὰ τοῦτο καὶ τῶν ὀνομάτων τὴν ἐξήγησιν ἐποιησάμην
ἐν ὀκτὼ καὶ τεσσαράκοντα βιβλίοις ἀθροισάμενος ἐξ Ἀττι-
κῶν συγγραφέων αὐτά, καθάπερ ἐκ τῶν κωμικῶν ἄλλα. γέ-
γραπται μὲν οὖν, ὡς ἔφην, ἡ πραγματεία διὰ τὰ σημαινό-
μενα· σὺν τούτῳ δ᾽ εὐθέως ὑπάρχει τοῖς ἀναγνωσομένοις
αὐτὰ καὶ ἡ τῶν Ἀττικῶν ὀνομάτων γνῶσις, οὐδὲν αὐτὴ
καθ᾽ ἑαυτὴν ἄξιον ἔχουσα μεγάλης σπουδῆς. ἀλλά γε διὰ
τοὺς κακῶς χρωμένους τοῖς ὀνόμασιν, ἄλλη μοι γέγραπται
πραγματεία περὶ τῆς ὀρθότητος αὐτῶν, ἣν δὴ καὶ πρώτην
ἁπασῶν ἄμεινον ἀναγινώσκειν.

randum qui voce foloecizet aut reprehendendum; praeſtat
enim voce quam vita foloeciſmum aut barbariſmum facere.
Scriptum porro mihi aliquando eſt opus adverſus eos qui
voce foloeciſmum committentes reprehendunt, tantum ab-
eſt ut Attici ſermonis eloquentiam aliquam eruditionis
eſſe partem exiſtimem. Verum quod multi tum medici
tum philoſophi in quibus nova Graecorum vocabulorum
ſignificata ſtatuunt, in his aliis utuntur, propterea nomi-
num Atticorum expoſitionem in VIII. et XL. libris con-
ſcripſi, quum ipſa ex Atticis ſcriptoribus collegiſſem, ut
et ex comicis alia. Scriptum igitur eſt, ut dixi, opus id
propter ſignificata; cum eo autem ſtatim ſuppetit iis qui
ipſos lecturi ſunt, Atticorum quoque nominum cognitio
nihil ipſa per ſe magno ſtudio dignum habens. Verum
tamen propter eos qui male nominibus utuntur, aliud a
me ſcriptum eſt opus de ipſorum rectitudine, quam ſane
etiam omnium primam legere praeſtat.

ΓΑΛΗΝΟΥ ΤΩΝ ΙΠΠΟΚΡΑΤΟΥΣ ΓΛΩΣΣΩΝ ΕΞΗΓΗΣΙΣ.

Ed. Chart. II. [79.]   **Ed. Baf. V. (705.)**

Προοίμιον. Τὰς παρ' Ἱπποκράτει γλώσσας, ὦ Τεύθρα, βουληθέντι σοι διὰ βραχυτάτων ἡμᾶς ἐξηγήσασθαι, προθύμως ὑπήκουσα τοῖς τοιούτοις ἐπιθυμήμασιν ὑπηρετεῖσθαί τε κάλλιστα κάλλιστον εἶναι νομίζων. ἔσται δὲ, ὡς αὐτὸς ἐκέλευσας, ἡ τάξις τῷ λόγῳ κατὰ τὴν τῶν γραμμάτων τάξιν, ἀφ' ὧν αἱ γλῶτται τὴν ἀρχὴν ἔχουσι, πρότερόν γε διορισαμένοις ἡμῖν ὅπη διαφέρει τοῦ πᾶσαν ἐξηγήσασθαι τὴν Ἱπποκράτους λέξιν τὸ τὰς γλώττας μόνας. ὅσα

GALENI LINGUARUM SEU DICTIONUM EXOLETARUM HIPPOCRATIS EXPLICATIO.

Prooemium. Quum volueris, o Teuthra, linguas dictionesve Hippocratis pauciffimis verbis nos explicare, libenter et prompte tibi paruimus, hujusmodi ftudiis pulcherrime morem gerere pulcherrimum exiftimantes. Erit autem, ut ipfe juffifti, ordo orationis *noftrae* ex ordine literarum a quibus ipfae linguae initium capiunt: fi prius tamen illud definierimus, inter expofitionem omnium verborum Hippocratis et folarum ipfius linguarum quid in-

Ed. Chart. II. [79.]   Ed. Baf. V. (705.)

τοίνυν τῶν ὀνομάτων ἐν μὲν τοῖς πάλαι χρόνοις ἦν συνήθη,
νυνὶ δ᾽ οὐκέτι ἐστὶ, τὰ μὲν τοιαῦτα γλώττας καλοῦσι καὶ
ταύτας ἐξηγησάμενος ἔρχομαι, τὰ δὲ ἄλλα πάντα ὅσα ζη-
τήσεως μὲν οὐχ ἥττονος προσδεῖται, συνήθη δέ ἐστιν εἰς
τάδε κατὰ τὰς τῶν συγγραμμάτων αὐτῶν ἐξηγήσεις ἄμεινον
ἐπισκοπεῖσθαι. τίς γὰρ ἡ κρίσις καὶ τί τὸ θεῖον καὶ τί
τὸ ἀρτίως καὶ τίς ἡ ἐπ᾽ ἄκρον εὐεξία καὶ πάνθ᾽ ὅσα τοιαῦτα
λόγου μὲν παμμήκους εἰς ἐξήγησιν δεῖται, συνήθη δέ ἐστιν
οὐδὲν ἧττον ἢ βίος καὶ βραχὺς καὶ τέχνη καὶ μακρὰ καὶ
καιρὸς καὶ ὀξὺς καίτοι καὶ τούτων ἔνια δεῖταί τινος ἐξη-
γήσεως· ὅθεν ἔμοιγε καὶ θαυμάζειν ἐπῆλθε τῶν ἅπασαν
ἐξηγεῖσθαι τὴν Ἱπποκράτους λέξιν ἐπαγγειλαμένων, εἰ μὴ
συνίασιν ὅτι πλείω παραλείπουσιν ὧν διδάσκουσι. πολλὰ
γοῦν βιβλία Διοσκουρίδης γράψας, οὐχ ὁ ἐπικληθεὶς Φακᾶς,
ὁ Ἡροφίλειος, ἀλλ᾽ ὁ νεώτερος ὁ κατὰ πατέρας ἡμῶν οὐχ
ὅπως τὸ ἥμισυ μέρος, ἀλλ᾽ οὐδὲ τὸ τρίτον ἢ τέταρτον ἐξη-

terfit. Quaecunque igitur vocabula antiquis temporibus
erant in ufu, nunc autem non amplius funt, hujuscemodi
vocabula linguas vocant et ad has exponendas accedimus.
Alia vero omnia quaecunque inquifitionem quidem non
minorem defiderant, ufitata tamen in hunc ufque diem
funt, in ipforum librorum expofitionibus fuper his infpi-
cere commodius fuerit.   Quid enim judicium et quid di-
vinum et quid integre et quis in fummo bonus habitus et
omnia, quae talia funt, oratione quidem longiffima ad ex-
plicationem indigent; in communi tamen ufu verfantur
nihilominus, quam vita et brevis et ars et longa et occa-
fio et praeceps: quamquam et horum vocabulorum non-
nulla expofitionis alicujus egent.   Ex quo mihi in men-
tem venit admirari eos, qui omnem Hippocratis dictionem
fe expofituros pollicentur, fi quidem non intelligunt, plura
fe praeterire quam docere.   Diofcorides quidem non He-
rophilius ille cognomento Phacas, fed junior quidem pa-
trum noftrorum memoria multis libris fcriptis, non modo
dimidiam, fed ne tertiam quidem aut quartam partem

γήσατο τῆς ὅλης λέξεως· τούτῳ μέν γε πρὸς τοῖς ἄλλοις
καὶ δύο ταῦτα ἐξ ἐπιμέτρου καθ᾽ ὅλον πεπλημμέληται τὸν
λόγον· ὀνομάτων τε σαφεστάτων μνημονεύειν μὴ ὅτι πολλῆς,
ἀλλὰ μηδὲ ἐλαχίστης ἐξηγήσεως δεομένων καὶ τούτων αὐτῶν
πλεονάκις. ταῦτά τε οὖν ἡμεῖς περιίδομεν καὶ πρὸς τούτοις
ἔτι τὸ διηγεῖσθαι τὴν ἰδέαν ἑκάστου φυιοῦ καὶ βοτάνης
καὶ τῶν μεταλλευομένων· ἤδη δὲ καὶ τῶν ἰχθύων καὶ τῶν
ζώων ὅλων ὅσων ἂν ἑκάστοτε τύχῃ μεμνημένος ὁ Ἱπποκρά-
της, ἅπερ ὁ Διοσκουρίδης οὐκ αἰδεῖται μεταγράφων ἐκ τῶν
Νίγρου τε καὶ Παμφίλου καὶ Διοσκουρίδους τοῦ Ἀναζαρ-
βέως καὶ πρὸ τούτων Κρατεύα τε καὶ Θεοφράστου καὶ
Ἡρακλείδου τοῦ Ταραντίνου καὶ ἄλλων μυρίων· οὕτως δὲ
[80] καὶ πόλεων ὀνόματα διηγεῖται γνωριμωτάτων καὶ ἄ-
στρων ὁμοίως ἐπιφανεστάτων, ἃ μηδὲ ἂν παῖς ἀγνοήσειε·
ταῦτα δὲ καὶ ἄλλοι πολλοὶ τῶν ἐξηγησαμένων ἁμαρτάνου-
σιν. εἰ τοίνυν ταῦτά τις περιέλοι πάντα, τὰς γλώττας ἂν

omnium verborum Hippocratis exponit. Ac praeter alia
multa cumulus etiam accedit horum duorum, quae ab
eodem in toto opere peccantur: primum quia de manife-
ſtiſſimis nominibus mentionem facit, ad quae intelligenda
non modo multa, ſed ne minima quidem explanatione
opus eſt: deinde quod hoc ipſum non ſemel tantum, ſed
ſaepiſſime facit. Haec igitur nos contempſimus et praeter
haec etiam omiſimus exponere formam uniuscujusque ar-
boris et herbae et eorum, quae ex metallicis fodinis eruun-
tur, tum autem et piſcium et animalium omnium de qui-
bus frequenter mentionem facit Hippocrates. Quae qui-
dem Dioſcorides is, de quo loquor, non erubeſcit tranſcri-
bere ex libris Nigri et Pamphili et Dioſcoridis Anazar-
baei, atque ante hos Crateuae et Theophraſti et Heracli-
dae Tarentini et aliorum innumerorum. Idem quoque
notiſſimarum urbium nomina exponit, ſimiliterque aſtro-
rum manifeſtiſſimorum, quae ne puer quidem ignorare
poſſet. Atque in his explicandis non hic ſolus, ſed etiam
alii complures peccant. Haec igitur omnia ſi quis amputet,

ἐξηγήσατο μόνας, ὥσπερ ὁ Ἡρόφιλος ἐποίησε καὶ Βακχεῖος,
Ἀριστάρχου τοῦ γραμματικοῦ τὸ πλῆθος αὐτῷ τῶν παρα-
δειγμάτων ἀθροίσαντος, ὥς φασιν. ἡμεῖς δὲ, ὡς οἶσθα,
πλείω κἀκείνων ἐκλείψαντες ἐν ὑπομνήμασιν ἔχομεν· ἃ τάχα
ἂν εἰ βουληθείης, καὶ αὐτὰ διὰ μακροτέρας διεξόδου συν-
θείημέν σοι. νυνὶ δὲ τὸ κεκριμένον καὶ δι᾽ ἐκείνων τῶν
μακρῶν ὑπομνημάτων ἀποδεδειγμένον ἀξιώσαντί σοι διὰ
κεφαλαίων ἔχειν ὁ λόγος ὅδε σύγκειται περιέχων οὐ μόνον
ὅσα τοῖς ἄλλοις παλαιοῖς ὑπάρχοντα συνήθη τῶν ὀνομάτων
οὐκέτι ἐστὶν ἐν ἔθει νῦν, ἀλλὰ καὶ ὅσα κατά τινα τρόπον
ἴδιον αὐτὸς ἐποίησεν ὁ Ἱπποκράτης ἢ μετενεγκὼν ἀπὸ τοῦ
συνήθους ἢ σχῆμα περιθεὶς ἕτερον ἢ τὸ σημαῖνον ὑπαλλά-
ξας. ὅτι γὰρ ἐποίουν οἱ παλαιοὶ πολλὰ τῶν ὀνομάτων αὐ-
τοῖς δέδεικται μὲν ἱκανῶς καὶ πρὸς Ἐρατοσθένους ἐν τοῖς
περὶ ἀρχαίας κωμῳδίας, δείξαιμι δὲ ἂν σοι κἀγὼ νῦν διὰ
βραχέων, ἐπὶ παραδειγμάτων ὀλίγων ὑπὲρ τοῦ γινώσκειν
ἐναργέστερον, οἷον μέν τι ἡ γλῶττά ἐστιν, οἷον δέ τι καὶ
τὸ παραπλήσιον αὐτῇ, τὸ (706) γεγονὸς ὑπό τινος τῶν

linguas explanaverit folas, ut Herophilus fecit et Bacchius,
cui Ariftarchus grammaticus multitudinem exemplorum
congeffit, ut ajunt: nos autem, ut fcis, plura etiam quam
illi excerpfimus, eaque in commentariis habemus. Quae
celeriter et ipfa, fi volueris, latiore enarratione collige-
mus tibi. Nunc autem quod judicatum eft et longioribus
illis commentariis, demonftratum roganti tibi ut per ca-
pita habeas, praefens liber compofitus eft, complectens
non folum omnia nomina, quae cum ab aliis antiquis
ufurpata fuerint, nunc amplius in ufu non funt, fed etiam
quaecunque ipfe Hippocrates proprio aliquo modo fibi fe-
cit vel transferens a confuetudine vel figuram accommo-
dans aliam vel fignificationem mutans antiquos namque
multa fibi nomina feciffe oftenfum quidem fatis eft ab
Eratofthene in libris de antiqua comoedia, fed ego quoque
idem tibi paucis per exempla poffum demonftrare, quo
evidentius cognofcas, quidnam lingua fit et quid ipfi lin-
guae fimile ab antiquo aliquo factum. Puto autem tibi

Ed. Chart. II. [80.]   Ed. Baf. V. (706.)
παλαιῶν· νομίζω δή σοι τὰ ὑπὸ Ἀριστοφάνους ἀρκίσειν
τὰ ἐκ τῶν Δαιταλέων, ὧδέ πως ἔχοντα. πρὸς ταῦτά σοι
λίξων Ὅμηρε γλώττῃ τινι καλοῦσι κόρυκα. προβάλλει γὰρ
ἐν ἐκείνῳ τῷ δράματι ὁ ἐκ τοῦ δήμου τῶν Δαιταλέων
πρεσβύτης τῷ ἀκολάστῳ υἱεῖ πρῶτον μὲν τὰ κόρυκά τί
ποτ᾽ ἐστὶν ἐξηγήσασθαι, μετὰ δὲ τοῦτο τί καλοῦσιν ἀμενηνὰ
κάρηνα· κἀκεῖνος μέντοι ἀντιπροβάλλει τὴν ἐν τοῖς Σόλω-
νος ἄξοσι γλῶτταν, εἰς δίκας διαφέρουσας ὡδί πως· ὁ μὲν
οὖν σός, ἐμὸς δὲ οὗτος ἀδελφός, φρασάτω τί καλοῦσιν
ἰδοῦσί τε. ἐφεξῆς προβάλλει τί ποτέ ἐστι τὸ εὖ ποιεῖν. ἐξ
ὧν δῆλον ὡς ἡ γλῶττα παλαιόν ἐστιν ὄνομα τῆς συνηθείας
ἐκπεπτωκός. ὅτι δὲ καὶ αὐτὸς ἕκαστος τῶν περὶ λόγους
ἐχόντων ἠξίου ποιεῖν ὀνόματα καινὰ δηλοῖ μὲν καὶ Ἀντι-
φῶν ἱκανῶς, ὅς γε ὅπως αὐτὰ ποιητέον ἐκδιδάσκει, δηλοῖ
δὲ καὶ αὐτὸς οὗτος ὁ Ἀριστοφάνης ἐν ταυτῷ δράματι διὰ
τῶνδε, ἅλις ὀρέλη καὶ μύρον καὶ ταινίαι. εἶτα ὁ πρεσβύτης
ἐπισκώπτων, ἤδουσ᾽ ὀρέλη· τοῦτο παρὰ Λυσιστράτου. πά-
λιν δὲ αὐτοῦ τοῦ ἀκολάστου υἱέως εἰπόντος, ἡμῶν ἴσως οὐ

Ariſtophanis exempla ex Daetaleis abunde ſatis factura,
quae ſere ad hunc modum habent: ad haec tu dic, Ho-
mere, quanam lingua vocant κόρυκα. In illa enim fabula
ſenex quidam ex Daetaleis proponit procaci filio primum
κόρυκα quid ſint ut exponat; poſtea vero quid vocent
ἀμενηνὰ κάρηνα. Et ille quidem viciſſim proponit lin-
guam, quae in tabulis Solonis eſt ad cauſas differentes
hoc modo. Tuns quidem, meus autem hic frater dicat,
quid vocent ἰδοῦσί τε. Deinceps proponit, quidnam ſit
bene facere: ex quibus manifeſtum eſt linguam antiquum
eſſe nomen, quod ex conſuetudine decidit. Quod autem
unusquilibet eorum qui in ſtudiis doctrinae verſabantur,
putabat licere ſibi facere nova vocabula ſatis indicat et
Antiphon, qui quomodo ea facienda ſunt edocet. Indicat
etiam et ipſe Ariſtophanes in eadem fabula his verbis,
ἅλις ὀρέλη καὶ μύρον καὶ ταινίαι. Poſtea ſenex irridens
ἤδουσ᾽ ὀρέλη iſtud eſt ab Lyſiſtrato. Rurſus autem cum
procax filius dixiſſet, fortaſſe a nobis non perterreberis

καταπληγήσῃ τῷ χρόνῳ· καὶ τοῦθ' υἱοῦ ὁ πρεσβύτης ἐπι-
σκώπτων ἐρεῖ, τὸ καταπληγήσῃ τοῦτο παρὰ τῶν ῥητόρων.
εἶτ' αὖθις ἐκείνου φάντος, ἀποβήσεταί σοι ταῦτα ποῖ τὰ
ῥήματα, πάλιν ὁ πρεσβύτης καὶ τοῦτο σκώπτει, παρ' Ἀλκι-
βιάδου τοῦτο ἀποβήσεται. καὶ μέν γε καὶ ὁ υἱὸς οὐδέπω
παυόμενος οὐδὲ αἰδούμενος τὸν γέροντά φησι, τί ὑποτεκ-
μαίρῃ καὶ κακοὺς ἄνδρας λέγεις καλοκἀγαθίαν ἀσκοῦντας.
εἶτα ὁ πρεσβύτης, οἶμαι, ὦ Θρασύμαχε, τίς τούτων τῶν
ξυνηγόρων σε ῥύεται. δῆλον οὖν ἐκ τούτων οἶμαί σοι γε-
γονέναι, ὡς εἶπον, εἶναι τρόπον τῶν γλωττῶν ἢ τοῦ κοινοῦ
πᾶσιν ὀνόματος ἐκπεσόντος τῆς ἐπικρατούσης συνηθείας ἢ
τοῦ γενομένου πρός τινος τῶν παλαιῶν, μὴ παραδεχθέντος
ὅλως εἰς τὴν συνήθειαν. οὕτως οὖν καὶ Ἱπποκράτης τὰ
μὲν ἐκ τῶν ὄντων οὐ συνηθῶν ὀνομάτων παραλαμβάνει, τὰ
δὲ αὐτὸς ποιεῖ, τὰ δὲ καὶ τοῖς σημαινομένοις ὑπαλλάττει καὶ
δίκαιον ἕκαστον αὐτῶν ἡμᾶς ἐξηγεῖσθαι μετὰ τῶν γλωττῶν,
ὅταν γε φαίνηται τοῦ νῦν ἔθους ἐκπεπτωκός· οὕτως οὖν εἰ
καί τινος ὄνομα φυτοῦ καὶ ζώου καὶ πόλεως ἀσαφὲς ἱκανῶς

tempore: et hoc filii dictum fenex irridens ait, hoc per-
terreberis a rhetoribus eſt: tum rurſus cum ille dixiſſet,
quo tibi haec verba evadent. Rurſus ſenex et hoc eva-
dent, tanquam ab Alcibiade ſumptum carpit, ac filius qui-
dem nondum deſinens, neque reverens ſenem, quid con-
jectas? Etiam malos viros diceres eos, qui exercent pro-
bitatem. Poſtea ſenex, o Traſymache, quis horum patro-
norum te liberat? Manifeſtum igitur puto ex hoc tibi
factum eſſe, ut dixi, eſſe modum linguarum cum nomen
commune omnibus a conſuetudine ſuperante cecidit vel
factum ab aliquo antiquorum, non omnino receptum fuit
in conſuetudinem. Sic igitur et Hippocrates ex nomini-
bus, quae uſitata non ſunt, aliqua aſſumit, aliqua ipſe fa-
cit, aliqua autem novis adjunctis ſententiis mutat, quorum
unumquodque una cum linguis exponendum cenſemus,
cum ex conſuetudine, quae nunc eſt, cecidiſſe videbitur.
Sic igitur, ſi cujus etiam ſtirpis nomen vel animalis vel

εἴη καὶ τοῦτό σοι ἐν ταῖς γλώτταις ἐξηγησόμεθα καὶ καθό-
λου στοχασόμεθα, ὡς μή σοι μόνον, ἀλλὰ καὶ τοῖς ἄλλοις
τοῖς [81] τὰ πρῶτα γράμματα μεμαθηκόσι χρήσιμόν ἐστι
τὸ βιβλίον· εἰ δέ τις οὐκ οἶδε τί ποτ᾽ ἐστὶν, ἀνερήσομεν καὶ
ἀπὸ πρόσω καὶ ἄμφω καὶ ἀμφίεσμα καὶ τὰ ἄλλα ὅσα τοιαῦτα,
πρὸς Διοσκουρίδην τε καὶ τοὺς ὁμοίους ἀποπέμψομεν, ὡς
ἂν οὐκ ἀξιοῦντας οὐδὲ ταῦτα ἐκδιδάσκειν. διωρισμένου δὴ
σαφῶς τί μέν ἐστι γλῶττα, τί δὲ λέξις, εἰρημένου δὲ ὅτι
καὶ χωρὶς ἀποδείξεως αὐτὸ μόνον ἠξίωσα γραφῆναί σοι,
τὸ κεκριμένον τε καὶ ἀποδεδειγμένον ἡμῖν ἐν ἑτέροις, ἐπὶ
τὴν ἐξήγησιν ἤδη τῶν γλωττῶν ἀφιξόμεθα, πάντων τῶν
Ἱπποκράτει ἐπιγεγραμμένων βιβλίων ἐκλέγοντες αὐτὰς, οὐκ
ἐκ τῶν γνησίων μόνον· ὅτι δὲ πολλαὶ τῶν Βακχείῳ παρα-
λελειμμένων ἐνταῦθά εἰσι γεγραμμέναι καὶ ὅτι μηδεμίαν
ἡμεῖς γλῶτταν παρελίπομεν, αὐτὸ διδάξει τὸ βιβλίον, ὥσπερ
καὶ ὅτι κατὰ τὴν χρείαν τοῦ λόγου ποτὲ μὲν παραγράφο-
μεν αὐτὴν τὴν ῥῆσιν ἐξ ἧς ἂν ἐξηγησώμεθα τὴν γλῶτταν,

urbis valde obſcurum fuerit, hoc tibi inter ipſas linguas
exponemus et omnino hoc ſpectabimus, ut non tibi ſoli,
ſed etiam aliis qui modo primas literas attigerint, liber
utilis exiſtat: ſi vero quispiam neſcit, quid ſit ἀνερήσομεν
et ἀπὸ πρόσω et ἄμφω ἀμφίεσμα et alia quaecunque talia
ſunt, ad Dioſcoridem eum et ad illius ſimiles remittemus,
ut ad eos, qui talia docere non indignum putant. Cum
igitur aperte definitum ſit a nobis quidnam ſit lingua,
quid vox uſitata et cum dictum ſit exiſtimaſſe nos id ipſum,
quod indicatum eſt a nobis et demonſtratum in aliis libris,
hic tibi ſolum ſine demonſtratione eſſe ſcribendum, ad
explanationem jam ipſarum linguarum accedamus, eligentes
ipſas ex omnibus libris non ſolum vere Hippocraticis,
ſed etiam ex iis, qui Hippocrati quoquomodo ſunt inſcri-
pti. Quod autem multae a Bacchio praetermiſſae linguae
hic ſcriptae ſunt, quodque nullam nos praetermiſimus,
ipſe liber docebit, quemadmodum et illud quod prout
videtur oratio poſtulare, aliquando quidem interpretamur
ipſam locutionem, qua cum expoſuimus linguam in pluri-

Ed. Chart. II. [81.]   Ed. Baf. V. (706.)

ἐν πλείστοις δὲ παραλείπομεν, ὅταν καὶ χωρὶς ἐκείνης ἐλπί-
ζωμεν ἔσεσθαι σαφῆ τὴν ἐξήγησιν.

ΑΡΧΗ ΤΩΝ ΛΕΞΕΩΝ ΤΟΥ Α.

'Αγκυλίδωτον: ἀγκύλην ἔχον· εἴρηται δὲ ἐπὶ ἅρματος ἢ
  κυρτώματος.
ἀγκυρομήλη: ἄγκιστρον.
ἄγλιθες: τὰ μόρια τοῦ σκορόδου τῆς κεφαλῆς.
ἀγλίη: ἡ ἐν τοῖς ὀφθαλμοῖς ὑπόλευκος οὐλὴ, καθάπερ ἐν
  τῷ μείζονι προρρητικῷ, καὶ οἱ λευκανθίζοντες ἐπίπαγοι,
  ὡς ἐν Κωακαῖς προγνώσεσιν.
ἀγρίη κολοκύνθη: ἡ κολοκυνθὶς, ὡς καὶ Κρατεύας καὶ Διοσ-
  κουρίδης καὶ Πάμφιλος.
ἄγροφον: ὀρεινόν.
ἄγυια: ἀσθενῆ.
ἀγχόμενος: πνιγόμενος.

---

mis autem id facere negligimus, quum fine interpretatione
fperamus ipfam explanationem fore manifeftam.

INITIUM DICTIONUM LITERAE *A*.

'Αγκυλίδωτον, *anfulatum vel annulatum*, anfulam vel an-
  nulum habens, dictum eft autem de curru vel gibbofitate.
ἀγκυρομήλη, *fpecium* five fpecillum hamatum.
ἄγλιθες, partes capitis allii et nuclei.
ἀγλίη, *aglie* alba cicatrix in oculis, ut in majore pror-
  rhetico; et albicantes humores concreti, ut in Coacis
  praenotionibus.
ἀγρίη κολοκύνθη, colocynthis, id eft agreftis cucurbita,
  ut Cratevas et Diofcorides et Pamphilus.
ἄγροφον, montanum, filveftre.
ἄγυια, imbecillia, quafi membris carentia.
ἀγχόμενος, qui fuffoeatur.

ἀδάξασθαι: δάκνεσθαι κνησμωδῶς.

ἀδηνέως: ἀφροντίστως.

ἀέτωμα: τὸ εἰς ὕψος ἀνατεταμένον τῆς ὀροφῆς, ὥσπερ τρί-
γωνον.

ἀθέλγεται: παρίεται, διεκλύεται.

ἀθήρ: τό τε τῆς κριθῆς ὀξὺ, ὡς ἐν τῷ δευτέρῳ περὶ νού-
σων τῷ μικροτέρῳ καὶ τοῦ ἐν τῇ ἀκίδι πώγωνος τὸ ἄκρον,
ὡς ἐν τῷ πέμπτῳ τῶν ἐπιδημιῶν.

ἀθώρηκτος: ὁ μὴ μεθύων.

αἰγοκέρας: ὅπερ καὶ βουκέρας καὶ τῆλις.

Αἰγύπτιον ἔλαιον: ὅπερ αὐτοὶ καλοῦσι κίκινον. (οἱ μέντοι
παλαιοὶ ἐκ τῆς κίκεως καὶ κίκινον.)

Αἰγύπτιον ἔλαιον λευκόν: τὸ ἀπὸ τῶν κρίνων σκευαζόμενον,
ὅπερ καὶ κρίνινόν τε καὶ σούσινον ἔλαιον ὠνόμασται.

Αἰγύπτιον μύρον λευκόν: ὅπερ καὶ Μενδήσιον ὠνόμασται,
σκευαζόμενον διά τε κρίνων καὶ ἀρωμάτων, διὰ τοῦτο καὶ

ἀδάξασθαι, morderi cum pruritu.

ἀδηνέως, negligenter, incuriofe.

ἀέτωμα, pars tecti in fublime erecta, ut triangulus.

ἀθέλγεται, remittitur, refolvitur.

ἀθήρ, acus hordei et tuberculi, quod in palpebra oculi
natum a fimilitudine hordei crithe dicitur, pars acuta
eſt, ut in fecundo de morbis minore et ejus partis
fummum, quae in cufpide fagittae πώγων, hoc eſt barba
appellatur, ut in quinto epidemion.

ἀθώρηκτος, qui non ebrius eſt.

αἰγοκέρας, capricornu, quod et βουκέρας, quod et bubo-
cornu et τῆλις, id eſt foenugraecum, filicia, filicula.

Αἰγύπτιον ἔλαιον, Aegyptium oleum, quod ipfi vocant ci-
cinum: veteres quidem ex ricino ricininum.

Αἰγύπτιον ἔλαιον λευκὸν, Aegyptium oleum album, quod
ex liliis conficitur et lilinum et fufinum oleum nomina-
tum eſt.

Αἰγύπτιον μύρον λευκὸν, Aegyptium unguentum album,
quod et Mendeſium nominatum eſt, confectum ex liliis

μύρον, οὐκ ἔλαιον προσαγορεύεται· τὸ δ᾽ αὐτὸ καὶ κρι-
νόμυρον καὶ σούσινον μύρον ὠνόμασται.

Αἰγύπτιον μύρον: τὸ μύρον διὰ τοῦ ἄνθους τῆς ἀκάνθης
Αἰγυπτίας, ὅπερ καὶ μετώπιον ὠνόμασται.

[82] Αἰγυπτίην στυπτηρίαν: ἣν δὴ καὶ σχιστὴν καὶ τρι-
σχιστὴν ὀνομάζομεν.

αἰεὶ: σημαίνει ποτὲ παρὰ τῷ Ἱπποκράτει καὶ τὸ ἕως καὶ
παρὰ πολλοῖς τῶν παλαιῶν.

αἰθάλη: ὅπερ καὶ λιγνύς.

Αἰθιοπικόν: ὑπακουστέον τὸ κύμινον.

αἰθόλικες: οἱ ἐπιπολῆς τοῦ δέρματος κύκλοι, ὅμοιοι τοῖς
ἀπὸ πυρὸς συνισταμένοις ἐρυθροῖς κύκλοις, ἀπὸ τοῦ αἴ-
θειν ὠνομασμένοι· καὶ αἰθολικώδεα δηλονότι τὰ τούτοις
ὅμοια, ἃ οἱ πολλοὶ προσαγορεύουσιν αἱμάλωπας.

αἱματοφλοιβοιστάσιες: οὕτως μὲν οἱ περὶ τὸν Διοσκουρί-
δην γράφουσι, τὰς ἐπισχέσεις τοῦ ὑπεροιδοῦντος αἵματος
ἡγούμενοι δηλοῦσθαι· ὅτι καὶ ἀλλαχοῦ φησιν, ἐν τῇσι

et aromatibus proptereaque unguentum, non oleum vo-
catur, idemque liliunguentum et fufinum unguentum
appellatum eft.

Αἰγύπτιον μύρον, Aegyptium unguentum ex flore Aegy-
ptiae fpinae, quod et metopium nominatum eft.

Αἰγυπτίην στυπτηρίαν, Aegyptium alumen, quod et fcif-
file et trifciffile nominamus.

αἰεὶ, femper, fignificat aliquando apud Hippocratem etiam
donec et apud multos alios antiquos.

αἰθάλη, fumus, quod et fuligo.

Αἰθιοπικόν, Aethiopicum fubaudiendum eft cuminum.

αἰθόλικες, in fumma cute circuli fimiles circulis rubris,
qui ab igne excitantur, ab αἴθειν, quod eft urere no-
minati et αἰθολικώδεα, videlicet his circulis fimilia,
quae multi vocant αἱμάλωπας.

αἱματοφλοιβοιστάσιες, venae oppletae fanguine varicofae,
fic enim qui ex Diofcoride fcribunt fuppreffiones fuper-
tumefcentis fanguinis exiftimant fignificari. Quoniam

Ed. Chart. II. [82.]   Ed. Baf. V. (706. 707.)

φλεξούσησι, αἱμορῥαγίησι σχῆμα εὑρετόν· οἱ πλείους μέντοι γράφουσιν αἱματοφλεβοιστάσιες, δηλοῦσθκι νομίζουσιν ἐκ τοῦ ὀνόματος τὰς πλήρεις αἵματος κεκυρτωμένας φλέβας.

αἱμοκέρχνα: ἐπὶ αἵματος ἐκχύσει κέρχνον ἐμποιοῦντα, τοῦτο δέ ἐστι δῆξίς τις ὑποτραχὺς ἐρεθίζουσα κατὰ τὴν τραχεῖαν ἀρτηρίαν.

Αἰνειάτης: ὁ ἀπὸ Αἰνείου τῆς ἐν Θράκη πόλεως· τὸν δὲ αὐτὸν καὶ Αἰνειοτικὸν ἔστιν ὅτε καλεῖ.

αἰολᾶσθαι: τὸ οἷον πλάζεσθαι καὶ πλανᾶσθαι.

(707) αἰών: ὁ βίος.

ἀκαλήφη: ἥπερ καὶ κνίδη.

ἀκεστά: τὰ ἰατά, καὶ γὰρ ἄκη τὰ ἰάματα.

ἀκήρατος: ἀδιάφθορος.

ἀκίς: οὕτως ὀνομάζεται τὸ σίδηρον τοῦ βέλους.

ἀκόνην ἐν τοῖς προσκειμένοις τῷ περὶ διαίτης, οὕτως ὠνόμασε τὴν θυῖαν· ὡσαύτως δὲ αὐτῷ καὶ ὁ Θεόφραστος ἐν τῷ περὶ φυτῶν ὀγδόῳ.

et alibi ait, in inflammatis fanguinis effufionibus retentio opportuna, plures tamen fcribunt αἱματοφλεβοιστάσιες et venas inflatas fanguinis plenas ex nomine fignificari putant.

αἱμοκέρχνα, in fanguinis effufione afperitatem inducentia, hoc autem eft morfus quidam fubafper irritans in afpera arteria.

Αἰνειάτης, ab Aenea civitate Thraciae, quem eundem et Αἰνειοτικὸν aliquando vocat.

αἰολᾶσθαι, quafi vagari et errare.

αἰών, aevum, vita.

ἀκαλήφη, acaliphe, quae quidem et urtica.

ἀκεστά, medicabilia, curabilia, nam ἄκη medicamenta funt.

ἀκήρατος, immortalis, incorruptus.

ἀκίς, cufpis, fic nominatur ferrum fagittae.

ἀκόνην, cotem, in adjunctis libro de ratione victus, fic nominavit mortarium, fimiliterque Theophraftus in libro de ftirpibus octavo.

Ed. Chart. II. [82.]   Ed. Baf. V. (707.)

ἄκουσα: πεπληρωμένη.

ἀκράλεα: ἄκρεα.

ἀκρέσπερον: ἄκρας ἑσπέρας, τουτέστι πρώτης καὶ ἀρχομένης.

ἄκρητον: τὸ ἄκρατον· οὕτως γὰρ ὀνομάζεται πᾶν τὸ ἀμιγὲς ἑτέρου καὶ τὴν αὐτοῦ φύσιν διασωζόμενον εἰλικρινῆ.

ἀκρητοχόλους: τοὺς ἄκρατον ἀθροίζοντας χολήν.

ἀκρητόχολον: οὕτως ὀνομάζει, ὅνπερ καὶ ἀκρόχολον.

ἄκριτον πάγος: τὸ οἷον ἀδιάκριτον· εἴρηται δὲ ἐν τῷ περὶ ἑβδομάδος ἐπὶ τοῦ μετὰ τὸν κόσμον ἤτοι ἀπείρου ἢ οἷον ἀδιατυπωτοῦ κενοῦ.

ἀκρόπλοα: τὰ ἐπιπολαίως, οἷον ἐπ' ἄκρου ἐμπλέοντα· οὕτως δὲ καὶ οἱ ἀκρόπλοοι.

ἀκροαπίς: γλῶσσα οὕτως εἴρηται ἐν τῷ ἑβδόμῳ τῶν ἐπιδημιῶν, ἡ οἷον ἄκρα ἑαυτῆς μὴ διατυποῦσα, τουτέστιν ἡ ἀδιάρθρωτος ὑπὸ δυσκινησίας.

ἀκροσαπές: τὸ ἐπιπολῆς μεταβεβληκός.

ἄκουσα, coacta, repleta.

ἀκράλεα, ἄκρεα, fumma, extrema.

ἀκρέσπερον, fumma vefpera, hoc eft prima et incipiente.

ἄκρητον, impermixtum merum, fic enim nominatur omne, quod cum altero mixtum non eft et puram fuam fervat naturam.

ἀκρητοχόλους, meram accumulantes bilem.

ἀκρητόχολον, fic nominat eum, quem et ἀκρόχολον, hoc eft, qui puram congregat bilem.

ἄκριτον πάγος, indifcretus locus, *eminens velut immenfum fpatium*: dictum eft autem in libro de hebdomade de eo, quod eft extra mundum vel infinito vel inani, quod cogitatione informari non poteft.

ἀκρόπλοα, fuperne et tanquam in fummo navigantia, fic et ἀκρόπλοοι, in fummo navigantes.

ἀκροαπὶς, lingua fic dicta eft in feptimo epidemion, tanquam fua ipfius extrema non informans, hoc eft inarticulata propter motus difficultatem.

ἀκροσαπὲς, in fuperficie mutatum.

ἀκρόψιλον: τὸ ἐπὶ τοῦ ἄκρου ψιλόν, τουτέστι γυμνόν.

ἀλαία φθίσις: οὕτως ὠνόμασται ἐν τῷ περὶ τόπων τῶν κατὰ ἄνθρωπον ἢ οἷον τυφλὴ καὶ ἀόρατος.

Ἀλάπτης: ὁ ἐξ Ἀλαπτῶν· χωρίον δέ ἐστι τῆς Θράκης τὰ Ἀλαπτά.

ἀλάστορες: αὐτοί τε οἱ ἄνθρωποι οἱ τὰ ἄληστα ἐργασάμενοι, παρὰ τὸ τὰ τοιαῦτα ἁμαρτάνειν ἐφ᾽ οἷς ἐστιν ἀλαστῆσαι καὶ στενάξαι καὶ οἱ τιμωροὶ αὐτῶν δαίμονες.

ἀλγήματα: πολλάκις καὶ κατ᾽ αὐτοῦ τοῦ νοσήματος ἐπιφέρει τοὔνομα· καὶ τὸ ἀλγεῖν ὁμοίως ἀντὶ τοῦ νοσεῖν τι καὶ πάσχειν καὶ τὰ ἄλλα τὰ ἀπ᾽ αὐτοῦ.

[83] ἀλεάζειν: θερμαίνειν.

ἄλιον ὕδωρ: τὸ ἠθροισμένον ἐξ ὄμβρου ἀθρόου.

ἀλεῖον: ἠθροισμένον, ἀθρόον.

ἀλεξητήρια: βοηθήματα· καὶ γὰρ τὸ ἀλέξασθαι βοηθεῖν ἐστιν.

ἀλέουσιν: ἀθροίζουσιν.

ἄλειφα: ἔλαιον ἢ στέαρ.

ἀκρόψιλον, nudatum, in fummo glabrum nudum.

ἀλαία φθίσις, abdita tabes. Sic nominata eſt in libro de locis in homine, tanquam caeca et inviſibilis.

Ἀλάπτης, Alaptes, qui eſt ex Alaptis, Alapta enim oppidum eſt Thraciae.

ἀλάστορες, ſceleſti et ipſi homines, qui indelebilia perpetrant, ab eo, quod talia perpetrent, ob quae cruciari atque ingemiſcere liceat et vindices eorum daemones.

ἀλγήματα, dolores; ſaepe et de ipſo morbo nomen inducit et dolere ſimiliter pro aegrotare et aliquid pati et alia ab ipſo.

ἀλεάζειν, fovere, calefacere.

ἄλιον ὕδωρ, aqua collecta ex largis imbribus.

ἀλεῖον, congregatum, confertum.

ἀλεξητήρια, remedia et auxilia, nam et ἀλέξασθαι auxiliari eſt.

ἀλέουσιν, colligunt, congregant.

ἄλειφα, oleum vel adeps.

ἀλέως: ἀθρόως.

ἀλεότητα: ἄθροισιν.

ἀληθέωσι: πλανῶσιν· εἴρηται δὲ καὶ περὶ τὴν ἄλην.

ἀλθεῖν: ὑγιάζειν.

ἄλθεξις: ἡ ἴασις.

ἀλθίσκειν: ὑγιάζειν.

ἄλκαρ: βοήθημα.

ἀλλογνοῶν: ὁ παραφρονῶν, ὁ οἷον ἄλλα γινώσκων παρὰ τὰ
    ὄντα· οὕτω δὲ καὶ τὸ ἀλλοφρονήσας εἴρηται πρὸς αὐτοῦ.

ἀλλοιοτροπεῖται: τρέπεται ποικίλως.

ἀλλόκοτον: ἀσαφὲς καὶ ἄγνωστον.

ἀλλοφάσσοντες: παραπαίοντες, παραφρονοῦντες.

ἀλαοί: τυφλοί, ὅτι καὶ ἀλαὸς ὁ τυφλός.

ἀλυκόν: ἁλμυρόν.

ἀλύζει: ἀπορεῖ, ῥιπιάζεται· οὕτως δὲ καὶ τὸ ἀλύξει ἐπὶ τοῦ
    μέλλοντος εἴρηται.

ἀλυσμόν: ὅπερ καὶ ἄλυσίν τινα καὶ ἀπορίαν, ὃ δὴ καὶ ῥι-
    πτασμὸν καλοῦσι, καὶ ἡ ἀλυχὴ δὲ ταὐτὸν τοῦτο.

ἀλέως, confertim, cumulate.

ἀλεότητα, congeriem, collectionem.

ἀληθέωσι, decipiant, imponant; dictum eſt autem et in errore.

ἀλθεῖν, curare, ſanare.

ἄλθεξις, curatio, ſanatio.

ἀλθίσκειν, curare, ſanare.

ἄλκαρ, remedium, auxilium.

ἀλλογνοῶν, deſipiens et tanquam alia percipiens, quam
    quae ſunt; ſic et ἀλλοφρονήσας, dictum eſt ab ipſo, de
    eo, qui mente alienata eſt.

ἀλλοιοτροπεῖται, vertitur varie.

ἀλλόκοτον, obſcurum et incognitum.

ἀλλοφάσσοντες, deſipientes, inſanientes.

ἀλαοί, caeci, quod et ἀλαὸς caecus eſt.

ἀλυκὸν, falſum.

ἀλύζει, fluctuat, jactatur: ſic et ἀλύξει in futuro dictum eſt.

ἀλυσμὸν, anxietatem quod et inquietudinem et jactationem,
    quin et agitationem vocant et ἀλυχὴ moleſtia hoc idem·

ἄλφιτα: οὐ μόνον τὰ ἀπὸ τῶν κριθῶν οὕτως καλεῖται· ἔν
τε γὰρ τῷ πρώτῳ τῶν γυναικείων ἄλφιτα πύρινα εἴρη-
ται· ἐν δὲ τῷ περὶ νούσων δευτέρῳ τῷ μείζονι καὶ φα-
κῶν καὶ ὀρόβων πεφρυγμένων· ἄλφιτα τοίνυν παντὸς
ἀληλεσμένου καρποῦ τὸ σύμμετρον τῷ μεγέθει θραῦμα
ὀνομάζεται. τὰ μὲν γὰρ μείζω κρίμνα, τὰ δὲ ἐλάττω
ἄλευρα.

ἄλφιτα προκώνια: τὰ πρὸ τῆς τοῦ κώνου στάσεως, τουτ-
έστι τὰ ἐκ τῶν νέων ἔτι καὶ ἀπαλῶν κριθῶν· κῶνος
γάρ τις ἐν ταῖς ἅλωσιν ἔτι καὶ νῦν ἵσταται καὶ μάλιστα
ἐν ταῖς ἐπόμβροις χώραις ξύλον ὀρθόν, ἐφ᾽ ᾧ συντίθεν-
ται οἱ καρποὶ κωνοειδῶς.

ἀμαλδύνεται: αὐτῷ σύνηθες τὸ οἷον ἀφανίζεται καὶ τὸ οἷον
ἀμαυροῦται· καθάπερ ἐν τῷ δευτέρῳ τῶν γυναικείων
ὄμματα ἀμαλδύνεται.

ἀμαλῶς: τό τε ἀπαλῶς, ὅπερ ἴσον δύναται τῷ μετρίως, ὡς
ἐν τῷ περὶ ἐμπύων· τοῦτο δὲ ἀμαλῶς ἐπαλέουσι, καὶ τὸ

ἄλφιτα, non folum ex hordeis *farinae* fic vocantur; nam
in primo de morbis mulierum ἄλφιτα πύρινα, hoc eſt
farinae triticeae dictum eſt. In fecundo autem de mor-
bis majore et lentium et ervorum ficcatorum. Omnis
igitur moliti grani mediocri magnitudine fragmentum
ἄλφιτα appellant, nam majora fragmenta, κρίμνα, hoc
eſt craſſiores farinae, minora autem ἄλευρα, hoc eſt te-
nuiores farinae nominantur.

ἄλφιτα προκώνια, quae ante coni five metae conſtructio-
nem fiunt, hoc eſt ex recentibus et teneris hordeis:
conus enim quidam in areis etiam nunc erigitur et
maxime in pluvioſis regionibus lignum rectum, circa
quod componuntur fructus in coni vel metae formam.

ἀμαλδύνεται, ipſi uſitatum eſt, quaſi offuſcatur et quaſi
obſcuratur, ut in fecundo de morbis mulierum, oculi
offuſcantur.

ἀμαλῶς, et molliter, quod idem valet, quod non valde,
ut in libro de purulentis. Hoc autem molliter vitant:

Ed. Chart. II. [83. 84.] **Ed. Baf. V. (707.)**

ῥᾳδίως, ὥσπερ ἐν τῷ πρώτῳ περὶ νούσων τῷ μείζονι,
καὶ τοῖσιν ὀφθαλμοῖσιν οὐχ ἁμαλῶς ὁρᾷ· καὶ ἐν τῷ δευ-
τέρῳ μείζονι καὶ τὰ σιτία οὐχ ἁμαλῶς προσίεται.

ἀμαμηλίδας: εἶδός τι μεσπίλου πλεῖστον ἐν Ἰταλίᾳ γινόμε-
νον, ὡς καὶ Διοσκουρίδης λέγει· τινὲς δὲ τὰς ἐπιμηλίδας
φασὶν εἶναι μῆλα σμικρὰ ἄγρια.

ἄμβη: ὀφρυώδης ἐπανάστασις.

ἀμβλυωσμός: ἤτοι ἔκτρωσις παρὰ τὸ ἀμβλύσκειν· ἀλλὰ καὶ
ἀμβλυωπία, ὡς ἐν τῷ μείζονι προῤῥητικῷ.

ἀμβλυωπότερα: τὰ ἀμβλύτερον ὁρώμενα, τουτέστιν ἀμυ-
δρότερον.

ἀμείρων: ἀφαιρῶν καὶ λαμβάνων.

ἀμενηνόν: ἀσθενές.

ἄμη: κατά τινα τρόπον, ἔκ τινος μέρους, μετρίως.

ἀμήνας: ἐκπιάξας, ἀμύξας.

ἀμοίη: οὕτως ἐν τῷ κατ᾽ ἰητρεῖον Διοσκουρίδης γράφει,
ἀμοίη ὅτι πιέξει παραλλάξαν ἐκκλίνει ἐς τὴν αὔξησιν καὶ
ἀνά- [84] πλασιν τῶν σαρκῶν ποιήσεται· οἱ δὲ ἄλλοι

et facile ut in primo de morbis majore et oculis non
facile videt et in fecundo majore et cibos non facile
recipit.

ἀμαμηλίδας, genus quoddam mefpili, plurimum in Italia
nafcens, ut Diofcorides ait, quidam autem ἐπιμηλίδας,
ajunt effe poma parva filveftria.

ἀμβὴ, fuperciliofa et altior eminentia.

ἀμβλυωσμὸς, abortio vel abortus ab eo quod eft, abortire;
fed et ἀμβλυωπία, hebetudo vifus, ut in majori pror-
rhetico.

ἀμβλυωπότερα, obtufius videntia, hoc eft obfcurius.

ἀμείρων, privans, auferens et accipiens.

ἀμενηνὸν, debile, invalidum.

ἄμη, quodammodo, ex aliqua parte, mediocriter.

ἀμήνας, qui elifit et laniavit.

ἀμοίη, fic in libro de iis, quae in officina medici, Diofco-
rides fcribit, mediocri compreffu viciffim declinent ad
augmentum et conformationem carnium faciant. Ce-

γράφουσιν ἀλλοίη· φησὶ δὲ Διοσκουρίδης τὸ ἀμοίη μέτρια
εἶναι, μαρτύριον δὲ οὐδὲν παρατίθεται.

ἀμυστί: ἀθρόως ἄνευ τοῦ μῦσαι τοῖς χείλεσι.

ἀμφιβραγχίων: τῶν περὶ τὰ παρίσθμια καλουμένων χωρίων.

ἀμφίδεον: τὸ τοῦ στόματος τῆς μήτρας, τὸ ἐν κύκλῳ ἄκρον,
ὅπερ καὶ σικύας χείλεσιν ἔοικε, κατὰ μεταφορὰν ἀπὸ τῶν
γυναικείων ψελλίων ὠνομασμένον, ἃ καὶ αὐτὰ ἀμφίδεα
καλοῦνται ἀπὸ τοῦ περιλαμβάνειν ἐν κύκλῳ καὶ οἷον ἀμ-
φιδεῖν.

ἀμφιδέξιος: ἢ οἷον ἀμφοτέρωθεν δεξιά, τουτέστιν ἡ ἀμφο-
τέραις ταῖς χερσὶν ὡς δεξιᾷ χρωμένη. τοιοῦτος γὰρ καὶ
ὁ παρὰ τῷ ποιητῇ περιδέξιος. οὕτως δὲ καὶ ὁ Ἱππῶ-
ναξ ἔλεγεν·
          ἀμφιδέξιος γὰρ εἰμι καὶ οὐχ ἁμαρτάνω.
τινὲς δὲ ἀμφιδέξιον ἀκούουσιν οὐ καλῶς τὴν ἐν τοῖς δε-
ξιοῖς μέρεσι τῆς μήτρας κυουμένην.

ἀμφιμήτριον σημεῖον: οὕτως ὠνόμακεν ἐν τῷ β΄ τῶν ἐπιδη-
μιῶν τὸ δηλωτικὸν τῶν περὶ τὰς μήτρας διαθέσεων.

teri autem fcribunt ἀλλοίη. Ait autem Diofcorides ἀμοίη,
mediocria effe, fed teftimonium nullum apponit.

ἀμυστί, totum fimul fine claufione labrorum.

ἀμφιβραγχίων, locorum, quae fic vocantur, circa tonfillas.

ἀμφίδεον, oris vulvae rotunda extremitas quae labris cu-
curbitulae fimilis eft, per metaphoram a mulierum ar-
millis nominata, quae et ipfae ἀμφίδεα vocantur ab eo,
quod eft comprehendere circulariter et tanquam cir-
cumligare.

ἀμφιδέξιος, tanquam utrinque dextra: hoc eft utrisque
manibus ut dextra utens: talis enim eft et apud poe-
tam ambidexter, fic Hipponax dicebat:
    Ambidexter enim fum et non pecco.
Quidam ἀμφιδέξιον intelligunt non recte eam, quae in
dextris partibus vulvae concepit.

ἀμφιμήτριον σημεῖον, uterinorum affectuum fignum fic no-
minavit in fecundo de morbis popularibus, quod affe-
ctionum vulvae fignificativum eft.

Ed. Chart. II. [84.]   Ed. Baf. V. (707. 708.)

ἀμῶς: κατά τινα τρόπον, ἔκ τινος μέρους, μετρίως.

ἀναγνῶναι: μεταπεῖσαι, μεταδίδαξαι.

ἀνάκαρ: εἰς τὸ ἄνω μέρος, ὥσπερ ἐπίκαρ ἐς τὸ κάτω (708) ἐξ ὀρέων.

ἀνακικίουσιν: ἀναπηδῶσιν.

ἀνακῶς: φυλακτικῶς.

ἀνακωχή: ἀνωχή, ἀναβάσταξις.

ἀναλδές: ἄτροφον, ἀναυξές.

ἀνάλμυροι: ἄναλοι ἢ οὐχ ἁλμυροί. Διοσκουρίδης οὕτως, διαιροῦντες δὲ ἀναγινώσκουσιν οἱ πολλοί.

ἄναλτον: τό τε χωρὶς ἁλῶν καὶ οὐχ ἁλμυρόν.

ἀναπλάξεις: διαπλάξεις.

ἀναπρῆσαι: ἀναιρῆσαι, ἐκτρῆσαι.

ἀνάῤῥινον: τὸ διὰ τῶν ῥινῶν παλίσσυτον ἰόν, ἔνιοι δὲ διαιροῦσιν ἀνὰ ῥινὸν εἶναι ἀνὰ τὸ δέρμα.

ἄναυδος: διαλέγεσθαι ἀδύνατος. ἄφωνος δὲ ὁ φωνεῖν μὴ δυνάμενος. ἐν τῷ τρίτῳ τῶν ἐπιδημιῶν ἐφεξῆς ἀλλήλων

ἀμῶς, quodammodo, ex quadam parte, mediocriter, ἄμη idem.

ἀναγνῶναι, fententiam mutare, veteribus dedifcendis nova difcere.

ἀνάκαρ, in fuperiorem partem, ut ἐπίκαρ, in inferiorem partem ex montibus.

ἀνακικίουσι, refiliunt.

ἀνακῶς, fedulo, caute vel apte ad cuftodiendum.

ἀνακωχή, induciae, intermiffio, dilatio.

ἀναλδές, quod non alitur, quod non augetur.

ἀνάλμυροι, infulfi vel non falfi, Diofcorides fic, multi dividentes legunt.

ἄναλτον, fine falibus et non falfum.

ἀναπλάξεις, illinitiones, inunctiones.

ἀναπρῆσαι, penetrare, forare, perforare.

ἀνάῤῥινον, per nares retroverfum iens. Quidam dividunt, ἀνὰ ῥινὸν, ut fit per cutem.

ἄναυδος, qui *bene* et *apte* verba facere nequit: ἄφωνος autem *mutus*, qui vocem emittere non poteft. In tertio

Ed. Chrat. II. [84.] Ed. Baf. V. (708.)

ἐπὶ Πυθίωνος εἴρηται. οὕτως ἔχει καὶ τὸ παρὰ τῷ
ποιητῇ ἐπὶ τοῦ ἵππου.

αὐδήεντα δ᾽ ἔθηκε θεὰ λευκώλενος Ἥρη.

ἀναφέρειν: δηλοῖ ποτε καὶ τὸ ὑπολύζειν ἀναπνέοντα, ὡς ἐν
τῷ πρώτῳ περὶ νούσων τῷ μικροτέρῳ, καὶ ἀναφέρειν
ὥσπερ τὰ παιδία τὰ πεπαυμένα, κλαίοντά τε καὶ εἰς τὰς
ῥῖνας ἀνέλκοντα τὸ πνεῦμα. τοῦτο ταυτόν ἐστι τὸ πνεῦ-
μα προσπίπτειν ἐν τῇ ἔξω φορῇ, ἔμπαλιν τῇ διπλῇ εἴσω
ἐπανακλήσει.

ἀναχαίνεται: ἀναξαίνεται.

ἀναχελύνεται: ἀναξηραίνεται.

ἀνδρογένειαν: τὴν κατὰ ἄνδρας διαδοχὴν τοῦ γένους. ἡ
μέντοι κατὰ τὰς γυναῖκας διαδοχὴ τοιοῦτο ἕτερον οὐδὲν
ὄνομα κέκτηται ὅμοιον.

ἀμβήξατο: μετὰ βηχὸς ἀνέπτυσεν.

ἀνειλήματα: τοὺς στρόφους.

ἀνειλισθῶσιν: εἰς τὸ ἄνω εἱλισθεῖσαι συστραφῶσιν.

ἀνερυσθέωσιν: ἀνασπασθῶσιν.

morborum epidemion deinceps invicem de Pythione di-
cta funt: fic habet et illud apud poetam de equo:
  Loquentem autem fecerat dea alba ulnas Juno.
ἀναφέρειν, referre, fignificat interdum et fubfingultire re-
  fpirantem, ut in primo de morbis minore et ἀναφέρειν
  ut pueri cubantes, flentesque et in nares retrahentes
  fpiritum, hoc idem eft, cum fpiritus in aliquid impin-
  gens, dum extra fertur, retro duplici revocatione, atque
  intro recipitur.
ἀναχαίνεται, refcinditur, laceratur.
ἀναχελύνεται, reficcatur.
ἀνδρογένειαν, per viros fuccellio generis; nam per mulie-
  res fuccellio tale aliud nullum nomen habet fimile.
ἀμβήξατο, cum tuffi exfpuit.
ἀνειλήματα, tormina, στρόφους, cruciatus.
ἀνειλισθῶσι, furfum verterint, convolverint.
ἀνερυσθέωσι, evulfi fuerint.

ἀνείσας: ἐν ὕψει ἀνωτάτω κρεμάσας· σύγκειται γὰρ ἐκ τοῦ
     ἄνω καὶ εἴσας.

ἀνεμοῦται: ἐμπνευματοῦται.

ἀνερίκτων: ἀδιασείστων.

ἀνεστραμμένα: ἀνατεταραγμένα, εἴρηται δὲ ἐπὶ οὔρων.

[85] ἄνεως: ἄφωνος καὶ τὸν νοῦν ἐμπεπληγμένος.

ἀνήνιος: ἄλυπος καὶ ἀβλαβής.

ἀνηρείκτῳ: μὴ διῃρημένῳ εἰς λεπτὰ, ἀλλ' ἐξ ἄκρων κρί-
     μνων συγκειμένῳ.

ἄνθεα: οὐ μόνον ταῦτα τὰ εἰς τὰ στέφανα, ἀλλὰ καὶ τὰ
     ἄλλα πάντα οὕτως ὀνομάζει καὶ τὰ σπέρματα δὲ ὡσαύ-
     τως ἐνίοτε καλεῖ, ὥσπερ καὶ ἐν τῷ δευτέρῳ τῶν γυναι-
     κείων, ἀλλὰ καὶ τὰ ἐρυθήματα, ὡς ἐν κωακαῖς· καὶ πτύ-
     σματα δὲ ἀνθηρὰ τὰ ἐρυθρὰ καὶ ὕφαιμα λέγει ἐν τῷ
     στ' τῶν ἐπιδημιῶν.

ἀνθίνην οἶνον: ἤτοι τὸν ἡνθισμένον ὀνομαζόμενον ἢ τὸν ἐκ
     τῶν ἀνθῶν ἡδυσμένον, ὥσπερ καὶ κυκεῶνα ἀνθινὸν ὠνό-
     μασεν ἐν τῷ δευτέρῳ περὶ νούσων τῷ μείζονι.

ἀνείσας, in fublime maxime furfum pendens, compofitum
     eft ex furfum et profectus.

ἀνεμοῦται, inflatur.

ἀνερίκτον, inconcufforum.

ἀνεστραμμένα, perturbata, dictum eft de urinis.

ἄνεως, mutus et mente perculfus.

ἀνήνιος, carens moleftia et illaefus.

ἀνηρείκτῳ, non divifo in minuta, fed ex ultimis farinae
     craffioribus partibus compofito.

ἄνθεα, flores non folum hos ad coronas, fed ad alia om-
     nia fic nominat: ac femina fimiliter aliquando vocat, ut
     fecundo de morbis mulierum: fed et rubores ut in
     Coacis praenotionibus et fputa ἀνθηρὰ rubra et fub-
     cruenta dicit in fexto epidemion.

ἀνθίνην οἶνον, hoc eft florulentum, quod ita nominatur
     vel ex floribus grato odore praeditum: quemadmodum
     et κυκεῶνα ἀνθινὸν, hoc eft potionem quandam floribus
     conditam nominavit in fecundo de morbis majore.

82　　　ΓΑΛΗΝΟΥ ΤΩΝ ΙΠΠΟΚΡΑΤΟΥΣ

Ed. Chart. II. [85.]　　　　　　　　　Ed. Baf. V. (708.)
ἀνθινὸν ἔλαιον: τὸ κρίνινον καὶ ἴρινον λέγεται, τὸ δὲ αὐτὸ
καὶ σούσινον καλεῖται.

ἀνθινὸν μύρον: ὅπερ καὶ σούσινον μύρον καὶ κρίνινον μύ-
ρον· διαφέρει δὲ τοῦ ἀνθινοῦ ἐλαίου τοῦ προγεγραμμέ-
νου τῇ ποικιλίᾳ τῶν ἀρωμάτων.

ἀνεύθυντο: ἤγουν εἰς τὸ ἄνω ἀπεύθυντο.

ἀνωργασμένον: τό τε ἀναμεμαλαγμένον, ἐπειδὴ καὶ τὸ μα-
λάξαι ὀργάσαι καὶ τὸ οἷον σπαργᾶν καὶ ὀργᾶν, ὡς ἐν τῷ
δευτέρῳ περὶ νούσων τῷ μείζονι.

ἀντικοντώσιος: τῆς διὰ τοῦ κοντοῦ ἀντερείσεως, ὅπερ καὶ
σκίμπων καλεῖται.

ἀντίῤῥινα: πόα τις ἦν καὶ βουκράνιον καὶ λυχνίδα ἀγρίαν
ὀνομάζουσιν.

ἄορτρον: τὸ ἀπηρτημένον τοῦ πνεύμονος μέρος ἑκατέρωθεν,
ὡς ἐν τῷ περὶ νούσων τῷ μείζονι· ἔτι δὲ καὶ ἄορτριν τὸ
αὐτὸ τοῦτο ἐνίοτε καλεῖ, ὡς Διοσκουρίδης οἴεται, οὐ πάνυ
δὲ σαφές ἐστιν.

ἀπαρτίως: ἀπηρτισμένως καὶ ἀκριβῶς. Διοσκουρίδης δὲ

ἀνθινὸν ἔλαιον, oleum lilinum vel irinum dicitur, quod
ipfum etiam fufinum vocatur.

ἀνθινὸν μύρον, quod et fufinum unguentum et lilinum
unguentum. Differt autem a florato oleo ante fcripto
varietate odoramentorum.

ἀνεύθυντο, videlicet furfum direxerunt.

ἀνωργασμένον, quod eft et remollitum: quoniam ὀργάσαι
eft mollire et tanquam fubactum et emollitum, ut in
fecundo de morbis majore.

ἀντικοντώσιος, reverberationis ejus quae remo fit. Quod
et σκίμπων vocatur.

ἀντίῤῥινα, herba quaedam quam bucranion et lychnida
agreflem vocant.

ἄορτρον, pulmonis pars feparata ex utraque parte, ut in
libro de morbis majore: praeterea ἄορτριν, hoc idem
aliquando appellat, ut Diofcorides arbitratur: fed hoc
non fatis conflat.

ἀπαρτίως, perfecte et exacte. Diofcorides autem ait hoc

ἔφη ὅτι καὶ πᾶν τὸ ἐναντίον δηλοῖ, ὡς ἐν τῷ περὶ διαί-
της ὀξέων, ἐν οἷς φησι· καὶ ὡς ἐπὶ τὸ πολὺ ἀπορτίως
ἐν τοῖσι τοιούτοισι καιροῖσι μεταβάλλουσιν εἰς τὰ ῥοφή-
ματα· ἐμοὶ δὲ καὶ ταύτη δοκεῖ τὸ ἀπηρτισμένως τε καὶ
ἀκριβῶς δηλοῦν· τῷ δὲ καὶ οἱ Ἀττικοὶ τὸν αὐτὸν τρό-
πον χρῶνται τῷ ὀνόματι· μυρία δὲ παραδείγματα διὰ
τῶν σμικρῶν ὑπομνημάτων ἔχεις.

ἀπεβράσσετο: ἐν τῷ πέμπτῳ τῶν ἐπιδημιῶν οὕτως Διοσκου-
ρίδης γράφει, καί φησιν αὐτὸς δηλοῦσθαι τῷ ἀπεβράσ-
σετο τὸ ἀπεβήσσετο, τῶν ἄλλων σχεδὸν ἁπάντων ἀπε-
βήσσετο γραφόντων· ὁ γάρ τοι Διοσκουρίδης οὗτος καὶ ὁ
Ἀρτεμίδωρος καὶ ὁ ἐπικληθεὶς Καπίτων ἐκ τοῦ συνή-
θους τοῖς ἄλλοις ὀνόματα πολλὰ μετεκόμισαν, οὐδὲν ἀλ-
λοιότερον δηλοῦντα τῆς ἀρχαίας γραφῆς, ὧν ἀνάγκην ἔχο-
μεν καὶ ἡμεῖς μνημονεύειν.

ἀπιλλήθη: συνεκλείσθη, ἴλλειν γὰρ τὸ συγκλείειν.

ἀπερχθῇ: ἀποκλεισθῇ.

ἀπόγονα: τὰ γόνιμα, ἔνιοι δὲ ἤκουσαν τὰ ἄγονα.

verbum totum contrarium fignificare, ut in libro de
ratione victus acutorum, ubi ait, et plerumque perfe-
cte in talibus temporibus transeunt ad forbitiones. Mihi
autem et hoc loco videtur perfecte et exacte fignificare:
atque hoc modo Attici hoc nomine utuntur: cujus plu-
rima exempla in parvis commentariis habere poffis.

ἀπεβράσσετο, in quinto epidemion fic fcribit Diofcorides
et ait ipfe hoc ἀπεβράσσετο verbo fignificari et ἀπεβήσ-
σετο, cum alii fere omnes ἀπεβήσσετο, hoc eft evenit
fcribant.   Diofcorides enim et Artemidorus cognomine
Capito ex eo quod aliis ufitatum erat, nomina multa
transmutaverunt, nihil diverfum ab antiqua fcriptura
indicantia: quorum nobis quoque neceffe eft meminiffe.

ἀπιλλήθη, exclufus fuit, ἴλλειν enim claudere.

ἀπερχθῇ, exclufus eft.

ἀπόγονα, fecunda, quidam intellexerunt infecunda.

84 ΓΑΛΗΝΟΥ ΤΩΝ ΙΠΠΟΚΡΑΤΟΥΣ

ἀποκεκαρπωκός: ἀποβεβλαστηκός.

ἀποκεκριμένῃσι: κεχωρισμέναις.

ἀποκηδέστερον: ἀφροντιστότερον.

ἀποκναίειν: μάλιστα μὲν τὸ ἀποξύειν, ἤδη δὲ καὶ τὸ κατα-
φθείρειν καὶ τὸ κατισχναίνειν.

ἀπομυλήνας: προβάλλων τὰ χείλη συνηγμένως.

ἀπονενοημένως: ἀνεπιστρέπτως.

ἀποπαλλήσιος: ἀποπάλσεως, ἐντεῦθεν καὶ τὸ ἀποπαλλώσε-
ται, ποτὲ μὲν τὸ ἐνεργητικὸν τὸ ἀποπάλλειν σημαίνει,
καθάπερ ἐν πρώτῳ τῶν γυναικείων· ἔστιν ὅτε δὲ καὶ τὸ
παθητικὸν τὸ ἀποπαλλήσεται, ὡς ἐν τῷ περὶ φύσεως ἀν-
θρώπου. (86)

ἀπορέγει: προτείνει.

ἀποσαείς: ἀποσβεσθείς.

ἀποσιτικά: ἀποσιτίας καὶ ἀνορεξίας ποιητικά.

ἀποσκήψεις: τὰς ἀποσχάσεις ἐν τῷ πρώτῳ περὶ νούσων
τῷ μείζονι.

ἀποσκληρύνει: σκελετεύει.

ἀποκεκαρπωκὸς, quod omni fructu exhauſtum eſt.

ἀποκεκριμένῃσι, ſeparatis.

ἀποκηδέστερον, negligentius.

ἀποκναίειν, maxime quidem abradere, ſed et corrumpere
et extenuare.

ἀπομυλήνας, protendens labra compreſſim.

ἀπονενοημένως, temere, ſine reverſione.,

ἀποπαλλήσιος, expulſionis, hinc et ἀποπαλλώσεται, id eſt
expelletur, aliquando quidem activum ἀποπάλλειν, id eſt
expellere ſignificat, ut in primo de morbis mulierum:
aliquando et paſſivum ἀποπαλλήσεται expelletur, ut in
libro de natura hominis.

ἀπορέγει, porrigit.

ἀποσαεὶς, extinctus.

ἀποσιτικὰ, quae faſtidium cibi et inappetentiam faciunt.

ἀποσκήψεις, ſcarificationes, ut in primo de morbis majore.

ἀποσκληρύνει, exſiccat, indurat.

Ed. Chart. II. [86.]   Ed. Baf. V. (708. 709.)

ἀποσπαρθάζουσι: σπαίρουσιν ἢ σφύζουσιν, ἐν τῷ δευτέρῳ περὶ νούσων.

ἀπόσφαγμα: τὸ τρυγῶδες παρήθημα, ὃ καὶ ὑπόσφαγμα.

ἀπτίστων: ὁλοσχερῶν εἰς ὁλοσχερῆ ἄλευρα διῃρημένων, ἐλλιπῶς κεκομμένων, μὴ ἀποβεβρασμένων τὸ πιτυρῶδες.

ἀπυρομήλη: τῇ πυρῆνα μὴ ἐχούσῃ, τουτέστι τῇ μηλοτρίδι.

ἀρακίδας: πυρίνους ἀρακίσκους, εἶδος ὀσπρίου δέ ἐστιν ὁ ἄρακος.

ἀρβύλαι: ὑποδήματα τὰ βαθέα.

ἄργης: ὄφις τις οὕτως ὀνομαζόμενος.

ἄρδας: ῥύπος τις καὶ ἀκαθαρσία, καὶ ἀρδαλῶσαι τὸ ῥυπᾶναι.

ἀρθρικόν: τὸν τοῖς ἄρθροις ἁρμόττοντα.

ἀρικύμων: ἡ ταχέως ἐγκύμων γινομένη.

(709) ἄρις: οὐ μόνον τὸ ὄργανον, ἀλλὰ καὶ βοτάνη τις οὕτως ὀνομάζεται.

ἄρκτιος: ὁ ἀπὸ τῆς ἄρκτου πνέων, ἔνιοι δὲ ἄρκτιον ἄντικρυς γράφουσιν.

ἀποσπαρθάζουσιν, pulſant, palpitant vel ſaliunt, ut in ſecundo de morbis.

ἀπόσφαγμα, feculenta colatura, quod et ὑπόσφαγμα dicitur.

ἀπτίστων, integrorum, in integras farinas diviſorum, imperfecte contuſorum, parte furſuracea non ſecreta.

ἀπυρομήλη, ſpecillo ſine nucleo, quod μηλοτρὶς dicitur, hoc eſt auricularium ſpecillum.

ἀρακίδας, triticea legumina minuta; legumen enim eſt aracos.

ἀρβύλαι, calcei alti et profundi.

ἄργης, ſerpens quidam ſic nominatus.

ἄρδας, ſordes quaedam et ſpurcitia et ἀρδαλῶσαι, foedare.

ἀρθρικὸν, articulis accommodatum.

ἀρικύμων, quae cito praegnans fit.

ἄρις, non ſolum inſtrumentum, ſed etiam herba quaedam ſic nominatur.

ἄρκτιος, a ſeptentrione ſpirans, quidam autem ἄρκτιον urſinum omnino ſcribunt.

ἄρμης: τῆς ἐν τῇ κεφαλῇ ῥαφῆς.

ἀρμίως: παραχρῆμα, Δώριος δὲ ἡ λέξις.

ἀρροίας: ἐποχῆς ἐμμήνων.

ἀρτίζωα: ὀλιγοχρόνια.

ἀρτίστομα: πανταχόθεν ὁμαλά.

ἀσκαρίδες: ἕλμινθες ἰσχναὶ καὶ μικραὶ ἐν τῷ ἀπευθυσμένῳ
ἐντέρῳ γεννώμεναι.

ἀσκούς: κεράμεις οὓς καὶ πυριατοὺς καὶ φακοὺς ὀνομά-
ζουσιν.

ἀσᾶται: τό τε πυροῦται ὡς ἐν πρώτῳ γυναικείων καὶ τὸ
προσκόρως καὶ ἐπαχθῶς διατίθεται, ὡς ἐν τῷ δευτέρῳ
περὶ νούσων τῷ μείζονι.

ἀτέραμνα: τὰ δυσκατέργαστα καὶ σκληρά.

ἄτρακτον: οὐ μόνον τὸν εἰς τὸ ἱερουργὸν χρήσιμον, ἀλλὰ
καὶ τὸ ξύλον τοῦ βέλους.

Ἀττικὸν ἀγγεῖον: Ἀττικὴν χύτραν, καὶ μήν ποτε τὸν κα-
λούμενον ἐχῖνον.

αὐαντὴ ἢ αὐαψή: τὶς ξηραντικὴ νόσος.

ἄρμης, futurae quae eſt in capite.

ἀρμίως, ſtatim, Dorica vox.

ἀρροίας, ſuppreſſionis menſtruorum.

ἀρτίζωα, parvo tempore viventia.

ἀρτίστομα, undecumque plana, aequalia.

ἀσκαρίδες, vermes tenues et minuti in recto inteſtino geniti.

ἀσκοὺς, figulinas ollas, quas et πυριατοὺς et φακοὺς late-
res et lenticulos nominant.

ἀσᾶται, et igneſcit, ut in primo de morbis mulierum et
faſtidioſa ſatietate, ac graviter affectus eſt, ut in ſe-
cundo de morbis majore.

ἀτέραμνα, difficilia ad conficiendum et dura.

ἄτρακτον, non ſolum eum qui ad lanificium utilis eſt,
hoc eſt fuſum ſignificat, ſed etiam lignum ſagittae.

Ἀττικὸν ἀγγεῖον, Atticum vas, Atticam ollam, aliquando
quoque echinum appellatum.

αὐαντὴ vel αὐαψὴ, quidam deſiccans morbus.

Ed. Chart. II. [86.] Ed. Baf. V. (709.)

αὐτίνην: οἶνον τὸν αὐτοετίτην, τὸν ἐκ τοῦ ἐνεστῶτος ἔτους.

αὐτόδρομον: αὐτοκίνητον, ὡς ἐν τῷ περὶ ἑβδομάδων.

αὔτως: ματαίως.

ἀφάς: τὰ ἄμματα παρὰ τὸ ἄψαι.

ἀφασσόμενα: ψηλαφώμενα καὶ ἀφησσαμένη, ψηλαφήσασα.

ἀφράζει: ἀφραίνει, ἀσυνετεῖ.

ἀφροῦντα: ἀφρίζοντα, πομφολυγώδη.

ἀφύει: ἀπολευκαίνεται καὶ ὥσπερ ἀφύης τὸ χρῶμα ἔχει·
οὕτως δὲ καὶ ἀφυῶδες καλεῖ τὸ ἀφυεῖ χρώματι ἐοικός.

Ἀχιλληϊάδας κριθάς: τὰς εὐτραφεῖς καὶ μεγάλας ἀπό τινος
Ἀχιλλέως ὠνομασμένας, ὥς φασι, γεωργοῦ Βαβρωνίου.

ἀψίῤῥοον: εἰς τοὐπίσω ῥέον.

ἀψυχεῖ: λειποθυμεῖ· καὶ ἀψυχίη ἡ λειποψυχία.

B.

Βάχαρις: Λύδιόν τι μύρον.

βαλβίς: κοιλότης παραμήκης.

αὐτίτην οἶνον, vinum hujus anni, praefentis anni.

αὐτόδρομον, quod per fe movetur, ut in libro de hebdo-
madibus.

αὔτως, temere, ſtulte.

ἀφὰς, vincula, παρὰ τὸ ἄψαι, id eſt ab eo quod eſt vincire.

ἀφασσόμενα, contrectata, ſricata et ἀφησσαμένη, quae fri-
cavit vel contrectavit.

ἀφράζει, deſipit, intelligendi expers eſt.

ἀφροῦντα, ſpumantia, bullae modo tumeſcentia.

ἀφύει, dealbatur et tanquam apuae colorem habet, ſic et
ἀφυῶδες vocat apuae colore fimile.

Ἀχιλληϊάδας κριθὰς, bene nutrita hordea et magna a quo-
dam Achille nominata, ut ajunt, agricola Babronii.

ἀψίῤῥοον, retro fluens.

ἀψυχεῖ, animo deficit et ἀψυχίη animi defectus.

B.

Βάκχαρις, Lydium quoddam unguentum.

βαλβὶς, concavitas oblonga.

[87] Βαλοῖος: ὁ ἀπὸ Βαλοίας πόλεως Μακεδονικῆς.

βδέλλῳ: ἐν τῷ μείζονι προρρητικῷ καὶ δευτέρῃ πρός τινων
ἐπιγραφομένων τὴν κιρσώδη φλίβα φησὶν οὕτως ὠνομά-
σθαι Διοσκουρίδης· ἐμοὶ δὲ δοκεῖ κυρίως εἰρῆσθαι τοὔνο-
μα κατ᾽ αὐτοῦ τοῦ ζώου· καὶ γὰρ παρείυχόν ποτε τού-
του κατὰ τὸ βιβλίον ἐκεῖνο λεγομένου καὶ ἀπορουμένων
γε πολλῶν ἐπὶ τῶν γινομένων, προέγιων ἐγὼ μόνος ἐκ
τοῦ γράμματος ὁρμηθεὶς τἀληθές.

βηκείοις: προβατίοις.

βησσιακή: τῇ ἀπὸ βησσῶν ἐν Θράκῃ.

βλακεύειν: ὀλιγωρεῖν.

βλαβεραί: ὑγραὶ, μυξώδεις.

βληχρόν: ὄσπριόν τι ὃ καὶ βλήχιον γράφεται.

βοάνθεμον: τὸ βούφθαλμον, τὸ δὲ αὐτὸ καὶ χρυσάνθεμον
ὀνομάζεται.

βόλβιον: οἷόν ἐστι τὸ αὐτὸ, Ἱπποκράτης ἐν τῷ δευτέρῳ
τῶν γυναικείων διδάσκει· κακῶς οὖν τινες τὸν νάρκισσον
ᾠήθησαν δηλοῦσθαι διὰ τὸν βολβόν.

Βαλοῖος, qui eſt ex Valoea, urbe Macedoniae.

βδέλλῳ, in majori de praedictione et ſecundo, ut quidam
inſcribunt, varicoſam venam ait ſic nominari Dioſcori-
des: mihi autem videtur proprie dici nomen de ipſo
animali: etenim affui olim cum hoc diceretur in eo li-
bro et dubitantibus multis de his quae ſierent, ſolus
ego ex ſcripto aggrediens praecognovi veritatem.

βηκείοις, ovibus.

βησσιακῇ, ex Beſſis in Thracia.

βλακεύειν, parvipendere.

βλαβεραί, humidae, mucoſae.

βληχρὸν, legumen quoddam, quod et *βλήχιον* ſcribitur.

βοάνθεμον, bovis oculus, quod idem chryſanthemon no-
minatur.

βόλβιον, quale ipſum eſt Hippocrates docet in libro ſe-
cundo de morbis mulierum: male igitur quidam bulbi
nomine narciſſum ſignificari putaverunt.

Ed. Chart. II. [87.]   Ed. Baf. V. (709.)

βολβιτία: τὰ ὑπὸ τῶν πολλῶν βομβύλια προσαγορευόμενα,
γένος δὲ ἐστι τοῦτο μικρῶν πολυπόδων.

βόλιτον: βόλβιτον.

βομβύλιον: ἔκπωμά τι στενὸν ἔχον τὸ στόμα ἢ πῶμα
παρὰ τὸ βομβεῖν ὠνομασμένον.

βοὸς θαλασσίου: σελαχώδης ἐστὶν ὁ ἰχθῦς οὗτος.

βοτράχου: τοῦ βατράχου λέγει, τινὲς δὲ ἄντικρυς βατράχου
γράφουσι.

βουβάλιος: σίκυς ἄγριος.

βουκέρας: ἡ τῆλις. Μενηθεὺς ἐν ταῖς ὀνομασίαις τῶν φαρ-
μάκων καὶ τὴν ἀναγαλλίδα οὕτως προσαγορεύεσθαί φησι.

βούπρηστις: τό τε ζῶον τὸ τῇ κανθαρίδι παραπλήσιον·
ἔστι δὲ καί τι λάχανον ἄγριον, οὗ μίμνηται Διοσκουρί-
δης ἔν τε τῷ πρώτῳ τῶν ὑγιεινῶν καὶ ἐν τῷ περὶ λα-
χάνων.

βρῆγμα: τὸ μετὰ βηχὸς ἀναπτυόμενον ἐν τῷ πρώτῳ περὶ
νούσων τῷ μείζονι· καὶ βρήσσειν τὸ μετὰ βηχὸς ἀνα-
πτύειν· ἔνιοι ταῦτα χωρὶς τοῦ ρ γράφουσι.

βολβιτία, quae a multis βομβύλια appellantur; genus au-
tem eſt hoc parvorum polypodum.

βόλιτον, ſtercus bubulum.

βομβύλιον, poculum quoddam anguſtum os habens aut
operculum a reſonando dictum.

βοὸς θαλασσίου, bovis marini, cartilaginoſus eſt hic piſcis.

βοτράχου, ranae dicit, quidam autem omnino βατράχου
ſcribunt.

βουβάλιος, cucumer agreſtis.

βουκέρας, foenum Graecum, Menitheus in appellationibus
medicamentorum et anagallidem ſic appellari ait.

βούπρηστις, eſt animal cantharidi ſimile, eſt et quoddam
olus agreſte, cujus mentionem facit Dioſcorides in primo
de ſanitate tuenda et in libro de oleribus.

βρῆγμα, quod cum tuſſi exſpuitur, in primo de morbis
majore; et βρήσσειν, cum tuſſi exſpuere, quidam haec
ſine litera ρ ſcribunt.

βρόγχης: τῆς χονδρώδους ἀρτηρίας.

βρυγμός: ὁ ἀπὸ τῶν ὀδύντων συγκρουομένων ψόφος· καὶ βρύχειν τὸ οὕτως ψοφεῖν.

βύζην: ἀθρόως ἢ πυκνῶς.

Γ.

Γαλιάγκωνες: οἱ σμικρὸν μὲν καὶ ἄτροφον ἔχοντες τὸν βραχίονα, τὰ δὲ κατὰ τὸν ἀγκῶνα ὀγκωδέστερα, ὥσπερ καὶ αἱ γαλαῖ· οἱ δὲ φάσκοντες γαλλὸν τὸ χολὸν ὀνομάζεσθαι καὶ διὰ τοῦτο συγκεῖσθαι τοὔνομα, τάχα ἂν δόξειαν παρακούειν· οὐ γὰρ γαλιάγκωνας, ἀλλὰ γαλλοβραχίονας ἐχρῆν αὐτοὺς ὀνομάζεσθαι.

γαμψούς: καμπὰς ἔχοντάς τινας.

γαυσούς: κυριὸς εἰς τὰ ἔξω.

γιγγλύματα: ἀντεμβαίνουσιν εἰς ἀλλήλους, ὥσπερ καὶ ἐν ταῖς θύραις οἱ γιγγλυμοί.

γῇ σμηκτίδι: τῇ κιμωλίᾳ.

γῇ κεραμίτιδι: τῇ ἀργίλῃ.

βρόγχης, cartilagineae arteriae.

βρυγμός, ſtridor qui ex dentibus colliſis efficitur et βρύχειν ſic ſtridere.

βύζην, cumulate vel denſe.

Γ.

Γαλιάγκωνες, muſtelae cubito praediti, qui parvum et gracile habent brachium, partes autem circa cubitum turgidiores, ut muſtelae: qui autem ajunt γαλλὸν mutilum et decurtatum vocari, indeque deductum eſſe nomen, fortaſſis videri poſſint male intelligere, non enim γαλιάγκωνας, ſed γαλλοβραχίονας oportebat ipſos nominari.

γαμψοὺς, curvaturas habentes quasdam.

γαυσός, curvatus in partem exteriorem.

γιγγλύματα, contrario modo ineunt inter ſe, ut in ianuis cardines.

γῇ σμηκτίδι, cimoliae, id eſt albae cretae.

γῇ κεραμίτιδι, argillae.

Ed. Chart. II. [87. 88.]   Ed. Baf. V. (709.)

γῆ χαλκίτιδι: οὐδὲν πλέον δηλοῖ τοῦ χαλκίτεως.

γήχυτον: τὸ ἔξωθεν μέρος τῆς γῆς τὸ μαλακὸν καὶ ἥκιστα
λιθῶδες.

γλαμυροί: γλημώδεις καὶ ὑγροί.

γλοιάζειν: τὸ ἐπιμύοντας παραδίνειν τοὺς ὀφθαλμοὺς καὶ
τὸ γλοιωδῶς ἀνάλογον, ὡσεὶ καὶ νυσταχτικῶς ἔλεγον.

[88] γλυκύμης βοτάνης: τῆς γλυκυρρίζης καλουμένης.

γόγγρωνα: βρογχοκήλην ἀπὸ τῶν ἐν τοῖς πρέμνοις τῶν δέν-
δρων ἐπιγινομένων στρογγύλων ἐξοχῶν, ὡς καὶ Θεόφρα-
στος ἐν τῷ πρώτῳ περὶ φυτῶν ὡδὶ λέγων· ἔνια δὲ καὶ
ἴσχει τοὺς καλουμένους ὑπό τινων γόγγρους ἢ τὸ ἀνάλο-
γον οἷον ἡ ἐλαία.

γογγύλιον: στρογγύλον· καὶ γογγυλίδια τὰ σμικρὰ σφαιρία
ὡσπερεὶ καταπότια.

γριφόμενα: ἐπανειλούμενα παρὰ τὸν γριφὸν τὸ ἁλιευτικὸν
δίκτυον.

γῆ χαλκίτιδι, nihil plus fignificat quam chalcitis lapis.

γήχυτον, exterior pars terrae, quae mollis eft et minime
lapidea.

γλαμυροί, aquofi et humidi.

γλοιάζειν, conniventes verfare oculos et γλοιωδῶς per con-
niventiae fimilitudinem more eorum qui nutante capite
dormitam dicebant.

γλυκύμης βοτάνης, glycyrrhizae vel dulcis radicis ap-
pellatae.

γόγγρωνα, tumorem gulae, ab eminentiis rotundis quae
in truncis arborum nafcuntur, ut Theophraftus in primo
de ftirpibus, fic inquiens, nonnullae autem gongros a
quibusdam vocatos habent, vel quod pro arboris natura
refpondeat, ut olea.

γογγύλιον, rotundum et γογγυλίδια, parvi globuli, ut pilulae.

γριφόμενα, quae involvuntur, dictum a gripho, quod eft
rete pifcatorium.

Δ.

Δαιτίδες: μεγάλαι λαμπάδες καιόμεναί τε καλοῦνται· κατα-
χρωμένοις δέ ποτε σημαίνει καὶ τὴν τοῦ σκοφόδου κε-
φαλὴν διὰ τὸ ἐκ πολλῶν ἀγλίθων συγκειμένην παραπλη-
σίως συνδεδέσθαι ταῖς λαμπάσι.

δακτύλιος: κύκλος τροχίσκος ἐν τῷ περὶ ἀφόρων.

δίεδρος: διαφανής, ἐν τῷ δευτέρῳ περὶ νούσων τῷ μείζονι.

διακνέει: ὅπερ καὶ ἀποκναίει, τὸ δὲ αὐτὸ καὶ διακναίει λέ-
γεται.

διαπεπληγμένα: τὰ ἐπὶ πολὺ κατὰ τὴν πληγάδα διεστῶτα·
πληγὰς δὲ τὸ μεταξὺ τῶν σκελῶν τῆς ἐκφύσεως.

διάστημα: τὴν ὥσπερ ἐρίοις ἐοικυῖαν αὐτῶν τῶν σωμάτων
σύνθεσιν.

διαστομωτρίδα: μήλην τὴν διαστέλλουσαν.

διαφλύξιες: ὑπερβλύσεις.

διαφλυχθεῖσα: διαχυθεῖσα, ὑγρανθεῖσα.

διαφλυχθέν: ὑγρανθέν.

διαφλύοντα: ὑγραίνοντα.

Δ.

Δαιτίδες, magnae lampades ardentefque vocantur, abulen-
tibus autem aliquando fignificat etiam allii caput, eo
quod ex multis fpicis feu nucleis compofitum colligatur,
ut lampades.

δακτύλιος, circulus, rotula, in libro de fterilibus.

δίεδρος, tranfparens, in fecundo de morbis majore.

διακνέει, idem quod moerore afficit, quod ipfum et δια-
κναίει dicitur.

διαπεπληγμένα, multum circa crurum exortum divaricata,
πληγὰς enim quod inter exortum crurum intereſt.

διάστημα, intervallum, tanquam lanis fimilem corporum
ipforum compofitionem.

διαστομωτρίδα, fpecillum dilatans.

διαφλύξιες, effufiones.

διαφλυγθεῖσα, perfufa, humectata.

διαφλυχθέν, humectatum.

διαφλύοντα, humectantia.

Ed. Chart. II. [88.]   Ed. Baf. V. (709. 710.)

διαφρος: ἀφρίζων.

διαχωρίου: ἀπὸ διαστήματος.

(710) διδύμη: ῥίζα τῆς βοτάνης ἥτις καὶ ὄρχις ὀνομαζεται.

διεβλήθησαν: ἐξηπατήθησαν.

διῆσαι: διασεῖσαι, ἐν δευτέρῳ τῶν γυναικείων, δηλοῖ καὶ τὸ διηθῆσαι καὶ τὸ διελεῖν.

δίϊδρος: νοτηρὰ καὶ διϊδροῦσα.

δίκλειδος: διμερὴς, ὡς δύνασθαι τοῦ κάτω μέρους κεκλεισμένου τὸ ὑπερκείμενον ἀνοῖξαι.

δίκρουν: τὸ οἷον δίκρανον, ὅπερ καὶ δισχιδὲς ὀνομάζουσι· τὸ δὲ αὐτὸ καὶ ἤδικρον δηλοῖ.

δίοπτος: νεὼ ἐπιμελητὴς παρὰ τὸ διοπτεύειν ἢ διέπειν τὰ ἐν αὐτῷ.

διορρώσιος: τῆς εἰς τὸ ὀρρῶδες καὶ ὑδατῶδες μεταβολῆς.

δίπνος: τρήματα τῶν εἰς τὰ κενὰ συντετρημένων καὶ οἷον κατὰ δύο στόματα ἀναπνεόντων.

δόρπου: τοῦ δείπνου.

διαφρος, fpumans.

διὰ χωρίου, ex intervallo.

διδύμη, fatyrium, radix herbae, quae et ὄρχις nominatur.

διεβλήθησαν, decepti fuerunt.

διῆσαι, concutere, in fecundo de morbis mulierum fignificat transcolare et dividere.

δίϊδρος, humida, exudans.

δίκλειδος, bipartitus, ut poffit inferiore parte claufa fuperpofitam aperire.

δίκρουν, tanquam biceps, quod et bifidum dicitur, quod ipfum etiam ἤδικρον fignificat.

δίοπτος, templi curator, παρὰ τὸ διοπτεύειν ἢ διέπειν, id eft ab explorando vel curando, quae funt in ipfo.

διορρώσιος, in ferofum et aquofum mutationis.

δίπνος, foramen parvum eorum, quae ad vacua perforata funt et tanquam duobus oribus refpirant.

δόρπου, coenae, vefpertinum epularum.

δραπτὰ: ἐσπαραγμένα.

δυσανίης: Κριτίας ἐν τῷ περὶ φύσεως ἔρωτος ἢ ἀρετῶν
οὕτως ἐξηγεῖται τοὔνομα· δυσανίης δέ ἐστιν ὅστις ἐπὶ
τοῖς σμικροῖς ἀνιᾶται καὶ ἐπὶ τοῖς μεγάλοις μᾶλλον ἢ οἱ
ἄλλοι ἄνθρωποι ἢ πλείω χρόνον.

δυσήνιος: ὁ μὴ εὐκόλως ἀνιώμενος· ἔστι δὲ καὶ ὁ δυσχαλί-
νωτος ἢ ὁ δυσκολώτατος.

E.

Ἐβλημάσθη: ἐμαλάχθη.

ἐγγαστρίμυθοι: οἱ κεκλεισμένου τοῦ στόματος φθεγγόμενοι,
διὰ τὸ δοκεῖν ἐκ τῆς γαστρὸς φθέγγεσθαι.

[89] ἐγκέλλη: ἐνερείσῃ.

ἐγκάμψει: ἐνερείξει, καὶ ἐγκεκαμμένοι, οἱ ἐνηρεικότες καὶ
γρυποὶ, εἴρηται δὲ ἐπὶ ὀνύχων.

ἐγγενές: συγγεννημένον, οἰκεῖον.

ἐγκάς: ἐν βάθει.

δραπτὰ, dilacerata.

δυσανίης, qui angitur re exigua. Critias in libro de na-
tura amoris vel virtutum fic exponit nomen, δυσανίης
autem eſt quicunque propter parva triſtatur et propter
magna magis quam alii homines vel diutius.

δυσήνιος, eſfrenatus qui non facile triſtatur, eſt autem et
difficulter frenabilis et moroſiſſimus.

E.

Εβλημάσθη, mollificatus eſt, molle factum eſt.

ἐγγαστρίμυθοι, qui clauſo ore loquuntur, quia videntur
ex ventre loqui.

ἐγκέλλη, oſſirmet, ſupra fulciat, apprimat, inſiſtat, incumbat.

ἐγκάμψει, inflectet, confringet et ἐγκεκαμμένοι inflexi, in-
nitentes, incumbentesve et adunci; dictum eſt autem
de unguibus.

ἐγγενὲς, congenitum, proprium ac familiare.

ἐγκὰς, in profundo.

Ed. Chart. II. [89.]   Ed. Baf. V. (710.)

ἐγκεχαλίνωται: χαλινοῖς ἐμφερῶς περίκειται.

ἐκγεγλευκισμένος: ὁ ὑπόγειος, πεπαυμένος τοῦ γλεύκος εἶναι.

ἔγρησις: ἡ ἐγρήγορσις.

ἑέρχαται: ἐναπολαμβάνονται.

ἔθρασσεν: ἔνυττεν, ἐκέντει.

ἐκβρήσσει: ἐκβάλλει, ἐκβράσσει.

ἔκδεξιν: διαδοχήν.

ἐκκολύψας: ἀπολεπίσας.

ἐκλουέσθ: σημαίνει ποτὲ καὶ τὸ προσκλυζέσθω, ὡς ἐν τῷ περὶ ἀφόρων καὶ τοῖς προσκειμένοις τοῖς περὶ τῶν ἐν κεφαλῇ τρωμάτων.

ἔκμαγμα: τό τε συνεστραμμένον φύραμα καὶ τὸ κροκόμαγμα, ὡς ἐν τῷ περὶ ἀφόρων.

ἐκμάξαι: καὶ τὸ ἀναπλάσαι. ἔστιν ὅτε καὶ ἀλλοιῶσαι ὡς ἐν τῷ περὶ ἀφόρων, δακτύλῳ ἐκμάξαι, τουτέστιν ὡς τὸν κυκλίσκον ἀναπλάσαι· ἀλλὰ καὶ τὸ ἐκθλίψαι, ὡς ἐν τῷ

ἐγκεχαλίνωται, frenis velut circumdatus eſt.

ἐκγεγλευκισμένος, vinum ſubterraneum et quod muſtum eſſe deſiit.

ἔγρησις, vigilantia.

ἑέρχαται, intus comprehenduntur, concluduntur, intercipiuntur.

ἔθρασσεν, pungebat, ſtimulabat.

ἐκβρήσσει, ejicit, expellit.

ἔκδεξιν, ſucceſſionem.

ἐκκολύψας, qui corticem detraxit.

ἐκλουέσθω, ſignificat aliquando et inundetur, ut in libro de ſterilibus et in adjunctis libro de vulneribus capitis.

ἔκμαγμα, ſubacta maſſa et crocomagma croci recrementum, ut in libro de ſterilibus.

ἐκμάξαι, efformare: aliquando etiam aliud facere et mutare, ut in libro de ſterilibus digito formare, hoc eſt tanquam rotulam eſſingere, ſed et exprimere, ut in li-

Ed. Chart. II. [89.]   Ed. Baf. V. (710.)

περὶ νούσων τῷ πρώτῳ τῷ μείζονι, ἐπί τε σπόγγου. καὶ τῆς λινοζώστιδος καὶ ἀκτῆς τῶν φύλλων.

ἐκματεῖσθαι: ἀναζητεῖν.

ἐκμιαίνεται: ἀποκρίνει τὸ σπέρμα.

ἐκνεφίας ὄμβρος: ὁ μετὰ ἡλίου γινόμενος.

ἐκνεφίας πυρετός: ὁ ὑγρὸς ἅμα καὶ πυρώδης, ὥσπερ καὶ ὁ ἥλιος ἐκνεφίας καλεῖται.

ἔκνυξεν: ἐψόφει. ὠνοματοπεποίηται δὲ ἀπὸ τοῦ ψόφου.

ἐκνύπη: ἐξηπλωμένη.

ἐκπεπληγμένον: ἐκτετραμμένον.

ἐκρήγμασιν: ἀποσχίσμασι ῥακῶν.

ἐκσυριγγοῦνται: ἀναστομοῦνται.

ἐκτόμου: ἐλλεβόρου μέλανος.

ἔκριψιν: τὴν εἰς τὰ σπλάγχνα οὖσαν παράλλαξιν.

ἐκφινδάνει: ἐξορμᾷ.

ἐκβράσσει: οὕτω δὲ καὶ τὸ ἐκφλύει.

ἐκχύμωσις: χυμῶν ἔκχυσις.

bro de morbis primo majore de fpongia et mercuriali herba et fambuci foliis.

ἐκματεῖσθαι, invefligare.

ἐκμιαίνεται, inquinatur femine, excernit femen.

ἐκνεφίας ὄμβρος, imber cum fole factus.

ἐκνεφίας, febris humida fimul et ignea, quemadmodum et fol cum quo fimul imber fit.

ἔκνυξεν, flrepebat, nomen formatum eft a flrepitu.

ἐκνύπη, expaffa, explicata, explanata.

ἐκπεπληγμένον, everfum et everfis labris ac diductis.

ἐκρήγμασιν, fcifluris pannorum.

ἐκσυριγγοῦνται, aperiuntur.

ἐκτόμου, veratri nigri.

ἔκριψιν, ad vifcera mutationem.

ἐκφινδάνει, erumpit.

ἐκβράσσει, fic autem et ebullit.

ἐκχύμωσις, effufio humorum.

Ed. Chart. II. [89.] **Ed. Baf. V. (710.)**

ἔλαιον ῥόδινον: τὸ μὴ ἠρωματισμένον.

ἐλατήριον: οὐ μόνον τὸ ἀπὸ τοῦ ἀγρίου σικύου γιγνόμενον, ἀλλὰ καὶ πᾶν τὸ τὴν κάτω κοιλίαν καθαῖρον.

ἔλαια: ἄγρια.

εἰληθερὲς: τὸ ὡς ἀπὸ ἡλίου θερμόν.

ἐληθερείσθω: ἡλιούσθω.

ἐλιννύειν: ἡσυχάζειν.

ἐλεσχηνευσάμην: ἐπὶ πλεῖστον διελέχθην.

ἑλκυστῆρι: ἐμβρυουλκῷ.

ἔλυτρα: σκεπάσματα.

ἐμβάφιον: ὀξύβαφον.

ἔμιαι: ἔμετοι, Ἀττικὸν τὸ ὄνομα.

ἔμπλην: πλησίον.

ἐμπύους μοτούς: τοὺς στρεπτοὺς ἢ τοὺς λημνίσκους.

ἐμυκώθη: Διοσκουρίδης μέν φησι, τὸ συνέμυσεν, οἱ πλεῖστοι δὲ τὸ ἐπιφύσεις ἔσχε πλαδαρὰς, ὥσπερ καὶ οἱ μύκητες.

ἔλαιον ῥόδινον, oleum rofaxum, quod aromatibus conditum non eſt.

ἐλατήριον, non folum ex agreſti cucumere factum, fed etiam omne quod deorfum ventrem purgat.

ἔλαια, agreſtia.

εἰληθερὲς, tanquam a fole calidum.

ἐληθερείσθω, infoletur.

ἐλιννύειν, quiefcere.

ἐλεσχηνευσάμην, plurimum difſerui.

ἑλκυστῆρι, inſtrumento quodam ad infantem ex utero extrahendum.

ἔλυτρα, velamenta.

ἐμβάφιον, acetabulum.

ἔμιαι, vomitus, Atticum nomen.

ἔμπλην, prope.

ἐμπύους μοτούς, linamenta concerpta, quae circumvolvuntur et vulneribus induntur, ad faniem purgandam vel lemnifcos.

ἐμυκώθη, Diofcorides quidem ait, concluſit, plurimi autem, adnafcentias habuit humidas, ut et fungi.

Ed. Chart. II. [89. 90.]   Ed. Baf. V. (710.)

ἐμυλώθη: ἐσκληρύνθη.

ἐμυλήθη: κατεμαράνθη.

ἐνθλάσσει: ἐνθλᾷ.

ἐνθράσσει: ἐγκείμενον νύττει.

ἐξαλίπτης: κονιάτης, χρίστης.

ἐξαλίζοιτο: ἐκκενοῖτο.

ἐξάντης: ὑγιής.

ἐξάραγμα: σύντριμμα.

ἐξαρύαται: ἐκκενοῦται, ἐκθλίβεται· τινὲς δὲ τὸ ἐξορμᾶται, ἀπειλὴν ποιεῖται.

ἐξάρυσις: ἀπάντλησις.

ἐξαστίας: ἔνιοι μὲν τὰ ἐπανιστάμενα ἐξ ἄκρων τῶν σχισθέντων ὀθονίων λίνα καὶ ἀπὸ τῶν ῥακῶν τὰς κρόκας. ἐμοὶ δὲ καὶ τὰ πρὶν σχισθῆναι προὔχοντα τὸν αὐτὸν τρόπον ὀνομάζειν δοκεῖ.

ἐξητριασμένον: τὸ διὰ ἠτρίου ἠθημένον· λεπτὸν δέ τι ὕφασμα τὸ ἤτριον καὶ ἄγριον.

ἐξινοῖ: ἐκκενοῖ.

ἐμυλώθη, induruit.

ἐμυλήθη, contabuit.

ἐνθλάσσει, infringit.

ἐνθράσσει, urgens pungit.

ἐξαλίπτης, illitor, unctor.

ἐξαλίζοιτο, exinaniretur.

ἐξάντης, fanus.

ἐξάραγμα, confractio, collifio.

ἐξαρύαται, evacuatur, exprimitur.   Quidam vero, hoftiliter aggreditur, minas facit.

ἐξάρυσις, exhauftio.

ἐξαστίας, quidam lina exurgentia a fummis linteis fciffis et a pannis vilibus fila, mihi autem etiam ante quam fcindantur exftantia eodem modo videtur appellare.

ἐξητριασμένον, panno tenui colatum, eft autem ἤτριον tenuis quidam et agreftis pannus.

ἐξινοῖ, evacuat.

ἔξουρα: εἰς στενὸν συνηγμένα, ἃ δὴ καὶ μύοπα ὀνομάζουσιν.

ἔπακρα: τὰ εἰς στενὸν τελευτῶντα, ἅπερ καὶ ἔξουρα.

ἐπαλύνων: ἐπιπάσσων, ἐπιτάττεται καὶ ἐπὶ τοῦ μᾶλλον.

ἐπικέρας: τῆλιν· ἔνιοι δὲ ἄλλην τινὰ βοτάνην οὕτως ὀνομαζομένην.

ἐπικτένιον: ἐπὶ μὲν τῶν γυναικῶν τὸ ἐπίσειον καλούμενον, ἐπειδὴ ὑπὲρ τὸν κτένα ἐστίν· ἐπὶ δὲ τοῦ στυππείου ἢ τοῦ λίνου, τὸν τῷ κτενὶ προσιζάνοντα χνοῦν ἐν τῇ ἐργασίᾳ.

ἐπιμηλίδα: Διοσκουρίδης μὲν ἐν τῷ πρώτῳ περὶ ὕλης εἶδος μεσπίλου, τὸ καὶ σιτάνιον ὀνομαζόμενον· ἔνιοι δὲ τὰ μῆλα τὰ σμικρὰ τὰ ἄγρια, ἅπερ καὶ ἀμαμηλίδες ὀνομάζονται.

ἐπιμυλίδα: τὴν ἐπιγονατίδα, τὴν μύλην.

ἐπισκληροῖς: τοῖς κατεσκληκόσι.

ἐπίστημος: ἐπιστατικὴ, σύννους, ἐφεκτική.

ἐπίχνουν: ἐπίπαγον χνοώδη.

ἐπορεξάμεναι: ἐπεκταθεῖσαι.

ἔξουρα, in anguſtum contracta, quae et μύοπα nominant.

ἔπακρα, in anguſtum deſinentia, quae et ἔξουρα.

ἐπαλύνων, ſpargens: apponitur autem et ad magis.

ἐπικέρας, foenum Graecum, quidam aliam quandam herbam ſic nominatam.

ἐπικτένιον, in mulieribus pubes quae vocatur ἐπίσειον, nam ſupra pectinem eſt, in ſtuppa autem vel lino pectini inſidentem lanuginem in opificio.

ἐπιμηλίδα, Dioſcorides quidem in primo de materia genus meſpili, σιτάνιον etiam appellatum, quidam autem mala parva ſylveſtria, quae et ἀμαμηλίδες nominantur.

ἐπιμυλίδα, os, ceu conchula quaedam genu tegens, latum et rotundum, quo genuum commiſſura obtegitur, vulgo patellam vocant.

ἐπισκληροῖς, induratis.

ἐπίστημος, cunctatrix, cogitabunda, haeſitans.

ἐπίχνουν, humorem concretum lanuginoſum.

ἐπορεξάμεναι, extenſae, in longum porrectae.

ἐπόσχιον: κλῆμα ἐξ οὗ πέφυκέ τι, ὥσπερ καὶ τῆς σικυώνης.

ἐπῶδες: δυσῶδες τὸ οἷον ἐπόζον.

ἐπωκεστέρη: τῷ ὄξει πλέονι κεχρημένη.

ἐρυγγάνει: ἀποβάλλει.

ἐρυγή: ἐρύγνιον, ἀπόβλημα.

ἐρίκιδες: αἱ ἁδρομερῶς διῃρημέναι κριθαί, τινὲς δὲ τὰς
διχῇ διῃρημένας καὶ γὰρ τὸν ἐρεγμὸν ἀπὸ τοῦ διχῇ διῃ-
ρῆσθαί φασιν ὠνομάσθαι· ἐμοὶ δὲ παρὰ τὸ ἐρείκειν πάντα
τὰ τοιαῦτα δοκεῖ γεγονέναι, ὅπερ οὐ τὸ διχῇ διαιρεῖν
ἐστιν, ἀλλὰ τὸ θραύειν ἁπλῶς· ὅθεν καὶ τὸ ἰτρίον ἐρεί-
κιον ὀνομάζεται καὶ αὐτὸ, διότι εὔθραυστον.

ἔριξ: εἴρηται μὲν καὶ ἐπὶ τοῦ ἥπατος· γέγραπται δὲ ἐν τοῖς
πλείστοις μὲν θρὶξ, δηλοῖ δὲ τὸ μέρος τοῦ ἥπατος τὸ ἄνω
καθ᾽ ὃ ἀπ᾽ ἀλλήλων σχίζονται οἱ λοβοί.

(711) ἐρυγματώδης: ἡ ἐρυγμῶν ἀπεργαστικὴ, νόσος ἡ
πνευματοῦσα.

ἐπόσχιον, palmes, ex quo natum eſt quippiam, ut ex co-
locynthide.

ἐπῶδες, foetens et tanquam male olens.

ἐπωκεστέρη, aceto multo utens.

ἐρυγγάνει, abjicit, repudiat.

ἐρυγὴ, ructus, ejectio.

ἐρίκιδες, in craſſiores partes diviſa hordea, quidam bifa-
riam diviſa, nam et ἐρεγμὸν, hoc eſt legumen freſum
ab eo, quod eſt bifariam dividi, ajunt nominatum eſſe:
mihi autem παρὰ τὸ ἐρείκειν, id eſt ab eo quod ſcin-
duntur omnia talia, videtur nomen factum eſſe, quod
non bifariam dividere eſt, ſed frangere ſimpliciter, unde
placenta etiam ipſa ex feſamo et melle ἐρείκιον nomi-
natur, quoniam facile frangitur.

ἔριξ, dicitur quidem et de jecinore, ſcriptum eſt in pluri-
mis θρὶξ, ſignificat autem partem hepatis ſuperiorem,
qua jecinoris fibrae a ſe mutuo dividuntur.

ἐρυγματώδης, ructum movens, ructuum effectivus, morbus
flatuoſus.

Ed. Chart. II. [90. 91.] Ed. Baf. V. (711.)

ἐρυθροῦν στέαρ: τὸ ἔναιμον.

ἐσαφάσας: εἰς τὸ ἔσω χαλάσας, ὥστε μασᾶσθαι, ὅ ἔστι ζητεῖσθαι.

ἐσφηκωμένα: συνδεδεμένα, συνεσφιγμένα.

ἐς χεῖρα: δηλοῖ καὶ τὸ πλησίον.

ἔτνος: πᾶν τὸ ἀπὸ ὀσπρίου ἐρηρειγμένου ἕψημα.

εὐάνθεμον: ὅπερ καὶ ἀνθεμὶς λέγεται καὶ χαμαίμηλον.

εὐθεσίην: τὴν ἐγγενετὴν τοῦ σώματος ἕξιν, ὥς που καὶ ἐνιαυτὸς εὐθεσίης καλεῖται ὁ εὐφορίας ἀπεργαστικός.

εὐκάρδιον: εὐστόμαχον.

εὐνή: οὐ μόνον δηλοῖ τὴν κοίτην, ἀλλὰ καὶ τὴν συνουσίαν, ὡς ἐν τῷ δευτέρῳ τῶν γυναικείων καὶ ἄχθεται σφοδρότατα εὐνήν.

[91] εὐοργητοτέρα: εὐτροπωτέρα· ὀργαὶ γὰρ οἱ τρόποι.

ἔφλυβον: ἐχαλάσθησαν.

ἐχέτρωσις: ἡ λευκὴ Βρυωνία.

ἐρυθροῦν στέαρ, rubicundus adeps, fanguinolentus adeps.

ἐσαφάσας, ad interiorem partem laxans, ut μασᾶσθαι, quod eft quaerere.

ἐσφηκωμένα, colligata, conftricta.

ἐς χεῖρα, fignificat et prope.

ἔτνος, omne ex legumine fracto decoctum.

εὐάνθεμον, quod et ἀνθεμὶς dicitur et chamaemelum.

εὐθεσίην, firmam corporis conftitutionem, ingenitum corporis habitum, quemadmodum alicubi et annus εὐθεσίης optimus vocatur, qui fertilitatem efficit.

εὐκάρδιον, ftomacho utile.

εὐνὴ, non folum fignificat lectum, fed et coitum, ut in fecundo de morbis mulierum, et offenditur vehementiffime coitu.

εὐοργητοτέρα, moratior, ὀργαὶ enim mores funt.

ἔφλυβον, depreffi fuerunt.

ἐχέτρωσις, alba Bryonia.

ἕψημα: ὅπερ καὶ σίραιον.
ἑψητὸν δὲ εἶδος ἰχθύων.

Z.

Ζείας: ὀλύρας.

H.

Ἠγκίστρευται: ἐγκαταπέπλεκται.
ἠγκυροβόληται: ἐγκαταπέφυκεν ἀγκύρᾳ ὁμοίως.
ἠδέ: ἔτι δέ.
ἠδέλφισται: οἰκείωται.
ἡδυντὴν πίσσαν: τὴν ἡρωματισμένην. ἕψεται δὲ ὕδατι καὶ
   ἀρώματι.
ἡδυντὸν στέαρ: τὸ ἐν ὕδατι καὶ ἀρώμασι ἑψηθὲν καὶ τὰ
   ἀρώματα καὶ ἡδύσματα.
ἡμίοπον: ἥμισυ.
ἡμιτύβιον: ὀθονίου παχέος μέρος.

ἕψημα, fapa, quod et σίραιον, hoc eft muftum ad tertiam
   partem decoctum.
ἑψητὸν, autem genus pifcium.

Z.

Ζείας, Zeae, farris, olyrae.

H.

Ηγκίστρευται, implicatus eft.
ἠγκυροβόληται, intus adhaefit, ut in anchora.
ἠδὲ, infuper.
ἠδέλφισται, amicus, familiaris et tanquam frater factus eft.
ἡδυντὴν πίσσαν, odoribus conditam picem, coquitur autem
   cum aqua et aromatibus.
ἡδυντὸν στέαρ, adeps in aqua et aromatibus coctus et aro-
   mata et unguenta odorifera.
ἡμίοπον, dimidium.
ἡμιτύβιον, lintei craffioris pars.

Ed. Chart. II. [91.]   Ed. Baf. V. (711.)

ἧναι: κόψαι· καὶ ἡνίων τῶν κεκομμένων.

ἠοίας: τὰς πρωΐας.

ἠραχνίωκεν: λεπτοῖς ἅμα καὶ πολλοῖς φλεβίοις, ὥσπερ ἀρά-
χνης ὑφάσματα διαπέπλωκε.

ἠρμᾶσθαι: ἐρηρεῖσθαι ἢ ἡρμόσθαι.

ἧσας: ἤθισας.

Θ.

Θαλερὸν πνεῦμα: θερμὸν ὡς ἀπὸ ἡλίου· παρὰ γὰρ τὸ θέ-
ρεσθαι γέγονε τοὔνομα.

Θέρετρον: τόπος ἐνδιατρίβειν θέρους ἐπιτήδειος· ἔνιοι δὲ
θέντρον γράφουσι.

Θημών: ὁ σωρός.

Θηρίον: τήν τε ἕλμινθα καὶ τὸ ἄγριον ἕλκος, ὡς ἐν τῷ
περὶ τόπων τῶν κατὰ ἄνθρωπον· θηρίον ἐπὶ τὸ σῶμα
ἐπέρχεται διὰ τόδε· καὶ ὁπόταν ἀφίκηται ὁ ἰχὼρ ἀποῤ-
ῥέων, σήπει καὶ μετεωρίζει· ἐν μέντοι τῷ περὶ χυμῶν
ὅθεν ἀλθαίνεται προειπών· εἶτα ἐν τοῖς ἄλλοις καὶ τὸ

ἧναι, condundere, et *ἡνίων* contuforum.

ἠοίας, matutinas horas.

ἠραχνίωκεν, tenuibus limul et multis venulis, cujusmodi
 funt aranearum telae, implicavit.

ἠρμᾶσθαι, firmatum efse, innixum efse vel aptatum efse.

ἧσας, confuevifti.

Θ.

Θαλερὸν, calidum ut a fole, nam ab eo, quod eft *θέρε-*
σθαι, hoc eft calefieri, nomen factum eft.

Θέρετρον, locus ad commorationem aeftatis idoneus, qui-
 dam *θέντρον* fcribunt.

Θημών, acervus.

Θηρίον, lumbricum et faevum ulcus, ut in libro de locis
 in homine faevum ulcus in corpus advenit propter hoc
 et cum advenerit fanies defluens putrefacit et tumefacit,
 cum in libro de humoribus, unde curatur, ante dixiffet.
 Poftea in aliis cum *θηρίον* dixerit, animalia in intefti-

θηρίον εἰπὼν, τὰ ἐν τοῖς ἐντέροις συνιστάμενα, δηλοῖ τὰς ἕλμινθας δηλονότι καὶ τὰς ἀσκαρίδας· ὥσπερ καὶ ὅταν εἴπῃ, φθινοπώρων τὸ θηριῶδες, ἀπό τινος τῶν εἰρημένων ὀνομάζει· δοκεῖ δὲ ἐνίοτε καὶ τὸ φθινῶδες οὕτως προσαγορεύειν.

Θλάστην: τὸν ἐμβρυοθλάστην, ὅπερ καὶ πίεστρον καλεῖται, τοὔνομα ἐν πρώτῳ τῶν γυναικείων.

Θλασπόσιος: ἀντὶ τῆς θλάσπεως τῆς οὕτως ὀνομαζομένης βοτάνης.

Θολερὸν πνεῦμα: μέγα καὶ δεδιωγμένον.

Θρᾶνον: δίφρον ἀμφοδευτικόν.

Θράσσεται: νύσσεται, κεντᾶται.

Θρίξ: γράφεται δὲ καὶ τρίξ· τρίχας δὲ καλοῦσιν οἱ θύται, ἐπειδὰν φανῇ κατὰ τὰ σιμὰ τοῦ ἥπατος ἐπὶ τοῦ δεξιοῦ λοβοῦ φλέβιον στενὸν, εὐθὺ, μέλαν.

Θύη: θυμιάματα, ἀρώματα.

Θύματα: θυμιάματα.

Θυμβραίαν: οὕτως ὀνομάζει τὴν θύμβραν.

nis confiftentia fignificat, lumbricos fcilicet et afcaridas, quemadmodum et cum dixerit autumnorum τὸ θηριῶδες, ab aliquo dictorum nomina: videtur autem et aliquando φθινῶδες fic appellare.

Θλάστην, foetus infractorem, quod et πίεστρον vocatur, nomen in primo de morbis mulierum.

Θλασπόσιος, pro Thlafpis fic appellatae herbae.

Θολερὸν πνεῦμα, turbulentus flatus, fpiritus magnus et impellens.

Θρᾶνον, fedem utrinque perviam.

Θράσσεται, pungitur, ftimulatur.

Θρίξ, fcribitur et τρίξ, pilos vocant facerdotes, cum apparuerit in fimo jecinoris in dextra pinnula venula angufta, recta, nigra.

Θύη, fuffitus, odoramenta.

Θύματα, fuffimenta.

Θυμβραίαν, fic nominat fatureiam.

Ed. Chart. II. [91. 92.]   Ed. Baf. V. (711.)

θύμου: τοῦ ἀπὸ Οὔμων· ἔθνος δέ ἐστι τοῦτο Θρακικόν.
θώρηξις: οἴνωσις, ἤτοι ἡ μέθη.

I.

Ἰδνοῦται: λοξοῦται, συνιζάνει.
ἰθαγενές: τὸ γνήσιον, καθάπερ φησὶν ὁ σοφός, ἀλλά με ἴσεν
    ἰθαγενέσιν ἔτιμα.
[92] ἴκταρ: ἐγγὺς, παρὰ γοῦν τοῖς Ἀττικοῖς· παρὰ δὲ τῷ
    Ἱπποκράτει ἐν δευτέρῳ τῶν γυναικείων τὸ τῆς γυναικὸς
    αἰδοῖον καλεῖται.
ἰλλαίνειν: διαστρέφειν τοὺς ὀφθαλμούς.
ἰμερωθεῖσαι: ἀνδρὶ μιγεῖσαι, ἀντὶ τοῦ τῆς ἐπιθυμίας τυ-
    χοῦσαι· ἀνδρὶ μιγεῖσαι.
Ἰνδικόν: οἱ μὲν γράψαντες τὰς ὀνομασίας τῶν φαρμάκων,
    καθάπερ Μενεσθεύς τε καὶ Ἀνδρέας ὁ τοῦ Χρύσαρος
    καὶ Ξενοκράτης καὶ Διοσκορίδης ὁ Ἀλεξανδρεὺς Ἰνδικὸν
    ὀνομάζουσι τὸ ζιγγίβερι, πλανηθέντες ἐκ τοῦ τινας οἴε-
    σθαι ῥίζαν αὐτὸ τοῦ πεπέρεως ὑπάρχειν· ἀλλὰ Διοσκου-

θύμου, ex Thymis, gens autem et haec ex Thracia.
θώρηξις, vinolentia vel ebrietas.

I.

Ἰδνοῦται, obliquatur, in fe fubfidet.
ἰθαγενές, ingenuum, ut ait fapiens, fed me aeque atque
    ingenuos honorabat.
ἴκταρ, prope, apud Atticos; apud Hippocratem vero in
    fecundo de morbis mulierum, mulieris tefticulus vocatur.
ἰλλαίνειν, diftorquere vel circumagere oculos.
ἰμερωθεῖσαι, cum viro mixtae; quae cum viro congreffae
    funt et viri congreffu potitae.
ἰνδικὸν, qui fcripferunt nomina medicamentorum, ut Mneft-
    heus et Andreas Chryfaris et Xenocrates et Diofcorides
    Alexandrinus indicum nominant zingiberi, decepti ex
    eo, quod quidam putant ipfum piperis radicem effe,
    fed Diofcorides Anazarbeus aperte diftinxit et definivit

ρίδης ὁ Ἀναζαρβεὺς σαφῶς διώρισέ τε καὶ ἀπεφήνατο
περὶ ζιγγιβέρεως καὶ πεπέρεως· ὁ τοίνυν Διοσκουρίδης
ὁ νεώτερος ὁ γλωττογράφος, φυτὸν εἶναί φησιν ἐν Ἰνδίᾳ
παραπλήσιον τῷ τοῦ πεπέρεως, οὗ ὁ καρπὸς ὀνομάζεται
μυρτίδανον ὅτι μίρτῳ ἔοικεν.
ἰνέει: κενοῖ· καὶ ἰνηθμός, κένωσις· καὶ ἰνεῖται, κενοῦται.
ἰξάλην: τελείου αἰγὸς δέρμα.
ἰξίαι: κιρσοί.
ἴξιν: εὐθυωρίαν ἢ ἄφιξιν.
ἰξίον: φύλλον τοῦ λευκοῦ χαμαιλέοντος.
ἰξύας: τὸ μεταξὺ τῶν ἰσχίων καὶ τῆς ὀσφύος.
ἴπος: ἡ πόσις ἐν μοχλικῷ.
ἱππόφεως: τοῦτο οὐ μόνον ἱπποφαὲς ὀνομάζεται· ἀλλὰ καὶ
    κνάφον καὶ σίυβον.
ἰσεννύουσαι: ἰσάζουσαι, μεσήλικες οὖσαι.
ἰσάλλην: διφθέραν, δέρμα.
ἰσχαλέαι: ἰσχναί· καὶ ἰσχαλέον τὸ ἰσχνόν.
ἰχθυήματα: λεπίσματα φλοιῶν.

de zingibere et pipere. Diofcorides igitur junior, qui
linguas fcripfit, ftirpem effe ait in India fimilem ftirpi
piperis, cujus fructus appellatur Myrtidanum, quia
myrto fimilis eft.
ἰνέει, evacuat et ἰνηθμὸς, evacuatio et ἰνεῖται, evacuatur.
ἰξάλην, perfectae caprae corium.
ἰξίαι, varices.
ἴξιν, rectum progreffum vel acceffum.
ἰξίον, folium albi Chamaeleontis.
ἰξύας, ile, pars inter ifchium et lumbos.
ἴπος, potio in curatione offis luxati.
ἱππόφεως, hippophaos hoc non folum lappago nominatur,
    fed et carduus et ftybum.
ἰσεννύουσαι, adaequantes, mediae aetatis exiftentes.
ἰσάλλην, pellem caprae, corium.
ἰσχαλέαι, tenues et ἰσχαλέον tenue.
ἰχθυήματα, fquamulae corticum.

Ed. Chart. II. [92.]   **Ed. Baf. V. (711.)**

ἰχϑύην: ῥίνης ϑαλαττίας δέρμα ξηρόν· δύναται δὲ καὶ τὸν
σιδηροῦν ὄνυχα δηλοῦν, ᾧπερ εἰς τὰς ἐμβρυουλκίας καὶ
ἐμβρυοτομίας χρώμεϑα, διὰ τὴν πρὸς τὰς λεπίδας τῶν
ἰχϑύων ὁμοιότητα.

K.

Καϑαπτόμενοι: αἰσϑανόμενοι σφοδρῶς.

καϑετῆρι: τῷ στρεπτῷ μοταρίῳ ἀπὸ τοῦ καϑίεσϑαι, ἐν
δευτέρῳ γυναικείων, μοτοῦν ὠμολίνων καϑετῆρι.

κακαγγελίη: κακορημοσύνη, κακολογία.

κακοήϑεα: κακοήϑη.

κακοσινώτατα: ἐπιβλαβέστατα.

καλλίφυιον: ὅπερ καὶ καλλίτριχον καὶ ἀδίαντον ὀνομάζεται.

καλλιωνύμου: ἰχϑύος τινὸς οὕτως ὀνομαζομένου.

κάμμορον: τό τε τῇ σμικρᾷ καρίδι ἐοικὸς ζῶον καὶ ἀπὸ τῆς
πρὸς τοῦτο τῶν ῥιζῶν ὁμοιότητος τὸ ἀκόνιτον, ἀλλὰ οὐ-
δέτερον αὐτῶν ἀκοῦσαί δυνατὸν ἐν τῷ περὶ τόπων τῶν

ἰχϑύην, rhinae feu fquatinae marinae pellem aridam: pot-
eft etiam ferreum unguem fignificare, quo in extractione
vel fectione infantis immaturi adhuc in utero exiftentis
utimur, propter fquamarum pifcis fimilitudinem.

K.

Καϑαπτόμενοι, perftringentes, fentientes vehementer.

καϑετῆρι, tortili linamento vulnerario, ab eo quod demit-
tatur in vulnus, in fecundo de morbis mulierum, in
vulnus indere tortile linamentum ex linteis factum.

κακαγγελίη, maledicentia, procacitas.

κακοήϑεα, maligna.

κακοσινώτατα, nocentiffima.

καλλίφυτον, quod et capillus veneris et adiantum nominatur.

καλλιωνύμου, pifcis cujusdam fic vocati.

κάμμορον, eft animal parvae fcillae fimile et aconitum,
ab eo quod illius radices funt hujus animalis fimiles,
fed neutrum horum intelligi poteft in libro de locis in

Ed. Chart. II. [92. 93.]   Ed. Baf. V. (711. 712.)

κατὰ ἄνθρωπον, καυσομένων, παραλαμβανομένου τοῦ καμ-
μόρου· ὅθεν καὶ Ἐρωτιανὸς οὐ μόνον αὐτὸ τὸ ζῶον κάμ-
μορον, ἀλλὰ καὶ τὸ περικείμενον αὐτῷ βρύον, οὕτως ὀνο-
μάζεσθαί φησι. Ζήνων δὲ ὁ Ἡροφίλειος τὸ κώνειον.
Ζεῦξις δὲ φάρμακον ψυκτικόν.

κανονίαι: ὀρθοὶ καὶ προσεσταλμένοι τὰς γαστέρας.

καρικόν: καρικόν τι ἔδεσμα οὕτως ὀνομάζει, οὗ καὶ τὴν
σκευασίαν ἐν τῷ περὶ ἑλκῶν γράφει.

καρυκοειδέα: ὕφαιμα· καλοῦσι δὲ αὐτὸ ἰδίως οἱ ἰατροί.

(712) καρύκη: Λύδιον ἔδεσμα ποικίλον, ἐξ αἵματος σκευα-
ζόμενον.

καρχήσιον: τῷ ἐπ᾽ ἄκρῳ τῷ ἱστίῳ τῷ ἔχοντι τροχηλίαν·
καὶ καρχήσιοι ἐπ᾽ αὐτοῦ κάλοι οἱ τεταμένοι.

[93] καταβλακεύουσιν: κατολιγωροῦσι.

κατάβλημα: περίβλημα ἐξ ἐπιμελήσεως, ἕνεκα τοῦ σφύγγειν
τὰ ὑποκείμενα.

καταγυιοῖ: εἰς ἔσχατον ἀχρηστίας ἢ ἀσθενείας ἄγει.

κατακορέα: καλεῖ μὲν οὕτως καὶ τὰ ἀκρατοχολῆ διαχωρή-
ματα καὶ στήθεα κατακορέα, τὰ τοῦ τοιούτου χυμοῦ

homine, inflammatis affumpto cammoro, unde Erotia-
nus non folum ipfum animal cammorum, fed adhaeren-
tem ipfi mufcum, fic vocari ait; Leno autem Herophi-
lius cicutam: Zeuxis autem medicinam refrigerantem.

κανονίαι, quibus planus venter et fubftrictus eft.

καρικὸν, edulium quoddam ex nucibus fic nominat, cujus
et confectionem fcribit in primo libro de ulceribus.

καρυκοειδέα, fubcruenta, vocant autem id proprie medici.

καρύκη, Lydium edulium varium ex fanguine confectum.

καρχήσιον, in fummo velo habens rotulam; et καρχήσιοι,
in ipfo funes extenti nominati.

καταβλακεύουσιν, parvi pendunt, prorfus negligunt.

κατάβλημα, circumjectum data opera vinculum aut amicu-
lum, ad ea quae fubjecta funt conftringenda.

καταγυιοῖ, ad extremum inutilitatis vel imbecillitatis ducit.

κατακορέα, vocat fic et merae bilis excrementa et pectora
κατακορέα, quae talem humorem generant: quidam hir-

γεννητικά· τινὲς μέντοι τὰ λάσια ἤκουσαν. ἀλλὰ καὶ κα
τακορεῖς ἀνθρώπους ὁμοίως ὀνομάζει· φάρμακον μέντοι
κατακορὲς ἢ διὰ τὸν κενούμενον ὑπ᾽ αὐτοῦ χυμὸν ἢ διὰ
τὴν ἰδίαν χρόαν· ὀνομάζει δὲ καὶ δίψαν που κατακορῆ,
τὴν ἤτοι διὰ τὸν τοιοῦτον χυμὸν γεγονυῖαν σφοδρὰν ἢ εἰς
ἄκρον ἐπιτεταμένην, ὥσπερ οὖν καὶ ἐκλύειν κατακορεῖν.
κατακούρην: τοῦ ξυροῦ τὴν τομὴν, οὕτως ἄμεινον γράφειν
ὁ Διοσκουρίδης φησὶ, τὴν κατὰ κορυφὴν κουριδίην το
μὴν καὶ τὸ κείριν ἐντεῦθεν· καὶ παρὰ τῷ Θεοφρά·τῳ ἡ
κουριζομένη ἐλάτη, ἀντὶ τῆς τεμνομένης.
κατακρούειν: κατασχίζειν.
καταλείφειν: καταχρίειν.
καταμώσας: καθεὶς ἕνεκα τοῦ ζητῆσαι· γέγονε γὰρ ἡ λέξις
παρὰ τὸ ματεύειν, ὥσπερ καὶ τὸ καταματούμενος.
καταναισιμοῦται: καταναλίσκεται.
κατάστημα: τὸ οἷον καταστήριγμα καὶ ἀπόσκημμα, ἐν τῷ
δευτέρῳ τῶν ἐπιδημιῶν· καὶ καταστῆσαι τὸ ἀποσκῆψαι.

ſuta intellexerunt, ſed et κατακορεῖς bile perfuſos homines ſimiliter nominat: medicamentum quidem κατακο
ρὲς vel quod id evacuet bilioſum humorem vel propter
proprium colorem: appellat autem et ſitim quodam in
loco κατακορῆ moleſtam, quae propter talem humorem
facta eſt vehementior vel ad ſummum intenſam, ſic igitur et enervare κατακορεῖν.

κατακούρην, novaculae caeſuram, ſectionem, ſic melius eſt
ſcribere, inquit Dioſcorides, τὴν κατὰ κορυφὴν κουρι
δίην τομὴν, id eſt in vertice puellarem tonſuram, et
hinc τὸ κείρειν, id eſt tondere, et apud Theophraſtum
κουριζομένη, id eſt tonſa abies pro ſecta.

κατακρούειν, diffringere vel diſcindere.

καταλείφειν, illinere vel inungere.

καταμώσας, qui demiſit cauſa quaerendi, facta enim eſt
vox a quaerendo, quemadmodum et qui quaeritur.

καταναισιμοῦται, conſumitur, abſumitur.

κατάστημα, velut innixus et decubitus, in ſecundo epidemion, et καταστῆσαι decumbere, delabi.

110 ΓΑΛΗΝΟΥ ΤΩΝ ΙΠΠΟΚΡΑΤΟΥΣ

Ed. Chart. II. [93.]　　　　　　Ed. Baf. V. (712.)

καταφρονέοντα: τὸν ἀνετέως αἰσθανόμενον, ἐν τῷ μείζονι προῤῥητικῷ.

κατάχλοα: ἄγαν χλοώδη.

κατιλλόμεναι: συνδεδεμέναι.

κατενόει: ἐσωφρόνει, ἠσθάνετο.

κατεπλήσσετο: ἀποπληκτώδης ἐγίνετο.

κατηβολῆσι: περιοδικαῖς ἀρχαῖς παροξυσμῶν.

κατήρτητο: καθεισιήκει, ἐσωφρόνει.

κατ᾽ ἰητρεῖον: τὰ κατὰ τὴν χειρουργίαν.

κατοπτῆρι: τῷ καλουμένῳ ἑδροδιαστολεῖ, ὥσπερ γε καὶ διόπτρα, ὁ γυναικῶν διαστολεύς.

κατωμοσαδέω: ὑπακουστέον κώμης ὥσπερ κατωσωσιλέω.

καυλός: ἡ μὲν ῥίζα τῆς πόας σίλφιον ἰδίως ὀνομάζεται, καυλός δὲ καὶ ὁ ὀπός, ὥσπερ καὶ τῶν ἄλλων· γράφει γοῦν αὐτὸς ἐν τῷ περὶ διαίτης ὀξέων ἢ σίλφιον ἢ ὁ ὀπός ἢ καυλός.

καύσωμα: τὴν πύρωσιν, ἐν τῷ πρώτῳ περὶ νούσων τῷ σμικροτέρῳ.

καταφρονέοντα, libere aut integre fentientem, in majore prorrhetico.

κατάχλοα, valde virentia.

κατιλλόμεναι, colligatae, vinctae.

κατενόει, intelligebat, fentiebat.

κατεπλήσσετο, ftupidus factus eft, ftupefactus erat.

κατηβολῆσι, circularibus initiis paroxyfmorum.

κατήρτητο, compofitus et fedatus erat.

κατ᾽ ἰητρεῖον, ad chirurgiam pertinentia.

κατοπτῆρι, catopteri, anifpeculo, quod ἑδροδιαστολεῖ, id eft fedem dilatans vocant, ut et διόπτρα fpeculum matricis mulierum.

κατωμοσαδέω, fubaudiendum eft, vici, ut κατωσωσιλέω.

καυλός, radix quidem herbae filphium proprie vocatur, caulis autem et fuccus, ut aliorum. Scribit igitur ipfe in libro de ratione victus acutorum vel filphium vel caulis vel fuccus.

καύσωμα, inflammationem, in primo de morbis minore.

ΓΛΩΣΣΩΝ ΕΞΗΓΗΣΙΣ.

ΓΛΩΣΣΩΝ ΕΞΗΓΗΣΙΣ. 111

Ed. Chart. II. [93. 94.] Ed. Baf. V. (712.)

καυτῆρα χάλκεον: καλαμίσκον. τινὰ τετρημένον κατὰ τὸν
πυθμένα, δι' οὗ καίειν ἐστὶ καυτηρίδιον διαφανὲς καθιέν.

κάγχρυος ῥίζαν: τῆς λιβανώτιδος· ὅταν δὲ πληθυντικῶς
εἴπῃ τὰς κάγχρυς τὰς πεφρυγμένας κριθὰς ἀκουστέον.

κέδματα: τὰς ἐκ ῥεύματος χρονίους διαθέσεις, ἤτοι περὶ
τὰ ἄρθρα σύμπαντα ἢ ἐξαιρέτως περὶ τὰ κατ' ἰσχίον·
ἰδίᾳ δέ σοι τοῦτο ἐξηγησάμεθα, ὥσπερ καὶ ἄλλας τινὰς λέξεις.

κεκωμῶσθαι: ἐν κώματι εἶναι.

κερχναλέον: κέρχνου ποιητικόν· οὕτως δὲ ἥ τε τραχύτης ὀνο-
μάζεται τῆς φάρυγγος καὶ ὁ ἐν τῷ πνεύμονι ψόφος· καὶ
τὸ κέρχνον δὲ καὶ τὸ κέρχνεται καὶ οἱ κερχνασμοὶ τὸ
ἀνάλογον δηλοῦσιν.

κεφαλοειδοῦς: κεφαλὴν ἐχούσης.

κιγκλισμός: βραχεῖα συνεχὴς κίνησις, ἀπὸ τοῦ κίγκλου τοῦ
ζώου.

[94] κίθαρον: θώρακα.

κίων: τὸ ἐκ τῶν θηριδίων ἄθροισμα τῶν τὸν σῖτον διαβι-
βρωσκόντων, ὧν ἕκαστον κίων ὀνομάζεται· ἐπὶ τελευτῆς
τοῦ δευτέρου τῶν γυναικείων τοὔνομα.

καυτῆρα, aereum calamulum quendam perforatum in fundo,
per quem canteriolum apparens demiſſum urere poteſt.

κάγχρυος ῥίζαν, roriſmarini radicem: cum autem pluraliter
dixerit τὰς κάγχρυς toſta hordea intelligenda ſunt.

κέδματα, diuturnos ex defluxione affectus vel in omnibus
articulis vel praecipue circa coxam: proprie autem tibi
hoc expoſuimus, ſicut et alias quasdam dictiones.

κεκωμῶσθαι, in comate ſeu profundo ſomno eſſe vel veterno.

κερχναλέον, aſperitatis faucium effectivum: ſic et aſperitas
nominatur gutturis et in pulmone ſtrepitus et aſperum
et aſperari et aſperationes ſimiliter ſignificant.

κεφαλοειδοῦς, caput habentis.

κιγκλισμός, brevis, continuata motio, a cinclo animali.

κίθαρον, thoracem.

κίων, beſtiolarum congregatio, quae triticum comedunt,
qvarum unaquaeque cion nominatur, in fine ſecundi
de morbis mulierum nomen eſt.

Ed. Chart. II. [94.]   Ed. Baſ. V. (712.)

κλήϊθρον: ὁ περὶ τὴν κατάποσιν τόπος ὑπὸ τοῖς παρισθμίοις.

κλιμακείου: τοῦ πλαγίου ἐν τοῖς κλίμαξι ξύλου· ἔνιοι δὲ κλιμακίου γράφουσι χωρὶς τοῦ ε. καὶ ἡ διὰ τοῦ κλιμακίου ἑτέρη τις τοιαύτη.

κλισμὸν: κλίνην, ἐν τῷ δευτέρῳ τῶν γυναικείων.

κνημαίου: τοῦ τῆς κνήμης.

κνήματα: ξύσματα· καὶ κνῆσαι τὸ ξῦσαι.

κνῆστρον: ὅπερ καὶ κνέωρον.

κνήστρῳ: τῷ τυροκνηστεῖ· ἔστι δὲ μαχαίριόν τι ᾧ ξύεται ὁ τυρός.

κνιδώσιες: νύξεις τινὲς κνισμώδεις, οἷαι καὶ ἀπὸ κνίδης γίνονται.

κνιπότητα: κνησμόν· ἔνιοι δὲ τὴν ξηροφθαλμίαν ἤκουσαν.

κνῦμα: ὠνοματοπεποίηται μιμήσει τοῦ ψόφου· ἀλλὰ καὶ ὁ ἠρέμα στενάζων, κνυζόμενος, ἀπὸ τοῦ αὐτοῦ καὶ ὁ ἐπὶ τῶν κυνῶν κνυζηθμός.

κλήϊθρον, in gula locus ſub tonſillis.

κλιμακείου, transverſi in ſcalis ligni: quidam autem κλιμακίου ſcribunt, ſine ε et per climacium, transverſum ſcalae lignum, altera quaedam talis.

κλισμὸν, lectum, in ſecundo de morbis mulierum.

κνημαίου, tibialis.

κνήματα, ramenta, raſurae et κνῆσαι radere.

κνῆστρον, idem quod κνέωρον, cneorum, Thymelaea.

κνήστρῳ, caſei radulae, eſt autem cultellus quo raditur caſeus.

κνιδώσιες, puncturae quaedam pruriginoſae, quales ab urtica excitantur.

κνιπότητα, pruritum; quidam autem aridam lippitudinem intellexerunt.

κνῦμα, factum nomen eſt ad imitationem ſtrepitus. Sed et leniter ſuſpirans, κνυζόμενος dicitur ab eodem et in canibus ululatus, gannitus.

κόγχην: κεραμίδα, οὐδὲν πλέον δηλοῖ τῆς κεραμίδος.

κόγχον: τὴν κόγχην, τὴν χήμην.

κόκκαλον: οἱ μὲν πλεῖστοι τὸν πυρῆνα τοῦ στροβίλου· Διοσκουρίδης δὲ τὸν κνίδιον κόκκον ὑποκοριστικῶς.

κόκκωνα: κόκκον τὸν κοινῶς ὀνομαζόμενον, οὐ τὸν κνίδιον, ὃν καὶ αὐτὸν ἔστιν ὅτε κόκκον ἄνευ προσθήκης ὀνομάζει.

κόλλικας: τυὺς τροχίσκους· καὶ τὸ ἐν Ἀχαρνεῦσι, κολλικοφάγε βοιώτιε, ἐπὶ τῶν σμικρῶν ἀρτίσκων εἴρηται.

κολοκύνθην ἀγρίην: τὴν κολοκυνθίδα.

κοπρίων: μελικηρῶν· οἱ δὲ πλεῖστοι γράφουσι κηρίων, δηλοῖ δὲ τῶν ἀποπιεσμάτων τοῦ κηροῦ.

κορήν: τὴν πόαν, ἥτις καὶ ὑπερικὸν ὀνομάζεται, ἔχει δὲ τὸν καρπὸν κορίῳ ὅμοιον.

κορούς: τὰς ἀπὸ τῶν κλάδων παραφύσεις, τὰ νέα βλαστήματα.

κορυφάδων: τῶν κορυφῶν τῆς πρὸς τῷ ὀμφαλῷ συναγωγῆς.

κοτίδι: τῷ ἰνίῳ, τῇ παρεγκεφαλίδι.

κόγχην κεραμίδα, concham, figlinum vas, nihil plus fignificat quam κέραμις, id eſt figlinum vas.

κόγχον, concham hiatulam.

κόκκαλον, plurimi nucleum nucis pineae accipiunt. Dioſcorides autem granum cnidium diminutive.

κόκκωνα, granum aut acinum communiter appellatum, non *granum* cnidium, quod etiam ipſum aliquando coccum ſine additione nominat *Hippocrates.*

κόλλικας, paſtillos, rotulas, et illud *Ariſtophanis* in Acharnenſibus, κολλικοφάγε, id eſt Rotulivora Boeotiole, de parvis paſtillis dictum.

κολοκύνθην ἀγρίην, colocynthidem, cucurbitam agreſtem.

κοπρίων, favorum: plurimi autem ſcribunt κηρίων. Significat autem expreſſorum favi.

κορήν, herbam, quae hypericon nominatur: habet autem fructum coriandro ſimilem.

κορούς, agnatos ramorum ſurculos, novas propagines.

κορυφάδων, orarum collectionis ad umbilicum.

κοτίδι, occipiti, cerebello.

κότινον: ἀγρίαν ἐλαίαν.

κοτυλίδα: τὴν κοτύλην τοῦ ἰσχίου, ἔν τε τοῖς προκειμένοις τῷ μοχλικῷ, κἂν τῷ δευτέρῳ περὶ νούσων τῷ μείζονι.

κοτυληδόνας δὲ τὰ στόματα τῶν εἰς τὰς μήτρας καθηκύντων ἀγγείων, ὡς κἂν τοῖς περὶ τῆς Ἱπποκράτους ἀνατομῆς ἀποδέδεικται.

κοχώνην: τὴν σύζευξιν τὴν ἐν τοῖς ἰσχίοις τὴν πρὸς τὴν ἕδραν, δι᾽ ἣν καὶ πᾶς ὁ περὶ τὴν ἕδραν τόπος οὕτως ὀνομάζεται.

κράδαι: συκῆς οἱ ἀκρέμονες.

κραίνουσι: λήγουσι.

κραμβίῳ: κράμβης ἀφεψήματι.

κρέκειν: ὠνοματοπεποίηται τὸ μισητὸν ἠχεῖν ἐν τῷ δευτέρῳ περὶ νούσων τῷ μείζονι.

κρήγυον: τὸ ἀγαθόν.

κρημνοί: τὰ χείλη τῶν ἑλκῶν, ὡς ἐν τῷ περὶ τόπον κατὰ ἄνθρωπον, καὶ τὰ πτερυγώματα τοῦ γυναικείου αἰδοίου.

κότινον, fylveftrem oleam five oleaftrum.

κοτυλίδα, acetabulum ifchii, tum in commentariis libri Mochlici, tum in fecundo de morbis majore.

κοτυληδόνας, acetabula, ora vaforum in vulvas defcendentium, ut in libris de Hippocratis anatome demonftratum eft.

κοχώνην, commiffuram coxendicis quae eft ad fedem, propter quam omnis locus circa fedem fic vocatur.

κράδαι, fici rami majores aut virgulta.

κραίνουσι, definunt, pertingunt.

κραμβίῳ, crambes decocto.

κρέκειν, nomen factum eft, odiofum quiddam infonare, in fecundo de morbis majori.

κρήγυον, bonum.

κρημνοί, labra ulcerum, ut in libro de locis in homine: et alae pudendi muliebris.

Ed. Chart. II. [94. 95.]   Ed. Baf. V. (712. 713.)

κρησέρα: ἡ τοῦ ἀλεύρου πτίσις ὀνομαζομένη· μάρσιππος δέ
τίς ἐσιιν αὐτή λινοῦς.

κρίμνα: τὰ ἁδρομερέστερα τῶν ἀλφίτων· ὅταν δ᾽ εἴπῃ κρί-
μνα ἀλφίτου ἁδρά, τὰ μέγιστα τῶν ἀλφίτων δηλοῖ.

[95] κρότωνας: τὰ ἐν τῷ πνεύμονι χονδρώδη βρόγχια·
ἐν τῷ πρώτῳ περὶ νούσων.

(713) κρότωνος ῥίζα: τοῦτο οἱ Αἰγύπτιοι κίκιον ὀνομά-
ζουσι.

κυάμου καρπὸν: ὁ μὲν Διοσκουρίδης, ὑοσκυάμου φησὶ λέ-
γειν αὐτόν· οὕτως ἐν τῷ πρώτῳ τῶν γυναικείων· ἔνιοι
δὲ τοῦ Αἰγυπτίου ἀκούουσιν.

κύαρ: τὸ τῆς βελόνης τρῆμα.

κύβιτον: τὸ ὀλέκρανον, ὅπερ καὶ ἀγκών. Διοσκουρίδης δὲ
τὸν κόνδυλον τοῦ βραχίονος οὕτως ὠνομάσθαι φησί.

κύκλοι προσώπου: τὰ μῆλα, ἐν τῷ πρώτῳ περὶ νούσων τῷ
μείζονι.

κυγχνίδα: τήν τε σμικρὰν κύλικα καὶ τὴν ἰατρικὴν πιθά-
κνην.

κρησέρα, cribrum pollinarium farinae tritici evolatio
quam vocant et facculus quidam lineus.

κρίμνα, craffiores farinas; cum autem dixerit κρίμνα ἀλ-
φίτου ἁδρά craffiffimas farinas fignificat.

κρότωνας, cartilaginea in pulmone bronchia, in primo de
morbis.

κρότωνος ῥίζα, crotonis radix: hoc Aegyptii cicion no-
minant.

κυάμου καρπὸν, fabae fructum. Diofcorides ait, ipfum
hyofcyami dicere: fic enim in primo de morbis mulie-
rum. Quidam autem Aegyptiae intelligunt.

κύαρ, acus foramen.

κύβιτον, olecranum qui et cubitus. Diofcorides autem
nodum brachii fic nominari ait.

κύκλοι προσώπου, faciei circuli, malae, in primo de mor-
bis majore.

κυγχνίδα, et parvum calicem et doliolum medicum aut
vafculum dolii figura.

κυρβασίην: πίλον ὀξὺν, ὅνπερ καὶ τιάραν.

κυρήβια: ἄχυρα· δηλοῖ δὲ καὶ τὰ πίτυρα καὶ τὰ τῶν κρι-
θῶν ἀποβράσματα.

κυρίησιν: ἡμέραις, ταῖς τὰ τοιαῦτα κρίνειν πεπιστευμέναις.

κύρσεον: πρωκτόν.

κύστιγγα: κύστιν σμικράν.

κώδεις: κώδεια.

κωλεός: τὸ κῶλον ἐν τῷ τρώματι καὶ βέλτιον ἐξαιρέσιος.

κῶμα: καταφορά. γέγραπται δὲ ὡς οἶσθα ἡμῖν περὶ τού-
του βιβλίδιον.

κωνίαν: οἶνον τὸν πισσίτην· ἐσβάλλεται σὺν τῷ φλοιῷ τῆς
πεύκης ἡμικοτύλιον εἰς τὸ κεράμειον καὶ οἱ μὲν ἀπηθοῦσι
μετὰ τὸ ζέσαι, οἱ δὲ καταλείπουσιν.

κωφοί: οἱ ἀμαυροὶ καὶ ἀσθενεῖς· τὸ δὲ κατὰ τὴν τρίτην
συζυγίαν ῥῆμα προσώπου τρίτου τὸ κωφοῖ ἀμαυροῖ καὶ
ἀμβλύνει δηλοῖ.

Λ.

Λαβή: ἐπισημασία· μάλιστα δὲ ἡ ἐκ περιόδου.

κυρβασίην, pileum acutum quem et tiaram erectam.

κυρήβια, paleae, fignificat et furfures et hordei purgamenta·

κυρίησιν, diebus quibus ad talia judicanda creditur.

κύρσεον, podicem.

κύστιγγα, veficam parvam.

κώδεις, capita et calices papaveris.

κωλεός, membrum in vulnere quod recte extrahi poteft.

κῶμα, veternus, cataphora, in fomnum delatio; fcriptus
eft autem, ut fcis, a nobis de hoc libellus.

κωνίαν, vinum picatum, injicitur cum cortice piceae he-
mina dimidia in vas figlinum: ac nonnulli quidem ex-
colant ubi efferbuit, alii vero relinquunt.

κωφοί, hebetes, languidi, invalidi, κωφοῖ vero verbum
tertiae perfonae tertiae conjugationis languefacit et
retundit fignificat.

Λ.

Λαβὴ, praefultus febris, maxime autem quae per circui-
tus invadit.

Ed. Chart. II. [95.]   Ed. Baf. V. (713.)

λαγνείη: δηλοῖ ποτὲ καὶ αὐτὸ τὸ σπέρμα, ὡς ἐν τῷ περὶ παίδων φύσεως· οὕτως δὲ καὶ τὸ λάγνευμα.

λαγώπυρος: ἡ λαγονάτη καλουμένη βοτάνη.

λαμπτήρ: ὃν οἱ πολλοὶ φανὸν ὀνομάζουσιν, ἐν τῷ δευτέρῳ περὶ νούσων τῷ μείζονι· παρὰ μέντοι τοῖς ἄλλοις καὶ μάλιστα τοῖς Ἀττικοῖς, ἐν ᾧ ξύλα τε κατεκαίετο παρέξοντα φῶς· ἀλλὰ καὶ ὁ δάδος καὶ ὁ λύχνος ἐστὶν ὅ τε λαμπτὴρ ὀνομάζεται.

λαπαχθῆναι: κυρίως μὲν τὸ κενωθῆναι, διὰ τοῦτο δὲ καὶ τὸ μαλαχθῆναι.

λαμπηρά: τὰ ἀφρώδη· λάμπει γὰρ ὁ ἀφρός.

λάσιον: σινδόνην.

λεβηρίδα: τὸ τοῦ ὄφεως γῆρας· ἔνιοι δὲ κόγχην κενήν.

λέγνα: τὰ ἄκρεα τοῦ στομίου τῆς ὑστέρας ἐκ μεταφορᾶς οὕτως γὰρ τὰ περὶ τὰς ὤας καλεῖται τῶν ἱματίων· ὀνομάζει δὲ ἀλλαχόθεν τὰ ἄκρεα ταῦτα καὶ ἀμφίδεα.

λέκιθον: φακῶν τὸ ἔνδον τοῦ λέπους.

λαγνείη, res venerea, fignificat aliquando etiam ipfum femen, ut in libro de natura pueri, fic et τὸ λάγνευμα, femen, coitus.

λαγώπυρος, lagopyrus et lagonate appellata herba.

λαμπτὴρ, lucerna, quem multi φανὸν, id eſt pharum vel lampadem nominant, in fecundo de morbis majore. Apud alios et maxime Atticos, in quo ligna comburebautur praebentia lumen, fed et fax et lucerna aliquando λαμπτὴρ nominatur.

λαπαχθῆναι, proprie quidem evacuari, propter hoc autem et μαλαχθῆναι, id eſt mollire.

λαμπηρά, fplendentia, fpumofa, fplendet enim fpuma.

λάσιον, linteum.

λεβηρίδα, ferpentis exuvium. Quidam autem concham vacuam.

λέγνα, extremae partes oris uteri ex translatione: fic enim vocantur extremitates indumentorum: nominat et alibi extremitates has uteri ofculi ἀμφίδεα.

λέκιθον, lecithum, quod eſt intra lentis corticem.

λεπάδες: αἱ ταῖς πέτραις προσεχόμεναι κόγχαι.

λεπτά: οὕτως ἐνίοτε καλεῖ τὰ ἀραιά, ὡς ἐν τῷ περὶ τόπων τῶν κατ' ἄνθρωπον.

λευκὴν ῥίζαν: τὴν τοῦ δρακοντίου.

λευκοΐου καρπόν: τὸ τοῦ ἰοῦ λευκοῦ σπέρμα φησὶν οὕτως εἰρῆσθαι ὁ Διοσκουρίδης.

λεῶς: παντελῶς, ἅπαν.

λιβανωτοῦ καρπόν: αὐτὸν ἴσως τὸν ὀνομαζόμενον οὕτως λιβανωτὸν, ἐπεὶ τό γε σπέρμα τοῦ φυτοῦ οὐ γινώσκομεν εἰς χρῆσιν ἀγόμενον.

[96] λιβηρῷ: ὑγρῷ.

λίβος: ἐπίσιαγμά τι τῶν ὀμμάτων ἐγχυματιζόμενον, γέγονε δὲ ἀπὸ τοῦ λίβειν, ὃ κυρίως δοκεῖ τὸ στάζειν δηλοῦν.

λιγνυώδης: ἡ μελαίνουσα, καὶ γὰρ ἡ λιγνὺς μέλαινα.

λίθον μέλανα: ὃν καὶ μυλίτην ὀνομάζουσι κόχλακα.

λιμακώδεις: οἱ ὑγροὶ καὶ βοτανώδεις.

λίπα: τὸ ἔλαιον· ἐν δευτέρῳ τῶν γυναικείων.

λεπάδες, conchylia, petris adhaerentes conchae.

λεπτά, fic aliquando vocat rara, ut in libro de locis in homine.

λευκὴν ῥίζαν, albam radicem dracunculi.

λευκοΐου καρπὸν, albae violae femen fic vocari ait Dioſcorides.

λεῶς, omnino, penitus, in totum.

λιβανωτοῦ καρπὸν, ipfum forte appellatum fic thus, quoniam ejus plantae femen in ufum venire ignoratur.

λιβηρῷ, humido.

λίβος, gutta, deftillatio quaedam oculorum fluida, facta eft autem vox παρὰ τὸ λίβειν, quod proprie ftillare et guttatim cadere fignificare videtur.

λιγνυώδης, denigrans, fuliginofus, fuligo enim nigra.

λίθον μέλανα, lapidem nigrum, quem et molarem vocant filicem.

λιμακώδεις, humidi et herbacei.

λίπα, pingue, oleum; in fecundo de morbis mulierum.

λίριον: τὸ κρίνον· τὸ δ᾽ ἔλαιον τὸ ἀπ᾽ αὐτοῦ οἱ μὲν λί-
ρινον μετὰ τοῦ ν γράφουσιν, οἱ δὲ χωρὶς τοῦ ν λίριον·
καλεῖται δὲ οὐ μόνον κρίνινον, ἀλλὰ καὶ σούσινον καὶ
ἀνέθινον.

λοῦν: οὐ μόνον τὸ λούειν, ἀλλὰ καὶ τὸ αἰονᾶν· οὕτως δὲ
καὶ τὸ λοῦσθαι δύο σημαίνει παρ᾽ αὐτῷ καὶ τὰ ἄλλα τὰ
ὅμοια.

λυπρά: ψιλὰ καὶ ξηρὰ χωρία.

λύσιας: διαστάσεις καθ᾽ ἃς ἀπολέλυνται ἀλλήλων τὰ ἄρθρα.

λυῶδες: παρακοπτικόν.

M.

Μαγίδα: τό τε οἷον μάγμα καὶ φύραμα καὶ τὴν χειροπληθῆ
μαγδαλιάν.

μακρόπνους: ἤτοι μακρὸν ἀναπνέων ἢ διὰ μακροῦ.

μαλακίοισιν: οὕτως καλεῖται ὅσα τῶν ἐνύδρων ἄκανθαν οὐκ
ἔχει, καθάπερ ὁ πολύπους καὶ τευθὶς καὶ σηπία καὶ
ἀκαλήφη· ταῦτα δὲ καὶ ἄναιμα καὶ ἄσπλαγχνά ἐστι.

λίριον, lilium, oleum autem ex eo aliqui λίρινον cum
litera ν fcribunt, aliqui vero fine ν, λίριον. Vocatur
autem non folum κρίνινον, lilinum, fed fufinum et
anethinum.

λοῦν, non folum lavare, fed et humectare: fic λοῦσθαι, id
eft lavari duo fignificat apud ipfum, et alia fimilia.

λυπρὰ, fterilia, nuda et arida loca.

λύσιας, intervalla quibus articuli inter fe disjuncti funt.

λυῶδες, infaniens, quod mentem amovet.

M.

Μαγίδα, velut offam et maffam et magnam magdaliam
manum complentem.

μακρόπνους, aut prolixe fpirans vel per longa intervalla
fpirans.

μαλακίοισιν, fic vocantur quaecunque aquatilia fpinam
non habent, ut polypus et loligo et fepia et urtica:
haec autem et fanguine et vifceribus carent.

Ed. Chart. II. [96.]   Ed. Baf. V. (713.)

μαλθώδεα: μαλακτικὰ ἢ κηρώδη· μάλθη γὰρ ὁ κηρὸς καὶ
μάλιστα ὁ μεμαλαγμένος.

μαρίλη: ἣν οἱ πολλοὶ θερμοσποδιὰν ὀνομάζουσιν.

μάσθλης: θέρμης.

μάσσειν: οὐ μόνον τὸ ἀναδεύειν ἢ φυρᾶν, ἀλλὰ καὶ τὸ ἐκ-
θλίβειν, ὡς ἐν τῷ πρώτῳ περὶ νούσων τῷ μείζονι.

μᾶσσον: πλίον, ὡς ἐν τῷ μείζονι προῤῥητικῷ.

μάτος: ἡ ζήτησις καὶ τὸ ζητεῖν, ματίσαι ἢ ματεῖσθαι.

μαχαιρίδι ὀξυβελεῖ: τῷ φλεβοτόμῳ.

μαχαιρίδι στηθοειδεῖ: τῷ σμιλίῳ ἰατρικῷ γαστρώδει.

μέλαινα: λέγεταί τε καὶ ἡ νόσος οὕτως ἀπὸ μελαίνης χο-
λῆς συνισταμένη.

μέλαιναν ῥίζαν: τὴν τοῦ ἀσπαλάθου τοῦ ἀρωματικοῦ κα-
λουμένου.

μελαῖνις: περισπωμένως ὁ Διοσκουρίδης ἀναγινώσκειν ἀξιοῖ,
μελαῖνις αἲξ καὶ βοῦς μελαῖνις· καὶ δηλοῦσθαί φησι τὴν
ἐκ Μελαινῶν· πόλις δὲ αὕτη κατὰ τὸ Κρισαῖον πεδίον

μαλθώδεα, quae molliunt aut cerea funt, μάλθη enim cera
eft et maxime mollita.

μαρίλη, favilla quam multi cinerem calidum vocant.

μάσθλης, caloris.

μάσσειν, non folum mifcere vel fubigere, fed etiam ex-
primere, ut in primo de morbis majori.

μᾶσσον, plus, amplius, ut in majori prorrhetico.

μάτος, inquifitio, quaeftio, et inquirere, quaerere.

μαχαιρίδι ὀξυβελεῖ, fcalpello, cultello acuto, phlebotomo.

μαχαιρίδι στηθοειδεῖ, novaculae, fcalpello medico ventrofo.

μέλαινα, dicitur et morbus fic qui ex atra bile conflatur.

μέλαιναν ῥίζαν, nigram radicem, afpalathi aromatici ap-
pellati radicem.

μελαῖνις, eum accentu circumflexo Diofcorides legendum
putat, μελαῖνις capra, μελαῖνις vacca, et fignificari ait
ex Melaenis.   Urbs autem ipfa ad Crifaeum campum

προκειμένη τῷ Κριφίῳ νομὰς ἀγαθὰς ἔχουσα καὶ εὐγα-
λάκτους, ὥς φησιν ὁ Διοσκουρίδης.

μελάνεον: τὸ ἐν τῷ προγνωστικῷ· τινὲς μὲν ὑφ᾽ ἓν ἀναγι-
νώσκουσιν, ἵν᾽ ᾖ τὸ μελανοῦν· ἔνιοι δὲ διαιροῦσι, χλωρὸν
ἢ μέλαν ἐὸν ἀντὶ τοῦ ὄν.

μέλανι φαρμάκῳ: τοῦτο πῶς σκευάζεται ἐν τῷ περὶ ἑλκῶν
αὐτὸς ἐδίδαξεν.

μέλαν τὸ κύπριον: τὴν κυπρίαν σποδὸν, ᾗ πρὸς τοὺς ὀφ-
θαλμοὺς χρώμεθα.

μελεδαίνοντι: ἐπιμελουμένῳ, ἐραπεύοντι· καὶ μελεδὼν ἡ
ἐπιμέλεια, οὐχ ὡς παρ᾽ Ὁμήρῳ ἡ λύπη.

μελιηδέα: οὐ μόνον τὸν ἡδὺν, ἀλλὰ καὶ τῷ μέλιτι μεμιγμέ-
νον, ὡς ἐν τῷ πρώτῳ περὶ νούσων τῷ μείζονι· ἐν δὲ τῷ
αὐτῷ καὶ μελίχρουν ὀνομάζει καὶ τὸν τοιοῦτον οἶνον.

μεμύρηκεν: συνείληκεν ἀπὸ τῶν μυριομένων ἐρίων.

[97] μεμιασμένον: μεμολυσμένον ὡς παρὰ τῷ ποιητῇ.

μεμολυσμένους: ἔνιοι μὲν τοὺς κατεψυγμένους, ἔνιοι δὲ τοὺς
ἐσκιῤῥωμένους καὶ λιθώδεις ᾠήθησαν.

fita ante Criphium, pafcua bona habet et bonum lac
gignentia, ut inquit Diofcorides.

μελάνεον, quod eft in prognoftico. Quidam conjunctim
legunt, ut fit denigrans: quidam autem dividunt, viride
vel nigrum ἐὸν pro eo quod eft exiftens.

μέλανι φαρμάκῳ, nigro medicamento: hoc quomodo pare-
tur in libro de ulceribus ipfe docuit.

μέλαν τὸ κύπριον, fpodium, cyprium cinerem, quo ad ocu-
los utimur.

μελεδαίνοντι, curam habenti, curanti, et μελεδὼν, cura, non
ut apud Homerum, triftitia.

μελιηδέα, non folum fuavem, fed et cum melle mixtum,
ut in primo de morbis majore, in eodem autem et
mellei coloris nominat hujusmodi vinum.

μεμύρηκεν, convoluit, a lanis quae nentur.

μεμιασμένον, foedatum, inquinatum, ut eft apud poetam.

μεμολυσμένους, quidam refrigeratos, quidam autem indu-
ratos et lapideos putaverunt.

μεμωρωμένα: τὰ ἀναίσθητα.

μεσόδμη: ἡ καθ᾽ ἕνα οἶκον εἰς δύο μεμερισμένον διορίζουσα,
    τοῦ δοκοῦ εἷρξις, οἷον μεσοδομή τις οὖσα, τινὲς δὲ καὶ
    τὸ ὑπερκείμενον στέγος μεσόδμην καλοῦσι.

μεσόβλημα: ὡς εἰ καὶ μεσέντη ἔλεγεν.

(714) μετακύρας: ἐν τῷ περὶ διαίτης ὀξέων, τὸ γαλα-
    κτῶδες σύγκρυμα.

μηκώνιον: τὸν πεπλεὸν καλούμενον, ὃν καὶ μηκωνίτην ὀνο-
    μάζει.

μήλην διαστομωτρίδα: τον διαστολέα.

μήλην ἐξωτίδα: τὴν μηλωτίδα.

μήλην ἰσχυρὴν: τὴν τραυματικὴν μήλην.

μήλη πλατείη: τῇ σπαθομήλῃ.

μήλης τῷ πλάτει: τῷ κυαθίσκῳ τῆς ὀφθαλμικῆς μήλης.

μῆλα: τὰ προβάτια.

μηλίας: ἡ ἀπὸ Μήλης τῆς νήσου.

μηλιάδος ὠμῆς: τῆς ἀπὸ Μήλου χαλκίτεως ἢ στυπτηρίας.

μεμωρωμένα, fenfus expertia.

μεσόδμη, trabs grandior, obſtaculum trabis ſeparans in
    una domo in duas partes diviſa tanquam columna quae-
    dam in medio poſita, quidam autem et ſuperpoſitum
    tectum μεσόδμην vocant.

μεσόβλημα, quaſi medium quiddam dixiſſet.

μετακύρας, in libro de ratione victus acutorum lactea
    commixtio.

μηκώνιον, peplum vocatum, quem et meconitem nominat.

μήλην διαστομωτρίδα, ſpecillum diducens ac dilatans.

μήλην ἐξωτίδα, ſpecillum auricularium.

μήλην ἰσχυρὴν, ſpecillum vulnerarium.

μήλη πλατείη, ſpecillo lato in modum rudiculae.

μήλης τῷ πλάτει, cyathulo oculari ſpecilli.

μῆλα, oviculae.

Μηλίας, ex Mele inſula.

Μηλιάδος ὠμῆς, chalcitidis vel aluminis ex Melo.

Ed. Chart. II. [97.]   Ed. Baf. V. (714.)

μηλιάδα: ἐν τῷ πρώτῳ περὶ νούσων τῷ σμικροτέρῳ τῇ
    μιλιάδι λέγει τῇ ἀπὸ Μήλου τῆς νήσου.

μήτρη: κάλυμμα καὶ οἷον ἕλιγμά τι ἢ ἐπιδιδυμὶς ὀνομαζο-
    μένη· ἔστι δὲ κρισώδης τις ὄγκος κατὰ τὴν κορυφὴν ἐπι-
    κείμενος τῷ διδύμῳ.

μηνίειν: μασᾶσθαι, ἐσθίειν.

μύκη: μύσις.

μυοχάνη: ἐπίθετον χασκούσης. εἰ δὲ μυριοχαύνη γράφοιτο,
    ἡ ἐπὶ μυρίοις ἂν εἴη χαινουμένη.

μύῤῥαν: Αἰολεῦσι σμύρναν, δὶς τὸ ϱ γράφεται.

μυρτίδανον: οἱ πλεῖστοι μὲν τὸ πέπερι. Διοσκουρίδης δὲ ὁ
    Ἀναζαρβεὺς ἐν τῷ πρώτῳ περὶ ὕλης, ἐπίφυσιν ἀνώμα-
    λον καὶ ὀχθώδη, περὶ τὸ τῆς μυρσίνης πρέμνον. ὅ γε
    μὴν Ἱπποκράτης τὸν καρπὸν οὕτως ὀνομάζει ἐκ τοῦ φυ-
    τοῦ, ὅπερ αὐτός φησιν ὑπὸ ἑτέρων ὠνομάσθαι πέπερι.

Μίτις: καλεῖται μὲν οὕτως καὶ τὸ ἐν τῷ σηπίας στόματι
    μέλαν, ἀλλὰ καὶ ἰχθύς τις ὑπὸ τοῦ Ἱπποκράτους δη-
    λοῦται.

μηλιάδα, in primo de morbis minore μηλιάδι inquit a
    Melo infula.

μήτρη, operculum et tanquam involucrum quoddamque
    ἐπιδιδυμὶς nominatur: eſt autem varicoſus quidam tu-
    mor teſticulo circa verticem incumbens.

μηνίειν, mandere, edere.

μύκη, praecluſio, ſuffocatio ·

μυοχάνη, epitheton mulieris hiantis. Si autem μυριοχαύνη
    ſcribatur, in millibus fuerit hians.

μύῤῥαν, apud Aeoles σμύρναν, myrrham, duplici ϱ ſcribitur.

μυρτίδανον, plurimi quidem piper. Dioſcorides autem
    Anazarbeus in primo de materia, agnatam quandam
    eminentiam inaequalem et tuberoſam circa myrti ramum.
    Atque Hippocrates fructum ſic nominat ex planta quam
    ipſe ait a Perſis ab aliis appellari piper.

μύτις, vocatur quidem ſic et in ore ſaepiae atramentum,
    et piſcis quidam ab Hippocrate ſignificatur.

μυττωτόν: ὑπότριμμα, Διοσκουρίδης εἶναί φησι σκορόδων
ἢ κρομμύου.

μώλυζα: σκόροδον ἁπλῆν τὴν κεφαλὴν ἔχον καὶ μὴ διαλυο-
μένην εἰς ἄγλιθας· τινὲς δὲ τὸ μῶλυ.

μωλυόμενα: κατὰ βραχὺ ἀπομαραινόμενα.

N.

Ναυσιώσιες: αἱ παρεκχύσεις τοῦ αἵματος, ἃς δὴ καὶ ἐκχυ-
μώσεις ὀνομάζει. μετενήνεγκται δὲ ἀπὸ τῶν ἐπὶ ταῖς
ναυτίαις ἐμουντων αἷμα τοὔνομα.

νεῖον: τὸ νέον.

νεόμενον: τὸ νηχόμενον, παραγινόμενον ἀπὸ τοῦ νεῖσθαι· ἐν
πρώτῳ τῶν γυναικείων ἄμφω, τὸ μὲν ἐπὶ τοῦ χορίου, τὸ
δὲ ἐπὶ τοῦ ἐμβρύου.

νηπέλει: ἀδυνατεῖ.

νυκτάλωπες: οἱ τῆς νυκτὸς ἀλαοί.

μυττωτὸν, intritum Diofcorides effe ait alliorum vel ce-
parum.

μώλυζα, allium fimplex caput habens et non divifum in
fpicas; quidam autem moly herbam.

μωλυόμενα, paulatim extabefcentia.

N.

Ναυσιώσιες, praeterfufiones effufiones fanguinis, quas et
venarum naufea appellat. Translatum eft autem nomen
ab iis, qui in naufea fanguinem vomunt.

νεῖον, nuper vel novum.

νεόμενον, quod innatat, quod advenit, νεῖσθαι, ire, venire;
in primo de morbis mulierum utrumque, alterum de
chorio, alterum de foetu dici.

νηπέλει, impotens eft, non poteft.

νυκτάλωπες, lufciofi per noctem non videntes.

Ξ.

Ξηρῇ σηπεδονώδει: ἤτοι τῇ γαγγραίνῃ, ἤ τινι ταύτης γενι-
κωτέρῳ.
ξύμη: ὃ καλεῖται κνησμός.

O.

[98] Ὄα: τὰ πρὸς τῶν πολλῶν οὖα καλούμενα.
οἰναρίῳ: ἀμπέλῳ.
οἰναρίδων: ἀμπέλου κλημάτων.
οἴσπη αἰγός: ὁ παρὰ ταῖς θριξὶ τῆς αἰγὸς ἐγγινόμενος ἐν
τῇ ἕδρᾳ ῥύπος καὶ μάλιστα ταῖς κατὰ τὴν ἕδραν συνι-
στάμενος ῥύπος.
οἰσοφάγος: ὁ τῆς γαστρὸς στόμαχος, οἷον εἰσοφάγος τις ὤν.
οἰσυπίδας: προβάτου ῥύπον, ἤγουν ἔριον ῥυπαρόν.
οἰσυπίδες: προβάτου ῥύποι συνεστραμμένοι, δηλοῖ δὲ καὶ
ἐρίου ῥυπαροῦ μαλίον.
ὄκρις: ἐξοχὴ προμήκης.

Ξ.

Ξηρῇ σηπεδονώδει, videlicet grangraena vel alicui hujus-
modi generaliori morbo.
ξύμη, quod vocatur pruritus.

O.

Ὄα, quae a multis forba vocantur.
οἰναρίῳ, viti.
οἰναρίδων, palmitum vitis.
οἴσπη αἰγός, fordes circa pilos caprae nafcens et maxime
in eis qui circa fedem funt confiftens.
οἰσοφάγος, ventriculi ofculum quafi intro devorans et gula
quaedam exiftens.
οἰσυπίδας, ovis fordem, hoc eft lanam fordidam.
οἰσυπίδες, ovis fordes conglobatae, fignificat et lanae for-
didae tomentum.
ὄκρις, eminentia oblonga.

ὀλερόν: δυσῶδες ἢ μέλαν, ἀπὸ τοῦ τῶν σηπιῶν ὅλου.

ὀλισθράζοντα: ὀλισθαίνοντα.

ὀλοκωνίτης: βοτάνη τις ἀγρία λαχανώδης.

ὅλον: τὸ μέλαν τῆς σηπίας.

ὑλώδεα: θολερὰ ἢ μέλανα.

ὀλοφλυκτίδες: φλύκταιναι.

ὀνεύεσθαι: ἤγουν δι᾽ ὄνων ἐπιστροφῆς τείνειν. ὄνοι δὲ καὶ ὀνίσκοι οἱ ἄξονες. γράφεται δὲ κατονεύεσθαι.

ὅπλα: κάλοι ἀπὸ στύπου ἢ λίνου ἢ καννάβεως.

ὀπός: τοῦ σιλφίου κατ᾽ ἐξοχὴν, ὥσπερ καὶ καυλός. καλεῖ δὲ σίλφιον τὴν ῥίζαν μόνην.

ὀποῦ καρπόν: σιλφίου σπέρμα, ὅπερ καὶ φύλλον ἑνικῶς καὶ μαγύδαρις ὑπό τινων καλεῖται.

ὀργάσασθαι: ἀναμίξαι, συγκεράσαι.

ὀρθοπρίονι: τῇ χοινικίδι.

ὀροκωνίτιδος: ἑτέρα γραφὴ τῆς ὀλοκωνίτιδος, περὶ ἧς ἔμπροσθεν εἴρηται. φησὶ δὲ Διοσκουρίδης τὴν ἐν ὄρει γενομένην ὀροκωνίτιδα ὀνομάζεσθαι.

ὀλερὸν, male olens vel nigrum, a ſepiarum atramento.

ὀλισθράζοντα, excidentem, labentem.

ὀλοκωνίτης, herba quaedam agreſtis oleracea.

ὅλον, atramentum ſepiae.

ὀλώδεα, turbida vel nigra.

ὀλοφλυκτίδες, puſtulae quae ſubito erumpunt.

ὀνεύεσθαι, per axium converſionem extendere, ὄνοι enim et ὀνίσκοι, axes, ſcribitur et κατονεύεσθαι.

ὅπλα, funes ex ſtuppa vel lino vel cannabe.

ὀπὸς, fuccus ſilphii per excellentiam, quemadmodum et thyrfus: vocat autem ſilphium etiam radicem folam.

ὀποῦ καρπὸν, ſilphii femen, quod et folium ſingulariter et magydaris a quibusdam vocatur.

ὀργάσασθαι, commiſcere, contemperare.

ὀρθοπρίονι, modiolo aut terebello cavo.

ὀροκωνίτιδος, altera deſcriptio ὀλοκωνίτιδος, de qua ante dictum eſt, ait autem Diofcorides quod in monte nafcatur oroconitidem nominari.

Ed. Chart. II. [98.]   **Ed. Baf. V. (714.)**

ὀῤῥωδέων: τῶν ἄχρι τοῦ ὄῤῥου ἐκτεινομένων.

ὄῤῥος δὲ τοῦ ἱεροῦ ὀστέου τὸ πέρας, ὕπερ καὶ ὀῤῥοπύγιον καλεῖται.

ὄρχεα: ὄσχεος.

ὀσχίῳ: τῇ περὶ τὸ στόμα τῆς μήτρας ἑλικοειδεῖ ἐπαναστά-
σει· ὄσχος γὰρ καὶ μόσχος τὰ κλήματα καὶ αἱ ἕλικες
τὸ δὲ αὐτὸ καὶ ἀμφίδεον ὀνομάζει καὶ λέγνα.

ὠτίδος: τοῦ ὀρνέου, ὃ Ἀριστοτέλης ὠτίδα διὰ τοῦ ω καλεῖ,
Ξενοφῶν δὲ ἐν τῷ πρώτῳ Κύρου ἀναβάσεως ὠτίδα διὰ
τοῦ ο γράφει.

Π.

Παλίνοπτα: τὰ ἀπὸ τοῦ ἡλίου ἀπεστραμμένα.

παλῦναι: ἐπιπάσαι.

παράλαμψις: ἡ ἐν τῷ μέλανι τῶν ὀφθαλμῶν ἐπιλάμπουσα
οὐλὴ διὰ τὸ ἡσυχῇ παχυτέραν εἶναι τῆς αἰγίδος.

παράλιον: εἶδος τιθυμάλου, καλεῖται δὲ καὶ τι κράμβιον
παράλιον.

ὀῤῥωδέων, ufque ad caudam extenforum.

ὄῤῥος, facri offis extremum, quod etiam ὀῤῥοπύγιον vocatur.

ὄρχεα, fcrotum.

ὀσχίῳ, circa os vulvae flexuofae aut pampinoformi extu-
berantiae: ὄσχος enim et μόσχος, palmites et claviculae:
idem autem et ἀμφίδεον et λέγνα nominat.

ὠτίδος, aviculae, Ariftoteles ὠτίδα per ω vocat, Xenophon
autem in primo Cyri expeditionis ὠτίδα per o fcribit.

Π.

Παλίνοπτα, a fole averfa.

παλῦναι, infpergere.

παράλαμψις, in nigro oculorum fplendens cicatrix, eo quod
aliquando craffior fit aegide.

παράλιον, fpecies tithymali, vocatur autem et quaedam
brafficula παράλιον marina.

παρασιάτας: τὰς ἐπιδιδυμίδας, ἐν τῷ περὶ φλεβῶν ὃ πρόκειται τῷ μοχλικῷ.

παραφᾶσαι: παράψασθαι μετὰ καθίσεως, ὥσπερ τὸ ἐσαφᾶσαι, εἰσβάλλοντα τὴν χεῖρα ἅψασθαι· ἐντεῦθεν δὲ καὶ τοὺς κρυπτοὺς τόπους τοὺς κατὰ τὸ γυναικεῖον αἰδοῖον παραφάσιας ὀνομάζουσι.

παφάσσειν: παραφρονεῖν, ὡς καὶ ἀλλοφάσσειν, ψιλῶς δ᾽ ἀναγνωστέον, οὐχ ὥσπερ τὸ πρὸ αὐτοῦ παραφᾶσαι, ἔγκειται γὰρ ἐν ἐκείνῳ τὸ τῆς ἁφῆς ὄνομα.

[99] παρθένιον: τὸ σμικρόφυλλον, καλεῖται δὲ παρθένιον καὶ ἡ ἀνθεμὶς καὶ ἡ ἑλξίνη καὶ ἡ λινόζωστις καὶ τὸ ἀμάρακον, ἀλλὰ καὶ Διοσκουρίδης μή ποτέ φησιν ἀκουστέον ἐστὶν ἤτοι τῆς ἑλξίνης ἢ τῆς λινοζώστεως τὸ εἶδος τὸ σμικρόφυλλον.

πασπαλέτης: ὁ κεγχραλέτης, πάσπαλος γὰρ ὁ κέγχρος.

πασσαλίσκῳ: τῷ σμικρῷ πασσάλῳ ὑποκοριστικῶς.

παφλάζουσιν: ὠνοματοπεποίηκε τοὺς πταίοντας καὶ ἐπαναλαμβάνοντας ἐν τῷ διαλέγεσθαι δηλῶσαι βουλόμενος.

παρασιάτας, paraſtatas, epididymidas, in libro de venis qui adjectus eſt Mochlico.

παραφᾶσαι, aberrante manu attingere cum deceptione, ut et ἐσαφᾶσαι immiſſa manu contingere: hinc et occulta loca juxta muliebre pudendum παραφάσιας nominat.

παραφάσσειν, deſipere, ut et ἀλλοφάσσειν, tumultuari et aliena loqui, cum tenui autem legendum eſt, non ut quod eſt ante ipſum παραφᾶσαι, ineſt enim in eo τῆς ἁφῆς id eſt tactus nomen.

παρθένιον, folium, vocatur autem parthenium et anthemis et helxine et linozoſtis et amaracum, ſed et Dioſcorides nunquam, inquit, intelligenda eſt vel helxines vel mercurialis ſpecies per τὸ σμικρόφυλλον.

πασπαλέτης, milii molitor, πασπάλη enim vel πάσπαλος milium eſt.

πασσαλίσκῳ, parvo palo, diminutive.

παφλάζουσιν, nomen fecit, errantes et reſumentes in diſferendo ſignificare volens.

πέζαι: οἱ πόδες, ἐν τῷ δευτέρῳ τῶν γυναικείων οὕτως γέ-
γραπται, καὶ οἱ πόδες οἰδίσκονται αἱ πέσαι μάλιστα.
Ζηνόδοτος μὲν οὖν ἐν ταῖς ἐθνικαῖς λέξεσι πέζαν φησὶ
τὸν πόδα καλεῖν Ἀρκάδας καὶ Δωριεῖς. ὁ δὲ Ἱπποκρά-
(715) της ἔοικεν ἢ τὸ πεδίον καλοίμενον τοῦ ποδὸς οὕ-
τως ὠνομακέναι ἢ τὰ σφυρά.
πέλλα: πελία, ὑπόκιῤῥα. τὰ δὲ αὐτὰ καὶ πελιρὰ ὀνομάζει.
Ζηνόδοτος δὲ ἐν ταῖς ἐθνικαῖς λέξεσι Σικυωνίους φησὶ
τὸ κιῤῥὸν, πέλλον ὀνομάζειν.
πεμφιγώδεες: ἤτοι νοτίδος μεστοὶ καὶ ὑγρότητος ἢ καὶ πνευ-
ματώδεις.
πέπλιον: ὅπερ καὶ πέπλις καὶ ἀνδράχνη ἀγρία.
πέπλος: τὸ αὐτὸ καὶ χαμαισύκη καὶ μήκων ἀφρώδης καὶ
μηκώνιον.
περητηρίῳ: τρυπάνῳ τῷ εὐθεῖ καὶ ὀξεῖ· ἔστι γὰρ καὶ ἕτε-
ρον ἡ χοινικίς.
περιστέλλετο: τοῖς περιβολαίοις ἑαυτὸν ἔσκεπεν.
περικεκαλμένοι: περικεκαμμένοι, γρυποὶ καὶ ἐπικαμπεῖς.

πέζαι, plantae pedum, in fecundo de morbis mulierum
  fic fcriptum eft et pedes tumefcunt malleoli maxime.
  Zenodotus quidem in gentium vocabulis πέζαν ait pe-
  dem vocare Arcades et Dores. Hippocrates autem vi-
  detur vel planitiem appellatam pedis fic nominaffe vel
  talos pedum.
πέλλα, πελία ὑπόκιῤῥα, livida, fubfulva, haec eadem et
  πελιρὰ vocat. Zenodotus autem in vocabulis gentium
  Sicyonios ait gilvum πέλλον nominare.
πεμφιγώδεες, febres flatulentae vel vapore vel humiditate
  plenae vel fpirituofae.
πέπλιον, peplium, quod et peplis et portulaca agreftis.
πέπλος, peplus, idem et humilis ficus et papaver fpumeum
  et meconium.
περητηρίῳ, terebello recto et acuto: eft enim et aliud
  choenicis.
περιστέλλετο, inveftiebat, indumentis fe ipfum tegebat.
περικεκαλμένοι, inflexi, adunci et curvati.

περινήματα: περικλύσματα.
περινήματος: περικλύσματος.
περινεῖ: περικλύζει, περινήχεται.
περινῷ: περινέῳ. ἔστι δὲ ὁ τόπος ὁ μεταξὺ τοῦ ὀσχέου καὶ τῆς ἕδρας, ἔνθα τῆς κύστεως ὁ τράχηλος.
περιξύσας: ἐν κύκλῳ περιαμύξας.
περιποδίην: τὴν ἐν κύκλῳ ὑπὸ πόδας οὖσαν καὶ κάτω.
περιῤῥηδές: περικεκλασμένον ἐφ᾽ ἑκάτερα.
περηναί: μελαίνουσαι, πελιδνοῦσαι.
περόνην: ποτὲ μὲν ὀστοῦν ὅλον κώλου, ποτὲ δὲ ἐπίφυσιν ὀστοῦ, ποτὲ δὲ ἐπιφύσεως ἐπανάστασιν.
περσύας: ὁ περισυνὸς οἶνος, οἷον περισύας τις ὢν, ὡς καὶ αὐτίτην ὀνομάζει, τὸν αὐτοετίτην.
πήρινα: τὸν περίναιον, ἐν δὲ τῷ περὶ αἱμοῤῥοΐδων καὶ συρίγγων καὶ τὴν ἕδραν λέγειν δοκεῖ.
πιέστρῳ: τῷ ἐμβρυοθλάστῃ καλουμένῳ.

περινήματα, circumlotiones, perfufiones.
περινήματος, circuminundationis.
περινεῖ, circumluit, circumnatat.
περινῷ, perineo, eſt autem locus inter fcrotum et anum, ubi veficae collum eſt.
περιξύσας, qui circumlaceravit, circumrafit.
περιποδίην, circularem fub pedibus exiſtentem et infra.
περιῤῥηδὲς, perfractum utrinque, reflexum.
περηναὶ, nigricantes et liventes.
περόνην, aliquando quidem os totum membri, aliquando vero appendicem oſſis, aliquando appendicis extuberantiam.
περσύας, anni fuperioris vinum, tanquam ex anno fuperiore reflans, ut et αὐτίτην nominat τὸν αὐτοετίτην, vinum hornum et ejusdem anni.
πήρινα, perineum, in libro autem de haemorrhoidibus et fiſtulis et fedem dicere videtur.
πιέστρῳ, inſtrumento, quod foetui confringendo idoneum vocatur.

πικέριον: βούτυρον.

πιτυΐδι: πιτυΐνη ῥητίνη.

πιτύλοις: εἰρεσίαις ἢ κώπαις.

πλαταμών: ἔφαλος πέτρα λεία, ταπεινή, περὶ ἣν πλατύνε-
ται τὰ κύματα.

πλεκτανέων: πλεγμάτων, ἀπαρτημάτων περιπλεκτικῶν.

πλεννεραί: μυξώδεις. καὶ πλέννα ἡ μύξα.

πλευμοῖ: πλευμώδης γίνεται ἢ φθίνει.

πλεῦμος: φθόη ἢ τὸ πλευμῶδες πάθος.

πλήμην: τροχοῦ χοινικίδα.

πλήστιγγας: νάρθηκας, παρὰ τὸ πλήσσειν.

πνευματώδεις: ὅ τε ἐμπεφυσμένος καὶ ὁ δύσπνους, λέγει
γὰρ πολλάκις καὶ αὐτὴν τὴν δύσπνοιαν, πνεῦμα.

ποίη: τὰ πρωτογάλακτα τὰ ἐξ ἑαυτῶν πηγνύμενα.

[100] ποίην: τὴν ἔχουσαν τὸ φύλλον ὅμοιον οἰκάρῳ τὴν
φύσιν, ὡς τὸ τῆς κισσαμπέλου καλουμένης εἶδος.

πικέριον, butyrum.

πιτυΐδι, pinea refina.

πιτύλοις, remigationibus vel remis.

πλαταμὼν, prominens in mari petra laevis et humilis,
circa quam dilatantur fluctus.

πλεκτανέων, cirrhorum, plexuum aut circumplicantium
appendicum.

πλεννεραὶ, mucofae, et πλέννα mucus.

πλευμοῖ, pulmonarius fit vel tabefcit.

πλεῦμος, pulmonis corruptio, tabes, vel pulmonaria affectio.

πλήμην, rotae modiolum.

πλήστιγγας, ferulas, a feriendo.

πνευματώδης, fpirituofus et inflatus et difficile fpirans, vo-
cat enim faepe et ipfam difficultatem fpirandi, fpiritum.

ποίη, primae lactis partes ex fe ipfis coagulatae.

ποίην, herbam folium habentem viti fimile natura, ut
ciffampeli appellatae fpeciem.

132   ΓΑΛΗΝΟΤ ΤΩΝ ΙΠΠΟΚΡΑΤΟΤΣ

πολυγράῳ: πολυφάγῳ, καὶ γόνος αἰρηῶν ἔγρασε κηδεμόνα.
Καλλίμαχος ἀντὶ τοῦ κατέφαγε.

πολύκαρπον: τὸ κραταιόγονον ὀνομαζόμενον.

πομφοί: ἐπαναστάσεις τοῦ δέρματος ὀχθώδεις τε ἅμα καὶ
πλαδαραὶ καὶ ἐιερευθεῖς.

πόσῳ: ὀλίγῳ.

ποταίνια: τὰ πρόσφατα οἱ Δωριεῖς φασι.

ποτί: ποτέ.

πρός: πρὸς δέ.

πράμνιος: οἶνός τις οὕτως ὀνομάζεται μέλας καὶ αὐστηρός.

πρηνές: τὸ πρὸς τὴν γῆν νενευκός.

πρῆσμα: ἐμφύσημα, καὶ πρήσιος τῆς ἐμφυσήσεως, καὶ πρη-
στικώτατον, τὸ ἐμφυσητικώτατον.

προαυξέας: νόσους τινὰς οὕτως ὀνομάζει τὰς τοῖς προβε-
βηκόσι κατὰ τὴν ἡλικίαν γινομένας, ὅτι καὶ αὐτοὺς οὕ-
τως ἐνίοτε καλεῖ τοὺς προβεβηκότας.

πρόκα: ἐξαίφνης.

πολυγράῳ, multivoro, καὶ γόνος αἰρηῶν ἔγρασε κηδεμόνα,
Callimachus pro eo quod eft devoravit.

πολύκαρπον, crataeogonon appellatum.

πομφοί, eminentiae cutis tumentes fimul et molles et
rubentes.

πόσῳ, modico.

ποταίνια, recentia Dores vocant.

πότι, aliquando.

πρός, praeterea autem.

πράμνιος, vinum quoddam fic appellatur nigrum et
aufterum.

πρηνές, ad terram pronum.

πρῆσμα, inflatio, et πρήσιος inflationis, et πρηστικώτατον
maxime inflatum

προαυξέας, morbos quosdam fic nominat provectis aetate
oborientes, quod et ipfos fic aliquando vocet aetate
provectos.

πρόκα, repente, fubito.

Ed. Chart. II. [100.]   Ed. Baf. V. (715.)

προκώνια: τὰ ἐκ τῶν νέων κριθῶν ἄλφιτα, τινὲς δὲ τὰ ἐκ
τῶν ἀφρύκτων μόνα.

προκίδι μαχαιριδίῳ: τῷ φλεβοτόμῳ.

πεομυλλαίνει: προεπεπιώκει, προέχει εἰς τοὔμπροσθεν.

προμυλλήνας: προτείνας ἔξω τὰ χείλη.

προσέχει ἡ νοῦσος: ἀντὶ τοῦ παραμένει, ἐν τῷ δευτέρῳ
περὶ νούσων τῷ μείζονι.

προτρέπεσθαι: μεταβάλλειν.

προσωδέστερον: δυσωδέστερον ἄνευ τοῦ ι. τὸ δὲ μετὰ τοῦ ι
προσωδεστέρου παρὰ τὸ οἴδημα γεγονὸς τὸ ὀγκωδέστερον
δηλοῖ, ὡς ἐν δευτέρῳ περὶ νούσων τῷ μείζονι.

προτιθέμενοι: προεξείνοντες.

πρόφυσιν: βλάστημα.

πυθμενόθεν: οὐδὲ ὅλως. γέγονε δὲ τοὔνομα παρὰ τὸν πυθ-
μένα τῶν ἀγγείων, ὡσεὶ καὶ ὁλοκλήρως ἔλεγεν ἢ τελέως ἢ
παντάπασιν ἢ ἐξ ἀρχῆς ἢ παντελῶς.

πυρίας: τοὺς διαπύρους κόχλακας ἢ θρίμματα διακαῆ ἀπὸ
σκωρίας σιδήρου.

προκώνια, ex novis hordeis farinas: quidam autem ex
non ficcatis folas.

προκίδι μαχαιριδίῳ, phlebotomo, fcalprovenae fecandae apto.

προμυλλαίνει, procidit, prominet in anteriorem partem.

προμυλλήνας, protendens extra labra.

προσέχει ἡ νοῦσος, pro permanet morbus, in fecundo de
morbis majore.

προτρέπεσθαι, mutari, transmutari.

προσωδέστερον, graveolentius fine ι, cum ι autem προσω-
δέστερον a tumore facto tumidius fignificat, ut in fe-
cundo de morbis majori.

προτιθέμενοι, protendentes.

πρόφυσιν, germinationem, germen.

πυθμενόθεν, non omnino, factum eft autem nomen a fundo
vaforum, tanquam fi integre diceret vel perfecte vel
plane vel ab initio vel omnino.

πυρίας, ignitos filices vel fragmenta accenfa ex fcoria ferri.

134 ΓΑΛΗΝΟΤ ΤΩΝ ΙΠΠΟΚΡΑΤΟΥΣ

Ed. Chart. II. [100.]   Ed. Baf. V. (715.)
πυρήνας: τοὺς χόνδρους. εἴρηται δὲ ἐπὶ λιβανωτοῦ.
πυρὸς ἀγρίου: δηλονότι τοῦ ἐρυσιπέλατος.

P.

Ραγεῖσα: δηλοῖ ποτε καὶ τὸ ἀθρόως ὁρμήσασα, ὡς ἐν τῷ
δευτέρῳ περὶ νούσων τῷ μείζονι, ἀλλὰ καὶ ἡ αἱμορῥαγία
αὕτη παρὰ τοῦτο σύγκειται.
ῥαιβοειδέα: καμπύλον.
ῥᾷον: ἑτοιμότερον καὶ εὐχερίστερον. ἔνιοι μέντοι τὸ εὐφο-
ρώτερον ἤκουσαν.
ῥαφίῳ: τῷ κεντηρίῳ, ᾧ διακεντοῦντες οἱ τεχνῖται τῶν τοιού-
των ἐπιτηδείους ὁπὰς τῇ τοῦ λίνου διέρσει παρασκευά-
ζουσι.
ῥέγξιν καὶ ῥέγκος: ὠνοματοπεποίηται παρὰ τὸν γινόμενον
ψόφον, ὥσπερ καὶ τὸ ῥέγκειν.
ῥέμβει: πλανᾶται.
ῥέμβην: πλάνην. καί τινα ἄλλα παρὰ τὸ ῥέμβεσθαι.
ῥηγῆσι: σχίσμασι, ῥήγμασι.

πυρήνας, grana, dictum eſt de thure.
πυρὸς ἀγρίου, ignis agreſtis, eryſipelatis.

P.

Ραγεῖσα, ſignificat aliquando affatim impetum faciens ut
in fecundo de morbis majore, et αἱμορῥαγία ipſa, vehe-
mens ſanguinis eruptio, ab hoc compoſita eſt.
ῥαιβοειδέα, incurvum, retortum.
ῥᾷον, paratius et facilius, nonnulli quidem feracius co-
pioſiusve intellexerunt.
ῥαφίῳ, ſubula, qua perforantes artifices talium idonea
foramina lini trajectioni faciunt.
ῥέγξιν καὶ ῥέγκος, ſtertor, renchus, nomina facta ſunt ab
eo ſtrepitu qui in ſtertendo fit, ut et ῥέγκειν, id eſt
ſtertere.
ῥέμβει, errat, vagatur.
ῥέμβην, aberrationem et quaedam a ῥέμβεσθαι circumagi.
ῥηγῆσι, ſciſſuris, fracturis.

ῥημέσιν: ἄρνασι.

ῥίνεσιν: ἀρνείοις.

ῥήνικας: ἀρνακίδας.

ῥηνός: ἀρνός.

ῥηχίησι: οἷον πλημμυρῇσι. καὶ γὰρ καὶ ἡ ῥηχίη οἷον πλημμύρα τίς ἐστιν.

[101] ῥίζα: οὕτως καλεῖται βοτάνιόν τι ἄκαυλον καὶ ἀνανθὲς καὶ ἄκαρπον ἔχον τρία φύλλα κατὰ πάντα προμήκη, κατὰ τῆς γῆς κείμενα, δυοῖν δακτύλοιν τὸ μέγεθος, ἐοικότα τοῖς τῆς ἀγχούσης, ῥίζαν δὲ λεπτὴν ἀσθενῶς καθαίρουσαν.

ῥίζαν λευκήν: τὴν τοῦ δρακοντίου.

ῥικνόν: ῥυσόν.

ῥοικά: καμπύλα.

ῥόμματος: ῥοφήματος ἢ ῥοφήσεως.

ῥόα: τὰ ἐκ τῆς συκαμίνου μόρα τὰ ἄωρα ξηρανθέντα καὶ κοπέντα τοῖς ὄψοις ἐπιπάττεται, καθάπερ καὶ ὁ κυρίως ὀνομαζόμενος ῥοῦς, ὡς καὶ ὁ Διοσκουρίδης ἐν τῷ πρώτῳ περὶ ὕλης λέγει.

ῥημέσιν, agnis.

ῥινέσιν, agnis.

ῥήνικας, pelles agninas.

ῥηνὸς, agni.

ῥηχίησι, tanquam inundationibus; nam ῥηχίη tanquam inundatio quaedam eſt.

ῥίζα, ſic vocatur herbula quaedam ſine caule et ſine flore et ſine fructu habens tria folia ex omni parte oblonga humi jacentia duorum digitorum magnitudine, ſimilia foliis anchuſae, radicem autem tenuem leviter purgantem.

ῥίζαν λευκὴν, radicem dracunculi, radicem albam.

ῥικνὸν, rugoſum.

ῥοικὰ, retorta, incurva.

ῥόμματος, liquoris ſorbendi vel ſorbitionis.

ῥόα, ex moro mora immatura et ſiccata et contuſa ut obſoniis inſpergantur, ut et proprie appellatus rhus, ut Dioſcorides in primo de materia loquitur.

Ed. Chart. II. [101.] Ed. Baf. V. (715. 716.)
ῥοπτῶν: ῥοφημάτων ἢ πάντων τῶν ὁπωσοῦν ῥοφουμένων.
ῥύματα: παρὰ τὸ ῥύεσθαι, τὰ βοηθήματα.
(716) ῥωγματίης: ὁ ἐῤῥωγός τι τῶν ἐντὸς ἔχων, ὃν δὴ
καὶ ῥηγματίαν ὀνομάζει.

Σ.

Σαράπους: ἡ διασεσηρότας καὶ διεστῶτας ἔχουσα τοὺς δα-
κτύλους τῶν ποδῶν.
σαρκάζειν: κυρίως μὲν τὸ διὰ τῆς τῶν χειλῶν δήξεως χλευά-
ζειν. ὁ δὲ Ἱπποκράτης καὶ τὸ ἄκροις τοῖς χείλεσι συνα-
γομένοις ἀποτίλλειν τι.
σατυρισμοί: οἱ περὶ τὰ ὦτα προμήκεις ὄγκοι τῶν ἀδένων.
ἔνιοι δὲ τὰς τῶν αἰδοίων ἐντάσεις ἤκουσαν.
σαυρίδιον: ἡ καρδαμὶς βοτάνη ἀπὸ τῆς κατὰ τὸ σχῆμα
ὁμοιότητος. ἡ αὐτὴ καὶ κάρδαμον ὀνομάζεται.
σελάχεσιν: οὕτως καλεῖται ὅσα ἰχθύων λεπίδας οὐκ ἔχει καὶ
ζωοτοκεῖ.

ῥοπτῶν, forbitionum vel omnium quae quoquomodo for-
bentur.
ῥύματα, ab eo quod eft ῥύεσθαι, id eft fervare remedia.
ῥωγματίης, fractum aliquid intus habens, quem et ῥηγμα-
τίαν nominat.

Σ.

Σαράπους, quae difparatos et diftantes habet digitos pedum.
σαρκάζειν, proprie quidem per labrorum morfum fubfan-
nare. Hippocrates autem et fummis labris contractis
avellere aliquid.
σατυρισμοὶ, circum aures oblongi tumores glandularum.
Quidam autem pudendorum intenfiones et arrectiones
intellexerunt.
σαυρίδιον, nafturtium, cardamis herba a figurae fimilitu-
dine: eadem et cardamum vocatur.
σελάχεσιν, fic vocantur omnes pifces, qui fquamas habent
et animal pariunt.

Ed. Chart. II. [101.]   Ed. Baf. V. (716.)

σεσηρός: τὸ ἐκτετραμμένον καὶ διεστηκὸς ἐπὶ πλεῖστον τοῖς
χείλεσιν, ὅπερ καὶ ἐκπεπληγμένον ὀνομάζεται.

σηριγγώδη: χαῦνα, ἀραιὰ, πολλοῖς τρήμασι διῃρημένα.
ταῦτα τὰ τρήματα σήριγγές τε καὶ σήραγγες ὀνομάζονται
καὶ τὸ τοιοῦτον σῶμα σηριγγῶδές τε καὶ σηραγγῶδες.

σισαμίς: τῆς σισαμίδος ὀνομαζομένης.

σιτανίῳ: τῷ ἐκ τοῦ ἐνεστηκότος ἔτους πυρῷ, τουτέστι τῷ
κατὰ τὸ ἔαρ ἐσπαρμένῳ.

σιτανώδει: ἤτοι ἐκ τῶν σιτανίων πυρῶν ἢ διασεσησμένων
καὶ λεπτῶν ἀλεύρων, τουτέστι καθαρῶν.

σιάλου δαιδὸς καὶ σιάλου αἰγός: τοῦ λιπαροῦ.

σιαλώδεα: λιπαρὰ, πίονα.

σιδιοειδεῖς: ὠχρὰς, ὡς σίδιον.

σικύην ἄτμητον: κολοκυνθίδα ἀδιαίρετον.

σικυώνην: τέτταρα σημαίνει παρ᾽ αὐτῷ, τὴν κολοκυνθίδα,
τὴν ἀπιοειδῆ κολοκύνθην, τὴν ἰατρικὴν σικύαν, τὴν ἀπύ-
θμενον καὶ κωνοειδῆ σικύαν.

σεσηρὸς, deflexum, everfum et plurimum diftans labris,
quod etiam divaricatum nominatur.

σηριγγώδη, rimofa et pervia, laxa, rara, multis forami-
nibus divifa; haec enim foramina fiftulae et rimae vo-
cantur et tale corpus σηριγγῶδες et σηραγγῶδες, fora-
minofum, fiftulofum.

σησαμὶς, fefamidis appellatae.

σιτανίῳ, praefentis anni tritico, hoc eft vere fato.

σιτανώδει, vel ex praefentis anni frumentis vel ex excuf-
fis et tenuibus farinis, hoc eft purgatis.

σιάλου δαιδὸς καὶ σιάλου αἰγός, pinguis convivii et pin-
guis caprae.

σιαλώδεα, pinguia, opimata.

σιδιοειδεῖς, luteas ut cortex mali granati.

σικύην ἄτμητον, cucurbitam agreftem, colocynthidem in-
divifam.

σικυώνην, quatuor fignificat apud ipfum, colocynthidem,
pyro fimilem cucurbitulam, medicam cucurbitulam fundo
carentem et coni fimilem cucurbitam.

σικυώνης σπόγγον: κολοκυνθίδος τὸ ἔνδον.

σιπύϊδα: πυξίδα, δηλοῖ δὲ ἄλλως τοὔνομα καὶ κεραμεοῦν σκεῦος εἰς ὃ ἄλφιτον ἐμβάλλεται.

σινόμωρα: τὰ κακοήθη.

σιραίῳ: τῷ γλυκεῖ ἑψήματι.

σικανός: πονήρευμα ἐνεδρευτικὸν, αἴτιον κεκρυμμένον.

σκαφίδα: Ἀττικοὶ μὲν τὴν ποιμενικὴν σκάφην, καθώς που λέγουσι, γαυλοί τε σκαφίδες τε τετυγμένα τοῖσιν ἄμελγεν. Ἱπποκράτης δὲ τὴν θαλασσίαν κόγχην τὴν παραμηκεστέραν, ἣν πολλοὶ μύακα προσαγορεύουσι.

σκεθρῆ: ἀκριβεῖ.

σκολιφρός: ξηρὸς, προσεσταλμένος.

[102] σκεπαρνηδόν: ἐκκεκλασμένως· καὶ γὰρ ὁ σκέπαρνος αὐτὸς ἐπίδεσμος, ἀπὸ τῶν τεκτονικῶν ὠνομάσθαι σκεπάρνων δοκεῖ.

σκῆμψις: ἀπόσκημψις ἐν τῷ ἔκτω τῶν ἐπιδημιῶν.

σκιαυγεῖ: ἀμβλυώττει.

σκιμπέσθω: κατακλειέσθω.

σικυώνης σπόγγον, colocynthidis interior pars.

σιπύϊδα, pyxidem, fignificat etiam alias nomen hoc fictile quoddam vas, in quod farina injicitur.

σινόμωρα, quae mali moris funt, maligna.

Σιραίῳ, Siraeo dulci decocto, fapa.

σικανός, malitia infidiatoria, caufa occulta.

σκαφίδα, Attici quidem pafloralem mulctram, ut aliquando dicunt, fitulae et mulctralia facta, quibus mulgebant. Hippocrates autem marinam concham oblongiorem, quam multi μύακα, mutilum vocant.

σκεθρῆ, exactae, exquifitae.

σκελιφρὸς, ficcus, aridus, contractus.

σκεπαρνηδὸν, effracte, nam σκέπαρνος ipfe fafcia a fabrilibus nominatus effe afciis videtur.

σκῆμψις, decubitus, illapfus humorum, in fexto epidemion.

σκιαυγεῖ, caecutit.

σκιμπέσθω, concludatur.

Ed. Chart. II. [102.]   **Ed. Baf. V. (716.)**

σκίμφθη: δύο δηλοῖ παρ' αὐτῷ, τό τε διαιρέθη καὶ τὸ ἐμπελάσθη.

σκηλήματι: σκελετείᾳ, συμπτώσει.

σκληρά: κατεσκληκότα καὶ τὰ ἀπ' αὐτοῦ πάντα, κατὰ τὸν αὐτὸν λόγον.

σκληρύνει: σκελετεύει. καὶ σκληρύνεται, σκελετεύεται.

σκορδινᾶσθαι: διατείνεσθαι καὶ μάλιστα μετὰ χάσμης.

σκύρος: πῶρος, καὶ σκυρωθῶσι, πωρωθῶσι.

σκύμψαι: τύψαι, κατασχάσαι, διελεῖν.

σκύτα: τὰ κατὰ τὴν σκυταλίδα τοῦ αὐχένος.

σμηκτίδα γῆν: τὴν κιμωλίαν.

σμωδίκου: μωλωπικοῦ, τοῦ πρὸς τὰς σμώδικας, ὅπερ ἐστὶ μώλωπας, ἁρμόζοντος.

σπαδών: σπάσμα, θηλυκὸν τοὔνομα.

σπαργᾷ: ὀργᾷ.

σπατίλη: τὸ ὑγρὸν διαχώρημα.

σπέρμα: δηλοῖ καὶ τὸν καρπόν.

σπερχνή: ἐπείγουσα, συνεχής.

σκίμφθη, duo fignificat apud ipfum et divifum fuit et admotum fuit.

σκηλήματι, arefactione, contractione.

σκληρὰ, deficcata et ab eo omnia eadem ratione.

σκληρύνει, deficcat, et σκληρύνεται, deficcatur.

σκορδινᾶσθαι, extendi et maxime cum hiatu.

σκύρος, callus, et σκυρωθῶσι, occalluerit.

σκύμψαι, verberare, fecare, dividere.

σκύτα, quae circa nodum cervicis funt.

σμηκτίδα γῆν, cretam terram albam, cimoliam.

σμωδίκου, ad vibices fanandas apti, ad σμώδικας, livores, qui ex percuffione fiunt, convenientis.

σπάδων, vulfum, convulfio, femininum nomen.

σπαργᾷ, luxuriatur, turgefcit.

σπατίλη, liquidum excrementum alvi.

σπέρμα, femen, fignificat etiam fructum.

σπερχνὴ, feftinans, urgens, affidua.

σπόγγοι: οἱ κατὰ τὴν φάρυγγα ἀδένες, ὡς ἐν τῷ τετάρτῳ
τῶν ἐπιδημιῶν.

σποδίτη ἄρτῳ: τῷ ἐγκρυφίᾳ καλουμένῳ.

σποράδες: διάφοροι, οὐχ ὁμογενεῖς, ἄλλαι ἄλλαις συμβαί-
νουσαι.

σταδιεύς: Διοσκουρίδης φησὶ, σταδίοις ἀναμετρῶν τὸν πε-
ρίπατον.

σταλαγμοῦ: καταστάξεως ἀπὸ τῆς κεφαλῆς.

στέαρ ἡδυντόν: τὸ ἐν ἀρώμασί τισι καὶ ὕδατι ἑψηθέν.

στεῖλαι: ἐπικαλύψαι, ἐπιχρῖσαι.

στενυγρῶσαι: στενῶσαι. τινὲς δὲ τῷ συναγαγεῖν τῶν ὑγρῶν
τὰς διεξόδους καὶ ξηρᾶναι.

στηθοειδεῖ: μαχαιρίῳ σμιλίῳ.

σιητῶδες: στεατῶδες.

στίον: ψηφὶς, λίθος. στίαι γὰρ αἱ παρὰ τῇ θαλάσσῃ ψη-
φίδες, καὶ στιῶδες ἐντεῦθεν τὸ σκληρόν.

στίφραι: ξηραὶ, προσεσταλμέναι.

σπόγγοι, in faucibus tonſillae, quarto epidemion.

σποδίτη ἄρτῳ, pane ſubcinericio vocato.

σποράδες, morbi diſperſi, diverſi, non ejusdem generis alii
aliis contingentes.

σταδιεύς, Dioſcorides ait, qui ſtadiis deambulationem
metitur.

σταλαγμοῦ, deſtillationis a capite.

στέαρ ἡδυντὸν, adeps in aromatibus quibusdam et aqua
coctus aut conditus.

στεῖλαι, velare, ſupertegere, inungere.

στενυγρῶσαι, anguſtare, quidam autem coarctare, conclu-
dere humorum exitus et ſiccare.

στηθοειδεῖ μαχαιρίῳ, ſpecillo lato vel ſcalpello medico
latiore.

στητῶδες, adipe obeſum, adipoſum.

στίον, calculus, lapillus, στίαι enim ſunt juxta mare cal-
culi et στιῶδες hinc, durum.

στίφραι, aridae, contractae, compreſſae.

στοίβης καρπόν: τὸ Ἱππόφεως σπέρμα.

στολιδωδέστερον: ῥυσσότερον.

πτομάργου: ἐν τῷ δευτέρῳ τῶν ἐπιδημιῶν ὁ Διοσκουρίδης οὕτως γράφει καὶ δηλοῦσθαί φησι τοῦ λελοῦντος μανικῶς. οἱ δὲ ἄλλοι στυμάργου γράφουσι καὶ ὄνομα κύριον ἀκούουσι.

στόμβον: βαρύηχον, βαρύφθογγον.

στρεβλοί: οὓς καὶ στραβοὺς ὀνομάζουσι.

στρέφει: στρόφον παρέχει.

στρέφεται: τὸ οἷον ἐνοικεῖ, ἐν τῷ περὶ ἀέρων καὶ τόπων καὶ ὑδάτων.

στρογγύλον μήλην: τὴν σπαθομήλην.

στρογγύλου: τοῦ Μυρτιδάνου, αὐτὸς γὰρ οὕτως γράφει καὶ τὸ Ἰνδικὸν ὃ καλοῦσι Πέρσαι πέπερι. ἐν τούτῳ δέ ἐστί τι στρογγύλον, ὃ καλοῦσι μυρτίδανον.

στρυβλήν: στρεπτόν τι ἐν τῷ περὶ αἱμορῥοΐδων καὶ συρίγγων.

στοίβης καρπὸν, Hippophaïs vel ſtoebes fructum, lappaginis ſemen.

στολιδωδέστερον, rugoſius, plicas, rugasque plures habens.

στομάργου, in ſecundo epidemion Dioſcorides ſic ſcribit et ſignificari ait, loquentis furioſe. Alii *στυμάργου* ſcribunt et nomen proprium intelligunt.

στύμβον, gravem ſonum, gravem vocem.

στρεβλοὶ, quos et ſtrabones nominant.

στρέφει, torquet, tormen et cruciatum inducit.

στρέφεται, tanquam inhabitat, in libro de aeribus, locis et aquis.

στρογγύλον μήλην, rotundum ſpecillum, ſpecillum latum.

στρογγύλου, rotundi piperis, myrtidani, ipſe enim ſic ſcribit et Indicum, quod vocant Perſae piper, in hoc autem eſt quiddam rotundum, quod vocant myrtidanum.

στρυβλήν, flexibilem, vertibilem, in libro de haemorrhoidibus et fiſtulis.

στρυμάργου: οἶδε καὶ ταύτην τὴν γραφὴν ὁ Διοσκουρίδης,
οὐ μόνον τὴν στομάργου, ἀλλὰ καὶ τοῦτο οὐχ ὡς κύριον
ὄνομα ἐξηγεῖται, ἀλλὰ τὸν μανικῶς ἐπτοημένον, περὶ τὰ
ἀφροδίσια δηλοῦσθαί φησιν. εἰρῆσθαι γὰρ παρὰ τῷ
[103] Ἱπποκράτει καὶ ἄλλα πολλὰ κατὰ τὸν αὐτὸν τρό-
πον ἐπίθετα, καθάπερ μυοχάνη, σαράπους, γρυπαλώπηξ.
ἀλλὰ καὶ παρ' Ἐρασιστράτῳ φησὶν ὁ ῥινοκολοῦρος.
συπιηρίη χαλκῖτις: ἣν ἁπλῶς οὕτως ὀνομάζομεν χαλκῖτιν.
συγκομιστοὶ ἄρτοι: ῥυπαροὶ, διὰ τὸ πάντα ἅμα τὰ ἄλευρα
συγκομίζεσθαι καὶ μὴ διακρίνεσθαι.
σίκα: ἐπαναστάσεις σαρκώδεις ἐν τοῖς τῶν βλεφάρων τό-
ποις γινόμεναι.
(717) συκίον: τὸ τῶν ἰσχάδων ἀφέψημα.
συκῆς: ἐν πρώτῳ τῶν γυναικείων καὶ πυρίαν συκῆς ἀπὸ
ῥίζης. ἐν ἴσῳ τῷ σικύας, τουτέστι συκαμίνου, ὅπερ ἑτέ-
ρωθι ὥσπερ ἐξηγούμενός φησι μορέου ῥίζης.

στρυμάργου, furiofe in venerem conciti, agnofcit et hanc
fcripturam Diofcorides non folum στομάργου, rabulae.
Atque hoc non ut proprium nomen exponit, fed furiofe
concitum in res venereas fignificari ait; dicta enim effe
apud Hippocratem et alia eodem modo epitheta, ut
myochane, farapos γρυπαλώπηξ vel gripalopex, fed et
apud Erafiftratum ait rhinocoluros, hoc eft qui mutila-
tis naribus eft.
συπιηρίη χαλκῖτις, alumen chalcitis, quam fimpliciter vo-
camus chalcitim.
συγκομιστοὶ ἄρτοι, fordidi ac confufanei panes, quod in
iis omnes fimul farinae colligantur et non fecernantur.
σύκα, ficus, carnofae eminentiae in palpebrarum locis
obortae.
συκίον, ficuum aridarum aut caricarum decoctum.
συκῆς, in primo de morbis mulierum et fomentum ex
mori radice adhibeto, aeque atque σικύας, hoc eft
mori, quod alibi tanquam exponens ait mori radicis.

Ed. Chart. II. [103.]   **Ed. Baf. V. (717.)**

συλλοχίας: ἀθροίσματα. ἡ μεταφορὰ ἀπὸ τῶν εἰς τοὺς λό-
χους συνειλεγμένων.

σύναγμα: ἤτοι ἐπίπαγός τις ἢ ἐναιώρημα ἢ ὑπόστασις ἢ
πῶρος καὶ ἄμεινον, ἐν τῷ ἕκτῳ τῶν ἐπιδημιῶν λέγει.

συναρθμοῦται: συναρμόζεται.

σύνδεσις: δηλοῦταί ποτε καὶ ἡ οἷον πυκνότης καὶ σφίγξις.

συνδεαίνεται: συνδιπλοῦται.

συνεκχυμοῦν: συμμιγνύειν καὶ κατακεραννύναι τοῖς ὑγιει-
νοῖς χυμοῖς.

συνέρξει: τῇ οἷον συγκλήσει.

συνηρεφές: ἐπικεκαλυμμένον, συνεσκιασμένον.

συνηρερωμένα: συνηρμοσμένα, ὡς κἂν τῷ μοχλικῷ.

συνηνωμένα: τὰ συνόντα.

συρμαία: ἡ μετρίως γινομένη τῶν περὶ τὴν γαστέρα κά-
θαρσις.

σύσταθμον: ἰσόσταθμον.

συστροφὰς: φύματα, σκληρίας.

σφαδάζει: δυσφορεῖ.

συλλοχίας, collectiones, congregationes. Translatio a mili-
tibus in cohortem collectis.

σύναγμα, coagmentum aut concretum quiddam eſt aut
ſuſpenſum urinae aut ſedimentum aut callus et tofus
et melius in ſexto epidemion dicit.

συναρθμοῦται, coaptatur, cohaeret.

σύνδεσις, ſignificatur aliquando et tanquam denſitas et
conſtrictio.

συνδεαίνεται, conduplicatur.

συνεκχυμοῦν, commiſcere et ſanis humoribus contemperare.

συνέρξει, velut concluſione.

συνηρεφὲς, obtectum, adumbratum.

συνηρερώμενα, coaptata, ut in mochlico.

συνηνωμένα, conjuncta vel coeuntia.

συρμαία, moderata eorum, quae in ventre ſunt, purgatio.

σύσταθμον, par pondere.

συστροφὰς, tubercula, durities.

σφαδάζει, aegre fert, ſuccenſet.

Ed. Chart. II. [103.]　　　　　　　　Ed. Baf. V. (717.)

σφάκελος: φθορὰ πᾶσα, καθ' ὃν ἂν γίγνηται τρόπον· οἶσθα δὲ ὅτι καὶ περὶ τούτου διὰ πλειόνων ἡμῖν ἀποδέδεικται.

σφάκερος: ἐν τοῖς προσκειμένοις τοῖς περὶ τῶν ἐν τῇ κεφαλῇ τρωμάτων. κεφαλαλγία δὲ καὶ σφάκερος ἦν ᾖ, κρόμμυα πολέμιον. ἐν δὲ τοῖς πλείστοις ἄντικρυς σφάλερος γράφεται.

σφενδόνην: ἐν μὲν τῷ περὶ ἄρθρων, τὸ ἀπὸ τῆς τοὺς λίθους βαλλούσης σφενδόνης ὠνομασμένον, εἰς ἀνάληψιν κώλου χρήσιμον· ἐν δὲ τῷ περὶ ἀφόρων τὸν καλούμενον φύλακα· δηλοῖ δὲ καὶ τὸ γυναικεῖον περίσφυρον, ὅσα τε τούτῳ παραπλήσια.

σπυράδες: τὰ τῶν αἰγῶν καὶ προβάτων ἀποπατήματα.

σχάσαι: τρία σημαίνει, ἀμύξαι, ἐκκρῖναι, χαλάσαι.

σχεδιάδα: τὴν ἄγχουσαν. λέγεται γὰρ καὶ οὕτως.

σχέσει: τῇ συνοχῇ ἐν παρέξει καὶ σχέσει καὶ ἐπιδέσει καὶ πιέξει. ὅταν δὲ εἴπῃ, διαφέρει μέντοι τι καὶ σχέσει σώματος, τὴν οἷον ἕξιν δηλοῖ.

σφάκελος, corruptio omnis quocunque fiat modo: fcis autem et de hoc a nobis pluribus demonftratum effe.

σφάκερος, in adjunctis libro de vulneribus capitis, capitis autem dolor et fideratio fi fuerint cepae contrarium, in plurimis autem manifefte σφάλερος fcribitur.

σφενδόνην, fundam, fafciam in libro de articulis nomen a funda lapides jaciente appellatum, ad reftitutionem membri utile; in libro autem de fterilibus vocatum cuftodem; fignificat autem et muliebre pedum tegumentum et quaecunque huic fimilia.

σπυράδες, caprarum et ovium globofa ftercora.

σχάσαι, tria fignificat, laniare, excernere, laxare.

σχεδιάδα, fchediadem, anchufam, dicitur enim et fic.

σχέσει, cohibitione in exhibitione, habitu et deligatione et compreffione; cum autem dixerit, differt quidem aliquid et difpofitione corporis tanquam habitum fignificat.

σχινδυλήσει: σχήματι καλάμου. ούτως δὲ δοκεῖ καὶ ὁ σκιν-
δαλμὸς εἰρῆσθαι παρὰ τὸ ἐσχίσθαι.

σχῖνον: οὐ μόνον τὸ θαμνῶδες φυτὸν, ἀλλὰ καὶ εἶδός τι
σκίλλης, εἰ μὴ ἄρα καὶ πάσης σκίλλης τὸν βολβόν.

σχοῖνον: ἡδύοσμον, τὴν ἀρωματικὴν σχοῖνον.

T.

[104] Τάμισον: πιτύαν.

τέγγειν: διαβρέχειν.

τελεῖν: ἀναλίσκειν, ὡς ἐν τῷ περὶ παθῶν λέγει.

τέλσον: τέλος καὶ ἔσχατον.

τέρμινθοι: οἱ τῷ τοῦ τερμίνθου καρπῷ παραπλήσιοι, κατὰ
τὸ δέρμα συνιστάμενοι παρὰ φύσιν ὄγκοι.

τέρθρον: κυρίως μὲν οὕτως ὀνομάζεται τὸ ἄκρον τῆς κε-
ραίας καὶ τέρθριοι οἱ κάλοι, ἐντεῦθεν ἐπὶ τὰ ἄκρα τοῦ
ἱστίου παρήκοντες. ὁ δ᾽ Ἱπποκράτης ἐν τῷ δευτέρῳ τῶν
γυναικείων, ἐπὴν ἐνθάδε, φησὶ, τὸ τέρθρον ᾖ τοῦ πάθεος.

σχινδυλήσει, arundinis fiffura, figura calami; fic enim vi-
detur calamus dictus effe παρὰ τὸ ἐσχίσθαι ab eo quod
fcinditur.

σχῖνον, non folum fruticofam ftirpem, fed etiam fpeciem
quandam fcillae vel potius omnis fcillae bulbum.

σχοῖνον ἡδύοσμον, juncum odoratum, aromaticum.

T.

Τάμισον, coagulum.

τέγγειν, humectare, madefacere.

τελεῖν, confumere, ut in libro de affectionibus dicit.

τέλσον, finem et ultimum.

τέρμινθοι, terminthi arboris fructui fimiles in cute prae-
ter naturam confiftentes tumores.

τέρθρον, artemon proprie quidem fic nominatur fummitas
antennae et τέρθριοι ipfi rudentes inde in fummum ve-
lum pervenientes. Hippocrates autem in fecundo de
morbis mulierum, cum hic, inquit, τέρθρον fuerit morbi,

ἐν ἴσῳ τῷ, τὸ ἄκρον καὶ ἀνώτατον καὶ ἐπιμελείας μά-
λιστα δεόμενον.

τετάρσωνται: πεπλάτυνται, ταρσὸς γὰρ πᾶν τὸ πεπλατυσμίνον.

τετράγωνα βέλη: τὰ τίσσαρας ἔχοντα γλωχῖνας.

τετραγώνῳ: τινὲς μὲν ταῖς εὑρισκομέναις κατὰ τὸ στίμμι
πλαξὶ, τινὲς δὲ αὐτὸ τὸ στίμμι.

τετρεμαίνει: τρέμει.

τέτρομος: τρόμος ῥιγώδης.

τέως: τὸ ἕως καὶ τὸ τηνικαῦτα καὶ τὸ πρότερον.

τηλέφιον: εἶδος βοτάνης, ὅπερ καὶ ἀείζωον ἄγριον καὶ ἀν-
δράχνην ἀγρίαν ὀνομάζουσι, Ῥωμαῖοι δὲ ἰλλεκέβραν.

τὴν ἐν τῷ ἀλεύρῳ βοτάνην ῥοφέονται: τὴν λινόζωστιν ἔοικε
λέγειν, ἐπειδὴ καὶ ἀλλαχοῦ ἔφη, ῥοφήσαντα δὲ λινόζωστιν.

τομεῖον: τομεὺς καλεῖται σιδηροῦν ἐργαλεῖον δίχειλον, ᾧ οἱ
χαλκεῖς πρὸς ἄλλα τέ τινα καὶ πρὸς τὸ ἀναβάλλειν καὶ
μοχλεῦσαι ἥλους χρῶνται.

aeque ut ſi diceret, ſummum et ſupremum et eurationis
maxime egens.

τετάρσωνται, dilatata fuerunt, ταρσὸς enim omne dilata-
tum eſt.

τετράγωνα βέλη, quadrangula ſpicula, ſagittae quatuor ha-
bentes cuſpides.

τετραγώνῳ, quidam exponunt, inventis in ſtibio cruſtis,
quidam autem ipſum ſtibium.

τετρεμαίνει, tremit.

τέτρομος, tremor cum rigore.

τέως, donec, et tunc, et prius.

τηλέφιον, telephium, genus herbae, quod ſempervivum
agreſte et portulacam agreſtem vocant, Romani autem
illecebram.

τὴν ἐν τῷ ἀλεύρῳ βοτάνην ῥοφέονται, in farina herbam
ſorbent, mercurialem herbam viſus eſt dicere, quoniam
et alibi ait, ſorbiturum autem mercurialem.

τομεῖον, inciſor, ſic vocatur ferreum inſtrumentum bila-
brum vel biſulcum, quo fabri ferrarii et ad alia multa
et ad extrahendos et emovendos clavos utuntur.

Ed. Chart. II. [104.]   Ed. Baf. V. (717.)

τοξεύματα: βέλη.
τορνεύματα: ξύσματα.
τροφείς: εὔτροφος, παχύς.
τροφιῶδες: ἔχον ἐμφερόμενά τινα πεπηγότα παρὰ τὸ τρέ
   φεσθαι, ὅ ἐστι τὸ πήγνυσθαι.
τροχοί: δρόμοι.
τρυχνοῦν, καταπονεῖν, ἰσχναίνειν.
τρώειν: τιτρώσκειν, ἀποσχάζειν, ὡς ἐν τῷ δευτέρῳ τῶν
   γυναικείων.
τρωθῇ: βλαβῇ, κακωθῇ, καὶ τρῶμα ἡ βλάβη.
τρώσκεσθαι: ἐκτιτρώσκειν.
τρωκτοῖσιν: ὠμοῖς ἐσθιομένοις.
τύρσιν: πύργον καὶ μάλιστα τὸν ἐν τοῖς τείχεσι.
τυφώδης: ἐνεός, καθεζόμενος.
τυφωμανίη: μικτὸν ἐκ φρενίτιδος καὶ ληθάργου πάθημα.

τοξεύματα, fagittae.
τορνεύματα, ramenta.
τροφείς, bene nutritus, pinguis, craffus.
τροφιῶδες, habens compacta quaedam quae in *lotio* ferun-
   tur, a τρέφεσθαι, quod eft compingi, incraffari.
τροχοί, curfus, circulares.
τρυχνοῦν, vexare, domare, attenuare.
τρώειν, vulnerare, fcarificare, ut in fecundo de morbis
   mulierum.
τρωθῇ, laefa fuerit, male affecta fuerit, et τρῶμα laefio,
   vulnus.
τρώσκεσθαι, abortire, parere abortum.
τρωκτοῖσιν, crudis devoratis vel immaturis.
τύρσιν, turrim et praecipue quae eft in muris.
τυφώδης, qui ftupidus, mutus aut attonitus confidet.
τυφωμανίη, mixtus ex phrenitide et lethargo affectus.

Υ.

'Υβοὶ: κυρτοὶ καὶ ὕβωμα τὸ κύρτωμα.

ὑδαταινούσῃσιν: ὑδερώδεσιν ἢ ἐξυδατούσαις τὸ αἷμα καὶ
ὑδατώδη καθαιρομέναις.

ὑδατόχλοα: ὡσεὶ καὶ ὑδατόχλωρα ἔλεγε.

ὑδατώδεας : ὑδρωπικάς.

ὕδριον: ἡ μικρὰ ὑδρία ὑποκοριστικῶς.

ὕδρωψ: Διοσκουρίδης ἐν δευτέρῳ τῶν ἐπιδημιῶν ὀξυτόνως
[105] ἀναγινώσκει καὶ δηλοῦσθαί φησι τὸν ὑδροποειδῆ.

ὑπάλειπτρον: ἐλασμάτιον ᾧ ἄν τις ὑπαλείψαιτο τοὺς ὀφθαλ-
μούς.

ὑπάλειπτον: ἔγχριστον φάρμακον.

ὑπεζύγωται : ὑπέζευκται.

ὑπιλληθέωσιν: ὑποσυστραφῶσιν.

ὑπέρινος: ὁ ὑπερκεκαθαρμένος ἄνθρωπος, καὶ αὕτη ὑπερί-
νησις. οὕτως γοῦν ἐξηγήσαντό τινες καὶ τὸ ὑπέρινος

Υ.

'Υβοὶ, gibboſi et ὕβωμα gibboſitas.'

ὑδαταινούσῃσιν, aqueſcentibus, hydrope laborantibus vel
in aquam mutantibus ſanguinem et quibus aquoſa pur-
gantur.

ὑδατόχλοα, ut ſi aquoſa vireſcentia dixiſſet.

ὑδατώδεας, aqua intercute ſuffuſos, hydropicos.

ὕδριον, urnula parva ſitula, diminutive.

ὕδρωψ, Dioſcorides in ſecundo epidemion, cum accentu
in ultima ſyllaba legi et ſignificari ait hydrope laboran-
tem et ſpeciem hydropis.

ὑπάλειπτρον, laminulam, qua quis oculos illinat.

ὑπάλειπτον, medicamentum, quod illinitur.

ὑπεζύγωται, ſubjugatur, ſubjicitur.

ὑπιλληθέωσιν, in ſe ſubvolvantur, aliquantum contorti
fuerint.

ὑπέρινος, ſuperpurgatus, ultra modum vacuatus homo et
ipſa ultra modum evacuatio, ſic igitur exponunt quidam
et ultra modum vacuatur vel attenuatur, videtur autem

Ed. Chart. II. [105.]　　　　　Ed. Baf. V. (717. 718.)

ἰσχναίνει. δοκεῖ δὲ καὶ τὸ μακρόπνους καὶ τὸ βραχύ-
πνους διχῶς ὡσαύτως λέγεσθαι.

ὑπερτονεῖ: ὑπερτείνεται.

ὑπερυδρόν: ἄγαν πλήρη τοῦ παρακεχυμένου ὕδατος.

ὑπερχολήσει: πολλῆς πληρώσει χολῆς.

ὑπερψύχθη: μετρίως ὑπανῆλθε τῆς πυρεκτικῆς θερμότητος.

ὑπνοῦσα: ὑπνωτικῶς ἔχουσα, ὕπνῳ κοιμωμένη.

ὑπολείβεται: ὑποστάζει, ὑπορρεῖ.

ὕπομβρον: ὕφυγρον, ὑπόπνον.

ὑπομύσαρα: δυσώδη καὶ ἄξια τοῦ μυσάττεσθαι.

ὑποιησαμένη: ὑποκολυμβήσασα, ὑπελθοῦσα.

ὑπόξηρα: ὑπόκοιλα, ταπεινότερα.

(718) ὑπόξυρος: γρυπὸς τὴν ῥῖνα, διὰ τὸ ταπεινότερα
τὰ πέριξ εἶναι τοῦ ὑψώματος.

ὑποξύρους: ταπεινοτέρας, προσεσταλμένας. εἴρηται δὲ ἐπὶ
γαστέρων ἐν τῷ μείζονι προρρητικῷ.

ὑπόσφαγμα: ὅλου τοῦ μέλανος, τῆς σηπίας τὸ οἷον ὑπό-
τρυγον.

ac de eo qui longam et brevem fpirationem habet du-
pliciter fic dici.

ὑπερτονεῖ, fuperat, fuperextenditur.

ὑπέρυδρον, valde plenum fuffufa aqua.

ὑπερχολήσει, multa bile implebit.

ὑπερψύχθη, mediocriter remifit de calore febrili.

ὑπνοῦσα, fomnolenter habens, fomno fopita.

ὑπολείβεται, aliquantum deftillat, fubeffluit.

ὕπομβρον, fubhumidum, fubpurulentum.

ὑπομύσαρα, male olentia et digna quae omnes abominentur.

ὑπονησαμένη, quae fubnatavit, quae fubivit.

ὑπόξηρα, fubcava, humiliora, depreffiora.

ὑπόξυρος, qui adunco eft nafo, quia humiliora funt, quae
circumcirca funt, quam ipfa fublimitas.

ὑποξήρους, exficcatos humiliores, contractos, dictum eft
autem de ventribus in majori prorrhetico.

ὑπόσφαγμα, totius atramenti fepiae tanquam fubfidens faex.

ὑποτροπή: οὐ μόνον ἡ ὑποστροφὴ, ἀλλὰ καὶ ἡ ἐναλλὰξ μεταβολὴ, ὥσπερ ὅταν εἴπη κωματώδης ἐν ὑποτροπῇ.

ὑποψέφαρα: ζοφοειδῆ, ὑπομέλανα.

ὑποψάφαρα: τραχύτερα. τὸ γὰρ ψαφαρὸν ἔγκειται τῷ ὀνόματι.

ὑπωμείη: τὸ ὑποκείμενον ἂν οὕτω λέγοιτο ἤτοι τῇ ἐπωμίδι ἢ καὶ τῷ ὤμῳ.

ὑφύδρους: τοὺς ὑδεριῶντας.

Φ.

Φαγεδαίνη: ἕλκει ἀναβιβρωσκομένῳ.

φαίνηται: σημαίνει καὶ τὸ διαφανὲς ἐν τῷ πυρὶ γίνηται, ὡς ἐν τῷ δευτέρῳ τῶν γυναικείων.

φαλαρά: τὰ στρογγύλα μετὰ λειότητος.

φαρκιδῶδες: ῥυτιδῶδες.

φαύσιγες: κυρίως μὲν οἱ ἀπὸ τοῦ πυρὸς ἐν ταῖς κνήμαις ἐπανιστάμενοι κύκλοι ἐρυθροί. καταχρηστικῶς δὲ καὶ οἱ λοιποί.

φέρβεται: βιβρώσκει, καταναλίσκει.

ὑποτροπὴ, non folum reverfio feu recidiva, fed et viciffim mutatio, ut cum dixerit comatofus in reverfione.

ὑποψέφαρα, caliginofa, fubobfcura, fubnigra.

ὑποψάφαρα, afperiora, nam ψαφαρὸν, cano fitu obductum ineft nomini.

ὑπωμείη, fubjectum fic dici poffe vel in humerali, humero.

ὑφύδρους, aqua inter cutem laborantes.

Φ.

Φαγεδαίνη, ulcere exedenti.

φαίνηται, fignificat et transparens in igne fiat, ut in fecundo de morbis mulierum.

φαλαρὰ, rotunda cum laevore.

φαρκιδῶδες, rugofum.

φαύσιγες, proprie quidem ab igne in tibiis exorientes circuli rubri, abufive autem et reliqui circuli.

φέρβεται, exeft, confumit, depafcitur.

φήρεα: αἱ περιμήκεις ὑπὸ τὰ ὦτα ἀδενώδεις ἐξοχαὶ, οἵας
καὶ οἱ σάτυροι ἔχουσιν. ἔνιοι δὲ καὶ φῆρες καὶ θῆρες
καλοῦνται, ἵν᾽ ᾖ οἷον φηρεακτικῶς εἰρημένον.

φθίνει: δηλοῖ συντήκεται, ἰχναίνεται, μειοῦται, ἀτροφεῖ.

φθόεις: τροχίσκους.

φιάρην: λαμπρὸν ὑπὸ ὑγρότητος.

φιβάλιος: εἶδος συκῆς.

φιλεταίριος: ἣν καὶ ἀπαρίνην ὀνομάζουσι.

φιλίστιον: τὸ αὐτὸ καὶ τοῦτο ἔοικεν εἶναι τῇ ἀπαρίνῃ καὶ
φιλεταιρίῳ.

φλάζουσιν: ἀσαφῶς καὶ ἀδιαρθρώτως φθέγγονται, πεποίηται
τοὔνομα.

[106] φλεβοτομίαν: οὐ μόνον τοῦ συνήθους τοῦτο, ἀλλὰ
καὶ τὴν ἄλλην ὁπωσοῦν διῃρημένην τῶν φλεβῶν κένωσιν
τοῦ αἵματος καὶ τὸ φλεβοτομηθῆναι ὡσαύτως.

φλέγμα: οὐ μόνον τὸν χυμὸν τοῦτον τὸν λευκὸν καὶ ψυχρὸν,
ἀλλὰ καὶ τὴν φλόγωσιν δηλοῖ.

φήρεα, oblongae fab auribus glandulofae eminentiae, qua-
les et fatyri habent. Quidam autem et φῆρες et θῆρες
vocantur, ut fit tanquam ferine dictum.

φθίνει, fignificat colliquefit, attenuatur, minuitur, non
nutritur.

φθόεις, rotulas, paftillos.

φιάρην, fplendidam ob humiditatem.

φιβάλιος, fici fpecies.

φιλεταίριος, quam et apparinen vocant.

φιλίστιον, idem et hoc videtur effe quod aparine et phi-
letaerium.

φλάζουσιν, obfcure et indiftincte loquuntur, factum eft
nomen.

φλεβοτομίαν, non folum confuetae fectionis venae hoc eft,
fed et aliam quomodocunque divifis venis evacuationem
fanguinis fignificat, et φλεβοτομηθῆναι venam fecare
fimiliter.

φλέγμα, pituita, non folum humorem hunc album et fri-
gidum, fed et inflammationem fignificat.

φλέγυρον: πυρῶδες, τὸ οἷον φλέγον.

φλεδονώδεα: φλύαρον, φλεδόνες γὰρ αἱ φλυαρίαι.

φλέου: φλογμῶδές τί ἐστι τοῦτο καὶ παπυρῶδες φυτὸν, ὅπερ καὶ πλεκόμενον περιτίθεται τοῖς ἐλαιηροῖς κεραμίοις.

φληνύουσα: φλυαροῦσα.

φληναφώδεις: φλύαροι.

φλιάς: ξύλα ὀρθὰ καταντικρὺ πεπηγότα, καθάπερ καὶ αἱ τῶν νεύρων φλιαί.

φλογεαί: ἐρυθραί.

φλογιᾷ ἢ φλογεῖται: πυροῦται μετὰ ἐρυθρήματος.

φλυδᾷ: ὑγραίνεται, μυδᾷ.

φλυδαρήν: ὑγράν.

φλύεται: ὑγραίνεται.

φλυζούσῃσι: βλυούσαις.

φλυζάκια: ψυδράκια.

φλύσιος: ἐξανθήσεως τῆς ἐπὶ πλεονεξίᾳ γινομένης τοῦ κατὰ τὸ σῶμα ὑγροῦ.

φλέγυρον, ignitum et tanquam ardens.

φλεδονώδεα, nugacem, φλεδόνες enim nugae.

φλέου, verbafco fimilis quaedam eft haec et papyracea ftirps, quae texta circumponitur oleariis fictilibus.

φληνύουσα, nugas agens, nugans.

φληναφώδεις, nugaces.

φλίας, ligna recta e regione fixa, velut januarum poftes.

φλογεαὶ, rubrae, rubicundae.

φλογιᾷ vel φλογεῖται, ignefcit cum rubore.

φλυδᾷ, humectatur, flaccefcit.

φλυδάρην, humidam.

φλύεται, humectatur, humefcit.

φλυζούσῃσιν, fcaturientibus.

φλυζάκια, puftulae fervidae.

φλύσιος, ruptionis puftularum in cute ex humoris abundantia qui eft in corpore.

Ed. Chart. II. [106.]   Ed. Baf. V. (718.)

φοινίκινος: ἀπὸ τοῦ χρώματος οὕτως εἰρῆσθαι τὴν ἐλε-
φαντίασιν ὑπονοήσειεν ἄν τις.

φοινικίη νόσος: ἢ κατὰ φοινίκην καὶ κατὰ τὰ ἄλλα ἀνατο-
λικὰ μέρη πλεονάζουσα, δηλοῦσθαι δὲ κἀνταῦθα δοκεῖ ἡ
ἐλεφαντίασις.

φολλικώδεα: τὰ οἱονεὶ θυλακώδεα καὶ σομφά.

φονᾷ: φονεῦσαι ἐπιθυμεῖ.

φορίνη: δέρμα.

φόρος: εὐσύλληπτος.

φορύξαντες: φυράσαντες.

φίλλα: τὰ κηπαῖα καὶ βοτανώδη χλωρὰ ἡδύσματα.

φύλλια: ἡδύσματα κηπαῖα, ἃ τοῖς ὠνουμένοις τὰ λάχανα
προσεπιτιθέασιν, οἷον κορίαννον, ἡδύοσμον, πήγανον, σέλινον.

φύλλον: τὸ τοῦ σιλφίου σπέρμα διὰ τὸ πλατὺ εἶναι, ἐν τῷ
δευτέρῳ τῶν γυναικείων. προστίθησι δὲ καὶ αὐτὸς ἐν τῷ
λόγῳ ποτὲ μὲν Λιβυκὸν, ποτὲ δὲ Αἰθιοπικόν.

φύσιγγα: τὸ καλούμενον ἐκκαύλημα καὶ μάλιστα τὸ κοῖλον.

φοινίκινος, puniceus, a colore fic dictam effe elephantia-
fin fufpicari queat.

φοινικίη, morbus in Phoenice et in aliis orientalibus par-
tibus abundans; fignificari autem et hic videtur ele-
phantiafis.

φολλικώδεα, tanquam folliculofa et laxa.

φονᾷ, necare cupit.

qορίνη, pellis, cutis.

φόρος, ferax, quae facile uterum geftat.

φορύξαντες, fubigentes.

φύλλα, hortenfia olera et herbacea olera, viridia odora-
menta.

φύλλια, odoramenta hortenfia, quae ementibus olera ad-
dunt, ut coriandrum, menta, ruta, apium.

φύλλον, filphii femen eo quod latum eft, in fecundo de
morbis mulierum, addit autem et ipfe in oratione ali-
quando quidem Libyeum, aliquando Aethiopicum.

φύσιγγα, quod in caulem abit idque cavum maxime phy-
fingem vocant.

Ed. Chart. II. [106. 107.]   Ed. Baf. V. (718.)

φυτάνη: ὁ τοῦ φυτεύειν καιρός.

φυτευτηρίων: τῶν εἰς τὴν γῆν φυτευομένων ξύλων.

φωῖδες: αἱ φαύσιγγες ὑπὲρ ὧν εἴρηται.

φωνὴ περιπνευμονική: ἡ κερχνώδης.

X.

Χαλκίτις στυπτηρίη: ἴσον τῇ χαλκίτιδι.

χαραδρωθέωσι: διέκρουν ἔχωσιν.

χαράκτωρι: ὠξυσμένῳ ὑπὸ τοῦ χαρακτῆρος.

χασκῶν: περισπῶν ὁ Διοσκουρίδης ἀναγινώσκει καί φησιν οὕτως εἰρῆσθαι τὰς μήτρας διὰ τὸ ἀνεσιομῶσθαι.

χειμίη: ψῦχος, ῥίγος.

χειμίουσα: ψυχομένη, ῥιγῶσα.

χελίσκιον ξηρόν: ὑποκοριστικῶς εἴρηται τὸ χελίσκιον τὸ βραχὺ βηχίον, ξηρὸν δέ ἐστιν, ὅταν μηδὲν ὑγρότητος ἀναχρεμπτομένης εἰς τὸ στόμα παραγίνεται.

[107] χαραδέως: ἀθρόως. γέγονε δὲ ἀπὸ χαράδρας.

φυτάνη, ferendi tempus.

φυτευτηρίων, furculorum qui in terram plantantur.

φωῖδες, puftulae rubentes ex igne contractae de quibus dictum eft.

φωνὴ περιπνευμονική, vox qualis peripneumonicis vel afpera et obfcura.

X.

Χαλκίτις στυπτηρίη, aeque valens, ut chalcitis.

χαραδρωθέωσι, effluvium et exitum habeant.

χαράκτωρι, exacerbato ob characterem.

χασκῶν, cum ῶ dehifcens Diofcorides legit et ait fic dici de utero quod aperiatur aut dehifcat.

χειμίη, frigus, rigor.

χειμίουσα, refrigerata, rigens.

χελίσκιον, tufficula ficca vel arida, diminutive dictum eft χελίσκιον parva tufficula, arida autem eft, quum nihil humoris, qui excreetur, in os accedit.

χαραδέως, confertim, factum eft autem a torrente.

Ed. Chart. II. [107.]   Ed. Baſ. V. (718.)

χῆς : καταχέας.

χηλήν : μήλην δίκρουν κατὰ τὸ ἄκρον ἐκτετμημένην ἐμφερῶς χήλη.

χήλωμα : τὴν δισχηλῆ γλυφίδα τοῦ βέλους, ᾗ προστιθέασιν ἐν τῷ τοξεύειν τῇ νευρᾷ τὸ βέλος.

χήμην χηραμίδα : τὴν κοιλοτέραν κόγχην καὶ μείζονα.

χλοηροῖσι λαχάνοις : τοῖς κηπαίοις ἡδύσμασι.

χλοιοῦνται : ὡσεὶ καὶ χλωραίνονται ἔλεγε.

χλοῦς : ἡ χλωρότης.

χλοῶδες : χλωρόν.

χλώρασμα : χλωρότης λαμπρὸν διαυγουμένη καὶ ἐπὶ τὸ ὑδαρῶδες ῥέπουσα.

χοληΐον : χολῆς ἀγωγόν.

χυτλάζηται : ὡσεὶ καὶ κλύζηται ἔλεγε.

χυτριδέαν : χύτραν.

χυτρίδιαν : χύτραν.

χύτρινον : χύτραν.

χολεύσειεν : ἀνάπηρον κατά τι τῶν ἄρθρων ποιήσειεν.

χῆς, qui effudit.

χηλὴν, ſpecillum bifurcum in ſummo, diſſectum ut forfex.

χήλωμα, biſidam cavitatem ſagittae, qua parte in ſagittando ſagittam nervo applicant.

χήμην χηραμίδα, caviorem concham et majorem.

χλοηροῖσι λαχάνοις, virentibus oleribus, hortenſibus odoramentis.

χλοιοῦνται, ut ſi cum virere palleſcunt dixiſſet.

χλοῦς, cum pallore viriditas.

χλοῶδες, ex virore palleſcens.

χλώρασμα, viriditas clare fulgens et ad aqueum colorem tendens.

χοληΐον, bilem educens.

χυτλάζηται, ac ſi perſundatur et inundetur dixiſſet.

χυτριδέαν, ollam.

χυτρίδιον, ollulam.

χύτρινον, ollam.

χωλεύσειεν, mutilum aliquo articulo fecerit.

Ψ.

Ψάγδας: εἶδός τι μύρου.

ψαίρειν: ἐννήχεσθαι, προσψαύειν.

ψαιστὴν μᾶζαν: τὴν ἐν μέλιτι καὶ ἐλαίῳ πεφυραμένην, ὅτι καὶ τὰ ψαιστὰ οὕτως δεύεται.

ψαφαρόν: ψαθυρόν.

ψέφαρα: ψοφοειδῆ μελανειδοῦντα, ψέφος γὰρ τὸ σκότος.

ψόφου καθαπτόμενοι: ψόφου ῥᾳδίως αἰσθανόμενοι καὶ μέντοι καὶ πτοούμενοι ὡσεὶ καὶ ψυφώδεις ἔλεγεν.

Ω.

Ὦδει ἐπὶ τοῦ κακοῦ: Ἀρκεσιλάῳ δὲ καὶ κακὸν ᾤδει, δηλονότι χωρὶς τοῦ ι γράφεται οὐχ, ὡς τὸ μετ' (719) αὐτὸ σὺν τῷ ι.

ᾠδεῖ: οἰδαίνει, δῆλον δὲ ὡς σὺν τῷ ι τοῦτο γράφεται, ὅτι καὶ τὸ οἰδεῖν.

ὠμήλυσιν: τὰ ἀπὸ τῶν ἀφρύκτων κριθῶν ἄλφιτά τε καὶ ἄλευρα· τὸ γὰρ οἷον ὠμὸν ἄλευρον κυρίως φασὶν ὠμή-

Ψ.

Ψάγδας, fpecies quaedam unguenti.

ψαίρειν, innatare, leniter attingere.

ψαιστὴν μᾶζαν, mazam melle et oleo fubactam, quoniam et liba fic fubiguntur.

ψάφαρον, fragilem.

ψέφαρα, tenebrofa, nigricantia, ψέφος enim tenebrae.

ψόφου καθαπτόμενοι, ftrepitum facile fentientes et timentes, ut fi formidolofos dixiffet.

Ω.

Ὦδει, in malo, arcefilao autem male olebat, fic videlicet fine jota fcribitur, non cum jota ut id quod fequitur.

ᾠδεῖ, tumefcit: manifeftum autem eft cum jota hoc fcribi, quoniam et οἰδεῖν tumere.

ὠμήλυσιν, cruda hordeacea farina ex non ficcatis hordeis farinae craffiores, farinae tenuiores: nam velut crudam

Ed. Chart. II. [107.]　　　　　　**Ed. Baf. V. (719.)**

λυσιν ὀνομάζεσθαι, καταχρηστικώτερον δὲ καὶ τὸ ἄλλο
πᾶν ἄλευρον.

ὠρεόντων: φροντιζόντων, ὅτι καὶ ἡ φροντὶς ὥρα.

ὤρου: ἐνιαυτῷ.

ὤρουσαν, ὥρμησεν.

ὠτειλάς: οὐ μόνον τὰς οὐλὰς, ἀλλὰ καὶ τὰ ἕλκη.

ὠχέτευται: ἐκρύσεις καὶ διεξόδους κέκτηται.

farinam proprie ajunt ὠμήλυσιν nominari, magis ab-
uſive autem omnem aliam farinam.

ὠρεόντων, curantium, nam et cura ὥρα.

ὤρου, vel ὤρου anno.

ὤρουσαν, impetum fecerunt, irruerunt.

ὠτειλάς, non ſolum cicatrices, ſed etiam ulcera.

ὠχέτευται, effluvia et tranſitus fortitum eſt.

ΓΑΛΗΝΟΥ ΕΙ ΖΩΟΝ ΤΟ ΚΑΤΑ ΓΑΣΤΡΟΣ.

Ed. Chart. V. [334.]   Ed. Baf. IV. (406.)

[334] (406) Κεφ. α΄. Ὅπερ φυσικοῖς καὶ πᾶσι φι-
λοσόφοις παρέχει μέχρι τῆς τήμερον περὶ τῆς τοῦ παντὸς
φύσεως ζήτησιν, τοῦτο τοῖς Ἀσκληπιάδου καὶ τοῖς τούτων
ἐγγόνοις ἡ τοῦ γινομένου καὶ συνισταμένου βρέφους ἐν μή-
τρᾳ ἀμφίβολος ἔννοια. ὡς γὰρ οἱ τοῦ ὅλου ἔρευναν ποιού-
μενοι οὐδὲν σαφῶς ὡρίσαντο πότερον ζῶον ἢ μή, τὸν αὐ-
τὸν τρόπον καὶ οἱ τῆς τέχνης τῆς ἰατρικῆς προϊστάμενοι
ἀόριστον τὸν ὑπὲρ τοῦ φυομένου παιδίου παρέδοσαν λόγον.

GALENI LIBER FALSO ADSCRI-
PTUS AN ANIMAL SIT ID, QUOD
IN UTERO EST.

Cap. I. Quod phyſicis omnibusque philoſophis quae-
ſtionem de natura univerſitatis praebet in hunc uſque
diem, id Aſclepiadis ſectatoribus horumque poſteris eſt in-
certa de infante qui in utero ſit conſtituiturque ſententia.
Ut enim qui de univerſitate ſcrutati ſunt utrum animal
ſit necne nihil aperte definiverunt: ſic artis medicae
principes de puero qui naſcitur incertam reliquere doctri-

Ed. Chart. V. [334. 335.]   **Ed. Baf. IV. (406. 407.)**

ὡς οὖν δυσκόλου καὶ δυσκαταλήπτου καὶ μήπω στάσιν εἰ-
ληφότος πράγματος, τῶν εἰς αὐτὸ ῥηθέντων ποιήσασθαι
χρὴ κοινὴν ἀκρόασιν. ὅ τε γὰρ λέγων ἐγὼ, ὑμεῖς τε οἱ
κριταὶ φύσεως ἀνθρωπίνης κατὰ τὸν Σωκράτην λελόγχαμεν,
διόπερ μᾶλλον ἀγαπᾶν χρὴ τὸ λεγόμενα ἢ παρὰ τοῦ προσή-
κοντος ἐπιζητεῖν. τὰ γὰρ ὑπεράνω τοῦ προκειμένου καὶ
πρῶτος θεὸς οἶδε καὶ ὁ τούτου συνοπαδὸς καὶ ἀνδρῶν, ὃς
ἂν ἐκείνῳ φίλος ᾖ κατὰ Πλάτωνα. ἔστω δὴ φιλία τε ἅμα
καὶ μὴ φθόνος ἢ ὕβρις ὑπὸ τῶν τὰ τοιαῦτα πειρωμένων,
οὕτω γὰρ ἂν ἡμεῖς τε φιλικώτερον προΐοιμεν εἰς τὰ τοιαῦτα
χωρία, ὑμεῖς δ' ἕξετε τὴν διὰ παντὸς εἰς πάντα αἰώνιον
εὔνοιαν καὶ τὴν πρὸς τὸ ὁμόφυλον ἀνεπίφθονον ἀρετήν.
ἀλλὰ γὰρ ὥσπερ περὶ σμικροῦ κόσμου τοῦ ἀνθρώπου μέλ-
λοντες λέγειν, τὴν ἀρχὴν ἀπὸ τοῦ [335] μεγάλου ποιησό-
μεθα, οὗπερ οἷον δάνεισμα καὶ μόρια ὑπάρχομεν. προκα-
τασκευασθείσης δὲ παρ' ἡμῖν τῆς περὶ τούτου φύσεως, εὐ-
δηλοτέρα ἡ ἀνθρωπεία γενήσεται σύστασις. περὶ αὐτοῦ
δὴ πρό- (407) τερον τοῦ, ὅ τι ποτ' ἐστὶν ὁ κόσμος ὁρισό-

nam. Quum igitur res difficilis nec perceptu facilis neque
dum fabilita fit, iis quae de ea dicta funt communem
praebere auditum oportet. Ego enim qui dico, vofque
qui judices eftis, naturam humanam fecundum Socratem
fortiti fumus; quapropter oportet iis quae dicuntur po-
tius effe contentos quam plus jufto etiam quaerere. Quae
enim propofitam rem fuperant, deus ipfe primus novit,
deique affecla et qui ipfi, ut inquit Plato, amicus homo
eft. Porro amor fit abfitque fimul invidia vel convitium
ab iis qui talia conantur, fic enim nos quidem amantius
ad locos hujusmodi progrediemur; vos vero perpetuo be-
nevolentiam in omnia fecula habebitis ipfamque in ejus-
dem generis rem non invidam virtutem. Sed enim de
homine quafi de parvo mundo dicturi initium a magno
cujus veluti foenora ac partes fumus faciemus; praeparata
vero apud nos hujus natura perfpicua magis humana fiet
conftitutio. Hoc ipfum fane prius quid mundus fit defi-
niemus: facillime enim quum definitio totum fignificet,

μεθα. συστήσεται γὰρ ῥᾷστα ἡ οὐσία τοῦ ὅλου ὅρου τὸ
πᾶν σημάναντος. πρὸ δὲ τῆς ὑπάρξεως αὐτοῦ τί ἐστι ζῶον
εἴπωμεν, ἵνα τοῦ ὅρου τοῦ προκειμένου ἐπαγγειλαμένου φανῇ
τὰ τῆς φύσεως τοῦ παντὸς σπέρματος. ζῶον τοίνυν ἐστὶν
οὐσία ἔμψυχος αἰσθητικὴ τῷ γένει πάντων τῶν ὑπ᾽ αὐτοῦ
κατηγορουμένων. μέχρι μὲν οὖν ἁπλῶς τοιοῦτον λέγηται
ἄν, πάντα περιλαβὼν ἐν ἑαυτῷ ἔχει. ἐπειδὰν δὲ τὸ εἰδο-
ποιοῦν ἑκάστῳ προστεθῇ, τὸ διαφέρον ἐδείχθη γένος εἰς
εἴδη μεριζόμενον. εἴδωμεν οὖν εἰ ζῶόν ἐστιν ὁ κόσμος καὶ
εἴ γε τὴν ἀρχὴν ἐγένετο, εἶτ᾽ αὖ πάλιν τὴν ὁλόκληρον ἐπεῖχε
φύσιν. κόσμος τοίνυν ἐστὶν σύστημα ἐξ οὐρανοῦ καὶ γῆς
καὶ τῶν μεταξὺ φύσεων καὶ ὕδατος καὶ ἀέρος καὶ τὸ διῆ-
κον ἔχον διὰ πάντων αὐτῶν ἀρχηγὸν καὶ πρωτόγονον πνεῦμα
ὅπερ καλοῦσι παῖδες φιλοσόφων ἢ ψυχὴν ἢ μονάδα ἢ ἄτο-
μον ἢ πῦρ ἢ ὁμωνύμως τῷ γένει πνεῦμα τὸ πρῶτον. ταῦτα
δὲ ἦν μὲν καὶ πρὸ τούτων ταύτην ἔχειν τὴν ἐπωνυμίαν,
ἀλλὰ τότε μὲν ἄκριτα ἦν ἀδιάλλακτα καὶ ὥς φασί τινες

universi substantia constituetur. Sed ante quam haec po-
sita sit quid sit animal dicamus, ut praemissa propositae
rei definitione ipsius universi naturae perspicua semina
sint. Animal igitur substantia est animae particeps et sen-
sitiva, quod genere de omnibus quae sub ipso sunt sim-
pliciter dicitur. Quoad igitur tale dicatur, omnia in se
complectens habet; quum vero id quod speciem efficit
adjectum cuique sit, tum genus ut differat effectum est in
species divisum. Videamus igitur num mundus animal sit,
ac num primum quidem genitus sit, deinde vero integram
naturam assumpserit. Mundus igitur ex coelo terraque ac
mediis naturis aqua et aere coagmentatio est habensque
per omnia haec principem ac primogenitum diffusum spi-
ritum, quem philosophorum soboles aut animam aut uni-
tatem aut atomum, id est *individuum corpus*, aut ignem
aut communi ei genere nomine spiritum primum vocat.
Haec quidem ante fuerunt quam cognomen hoc assume-
rent; sed tunc confusi erant et inter se differentia et, ut

Ed. Chart. V. [335.]   Ed. Baf. IV. (407.)

ὕλην εἶχε τοὔνομα, κόσμον δὲ νῦν διὰ τὸ ποιεῖν εὐμελῶς
καὶ εὐτάκτως καὶ ὡς ἂν ἐν ῥυθμῷ καὶ κόσμῳ ποιεῖσθαι τὴν
κίνησιν. ἀκινήτοις γὰρ ἡγήσομαι εἶναι καὶ λίθοις παρα-
πλησίους τοὺς ἀκίνητον τοῦτο λέγοντας τὸ πᾶν. ἐξ ὅλων
μὲν οὖν ὁ κόσμος ὅλος ἥρμοσται καὶ ἐκ τελείων τέλειος
καὶ ἐξ αὐτοτελῶν ἀνενδεής· καὶ ἦν καὶ ἔσται κινούμενον
ζῶον. ἀλλὰ τότε μὲν ἐσπαρμένην καὶ τὴν τοῦ πάντος
ἔχουσαν λόγου δύναμιν ἐκέκτητο, διακριθεὶς δὲ καὶ τοῦ
σκότους προελθὼν τὴν οἰκείαν τῶν σπερμάτων ἀρετὴν ἔδει-
ξεν, ἔνθα μὲν γῆ φαινόμενος, ἔνθα δ᾽ ὕδωρ. ὅπου δὲ πῦρ
σὺν ἀέρι ἐκτεινόμενος πανταχοῦ τῷ τῆς αὐξήσεως τρόπῳ
τῇ τῶν στοιχείων φύσει φωτίζων τὸ ὅλον, οἷον ὀφθαλμοῖς
ἡλίῳ καὶ σελήνῃ καὶ τῇ τούτων διαυγείᾳ καὶ λαμπρᾷ στιλ-
πνότητι, κινήσει πάσῃ ὁδηγὸς γενόμενος. συνεκκέκραται
γὰρ αὐτῷ καὶ οὕτως ἐξ ἀρχῆς ἐπιγινομένῳ καὶ τὴν πρώτην
συνισταμένῳ φύσιν. ζῶόν τε γὰρ πρῶτον καὶ ἔμπνουν τε
καὶ ἔννουν ὅδε ὁ κόσμος καὶ τότε ἦν καὶ νῦν φαίνεται.
ὥσπερ οὖν οὐκ ἄν τις τολμήσας εἴποι μὴ ζῶον αὐτὸν ἡνίκα

quidam dicunt, materia nominabantur: nunc vero mun-
dus, propterea quod apte ordinatimque ac veluti in con-
fonantia atque ornatu fieri motum ipfum efficiat: im-
mobiles enim effe putabo fimilesque lapidibus eos, qui
ipfum hoc univerfum immobile dicunt. Mundus igitur ex
integris integer concinnatus eft atque ex perfectis per-
fectus et ex abfolutis abfolutus: fuitque et erit animal,
quod movetur. Sed tum quidem fatam vim ipfiusque uni-
verfi rationem habentem poffidebat: difcretus vero atque
e tenebris prodiens infitam feminum virtutem patefecit,
hic quidem fe terram oftendens, illic aquam; ubi vero
ignem cum aëre fefe quacunque porrexit incrementi modo
atque elementorum natura, ipfum univerfum fole ac luna
quafi oculis illuminans et luce horum claroque fplendore
motui cuique dux effectus: etenim ei commixtus eft et
fic ab initio genito et in natura prima conftituto: nam
et primum animal et fpirans et intelligens mundus hic et
tunc erat et nunc apparet. Quemadmodum igitur audax

ἐκυΐσκετο, ἀπεδείξαμεν γὰρ ὡς ἐξ ὅλων ὅλος καὶ ὡς ἐκ τε-
λείων τέλειος. πῶς γὰρ ἂν ὁλοτελῆ παρείχετο μὴ ὢν ὅλως;
οὕτω καὶ τὸ κατὰ γαστρὸς μὴ ζῶον εἴποι τις ἄν, ὅνπερ
τρόπον ὁ χαλκουργὸς ἢ ὁ σιδηρεὺς ἢ ὁ ἀνδριαντουργὸς ἢ ὁ
ναυπηγὸς ἤ τις τῶν ὁμοίων οὐκ ἂν λέγοιτο τέλειόν τι τῶν
ἐξ αὐτοῦ καὶ ὁλόκληρον παρεσχηκέναι ἐλλείποντός τινος ἢ
τῷ ἀνδριάντι χειρὸς ἢ ποδὸς ἢ τῇ μαχαίρᾳ τῆς ἀκμῆς ἢ
τῷ σκάφει τοῦ πηδαλίου· τὸ δ᾽ ἀνελλιπὲς καὶ τοῖς ἅπασιν
ἀπηρτισμένον, ἡνίκα λείπει μηδέν, τέλειόν ἐστιν, κατὰ τὸν
αὐτὸν τρόπον καὶ ὁ κόσμος καὶ τὸ κατὰ γαστρὸς οὐκ ἂν
ποτε τὸν τέλειον ἔπασχε λόγον, εἰ μὴ τότε ὅτε πρῶτον τὸ
εἶναι μεταλαμβάνων τὴν τοῦ παντὸς ἀνεδέξατο οὐσίαν.

[356] Κεφ. β'. Ἀλλὰ καὶ ὅτι ἦν ὁ κόσμος ζῶον
καὶ διὰ τοῦτο καὶ νῦν ἐστιν εἰρηκότες ἐπὶ τὸν περὶ ἀν-
θρώπου τοῦ μετ᾽ αὐτὸν κόσμον δευτέρου μετέλθωμεν λό-
γον. προδιωρισμένον ἡμῖν ἐστι ζῶον καὶ ἐξ ὧν μὲν, ὅτι

nemo eum animal tum effe negaret cum effingebatur, in-
tegrum enim ex integris perfectumque ex perfectis ipfum
demonftravimus: quomodo enim integra praeberet, ni in-
teger effet? fic quod in utero eft animal effe quispiam
non negaret: ficut aerarium aut ferrarium fabrum aut
ftatuarium aut navium fabricatorem aut alium id genus
quempiam nihil ex operibus fuis perfectum praebere aut
integrum diceres, quum quidpiam deeft aut ftatuae manus
pesve aut cufpis gladio aut navi clavus: quod vero nulla
in re mutilum eft partibusque omnibus aequatum, cum
nihil deficit, id perfectum eft; fic et mundus et quod in
utero eft nunquam perfecti rationem habuiffet, nifi quum
primum effentiam acceperunt, tum ipfius univerfi fubftan-
tiam accepiffent.

Cap. II. Sed mundum fuiffe animal et propter hanc
caufam nunc quoque effe quum dixerimus, de homine qui
poft ipfum mundum fecundus eft dicamus. Ante a nobis
definitum animal eft, quibus de caufis quum in utero puer

τὴν τοῦ ζώου παρείχετο χρείαν, ὅτε ἦν καὶ ἐν τῇ μήτρᾳ τὸ
παιδίον, εἰρηκότος γε δὴ καὶ προθεσπίζοντος καὶ προκηρύτ
τοντος οἷον ἐκ Δελφικοῦ τρίποδος τοῦ τῶν Ἀσκληπιαδῶν
Ἱπποκράτους. τὴν γὰρ πρώτην καταβολὴν αὐτοῦ καὶ οἷ
ονεὶ ζωότητα συνίστησιν ἀπὸ τῶν ὅλων, εἰδὼς μὴ ἄλλως
δυνήσεσθαι τὸ αὐτοτελὲς παρασχεῖν, εἰ μὴ τὴν ἀπὸ τῶν τε
λείων ζωογονίαν λάβοι. ἔρχεται μὲν ὁ γόνος, φησὶν, ἀπὸ
παντὸς τοῦ σώματος, καὶ ἀπὸ μὲν τῶν ὑγιεινῶν ὑγιεινὸς,
ἀπὸ δὲ τῶν νοσερῶν νοσερός. ἀπὸ παντὸς εἶπε μέρους
καὶ ὅλον ἐξ ὅλου, καὶ τοσοῦτον ἐνεδέησε τοῦ μὴ ζῶον εἰ
πεῖν, ὥστε καὶ ἀπελύσατο τὰ ἐγκλήματα τοῦ φήσαντος ἂν
πρὸς αὐτὸν τὰ ἀνάπηρα μὴ εἶναι τέλειον. βουλόμενος γὰρ
μὴ ἀμφιβάλλειν ζῶον ἔφη. τοὺς μὲν ὑγιεινοὺς ἔχοντας τὸ
πᾶν ἀνενδεὲς εἰς ἀρτιότητα τὸ σπέρμα καταβάλλεται, τοὺς
κεκωλυμένους δὲ ἐλλείψει τοῦτο. οὗ τὴν ἀπορίαν οὐκ ἔχει.
πῶς γὰρ αὐτὸ μὴ ὂν ἐν γενέσει ὑγιὲς ἂν γένοιτο. μόνου
γὰρ τοῦ ὄντος μὲν, οὐδέπω δὲ γενομένου, ὑγιοῦς δὲ δυνά
μει ὄντος καὶ διὰ τοῦτο γένεσιν ἐπιδεχομένου. τῶν γὰρ οὐκ

eſſet animalis uſum praeberet, dicente ac veluti ex Delphico tripode praedivinante ac praedicante Hippocrate e
genere Aſclepiadarum; ejus enim conſtitutionem primam
ac veluti animalitatem ex integris conſtituit, quum non
aliter ipſum abſolutum praebere poſſe videret, niſi ab ipſis
perfectis animal generari acciperet. *Decidit*, inquit, *ab
omni corporis parte ſemen, a ſalubris ſalubre, a morboſis
vero morboſum.* Ab omni parte dixit totum a toto:
tantumque abſuit ne animal diceret, ut dicentis contra
ipſum quae mutilata ſunt non eſſe perfecta crimina ſolverit: quum enim nollet dubitari quin animal ſit, dixit
ſalubria quidem corpora ipſum univerſum ſic ut nihil de
ſit habentia integrum ſemen deponere: impedita vero
cum defectu. Quod difficultatem non habet: quomodo
enim cum ipſum non ſit, in generatione ſanum fieri poterit? hoc enim unius ejus eſt, quod ipſum quidem eſt,
nondum vero genitum, ſanum autem potentia ac eam ob
cauſam generationem ſuſcipit. Etenim eorum quae mani-

ὄντων ἐμφανῶς τὰ μὲν οὕτω γέγονεν, τὰ δὲ δύναται, ὥσπερ
καὶ τὸ οὐδέτερον σπέρμα. τὸ μὲν δύνασθαι ζῷον γενέσθαι,
ἔχει δὲ τότε καὶ ἐνέργεια, ἡνίκα ἀντ᾽ ἀνθρώπου παρέχη-
ται. τὰ δὲ οὔτ᾽ ἐστὶν οὔτε δύναται γενέσθαι οὔτε λόγον
ἔχει, ὥσπερ αὐτὸ φύσει μὴ ὄν. τοῦτο γὰρ οὔτε τὸν τοῦ
ὄντος οὔτε τὸν τοῦ γενησομένου δέχεται λόγον. ὀρθώσας
τοίνυν κατὰ τὸν Ἱπποκράτην ζῷον αὐτὸ κατὰ γαστρὸς λέ-
γοιτο καὶ τοῦ σπείραντος αὐτὸ ἐξ ὅλων καὶ τὴν ὅλου παρέ-
χοντος δύναμιν. οὐ μόνον δὲ ὅτι ἀπὸ παντὸς καὶ ὅτι ζῷον
ἐδήλωσεν, ἀλλ᾽ ἔδειξεν ἐπὶ ποσότητος ὅτι τὰς τοῦ παντὸς
ἀρχὰς ἔχει καὶ δύναται τὰ ὅμοια τῶν ἀφ᾽ ὧν τὴν ῥίζαν
ἔσχεν λέγων· δίδυμα γίνεται μὲν ὑφ᾽ ἑνὸς λαγνεύματος,
ἔχουσι δὲ κόλπους καὶ γόμφους αἱ μῆτραι. ἐνταῦθα γὰρ
σαφῶς νοεῖν ἔνεστι δύνασθαι τούτου τὸ καταβληθὲν εἰς τὴν
μήτραν σπέρμα, ὅπερ ἦν ζῴου φύσις. ὀλίγον γὰρ ὂν τῷ
πλήθει πολὺ τῇ δυνάμει γίνεται καὶ δείκνυσι τὴν ἀρχηγὸν
αἴτιον καὶ τὴν τῆς ζωότητος οὐσίαν. καὶ ὥσπερ τὸ ἐν τοῖς

feſte non ſunt alia ſic genita ſunt, alia vero poſſunt:
quemadmodum neutrum quoque accidit: itemque ſemen
aliud ut animal fieri poſſit habet, tunc vero actu eſt,
quum pro homine praebeatur; aliud vero neque eſt ne-
que fieri poteſt neque rationem habet, tanquam id ipſum
natura non ſit: hoc enim neque ejus quod eſt, neque ejus
quod futurum eſt, rationem ſuſcipit. Recte igitur ſecun-
dum Hippocratem id quod in utero eſt animal dicetur et
ipſum qui ex totis ſeminat et vim totius ei praebet. Non
ſolum vero id et ex ipſo univerſo et animal eſſe decla-
ravit, ſed etiam in numero oſtendit principia ipſius ha-
bere univerſi ſimilemque poteſtatem eorum e quibus radi-
cem habet, cum inquit: *gemini ex unico concubitu fiunt:
ſinus vero et clauſtra uteri habent.* Hic enim aperte in-
telligere licet hanc vim in uterum ſemen immiſſum ha-
bere, quod natura animalis erat: quum enim parvae mo-
lis ſit, multum potentia fit et principem cauſam oſtendit
ipſamque animalitatis ſubſtantiam. Ac quemadmodum qui

Ed. Chart. V. [336. 337.]　　　　　　Ed. Baf. IV. (407.)

πυρίταις πῦρ καὶ τὸ ἐν τιτάνῳ συνεσπαρμένον οὐκ ἄν τις
φήσει μὴ εἶναι πῦρ, ὅτι μὴ καίει. γίνεται γὰρ ἐνεργείᾳ τό-
τε καὶ τὸ πῦρ, ἡνίκα ἂν ὕλης λάβηται καὶ τῆς ἔξωθεν ἀπὸ
τοῦ παντὸς εἰσπνοῆς. οὕτω καὶ τὸ καταβληθὲν εἰς τὰς γυ-
ναῖκας σπέρμα ἀληθεύσει τις ζῷον εἶναι λέγων. καὶ γὰρ
τοῦτο δυνάμει μέν ἐστι ζῷον ἤδη· γίνεται δὲ καὶ ἐνεργείᾳ,
ἡνίκα προελθὸν ἔξω τῆς μήτρας ἑαυτῷ συνάψει τῷ τὴν ἀρ-
χὴν παρεσχηκότι. μόριον γὰρ καὶ ἀπόσπασμα ὂν τοῦ με-
γάλου ζῴου τοῦ κόσμου μένον μὲν ἐν μυχοῖς καὶ φωλεῦον
συγκρίσεως ἐπέχει λόγον, διακριθὲν δὲ καὶ γενόμενον ἔξω
τούτου τοῦ βάθους οἷον χάους ἀσπάζεται τὴν ὁμόφυλον
καὶ ὁμοίαν φύσιν ταῖς τῆς ἐνεργείας πράξεσιν· κινεῖσθαι
γὰρ ταῖς ἐξ αὐτοῦ κινήσεσιν ἄρχεται. καὶ τὰ φωσφόρα ὄμ-
ματα τείνει διὰ παντὸς τοῦ ἡλίου καὶ σελήνης μιμούμενον
φύσιν καὶ τὸν νοῦν ἵστησι τῇ πρὸς τὸ ὅμοιον ἀπεικαζόμε-
νον φορᾷ.

[537] Κεφ. γ'. Ὡς μὲν οὖν ἀπεικότως τινὲς εἶ-
πον οὐ ζῷον τὸ κατὰ γαστρὸς ἐκ τῶν εἰρημένων τεκμαί-

in filice aut in calce ignis infitus eft, hunc nemo ignem
idcirco effe negaret, quia non urit, tunc enim ignis actu
fit, cum materiae aliquid affumit et ab ipfo univerfo ex-
trinfecus venientis infpirationis, fic quod in mulieres in-
jectum femen eft, id animal effe vere quispiam dicet: et-
enim ipfum jam potentia animal eft: actu vero tum fit,
quum ab utero prodiens fe ipfum conjungit ei quod prin-
cipium praebuit. Quum enim pars et divulfum membrum
magni animalis, hoc eft mundi, fit dum in finibus condi-
tum eft ac latitat, mifcellae rationem retinet: ab hoc au-
tem feparatum profundo, quod tanquam chaos eft atque
erutum cognatam fimilemque naturam ipfis operationibus
amplectitur: nam ex fe moveri incipit luciferosque ocu-
los perpetuo folis lunaeque naturam imitans tendit.

Cap. III. Ut igitur immerito quidam quod in utero
eft animal effe negarunt, ex iis quae dicta funt conjectari

ρεσθαι, ὅσα δὲ καὶ ποῖα ζῶον ποιεῖ νῦν φράσω. τοῦ γοῦν
ζῴου διοικουμένου ὑπὸ ψυχῆς καὶ φύσεως καὶ τροφῆς καὶ
πνεύματος, τρέφεται μὲν γὰρ ψυχὴ πνεύματι, τροφαῖς δὲ
ὑγραῖς καὶ ξηραῖς ἡ φύσις, εὑρεθήσεται δὲ καὶ τὸ ἐν τῇ
μήτρᾳ πάσαις ταῖς οἰκονομίαις χρώμενον. καὶ ταῖς πρὸς
τὴν τῆς ψυχῆς κινήσεσι καὶ ταῖς πρὸς τὴν τῆς φύσεως αὔ-
ξησιν. καταπίνει τε γὰρ καὶ ὡς Ἱπποκράτει δοκεῖ· τῷ τε
γὰρ στόματι καὶ τῇ ῥινὶ τὴν πνοὴν ἄνωθεν ποιεῖσθαί φησι.
τινὲς δὲ καὶ τῶν Ἀσκληπιαδῶν καὶ θηλάζειν αὐτὸ τὰς ἐν
τῇ μήτρᾳ κοτυληδόνας λέγουσί τε καὶ πέττειν, ἕπεσθαι γὰρ
ἀνάγκη τοῖς καταποθεῖσι καὶ πέψις, κἂν ὅτι μάλιστα κα-
τειργασμένην ἤδη παρὰ τῆς μητρὸς λαμβάνει τὴν τροφήν.
προστιθὲν δὲ χωρὶς τῆς δεξαμένης αὐτὸ φύσεως οὐκ ἂν
δυνατὸν οὐδὲ ὁμοιωθῆναι πρότερον, εἰ μὴ ἐξ ἀνάγκης τῷ
τρεφομένῳ τὸ τρέφον τῆς τοῦ παιδὸς φύσεως τὴν ὁμοίωσιν
ἐργαζομένου. καὶ τότε τὰ ἔργα τῆς (408) φύσεως παρα-
σχεῖν καὶ ἀναλαμβάνειν καὶ ἕτοιμον πρὸς διάκρισιν καὶ
διακρίνειν τὸ ἀλλότριον. τοῦτο γὰρ χολαὶ τῇ οἱ σύμπαντες

licet: quae vero et qualia animal faciat nunc dicam. Cum
igitur animal ab anima et a natura regatur itemque nu-
trimento et fpiritu, nutritur enim anima fpiritu, humidis
vero ficcisque nutrimentis natura, omnibus his quod in
utero eſt adminiſtrationibus utens reperiemus et quae ad
motum animae attinent et quae ad naturae incrementum.
Nam devorat et, ut Hippocrati videtur, fpirat, ore enim
nafoque refpirationem defuper fieri fcribit: ipfumque ex
Afclepiadis quidam fugere quae in utero funt cotyledonas
ac coquere dicunt, fiquidem ea quae devorata funt coctio
neceſſario fequitur, etfi quam maxime jam confectum ab
utero nutrimentum aſſumat: apponi vero id nifi natura
fufcipiat non poteſt neque aſſimilari, antequam neceſſario
nutrientem rem ei quae nutritur pueri natura aſſimilet:
ac tum opera naturae praebet ac recipit et ad fecretio-
nem promptum eſt et ad id quod alienum eſt feparandum:
hanc enim ob rem bilis et humores omnes fecreto nutri-
mento fiunt: non enim ab ea folum quae per umbilicum

χυμοὶ διακριθείσης τῆς τροφῆς γίνονται. μὴ γὰρ δὴ μόνον
τὴν διὰ πυλῶν εἰς ἧπαρ δι' ὀμφαλοῦ φερομένην ἐκ τῶν ἐμ-
βρύων ὕλην τρέφειν νομίζετε. τρέφεται μὲν γὰρ καὶ διὰ
τούτων τῶν ὁδῶν, μάλιστα καὶ διὰ τῶν τελεωτέρων καὶ
δι' ὧ ἂν κατενεχθείη ἀπολαύει τροφῆς. μὴ γὰρ δὴ δόξῃς
τοῦ Ἱπποκράτους εἰπόντος, ἡ δὲ ἀρχαιοτέρη τροφὴ δι' ἐπι-
γαστρίου ὀμφαλοῦ, ἀγνοεῖν αὐτὸν μὴ καὶ διὰ στόματος τρέ-
φεσθαι. εἶπε γὰρ καὶ περὶ ταύτης τῆς ὁδοῦ ὡς ἐπάνω
προείρηται. μαρτύριον δὲ τοῦ καὶ ἐν μήτρᾳ διὰ στόματος
τὴν τροφὴν λαμβάνειν τὸ ἅμα τῷ τεχθῆναι τὴν ὁρμὴν πρὸς
τὸν μαστὸν ἔχειν. οὐ γὰρ μὴ προεθισθὲν χρῆσθαι τῇ ὁδῷ
ταχεῖαν οὕτω τὴν πρὸς αὐτὸ ὁρμᾶν ὁδόν. ἀτμίζει δὲ καὶ
πνευτοὶ τὴν διακριθεῖσαν τροφὴν καὶ προστίθησιν ἑκάστῳ
μορίῳ ῥᾳδίως· μεταβάλλει δὲ καὶ τὴν ἐκ σπέρματος εἰς χυ-
μοὺς καὶ τὴν ἐκ χυμῶν εἰς σάρκας καὶ φλέβος καὶ νεῦρα
καὶ ἀρτηρίας καὶ ὀστέα καὶ σπλάγχνα καὶ πιμελήν· καὶ
τὴν ἐξ ὀλίγου εἰς πολὺ καὶ τὸ ἐκ μικροῦ γίνεται μέγα τῆς
αὐξητικῆς δυνάμεως μέχρι τῶν οἰκείων ὅρων τῆς αὐξήσεως
ἐκτεινούσης αὐτὸ καὶ περαιούσης.

ad portas in jecur e fecundis fertur materia nutriri puta-
tur, etenim per has quoque vias alitur, maxime vero per
eas quae perfectiores funt: ac per quascunque defertur,
nutrimento fruitur. Neque enim putabis Hippocratem di-
centem, *quod antiquius eft nutrimentum per abdomen qua
umbilicus eft invehi*, ignoraffe num id ore nutriatur:
etenim de hac quoque via locutus eft, ut ante propofitum
eft. Quod vero in utero ore nutrimentum fumat, teftis
eft poft partum protinus mammae appetitio: neque enim
nifi antea huic viae affuetus effet tam cito ad mammam
ferretur. In vapores vero et fpiritus fecretum nutrimen-
tum fundit facileque fingulis partibus apponit mutatque
id quod e femine eft in humores, quod ex humoribus in
carnes venafque et nervos ac arterias et offa vifceraque
et adipem, itemque quod e pauco eft in multum, et quod
parvum eft magnum fit ipfum ad proprios ufque incre-
menti terminos extendente terminanteque augendi virtute.

Κεφ. δ'. "Α μὲν οὖν τῆς φύσεως ἔργα ἱκανῶς ἡμῖν
ἐδείχθη λογοποιοῦντι τὰ κατὰ γαστρός· ὡς δὲ καὶ ψυχῆς
μετέχει καὶ λογισμοῦ διὰ τῶν ἑξῆς πειράσομαι δεῖξαι. τῶν
γὰρ αἰσθητηρίων ὑπὸ τῆς φύσεως μηχανωμένων εἰς τὸ δια-
πορθμεύειν τὰς ψυχικὰς δυνάμεις, δι' ὀφθαλμῶν μὲν τὴν
ὁρατικὴν, δι' ὤτων δὲ τὴν ἀκουστικήν· γευστικὴν δὲ καὶ
ὀσφρητικὴν διὰ γλώττης καὶ ῥινός· καὶ τὴν ἀφὴν δὲ διὰ
τῶν χειρῶν καὶ τῆς λοιπῆς τοῦ σώματος ἐπαφῆς, φανερὸν
ὅτι κενὸς οὐ λείπεται τύπος, ἀλλ' ἕξει τὰ προειρημένα χω-
ρία καὶ κατὰ γαστρὸς ὄντος τοῦ βρέφους, τὴν τῆς ψυχῆς
οὐσίας καὶ τὸν ἐγκέφαλον δὲ ὄντα ταύτης οἰκητήριον ἐξ
ἀρχῆς ἔτι συνιστάμενον ἐν αὐτῷ τὸ κύιει τῆς κεφαλῆς
ἐγγινόμενον ἔχει. δῆλον οὖν κἂν τούτῳ ὡς ἅμα τῇ τοῦ
σπέρματος εἰς τὴν μήτραν ἐξακοντίσει συγκατέσπειρεν ὁ
τῶν ὅλων δημιουργὸς καὶ τὴν ψυχὴν, ἵνα τῷ σώματι καὶ
τὴν διοικοῦσαν αὐτῷ δύναμιν ἔχῃ. [338] ἢ γὰρ οὐκ ἴσμεν
τοὺς ἔξωθεν δημιουργοῦντάς τινων ὀργάνων κατασκευὴν
ποιουμένους πρός τινων ἐνεργειῶν πράξεις; τρόπιν μὲν τὸν

Cap. IV. Quae igitur naturae opera funt, ea ab iis
quae in utero funt fieri fatis a nobis demonſtratum eſt:
quod vero et animae et rationis participia fint deinceps
monſtrare conabor. Quum enim fenforia ad animales in-
vehendas facultates natura molita fit, oculos quidem ad
vifivam, aures vero ad audiendum, linguam autem nafum-
que ut per haec guſtandi facultas et olfaciendi vehatur,
per manus vero et reliquum contrectans corpus quae ad
tactum attinet, patet locum vacuum nullum relinqui: fed
praedicta loca etiam quum infans in utero eſt animae
fubſtantiam habebunt, ipfumque hujus domicilium cere-
brum ab initio etiam conſtitutum in intimo capite loca-
tum habent. Eo perfpicuum eſt una cum jacto in uterum
femine inſitam a creatore univerſi eſſe animam, ut guber-
nandi vim corporis haberet. Nam an non fcimus extrin-
fecos opifices inſtrumenta quaedam ad certas actiones fa-
bricari? ut fentinam navis opificem quo parte hac navis

Ed. Chart. V. [338.]   Ed. Baf. IV. (408.)

ναυπηγὸν ὑποβάραθρον τῆς νεὼς ἕνεκα γενομένην. χαρά-
κωμα δὲ τῶν κυμάτων καὶ τεῖχος ἀσφαλὲς καὶ ἕρκος τῶν
ὑφάλων πετρῶν. κοιλαίνοντα δὲ μακραῖς σύριγξι τὸν αὐλο-
ποιὸν τὴν ὕλην τοῦ χαλκοῦ πρὸς ὑποδοχὴν τῶν ἐνιεμένων
πνευμάτων. τὸν δὲ μουσικὸν ἐκτείνοντα τὰς χορδὰς πρὸς
φθόγγων μελῳδίαν. καὶ τὸν ἑτοιμάζοντα ἤγουν παιωνικὰ
φάρμακα πρὸς ἄμυναν τῶν παθῶν. καὶ τὸν στρατηγὸν
πρὸς τῆς παρατάξεως τακτικὰ προδιδάσκοντα πρὸς ὑπομο-
νὴν τῶν πολεμίων. ὥσπερ οὖν οἱ τὰ τοιαῦτα μηχανώμενοι
τινὸς ἕνεκα τὴν παρασκευὴν ἐργάζονται, οὕτω καὶ ἡ φύσις
διαπλάττει τῶν ἐν ἡμῖν ἕκαστον ὡς ἐσόμενόν τινος ὄργανον.
οὕτως τε καὶ ἡ τῶν νεύρων φύσις οὖσα ψυχῆς οἰκητήριον
ἐξ ἀρχῆς ἅμα τῷ πνεύματι συμβλαστάνουσα δηλοῖ τὴν ψυ-
χὴν ἅμα τῷ σώματι συνισταμένῳ συνίστασθαι. καὶ γὰρ εἰ
μήπω ὀφθαλμὸς ὁρᾷ, γλῶττα δὲ γεύεται, οὓς δὲ φωνῶν
ἀντιλαμβάνεται· καὶ θερμῶν ἢ ψυχρῶν ἢ ὑγρῶν ἢ ξηρῶν
ἀναίσθητος ἡ ἁφὴ γίνεται κατ᾽ ἐνέργειαν, ἀλλ᾽ οὖν γε ὑπό-
κειται φωλεύειν καὶ δύναται ταῦτα μετ᾽ ὀλίγον τεχθέντος

fubnatet, vallum vero ad violentos fluctus cohibendos,
tum tutum parietem feptumque ob faxa, quae fub mari
latitant: tibiae vero opificem materiam aeneam in longas
fiftulas excavantem ad illabentes fpiritus fufcipiendos:
muficum vero fides extendentem ad fonos modulandos:
medicum autem poeonica medicamenta ad morbos pellen-
dos parantem: imperatorem acies ante conflictum inftruen-
das perdocentem ad fuftinendum hoftem. Ut igitur qui
talia moliuntur alicujus rei gratia ea parant, fic quae in
nobis funt fingula natura effingit tanquam inftrumentum
certae rei futurum. Sic quoque nervorum natura, quae
animae domicilium eft, a principe parte una cum fpiritu
orta animam conftitui fimul cum corporis conftitutione
declarat. Etenim fi nondum oculus videt, lingua vero
guftat, voces auris fufcipit, calidum aut frigidum humi-
dumve aut ficcum tangendi inftrumenta non fentiunt id-
que actu, fed quidem latitare haec pofita funt,   verum

Ed. Chart. V. [338.]   Ed. Baf. IV. (408.)

τοῦ βρέφους ἐργάζεσθαι. τολμήσας δ᾽ ἂν εἴποιμι τὴν ἡσυ-
χίαν ἐνέργειαν. τὸ γὰρ ἔτι ἐν μήτρᾳ ὄντος τοῦ παιδίου
μύειν τοῖς βλεφάροις καὶ τῇ ῥινὶ συνεστάλθαι καὶ τοῖς ὠσὶν
ἀνηκουστεῖν ἔργον ἐστὶ προστατιούσης ψυχῆς. τὴν γλῶτ-
ταν δὲ οὐκ ἄν τις φήσῃ μὴ γεύεσθαι ἐπὶ τῶν κυουμένων,
ἔτι καὶ τῆς ποιότητος ἀντιλαμβάνεσθαι, φανεροῦ τοῦ πρά-
γματος γενομένου διά τι πάθος. πολλάκις γὰρ ἴσμεν ἐνα-
ποθνήσκοντα ἐν ταῖς μήτραις παιδία φαυλότητι τῶν προσ-
φερομένων διὰ στόματος τὴν τροφὴν ἀποστραφέντα καὶ
ἀπαγορεύσαντα, ἐπειπούσης διὰ τῆς ἐν τῇ γλώττῃ γευστι-
κῆς δυνάμεως τῆς φύσεως πρὸς τὴν τοῦ παιδὸς διαμονήν.
καὶ τὸ ἀναπνεῖν δὲ ὂν ἔργον τῆς ψυχῆς παρεχόμενα τὰ ἔμ-
βρυα. ἀναπνεῖ γὰρ διὰ στόματος ὡς καὶ μικρὸν πρόσθεν
εἴπομεν. δῆλον ἐκ τοῦ συμπαρεῖναι καὶ τῷ σπέρματι καὶ
τὴν ψυχὴν ἅμα τῇ φύσει. ψυχικὸν γὰρ ἐνέργημα καὶ οὐ
φυσικὸν ἰατρῶν παῖδες οἱ πλεῖστοι τὴν ἀναπνοὴν ὡρίσαντο.
ποιδαριῶδες γὰρ οἴεσθαι παραγραφὴν εἶναι τοῦ μὴ ψυχῆς
ἔργον ὑπάρχειν αὐτὴν τῷ φάναι τὸν καθεύδοντα ἀναπνεῖν

paulo poft infante jam orto agere poffunt, auderem ipfam
quietem actum dicere: compofitas enim palpebras tenere,
quum adhuc in utero puer eft, ac contractum nafum au-
resque non audientes imperantis animae opus eft. Lin-
guam vero iis quae utero geruntur guftare negaret nemo
itemque qualitatem fufcipere, quum res ipfa ex certo affe-
ctu perfpicua fit: fcimus enim in uteris faepe foetus emori
quum vitium per os adhibiti nutrimenti averfantes renuunt:
fiquidem natura de linguae facultate quae guftandi eft ad
confervandum foetum folicita eft, et refpirare foetum quod
opus animae eft, ore enim, ut paulo ante dictum eft, re-
fpirat. Ex eo perfpicunm eft quod anima femini una
cum natura ineft: nam animalem actionem medicorum
foboles plurima ipfam refpirationem ftatuit, non autem
naturalem: puerile enim eft putare eam extra opera ani-
mae praefcribi, quum fine voluntate refpirare dormiens
dicitur: fiquidem refpirandi actio voluntaria eft. Quem-

Ed. Chart. V. [338.]   Ed. Baf. IV. (408.)

ἀπροαιρέτοις οὔσης τῆς ἀναπνευστικῆς καὶ προαιρετικῆς.
ὥσπερ γὰρ ἐγρηγορότος τοῦ ζώου τῷ πάσας ὑπάρχειν τὰς
ἐνεργείας ἡ ψυχὴ, ὁρᾶται γὰρ καὶ ἀκούει καὶ διὰ τῶν λοι-
πῶν αἰσθητηρίων ἐπιτελεῖ, κινεῖται δὲ καὶ τούτων δι᾽ αἰ-
σθήσεως ἀντιλαμβάνεται καὶ πᾶσαν ὑφίσταται πραγματείαν
τείνασα ἑαυτὴν ἀκτινοειδῶς καὶ παραππείρασα τοῖς ὀργάνοις,
δι᾽ ὧν τὰ χρειώδη συντελεῖ, τὸν αὐτὸν τρόπον καὶ νύκτωρ
συσταλεῖσα καὶ σωρευθεῖσα μήτε ὑπὸ τῶν ὁρατῶν ἐνοχλου-
μένη μήτε ὑπὸ τῶν ἀκουστῶν διακρινομένη μήθ᾽ ὑπὸ τῶν
ὀσφραντῶν ἀνατρεπομένη μήτε ὑπὸ τῶν ἁφῇ προσπιπτόν-
των ἀλλοιουμένη μήτε δρόμοις ἢ περιπάτοις ἢ ἄλλοις γυ-
μνασίοις διαπονουμένη μηδὲ ἐν αὐτοῖς γινομένη τὴν κατὰ
ἀναπνοὴν ἐνέργειαν ἀπεργάζεται. ἢ τὴν μὲν φύσιν ἑκοῦσαν
καὶ οὐ παθοῦσαν τὰ δέοντα ποιεῖν πεπιστεύκαμεν, ψυχὴν
δὲ τῆς θειοτέρας μοίρας λαχοῦσαν οὐ παρακολουθεῖ τοῖς
ἰδίοις ἐνεργήμασιν. θνητὸν καὶ γεῶδες ἡ φύσις καὶ διανοίας
ἐκτός ἐστιν, ἢ οὔτε λογισμὸν ἔχει, τήν τε θνητὴν μόνην οἶδε
περίοδον, τήν τε φθαρτὴν πρᾶξιν εἴληφεν. ἡ ψυχὴ δὲ ἀπόρ-

admodum enim quum vigilat animal propterea quod om-
nes actiones infunt, videt enim et audit ac per reliqua
fenforia agit, movetur anima et has actiones per fenforia
perficit feque ipfam per organa per quae opportuna per-
agit extendens diffundensque negotium omne fuſtinet, fic
noctu contracta collectaque neque a vifis rebus turbata
neque ab auditis territa neque a guſtatis alienata neque
ab olfactis everfa neque ab iis quae tactui occurrunt al-
terata nec curfu ambulationeve aut alia exercitatione fa-
tigata neque in his verfans refpirationis actionem obit:
aut naturam quidem fponte et non affectam quae oppor-
tuna funt facere credimus: animam autem divinius quid-
piam fortitam non operas proprias affequi. Quin mortalis
natura eſt atque terreſtris et intelligentiae expers, quae
neque rationem habet et mortalem folum circuitum novit
operamque interitui obnoxiam accipit, anima autem ab

ῥοια μὲν τῆς πάσης ψυχῆς καὶ τῆς οὐρανίου χορείας ἐπι-
στήμης ἀντιλαμβάνεται, ἀεὶ δὲ ἐπὶ τὴν πρὸς τὸ ὅμοιον
ἐπιγενομένην ὁδὸν ὑπερβαίνει μὲν γῆν, τὴν ἐν ὕδατι πλά-
νην ἀποστρέφεται, καὶ ὑπεραναβαίνει τὸν ἀέρα, καὶ πυρὸς
ἀνωτέρα γίνεται. καὶ τῆς οὐρανίου θεότητος τυγχάνει. καὶ
τὸν ὑπερουράνιον πολλάκις βλέπει τόπον, συμπαραστατεῖ τῷ
τῶν ὅλων δεσπότῃ περίοδος τῶν ἄνω γίνεται. [339] πολ-
λάκις τοῖς αὐτοῖς ὁμοιοειδέσι τυγχάνει, οἶδε κἂν ἐν σώματι
γίνηται πόθεν ἐστὶ καὶ ὅθεν. καὶ ὅτι σύνεστι τοῖς ὅλοις ὁ
τῶν πάντων πατὴρ τούτοις τοῖς ὄμμασιν, ἐν οἷς ἂν καθι-
δρύσηται αὐτὴν χρωμένη. μὴ τοίνυν ἀγνοούσης φασκέτωσαν
τῆς ψυχῆς γίγνεσθαι τὴν ἀναπνοὴν ὕπνῳ σχολάζοντος τοῦ
σώματος. ἱκανώτερον γὰρ πρὸς πάντα φύσεως ἡ ψυχὴ, καὶ
δυναμωτέρα ᾖ. καὶ μὴν φύσιν ὁμοίως τὴν ἐγρηγορότων καὶ
καθευδόντων ἐνεργεῖν δύνασθαι. πέττει γὰρ καὶ ἀναδίδωσι·
καὶ διακρίνει καὶ προστίθησι καὶ αὐξάνει ἐν ἑκατέρῳ χρόνῳ.
ψυχὴν δὲ μόνην ἐγρηγορότων πράττειν ἃ προσῆκε τῷ σώ-
ματι. κοιμωμένων δὲ τὰ ὅμοια μὴ δύνασθαι ᾖ. ἄτοπον

univerſis animis et coeleſti choro delapſa ſcientiam ſuſci-
pit: ſemper vero viam quae ad ſimile ducit ſequens ter-
ram quidem ſuperat: ab erroribus aquae ſeſe avertit:
transſcendit aërem, ſit igne ſuperior et coeleſtem divini-
tatem attingit: ſaepeque trans coeleſtem locum intuetur,
rerum omnium domino aſſiſtit: ſuperas res circumſtat:
ſaepe occurrit iis quibuscum commune genus habet: novit
unde ſit quamvis in corpore ſit, ipſumque rerum omnium
patrem univerſis rebus ineſſe his in quibus ab illo locata
eſt, utens oculis. Ne igitur reſpirationem dicant neſcia
anima fieri ſomno languente corpore; ad omnia enim
anima magis quam natura idonea eſt vimque majorem
habet. Ergo poterit natura vigilante aeque ac dormiente
animali agere: coquit enim in utroque tempore ac diſtri-
buit ſecernitque et apponit et auget: anima vero ſola
vigiliis ea quae corpori conveniunt operari; in ſomno
autem ſimilia non poterit? Abſurdum vero eſt quum jam

Ed. Chart. V. [339.]   Ed. Baf. IV. (408. 409.)

δὲ καὶ τὸ ἱκανῶς δεδειγμένου τοῦ ζώου εἶναι τὸ κατὰ γα-
στρὸς μὴ καὶ ἀπὸ τῶν ἔξωθεν πιστώσασθαι τὰ προειρη-
μένα. μύας τε καὶ σκώληκας οἷον ἐν μήτρᾳ τῇ ὕλῃ ὁρῶν-
τες γινόμενα ὀνομάζομεν ζῶα ἀποβλέποντες ἰλυσπώμενα,
κἀκεῖνα δὲ, οἶμαι, τῆς προνοούσης αὐτῶν δυνάμεως ἐπιστα-
τούσης. ἀμφισβητοῦμεν δὲ αὐτὴν περὶ τῶν (409) ἐν μή-
τρᾳ ζωουμένων, εἰ δεῖ σαφῶς ζῶον καλεῖν; καὶ ταῦτα κη-
ρύττοντος Ἱπποκράτους. ζωοῦται τὰ μὴ ζῶα ἐκ τῶν ζώων
φύσιες πάντων ἀδίδακτοι. δέον γὰρ εἰπεῖν, μὴ ζῶα, ἢ εἰ-
πεῖν, γίνεται τὰ μέρεα. τοῦτο μὲν γὰρ παρέλειπε, τὸ δὲ τοῦ
τελείου ὀνόματος κατεχρήσατο, ἵνα ἅμα συνίσιασθαι καὶ
ζῶα εἶναι νοῶμεν. φιλοτιμότερον δὲ καὶ ἀμαχέσιατον καὶ
τὸ φύσιες δὲ πάντων ἀδίδακτοι προθέσπισεν, ἵν᾽ εἴ τις
τρόπῳ ἢ λόγῳ ἀπαιτοίη τῆς ζωώσεως ἐπὶ τὴν πάντα γεννώ-
σαν αὐτὴν, ἀδιδάκτως ἀναφέρεται φύσιν. καὶ τὸ φύσιες δ᾽
ἐξαρκεῖ παντάπασι παραγράφεσθαι τῶν ἀπίστων τὰς γνώ-
μας καὶ τῶν μὴ ζώων φασκόντων. εἰ γὰρ ἑκάσιῳ τῶν ὄν-

fatis monftratum fit quod in utero eft id effe animal, nifi
ex rebus extrinfecus fides de iis quae dicta funt fiat.
Mures enim ac vermes in materia quafi in utero fieri vi-
dentes animalia nominamus ea limo involuta fpectantes,
fed haec quoque fiunt, arbitror, providente eorum prae-
fide facultate: ea vero quae in utero animalia fiunt an
aperte animalia vocari conveniat dubitamus? Praefertim
praedicante haec Hippocrate, *quae non animalia funt,*
ab animalibus animalia fiunt naturae omnium indociles.
Decuit enim dicere non animalia aut partes fieri: perfecto
autem nomine ufus eft, ut animalia fimul effe et conftitui
intelligeremus. Magnificum vero illud et a controverfia
longiffime remotum quafi divinitus edixit, *naturae omnium*
indociles; ut fi modus a quopiam aut ratio animalis
creandi quaeratur, in ipfam omnia indocte gignentem na-
turam referat. Atqui natura fatis eft, quae prorfus haud
credentium fententias excludat et animalia effe negantium:
fi enim rebus omnibus ut hae fint fines ipfa praebet,

174 ΓΑΛΗΝΟΥ ΕΙ ΖΩΟΝ

Ed. Chart. V. [339.] Ed. Baf. IV. (409.)

των τὰ τέλη πρὸς τὸ εἶναι παρεχομένην δίδωσι καὶ τῷ κυο-
φορουμένῳ τὴν τοῦ ζώου εἶναι τελείωσιν. πῶς δ᾽ οὐκ εὔη-
θες ψυχὴν μὲν καὶ σῶμα ζῶον εἶναι φάσκειν, ἀφαιρεῖν δὲ
τοῦ ὄντος τοὔνομα; ὅμοιον γὰρ εἰ καὶ τοῦ τὸ πῦρ εἰδο-
ποιοῦντος, ὅπερ ἐστὶν τὸ καῖον ἔχοντος τοῦ πυρὸς, τὸ μὲν
ἔργον τις ὁμολογοίη, τὸ δ᾽ ὄνομα μὴ λέγοι, ἢ πάλιν τοῦ
ἡλίου φωτίζοντος τὸ σκότος τὸ μὲν γινόμενόν τις ὁμολογοίη,
τὸ δ᾽ ἡμέραν εἶναι τοῦτο ἀρνοῖτο τοὔνομα, ἢ εἴ τις τῆς
ἐξ ὑγρῶν καὶ στερεῶν εἰς τοῦτο σύνοδον τρέφειν λέγοι, τὸ
δὲ τροφὴν λέγεσθαι μὴ συντίθοιτο, ἢ τὸ μὲν τέμνον τὸν
χαλκὸν ἢ σίδηρον, φεύγειν δὲ τὸ ὄνομα τῆς μαχαίρας, ἢ
τὸ τμῆμα τοῦ τέμνοντος. ἀλλ᾽ οὐδὲ τοῦ ζοφώδους ἀέρος
ὑπὸ ἡλίου φωτιζομένου τὸ ἔργον βλέπων εἴποι τις ἂν τὸ
τοιοῦτον μὴ εἶναι ἡμέραν, οὔτε τοῦ πυρὸς τὴν χρείαν τὸ
πῦρ μὴ λέγεσθαι, οὔτε τοῦ τέμνοντος τὴν ἐνέργειαν τὸ μὴ
μάχαιραν εἶναι τούτου τὸ ὄνομα, οὔτε τὸ σπέρμα ζωούμε-
νον καὶ καταλαμβάνον τῆς ζωώσεως ἀφαιρήσεταί τις τὴν
προσηγορίαν.

certe ei quod utero geritur perfectionem ut animal fit
affert. Cur vero non amentia eſt quod animal eſt, id
animam fimul et corpus dicere, rei autem nomen auferre?
Siquidem id haud aliter eſt, quam fi rei cuipiam ignis
inducta forma, quod eſt ut vim urendi habeat, rem qui-
dem quispiam fateatur, nomen autem neget: aut quum a
fole illuſtrantur tenebrae factum quidem concedatur, diem
vero id nomine effe negetur: aut fi quis humidas res fo-
lidasque in unum coactas nutrire dicat, id vero nutrimen-
tum dici non concedat: aut aes ferrumve fecare, nomen
autem gladii fugere aut fectionem fecantis. Verum neque
quispiam tenebrofi aëris a fole illuminati rem ipfam in-
fpiciens id ipfum diem effe negaret, neque quod ignis
ufum habet, id ignem dici: nec quod fecantis actionem
huic nomen effe gladio, nec ei quod animatur femen et
animationem fufcipit nomen quispiam auferet.

Κε φ. έ. Ὡς μὲν οὖν καὶ φύσεως καὶ ψυχῆς μετέχει
τὸ ἔμβρυον καὶ τῶν ἐφ᾽ ἑκατέρας ἐνεργειῶν καὶ πῶς ἐστι
ζῶον ἀποχρώντως ἐδείξαμεν. λοιπὸν δὲ δείξομεν ζῶον εἶναι
τὸ τοῖς μυχοῖς τῆς μήτρας ἔτ᾽ ἐγκείμενον. εἰ δέ τις ἡμᾶς
ἀπαιτοίη φύσεως λογισμοὺς, ἴσιω πάντα πράττουσαν αὐτὴν
αὐτοδιδάκτως τε καὶ αὐτομαθῶς. οὐδὲ γὰρ ὅπως ἐν ᾳυτοῖς
σκώληκες γίνονται ἢ ἀφ᾽ ἵππων καὶ βοῶν οἱ σφῆκες καὶ
μέλιτται ῥᾴδιον ἡμῖν λέγειν, ἀλλ᾽ ὑπὸ τῆς φύσεως ἁπλῶς
γίνεται. οὐδὲ γὰρ τοὺς ὄρνεις πέτεσθαι διδάσκει τις, οὐδὲ
τὸ νοεῖν ἡμᾶς ἢ ἀκούειν ἢ βλέπειν, [340] ἀλλ᾽ ὅμως καὶ
τοὺς ὄρνιθας ὁρῶμεν πεττομένους καὶ ἡμᾶς αὐτοὺς χωρὶς
μαθήσεως νοεῖν τε καὶ βλέπειν. ἀπόρρητος γάρ τις καὶ
κεκρυμμένη καὶ πολὺ τῆς ἡμιτέρας διανοίας βυθιωτέρα ἡ
περὶ τὴν φύσιν αὐτουργία. μὴ τοίνυν μηδὲ περὶ τὴν τὰ
ἔμβρυα ζωογονίαν ἀπιστῶμεν εἶναι ζώωσιν. οὐδὲ γὰρ ἐκεῖνα
μανθάνει πρός τινος μετὰ τὸ τεχθῆναί τι τῶν οἰκείων ἔρ-
γων, ἀλλ᾽ ἐνόντα ταῖς μήτραις καταπίνει καὶ πέττει καὶ
διακρίνει τὴν ἀναδοθεῖσαν καὶ προστίθησι τὴν καθαρθεῖ-

Cap. V. Ut igitur et naturae et animae particeps
foetus fit utriusque actionum et quomodo animal fit et
fatis demonftravimus. Reliquum autem eft ut quod uteri
finubus adhuc incumbit, id animal effe monftremus. Si
quispiam vero a nobis naturae rationes quaerat, eam om-
nia a fe ipfa doctam ex feque difcentem agere fciat. Ne-
que enim quo pacto vermes in plantis gignuntur aut ex
equis bobusque vefpae atque apes facile nos dicere licet,
verum a natura fimpliciter fiunt. Nam neque aves docet
volare quispiam neque nos intelligere aut audire videreve,
fed tamen et aves volare videmus et nos ipfos fine difci-
plina intelligere atque videre; ineffabilis enim eft atque
recondita longeque noftra cogitatione profundior ipfa per
fe naturae operatio. Ne igitur foetus qui vivificantur
animari diffidamus; neque enim hi poft partum proprias
operas ab aliquo difcunt, fed in uteris contenti devorant
coquuntque ac expurgant diftributum alimentum, appo-
nuntque quod purgatum eft ac fupervacuum depellunt, ut

σαν καὶ τὴν περιττὴν ἀπωθεῖται. ἵν᾽ ἐπειδὰν πρὸς φῶς
προέλθῃ τὴν περιττεύουσαν ἐκκρίνει. τό τε γὰρ μηκώνιον
καλούμενον περίττωμα ὂν ἐξ ὕλης τῆς τοῦ ἐμβρύου τροφῆς
ἐστιν καὶ τὸ ἐν τῷ οὐραχῷ ὑγρόν. ἥτε γὰρ κοιλίη φυ-
σᾶται, φησὶν ὁ παλαιὸς, ἀπὸ τῆς διὰ στόματος εἰσπνοῆς
καὶ τὰ ἔντερα καὶ εἰς τὸν κύσσαρον ὁδός τις ἐπιγίνεται.
κατὰ μικρὸν γὰρ ἐμπίπτον τὸ περιττὸν εἰς τὸν ἀρχὸν πα-
ραγίνεται. κύσσαρον γὰρ τὸν ἀρχὸν εἴρηκε. καὶ μηδεὶς
ἡμᾶς παραγέτω διὰ τὴν τοῦ ἀμνίου ὑμένος παράθεσιν μὴ
δύνασθαι διὰ στόματος τρέφεσθαι τὰ ἔμβρυα, ἱκανὴ γὰρ ἡ
φύσις διὰ τῶν πόρων εὐπορίαν παρασχεῖν καὶ ὁδὸν ἐς εὐ-
πρέπειαν οὖσαν αὐτάρκη. φησὶ δὲ Δημόκριτος ἄνθρωπον
ἐξ ἀνθρώπου ἐξεσεῖσθαι καὶ κύνα ἐκ κυνός καὶ βοῦν ἐκ
βοός. ἀνὴρ εἰδὼς μὲν καὶ τὴν οὐράνιον θεωρίαν, θεωρίας
δὲ καὶ τὴν ἐν ἡμῖν φύσιν οἴχ οἷόν τε ἀγνωμονεῖν χρῄζει
λέγειν, μὴ ζῶον τὸ κατὰ γαστρὸς, ὅλον ἐξ ὅλου συνιστάντος
αὐτὸ δράσαντος νή   *   *   *   καὶ γὰρ οὐδ᾽ ἂν ἔσχεν ἀν-
θρώπου λόγον τὸ γινόμενον. εἰ μὴ πάντας μὲν ἐν ἑαυτῷ

poſtquam in lucem prodierint, quod ſupervacuum eſt ex-
cernant. Meconium enim vocatum quum excrementum ſit,
ex toto foetus nutrimento eſt humorque is qui in uracho
eſt. Ventriculus enim, inquit ille antiquus, ea inſpira-
tione quae ore fit inflatur inteſtinaque et in cyſſaron via
quaedam deducitur: paulatim enim quod ſupervacuum eſt
incidens, in rectum inteſtinum pervenit; nam cyſſaron
rectum inteſtinum appellavit. Atqui nemo id objiciat,
ideo foetum ore ali non poſſe, quia amnium membranam
ſibi appoſitam habet: natura enim idonea eſt, quae per
foramina facultatem viamque ad id quod convenit aptam
praebeat. Democritus vero hominem ex homine excuti,
canem ex cane, ex bove bovem dicit. Vir qui coeleſtem
ſpeculationem novit naturamque noſtram ſpeculatur, non
poteſt tam ignarus eſſe, ut eum oporteat quod in utero
eſt id animal eſſe negare, quum totum ex toto qui ipſum
conſtituit faciat: * etenim id ipſum quod fit hominis
rationem non haberet, niſi quum omnes in ſe perfectas

Ed. Chart. V. [340.]   Ed. Baf. IV. (409.)

περιεῖχε τοὺς τελείους λόγους. ἔμελλε δὲ ποιήσειν οἷα ταῦτα,
ἀφ᾽ ὧν τὸ σπέρμα κατεσπάρη. ὥσπερ γὰρ ἢ τὰ τῷ ποσῷ
ἢ τὰ τῇ ποιότητι καταβληθέντα σπέρματα ἀναδέχεται τό-
πους ἢ περί τε τὰ ὁλομελοῦντα ἢ μὴ τοῖς πᾶσιν ἀπηρ-
τισμένα ἢ μορφὰς ἄλλων ζώων ἔχοντα, τὸν αὐτὸν τρόπον
καὶ ὅσα ἐκκαθῇ καὶ διακεκριμένα σπέρματα τυγχάνει τὸν
ἐν τέλει τῶν ζώων ἐπέχει λόγον. τὸ γὰρ λεῖπον παραπο-
δισμὸν τῆς ὅλης φύσεως εἴληφε καὶ ἐκλείποντα τὰ ἔμβρυα
καὶ διὰ τὸ αὐτὸ τοῦτο μὴ παραποδισθὲν ζῶα ποιεῖται ἐκ
σπέρματος. μήτ᾽ οὖν φιλόσοφός τις ὡς ἀμύητος τοῖς ἄνω
μήτ᾽ ἰατρὸς τῶν ἀπὸ Ἀσκληπιάδου ὡς ἀθεώρητος τοῦ
ἀνθρώπου τῆς φύσεως ἀποκηρυττέτω καὶ ἀποξενούτω τὰ
ἔμβρυα, ἀλλ᾽ αὐτὸς πολὺ πρότερον ἀναθεωρησάτω ἐφ᾽ ἑαυ-
τόν· καὶ ἢ παρὰ πρεσβυτέρων μαθέτω ἢ ὑπὸ τῶν γεννη-
σάντων ἀναμνησθήτω ὡς ἦν ποτε καὶ αὐτὸς ἔμβρυον. καὶ
τοίνυν αὐτοῦ ἢ τότε ὡς ὑπὸ μήτρας πρότερον τελείως ἐν
μήτρᾳ ἐσχηματούργηται καὶ ὡς ἐκ σπέρματος τοῦ εἶναι γέ-
γονεν ἡ ῥίζα αὐτῷ καὶ ὡς οὐκ ὀφείλει παρανοίᾳ ἄγειν τὴν

rationes contineret, tum omnia facturum eſſet qualia ſunt,
a quibus femen fuit feminatum. Quemadmodum enim jacta
femina quibus vitiofa quantitas aut qualitas eſt eos foetus
excipiunt, quibus pars aut fupereſt aut deeſt aut formam
alienam habent; fic quae integra ac expurgata femina
funt perfectis animalis rationem retinent: quod enim de-
eſt impedimentum totius naturae accepit et foetus haud
integros: ac propter id ipfum non impeditum animalia in
femine fiunt. Nemo igitur philofophus ut divinarum re-
rum ignarus, non medicus Afclepiadis difcipulus ut fpe-
culatione privatus a natura hominis foetus abdicet atque
excludat: fed ipfe prius in fe fpeculetur ac aut a fenio-
ribus difcat aut a parentibus memoria repetat ipfum quo-
que olim foetum fuiſſe; itaque tum a matre perfecte prius
in utero formatum atque radicem eſſentiae e femine fum-
pſiſſe, ac naturam fine ratione agere non debere. Non

178 ΓΑΛΗΝΟΥ ΕΙ ΖΩΟΝ

Ed. Chart. V. [340. 341.] Ed. Baf. IV. (409.)

φύσιν. ῥᾳδιουργῆσαι γάρ ἐστι τὰ ἐκείνης θέσμια καὶ τοὺς
τῆς γῆς δημιουργουμένους ὑπ᾿ αὐτῆς φάναι ζῶον μὲν ὑπάρ-
χειν τὴν αὐτὴν τῆς γεννήσεως καὶ πάντα ἐσχηκότα τοῖς
αὐτοῖς μυχοῖς ἐντεθραμμένον, φάσκειν δὲ μὴ ζῶα τοὺς ἐν
μήτρᾳ τεθραμμένους. ἢ ἐκ μὲν πυρῶν οἱ πυροὶ γενήσον-
ται καὶ ἐκ τῶν ἄλλων σπερμάτων τὰ ὅμοια καὶ ἐκ φυτοῦ
φυτὰ τὴν αὐτὴν τοῖς γιγνομένοις φύσιν εἰληφότα, ἄνθρω-
πος δὲ τὸ θειότερον τῶν ἄλλων καὶ τῶν ὅλων κρεῖττον, τὸ
ὅμοιον κατὰ δύναμιν θεῷ, μὴ τὴν αὐτὴν τοῖς σπείρασιν
ἀναδέξασθαι θειότητα; ἀλλὰ γὰρ ἤδη καὶ νόμῳ καὶ τοῖς
συμβεβηκόσι δείξομεν ζῶα τὰ ἔμβρυα. ἢ τοῦ μὲν ζῆν τῇ
φύσει τὴν αἰτίαν προσιιθέντες, τοῦ δ᾿ εὖ ζῆν μετὰ τῆς
ψυχῆς αὐτοὶ τὴν πρόσβασιν ἀναδεξάμενοι νομοθετοῦσι. τοῦτο
γὰρ εἰσιν οἱ νόμοι, κωλύειν μὲν τὰ κακὰ πράττεσθαι, φυ-
λάττειν δὲ τὰ ἤδη ὄντα καλά, [341] ἢ τὰ μέλλοντα ἢ τὰ
παρόντα προσποιεῖν, τιθέμενον τοὺς νόμους δύο τοῖς μεγί-
στοις ἀπεδείξαμεν εἶναι τὰ ἐν τῇ γαστρὶ ζῶα· ἑνὶ μὲν τῷ
προσθεῖναι τιμωρίαν τῷ αἰτίῳ τῆς ἐξαμβλώσεως γενομένῳ,

aliud enim eſt quam ejus jura violare, quum quae ab
eadem e terra creantur, omnia idem principium genera-
tionis habentia atque ipſis in ſinubus nutrita animalia
eſſe dicuntur, quae autem in utero nutriuntur non ani-
malia eſſe. An e tritico triticum e ceteriſque ſeminibus
ea quae ſimilia ſunt atque e plantis plantae gignuntur
omnia eandem cum gignentibus naturam habentia, homo
autem ceteris divinius quidpiam ſortitus et rebus univerſis
melior deoque poteſtate ſimilis non eandem cum parenti-
bus divinitatem excipiet? Ac jam quidem et lege et per
accidentia ipſa foetus animalia eſſe oſtendamus. Qui vi-
vere in naturam ut in cauſam referunt: in ipſos vero le-
giſlatores ab anima tamen occaſione ſumpta bene vivere,
etenim leges hae ſunt quae mala quidem ſunt prohibere
ne ſiant: cuſtodire autem ea quae honeſta jam ſunt quae-
que aut futura ſunt aut jam inſtant aſciſcere, ii duabus
maximis quas ipſi tulerunt legibus quae in utero ſunt
animalia eſſe demonſtrarunt; altera ei qui abortus cauſa

Ed. Chart. V. [341.]   Ed. Baf. IV. (409. 410.)
ἑτέρῳ δὲ καὶ δευτέρῳ τῷ δύνασθαι καὶ κλήρου μεταλαμβά-
νειν καὶ τοὺς μήπω γεγενημένους. εἰδότες γὰρ ἀκριβέστε-
ρον τῶν πλειόνων ὡς ἂν καὶ θεῶν ἔργα μιμούμενοι. θεῶν
γὰρ τὸ νομοθετεῖν πρῶτον, εἴπερ ὁ μὲν τῶν ὅλων πατὴρ
ἐν θεοῖς πάντα διέταξε νόμῳ, κινεῖται γὰρ καὶ ὁ κόσμος
τοῖς ἐκείνου προστάξεσι, καὶ οἱ πλανῆται δὲ τὴν οἰκείαν
ἕκαστος σφαῖραν ἐν νενομοθετημένῳ χρόνῳ καὶ ἥλιος καὶ
σελήνη τοὺς ὡρισμένους δρόμους. ἐῤῥίζωται δὲ ἡ γῆ τοῖς
τοῦ δημιουργοῦ κελεύσμασιν, κέχυται ὕδωρ καὶ ἀὴρ ἥπλω-
ται καὶ πῦρ ἴεται καὶ τὴν ἰδίαν ἐνέργειαν ἕκαστον τηρεῖ
φοβούμενον ὑπερβῆναι τὸν ἴδιον νόμον, ἐνομοθέτησε μὲν καὶ
Κρησὶν ὁ Ζεὺς καὶ Λακεδαιμονίοις ὁ Πύθιος καὶ Ἀθη-
ναίοις ἡ Παλλάς. οἱ οὖν τούτων μαθηταὶ νομοθέται Λυ-
κοῦργος καὶ Σόλων βεβαίως ἡμῖν δι' ὧν προεῖπον κεφα-
λαίων δύο (410) τὴν ὑπὲρ τῶν ἐμβρύων ἀναμφισβήτητον
παρέσχον ὑπόθεσιν. εἰ γὰρ ὅταν μὴ ζῶα ἦν, οὐκ ἂν ἐκόλα-
σαν τοῖς νόμοις φανερῶς τιμωρησάμενοι τοὺς αἰτίους τῆς
ἐξαμβλώσεως, ἐπειδὴ δὲ ἔφησαν ζῶα εἶναι, τὴν τιμωρίαν

fuiſſet poenam ſtatuente; altera qui nondum nati erant
hos haeredes inſtitui poſſe jubente. Videbant enim ex-
actius quam multi ut qui deorum facta imitabantur: le-
gem enim ſerre in primis deorum eſt: ſiquidem rerum om-
nium pater inter deos omnia lege diſpoſuit. Nam mun-
dus illius imperio movetur ſtellaeque errantes propriis
ſingulae orbibus in praeſcriptum tempus et ſol ipſe et luna
curſibus definitis; terra ut radix opificis juſſu poſita eſt;
ſuſa aqua, expanſus eſt aër, permeat ignis; ſingula pro-
prias actiones ſervantia metu legis propriae praetereundae.
Leges Cretenſibus Jupiter dedit; Lacedaemoniis Pythius
ipſe, Pallas Athenienſibus. Horum igitur diſcipuli legis-
latores Lycurgus et Solon per haec quae modo dixi ca-
pita duo firmum nobis de ſoetu ac indubitatum argumen-
tum praebuerunt: niſi enim animalia eſſent, non in ipſos
abortus auctores legibus aperte propoſita poena animad-
vertiſſent; quoniam vero animalia eſſe dicebant, idcirco

ἐπήγαγον. τίς γὰρ τὸν ἤδη τέλειον καὶ ὡμολογημένον ἄν-
θρωπον εἰσπράπτεται δίκην ὑπὲρ τοῦ μήτε κατὰ τὴν μή-
τραν ὄντος ἀνθρώπου μήτε τὴν ἀρχὴν ἐζωουμένου ποτὲ
κλῆρον ἀφίησιν οὐ γινώσκειν, εἰ ζῷον τὸ ἔμβρυον; πῶς οὖν
ἐπισκήπτεις τὸ κατὰ γαστρὸς μὴ ζῷον εἶναι λέγων; τίς
χρῆται διαδόχῳ τὸ μήπω εἶναι πεπιστευμένῳ; τίς ἐρεῖ τὸν
αὐτὸν κύριον τὸν ἀμφισβητούμενον; οὔπω Περικλῆς ἐγένετο
ὀλύμπιος καὶ πᾶσιν ἤδη φοβερὸς τοῖς Ἕλλησι διὰ τὸ ἐνύ-
πνιον ἦν. οὔπω Πεισίστρατος καὶ τύραννος ἦν· οὔπω
Ὀλυμπιὰς Ἀλέξανδρον ἐκύη, καὶ πάντες Ἄμμωνος ἔλεγον
ἤδη παῖδα καὶ βασιλείας ἦρχες. καὶ Κύψελος ἔτι ζωογονού-
μενος καὶ εἰ τοῖς Βακχιάδαις οὐκ ἐδόκει, φοβοῦντος αὐτοὺς
ἰνδάλματος. λέγεται δὲ ὡς καὶ Ἑκάβη τὸν Ἀλέξανδρον
ἐδεδοίκει πρὶν τεκεῖν ἐκπλήξαντα αὐτὴν γενναιοτέρου θεά-
ματος, ἀλλὰ καὶ πάντες Φρύγες ἐκ τοῦ μήπω γεγενημένου
πυρὸς δεχόμενοι τὰς συμφοράς. καὶ Ἀλκμήνη δὲ γεννήσασα
τὸν Ἡρακλέα φοβερὰ τοῖς ἀντιστρατιώταις ἐγίνετο καὶ τοὺς
ἐχθροὺς μὴ θαῤῥεῖν ἐποίει τὸν παῖδα κατὰ γαστρὸς ἔχουσα.

poenam inftituerunt. Quis perfectus jam ac indubitatus
homo jus exigens caufa ejus qui in utero non homo ac
ne animatus quidem eft unquam haereditatem dimittet,
ignarus an animal fit quod in utero eft? Quid igitur
animal effe quod in utero eft negare contendis? Quis
fucceffore utitur eo quem nondum effe credimus? Quis
fibi dominum dicet eum de quo dubitatio eft? Nondum
natus erat Pericles Olympius et jam Graecos omnes ob
infomnium terrebat: nondum Pififtratus et tyrannus erat:
Alexander ex Olympiade nondum natus ab omnibus jam
Ammonis filius dicebatur et regni princeps; Cypfelusque
cum adhuc generaretur et fi Bacchiadis non videbatur
terrente ipfos fpectro; Hecuba quoque ante partum for-
midaffe Alexandrum dicitur gravi vifione perterrita, ac ipfi
Phryges omnes ex igne nondum genito calamitates acce-
piffe; itemque Alcmena Herculem procreans terrorem ad-
verfariis ac ut diffiderent hoftes effecit quum adhuc in-
fantem utero gereret. Tantum igitur abeft ut foetus non

Ed. Chart. V. [341.] Ed. Baf. IV. (410.)

τοσοῦτον οὖν ἀπεῖχε τοῦ μὴ ζῶα λέγειν τὰ ἔμβρυα, παρό-
σον καὶ τοῦ μὴ μόνον ὡς ζῶα, ἀλλὰ καὶ τῆς ἀνθρώπου
φύσεως ἀλκιμώτερα, κᾶν ἔτι ταῖς μήτραις ἦ προσεῤῥιζω-
μένα. ἀλλὰ γὰρ ἤδη καὶ πρὸς αὐτά μοι τὰ ἔμβρυα γινέ-
σθω ὁ λόγος ὡς ἤδη τὴν ἀνθρώπῳ ἐντελῆ ζωότητα μεμορ-
φωμένα. προΐετέ μοι τῶν μυχῶν μηδὲν πεφοβημένα μήτε
γένους πάρεσιν μήτε φιλτάτων ἀπαλλοτρίωσιν μήτε κτημά-
των ἀφαίρεσιν, οὐδὲν ὑμᾶς ἡ τῶν πολλῶν συκοφαντία καὶ
τῶν αὐτὰ ἀδικούντων τὴν φύσιν πανουργία παραγράψεται,
ὅθεν αὐτῶν ὑμεῖς τιμωροὶ καταστήσεσθε ὡς Περικλῆς, ὡς
Πεισίστρατος, ὡς Πάρις, ὡς ὁ Μακεδὼν Ἀλέξανδρος καὶ
ὡς Ἡρακλῆς.

animal dicatur, ut non modo animal fit, fed etiam hu-
manae naturae vim habeat, quamvis adhuc utero radicitus
haereat. Sed jam ad foetum ipfum tanquam animal id
formatum ut nihil ipfi quo minus homo fit defit, noftra
vertatur oratio. Prodite quaefo e finubus nihil timentes,
o foetus, neque generis demiffionem neque cariffimos
alienatos neque opes auferendas. Non vos multorum
calumnia neque horum qui naturam ipfam injuria afficiunt
excludit malignitas. Quapropter eos poenis vos afficietis,
ut Pericles, ut Pififtratus, ut Paris illeque Macedon Ale-
xander atque Hercules.

ΓΑΛΗΝΟΥ ΠΕΡΙ ΤΗΣ ΚΑΤΑ ΤΟΝ ΙΠΠΟΚΡΑΤΗΝ ΔΙΑΙΤΗΣ ΕΠΙ ΤΩΝ ΟΞΕΩΝ ΝΟΣΗΜΑΤΩΝ.

Ed. Chart. XI. [184.]

[184] *Κεφ. α'.* Ὁ παροξυσμὸς οὐ μὲν τὴν βίαν τε καὶ κίνησιν, ἀλλὰ τὴν ἠρεμίαν καὶ παρηγορίαν ἐνδείκνυται, καὶ τὸ πείθειν μᾶλλον ἢ βιάζεσθαι πάντων ἀπεχομένων τῶν κινητικῶν βοηθημάτων. ὅταν δὲ καθαιγίζωσιν αἱ νοῦσοι ἡσυχάζειν καὶ τὸν κάμνοντα καὶ τὸν ἰητρὸν τῇσι θεραπείῃσι, ὅκως μὴ κατεργάζηταί τι κακόν. καὶ περὶ τῶν μερικῶν ἐθέσπισε παροξυσμῶν εἰπών· τοῖσιν ἐν τῇσι περιό-

GALENI DE VICTUS RATIONE IN MORBIS ACUTIS EX HIPPOCRATIS SENTENTIA LIBER.

Cap. I. Acceſſio quidem neque vim neque motionem ſed tum quietem tum mitigationem indicat; atque perſuadendum potius quam cogendum eſt omnibus quae movere queant praeſidiis prohibitis. *Quum vero morbi irruunt et laborantem et medicum a curationibus quieſcere oportet, ne quid mali efficiat.* De particularibus etiam paroxyſmis his verbis vaticinatus eſt. *Quos per ſtatos cir-*

Ed. Chart. XI. [184. 185.]

δοισι παροξυνομένοισι μηδὲν διδόναι μηδ᾽ ἀναγκάζειν ὅπερ
ἐστὶ, μηδ᾽ ἀναγκαστικῷ μηδενὶ χρῆσθαι. οὔτε γὰρ προσθε-
τικὸν, οὔτε βίαιον οὐδὲν ἐν τοῖς παροξυσμοῖς ἀξιοῖ παρα-
λαμβάνεσθαι. τάχα δὲ καὶ ταὐτὸν δηλοῖ ὅταν φῇ · τὰ κρι-
νόμενα καὶ τὰ κεκριμένα ἀρτίως μὴ κινέειν μήτε νεωτερο-
ποιεῖν μήτε φαρμακίῃσι μήτ᾽ ἄλλοισιν ἐρεθισμοῖσιν, ἀλλ᾽
ἐᾶν. ἱκανὸν ἔστω τοῦ παροξυσμοῦ κακὸν μὴ συνελθεῖν τόδε
τοῦτο καὶ τὸ ἀπὸ τῆς τέχνης. ἀλλὰ περὶ μὲν τῶν ἐνδεί-
ξεων καὶ ὕστερον διασκεψόμεθα.

[185] Κεφ. β'. Ἴδωμεν δὲ καὶ τὰς τοιαύτας τῶν
καιρῶν ἔπειτα τὰς διαφοράς· καὶ τὰς φῶμεν ὡς ἄρα τῶν
νοσημάτων τὰ μὲν ὀξυθηγεῖς ἔχει φύσει τοὺς τέσσαρας και-
ροὺς, τὰ δ᾽ οὐδὲ τέσσαρας ἀναβεβλημένους· ἔνια δ᾽ αὐτῶν
ἀμείβει τὴν βραδύτητα πρὸς τὸ τάχος, τὰ μὲν ἐν ἀρχῇ,
τὰ δ᾽ ἐπὶ τέλος, τὰ δ᾽ ὡς ἔτυχε. προσθεὶς ἐν ἐπιδημίοις
τὰς κατὰ σχήματα πυρετῶν διαφορὰς συνεχῶν, ἡμιτριαίων

cuitus accefſiones adoriuntur, iis nihil dare oportet neque
eos cogere; quod eſt nulla re vim inferente utendum eſt.
Neque enim alimentum neque violentum quidquam in ac-
ceſſionibus aſſumendum eſſe cenſet. Fortaſſis autem idem
docet his verbis: *quae judicantur aut integre judicata*
ſunt, ea neque movere neque medicamentis neque aliis
irritamentis innovare, ſed finere oportet. Satis fit paro-
xyſmi malum non concurriſſe tum hoc tum quod ab arte
invehitur. Verum de indicationibus deinceps ratione dif-
feremus.

Cap. II. Jam vero hujusmodi temporum differentias
deinceps videamus; dicamus ergo morborum alios quatuor
habere tempora natura acuta, alios vero non quatuor pro-
ducta, nonnullos *denique* ipſorum tarditatem celeritate
compenſare; hos quidem morbos in principio, illos vero
in fine, alios *denique* ut fors tulerit. Quum enim in epi-
demiis prius febrium ex ipſarum ſpeciebus, continuarum,
intermittentium, tertianarum, ſemitertianarum vel quoti-

ἢ ἀμφημερινῶν, τεταρταίων καὶ τῶν λοιπῶν λέξεσιν ἐπιφέ-
ρει ταῦτα. εἰσὶ δὲ τρόποι καὶ καταστάσιες καὶ παροξυσμοὶ
τουτέων ἑκάστου τῶν πυρετῶν ὁμοίως ξυνεχέων καὶ διαλει-
πόντων. αὐτίκα γὰρ ξυνεχὴς ἔστιν οἷσιν ἀρχόμενος ἀν-
θεῖ καὶ ἀκμάζει μάλιστα καὶ ἀνάγει ἐπὶ τὸ χαλεπώτερον·
περὶ δὲ κρίσιν καὶ ἅμα κρίσει ἀπολεπτύνεται. ἔστι δὲ
οἷσιν ἄρχεται μαλακῶς καὶ ὑποβρύχιος, ἐπαναδιδοῖ δὲ καὶ
παροξύνεται καθ' ἡμέρην ἑκάστην, περὶ δὲ κρίσιν καὶ ἅμα
κρίσει ἅλις ἐξέλαμψεν· ἔστιν οἷσιν ἀρχόμενος πρηέως ἐπι-
διδοῖ καὶ παροξύνεται καὶ μέχρι τινὸς ἀκμάσας πάλιν ὑφίη-
σιν μέχρι κρίσιος καὶ περὶ κρίσιν. ξυμπίπτει δὲ ταῦτα
καὶ γίνεται ἐπὶ παντὸς πυρετοῦ καὶ παντὸς νοσήματος.
ἔστω, τὰ μὲν φησι τῶν λόγων ἐπὶ τῶν συνεχέων πυρετῶν
διὰ τὸ εὔσημον· τὰ δ' εἰρημένα τῶν καιρῶν κινήματα οὐ
μόνον ἐπὶ παντὸς συμπίπτει πυρετοῦ, ἀλλὰ καὶ ἐπὶ παντὸς
νοσήματος. ὥστε μηδὲ παρ' Ἐρασιστράτου μηδὲ παρά τι-
νος τῶν νεωτέρων μανθάνειν ἡμῖν, ὡς καὶ ὀφθαλμία καὶ

dianarum, quartanarum et caeterarum differentias addu-
xiſſet, haec infert: *hi vero ſunt iſtarum ſingularum fe-
brium peraeque continuarum ac intermittentium modi et
ſtatus et acceſſiones.* Primum enim continua quibusdam
interdum incipiens floret ac viget maxime atque faevius
ingravefcit; circa judicium vero ac ſtatim in judicio im-
minuitur. Nonnullis vero interdum leniter et latenter in-
cipit, ſed increſcit ſingulisque diebus exacerbatur, ſub ju-
dicium vero in ipfoque judicio ſatis emicat. Nonnullis
denique blande incipiens increſcit et exacerbatur et qua-
dantenus vigorem adepta rurſus ad judicium uſque et
ſub judicium ſe remittit. Atque haec fieri in omni febre
omnique morbo contingit. Eſto, haec quidem verba in-
nuit Hippocrates de continuis febribus ob certam noti-
tiam; illae vero praedictae temporum motiones non ſolum
in omni febre, ſed etiam in omni morbo contingunt.
Quare neque ab Eraſiſtrato, neque a recentiorum aliquo
diſcendum hoc nobis eſt et oculorum inflammationem et

Ed. Chart. XI. [185.]

ὠταλγία περιοδίζουσιν, ἀλλὰ παρὰ τοῦ εὑρόντος ἅμα καὶ
τελειώσαντος τὴν ἰατρικήν. ξυμπίπτει γὰρ ταῦτα, φησὶ,
γίγνεσθαι ἐπὶ παντὸς πυρετοῦ καὶ ἐπὶ παντὸς νοσήματος.
συνεμφερομένου καὶ τοῦ πᾶν νόσημα τοὺς τέσσαρας ἔχειν
καιροὺς ἀνήγαγε τὸν λόγον ἐπὶ τὴν χρείαν εἰπών. δεῖ δὲ
τὰ διαιτήματα σκοπεύμενον ἐκ τουτέων προσφέρειν. ἐπεὶ
δ᾽ οὐ μόνον ἐκ τούτων τὰ διαιτήματα λαμβάνει, διὰ τοῦτο
προσέθηκε. πολλὰ δὲ καὶ ἄλλα ἐπίκαιρα σημεῖα τούτοισίν
ἐστιν ἠδελφισμένα, περὶ ὧν τὰ μέν που γέγραπται, τὰ δὲ
γεγράψεται· πρὸς ἃ δεῖ διαλογιζόμενον δοκιμάζειν καὶ σκο-
πεῖσθαι τίνι τουτέων ὀξὺ καὶ θανατῶδες ἢ περιεστικὸν καὶ
τίνι προσακτέον ἢ οὔ, καὶ πότε καὶ πόσον καὶ τί τὸ προσ-
φερόμενον ἔσται. καὶ τίς ὁ φιλοσυντομωτέρῳ λόγῳ τοὺς
τῶν βοηθημάτων σκοποὺς παραδῷ ἢ αὐτὸς Ἱπποκράτης, ὅτε
φησὶ δοκιμαστέον τὸ τί καὶ τὸ πόσον καὶ τὸ πότε. καὶ
γὰρ ἡ τάξις ἐν τούτῳ καὶ ὁ καιρός. ὁ γοῦν πρότερον τρέ-
φων, εἶτ᾽ ἀποθεραπεύων ἐν τῷ πότε διαμαρτάνει, ὅ τι γὰρ

aurium dolorem fuos habere circuitus, fed ab eo qui me-
dicinam invenit et abfolvit. *Contingit enim haec fieri,*
inquit, *in omni febre et omni morbo.* Quum autem in-
ferret omnem etiam morbum quatuor habere tempora, ra-
tionem ad ufum reduxit his verbis: *ductis autem inde*
fcopis cibus offerendus eft. Quia vero non ex his folum
victus inftituendi rationem fumit, propterea addidit: *multa*
vero et alia praecipua figna funt his germana, de quibus
partim aliquando fcriptum eft partim fcribetur; ad quod
ratiocinanti perpendendum et confiderandum eft cui horum
acutus ac letalis fit morbus aut impendeat et cui adhiben-
dus nec ne et quando et quantus et quinam cibus fit of-
ferendus. Et quis breviori oratione remediorum fcopos
tradidiffet quam ipfe Hippocrates qui perpendendum effe
ait: *quid, quantum et quando.* In hoc enim ordo ac op-
portunum tempus confiftit. Qui ergo prius dat alimen-
tum, deinde blandam exercitationem imperat, is in quando
aberrat, nam quod praefens occafio poftulat, ad non ex-

Ed. Cart. XI. [185. 186.]

ὁ παρὼν ἀπαιτεῖ καιρὸς οὗ προσφέρει· ὅ τι μὴ δεῖται, τοῦτο παραλαμβάνει. μεταθέντι δ᾽ αὖ τὸν καιρὸν τὰ τῆς τάξεως μὴ εὖ στοχάζεται. ἀλλὰ περὶ τούτων ἐν ἄλλοις τά.

Κεφ. γ'. Νῦν δὲ περὶ τῶν καιρῶν διαληψόμεθα δι-δάσκοντες ὡς ἀπ᾽ ἀρχῆς μέχρι τέλους τὸν τυπον ἐκπεριο-δεῦσαι πάντα, πρώτας τὰς ἐκ περὶ τῶν νούσων παραθησό-μεθα λέξεις, ἐν αἷς προμηνύσας ὡς ἀναγκαῖον [186] ἐπί-στασθαι τί καιρὸς καὶ τί ἀκαιρία, τότ᾽ ἐπιζεύγνυσι ταῦτα. καιροὶ δὲ, τὸ μὲν καθάπαξ εἰπεῖν, εἰσιν ἐν τῇ τέχνῃ πολλοὶ καὶ παντοῖοι, ὥσπερ καὶ τὰ νουσήματα καὶ τὰ παθήματα καὶ τούτων αἱ θεραπεῖαι. ὀξύτατοι μὲν εἰσιν ὅσοις ἢ ἐκ-ψύχουσι δεῖ τι ὠφελῆσαι ἢ οὐρῆσαι ἢ ἀποπατῆσαι μὴ δυ-ναμένοισιν ἢ ἀποπνιγομένοισιν ἢ γυναῖκα τίκτουσαν ἢ τι-τρωσκομένην ἀπαλλάξαι καὶ ὅσα τοιαῦτά ἐστι. καὶ οὗτοι μὲν οἱ καιροὶ ὀξέες καὶ οὐκ ἀρκέει ὀλίγῳ ὕστερον· ἀπόλ-λυνιαι γὰρ οἱ πουλλοὶ ὀλίγῳ ὕστερον. ὁ μέντοι καιρός ἐστιν ἐπὴν πάθῃ τι τούτων ὁ ἄνθρωπος, ὅ τι ἦν τις πρὸ τοῦ

hibet; quo non indiget, id aſſumit. Verum qui ipſam occaſionem poſtpoſuerit, ipſi conjecturae non feliciter ſuccedunt quae ſunt ordinis. Sed de his quidem alias.

Cap. III. Nunc autem de temporibus diſſeremus, ubi docuerimus quemadmodum a principio ad uſque finem ty-pus omnis in orbem devenerit, primos ex *libro* de mor-bis apponemus textus, quibus quum praenunciaſſet necef-ſarium eſſe ſcire quid ſit opportunum tempus quidque in-tempeſtivitas tum haec connectit. *At opportuna tempora, ut ſemel dicam, in arte multa ac varia ſunt, quemadmo-dum et morbi et affectus et eorum curationes. Celerrima vero ſunt, quibus aut animo deficientibus opitulandum eſt, aut urinam reddere vel ſtercus dejicere nequeuntibus aut ſuffocantibus aut ſi mulierem parturientem vel abortientem liberare deceat et quaecunque ſunt ejusmodi. Atque haec quidem acuta neque paulo poſt conferunt; nam plerique paulo poſterius intereunt. Occaſio igitur eſt, ſi quis ho-*

Ed. Chart. XI. [186.]

τὴν ψυχὴν μεθιέναι ὠφεληθῇ, τοῦτο ἐπὰν ἐν καιρῷ λάβῃ,
ὠφελεῖται, τοῦτο δὲ πράττων ὠφελείας ἐπίσταται τὸν και-
ρόν. πᾶν γὰρ ὅ τι ἄν τις ἐν καιρῷ παραλάβῃ τοῦτο ὅσον
ἐπὶ τὸ νῦν παραληφθῆναι ὠφέλησεν. εἰπὼν δὲ περὶ τῶν
ὀξυτάτων καὶ τῶν ἀνυπερθέτως ἀπαιτούντων τὴν βοήθειαν,
ἑξῆς καὶ περὶ τὸν ἀναβεβλημένων διδάσκει καιρόν. ἕτερα
δὲ νουσήματά ἐστιν οἷσι καιρός ἐστι θεραπεύεσθαι τὸ πρωΐ
τῆς ἡμέρης, διαφέρει δὲ οὐδὲν ἢ πάνυ πρωῒ ἢ ὀλίγῳ ὕστε-
ρον· ἕτερα δὲ νουσήματά ἐστιν, οἷσι καιρὸς θεραπευθῆναι
ἅπαξ τῆς ἡμέρης καὶ ὁπηνίκα γε οὐδὲν διαφέρει. ἕτερα δὲ
διὰ τρίτης ἢ τετάρτης ἡμέρης, καὶ ἕτερα ἅπαξ τοῦ μηνὸς
καὶ ἕτερά γε διὰ τριῶν μηνῶν καὶ τοῦ τρίτου ἱσταμένου ἢ
φθίνοντος οὐδὲν διαφέρει ἢ τῆς νέας ἢ φθινούσης σελήνης
μεταύριον. τοιοῦτοι δὲ οἱ καιροί εἰσιν, ἐν οἷσι καὶ ἀκρι-
βείην οὐκ ἔχουσιν ἄλλην ἢ ταύτην. ἤρξατο μὲν ἀπὸ τῆς
στιγμιαίας τῶν καιρῶν ὑποστάσεως· εἶθ' οὕτω παρῆλθεν

mini in hujusmodi affectuum aliquem incidenti, priusquam
animam efflaverit, opportune opituletur; id auxilium quum
opportuno tempore ceperit, juvatur. Qui vero hoc facit,
is certe opitulationis opportunitatem ſcit. Quidquid enim
aliquis opportuno tempore aſſumpſerit, quod eo inſtanti
tempore aſſumptum eſt, is propterea opem tulit. Quum
autem de acutiſſimis temporum opportunitatibus et promp-
ta auxilia poſtulantibus dixiſſet, deinceps et de protracto
tempore praecepta tradit. Alii autem morbi ſunt qui op-
portune matutino diei tempore curantur, nihilque refert
an ſummo mane an paulo poſterius. Alii vero ſunt morbi
quibus opportunum medendi tempus eſt ſemel die, ſed
quando nihil quidem refert. Quidam etiam tertio quoque
die aut quarto, quidam etiam ſemel menſe et alii quidem
tertio quoque menſe, neque refert an tertio ineunte aut
deſinente id fiat vel perendino novae aut decreſcentis lunae
die. Atque haec ſunt opportuna tempora in quibus neque
aliam quam hanc accuratam diligentiam ſortiuntur. In-
cepit ſane ab hypoſtaſi ſeu ſtatu quae in temporis pun-

Ed. Chart. XI. [186.]

ἐπὶ τὰς ὥρας· καὶ ἀπὸ τῶν ὡρῶν ἐπὶ τὰς ἡμέρας· ἀπὸ δὲ
τούτων ἐπὶ τοὺς μῆνας τοὺς κατ' αὔξησιν ἢ μείωσιν τῆς
σελήνης ἀριθμουμένους. ὅπερ δοκεῖ τισιν ἴσως παράδοξον
εἶναι, δείξω μέγα τι πρὸς τῶν νοσημάτων ἀνασκευὴν δυνά-
μενον καὶ μάλιστα τῶν χρονίων, ἐν οἷς ἐπιτέτραπται τῷ
τεχνίτῃ τοὺς προσήκοντας ἀναμένειν καιρούς· ἔστι δὲ τοῦτο
συμπάσχειν καὶ συμμεταβάλλειν τοῖς οὐρανίοις τὰ ἐπίγεια.
σύμπνοια γὰρ μία καὶ ξύῤῥοια μία οὐ μόνον ἐν τοῖς ἡμε-
τέροις σώμασιν, ἀλλὰ κἀν τοῖς ὅλοις. ἀντιλαμβάνεται γοῦν
τῆς ἐν τῷ περιέχοντι ἀέρι μεταβολῆς τά τε φυτὰ καὶ τὰ
ζῶα καὶ πλεῖον περὶ τὸν τῆς σελήνης μετασχηματισμὸν, ἐγ-
γυτέρω γὰρ τῆς γῆς τὸ ἀπ' αὐτῆς θερμὸν, ὅθεν καὶ σάρκες
ἐνίων ζώων καὶ τὰ σπλάγχνα συναύξονται καὶ καθόλου τὰ
μὲν μέρη φθίνει, τὰ δὲ τήκεται. συνεπισημαίνει δὲ καὶ τὰ
τῶν ἀνθρώπων σώματα καὶ πολὺ πλεῖον ἐν νόσοις· ἱκανὴ
γὰρ ἡ τῆς ὑγείας ἰσχὺς συγκρύπτειν τὰ τοιαῦτα νοσήματα.
νόσοι δὲ αἱ μὲν κατὰ ἀφαίρεσιν φθίνοντος τοῦ μηνὸς συνε-

cto confiſtit; atque ita ad horas prodiit; ab horis ad dies,
et a diebus ad menſes, ipſos quidem lunae incremento
aut decremento numeratos. Quod fortaſſis quibusdam pa-
radoxum eſſe videtur, id ego magnam vim habere prodi-
turus ſum ad morborum deſtructionem praecipueque diu-
turnorum, in quibus artifici permiſſum eſt idonea tempora
exſpectare; id autem eſt caeleſtibus terreſtria compati
ſimulque commutari: *conſpiratio namque una eſt et con-
fluxio una* non ſolum noſtris in corporibus, verum etiam
in univerſis. Plantae namque et animantes mutationis
quae in ambiente aëre movetur fiunt participes multo-
que magis in lunae transfigurationibus; ejus enim calor
terrae vicinior eſt, unde nonnullorum animalium tum car-
nes tum viſcera una cum luna creſcunt aliaeque uni-
verſae partes tabeſcunt, aliae colliquantur. Indicia vero
ſunt humana corpora multoque magis in morbis; ſanitatis
enim robur tales morbos occultare poteſt. Morbi ſiqui-
dem ob detractionem *oborti* decreſcente *luna* ad deterius

Ed. Chart. XI. [186. 187.]

πισημαίνουσι πρὸς τὸ χεῖρον· αἱ δὲ κατὰ περιουσίαν δὲ καὶ πλημμυρίδα αὐξανομένου· πιέζουσι τὰ μάλιστα. καλὸν οὖν ἐπίστασθαι τὸν τεχνίτην ὡς οὐ μόνον ἐν ταῖς ὠκεανείοις θαλάτταις ἀναχώρησίς τε καὶ ἔφοδος γίνεται τῶν ὑδάτων παρὰ τοὺς ποιοὺς τῆς σελήνης μετασχηματισμοῖς· ἀλλὰ κἂν τοῖς ἡμετέροις σώμασίν ἐστί τις ἄμπωτις ὑγρῶν, ἐφ' ὧν δύναται αὐξανομένου τοῦ μηνὸς τὰ πληρωτικὰ μᾶλλον τῶν βοηθημάτων παραλαμβάνειν, φθίνοντος δὲ ἀφαιρέσει χρῆσθαι. τὰ ἐναντία τῷ ὅλῳ μαχόμενα οὐ μόνον τῶν νοσούντων τινὰς κρατεῖ, ἀλλὰ καὶ τοὺς ἰατρούς. οὕτω γὰρ τῇ τέχνῃ συνεργάζεται καὶ τὸ θεῖον· διὸ δὴ καὶ τὰ τοῖς εἰρημένοις ἀκόλουθον ἀναφέρει τὸν λόγον καὶ μέχρι τῆς τῶν ὡρῶν περιτροπῆς ὅτε φησίν· ἀκαιρίη δέ ἐστι τὰ τοιάδε· ὅσα μὲν τῶν παθῶν πρωΐ δεῖ θεραπεύεσθαι, ἢν μεσημβρίη θεραπευόμενα ἀκαίρως θεραπεύεται· ἀκαίρως δὲ ταύτῃ, ἐπεὶ ῥοπὴν ἴσχει ἐς τὸ κάκιον διὰ τὴν μὴ ἐν καιρῷ θεραπείην. ὅσα δὲ ἐς τάχα ἤν τε [187] μεσημβρίης, ἤν τε ὀψὲ, ἤν τε τῆς νυκτὸς θεραπεύηται, ἀκαίρως θεραπεύεται. καὶ ἢν τοῦ

 figna dant; ex redundantia vero et affluentia crefcente luna premunt maxime. Quare praeclarum eft artificem fcire non folum in oceano mari receffum et acceffum aquarum fieri circa hujuscemodi lunae transfigurationes; verum etiam noftris corporibus quandam ineffe humorum reciprocationem, in quibus crefcente luna decet quae repleant auxilia magis affumere, decrefcente vero detractatione uti. Contraria namque toto *genere* pugnantia non aegrotantes dumtaxat, verum etiam medicum evincunt. Sic enim arti in opere divinum numen auxiliatur. Quapropter etiam orationem praedictorum comitem infert etiam ad horarum ufque circumverfionem, quum inquit: *intempeftivitas autem eft hujusmodi, quicunque affectus mane curandi funt fi meridie curentur, intempeftive curantur; intempeftiva enim haec funt, quod in deterius impetum habeant propter curationem non in tempore adhibitam. Quicunque vero celeriter five meridie five vefperi five noctu curentur, intempeftive curantur; quod fi vere curari opor-*

Ed. Chart. XI. [187.]

ἦρος δέοι θεραπευθῆναι, θεραπεύοιτο δὲ χειμῶνος· ἢ τοῦ
μὲν χειμῶνος δέοι, τοῦ θέρεος δὲ θεραπεύηται· ἢ ὅ τι ἤδη
δεῖ θεραπεύεσθαι, τοῦτο δὲ ἀναβάλληται· ἢ ὅ τι ἀναβάλ-
λεσθαι δεῖ, τοῦτ' ἤδη θεραπεύηται. τὰ τοιαῦτα ἀκαίρως
θεραπεύεται. καὶ ταῦτα μὲν ἐν παρέργῳ τοῖ λόγου τοῦ
μέλλοντος εἰρήσθω.

Κεφ. δ'. Βούλομαι δὲ ἤδη καιριώτερα γράφειν. ἔστι
δὲ ταῦτα. τινὰς διττοὺς ἐπίσταται καιροὺς Ἱπποκράτης,
τοὺς μὲν τῶν ὅλων νοσημάτων, τοὺς δὲ τῶν ἐπὶ μέρους
παροξυσμῶν. λέγει οὖν ἐν ἐπιδημίοις ὡς ἀναγκαῖόν τε θεω-
ρεῖσθαι καὶ τῆς ὅλης νόσου ἡ ἐπίδοσις καὶ χάλασις ἀκμῆς·
πρὸς ἑκατέρους δ' ἀπὸ τῶν βλεπόντων τοὺς καιροὺς ἀεὶ
προσφέρειν τὰ βοηθήματα· καὶ τοῦτο ῥᾴδιον μὲν ἐπὶ πάν-
των διδάξαι· δειχθήσεται δ' ἐπὶ τῆς τροφῆς. τροφὴ γὰρ
τὸ κάλλιστον ἐν διαίτῃ βοήθημα· μόνον γοῦν τοῖς λοιποῖς
συγκρινόμενον ἰσοσθενεῖ καὶ καθέλκει τὰ πάντα. τούτου
μάρτυς ὢν διαίτας καλέσας τὰς τροφάς, τῇ γὰρ τοῦ παν-

teat hieme curentur; aut fi hieme deceat, aeftate curentur;
aut fi quod jam curari oporteat id ipfum differatur; aut
fi quod differri oporteat hoc jam curetur pathema; haec
omnia intempeftivam curationem fubeunt. Et haec quidem
obiter ac tanquam praeter fermonis tradendi propofitum
dicta fint.

Cap. IV. Jam vero fert animus opportuniora fcri-
ptis prodere. Sunt autem haec. Certa duo morborum
tempora tradit Hippocrates, alterum univerfale totius morbi,
alterum particulare cujusque paroxyfmi. Dicit ergo in
epidemiis necessarium effe ut totius morbi incrementum
et vigoris remiffionem confideremus et ad utraque tem-
pora refpiciendo femper auxilia adhibeamus; atque hoc
facile in omnibus doceri poteft; at in alimento demon-
ftrabitur. Alimentum enim optimum eft in victus ratione
praefidium; id namque ceteris comparatum aeque pollet
nc omnia complectitur. Hujus rei teftis eft *Hippocrates*

Ed. Chart. XI. [186.]

τὸς προσηγορίᾳ τὸ μέρος ἐκόσμησεν. ἔστι δὲ πᾶς οἶτος ὁ
λόγος ἐναντιώτατος μὲν τοῖς νεωτέροις, ἀκόλουθος δὲ τῆς
ἰατρικῆς. ἀξιοῖ γὰρ Ἱπποκράτης ἀπὸ τῶν προτέρων ἑκά-
στου νοσήματος ἡμερῶν ἐπίστασθαι τὸν ἰατρὸν τί μὲν τα-
χέως, τί δὲ βραδέως ἀκμάσει· καὶ τοῦτο προκαταμαθόντα
προσεπισκοπεῖν τοῦ κάμνοντος δύναμιν καὶ ὥσπερ ἐν ζυγῷ
τινι τῆς ἑαυτοῦ διανοίας περὶ ἑκατέρων σταθμίσεσθαι, πό-
τερον ἀγόμενος ἀπὸ τῆς ἀρχῆς λεπτῶς ἐξαρκέσει ὁ κάμνων·
ὥστε καὶ μετὰ τὸν τῆς ἀρχῆς χρόνον μέχρι τῆς ἀκμῆς ἀεὶ
λεπτῶς διαιτηθῇ· ὅταν γὰρ ἀκμάζῃ τὸ νούσημα, τότε καὶ
τῇ λεπτοτάτῃ διαίτῃ ἀναγκαῖον χρέεσθαι, ἢ προσαπανθήσει
καὶ οὐχ ὑπομενεῖ λεπτῶς ἀρχῆθεν ἀγόμενος καὶ κατὰ τὴν
ἀκμήν. εἰ δὲ μέλλει προκαταλύεσθαι πρὸ τῆς ἀκμῆς, περὶ
δὲ τὰς πρώτας ἡμέρας ἀναλαμβάνειν τὴν δύναμιν, ἵν' ἰσχύ-
σῃ παρούσης τῆς ἀκμῆς λεπτῶς διαιτᾶσθαι. οὐ γὰρ ἐπὶ
πάντων εἴρηται τὸ κατὰ τὴν ἀρχὴν ἠπιωτέροις διαιτᾶν,
ἀλλ' ἐπὶ τῶν μελλόντων καταλύεσθαι περὶ τὴν ἀκμήν. μαν-

qui alimenta diaetas appellavit; totius enim appellatione
partem exornavit. Verum tota haec oratio recentioribus
quidem medicis maxime contraria eſt, medicinae tamen
conſentanea. Vult enim Hippocrates medicum a prioribus
cujusque morbi diebus ſcire quis morbus celeriter et quis
tarde ad ſtatum perventurus ſit; quumque hoc praeſcive-
rit, laborantis etiam vires conſideret ac tanquam in qua-
dam ſuae ipſius cogitationis trutina duo perpendat, num
aegre per initia tenui uſus victu ad uſque vigorem ſuffe-
cerit, ita ut poſt principii tempus ad uſque ſtatum tenui
victu ſemper cibetur: *quum enim in ſtatu viget morbus,*
tum et tenuiſſimo victu utendum eſt, an vero prius deſe-
cerit nec tenui victu ab initio etiam ad uſque vigorem du-
ctus ſuſtinuerit. Nam ſi futurum eſt aegrum viribus ante
vigorem exolui, primis certe diebus vires inſtaurandae ſunt
quo poſſit aeger vigoris acceſſu tenuiter cibari. Id autem
de omnibus dictum non eſt, *in principio plenius ciban-*
dum eſt, ſed de iis in quibus futurum eſt ut vires circa

θάνωμεν δὲ καὶ τὸν λόγον τοῦ δόγματος· οὕτω γὰρ μᾶλλον
αὐτοῦ τεθοῤῥηκότως χρησόμεθα πρὸς τὰ ἔργα. ἡ φύσις
σώζουσα τὴν ἀρχίγονον καὶ τὴν πρώτην ἑαυτοῦ εὐκρασίαν,
ὀρίγεται εὐκαίρως τῶν προσφερομένων, διοικεῖ δὲ καλῶς τὰ
ληφθέντα καὶ διαδίδωσιν εἰς ὅλον τὸ σῶμα, τάς τε προσ-
θέσεις καὶ τὰς ἀφαιρέσεις ποιεῖται συμμέτρους. ὅταν δ'
ἐπιπεσόντα τὰ νοσήματα στάσιν τινὰ καὶ ἀναρχίαν ἐργά-
σηται, ἐφ' ὅσον ἂν ἰσχύσῃ τὰ πάθη, ἐπὶ τοσοῦτον ἡ φύσις
καταπονεῖται. περὶ μὲν οὖν τὰς τῶν νοσημάτων ἀρχὰς βρα-
χεῖά τις ἡ τοῦ κατὰ φύσιν ἐκτροπή, πολὺ δὲ τὸ τῆς φύ-
σεως σθένος· περὶ δὲ ἀκμὰς ἡ τοῦ παρὰ φύσιν ἰσχὺς με-
γάλη πολὺ τῆς φύσεως ἀσθενές. διόπερ εἰ μέλλει τις ἐξ
ἀρχῆς λεπτῶς ἀγόμενος περὶ τὴν ἀκμὴν ὑλοσχερεστέρας
ἀπαιτεῖ τροφὰς προαναλωθείσης τῆς δυνάμεως τοῦτον ἀξιοῖ
στηρίξαι κατὰ τὴν ἀρχήν, ἵνα τῆς ἀκμῆς παραγενομένης λε-
πτῶς διαιτᾶν. καὶ γὰρ εὔλογον ἐν τῷ χαλεπω- [188] τά-
τῳ τῆς νόσου καιρῷ καὶ ἐν ᾧ μάλιστα ἡ φύσις μάχεσθαι

morbi vigorem diffolvantur. Verum et hujus documenti
rationem difcamus; ita namque ipfo audacius ad artis
opera utemur. Natura primigenium ac primarium fui
ipfius temperamentum fervans opportune cibos affumendos
appetit eosque affumptos probe concoquit atque in univer-
fum corpus diftribuit appofitionesque et detractiones com-
moderatas efficit. Quum autem morbi inciderint ac fedi-
tionem et principatus diffolutionem effecerint, quantum
affectiones invaluerint tantum etiam natura laborat. At-
que circa morborum quidem principia exigua eft naturalis
ftatus everfio, fed magnum naturae robur; circa vigores
magna eft ftatus praeter naturam vis, multa vero naturae
infirmitas. Quare fi quis a morbi principio tenui victu
deductus circa vigorem pleniorem victum viribus jam ex-
hauftis poftulaturus fit, hunc in principio roborare con-
fulit, ut quum vigor affuerit tenuiter cibetur. Etenim
rationi confentaneum eft in perarduo morbi tempore et
in quo potiffimum natura pugnare creditur, paucus fit ci-

Ed. Chart. XI. [188.]

πεπίστευται ὀλίγον σιτίον εἶναι καὶ λεπτότατα τρέφειν
προσφερόμενον, μήτε σπαράξαι κατὰ τὴν ἀνάδοσιν μήτε
πολλὴν ποιήσασθαι τὴν πρόσθεσιν· ἀλλ᾽ ἐμβροχαῖς μὲν πα-
ραπλησίως παραμυθήσεσθαι, διαπορεύεσθαι δ᾽ ὅλον τὸ σῶμα
μήτε πόνου μήτε χρόνου πρὸς τὴν οἰκονομίαν δεηθέν. οὐ
γὰρ ἐν μὲν τῇ τῶν μερικῶν παροξυσμῶν ἀκμῇ φυλάσσεσθαι
χρὴ τὰς τῆς τροφῆς παρενθέσεις, ἐν δὲ ταῖς τῶν ὅλων νο-
σημάτων ἀκμαῖς ὁλοσχερεστέρας διδόναι τροφάς. παράκει-
ται γὰρ, φησὶ, παρακμή. ἐγὼ δ᾽ οὐ ζητῶ τί τὸ μέλλον,
ἀλλὰ τί τὸ παρὸν, οὐ γὰρ ἀκμὴ διδάσκει τὸ φιλανθρωπότε-
ρον, ἀλλὰ παρακμή. τοῦ νοσήματος ἰσχὺς τοσοῦτόν ἐστιν
ἀνυπέρθετος ὡς μὴ αὐτὴ συλλαμβάνεσθαι δύνηται. ἢ πολ-
λάκις τὸ μέγεθος οὐκ ἴσμεν κἂν δύναμις ἀκμάσαι; ταῦτα
γάρ ποτε τὰ πλεῖστα. ὅτι δ᾽ οὐ πάντας περὶ τὴν ἀρχὴν
βούλεται τρέφειν ἠπιώτερον, ἀλλὰ τοὺς μέλλοντας περὶ τὴν
ἀκμὴν καταλύεσθαι, δῆλον ἐκ τῶν ἐπιφερομένων. τί γὰρ
φησι; οὐδὲ δὴ οἷόν τε παρὰ καιρὸν οὔτε σφοδροτάτας κε-
νεαγγείας ποιεῖσθαι οὔτ᾽ ἀκμαζόντων τῶν νοσημάτων καὶ ἐν

bus quique oblatus tenuiſſime nutriat, qui neque in diſtri-
butione proritet neque copioſam appoſitionem efficiat, ſed
irrigationum inſtar ſoletur univerſumque corpus permeet
neque labore neque tempore ad diſtributionem indigeat.
Non enim ut in particularium quidem paroxyſmorum vi-
gore cavendae ſunt alimentorum oblationes; ſic et in uni-
verſalium morborum vigoribus plenius alimenta exhibenda
ſunt. Sed adjacet, inquit, declinatio. Ego vero quid ſit
quod futurum eſt non quaero, ſed quid ſit quod praeſens
eſt; non enim quod humanius docet vigor, ſed declinatio.
Morbi vis adeo cita eſt ut comprehendi nequeat. Nonne
ſaepius magnitudinem ignoramus etiamſi vires viguerint?
Haec certe plurimum eveniunt. Quod autem non omnes
circa principium velit pinguius nutrire, ſed quibus futu-
rum eſt ut circa vigorem vires diſſolvantur, patet ex iis
quae inferuntur. Quid enim ait? *Neque ſane praeter*
tempus licet neque vehementiſſimas vaſorum vacuationes
efficere nequa vigentibus morbis neque in inflammatione

φλεγμασίη ἐόντων προσφέρειν. καὶ πάλιν· τοῦτ' οὖν ἡγοῦ-
μαι μέγιστον διδακτήριον, ὅτι οὐ στερητέαι αἱ πρῶται ἡμέ-
ραι τοῦ ῥοφήματος ἢ τοίου ἢ τοίου τοῖσι μέλλουσιν ὀλίγον
ὕστερον ῥοφήμασιν ἢ τοίοις ἢ τοίοις χρέεσθαι. προειλη-
φέναι δὲ τοῦτο διότι περὶ τῶν ὀξέων ὁ λόγος ἐστί. καὶ
μετ' ὀλίγον παρίστησιν ὡς οὐκ ἐφ' ὅλοις, ἀλλ' ἐπί τινων
ἐκτάσσειν τὴν τοιαύτην ἀγωγὴν λέγων. πάντ' οὖν ταῦτα με-
γάλα μαρτύρια ὅτι οὐκ ὀρθῶς ἄγουσιν εἰς τὰ διαιτήματα
οἱ ἰητροὶ τοὺς κάμνοντας· ἀλλ' ἐν ᾗσί τε νούσοισιν οὐ χρὴ
κενεαγγέειν τοὺς μέλλοντας ῥοφήμασι διαιτᾶσθαι κενεαγγέου-
σιν· ἐν ᾗσί τε οὐ χρὴ μεταβάλλειν ἐκ κενεαγγείης εἰς ῥο-
φήματα, ἐν ταύτῃσι μεταβάλλουσι καὶ ὡς ἐπὶ τὸ πολὺ ἀπαρτί.
ἐνίοτε δὲ ἐν τοῖσι τοιούτοισι καιροῖσι μεταβάλλουσιν ἐς τὰ
ῥοφήματα ἐκ τῆς κενεαγγείης, ἐν οἷς πολλάκις ἀρήγει ἐκ
τῶν ῥοφημάτων πλησιάζειν τῇ κενεαγγείῃ, ἢν οὕτως τύχῃ
παροξυνομένη ἡ νοῦσος. οὗτος δ' ἐστὶν ὁ κατὰ τὴν ἀκμὴν,
ἐν ᾧ ἀναγκαζόμενοι διὰ τὴν τῆς δυνάμεως κατάλυσιν ἐκ τῶν
λεπτοτέρων ἐπὶ τὰ ὁλοσχερέστερα διαιτήματα παραγίνονται,

confiftentibus cibos offerre. Atque rurfum : hoc igitur ma-
ximum documentum effe cenfeo, quod primi dies morbi hac
vel illa forbitione non fint privandi in iis qui paulo poft
his aut illis forbitionibus ufuri funt. Hoc autem prae-
fumpfiffe decebat, quod de acutis fermo fit. Et paulo poft
oftendit fe non in omnibus fed in quibusdam talem vi-
ctum inftituere his verbis: haec igitur omnia magna funt
teftimonia quod aegrotos ad victum non recte ducant me-
dici; imo et in quibus morbis eorum vafa vacuare non
oportet qui forbitionibus alendi funt, evacuant; et in qui-
bus ex vaforum vacuatione ad forbitiones mutatio facienda
non fit, in iis mutationem faciunt ac plerumque abfolute.
Interdum autem his in temporibus ex vaforum vacuatione
ad forbitiones mutationem faciunt, in quibus faepe numero
expedit a forbitionibus ad vaforum vacuationem accedere,
fi ita morbum exacerbari contigerit. Hoc autem eft vi-
goris tempus in quo ob virium diffolutionem coacti a te-
nuioribus ad pleniora cibaria accedunt, quum tamen cor-

Ed. Chart. XI. [188.]

ἤδη τῶν σωμάτων ὑπὸ τῆς φλεγμονῆς κατεχομένων. οὐδὲ
δὴ οἷόν τε παρὰ καιρὸν οὔτε σφοδροτάτας κενεαγγείας
ποιέειν, οὔτε ἀκμαζόντων τῶν νοσημάτων καὶ ἐν φλεγμα-
σίῃ ἐόντων προσφέρειν. μηδὲ προσήκει, φησὶ, εἰς τὰς ἀσυμ-
μέτρους ἀναστάσεις ἀνεῖσθαι μήτε παρακαίρως διαιτᾷν.
ἐπὶ πολλῶν δ᾽ ἀκαιρότατά ἐστι ἡ μέχρι τρίτης ἀνάβασις.
βλαβερὰ δὲ καὶ ἡ παρὰ μίαν ἡμέραν τῆς τροφῆς προσφορά.
πρὸς γὰρ τοὺς οὕτω διαιτῶντας ἀποβλέπων ταῦτα πάντα
γράφει. ἐν ἀρχαῖς γὰρ πάνυ ἁμάρτημα ἡ διατρίη, καὶ
ἐχρῶντο πρὸς Ἱπποκράτην αὐτόν. μάρτυς αὐτὸς Ἱπποκρά-
της πάλιν ἐν τῷ πρὸς Κνιδίας γνώμας εἰπών· οἶδα δὲ καὶ
τοὺς ἰητροὺς τὰ ἐναντιώτατα ἢ ὡς δεῖ ποιέοντας. βούλον-
ται γὰρ ἅπαντες ὑπὸ τὰς ἀρχὰς τῶν νούσων προταριχεύ-
σαντες τοὺς ἀνθρώπους ἢ δύο ἢ τρεῖς ἡμέρας ἢ καὶ πλείο-
νας, οὕτω προσφέρειν τὰ ῥοφήματα καὶ τὰ ποτά. καὶ οὐ
μέμφεται ὅτι τινὰς ἀνέτεινον μέχρι τῶν εἰρημένων ἡμερῶν
ἀριθμῶν, ἀλλ᾽ ὅτι πάντας. καὶ γὰρ αὐτὸς ἀνατείνει καὶ

pora ab inflammatione detineantur. *Neque fane praeter
tempus neque vehementiffimus vaforum vacuationes moliri
fas eft neque vigentibus morbis neque in inflammatione ci-
bos exhibere. Neque decet, inquit, incommoderatis pro-
rogationibus indulgere neque intempeftive nutrire.* In mul-
tis autem intempeftivum maxime eft adufque tertium diem
prorogare. Noxia quoque eft quae alternis diebus fit nu-
trimenti oblatio. Ad eos enim ita victum inftituentes
refpiciens haec omnia fcribit. In principiis namque mag-
nus error eft triduana inedia, qua tamen etiam Hippocra-
tis temporibus utebantur. Teftis eft ipfe Hippocrates rur-
fus in *libro* adverfus Cnidias fententias dicens: *at vero
novi medicos his quae maxime deceant contraria moliri.
Volunt enim omnes ubi in morborum principiis homines
duos aut tres aut etiam plures dies inedia praemacerave-
rint, ita tum forbitiones tum potus exhibere.* Neque vero
arguit quod aliquos ad praedictum ufque dierum nume-
rum protrahant, fed quod omnes. Quandoquidem ipfe ad

Ed. Chart. XI. [188. 189.]

μέχρι τριῶν καὶ τεττάρων ἡμερῶν, ἀλλὰ τοὺς δεομένους.
τοὺς δ' ἀκαταστάτους τῶν πυρετῶν ἐᾷν μέχρις ἂν κατα-
στῶσιν· ὁκόταν δὲ καταστῶσιν, ἀπανιῆσαι διαίτῃ καὶ θερα-
πείῃ. οὕτως γὰρ προσφέρει ῥοφήματα καὶ τὰ ποτὰ καὶ ἔτι
ἐπὶ προσηκούσῃ καὶ ἀξιοῖ τὴν τρίτην καὶ τὴν τετάρτην εὐ-
λαβεῖσθαι· αὖ- [189] ται γὰρ αἱ ἡμέραι, ὡς αὐτός φησι,
μάλιστα τίκτουσι τὰς παλιγκοτήσιας καὶ ὅσα ἐς φλεγμονὴν
καὶ ἀκαθαρσίην ὁρμᾷ καὶ ὅσα ἂν ἐς πυρετοὺς εἶσι καὶ ἐπι-
ρορρεπέας ποιεῖ τοὺς κάμνοντας. καὶ μάλα πολλοῦ ἄξιον
τοῦτο μάθημα, εἴπερ τι καὶ ἄλλο. τίνι γὰρ οὐκ ἐπικοινω-
νέει τῶν ἐπικαιροτάτων ἐν ἰητρικῇ; οὐ κατὰ τὰ ἕλκεα μό-
νον, ἀλλὰ καὶ κατὰ ἄλλα πολλὰ νουσήματα, εἰ μή τις φή-
σειε καὶ τἄλλα νουσήματα ἕλκεα εἶναι· ἔχει γάρ τινα καὶ
οὗτος ὁ λόγος ἐπιείκειαν. ἴδωμεν οὖν καὶ τὰ ἑξῆς δι' ὧν
συνηγορεῖ τοῖς ἀνατείνουσιν ἐπὶ πλείους ἡμέρας. καὶ ἴσως
τι καὶ εἰκὸς δοκέει αὐτέοισιν εἶναι μεγάλης τῆς μεταβολῆς
γενομένης τῷ σώματι μέγα τι κάρτα καὶ ἀντιμεταβάλλειν·

tres et ad quatuor ufque dies protrahit, fed protrahit quos
oportet. *Inflabiles enim febres donec conftiterint finere
oportet.; quum autem conftiterint tum victu tum curatione
occurrere.* Ita enim forbitiones et potiones die confen-
taneo exhibet confulitque tertium et quartum diem ca-
vendos effe; quandoquidem hi dies *recrudefcentias*, ut ipfe
pronunciat, *potiffimum pariunt, tum quae ad inflammatio-
nem ac immunditiam incitant, tum quae ad febres tendunt
et quae aegrotos periclitantes faciunt; ac magni admodum
momenti perinde ac quodvis aliud hoc documentum eft.
Nam quae funt in arte medendi opportuniffima quibus id
non fit commune? Non enim ad ulcera folum, verum
etiam ad alios morbos complures pertinet, nifi quis et ce-
teros morbos ulcera effe protulerit; habet enim quandam
etiam aequitatem haec oratio.* Videamus ergo quae fe-
quuntur, per quae patrocinatur iis qui cibandi tempus in
plures dies prorogant. *Atque fortaffis aliquid etiam con-
fentaneum ipfis effe videtur magna corpori oborta muta-

Ed. Chart. XI. [189.]

τὸ δὲ μεταβάλλειν μὲν εὖ ἔχει μὴ ὀλίγον, ὀρθῶς μέντοι γε
μεταβιβαστέη καὶ ἡ μεταβολὴ καὶ ἔκ γε τῆς μεταβολῆς ἡ
πρόσαρσις τῶν γευμάτων ἔτι μᾶλλον. ὀρθῶς γὰρ τῆς με-
ταβολῆς γενομένης τῷ σώματι τὸν ἀνατείνοντα καὶ μέχρι
τρίτης ἡμέρας ἐπαίνει. ἀλλ' ὀρθῶς τεχνικῶς τοῦτο ποιεῖ
ὅταν τὸ μὲν γένος καὶ τὸ μέγεθος τῆς διαθέσεως καὶ τὴν
ὥραν καὶ χώραν καὶ ἡλικίαν καὶ τῆς προηγησαμένης διαί-
της ἰδέαν σκοπεῖν ὑποβάλλῃ· καὶ αἱ δῆλαι τῆς διαίτης με-
ταβολῆς καὶ βεβαιόταταί εἰσιν ἐνδείξεις. τῇ μεταβολῇ τη-
ρείσθω τοῦτο τὸ μὴ παρὰ τὰς πρώτας ἡμέρας οὕτως ἀφε-
λεῖν τὰς προσφοράς· ὅτε καὶ ὁ κάμνων λαμβάνειν ἠδύνατο
καὶ ἡ φύσις διώκειν καὶ συμπέπτειν τὰ ληφθέντα, ὥστε περὶ
τὴν ἀκμὴν μεταβολῇ ἐγχειρεῖν καταλυομένην ὁρῶντα τὴν
δύναμιν· εἶτα μαχομένην αὐτὴν ποιεῖς ὅτι μὴ δύναται μηδὲ
ῥοφήματα διώκειν ὁ κάμνων, εἴ ποτε πείσαντος αὐτοῦ καὶ
πνίγοντος τροφαῖς. ἰδεῖν γοῦν ἐστι τοὺς λόγῳ μὲν μεθοδι-
κοὺς, ἔργῳ δὲ ἀμεθόδους τῶν ἰατρῶν τὸν οἶνον τότε καὶ

tione aliquam quoque admodum magnam mutationem con-
tra objici. Verum commutare quidem non parum bene
habet; recte tamen mutatio transferenda et ex mutatione
ciborum exhibitio etiamnum magis. Recte ergo cum mu-
tatio in corpore facta eſt dilationem in tres uſque dies
facientem laudat. Sed recte ex arte hoc facit quum affe-
ctionis genus et magnitudinem, anni tempeſtatem, regionem
et aetatem ac praecedentis diaetae ideam conſiderare ſub-
jicit, quae certe ac firmiſſimae ſunt mutationis diaetae in-
dicationes. Illud enim in mutatione obſervandum eſt non
ita primis diebus alimenti exhibitiones ſubducendas eſſe,
quum aeger et id aſſumere valeat et natura quod aſſum-
ptum eſt appetat et concoquat, ut poſtea per ſtatum ubi
vires prope exſolutas vides mutationem aggrediaris pug-
nareque adhuc magis facultatem cogas quo tempore ſor-
bitiones quidem conſici ab aegrotante nequeunt, ſi quando
illi ſuaſeris eumque alimentis ſuffocaveris. Videre namque
licet verbo quidem methodicos, ſed re aut opere a methodo

τὰ κρέα διδόντας καὶ ὥσπερ εἰς ἄψυχον ἄγγος ἐκχέοντας
τὰς τροφάς. τῷ μὲν οὖν καλῶς κατὰ τὴν ἀρχὴν ἀνατεί-
νοντι μένει καὶ κατὰ τὴν ὁκμὴν ἡ δύναμις ἑστῶσα· τῷ δὲ
παρὰ τὸ δέον ταῖς ἀνατάσεσι χρησαμένῳ περὶ τὴν ἀρχὴν
κατάγνυται τὰ μὲν ὑπὸ τῆς νόσου, τὰ δ᾽ ὑπὸ τῆς ἀτεχνίας
βιασθεῖσα. ἐμέμψατο καὶ ἐν ἄλλοις τοὺς τοιούτους τῶν
ἰατρῶν εἰπών· τί γὰρ ἂν ἦν κακὸν, ἢν τὰ ἐπιχείρια τῆς
ἀμαθίας ἐκομίζοντο οἱ τὰ τῆς ἰητρικῆς ἔργα κακῶς δημιουρ-
γέοντες; νῦν δὲ τοῖσιν ἀναιτίοισιν ἐοῦσι τῶν καμνόντων
ὁκόσοισιν οὐχ ἱκανὴ ἐφαίνετο ἐοῦσα τοῦ νοσέειν βίη, εἰ μὴ
ξυνέλθοι ἡ τοῦ ἰητροῦ ἀπειρίη. χρὴ οὖν οὕτως ἀεὶ περὶ
τὰς ἀρχὰς καὶ ταῖς ἀνατάσεσι χρῆσθαι, ὡς μὴ μὲν νοεῖν
περὶ τὰς ἀκμὰς εἶναι ἐπιεικεστάτας νόσους, κἂν μετὰ τὰς
ἀνατάσεις προσφοροῖς καὶ μάλιστα ταῖς πολυημέροις χρᾶ-
ται. ἐμάθομεν δὲ κἀκ τῶν ἐπιφερομένων· καὶ γὰρ συνῆψε
τὸν λόγον. τὸ δὲ μεταβάλλειν μὲν εὖ ἔχει μὴ ὀλίγον, ὀρ-
θῶς μέντοι γε μεταβιβαστέη καὶ ἡ μεταβολὴ καὶ ἔκ γε τῆς

alienos medicos vinum et carnes dare ac tanquam in vas
inanimum alimenta infundere. At qui recte in principiis
protrahit ipſi quidem in vigore etiam vires conſtantes per-
feverant; qui vero non idoneis prorogationibus uſus fue-
rit, ei circa principia etiam vires debilitantur partim
quidem morbi, partim vero imperitiae artificis violentia.
Ejusmodi quoque medicos aliis in locis hiſce verbis lo-
quutus arguerat: *quid enim mali contingeret ſi manua-
riam intercedem ii auferrent qui artis opera male admi-
ſtrant? At nunc citra cauſam aegrotis non ſatis eſſe vis
morbi viſa eſt, niſi etiam medici accederet imperitia.* Ita-
que per morborum initia ſemper ita *alimenti* dilationibus
uti oportet, ut ne quidem cogitandum ſit circa vigores
morbos fore mitiores, etiamſi poſt dilationes easque maxime
quae plurium dierum ſunt cibus exhibeatur. Didicimus
autem et ex iis quae intulit; rationem enim connexuit.
*Verum commutare quidem non parum bene habet, recte
tamen mutatio transferenda et ex mutatione ciborum ex-*

Ed. Chart. XI. [189. 190.]

μεταβολῆς ἡ πρόσαρσις τῶν γευμάτων ἔτι μᾶλλον. ἀπὸ
κοινοῦ τοῦ λογισμοῦ ὀρθῶς τῆς μεταβολῆς γινομένης καὶ
τὸ βεβαίως ὠφέλημα γίγνεσθαι χρή. κακὸν μὲν γὰρ τὸ ἐν
ὁποτίρῳ διαμαρτάνειν, κάκιον δὲ ἐν τῇ προσθέσει. ἀκούω-
μεν τὰ ἀπὸ τοῦ λέγοντος καθ᾽ ἑξῆς. προστεκμαρτέα δὴ καὶ
ἡ ἰσχὺς καὶ ὁ τρόπος τοῦ νουσήματος ἑκάστου καὶ τῆς φύ-
σιος τοῦ τε ἀνθρώπου καὶ τοῦ ἔθεος καὶ τῆς διαίτης τοῦ
κάμνοντος οὐ μόνον σιτίων, ἀλλὰ καὶ ποτῶν. πολλῷ δὲ ἧτ-
τον ἐπὶ τὴν πρόσθεσιν ἰτέον, ἐπεὶ τήν γε ἀφαίρεσιν ὅλως
ἀφελεῖν πολλαχοῦ λυσιτελέει, ὅκου διαρκέειν μέλλει ὁ κάμνων
μέχρις ἂν τῆς νούσου ἡ ἀκμὴ πεπανθῇ. οὐ γὰρ ἐνταῦθα
σκεπτέον τὴν δύναμιν, εἰ οἷά τε φέρειν φλεβοτομίαν ἢ
λάπαξιν ἢ ἄλλο τι [190] ἰσχυρὸν βοήθημα παντάπασι,
ἀλλὰ καὶ προσβλέπειν, εἰ ἐκ τοίτων παροφθέντων ἐκ τῆς
διαίτης ὑπερθέσεως εἰ ὑπομένειν ἱκανὴ καὶ βαστάζειν τῆς
νόσου τὴν ἀκμήν. ὥστε μή μοι λέγε κἀγὼ βλέπω τὴν δύ-
ναμιν. οὐ γὰρ οὕτως βλέπεις ὡς ἐχρῆν. ὅπως τ᾽ ἂν ἐπι-
βλέπῃς πρὸς τῷ μηδὲν λέγειν καινὸν ἀνατρέπεις καὶ αὐτοῦ

hibitio etiamnum magis. A communi ratiocinatione fi
recte fiat commutatio, hoc certe fequi quoque auxilium
oportet. Malum fane eſt in alterutro peccare, pejus tamen
eſt in additione. Audiamus et quae deinceps dicat: *ad
haec autem et virium robur conjectandum eſt et morbi
cujusque modus et hominis natura et aegrotantis in victu
confuetudo non in cibis folum, verum etiam in potionibus.
Multo autem minus ad ciborum additionem procedendum
quandoquidem ipfos detractione omnino fubducere faepe-
numero conducit, ubi fuffecturus eſt aeger donec morbi
vigor mitefcat.* Non enim vires hic confiderandae funt
an phlebotomiam aut alvi vacuationem aut quidquam
aliud validum praefidium omnino ferre queant. Imo an
ex victus dilatione his neglectis perdurare ac morbi vigo-
rem fubire valeat. Quare mihi ne dicas et ego vires in-
fpicio. Non enim ita infpicis ut oporteret. Quocunque
autem modo eas infpicis, praeterquam quod nihil novi di-

Ed. Chart. XI. [190.]

τὰ καθολικὰ θεωρήματα. τίς οὖν ὁ τεχνικὸς λόγος; συν-
τεκμαίρεσθαι δὲ χρὴ τὸν νοσέοντα εἰ ἐξαρκέσει τῇ διαίτῃ
πρὸς τὴν ἀκμὴν τῆς νούσου, καὶ πότερον ἐκεῖνος ἀπαυδήσει
πρότερον καὶ οὐκ ἐξαρκέσει τῇ διαίτῃ ἢ ἡ νοῦσος πρότερον
ἀπαυδήσει καὶ ἀμβλυνεῖται.

Κεφ. ε΄. Ἐπιστάμενος δ᾽ ὡς οὐ τοῦ τυχόντος ἰατροῦ
ἀπὸ τῆς πρώτης εἰσβολῆς τῶν νοσημάτων εἰδέναι τίνα μὲν
ταχέως, τίνα δὲ βραδέως ἀκμάζει, πολλὰς ἔδωκε τὰς εἰς
τοῦτο ἀφορμὰς διὰ πάσης μὲν τῆς συντάξεως, μάλιστα καὶ
διὰ τῆς δευτέρας ἐπιδημίας εἰπών· πρὸς τὰς ἀρχὰς τῶν
νούσων σκεπτέον εἰ αὐτίκα ἀνθεῖ· δῆλον δὲ τῇ ἐπιδόσει.
γνώσῃ, φησί, τὴν αὐτὴν ἀκμὴν ἐγγὺς οὖσαν ἢ εἰς μακρὰν,
ἐὰν καλῶς ἐπισκοπήσῃς τὴν ἐπίδοσιν. τὰ μὲν γὰρ βραδέως
καὶ κατὰ μικρὸν ἐπιδιδόντα βραδεῖαν, τὰ δὲ ταχέως ἐπανα-
βαίνοντα ταχεῖαν διδάσκει τὴν ἀκμήν· αἱ δὲ τῶν νοσημά-
των ἐπιδόσεις τῇσι περιόδοισι καὶ αἱ κρίσεις ἐντεῦθεν δῆ-
λαι. διὰ μὲν τῆς ἐπιδόσεως γνωρίσεις τὴν ἀκμήν, τὴν δ᾽

cis etiam univerſalia ipſius *Hippocratis* praecepta ſubvertis.
Quae igitur artificialis ratio eſt? *Conjectandum eſt an
aegrotus ex diaeta aduſque morbi vigorem perdurabit et
utrum ille prius deficiet et ex diaeta non perdurabit vel
morbus prius deficiet ac obtundetur.*

Cap. V. Quum autem ſciret *Hippocrates* non cujus-
vis eſſe medici a primo morborum inſultu noſſe qui cito
et qui tarde vigorem ſubeant, multas ad hoc praecepta
dedit in omni ſuorum operum conſtructione, praecipue
vero in ſecundo epidemiorum dicens: *per initia morbo-
rum an ſtatim ipſi vigeant conſiderandum; patet autem
ex incremento.* Deprehendes, inquit, ipſum vigorem prope
aut procul eſſe, ſi probe incrementum conſideraveris. Qui
namque morbi lente paulatimque increſcunt tardum; qui
celeriter adſcendunt celerem vigorem denotant. *Morbo-
rum autem incrementa ex circuitibus et criſes quoque hinc
manifeſtae fiunt.* Per incrementa quidem vigorem agno-
ſces, incrementa vero per circuitus. Aliud enim eſt ſingulis

ἐπίδοσιν διὰ τῶν περιόδων. ἄλλο γὰρ τὸ καθ᾽ ἡμέραν ἐπι-
σημαίνεσθαι καὶ ἄλλο τὸ παρὰ μίαν ἢ δύο. καὶ τοῦτο
μόνον οὐκ ἠρκέσθη, προσέθηκε δὲ τὰ τεχνικώτερα. καὶ τοῖ-
σιν ἐν τῇσι περιόδοισι παροξυσμοῖσιν σκεπτέον, εἰ πρωϊαί-
τερον ἢ οὔ· καὶ εἰ πλείονα χρόνον ἢ οὔ· καὶ εἰ μᾶλλον ἢ
οὔ. βούλεται καὶ πρὸς τὴν ταχύνουσαν ἢ βραδύνουσαν
ἀκμὴν προδιαγνῶναι, παρατηρεῖν μὲν καὶ τὰ προειρημένα,
τουτέστι πότερον ἠπειγμένη ἢ σχεδὸν πρόεισιν ἡ ἐπίδοσις·
καὶ πότερον ὅτε τρόπος ἐγγὺς συνεχείας ἢ μακράν. σὺν δὲ
τούτοις καὶ οἱ ἐν ταῖς περιόδοις παροξυσμοὶ εἰ πρωϊαίτερον
ἢ οὐ, τουτέστι εἰ ταχύτερον προλαμβάνωσιν ἢ βραδύτερον
ἐπακολουθῶσι. οἱ μὲν γὰρ προληπτικοὶ τῆς ταχύτητος, οἱ
δ᾽ ἐφυστερητικοὶ τῆς βραδύτητος μᾶλλόν ἐστι σημεῖα. ἐπεὶ
δ᾽ ἐδύνατο προλαβὼν ὁ παροξυσμὸς καὶ προκαταλῆξαι, προσ-
έθηκε, καὶ εἰ πλείονα χρόνον ἢ οὔ. ἔτι δ᾽ ἐπιστάμενος ὡς
οὐκ ἐν τῷ μήκει μόνον τῶν παροξυσμῶν καὶ τῇ βραδύτητί
ἐστιν ἡ διαφορά, ἀλλὰ ἅμα καὶ ἐν τῇ σφοδρότητι καὶ ἀμυ-
δρότητι· καὶ δυνατὸν ἐν ἴσῳ τῆς ἐπισημασίας διαστήματι

diebus praefultum habere et aliud alternis diebus aut duo-
bus interjectis. Neque vero hoc tantum fatis fuit, fed et
artificiofiora adjecit. *Et in accefſionibus per circuitus per-
pendendum eſt ſi celerius accedant aut non; ſi diuturniori
tempore aut non et num vexent magis aut non.* Vult
enim ad praecelerantis aut immorantis vigoris praecogni-
tionem praedicta obfervari, hoc eſt utrum acceleratum ſit
incrementum an prope dimiferit; et utrum morbi modus
ad continuitatem propius accedat an longius abſit a con-
tinuitate. Ad haec et accefſiones quae per circuitus ſiunt,
an celerius an non, hoc eſt an celerius anticipent aut
fubfequantur tardius. Quae namque anticipant celerita-
tem, quae fubfequuntur tarditatem magis ſignificant. Ve-
rum quoniam quae anticipat accefſio prius etiam definere
poteſt, ob id addidit: *et ſi longiori tempore an non.* Prae-
terea quum fciret non tantum in accefſionum longitudine
ac brevitate differentiam eſſe, verum et in vehementia ac
lenitate fierique poſſe ut in aequali invaſionis dimenſione

Ed. Chart. XI. [190. 191.]

χαλεπώτερόν τινα ἢ κουφότερον παροξυνθῆναι, διὰ τοῦτο
προσέθηκε καὶ εἰ μᾶλλον ἢ οὔ. ὅταν ἴδης μεγάλην διαβαί-
νουσαν τὴν ἐπίδοσιν καὶ τὸν ἑξῆς παροξυσμὸν ἀεὶ τοῦ προη-
γησαμένου πολλῷ μὲν ἐπιμηκέστερον, πολλῷ δὲ χαλεπώτερον,
γίνωσκε ὅτι αὐτίκα ἀνθεῖ. καὶ γὰρ τῶν παραχρῆμα ἀπολ-
λυμένων ταχύτεραι αἱ κρίσιες, ὅτι ταχέες οἱ πόνοι καὶ
ξυνεχέες καὶ ἰσχυροί. ἐκ δὲ τῶν ἐναντίων τὸ ἐναντίον. ἴσως
δὲ καὶ ἄλλων πρηγμάτων κοινῶν τὰ μὲν θᾶσσον βραχύτερα,
τὰ δὲ βραδύτερον μακρότερα. οὐ μόνον ἐν ταῖς ἐπιδημίοις,
ἀλλὰ καὶ ἐν τοῖς ἀφορισμοῖς δίδωσι τὰς ἐφόδους, δι' ὧν
τήν τε ἐγγὺς οὖσαν ἀκμὴν τήν τε πόρρω προκαταλήψῃ.
τοὺς δὲ παροξυσμοὺς καὶ τὰς καταστάσιας δηλώσουσιν αἱ
νοῦσοι, καὶ γὰρ τοίτων αἱ μὲν ὀξεῖαι φύσει, αἱ δὲ φύσει
χρόνιαι, καὶ ὧραι τοῦ ἔτεος. ὅσαι [191] γὰρ αὐτῷ ἀνά-
λογοι, συλλαμβάνονται τοῖς νοσήμασιν· οὐδαμῶς μαχόμεναι
ταχέως ποιήσονται καὶ τὰς ἐπιδόσεις καὶ τὰς ἀκμάς. διό-
περ δεῖ καταμανθάνειν ἀκριβῶς ἀγαθὸν εἶναι, ὅ τι κοινὸν
ἐν τῇ καταστάσει ἢ ἐν τῇ νούσῳ ἐστὶ καὶ τὰς τῶν περιόδων

vehementius aut lenius aliquis exacerbetur, idcirco addi-
dit: *et num magis aut non.* Quum videris magnum ad-
oriri incrementum ac fequi paroxyfmum praecedenti fem-
per tum multo longiorem tum multo graviorem, fcias vi-
gorem ftatim affuturum. *Etenim qui derepente intereunt,
celeriores funt eorum crifes quod celeres fint dolores et
continui et vehementes.* Ex contrariis autem contrarium.
*Fortaffis autem et ex ceteris rebus communibus quae qui-
dem celerius fiunt breviores funt, quae vero tardius lon-
giores.* At non folum in epidemiis, verum etiam in apho-
rifmis dat rationes, quibus praefcire poteris vigorem prope
vel procul effe. *Acceffiones autem et ftatus indicabunt
morbi,* horum enim alii natura acuti, alii natura diuturni,
et anni tempeftates. Quaecunque enim ipfis analoga, mor-
bis auxiliantur; quum nihil pugnent, tum incrementa tum
vigores accelerant. Quocirca *accurate perdifcendum eft
bonum id effe, quod in ftatu ac morbo commune eft,* ac cir-

Ed. Chart. XI. [191.]

πρὸς ἀλλήλας ἐπιδόσεις. ταῦτα κοινὰ ταῖς ἐπιδημίοις. προσ-
θήσει δέ σοι καὶ ἄλλην τινὰ περιουσίαν δι' ἧς ἐπιστήσῃ
τὴν ἀκμήν. ἀτὰρ καὶ τοῖσιν ἐπιφαινομένοισιν οἷον ἐν πλευ-
ριτικοῖσιν πτύελον, ἢν αὐτίκα ἐπιφαίνηται ἀρχομένου βρα-
χύνει· ἢν δὲ ὕστερον ἐπιφαίνηται, μηκύνει. πεπασμοὶ γὰρ
ταχύτητα κρίσεως καὶ ἀσφάλειαν ὑγιείης σημαίνουσι. καὶ
οὖρα καὶ ὑποχωρήματα καὶ ἱδρῶτες καὶ εὔκριτα καὶ δύσ-
κριτα καὶ βραχέα καὶ μακρὰ τὰ νοσήματα ἐπιφαινόμενα
δηλοῖ. ἔχεις, φησὶ, λόγων ἀφθονίαν ἐντυγχανόμενος ταῖς
συντάξεσι· καὶ οὐ μόνον ὀξεῖαν καὶ ἀναβεβλημένην ἀκμὴν,
ἀλλὰ καὶ ἄλλα πολλὰ τῶν μελλόντων προσεπιγνώσῃ. μόνον
πρόλαβε καὶ πιστοῦ ὅτι τὸν ἰητρὸν ἄριστόν ἐστι τὴν πρό-
νοιαν ἐπιτηδεύειν οὐ μόνον εἰς τὴν δόξαν, ἀλλὰ καὶ πολὺ
πλέον εἰς θεραπείαν. ταῦτα προκαταστησάμενος οἴσει τὸν
λόγον ἐπὶ τὰ ἔργα.

cuituum inter fe incrementa. Sed haec *quidem cum iis
quae* in epidemiis *dicuntur* communia funt. *Praeterea*
vero et aliam quandam rationem adjiciet qua vigorem
noveris. *Sed et ex iis mox apparentibus ut in pleuriti-
cis fputum, fi ftatim initio appareat brevem fore denun-
ciat; fi vero poft appareat, longum. Concoctiones enim
crifis celeritatem fanitatisque fecuritatem fignificant. Uri-
nae quoque et dejectiones et fudores et judicatu faciles
ac difficiles et breves et longos morbos fore quum appa-
ruerint demonftrant.* Habes, inquit, rationum ubertatem,
fi *noftris* in operibus verfatus fueris; nec folum celerem
vel tardum vigorem, verum etiam alia multa eorum quae
futura funt praenofces. Hoc dumtaxat prius accipe ac
tuto crede: *optimum effe ut medicus providentiam adhi-
beat* non ad gloriam folum, fed et multo magis ad cura-
tionis *rationem.* His prius conftitutis ad *artis* opera ora-
tionem deducit.

Ed. Chart. XI. [191.]

Κεφ. στ'. Ὁκόσοισι μὲν οὖν αὐτίκα ἡ ἀκμὴ αὐτίκα λεπτῶς διαιτᾶν. οὐ γὰρ δέδοικας τὴν τῆς δυνάμεως κατάλυσιν ἐντεῦθεν τῆς ἀκμῆς ἐπιπεσοίσης ὥσπερ ἐπὶ συνάγχη ἔτυχεν. ἐξῆν γὰρ τὸν ὅλως τῇ τοῦ πάθους ἀναστατώσει ἐπίκεισθαι μηδὲν περὶ τῆς δυνάμεως εὐλαβούμενον. ὁκόσοισι δὲ ἐς ὕστερον ἡ ἀκμὴ ἐς ἐκεῖνο τὸ τῆς ἀκμῆς καὶ πρὸ ἐκείνου μικρὸν ἀφαιρετέον· ἔμπροσθεν δὲ πιωτέρως διαιτᾶν ὡς ἂν ἐξαρκέσῃ ὁ νοσέων. ἐνθάδε γὰρ ἀμφοτέρων ἅμα καὶ τοῦ πάθους καὶ τῆς δυνάμεως χρὴ στοχάζεσθαι. τὸ δὲ πιωτέρως διαιτᾶν ἐστι τῆς ἐσχάτας λεπτῆς μικρὸν ἀδροτέρως τρέφειν. ἐν δὲ τοῖς παροξυσμοῖς ὑποστέλλεσθαι χρή. διὰ ταύτης τῆς λέξεως πάνυ διδάσκει θεραπευτικὸν καὶ τεχνικὸν τὸ ἐπικειμένου βαρυτέρου παροξυσμοῦ μὴ δεῖν παρατιθέναι τροφήν. εἴτε γὰρ κατ' ἐπανάβασιν ἀεὶ γίγνοιντο σφοδρότεροι παροξυσμοί, καλὸν τῆς δυνάμεως προερεθισμένης ἐπὶ τὰς ἀφαιρέσεις παραγίνεσθαι· εἴτε πάλιν μὲν κουφύτερον, πάλιν δὲ βραδύτερον ἐπισημαίνοιντο, πάλιν

Cap. VI. At enim, quibus ſtatim vigor futurus eſt iis ſtatim tenuis victus exhibendus. Non enim virium diſſolutionem metuas ubi vigor ſtatim affuturus eſt, quemadmodum in angina deprehenditur. Licet enim te tctum in morbum evertendum incumbere de viribus nihil verentem. Quibus autem poſterius vigor futurus eſt, iis ſub ipſum vigoris tempus et paulo ante illud cibus ſubſtrahendus eſt, antea vero plenius alendum quo aegrotus ſatis habuerit. Hic autem de utrisque ſimul, affectu ſcilicet et viribus, conjectandum eſt. Plenius autem cibari eſt paulo ſolidius nutrire quam fiat in extreme tenui diaeta. In exacerbationibus cibus ſubducendus eſt. His verbis documentum valde curativum et ad artem maxime ſpectans tradit, hoo eſt incumbente graviori paroxyſmo nihil nutrimenti apponendum eſſe. Sive enim per incrementa ſemper fiant vehementiores paroxyſmi, pulchrum ſane eſt viribus ſuadentibus ad ciborum detractiones accedere; ſive etiamnum quidem leviores, rurſus autem graviores fiant

Ed. Chart. XI. [191. 192.]

τεχνικὸν τὸ μὴ τρέφειν πρὸ τοῦ χαλεπωτέρου παροξυσμοῦ,
ἀλλ' ἀεὶ μετὰ τὴν βαρυτέραν ἐπισημασίαν. ἀλλὰ παροξῦναι
φήσεις σημασίαν τὸ νόσημα δωὺς τὰς πρώτας ἡμέρας τὴν
τροφήν· καὶ οὕτως ὂν ἄῤῥωστον θεραπευσόμενον ὑπεδεξάμην
βλάψω. ἀλλὰ πλέον ὠφελεῖς σώσας τὴν δύναμιν· παντὶ δὲ
τῷ βοηθήματι βλάβη συνέζευκται. ὃ γὰρ ὠφελεῖ καὶ βλά-
πτει. θρέψας οὖν ἐν ἀρχῇ τὸν μέλλοντα καταλύεσθαι περὶ
τὴν ἀκμὴν ἐπ' ὀλίγον μὲν αὐξήσω τὸ νόσημα, ἐπὶ πολὺ δ'
ἀναῤῥώσω τὴν δύναμιν. ὁ δεδοξασμένος τὴν οὔτε δύναμιν
ἀνακτήσασθαι παροξῦναί τε τὸ νόσημα, ἄντικρυς θάνατον
οἴσει. αἱ δὲ καταρχὰς ἁμαρτάδες οὐχ ὁμοίως ταύτῃσιν
ἀνήκεστοί εἰσιν, ἀλλὰ πολλῷ εὐακεστότεραί εἰσι. φανερὸν
οὖν ὡς οὐχ ἑκὼν ἐν ταῖς πρώταις ἡμέραις ἐπὶ τὴν δόσιν
ἔρχεται τῆς τροφῆς, ἀλλ' ὥσπερ ἐν στενοχωρίᾳ τινὶ ἀπο-
λειφθεὶς τὸν ἐπιτηδειότατον ἐκλέγεται καιρόν. εἰ δὲ μηδὲν
εὐλαβοῖ, τεχνικώτατον ἡγεῖ- [192] ται τὸ μέχρι τρίτης καὶ
τετάρτης ἡμέρας, ποτὲ δὲ πέμπτης καὶ πρὸς μακρότερον

insultus, ex arte rursum est ante graviorem paroxysmum
non nutrire, sed semper post graviorem invasionem. Imo
per insultum exacerbari inquies morbum dato primis die-
bus alimento atque ita quem aegrum curandum suscepi
laedam. At magis profueris si vires servaveris. Omni
praesidio documentum conjunctum est. Quod enim juvat
id etiam nocet. Si ergo eum in principio nutrivero cui
futurum est vires circa vigorem dissolvi, morbum quidem
aliquantulum augebo, at vires magnopere roborabo. Qui
vero opinatur vires non refici, sed morbum exacerbari, is
aegrotanti ex professo mortem allaturus est. *Qui autem
errores per initia committuntur non his peraeque sunt im-
medicabiles, sed multo facilius emendantur.* Patet ergo
quod non lubens in primis diebus ad alimenti exhibitio-
nem accedat, sed tanquam in angustia quadam detentus
tempus commodissimum eligat. Quod si nihil ipse de vi-
ribus vereatur artis maxime esse autumat ad tertium et
ad quartum usque diem nonnunquam etiam ad quintum,

καιρὸν σιτίων χρῆσθαι ταῖς ἀνατάσεσιν, ὅταν ἡ τῆς δυνά-
μεως ἰσχὺς παρῇ καὶ ὁ τρόπος συναναγκάζῃ καὶ ἡ πολλή
τις χυμῶν ὑπόκειται περιουσία καὶ ἀντὶ φλεβοτομίας καὶ
ἄλλων κενωτικῶν μακροτέραν ἐκκρίνομεν ἀνάτασιν. τοῖς μὲν
γὰρ ἐν διατρίτῃ, τοῖς δὲ πρὸ διατρίτης, τοῖς δὲ μετὰ τὴν
διατρίτην καλῶς ἡ πρώτη δέδοται τροφή. καὶ καθόλου μὲν
δεῖ τυγχάνειν τῆς συμμετρίας. εἰ δὲ τοῦτο μὴ δυνατὸν ἐπὶ
τὴν πολυήμερον ῥέπειν μᾶλλον ἀνάτασιν ἤπερ ἐπὶ τὴν τα-
χίονα τῆς τροφῆς παράθεσιν τῆς δυνάμεως μηδὲν κω-
λυούσης.

Κεφ. ζ'. Ἀλλά τις φήσει τῶν παραχαρασσόντων τὴν
μέθοδον· κἀγὼ τῇ δυνάμει προσέχω· πρὸς ὅν ἐστιν εἰπεῖν·
καὶ πῶς βλέπεις τὴν δύναμιν; μὴ γὰρ φαίνεται. ὁ γὰρ
πολλάκις δοκῶν ἰσχυρός τις κατὰ τὴν πρόχειρον φαντασίαν
ἀσθενής ἐστι καὶ εὐδιάλυεται. ὁ γὰρ δοκῶν ἰσχυρὸς μὴ δι'
ὧν ἡ δύναμις γνωρίζεται· παραλαμβάνεις ἡλικίαν, ἐνιαυτοῦ
ὥραν, χώραν καὶ τὰ παραπλήσια. μὴ γὰρ ἔξεστί σοι τῶν

et˙   ad longius tempus ciborum prorogationibus uti,
quum et virium robur adſit et morbi mores cogant mul-
taque ſubſit humorum redundantia et loco phlebotomiae
vel aliorum vacuantium *praeſidiorum* longiorem cibi ex-
hibendi prorogationem eligimus. Quibusdam enim in dia-
trito, quibusdam ante diatriton, nonnullis poſt diatriton
probe primum alimentum exhibitum eſt. Atque in uni-
verſum quidem ſymmetriam attingere oportet. Si autem
hoc fieri nequeat, ad plurium dierum dilationem magis
propendendum eſt quam ad celeriorem ciborum exhibitio-
nem, ſi vires nihil dehortentur.

Cap. VII. Verum qui methodum adulterant, eorum
aliquis dicturus eſt; ego vero vires obſervo; cui reſpondere
licet: et quomodo vires ſpectas? Non enim conſpicuae
ſunt. Saepius enim qui primo adſpectu robuſtus conſpi-
citur imbecillus eſt ac viribus facile exſolvitur. Nam qui
robuſtus conſpicitur non certe per ea quibus vires digno-
ſcitur. Aſſumis aetatem, anni tempeſtatem, regionem et

Ed. Chart. XI. [192.]

σφυγμῶν ἅψασθαι; ἀλλὰ μηδ' ἂν σφυγμοῦ ἅψῃ γνωρίσεις
πότερον ἐν πνεύμασιν ἢ δύναμις ἢ ἐν ὑγροῖς ἢ ἐν τοῖς στε-
ρεοῖς μέρεσιν. προσέχεις τὸν νοῦν ταῖς φυσικαῖς ἐνεργείαις,
ἵνα μὲν μανθάνῃς ἐπὶ πόσον ἡ δύναμις ἐμποδίζηται. εἰ
δὲ νῦν μὲν ἐπιτρέπει, ὕστερον δὲ διαλυθήσεται, δύνασαι
προβλέψαι εἴ τι σκοποῖς τῆς φύσεως τὰ κράματα καὶ προ-
γιγνώσκειν τὰς ἀκμάς. ἐὰν εἰδῇς τίνι μὲν μόνιμον, ἐν τίνι
δ' εὐκέρατον τὴν δύναμιν, διακρινεῖς τὸν ἀπὸ τῆς μεσημ-
βρίας ἢ τὸν ἀπὸ τῆς ἄρκτου. ποσάκις δ' ἀσθενὴς ἐδόκει
μένειν ἡ δύναμις, διὰ δὲ τῆς ἀφαιρέσεως τοσάκις ἀναρ-
ῥώννυται; ἄκουσον Ἱπποκράτην οὕτω διελέγχοντα τοὺς εἰ-
καιοτέρους τῶν ἰατρῶν· οὐδὲ γὰρ τοιουτέων ὁρέω ἐμπείρους
τοὺς ἰητροὺς ὡς χρὴ διαγινώσκειν τὰς ἀσθενείας ἐν τῇσι
νούσοισιν, αἵ τε διὰ κενεαγγείην ἀποτελοῦνται, αἵ τε δι' ἄλ-
λον τινὰ ἐρεθισμὸν, αἵ τε διὰ πόνον καὶ ὑπὸ ὀξύτητος τῆς
νούσου. ὁκόσα τε ἡμέων ἡ φύσις καὶ ἡ ἕξις ἑκάστοισιν
ἐκτεκνοῖ πάθεα καὶ εἴδεα παντοῖα καὶ τοι σωτηρίην ἢ θά-

fimilia. Nonne tibi licet pulſum tangere? At neque fi
pulſum tetigeris cognoſces, utrum in ſpiritibus aut in hu-
moribus aut in ſolidis partibus fint vires. Naturalibus
actionibus mentem adhibes, quo ſcias a quot rebus vires
prohibeantur. Si autem nunc quidem valeant, poſterius
autem diſſolvantur, praevidere poteris fi naturae tempe-
ramenta conſideraveris vigores quoque praenoſcere. Quod
fi noveris alicui firmas quidem eſſe vires, alicui vero fa-
cile mutabiles dijudicabis alterum ſeptentrionalem, alterum
meridionalem eſſe. Quoties autem imbecillae vires de-
prehenduntur an toties per alimenti detractionem robo-
rantur? Audi Hippocratem ignaros medicos ita arguen-
tem: *non enim video medicos talium rerum eſſe ita peri-
tos qui ut oportet dignoſcant in morbis imbecillitates: et
quae ob vaſorum vacuationem et quae ob aliud quoddam
irritamentum et quae ob dolorem et ab acumine morbi
oboriantur; et quos affectus ac diverſas eorum ſpecies
natura noſtra et habitus ſingulis pariat, quamvis haec*

Ed. Chart. XI. [192. 193.]

νατον φέρει γινωσκόμενα ἢ ἀγνοούμενα τὰ τοιαῦτα. οὐ γὰρ
μικρὸν τὸ κινδύνευμα ἀγνοήσαντα πότερον μὲν ἡ δύναμις
δι' ἔνδειαν καταλύεται, ὥστε προσθεῖναι τροφὴν δέωνται;
πότερον διὰ μέγεθος φλεγμονῆς αὔξεται ὥστε ἀφελεῖν, πό-
τερον δι' ἄλλον τινὰ ἐρεθισμὸν, τουτέστι τροπὴν καὶ δια-
φθορὰν τῶν παρακειμένων. ὡς γὰρ ἡ λυχναία φλὸξ καὶ
δι' ἔλλειψιν τοῦ λίπους ἀποσβέννυται καὶ διὰ πολλὴν καὶ
ἀθρόαν ἐπίχυσιν καὶ ὅτε μὴ καθαρὸν καὶ ἀργιλῶδες ᾖ, τὸν
αὐτὸν τρόπον καὶ τὸ ἐν ἡμῖν θερμὸν ἡ φύσις οὖσα παρα-
πλήσιος τῇ φλογὶ καὶ ἐνδείᾳ καὶ περιουσίᾳ καὶ κακίᾳ τρο-
φῆς διαφθείρεται. ὁκόσα τε ἡ φύσις ἡμέων καὶ ἡ ἕξις ἑκά-
στοισιν ἐκτεκνοῖ πάθεα καὶ εἴδεα παντοῖα. οἱ μὲν γὰρ φύ-
σει λιμώδεις, οἱ δὲ εὐπαθῆ ἔχοντες στόμαχον καὶ λειποθυ-
μοῦντες ἀπὸ τῶν [193] ἐλαχίστων διαθέσεων μεγάλως
κακούμενοι καὶ ὥσπερ ἕρματα ἀεὶ δεόμενοι τῆς τροφῆς· καὶ
ἄλλαι δ' εἰσὶν ἰδίως συγκρίσεις πᾶσι. διότι βλέπειν ὅπως
μήτε πράξωμεν ἁμαρτήματα εἴ γε τοιαύταις σχέσεσι περι-

cognita aut ignorata falutem aut mortem adferant. Non
enim parvum periculum eft fi ignoretur utrum vires per
indigentiam diffolvantur, ita ut cibi exhibitione indigeant;
an ob inflammationis magnitudinem aeger fuffocetur, an
ob aliud quoddam irritamentum, hoc eft ob eorum quae
affumuntur tum mutationem tum corruptionem. Quem-
admodum enim lucernae flamma et ob pinguedinis defe-
ctum et ob copiofam confertamque effufionem extingui-
tur quumque purum non eft et argillofum: fic et qui
nobis innatus eft calor quum natura exiftat flammae fimi-
lis et alimenti penuria et copia et pravitate corrumpitur.
*Et quos affectus et diverfas eorum fpecies noftra natura
et habitus fingulis pariat.* Quidam enim natura famelici
funt; quidam ftomachum habent qui facile afficitur *faci-
leque* animo delinquunt et a minimis affectionibus magno-
pere laeduntur et alimenti appofitione femper indigent.
Atque aliae funt privatim in fingulis conftitutionibus. Quare
animadvertendum eft ne quum in hujusmodi habitus inci-

Ed. Chart. XI. [193.]

πίπτωμεν. μεῖζον μὲν γὰρ κακόν ἐστιν, ἣν διὰ τὸν πόνον
καὶ τὴν ὀξύτητα τῆς νούσου ἀσθενέοντι προσφέρῃ τις πο-
τὸν ἢ ῥόφημα πλεῖον ἢ σιτίον οἰόμενος διὰ κενεαγγείην
ἀσθενέειν. ἀεικὲς δὲ καὶ διὰ κεναγγείην ἀσθενέοντα μὴ
γνῶναι καὶ πιέζειν τῇ διαίτῃ. φέρει μὲν γάρ τινα κίνδυνον
καὶ αὕτη ἡ ἁμαρτὰς, πολλῷ δὲ ἧσσον τῆς ἑτέρης. κατα-
γελαστοτέρη δὲ πολλῷ αὕτη μᾶλλον ἡ ἁμαρτὰς τῆς ἑτέρης.
εἰ γὰρ ἄλλος ἰητρὸς ἢ καὶ ἰδιώτης ἐσελθὼν καὶ γνοὺς ξυμ-
βεβηκότα δῴη καὶ φαγεῖν καὶ πιεῖν ἃ ὁ ἕτερος ἐκώλυσεν,
ἐπιδήλως ἂν δοκέῃ ὠφεληκέναι. τὰ τοιάδε μάλιστα καθυ-
βρίζεται τῶν χειρωνακτέων ὑπὸ τῶν ἀνθρώπων. δοκέει γὰρ
αὐτέοισιν ὁ ἐσελθὼν ἰητρὸς ἢ ἰδιώτης ὥσπερ εἰ καὶ τε-
θνειῶτα ἀναστῆσαι. γεγράψεται οὖν καὶ περὶ τούτων ση-
μεῖα, οἷσι δεῖ ἕκαστα τουτέων διαγινώσκειν. περὶ μὲν τῶν
καθόλου καιρῶν τοσαῦτα καὶ περὶ τῆς πρώτης δόσεως τῆς
τροφῆς.

dimus aliquem errorem committamus. Majus fiquidem
malum est fiquis ob laborem et morbi acumen debilitato
potum aut forbitionem copiofiorem aut cibum exhibeat,
ob vaforum vacuationem imbecillum esse arbitratus. In-
decorum autem est et ob vaforum vacuationem debilita-
tum non cognoscere ac victu eum opprimere. Periculum
enim quoddam affert et hic error, multo tamen minus
altero. Sed multo magis altero risu dignior hic error
est. Si namque alius medicus aut etiam plebejus acces-
ferit et quae contingerunt cognoverit dederitque tum ci-
bos tum potus quos alter prohibuit, aperte auxilium at-
tulisse existimabitur. Talia artificum instituta maxime ab
hominibus vituperantur. Videtur enim ipsis qui accessit
medicus aut plebejus tanquam mortuum suscitasse. Ho-
rum igitur etiam signa quibus singula dignoscere oporteat
scribentur. De universalibus igitur morborum temporibus
et de prima alimenti exhibitione haec satis sint.

Ed. Chart. XI. [193.]

Κεφ. η'. Ἴδωμεν δὲ καὶ τὰ περὶ τῶν μερικῶν παρο-
ξυσμῶν καὶ τὰ περὶ τῆς ἐν αὐτοῖς προγραφθησομένης διαίτ-
της ἐπικρινόμενα. τοῖσιν ἐν τῇσι περιόδοισι παροξυνομέ-
νοισι μηδὲν διδόναι μηδ' ἀναγκάζειν, ἀλλ' ἀφαιρεῖν τῶν
προσθεσίων πρὸ τῶν κρισίων. καὶ τὸ ἐν τοῖσι παροξυσμοῖ-
σιν ὑποστέλλεσθαι χρὴ, τὸ προστιθέναι γὰρ βλάπτει. καὶ
ὁκόσα κατὰ περιόδους παροξύνεται, ἐν τοῖσι παροξυσμοῖσιν
ὑποστέλλεσθαι χρή. ἐν τοῖς μὲν νοσήμασι τοῖς κατὰ περίο-
δον ἐνοχλέουσιν, εἴτε τοῖς συνεχέσι καὶ τοῖς μηδένα δια-
λείμματα ἔχουσιν, εἴτε τοῖς ἔκ τινων διαστημάτων παροξυ-
νομένοις καὶ ἁπλῶς ἐπανανεάζουσιν· τοῖς δήποτε παροξυνο-
μένοις μηδὲν διδόναι μήτε σιτία μήτε ποτὰ μήτε διακλύσματα.
ὅπου γὰρ τότε τὸ προσφερόμενον τοῦ νοσήματος οὐ τοῦ
σώματος ἔσται τροφή. ἤν τις γὰρ τῷ πυρέσσοντι τροφὴν
διδῷ, τῷ μὲν ὑγιαίνοντι ἰσχὺς αὕτη, τῷ δὲ κάμνοντι νοῦ-
σος. μηδ' ἀναγκάζειν· τουτέστι μηδ' ἀναγκαστικῷ μηδενὶ
χρῆσθαι. παρηγορίας μᾶλλον μὲν οὖν δεῖται ἢ βίας ἐν τοῖς
παροξυσμοῖς, ἔχειν δὲ χρὴ τὸν τῆς ἀνέσεως καιρὸν, ἐν ἐκεί-

Cap. VIII. Jam videamus quae de particularibus
paroxyſmis ac quae de diaeta in his praeſcribenda de-
cernuntur. *Quibus per ſtatos circuitus acceſſiones oboriun-
tur nihil dare neque cogere, ſed de ciborum oblatione
detrahere ante criſes oportet.* Atque· hoc, in ipſis paro-
xyſmis cibum ſubtrahere oportet, exhibere enim noxium.
*Et quaecunque per circuitus exacerbantur in paroxyſmis
ſubtrahere cibum oportet.* In morbis ſane per circuitus
vexantibus ſive continui ſint nullasque habeant intermiſſio-
nes ſive ex quibusdam intervallis exacerbentur ac plane
recrudeſcant; in paroxyſmis tandem neque eſculenta neque
poculenta neque diaçlyſmata danda ſunt. Quandoquidem
quidquid tunc offertur id morbi non corporis alimentum
futurum eſt. *Siquis enim febricitanti alimentum dederit
ſano quidem robur, aegrotanti vero morbus. Neque co-
gere;* hoc eſt nulla re cogente uti. Solatio namque po-
tius quam violentia in paroxyſmis opus eſt ac remiſſionis
tempus exſpectandum eſt in eoque vehementia cogentia-

Ed. Chart. XI. [193.]

νῷ τὰ σφοδρὰ καὶ ἀναγκαστικὰ παραλαμβάνειν τὰ βοηθή-
ματα· ἀφ' οὗ δ' ἂν ἐπιπέσωσιν οἱ παροξυσμοί, τὰ παρη-
γορικά. ὅνπερ γὰρ τρόπον τὰ σφόδρα ἄγρια ὄντα τῶν
θηρίων ὁ μὲν ἠρέμα προσιὼν καὶ φιλοφρονούμενος ἠρεμοῖσι,
ὁ δ' ἀντοργιζόμενος καὶ μετὰ βίας ἐπιὼν προσαγριαίνει,
ὡσαύτως καὶ τὰ νοσήματα τρόπον τινὰ ἠγριωμένα κατὰ τοὺς
παροξυσμοὺς παραμυθούμενος καὶ πραΰνων ἐλαφρύνει καὶ
τιθασσεύει· ὁ δὲ ἀντιτείνων καὶ τὰς βίας προσφέρων ἐπε-
γείρει καὶ ποιεῖ χαλεπώτερα· διὰ ταῦτα καὶ τὰ τοιαῦτα
οὔτε τοῖς ἀναγκαστικοῖς βούλεται χρήσασθαι κατὰ τοὺς ἀναγ-
καστικοὺς παροξυσμοὺς οὔτε ταῖς τροφαῖς, ἅμα μὲν διὰ
τὴν πρόσθεσιν, ἅμα δὲ διὰ τὴν ἐν ταῖς οἰκονομίαις ταραχήν.
καὶ ὁκόσα κατὰ περιόδους παροξύνεται ἐν τοῖσι παροξυ-
σμοῖσιν ὑποστέλλεσθαι χρή· τὸ γὰρ προστιθέναι βλάπτει:
οὐ μόνον δὲ ἐν τοῖς παροξυσμοῖς ἀξιοῖ μηδενὶ χρῆσθαι κι-
νητικῷ ἢ προσθετικῷ μηδὲ οὖσι μηδὲ μέλλουσιν, ἀλλὰ ἐν

que remedia aſſumenda ſunt, ubi vero paroxyſmi incide-
rint lenientia. Quemadmodum enim ferae etiam valde
agreſtes ſiquis ipſas placide adeat blandeque demulceat
manſuetae redduntur; ſi vero contra ipſis iraſcatur violen-
terque adoriatur agreſtiores eſſiciuntur: ita et morbi quo-
dammodo agreſtiores facti ſiquis eos in paroxyſmis ſoletur
ac mitiget, leniores ac manſuetos efficit; ſiquis vero relu-
ctetur ipſiſque violentias inferat, excitantur exacerbantur-
que ac *difficiliores redduntur.* Propter has et alias hujus-
modi cauſas neque rebus cogentibus neque alimentis vult
uti in paroxyſmis cogentibus partim quidem ob adjectio-
nem alimenti, partim vero ob perturbationem quae in diſ-
tributionibus oboritur. *Et quaecunque per circuitus exa-
cerbantur in ipſis exacerbationibus cibum ſubtrahere opor-
tet; exhibere enim noxium.* Non ſolum autem dum ad-
ſunt paroxyſmi nulla re quae movere aut addere poſſit
utendum eſſe cenſet, verum etiam neque dum mox futuri
ſunt, ſed dum deorſum inclinat morbus. Hocque ſapien-

Ed. Chart. XI. [193. 194.]

καταρρόπῳ καὶ τῇ νούσῳ. καὶ τοῦτο μεγαφρονιμώτερον ἐν τῷ περὶ νούσων, ἔτι δὲ ἐν ἄλλοις εἰπὼν [194] ἀποδείκνυται. ὁκόταν δὲ καταιγίζωσιν αἱ νοῦσοι ἡσυχάζειν καὶ τὸν κάμνοντα καὶ τὸν ἰητρὸν τῇσι θεραπείῃσιν, ὅκως μὴ κατεργάσηταί τι κακόν. πάντων δὲ σαφέστερον καὶ μεγαλοπρεπέστερον ἐν τῷ πρὸς τὰς Κνιδίας γνώμας ὅτε φησί· καιρὸν δὲ τῆς δόσιος τοῦ ῥοφήματος τόνδε μάλιστα φυλάττεσθαι κατ' ἀρχὰς καὶ διὰ παντὸς τοῦ νουσήματος. ὅταν μὲν οἱ πόδες ψυχροὶ ἔωσιν ἐπισχεῖν χρὴ τοῦ ῥοφήματος τὴν δόσιν, μάλιστα δὲ καὶ τοῦ ποτοῦ ἀπέχεσθαι. ὅταν δὲ ἡ θέρμη καταβῇ εἰς τοὺς πόδας, τότε διδόναι καὶ νομίζειν μέγα δύνασθαι τὸν καιρὸν τοῦτον ἐν ἁπάσῃσι τῇσι νούσοισιν, οὐχ ἥκιστα δ' ἐν τῇσιν ὀξείῃσιν, μάλιστα δ' ἐν τοῖσι μᾶλλον πυρετώδεσι καὶ ἐπικινδυνοτάτοισιν. ἴσως ἄλλα τις φήσει ὁ μηδὲ λέξεως Ἑλληνικῆς ἐπαΐειν δυνάμενος ἐν ἀκμῇ παρατιθέναι τὸν Ἱπποκράτην τοῖς πυρέσσουσι τὰς τροφάς. ὅταν γὰρ μὴ καταβήσηται εἰς τοὺς πόδας, τότε ἀκμάζειν τὸν πυρετὸν ἅπαντος ἴσως καὶ ὁμοίως τοῦ σώματος τεθερμα-

ter admodum in libro de morbis ac praeterea in aliis his verbis demonſtrat: *quum autem impetu feruntur morbi, tum laborantem tum medicum a curationibus quieſcere oportet, nequid mali inducatur.* Sed haec omnibus dilucidiora et ampliora in libro adverſus Cnidias ſententias edidit. *Occaſionem autem ſorbitionis exhibendae tum per initia tum per univerſum morbum hanc maxime obſervare oportet. Quum pedes quidem frigidi fuerint, ſorbitionis exhibitionem prohibere oportet, maxime vero et a potu temperandum eſt. Quum vero calor ad pedes deſcenderit, tunc dare convenit reputareque cum in morbis omnibus tum haud minime in acutis ac potiſſimum in magis febrilibus ac periculoſiſſimis morbis hancce occaſionem plurimum poſſe.* Fortaſſis alia aliquis dictionis Graecanicae imperitus dixerit Hippocratem febricitantibus in morbi vigore alimentum exhibere. Quum enim ad pedes deſcenderit, tum febrem vigere corpore univerſo aeque ac ſimi-

Ed. Chart. XI. [194.]

σμένου. ἀλλά τι ἀσυνέσεως καὶ τῆς ἄκρας ἀπαιδευσίας
παρέχει ὁ τοῖς ἀρχαίοις τολμῶν ἀντιλέγειν οὐδὲ τὸ κατα-
βαίνειν οἶδε τί ποτ' ἐστίν. μαθέτωσαν οὖν οἱ τὰ ἐκείνου
ζηλοῦντες ὅτι οὐκ ἐν ἀκμῇ, ἀλλ' ἐν ἀνέσει τοῦ πυρετοῦ δί-
δωσιν Ἱπποκράτης τὴν τροφήν. τί γάρ φησιν; ὅταν δ'
ἡ θέρμη καταβῇ εἰς τοὺς πόδας, τότε διδόναι. πᾶν δὲ τὸ
καταβὰν ἐκλέλοιπε μὲν τὰ ἄνω, ἐν δὲ τοῖς κάτω γεγένηται
οὐκ ἐκταθείσης, ἀλλὰ μετασιάσης τῆς θερμασίας εἰς κάτω
χωρία. καὶ τοῦτο αὐτὸς εἰς τόσον ἐκδιδάσκει σαφῶς, ὥστε
τοὺς ἠλιθίους ἂν τοῦτο νοῆσαι. λέγει δὲ οὕτως. ποδῶν δὲ
ψυχρῶν ἐόντων μήτε ποτὸν μήτε ῥόφημα μήτε ἄλλο μηδὲν
δίδου τοιόνδε, ἀλλὰ μέγιστον ἡγοῖο τοῦτ' εἶναι διαφυλάσ-
σεσθαι, ἕως ἂν διαθερμανθῇ σφόδρα, εἶθ' οὕτως τὸ ξυμ-
φέρον πρόσφερε. ὡς γὰρ ἐπὶ τὸ πολὺ σημεῖόν ἐστι μέλλοντος
παροξύνεσθαι τοῦ πυρετοῦ ψύξις ποδῶν. εἰ δὲ ἐν τοιούτῳ
καιρῷ τι προσοίσεις, ἄπαντα τὰ μέγιστα ἐξαμαρτήσεις· τὸ
γὰρ νόσημα αὐξήσεις οὐ μικρῶς. ὁκόταν δὲ ὁ πυρετὸς λή-
γει, τοὐναντίον οἱ πόδες θερμότεροι γίνονται τοῦ ἄλλου σώ-

liter calefacto.   Verum qui haec in veteres audet dicere,
ftoliditatem fummamque infcitiam prae fe fert nec quid
fit *defcendere* intelligit.   Qui ergo *Hippocratis* praecepta
aemulantur difcant eum non in vigore fed remiffione fe-
bris alimentum dare.   Quid enim ait?   *Quum calor in
pedes defcenderit, tum dare convenit.*   Quidquid autem
jam defcendit fuperiores partes reliquit ac inferiores ad-
iit calore non extenfo fed ad inferiores regiones transflato.
Illudque adeo clare ipfe edocet, ut a ftolidis etiam queat
intelligi.   Sic autem loquitur: *frigentibus autem pedibus
neque potum neque forbitionem neque aliud quidquam
hujusmodi dato.   Verum id maximum effe ducito fi ex-
fpectaveris, quoufque valde incaluerint; deinde ita quod
conferat exhibe.   Pedum enim frigus plerumque febris
acceffurae fignum exiftit.   At eo tempore fiquid exhibue-
ris, in omnibus maxime peccaveris; morbum namque non
parum auxeris.   At quum febris definit, vice verfa pedes*

ματος. αὔξεται μὲν γὰρ ψύχων τοὺς πόδας ἐξαπτόμενος
ἐκ τοῦ θώρακος εἰς τὴν κεφαλὴν ἀναπέμπων τὴν φλόγα.
συνδεδραμηκότος δὲ ἄλεος τοῦ θερμοῦ ἅπαντος ἄνω καὶ
ἀναθυμιωμένου ἐς τὴν κεφαλὴν εἰκότως οἱ πόδες ψυχροὶ
γίνονται ἄσαρκοι καὶ νευρώδεες φύσει ἐόντες· ἔτι δὲ καὶ
πολὺ ἀπέχοντες τῶν θερμοτάτων τόπων ψύχονται συναθροι-
ζομένου τοῦ θερμοῦ εἰς τὸν θώρακα. καὶ πάλιν ἀνάλογον
λυομένου τοῦ πυρετοῦ καὶ κατακερματιζομένου εἰς τοὺς πό-
δας καταβαίνει. κατὰ τόνδε οὖν τὸν χρόνον ἡ κεφαλὴ καὶ
θώραξ κατέψυκται. ἆρα οὐκ ἔστιν ἐν ὅλῳ τῷ σώματι ἡ
θερμασία οὐδ᾽ ἐπιτέταται, ἀλλ᾽ ὥσπερ ἐπεὶ ἐγίνετο παρο-
ξυσμὸς ἐπὶ τὴν ἀρχὴν τὰ περὶ τὸν θώρακά τε καὶ τὴν κε-
φαλὴν μέρη κατακορῶς ὑφήπτετο· οὕτω καὶ νῦν ἐπεὶ πέρ
ἐστιν ἄνεσις, ἐκλέλοιπε μὲν θερμασία τὰ κυριώτατα μέρη,
περὶ δὲ τοὺς πόδας ἄκρους ἐνδιατρίβει καὶ τοῦτο γίνεται
φύσει. λογικώτατον γὰρ ἰσχυρῶς προκαταψυχθέντα ταῦτα
καὶ ἰσχυρῶς τὸ θερμὸν καταλαμβάνειν τῆς φύσεως δήπου
τὴν ἀμοιβαίαν τῶν ἐναντίων αὐτοὺς ἐπιτυχίαν ἀποδιδούσης.

reliquo corpore calidiores evadunt. Quum enim pedes re-
frigerat febris augetur et accenſa ex thorace ad caput
flammam emittit. At fervido calore univerſo ſurſum con-
currente atque ad caput exhalante pedes merito refrige-
rantur, quum natura excarnes ac nervoſi ſint. Praeterea
et a calidiſſimis locis multum diſtantes refrigerantur, ſeſe
colligente ad thoracem calore. Atque rurſum eadem ra-
tione quum febris ſolvitur et minutas in partes diſtribui-
tur, ad pedes calor deſcendit. Hoc igitur tempore ca-
put et thorax perfrigerata ſunt. In univerſo itaque cor-
pore calor non eſt neque intenſus eſt; ſed ut vigente
ultra principium paroxyſmo partes circa thoracem caput-
que aſſatim incendebantur; ita et nunc quum adeſt re-
miſſio, calor nobiliores quidem partes reliquit, extremos
vero pedes occupat, quod natura fit. Nam rationi maxime
conſentaneum eſt ut quae partes prius vehementer per-
frixerunt, eas calor etiam ingens prehendat, natura ni-
mirum mutuam ipſis contrariorum ſucceſſionem tribuente.

Ed. Chart. XI. [194. 195.]

ὅθεν καὶ διὰ ψυχρῶν τις ὁδεύσας χωρίων ὅταν εἰς ἀλέαν
ἔλθῃ, διαπύρους ἴσχει τοῖς πόδας· ἐπεὶ καὶ ὅσῳ μᾶλλον
ἐψύγησαν, τοσούτῳ καὶ τοῖς μᾶλλον ὡς ἐπίπαν καὶ σφοδρό-
τερον δικαίως ἐπιθερμαίνονται. διὸ καὶ ἐν τοῖς χαλεπωτά-
τοις τῶν πυρετῶν ὅταν ἡ εἰσβολὴ μετὰ καταψύξεως γένηται
ποδῶν, διά τε ἀνέσεως μετὰ τοῦ σφόδρα θερμανθῆναι τοὺς
πόδας συμβαίνει. διὸ καὶ ἐξεργαζόμενος τὸν τόπον φησί.
τουτέων ἕνεκεν ῥόφημα προσαρτέον, ὅτι ὁκόταν οἱ πόδες
ψυχροὶ ἔωσι θερμὴν ἀνάγκη τὴν ἄνω κοιλίην εἶναι καὶ
πολλῆς ἄσης μεστὴν καὶ [195] ὑποχόνδριον ἐντεταμένον
καὶ ῥιπτασμὸν τοῦ σώματος διὰ τὴν ἔνδον ταραχὴν καὶ με-
τεωρισμὸν γνώμης καὶ ἀλγήματα καὶ ἕλκεται καὶ ἐμέειν
ἐθέλει καὶ ἢν πονηρὰ ἐμίῃ, ὀδυνῆται. θέρμης δὲ καταβά-
σης εἰς τοὺς πόδας καὶ οὔρου διελθόντος καὶ ἢν μὴ ἱδρώσῃ
πάντα λωφᾷ. κατὰ τόνδε οὖν τὸν καιρὸν δεῖ τὸ ῥόφημα
διδόναι, τότε δὲ ὄλεθρος· καὶ μάλιστα διὰ τὴν ἐκ τῆς ἀκαι-
ρίας βλάβην ἐπὶ τῶν ὀξέων νοσημάτων ὁ ἐπιθάνατον εἰπὼν
τὸ τρέφειν ὑπὸ παροξυσμόν· διαρρήδην γοῦν καὶ ταῦτα

Unde quum quis per frigidas regiones iter fecerit, ubi in
aestuosam pervenerit, ignitos pedes obtinet; quandoquidem
quo magis frixerint, eo magis etiam ac vehementius jure
incalescunt. Quamobrem et in gravissimis febribus, quum
invasio cum pedum perfrigeratione sit, in remissione pedes
vehementer calefieri contingit. Quare quum locum absol-
veret *Hippocrates* inquit: *eas ob causas sorbitio exhi-
benda, quod quum pedes frigidi fuerint, ventriculum ca-
lidum esse necesse est multoque fastidio plenum intendique
hypochondrium et corporis jactationem propter internam
turbationem, mentis defectum et dolores aeger vellicatur,
vomere vult et si prava vomuerit, dolore afficitur. At
quum calor ad pedes descenderit urinaque prodierit, etiamsi
non sudaverit, omnia cessant. Eo igitur tempore sorbitio
exhibenda est, tum autem pernicies;* ac maxime propter
nocumentum ex intempestiva exhibitione concitatum in
morbis acutis mortiferum esse pronuncians sub paroxysmum
nutrire. Aperte igitur haec imperat. Oportuerat igitur

Ed. Chart. XI. [195.]

προστάττει. ἔδει μὲν οὖν αὐτάρκως ἤδη σε δεδιδάχθαι, εἰ δ'
ἔτι ποθεῖς μανθάνειν ἄκουε, διαῤῥήδην καὶ ταῦτα προστάιτ-
τοντα Ἱπποκράτην. ὁκόταν δὲ φαρμακεύσῃς, τοῖσι ῥοφήμασι
χρῶ διαφυλάττων τοὺς παροξυσμοὺς τῶν πυρετῶν, ὅκως μη-
δέποτε προσοίσῃς ἐόντων μηδὲ μελλόντων ἔσεσθαι, ἀλλὰ λη-
γόντων ἢ παυσαμένων παροξυσμῶν καὶ ὡς ποῤῥωτάτω ἀπὸ
τῆς ἀρχῆς ἢ ἄρτι παυσαμένου παροξυσμοῦ. διδόναι τὰς
τροφὰς τὴν παντελῶς παρακμὴν μὴ περιμείναντες πυρετοῦ,
ἐπὰν δήπου νοσοῦντες τῷ βουλίμῳ πιεζόμενοι ἢ κακούμενοι
σφοδρῶς πρὸς τῶν μακρῶν ἀναθέσεων ἤτοι ἀπὸ στομάχου
τι κατεῤῥιγημένον καὶ σφόδρα ἐκλελυμένον ἐστί. τότε δὴ
κατὰ τὰς ἀνίσεις ἐν θερμοῖς ἔτι τοῖς σώμασι παραθετέον
τροφήν, τὸ δὲ κυριώτατα ὅταν ἐστενοχωρημένον ᾖ τὸ διά-
στημα τῆς ἀνέσεως. ὁ γὰρ μικρὸν προσβάλλων τὴν τρο-
φὴν πρὸ τῆς προκαταλήξεως παροξυσμοῦ, ποῤῥωτέρω δί-
δωσι τῆς μελλούσης ἐπισημασίας· ὅτι δέ ποτε ἄρτι παυσα-
μένης ἐπισημασίας ἡ τροφὴ προσφέρεσθαι ὀφείλει αὐτὸς
ἐσαφήνισεν εἰπών, καὶ ὡς ποῤῥωτάτω ἀπὸ τῆς ἀρχῆς. ὅπως

fatis jam haec te edoctum fuiſſe; ſi quid tamen amplius
diſcere cupias, audias haec luculenter praecipientem Hippo-
cratem. *Quum autem medicamento purgaveris, ſorbi-*
tionibus utere obſervatis febrium paroxyſmis, ut nequa-
quam dum adſunt neque quum futuri ſunt exhibeas, ſed
quum ceſſant aut ceſſarunt et quam longiſſime a principio
aut quum nuper ceſſaverit paroxyſmus. Alimenta vero
exhibenda ſunt non exſpectata omnino febris declinatione,
ubi nimirum aeger fame intolerabili premitur aut a longis
ciborum dilationibus male admodum affectus eſt aut aliqua
pars ſtomachi obriguit et valde exſoluta eſt. Tunc ſane
in *febrium* remiſſionibus corporibus adhuc calidis exiſten-
tibus alimenta exhibenda ſunt, ac potiſſimum quum re-
miſſionis intervallum anguſtum fuerit. Qui namque paulo
antequam deſierit paroxyſmus cibum exhibet, is longius a
futura aſſignatione cibum dat. Quod autem interdum ſe-
data jam invaſione cibus offerri debeat clare ipſe oſtendit
his verbis : *et quam longiſſime a principio.* Ut enim

Ed. Chart. XI. [195.]

γὰρ μὴ περικαταλάβῃ ἀδιοίκητον τὴν τροφὴν, ἀλλὰ σαφῆ
πεμφθεῖσαν καὶ ἐξοικειωθεῖσαν τῷ σώματι παυσαμένης τῆς
ἐπισημασίας δίδωσι τὰς τροφάς· ὅδε καιρὸς πλεῖστον ἀπέχει
τοῦ μέλλοντος παροξυσμοῦ. ἔτι δὲ καὶ ἐν τῷ πρὸς τὰς
Κνιδίας γνώμας προστίθησιν ὁμολογοῦντα μὲν τοῖς προλε-
λεγμένοις, συμφωνοῦντα δὲ τοῖς ἔργοις τῆς διαίτης. ὃ τῆς
διαιτητικῆς ἐστι μέγιστον παρατηρεῖν καὶ φυλάσσειν ὥσπερ
ἐν τοῖς ὀξέσι καὶ ἐν τοῖσι μακροῖσιν ἀρρωστήμασι καὶ τὰς
ἐπιτάσιας τῶν πυρετῶν καὶ τὰς ἀνέσιας, ὥστε τοὺς καιροὺς
διαφυλάττειν ὁκότε μὴ δεῖ τὰ σιτία προσενεγκεῖν καὶ ἀσφα-
λέως ὁκότε δέῃ προσενεγκεῖν εἰδέναι· ἔτι δὲ ὁκότε πλεῖστον
ἀπέχωσι τῆς ἐπιτάσεως. καὶ ταῦτα συμφήσει πάλιν τοῖς
ἔργοις συγγεγυμνασμένος.

Κεφ. θ΄· *Μέγιστον γὰρ ὂν τὸ ἐν τοῖς χρονίοις νο-
σήμασι παρατηρεῖν τοὺς καιρούς· διότι λεληθότες οἱ παρο-
ξυσμοὶ καὶ διὰ συμβόλων καταλαμβανόμενοι οἱ ἐξ ἀγρυπνίας,
βάρους, δυσκινησίας, ὀνειρογμοῦ, ἀχροίας, ἀνορεξίας καὶ

assignatio febrilis alimentum distributioni ineptum, sed probe
concoctum ac jam corpori familiare redditum suscipiat,
sedata invasione alimenta praebet; quod tempus a futuro
paroxysmo plurimum abest. Praeterea vero et in libro
adversus Cnidias sententias ea adjungit quae tum praedi-
ctis tum artis operibus consentiant. *Diaetetices maximum
est febrium tum intensiones tum remissiones ut in acutis sic
et in longis morbis observare et cavere, ita ut tempora
quando cibi offerendi non sint et quando tuto offerendi
sint observare scias; atque etiam quando plurimum ab
intensione abfuerint.* Atque haec rursus fatebitur qui in
artis operibus fuerit exercitatus.

Cap. IX. Maximum enim est diuturnis in morbis
observare tempora; quia in iis *obscuri* ac latentes sunt
paroxysmi qui per symbola ex vigiliis, gravitate, motus
difficultate, insomniorum perturbatione, decoloratione, in-
appetentia ac similibus deprehenduntur. In acutis enim

Ed. Cart. XI. [195. 196.]

τῶν ὁμοίων. ἐπὶ γὰρ τῶν ὀξέων, οἷς μέγιστα ὑποκείμενοι
συνεχεῖς πυρετοὶ, μεγάλα τὰ διαφέροντα τῶν παροξυσμῶν
τὰ τῶν ἀνέσεών ἐστι· ὥστε καὶ τοῖς ἰδιώταις πολλάκις ὑπο-
πίπτειν. ἐπὶ δὲ τῶν χρονίων βληχροὶ μὲν οἱ πυρετοὶ καὶ
μόλις καταλαμβανόμενοι, κεκρυμμένοι δὲ οἱ παροξυσμοὶ καὶ
μάλιστα κατὰ πλεῖστον ἐπιφερόμενοι, ὡς καὶ αὐτοὺς διαλαν-
θάνειν τοὺς νοσοῦντας. ὅθεν ἀκριβὲς πάλιν σημεῖον τοῦτο
ἔσται δυναμένῳ παρ' ὀλίγον αὐτῶν ἐπιγινώσκειν διαφοράς.

[196] Κεφ. ι'. Ἐπὶ δὲ τῶν ἀνενδότων πυρετῶν,
οὓς καὶ συνόχους καλοῦμεν, ἀκόλουθόν ἐστι κατὰ τὸν ὄρ-
θρον διδόναι τροφήν. πολλαχοῦ γὰρ ἄλλοθι καὶ ἐν ἐπιδη-
μίᾳ ἑτέρᾳ ὁμοίως ἐνιαυτῷ τὴν ἡμέραν φησὶν ὑπάρχειν ὡς
ἐοικέναι τὸν ὄρθρον ἔαρι, τὸ δὲ μέσον ἡμέρας θέρει, τὸ δὲ
ἀπὸ τούτου φθινοπώρῳ, τὸ δὲ πρὸς νύκτα χειμῶνι. ὅθεν
ὡς δειλινὸς ὁ καιρὸς τῷ φθινοπώρῳ ἀνάλογος εἰρημένος εἰ
τῷ ὄρθρῳ τῷ ἔαρι ὁμοίῳ λελεγμένῳ παραβάλληται θανα-
τωδέστερον ἔσται, ὡς καὶ ὄρθρος ὑγιεινότατος. οὕτως ἡ

morbis, quibus potiſſimum febres continuae ſubjacent,
magna ſunt inter paroxyſmos et remiſſiones diſcrimina;
ita ut et ab idiotis etiam ſaepenumero dignoſcantur. In
diuturnis autem exiles quidem ac lentae ſunt febres vix-
que deprehenduntur, et earum occulti ſunt paroxyſmi ac
potiſſimum ubi plurimum proceſſerunt, ut et ipſos aegros
multoties lateant. Unde vel exquiſitum omnino ſignum
erit illi qui aliquantulum ipſorum differentias poſſit di-
gnoſcere.

Cap. X. In febribus autem non remittentibus, quas
et continentes vocamus, mane laborantibus alimentum
exhibere conſentaneum eſt. Saepius enim tum alibi tum
in epidemiorum ſecundo diem anno comparavit, ita ut
tempus matutinum veri aſſimilatum ſit, meridies aeſtati,
pomeridianum tempus autumno, nocturnum _denique_ hiemi.
Unde ut pomeridianum tempus quod autumno analogum
eſſe tradidimus, ſi matutino, quod veri ſimile eſſe diximus,
comparetur, exitialiſſimum erit, ſicuti matutinum ſaluber-

Ed. Chart. XI. [196.]

δείλη μὲν ὀχληρὸς καὶ παροξυντικὸς, ὄρθρος δὲ φιλανθρω-
πίας καὶ ῥαστώνης ποιητικόν. ὡς τοῦ ἐνιαυτοῦ περίοδον
ἔχοντος τῶν νούσων· οἷον ἡ ἡμέρη τῆς νούσου, οἷον τὸ δεί-
λης παροξύνεσθαι, τοιοῦτον τῆς νόσου καὶ ἑκάστης κατα-
στάσιος πρὸς ἀλλήλας. διόπερ εἰ μηδὲν ἴχνος εἴη τῆς ἐν-
δόσεως, καιρὸν ἴσθι τοῦ ἔαρος εὐκρασίᾳ παρεοικότα. οὗτος
δέ ἐστιν ὁ περὶ τὸν ὄρθρον, ἐπιτηδειότατον ἂν εἴη πρὸς
τὰς ἄλλας βοηθείας καὶ πρὸς τὰς τροφάς. αὐτὰ ἱκανὰ μὲν
πρὸς τὸ παραστῆσαι τὸ προκείμενον. καὶ γὰρ ἐξεῖλον ἀπό-
μοιραν ἐκ τῶν παρ᾽ Ἱπποκράτην μοιρῶν σχεδὸν ἀπείρων
εἰρημένων. ἀλλὰ τεχνικῶς ἔσται ταμιεύεσθαί τινα τῶν ῥη-
τῶν τὰ μὲν εἰς τὸ περὶ ἔθους γραφησόμενον ἡμῖν, τὰ δὲ
εἰς τὸ περὶ ποσότητος καὶ ποιότητος. τοσοῦτο γὰρ ἐκεῖ
κειμένων ἀπαθῶν παρὰ τῷ ἀνδρὶ τῶν ἐν τῷ παρόντι βι-
βλίῳ τῇ σιγῇ παραλειπομένων καὶ τῶν τοιαύτης περιουσίας
καὶ δαψιλέως καθ᾽ ἓν ἕκαστον θεώρημα συγγραφθησομένων.

rimum. Ita fane crepufculum verfpertinum conturbans et
exacerbans eft, matutinum vero tempus benignitatis ac re-
miffionis efficiens: *tanquam annus circuitum habeat mor-
borum, quale dies morbi eft, quale eft vefpertinum tempus
ad exacerbationem tale eft morbi et uniuscujusque confti-
tutionis inter fe invicem.* Quare fi nullum fit remiffionis
veftigium, tempus veris temperamento affimilatum eligas.
Id autem exiftit quod circa matutinum crepufculum eft
idque tum ceteris remediis tum cibis exhibendis maxime
idoneum effe deprehenditur. Haec quidem fatis fint ad
id fuadendum quod a nobis propofitum eft. Portionem
enim felegi ex infinitis prope quae apud Hippocratem le-
guntur, ex arte tamen erit quae enuncianda funt eorum
quaedam in librum de confuetudine a nobis confcriben-
dum, quaedam vero in librum de quantitate et qualitate
reponere. Illic ergo ex Hippocrate quam plurima ponun-
tur quae in praefenti libro filentio praetermifimus larga-
que copia in unoquoque theoremate fcriptis tradentur.

Κεφ. ια'. Οἱ μὲν οὖν πρὸς τὰς Ἱπποκράτους γρα-
φὰς ἀπαρασκεύαστοι πρότερον ἐρχόμενοι ἢ πρῶτα τὰ γράμ-
ματα μαθεῖν παραλόγως ἐκείνῳ ἀντιλέγουσι. δέον γὰρ μέμ-
φεσθαι τὴν αὑτῶν ἀμάθειαν ἀσάφειαν κατηγοροῦσι διὰ
τὴν οἰκείαν ἀσθένειαν οὐ δυνάμενοι χωρῆσαι τὸ μέγεθος
τῆς ἐκείνου δυνάμεως. τοιαῦται γὰρ οἶμαι πεπόνθασι πρὸς
τὴν Ἱπποκράτους γραφὴν αἱ τῶν ἀσυνέτων καὶ ταπεινῶν
ἀνθρώπων ψυχαὶ, ὁποῖαι αἱ ὄψεις αἱ πρὸς τὸν ἥλιον ἀπο-
βλέπουσαι. καὶ γὰρ ὥσπερ ἐκεῖναι περὶ τῆς ἰδίας ἀσθε-
νείας ἀπὸ τοῦ ἡλίου κάλλους ἁλίσκονται καὶ ἀπελέγχονται,
ὅταν ἐπιμόνως ἀκάματοι πρὸς αὐτὸν ἀποβλέπειν οὐκ ἐδυνή-
θησαν, ἀλλὰ δή ποτε ἀμβλυώττοντες εἰς τὰ σκοτώδεα σφᾶς
στρέφουσι· οὕτω καὶ αἱ τῶν ἀμυήτων ἀνθρώπων ψυχαὶ αἱ
μὴ προτετελεσμέναι τοῖς ἐν τῇ ἐγκυκλοπαιδίᾳ ὅροις περια-
στραπτόμεναι τῷ κάλλει τῆς γραφῆς τοῦ Ἱπποκράτους καὶ
τῶν δογμάτων φωτὶ καταλαμπόμεναι τρόπῳ τινὶ τυφλώτ-
τουσι. καὶ ἀποστραφεῖσαι τῶν μειζόνων ἢ κατ' αὐτοὺς ἐπὶ
τὰ μικρὰ καὶ ἀλαμπῆ καὶ ἀσύμμετρα ταῖς αὐτῶν ἀμαθίαις

Cap. XI. Qui ergo ad Hippocratis fcripta imparati
prius accedunt quam primas literas didicerint, temere illi
adverfantur. Suam enim ipforum ignorantiam incufare
quum deceret, Hippocratis obfcuritatem reprehendunt, quod
nimirum ob propriam imbecillitatem non poffint Hippo-
craticae virtutis magnitudinem affequi. Ita enim, opinor,
affectae funt ad Hippocratis fcripturas imperitorum abje-
ctorumque hominum animae ut oculi ad folem, dum ipfum
contuentur. Quemadmodum etenim hi de propria imbe-
cillitate a folis pulchritudine redarguuntur convincuntur-
que quum perfeveranter citra laborem in ipfum intueri
nequeunt, fed tandem caecutientes ad tenebrofa fe ver-
tunt, ita profanorum hominum animae in encyclopaedia
prius non educatae, fcriptorum Hippocratis fulgore per-
culfi, fententiarum fplendoribus offufi quodammodo caecu-
tiunt. Quamobrem et ab iis quae majora funt quam ut
ipfae ferre queant averfae ad parva quaedam ac obfcura
fuaeque ipforum imperitiae accommodata procedunt. Nos

Ed. Chart. XI. [185.]

παραγίγνονται. ἡμεῖς δ᾽ οὐδ᾽ ἐκείνων ἕνεκεν, ἀλλὰ τῶν εὐ-
παιδεύτων καὶ χαριεστέρων καὶ ταῦτα συνεταξάμεθα καὶ
πάντα τὰ δι᾽ ὧν τελειότατα γίγνοιτο καθ᾽ Ἱπποκράτην ἰα-
τρικὰ πάλιν ἀναγραφῆς ἀξιώσομεν.

autem non eorum gratia, fed ut illis qui probe inftituti
funt congratulemur, tum haec confcripfimus tum omnia
quibus res medicae ex Hippocratis fententia abfolutiffimae
fiant digna ut rurfus feribantur cenfebimus.

ΓΑΛΗΝΟΥ ΠΕΡΙ ΦΙΛΟΣΟΦΟΥ ΙΣΤΟΡΙΑΣ.

Ed. Chart. II. [21.]   Ed. Baf. IV. (424.)

[21]   *Κεφ. α'.*

Ποία πρὸ τοῦ Σωκράτους ἦν ἡ φιλοσοφία, τίνα μέρη αὐτὸς προσέθη καὶ περὶ τῆς τοῦ βιβλίου ὑποθέσεως.

Τῶν ἐξ ἀρχῆς φιλοσοφησάντων φυσιολογεῖν μόνον προελομένων καὶ τοῦτο τέλος τῆς κατ' αὐτοὺς φιλοσοφίας πεποιημένων ἐπιγεγονὼς πολλοῖς ὕστερον χρόνοις Σωκράτης, οὗτος τὸ μὲν ἀνέφικτόν φησιν ἀνθρώποις ὑπάρχειν. τῶν γὰρ ἀδήλων κατάληψιν βεβαίαν λαβεῖν τῶν χαλεπωτάτων

GALENI DE HISTORIA PHILOSO-
PHICA LIBER SPURIUS.

Caput I.

Qualis philofophia fuerit ante Socratem quas ipfe partes addiderit; ac de libro propofito.

Quum qui ab initio philofophati funt ii folum phyficam elegiffent eamque fuae philofophiae finem conftituiffent, multis poft temporibus natus Socrates ipfe id *philofophiae genus* hominibus inacceffum effe cenfuit. Rerum enim abditarum cognitionem certam affequi perar-

εἶναι ἐνόμισε, τὸ δὲ ζητεῖν ὅπως ἄμεινον διάγοι τις καὶ τῶν
μὲν κακῶν ἀποτραπῇ, τῶν δὲ καλῶν ὡς πλείστων μετάσχῃ,
τοῦτο μᾶλλον. συνοίσειν. καὶ τοῦτο νομίσας χρησιμώτερον
τῆς μὲν φυσιολογίας ἠμέληκεν οὐ πάνυ τι πρὸς τὸν χρή-
σιμον βίον συμβαλλομένης, ἠθικὴν δέ τινα διάθεσιν ἐπι-
νενοηκὼς ἀγαθῶν τε καὶ κακῶν, αἰσχρῶν τε καὶ καλῶν, τι-
μίων τε καὶ τῶν ἐναντίων τοῖς προνοουμένοις ταῦτα πάν-
των ἀπηλλάχθαι τῶν ἀλυσιτελῶν ἡγεῖτο ῥᾳδίως, διὸ προσε-
πάγεται τῇ φιλοσοφίᾳ τὸ ἠθικὸν, καθ᾽ ὃ συνέστησε τὴν
προαίρεσιν τῶν κάλλιστα ζῆν πεισθησομένων. κατιδὼν δὲ
ὅτι δεήσει τὸν τούτων προστησόμενον εὐπειθείας μετέχειν.
τοῦτο δ᾽ ἂν ὑπάρξειεν εἰ λόγοις διαλεκτικοῖς φαίνοιτο πρὸς
τοὺς προσιόντας καλῶς κεχρημένος καὶ τὴν διαλεκτικὴν δύ-
ναμιν τελέως ἐπινενοηκώς, δι᾽ ἧς πειθόμενοι ἀπαλλαξόμεθα
τῶν βλαβερῶν, ἐπελευσόμεθα δὲ ἐπὶ τὰ πάντως ὠφελεῖν πε-
φυκότα ταύτην συνέστησεν. ὥς τε διὰ τὸν Σωκράτην γε-
νέσθαι τριμερῆ τὴν φιλοσοφίαν πρότερον ἐπὶ τοῖς φυσικοῖς

duum eſſe exiſtimavit. At quaerere quomodo quis emen-
datius viveret et a malis avocaretur necnon bonorum
quam plurimorum particeps fieret, id magis profuturum.
Quumque hoc utilius judicaſſet, phyſicam neglexit ad uſum
vitae non multum conferentem ; moralem vero quandam
diſciplinam excogitavit quae eorum eſt, quae bona vel
mala *ducuntur*, turpia vel honeſta, honore digna vel his
contraria arbitratus eos qui haec providiſſent ab omni-
bus *vitae* incommodis ſe facile explicaturos. Quamobrem
pars philoſophiae ipſa moralis acceſſit, quae eorum qui-
bus viſum eſt honeſtiſſime vivere propoſitum aſtruit. Pro-
ſpiciens autem oportere hujus auctorem artem callere ſua-
ſoriam et hoc futurum ſi rationibus dialecticis praeclare
uti videretur apud eos qui eum convenirent, differendi
facultatem meditatus qua perſuaſi ab iis quae noxia ſunt
liberi ad ea evehimur quae omnino prodeſſe nata ſunt,
eam conſtituit. Sic itaque a Socrate tres in partes phi-
loſophia diviſa eſt quae prius ſola rerum naturalium ſpe-

Ed. Chart. II. [21. 22.]   Ed. Baf. IV. (424.)

μόνοις ὁρίζεσθαι δοκοῦσαν. ταῦτα μὲν οὖν ἐχρῆν προει-
πεῖν, ἵνα ἔκ τινος ἀρχῆς ποιησώμεθα τὸν περὶ φιλοσοφίας
λόγον. προὐθέμεθα δὲ διαλεχθῆναι περὶ τούτου οὐδὲν μὲν
ἴδιον εὑρηκότες, τὰ δὲ παρὰ τοῖς προτέροις σποράδην καὶ
χύδην εἰρημένα συναγαγόντες, σαφῶς τε καὶ συντόμως
σπουδάσαντες περὶ τούτου διαλεχθῆναι, ἵνα οἱ φιλομαθεῖς
τούτοις προεντυγχάνοντες μὴ δέοιντο τῶν ἐξηγουμένων, ἀλλὰ
δι᾽ ἑαυτῶν γιγνώσκοιεν τὰ καθ᾽ ἕκαστα τῶν εἰρημένων σα-
φέστερον. ἀσφαλέστερον δὲ πειρώμεθα περὶ τούτου εἰπεῖν
τὰ σοφιστικὰ καὶ πάνυ κεκοσμημένα τῶν διαλεκτικῶν παρε-
ληλυθότες. οὐ γὰρ ἐπιδείξεως ἕνεκα προὐστησάμεθα τὴν
περὶ τούτου σπουδὴν, ἀλλὰ χρηστοήθη ποιῆσαι βουληθέντες
τοῖς ἐκ φιλοσοφίας λαβεῖν τί χρήσιμον προεγνωκόσιν. οἳ
νομίσαντες φιλοσο- [22] φεῖν οὐ μόνον τοὺς τὰ τριβώνια
περιειμένους, ἀλλὰ καὶ τοὺς πρόοδον μὲν τοῖς πολλοῖς ὁμοίαν
ἐνστησαμένους, τὴν δὲ διάνοιαν φιλοσοφωτάτην ἔχειν σπου-
δάσαντας. ἁπλουστέρως δὲ ὅσα παρὰ τῶν πεπαιδευκότων
ἡμᾶς ἀκηκόαμεν καὶ δι᾽ ἀναγνωσμάτων ἐμάθομεν νῦν συνά-

culatione circumfcripta videbatur.   Hoc igitur praefari
oportebat, ut ex quodam initio philofophicam hiftoriam
conderemus.   At de ifta *materia* differere propofuimus
non quod proprium quid invenerimus, fed quod quae ab
antiquioribus fparfim fufeque dicta funt ea colligentes
dilucide ac concife ftuduerimus de ea differere; ut qui
difcendi ftudio ducti ad haec accefferint interpretibus
non indigeant, fed feipfis quae dicta funt fingula apertius
intelligant.   Sed tutius enitamur de eo verba facere ca-
ptiofis et multopere exornatis dialecticorum *ratiocinatio-
nibus* praetermiffis.   Non enim oftentationis gratia de eo
ftudium fufcepimus, fed quod voluerimus his *honefte prod-
effe*, qui prius aliquod ex philofophia emolumentum pro-
mere decreverunt arbitrati philofophari non folum detrita
vefte indutos, fed et eos qui confimili ceteris inceffu gra-
dientes mentem maxime philofophicam habere ftuduerunt.
Paucioribus autem quaecunque ab iis qui nos edocuerunt
audivimus et quae ipfi perlegendo didicimus nunc in unum

γειν ἐπεχειρήσαμεν, ἵνα ἐξ ἁπάντων ἔχῃ τὶς γινώσκειν πό-
θεν τε φιλοσοφία πρῶτον μὲν εἰς τοὺς Ἕλληνας παρελή-
λυθε καὶ τίνες οἱ ταύτην εἰσαγαγόντες καὶ τοὺς δοκοῦντας
κατὰ τὴν παιδείαν διενηνοχέναι τῶν ἐπὶ ταῦτα τετραμ-
μένων.

Κεφάλαιον β΄.

Περὶ τῶν φιλοσόφων κατὰ τὴν διαδοχὴν λελοιπότων.

Ἔστι τοίνυν ὁ πρῶτος ὑπὸ τῶν πλείστων ὑπειλημμέ-
νος τὸν φιλόσοφον τρόπον εἰς τοὺς Ἴωνας εἰσηγμένος Θα-
λῆς ὁ Μιλήσιος. δι᾽ ὃν καὶ τὴν κατ᾽ ἐκεῖνον σοφίαν Ἰωνι-
κὴν ἅπαντες ὀνομάζουσιν. τούτου δὲ γνώριμος Ἀναξίμανδρος
γεγονὼς ὁμοίως φιλοσοφῶν γέγονε. καὶ τὸν Ἀναξιμένην
μετὰ ταῦτα ζηλωτὴν εἶναι τῆς αὐτοῦ προαιρέσεως πεποιη-
κὼς Ἀναξαγόρου καθηγητὴν γενέσθαι παρεσκεύασεν. οὗτος
δὲ τὴν Μίλητον ἀπολελοιπὼς ἧκεν εἰς τὰς Ἀθήνας καὶ
τὸν Ἀρχέλαον Ἀθηναῖον πρῶτον εἰς φιλοσοφίαν παρώρμη-

cogere tentavimus, ut ex omnibus alicui notum fit unde
primum philofophia ad Graecos pervenerit, qui ipfam in-
troduxerint, qui denique doctrina aeftimati fuerint prae-
cellere ceteris qui ad haec animum appulerunt.

Caput II.

De fucceffione philofophorum.

Primus eft igitur, ut quamplurimi augurantur, qui
philofophiam difciplinam apud Ionas introduxit Thales
Milefius, a quo et fapientiam quae ejus aetatis fuit Ioni-
cam omnes appellant. Huic familiaris factus Anaximander
eodem modo philofophatus eft, qui Anaximenem doctrinae
fuae aemulum fucceflorem conftituit et Anaxagorae prae-
ceptorem fieri curavit. Hic Mileto relicta venit Athenas
et Archelaum Athenienfem primum ad philofophiam con-

σεν. οὕπερ Σωκράτης ἀκροατὴς κατὰ τὰ πολλὰ καὶ τῶν
ὕστερον γεγονότων καὶ τῶν κατ᾽ αὐτὸν αἴτιος τοῦ φιλοσο-
φεῖν εἰλικρινῶς γέγονε. καὶ τοὺς ἐπιγενομένους σχεδὸν ἅπαν-
τας, ὡς εἰπεῖν, φιλοσοφίας ἐπιθυμητὰς ἀπέφηνε. τῶν δὲ
Σωκρατικῶν πολλῶν γεγονότων ἀναγκαῖόν ἐστι νῦν μόνον
ποιήσασθαι μνήμην τῶν κατὰ διαδοχὴν λελοιπότων. Πλά-
των τοίνυν μάλιστα διενήνοχε τῶν ἄλλων ἐπὶ φιλοσοφίαν
ἐλθὼν, ὡς ἂν φαίη τις ἀνεπίφθονον Σωκρατικὴν μαρτυρίαν
παρεσχηκὼς τῆς ἀρχαίας δεχομένης ἀκαδημίας κατῆρξε δια-
βεβοημένος. Σπεύσιππος μὲν οὖν χρόνον τινὰ βραχὺν ἐπὶ
τῆς αὐτῆς αἱρέσεως διαμεμενηκὼς, ἀρθριτικοῖς δὲ νοσήμασι
περιπεσὼν Ξενοκράτην ἀντ᾽ αὐτοῦ κατέστησε τῶν Πλατω-
νικῶν δογμάτων ἐξηγητήν. μετὰ δὲ τοῦτον Πολέμων, ἐπεὶ
καὶ ἦν αὐτὸς ἐπὶ τοὺς λόγους τοῦ Πλάτωνος καὶ Κράτητος
γέγονε καθηγητής· εἰς ὃν κατέληξεν ἡ ἀρχαία ἀκαδημία.
τοῦ δὲ Κράτητος ἀκουστὴς ἦν Ἀρκεσίλαος καὶ τὴν μέσην
ἀκαδημίαν καὶ τὴν ἐποχὴν ἐπινενόηκεν, ὥς τις μέχρι σιγῆς
ἐπινενόηκε. τούτου δὲ Καρνεάδης κατέστη διάδοχος, τῆς

citavit. Cujus auditor fuit Socrates qui in multis pofte-
ris et coaevis caufa fuit ut fincere philofophiae incum-
berent. Qui namque ad ipfum accedebant prope omnes,
ut dicitur, philofophiae defiderio inflammatos dimifit.
Quum autem Socratici multi exftiterint, neceffe eft nunc
folum eorum mentionem facere, qui ejusdem *fectae* relicti
fuere fucceffores. Plato igitur plurimum ceteris praecel-
luit philofophiae adyta ita penetrans, ut quis diceret,
invidia fuperata Socratici nomen affequutus eft, fufceptae
veteris academiae princeps fuit fama celebratiffimus. Speu-
fippus autem brevi aliquo tempore eadem in fecta manfit,
fed arthriticis morbis obfeffus in fuum locum Xenocratem
dogmatum Platonicorum interpretem conftituit. Huic au-
tem fucceffit Polemon qui jurabat in verba Platonis nec-
non Crantoris praeceptor factus eft, in quo vetus academia
finem habuit. Crantoris auditor fuit Arcefilaus qui me-
diam academiam invexit et epochen, hoc eft tacitam fen-
tentiam, excogitavit. Hujus Carneades fucceffor conftitutus

Ed. Chart. II. [22.]   Ed. Baf. IV. (424.)

νέας ἀκαδημίας τὰς ἀρχὰς συνεώρακεν. οὗ Κλειτόμαχος
μετέσχεν. εἰσὶ δὲ πρὸς ταύτας πάσας ἀκαδημίαι δύο νεώ-
ταται. ὧν τῆς μὲν προτέρας προέστη Φίλων, Ἀντίοχος
δὲ τῆς ἐφεξῆς. ἡγοῦμαι δὲ τῶν Σωκρατικῶν πάνυ πολλῶν
γενομένων, ὅτι πολλοῖς μὲν ἴσος, οὐδενὸς δὲ καταδεέστερος
Ἀντισθένης ἦν, ὃς τὴν Κυνικὴν εἰς τὸν βίον παρήγαγε.
οὗ Διογένης γέγονε ζηλωτὴς καὶ προσωμοιώθη κατὰ τὰ ἐπι-
τηδεύματα. τούτου δὲ Ζήνων ὁ Κιτιεὺς ἀκήκοεν. ὃς καὶ
τὴν Στωϊκὴν φιλοσοφίαν ἐξεῦρεν. οὗ μετείληφει τῶν λόγων
Κλεάνθης. καὶ τούτου Χρύσιππος ἀκροώμενος τὴν ὁμοίαν
ἀγωγὴν μετελήλυθε. τοῦ δὲ Διογένης ὁ Βαβυλώνιος ἀκροα-
τὴς γεγονὼς Ἀντιπάτρου καθηγητὴς γέγονε. τούτου δὲ
Ποσειδώνιος ἠκροᾶτο. Ἀρίστιππος δὲ Κυρηναῖος ὢν τῆς
Σωκρατικῆς ἀκροάσεως μετέσχεν. ἀφ' οὗ τὴν Κυρηναικὴν
φιλοσοφίαν ἔγνωμεν, ἀλλ' οἰδὲ τῶν Μεγαρικῶν Ἐριστικὴν
δίκαιον παριδεῖν, ὡς τῶν Σωκρατικῶν οὐδενὸς δεύτερος τὴν
διάνοιαν γεγονώς. ὃς Στίλπων Μεγαρικὸς τῶν αὐτῶν δο-

novae academiae principia luftravit, quem fequutus eft
Clitomachus.   Sunt vero praeter has omnes duae recen-
tiffimae academiae, quarum priori Philo praefuit, pofteriori
Antiochus.   Quum autem permulti exftiterint Socratici,
plerisque aequalem, inferiorem nemini fuiffe Antifthenem
arbitror, qui Cynicam *philofophiam* vitae addidit, cujus
Diogenes factus eft fectator ac in vitae inftitutis fimilis.
Hunc Zeno Citieus audivit, qui et Stoicam philofophiam
adinvenit.   Zenonis hujus fententias excepit Cleanthes et
hujus Chryfippus auditor fimile vitae inftitutum fequutus
eft.   Chryfippi Diogenes Babylonius auditor factus Anti-
patri praeceptor fuit.   *Antipatrum* audivit Pofidonius.
Ariftippus autem Cyrenaeus a quo philofophiam Cyrenai-
cam accepimus Socraticae aufcultationis fuit particeps.
Sed neque aequum eft contentiofam *dialecticam* Megaren-
fium philofophiam fpernere, quam incepit Euclides Mega-
renfis qui Stilponem docuit quique nulli Socraticorum in-
genii fubtilitate inferior factus eft.   Eorundem dogmatum

Ed. Chart. II. [22. 23.]   Ed. Baf. IV. (424. 425.)

γμάτων εὑρετής ἦν. τοῦτον δὲ Μενέδημος ὁ Ἐρετριεὺς διε-
δέκτο, ἀφ᾽ οὗ Ἐρετρικὴ φιλοσοφία ἐπικέ- [23] κληται.
Φαίδωνα τὸν Ἠλεῖον οὐδεὶς ἠγνόησε τῶν Σωκρατικῶν εἰς
πρώτους ἥκειν ὑπειλημμένον. οὗπερ Ἀναξαγόρας ὁ Ἀβδη-
ρίτης τῶν λόγων εἰς μίμησιν ἀφικόμενος τῷ Πύῤῥωνι κα-
θηγήσατο Σκεπτικῆς ὢν φιλοσοφίας. Ἀριστοτέλης δὲ Πλά-
τωνος πάνυ πολὺν χρόνον συνδιαγεγονὼς δόγμασιν, ἑτέροις
ἑαυτὸν προσνενέμηκεν. ὅσπερ Θεόφραστον προεστήσατο τῆς
κατ᾽ αὐτὸν αἱρέσεως καὶ τὸν Στράτωνα προσήγαγεν εἰς ἴδιον
τινὰ χαρακτῆρα φυσιολόγως. Ἐπίκουρος δὲ κατολιγωρήσας,
ὥς τινες ὑπειλήφασι, τῆς κατὰ φιλοσοφίαν σεμνότητος ἐπί
τινα τρόπον μετελήλυθεν, οὐ πάνυ παρὰ τοῖς ἀκριβέσι τῶν
φιλο- (425) σόφων εὐδοκιμώτατον. τούτου δὲ Μητρόδω-
ρος ἠκροᾶτο καὶ Ἕρμαχος ὁ αὐτὸν Ἐπίκουρον διαδεξάμενος.

Περὶ εἰδῶν τῶν φιλοσόφων.

Εἰσὶ δὲ τῶν γενικωτέρων φιλοσόφων εἴδη δύο, Ἰταλικὸν
καὶ Ἰωνικόν. ἀλλὰ περὶ τοῦ μὲν Ἰωνικοῦ ἱκανῶς πρότερον

inventor fuit Stilpo Megaricus, quem fequutus eft Mene-
demus Eretrienfis, a quo Eretrica philofophia denominata
eft.   Phaedonem Elienfem primas obtinuiffe inter Socra-
ticos nullus ignoravit, cujus rationes quum memoriae
mandaffet Anaxagoras Abderites Pyrrhonem docuit aucto-
rem Scepticae philofophiae.   Ariftoteles autem quum diu
Platonis placitis adhaefiffet, aliis poftea feipfum addixit,
qui Theophraftum fuae fectae praefecit, qui et Stratonem
adduxit ad peculiarem quandam fpeoulationis phyficae for-
mulam. Epicurus autem, ut nonnulli tradiderunt, fpreta
philofophiae gravitate ad quandam difciplinae rationem
devenit ab accuratis philofophis non omnino approbatam.
Hunc Metrodorus audivit et Hermachus, qui Epicuro
fucceffit.

De generibus philofophorum.

At duo funt celebrium philofophorum genera, Ioni-
cum et Italicum. At de Ionico multa fatis jam dicta funt.

Ed. Chart. II. [23.]   Ed. Baf. IV. (425.)

εἴρηται· τοῦ δ᾿ Ἰταλικοῦ τοῦ μὲν κατὰ τὸν Κρότωνα καὶ
Τάραντα ἀκμάσαντος ὁ Πυθαγόρας εὑρετὴς γεγένηται. καὶ
τὸ κατὰ τὴν Ἐλαίαν ἀκμάσαν. ταύτης δὲ λέγεται κατάρξαι
Ξενοφάνης ὁ Κολοφώνιος ἀπορητικῆς μᾶλλον ἢ δογματικῆς
τοῖς πολλοῖς εἶναι δοκῶν. μετὰ δὲ τοῦτον τοῖς αὐτοῦ βου-
λήμασιν εὐαρεστηθεὶς Μέλισσος καὶ Παρμενίδης, ὃς τῶν
ἀφανεστέρων ἀποβεβηκέναι δοκεῖ. Ζήνων δὲ ὁ Ἐλεάτης τῆς
εὑριστικῆς φιλοσοφίας ἀρχηγὸς μνημονεύεται γεγονώς. τού-
του δὲ Λεύκιππος Ἀβδηρίτης ἀκουστὴς τὴν τῶν ἀτόμων
εὕρεσιν ἐπινενόηκε πρῶτος. Δημόκριτος δὲ παρ᾿ αὐτοῦ τὸ
δόγμα παρειληφὼς μᾶλλον ἐκράτυνεν, οὗ Πρωταγόρας ὁ
Ἀβδηρίτης ζηλωτής, ὃς καὶ συστάτης τῆς κατὰ φιλοσοφίαν
τέχνης.

Κεφάλαιον γ´.

Περὶ τῶν ἐπωνυμιῶν τῆς φιλοσοφίας.

Ὡρίσθη δὲ τῶν φιλοσοφιῶν ἡ μὲν ἐξ ἀνδρὸς ὥσπερ
ἡ κατ᾿ Ἐπίκουρον συμβέβηκεν καὶ ἡ κατὰ Πυθαγόραν, ἡ

Italici vero, ejus quidem quod Crotone et Tarento viguit,
princeps exftitit Pythagoras; ejus autem quod Elaeae flo-
ruit Xenophanes Colophonius princeps fuit, qui dubita-
toriae potius quam dogmaticae philofophiae fectator ple-
risque effe videbatur. Poftea vero hujus placitis delectati
funt Meliffus et Parmenides, quem rerum abditarum noti-
tiam adeptum fuiffe ferunt. Sed Zeno Eleates conten-
tiofae philofophiae princeps fuiffe commemoratur. Hujus
auditor Leucippus Abderites primus atomorum inventionem
excogitavit. Ab eo vero depromptum dogma Democritus
id magis ftabilivit. Democriti fucceffor aemulus fuit Prota-
goras Abderites, qui oratoriam artem philofophiae conjunxit.

Caput III.

De cognominibus philofophiae.

At philofophia quaeque finita eft partim quidem a
viro *praeceptore*, quemadmodum Epicurea quae ab Epicuro,
et Pythagorica quae a Pythagora, partim ab auctorum

δὲ ἐκ τῆς πατρίδος, ὥσπερ ἡ Ἐρετρικὴ ἥ τε Μεγαρικὴ·
ἐκ τέλους καὶ δόγματος, ὥσπερ ἡ εὐδαιμονική. ὁ γὰρ Ἀνά-
ξαρχος τέλος τῆς κατ᾿ αὐτὸν εὐαγωγῆς τὴν εὐδαιμονίαν ἔλε-
γεν· ἡ δὲ ἐξ ἐνεργείας, ὡς ἡ περιπατητικὴ· ὁ γὰρ Ἀρι-
στοτέλης κατὰ τοὺς περιπάτους συνουσίας πρὸς ὁμιληιὰς
ποιούμενος τῆς ἐπωνυμίας ταύτης κατηξίωκε τὴν κατ᾿ αὐ-
τὸν φιλοσοφίαν. ἡ δὲ δι᾿ ἔνστασιν, ὡς Κυνικὴ, διαλεκτική·
ἡ δ᾿ ἀπὸ μέρους τῆς φιλοσοφίας ὁ μάλιστ᾿ ἐπιτήδευσαν, ὡς
διαλεκτική· ἡ δ᾿ ἀπὸ τόπου, ὡς Στωϊκὴ καὶ ἀκαδημαϊκή·
ἡ δὲ ἀπὸ διαθέσεως, ὡς Σκεπτική· ἡ δὲ ἐξ ἀνδρὸς καὶ
δόγματος καὶ πατρίδος καὶ τέλους ὡς ἡ κατὰ Ἀρίστιππον
μὲν ἀπὸ τοῦ εὑρηκότος, Κυρηναϊκὴ δὲ, ἀπὸ τῆς πόλεως ἧς
ἐκεῖνος μετεῖχεν, ἡδονικὴ δὲ ἀπὸ τοῦ τέλους τῆς κατ᾿ αὐ-
τὸν φιλοσοφίας, τὸν γὰρ Ἀρίστιππον τὴν ἡδονὴν προσκε-
κλῆσθαι μᾶλλόν τινες ὑπενόησαν μηδὲ τὴν ἐκ τῶν αἰσθή-
σεων ἐνεργείας ἡδονὴν, ἀλλὰ δὲ τὴν τῆς ψυχῆς διάθεσιν, δι᾿
ἧς γίνεταί τις ἀνάλγητος καὶ δυσγοήτευτος.

patria ut Eretrica, Megarica, partim a fine ac dogmate,
ut Eudaemonica. Anaxarchus fiquidem fuae probae infti-
tutionis finem effe felicitatem dicebat. Partim ab actione
ut peripatetica; Ariftoteles namque quod deambulando fa-
miliarem ad difcipulos fermonem haberet hoc cognomine
fuam philofophiam appellandam cenfuit. Partim a pugnaci
contentione, ut Cynica et dialectica. *Partim a parte
aliqua philofophiae,* cui prae ceteris operam dederint, ut
dialectica. Partim a locis in quibus diverfabantur, ut
Stoica et academica. Partim ab affectu quo docentes ute-
bantur, ut fceptica. Partim ab auctore, dogmate, fine et
patria fimul, ut quam Ariftippus introduxit, quae quidem
ab ipfo inventore Ariftippica dicta eft, Cyrenaica vero ab
ejus patria quam ille habuit, voluptuaria denique a fine
fuae philofophiae. Ariftippum tamen voluptatem accufaffe
et damnaffe potius fufpicati font nonnulli. Et volupta-
tem appellaffe putarunt non illam quae ex fenfuum actione
oritur delectationem, fed eum animi ftatum qui moleftia
careat nullisque mulceatur illecebris.

Περὶ τοῦ λογικοῦ μέρους τῆς φιλοσοφίας.

Τὸ λογικὸν μέρος τῆς φιλοσοφίας ἀπὸ τῶν ὕστερον
γεγονότων προτέτακται ἡγουμένων δεῖν τοὺς μέλλοντας ἀκρι-
βῶς φιλοσοφεῖν, μὴ πρότερον τοῖς ἄλλοις μέρεσιν ἐπιχειρεῖν,
πρὶν ὅ τι τούτων ἕκαστόν ἐστι [24] γιγνώσκειν· οἱ μὲν
γὰρ ἔφασαν τὴν φιλοσοφίαν εἶναι δύναμιν γνωστικὴν καὶ
περιποιητικὴν ἀρίστου βίου, ἄριστον βίον εἰπόντες τὸ ζῆν
ἕκαστον κατ᾽ ἀρετήν. οἱ δὲ ἄσκησιν ἀνθρώποις ἀρίστης
ζωῆς ἐπιτηδείου τέχνης ὡρίσαντο· ἄσκησιν μὲν τὴν φιλοσο-
φίαν πάντες ἐπιτήδειον τέχνην τὴν σοφίαν νομίσαντες, ἥ-
τις ἐστὶ κατάληψις θείων καὶ ἀνθρωπίνων πραγμάτων· οἱ
δὲ θεωρητικὴν ἕξιν τῶν αἱρετῶν καὶ φευκτῶν ὑπέλαβον χρῆ-
ναι μᾶλλον ὀνομάσαι αὐτήν, αἱρετὰ μὲν τὰ ἀγαθὰ φήσαντες
εἶναι, φευκτὰ δὲ τὰ κακά· τὸ ἀγαθὸν τὸ δι᾽ ἑαυτοῦ αἱρε-
τὸν ὠφελείας τῷ μετιόντι γιγνόμενον αἴτιον, κακὸν δε τὸ
δι᾽ ἑαυτοῦ ἐκκλινόμενον βλάβης καθιστάμενον αἴτιον.

De logica philofophiae parte.

Logicam philofophiae partem ortu pofteriorem, ordine
priorem pofteriores philofophi conftituerunt arbitrantes
accurate philofophaturos oportere non prius aliis partibus
operam navare quam *difceptandi peritiam adepti fint* et
quid fit eorum *quae funt* unumquodque cognoverint. Qui-
dam enim afferuerunt philofophiam effe facultatem cogno-
fcendi et efformandi optimam vitam. Optimam autem vi-
tam effe dixerunt unumquemque fecundum virtutem vi-
vere. Quidam vero exercitationem artis hominibus ad
optimam vitam efformandam neceffariae definierunt. At
exercitationem quidem philofophiam omnes exiftimant;
idoneam vero artem fapientiam, quae divinarum humana-
rumque rerum comprehenfio eft. Quidam vero fpecula-
tivum habitum eligendi et vitandi quod magis oporteat
conjectarunt ipfamque nominarunt. Eligenda quidem et
bona effe; fugienda vero et mala cenfuerunt. Bonum
enim effe quod propter fe fequendum eft et comparatum,
poffidenti utilitatis caufa fit, malum vero quod propter
fe fugiendum et obtentum damni caufa eft.

Περὶ μερῶν τῆς φιλοσοφίας.

Μέρη δὲ τῆς φιλοσοφίας κατὰ τοὺς πλείστους ἀκρι-
βεστάτους εἶναι δοκοῦντας τρία παρειλήφαμεν, τό τε λογι-
κὸν, δι' οὗ καταμανθάνομεν τῶν ὄντων ἕκαστον κατ' οὐσίαν
καὶ κατὰ συμβεβηκὸς καὶ τὰς διαφορὰς τούτων πρὸς ἄλληλα
καὶ τὰ τοιαῦτα γινώσκομεν· καὶ τὸ φυσικὸν, δι' οὗ πέρ ἐστι
καθορᾷν τίς ἡ τοιαύτη αἰτία τοῦ τάξει προϊέναι τῶν οὐ-
ρανίων τὴν κίνησιν ὅσα φαίνεσθαι δοκεῖ, καὶ τίνες αὐτῶν
ταχυτῆτες ἢ βραδυτῆτες πρὸς ἄλληλα καὶ ὅσα τούτων ἐστὶν
ὅμοια· καὶ τρίτον τὸ πάντων ἀναγκαιότατον καὶ τοῖς ἐπι-
τηδεύμασι χρησιμώτατον, τὸ ἠθικὸν, δι' οὗ μανθάνομεν ἀλ-
λήλοις ὁμιλεῖν καὶ συμβάλλειν προσηνῶς· καὶ τοὺς μὲν
θρασυτάτους ὑπερορᾷν οὐ μισοῦντες, ἀλλὰ γελῶντες καὶ
ἐλεοῦντες, τοὺς δὲ σπουδαιοτάτους καὶ ἐπιεικεστάτους στέρ-
γοντες. τούτων μὲν τὸν βίον ῥᾷον ἀσκεῖν καὶ βέλτιον τὰς
πρὸς ἀλλήλους ἐντεύξεις ἀγαθὰς ποιουμένων. ἐκείνων δὲ τὸ
ἦθος δυσπρόσοδον καὶ παντάπασιν ἀνομίλητον τὸν βίον ἀπερ-
γαζομένων.

De philofophiae partibus.

At philofophiae partes quae ex fententia plurium ab-
folutiffimae effe creduntur tres deprehendimus; primam
logicam *rationalem*, qua entium quodque fecundum fub-
ftantiam et fecundum accidens, mutuas eorum differentias
perdifcimus et alia confimilia cognofcimus. Secundam
phyficam *naturalem* per quam confpicere licet, quaenam
ea caufa fit qua et ordine coeleftium corporum quaecun-
que apparere videntur motus procedit et quae fit ipfo-
rum inter fe tarditas aut velocitas et quaecunque his funt
fimilia. Tertiam omnium maxime neceffariam vitaeque
inftitutis utiliffimam moralem, qua mutuo colloqui et pla-
cide converfari difcimus; temerarios autem ac elatos non
odio profequendo, fed eludendo ac miferando contemnere,
bene moratos vero ac manfuetos diligere. At facilius eft
eorum fectari vitam qui mutuas easque probas confuetudines
melius inftituunt, quam illorum qui confuetudinem acceffu
difficilem prorfusque ab omni focietate alienam inducunt.

Περὶ αἱρέσεων.

Τὴν αἵρεσιν ὑπολαμβάνουσί τινες εἰρῆσθαι τριχῶς,
κοινῶς καὶ ἰδίως καὶ ἰδιαίτατα. κοινῶς μὲν τὴν ἔν τινι
πράγματι τῶν κατὰ τὸν βίον σύνθεσιν, ἰδίως δὲ τὴν ἐν
τέχνῃ, ἰδιαίτατα δὲ τὴν ἐν φιλοσοφίᾳ· κατ᾽ ἔννοιαν δὲ
τὴν αἵρεσιν εἶναι πρόβλησιν δογμάτων πολλῶν πρὸς ἄλληλα
συμφώνων καὶ πρὸς ἓν τέλος ἀναφερόντων. τέσσαρες δὲ
εἰσὶν, ἃς γενικωτάτας νομίζουσιν οἱ περὶ τούτων διειληφό-
τες, μίαν μὲν τὴν δογματικὴν τοῖς πολλοῖς κατατιθεμέ-
νην καὶ βεβαιοτέραν, τὴν σκεπτικὴν τὴν περὶ πάντων ζη-
τητικήν· πρὸς δὲ τούτοις εἶναι τρίτην τὴν ἐριστικὴν τὴν
διὰ σοφισμάτων νικᾷν ἐν τοῖς νείκεσιν ἐσπουδακυῖαν. σο-
φίσματα δὲ τοιαῦτα νομίζουσιν οἷον· ὅπερ εἰμὶ ἐγὼ οὐκ εἰ
σύ, ἄνθρωπος δὲ εἰμί, σὺ ἄρα οὐκ ἄνθρωπος· καὶ τοὺς
τοιούτους μειρακιώδεις λόγους καὶ ἐριστικούς. μικτὴν δ᾽
αἵρεσιν προσειρήκασι τὴν τισὶ μὲν δόγμασι κατατιθεμένην,
περὶ πολλῶν δ᾽ ὑπορηκυῖαν καὶ μὴ πάντα διεξιοῦσαν συγ-

De fectis.

Sectam aliqui tribus modis dici arbitrantur, commu-
niter, proprie et propriiſſime. Communiter quidem opi-
nionum conſpirationem eſſe aliquam in re quae ad vitam de-
gendam ſpectat; proprie vero confenſum in arte; propriiſ-
ſime autem confenſum in philoſophia. Ex notione vero
ſectam eſſe aſſerunt collectionem multorum dogmatum ſibi
invicem concordantium et ad unum finem tendentium.
Quatuor autem ſectae ſunt quas maxime generales exiſti-
mant ii qui de earum diſtinctione curam ſuſceperunt.
Una eſt dogmatica quae in multis poſita et ſtabilior eſt;
altera ſceptica quae de omnibus rationes inquirit. Tertia
praeterea eſt contentioſa quae ſophiſmatis ſuperior eſſe in
concertationibus ſtudet. Sophiſmata autem ejusmodi exi-
ſtimant ut: quod ego ſum tu non es: at homo ſum:
ergo tu non es homo: et id genus alias pueriles et liti-
gioſas ratiocinationes. Quartam denique ſectam mixtam
appellarunt, quae quibusdam in decretis collocata eſt ac

Ed. Chart. II. [24. 25.]　　　　　Ed. Baf. IV. (425.)
καταθετικῶς. εἶναι δὲ δογματικοὺς τοὺς τῷ Πυθαγόρᾳ καὶ
τῷ Ἐπικούρῳ προωρισμένους, σκεπτικοὺς δὲ Ζήνωνα τὸν
Ἐλεάτην καὶ Ἀνάξαρχον τὸν Ἀβδηρίτην καὶ τὸν ἄγαν
ἠκριβωκέναι τὴν ἀπορητικὴν ἀποληφθέντα Πύῤῥωνα· ἐρι-
στικοὺς δὲ κεκλήκασιν Εὐκλείδην καὶ Μενέδημον καὶ Κλει-
τόμαχον. τοὺς δὲ κατὰ μικτὴν αἵρεσιν μετεληλυθότας ὑπάρ-
χειν Ξενοφάνην μὲν περὶ πάντων ἠπορηκότα, δογματίσαντα
δὲ μόνον τὸ εἶναι πάντα ἓν καὶ τοῦτο ὑπάρχειν [25] θεὸν
πεπερασμένον, λογικὸν, ἀμετάβλητον. τὸν δὲ Δημόκριτον
ὁμοίως περὶ μὲν τῶν ἄλλων μηδενὸς ἀποφηνάμενον, ἔν-
δειγμα δὲ καταλέλοιπε τὸ περὶ τῶν ἀτόμων καὶ τοῦ κενοῦ
καὶ τοῦ ἀπείρου.

Τίς ἀρχὴ φιλοσοφίας;

Ἀρχὴ δὲ λέγεται τριχῶς· ἡ μὲν ὡς αἰτιώδης, ἡ δὲ
ὡς ἐν τρόπῳ συστάσεως, ἡ δὲ ἀποδείξεως. αἰτιώδης μὲν
οὖν ἐστιν ἀρχὴ, ὅταν ζητήσωμεν τί ποτ᾽ ἐστὶ τὸ πεποιηκὸς

de multis dubitat neque omnia ut approbet edifferit. Do-
gmaticos autem Pythagoram *Samium* et Epicurum *Athe-
nienfem* efse ftatuunt. Scepticos vero Zenonem Elaeatem
et Anaxarchum Abderitam et Pyrrhonem, qui quum apo-
reticam *dubiam* fectam effet amplexus, eam quam accu-
ratiffime coluit. Contentiofos vero appellarunt Euclidem
et Menedemum et Clitomachum. Mixtae autem fectae
fectatores effe Xenophanem, qui de omnibus dubitavit
ac tantum decrevit omnia unum effe idque *unum* effe
deum et finitum et ratione praeditum et immutabilem,
atque Democritum fimili modo qui de nulla re alia fuam
protulit fententiam, fed de atomis, de vacuo et de infinito
documentum reliquit.

Quodnam fit philofophiae principium?

Principium tribus modis dicitur, primum ut caufale,
fecundum ut per modum conftitutionis, tertium demon-
ftrationis. Caufale igitur principium eft quum inveftiga-

Ed. Chart. II. [25.]   **Ed. Baf. IV. (425.)**

εἰς ἐπίνοιαν τοὺς πρώτους ἐλθεῖν φιλοσοφίας· ἐν τρόπῳ δὲ
συστάσεως ὅταν ζητήσωμεν ποῖον μέρος ἐστὶ πρῶτον ὃ ἐκ
τῆς τέχνης συνέστηκεν· ἀποδείξεως δὲ, ὅταν τὰ ὑφ' ἡμῶν
κατασκευαζόμενα ἀποδείκνυμεν· αἰτία δὲ φιλοσοφίας εὑρέ-
σεώς ἐστι κατὰ μὲν Ξενοκράτη τὸ ταραχῶδες ἐν τῷ βίῳ
καταπαῦσαι τῶν πραγμάτων.

Κεφάλαιον δ'.

Περὶ σημείου.

Σημεῖον τοίνυν οἱ μὲν διαλεκτικοί φασιν ἀξίωμα ἐν
ὑγιεῖ συνημμένον καὶ ἡγούμενον ἐγκαταληπτικὸν τοῦ λήγον-
τος. τῶν δὲ σημείων τὰ μέν ἐστιν ἐνδεικτικὰ, τὰ δὲ ὑπο-
μνηστικά· ἐνδεικτικὸν μὲν οὖν ἐστιν ὅπερ παρατέθεικε τὸ
σημειούμενον ἅμα τῷ φανῆναι τὸ σημεῖον καὶ τοῦ εἰς γνῶ-
σιν σημειουμένου ἡμᾶς ἀγαγεῖν. ὁποῖόν ἐστιν ἐπὶ τοῦ κα-
πνοῦ. τοῦτον γὰρ ἰδόντες εὐθὺς γινώσκομεν ὅτι ἐκ πυρὸς

mus, quid fit quod primos homines in philofophiae opi-
nionem venire impulerit. Per modum autem conftitutio-
nis feu conftituendi principium quum quaerimus qualis
fit pars quae prior in artem redacta fuit. Demonftratio-
nis vero quum quae a nobis inventa funt, ea demonftra-
mus. Porro inventionis philofophiae caufa eft fecundum
Xenocratem quidquid eft in vita turbulentum placare.

Caput IV.

De figno.

Signum definiunt dialectici enunciatum fanae menti
confentaneum et antecedens concludens quod confequitur.
Signorum vero alia funt indicantia, alia vero admonentia.
Signum indicans eft quod rem fignificatam ita proponit,
ut fimul ac illud confpectum eft in rei fignificatae cogni-
tionem nos adducat, quale in fumo fignum eft. Eo nam-
que confpecto protinus quod ex igne ortum ipfe habeat

γεγονώς ἐστιν. ὑπομνηστικὸν δέ ἐστι σημεῖον, ὃ μὴ πρό-
τερον παρατηρηθέντος τοῦ σημείου τοῦ διαφανέντος εἰς
γνῶσιν οὐκ ἀφικόμεθα τοῦ σημειουμένου, ὥσπερ ἐπὶ τῆς
γάλα ἐχούσης εὐθὺς γινώσκομεν ὅτι τετοκυῖά ἐστι.

(426)   Περὶ συλλογισμοῦ.

Συλλογισμὸς δέ ἐστι λόγος διδομένων ἀποκρίσεων περὶ
τῶν διαλεγομένων συνάγων συμπέρασμα ἀπροσδόκητον, ὡς
ἐν τῇ πολιτείᾳ παρὰ Πλάτωνι. τοῦ γὰρ Θρασυμάχου εἰ-
ρηκότος ὅτι τὸ δίκαιόν ἐστι τὸ τοῦ κρείττονος συμφέρον
ποιεῖν· καὶ τοῦτο κρατεῖ ἐν ἑκάστῃ πόλει τὸ ἄρχον· οἱ ἄρ-
χοντες ἐν ταῖς πόλεσι ἑκάσταις οἷοί τε καὶ ἁμαρτεῖν καὶ
τὰ αὑτοῖς ἀξύμφορα κελεύειν τοὺς ἥττους τε καὶ ἀρχομέ-
νους ποιεῖν. συνάγει ὁ Σωκράτης ὅτι καὶ δίκαιόν ἐστι τὸ
αὑτοῖς προστάττουσι μὴ ξυμφέρον ποιεῖν.

Περὶ ὅρου.

Ὅρος δέ ἐστι λόγος σύντομος εἰς γνῶσιν ἡμᾶς ἄγων
ἑκάστου πράγματος, ἢ λόγος διὰ βραχείας ὑπομνήσεως ἐμ-

cognofcimus. Signum admonens eſt quo non niſi prius
obſervato ſigno apparenti in rei ſignificatae cognitionem
devenimus, ut quae lac habet eam illico peperiſſe in-
telligimus.

De ſyllogiſmo.

Syllogiſmus eſt oratio quae ex conceſſis reſponſioni-
bus de iis quae diſſeruntur inexſpectatam concluſionem
colligit, ut apud Platonem primo de republica. Thraſy-
macho enim concedente juſtum eſſe potentioris utilitatem
praeſtare: et id potentius eſſe quod imperium habet in
quaque civitate: principes autem civitatum ſingularum
poſſe quoque aberrare ac ſibi inutilia facienda imperare
ſubditis. Colligit Socrates id quoque juſtum eſſe ipſis
magiſtratibus utilitatem non praeſtare.

De definitione.

Definitio autem oratio eſt conciſa quae nos ducit in
cognitionem uniuscujusque rei. Vel definitio eſt oratio,

φανὲς ἡμῖν ἀπεργαζόμενος τὸ ὑποκείμενον πρᾶγμα· τῶν δὲ
ὅρων οἱ μὲν εἰσὶν οὐσιώδεις, οἱ δὲ ἐννοηματικοί.

Περὶ διαιρέσεως.

Τὴν διαίρεσιν ὑπολαμβάνουσι χωρισμὸν εἶναι τῶν συν-
εληλυθότων εἰς ἕν· διαιρεῖσθαι δὲ νομίζουσιν ὀνόματα εἰς
σημαίνοντα καὶ ἄσημα καὶ ὅλον εἰς μερικὰ μέρη καὶ γένη
εἰς εἴδη, διαφορὰς εἰς τὸ καθ᾽ ἕκαστον καὶ εἰς συμβεβηκότα.

Περὶ κριτηρίου.

Κριτήριόν ἐστι πράγματος διαγνωστικὴ κατανόησις.
κριτήριον δέ ἐστι διττόν. τό τε ᾧ χρώμενοι βιοῦμεν καὶ
τὸ περὶ ὑπάρξεως καὶ ἀνυπαρξίας. λέγεται δὲ τὸ κριτήριον
τριχῶς, κοινῶς, ἰδίως, ἰδιαίτατα.

quae brevi commemoratione rem propoſitam nobis diluci-
dam efficit. At definitionum aliae quidem ſunt eſſentiales,
aliae vero notionales, *ſpeculativae et accidentales.*

De diviſione.

Diviſionem exiſtimant eorum quae in unum coierint
ſejunctionem diſtinctionemve eſſe. Dividi vero cenſent
nomina in ſignificantia et non ſignificantia, totum in par-
ticulares partes, genera in ſpecies et differentias in ſingu-
laria et *haec* in accidentia, *accidentia in ſeipſa tum in
ſubjecta.*

De judicio.

Judicium eſt rem diſcernens animadverſio. Duplex
autem eſt judicium, alterum cujus uſu vitam ducimus,
alterum quo res exiſtere vel non exiſtere dijudicamus.
Dicitur vero judicium tribus maxime modis, communiter,
proprie et maxime proprie.

Ed. Chart. II. [26.]   Ed. Baf. IV. (426. 429.)
Περὶ ἀληθοῦς.

Ἀληθές ἐστι τὸ ἀντικείμενόν τινι. διηλλαγμένον δὲ τὸ ἀληθὲς τῆς ἀληθείας τριχῶς, οὐσίᾳ, συστάσει, δυνάμει· οὐσίᾳ μὲν ἐπειδὴ τὸ ἀληθὲς ἀσώματόν ἐστιν. ἀξίωμα γὰρ ἐστι καὶ λεκτόν. ἡ δὲ ἀλήθεια σῶμά ἐστιν. ἐπιστήμη γὰρ πάντων ἐστίν· ἀληθῶν δ' ἐπιστήμη. πῶς ἡγεμονικόν ἐστι. τὸ δὲ ἡγεμονικὸν πνεῦμα εἶναι δοκεῖ, ὅπερ σωματοφυὲς μάλιστα ἂν εἰκότως δοκῇ. τῇ δὲ συστάσει διήλλακται ταῦτα τῷ τὸ μὲν ἀληθὲς δῆλον εἶναι. οἷον ἐγὼ διαλέγομαι τὴν ἀλήθειαν ἡμῖν εὑρῆσθαι περιληπτικὴν οὖσαν πάντων ἀγαθῶν. δυνάμει δὲ ἐξήλλακται τῷ τὸ μὲν ἀληθὲς καὶ φαύλῳ τινὶ ἐπιγίνεσθαι. λέγει γάρ ποτε ἀληθῶς καὶ ὁ μὴ πάνυ ἐσπουδασμένος. τὴν δὲ ἀλήθειαν μόνην ἔντροφον εἶναι τοῖς τρόπον εἶναι σπουδαίοις.

(429) Περὶ ἀποδεικτικῆς.

Ἐπειδὴ δοκεῖ τῷ λογικῷ μέρει τῆς φιλοσοφίας προσήκειν ὁ περὶ τῶν ἀποδείξεων λόγος, εὔλογόν ἐστι καὶ περὶ

De vero.

Verum eft quod alicui oppoſitum *cum re convenit.* Differt autem verum a veritate ſubſtantia, conſtitutione, potentia. Subſtantia quoniam verum incorporeum eſt, effatum enim eſt et dictum, veritas autem corpus: nam omnium rerum ſcientia eſt ac praecipue verarum. Princeps facultas ſpiritus eſſe videtur qui merito corporeus exiſtimatur: conſtitutione vero haec differunt quia evidens eſt, ut ego diſputo ideo veritatem nobis eſſe indagandam, quod univerſa comprehendat: potentia quoniam verum peſſimo cuique ineſt: nam vera interdum dicit vel mediocriter literis inſtructus: veritas autem nonniſi probis et eruditis viris ineſſe poteſt.

De demonſtratione.

Quandoquidem ad rationalem philoſophiae partem ſpectare videtur ſermo de demonſtrationibus, conſentaneum

τούτων εἰπεῖν· ἀποδείξεις καλῶ συλλογισμοὺς τοὺς διὰ τὰς
ἐναργεῖς πρόθεσιν καὶ λῆψιν συμπέρασμα ἀποδεικνύντας.
ἢ οὐ δεομένους ἑτέρου μηνύματος. εἰσὶ δὲ οἵδε, πρῶτος ὁ
ἐκ συνημμένου τοῦ ἡγουμένου τὸ λῆγον ἐπιφέρων, οἷον,
ἡμέρα ἐστὶν, ἄρα φῶς ἐστι. δεύτερος δὲ ὁ ἐξ ἡγουμένου καὶ
τοῦ ἀντικειμένου τοῦ λήγοντος τὸ ἀντικείμενον τοῦ ἡγου-
μένου ἐπιφέρων, οἷον εἰ ἡμέρα ἐστὶ, φῶς ἐστι· φῶς οὐκ ἔστι,
ἄρα γ᾽ ἡμέρα οὐκ ἔστι. τρίτος δὲ ὁ ἐξ ἀποφατικῆς συμ-
πλοκῆς καὶ ἑνὸς τῶν ἐν τῇ συμπλοκῇ τὸ ἀντικείμενον τὸ
λοιπὸν ἐπιφέρων. οἷον εἰ οὐχὶ ἡμέρα ἐστὶ, νὺξ ἐστι· ἀλλὰ
μὴν ἡμέρᾳ ἐστὶν, νὺξ ἄρα οὐκ ἔστι. τέταρτος δὲ ὁ ἐκ
διεζευγμένου καὶ ἑνὸς τῶν ἀντικειμένων τὸ λοιπὸν ἐπιφέρων.
ἢ ἡμέρα ἐστὶ ἢ νὺξ ἐστιν. ἀλλὰ μὴν ἡμέρα οὐκ ἔστι, νὺξ
ἄρα ἐστί. πέμπτος ὁ ἐκ διεζευγμένου καὶ τοῦ ἀντικειμένου
ἑνὸς τῶν ἐν τῷ διεζευγμένῳ τοῦ ἀντικειμένου τὸ λοιπὸν ἐπι-
φέρων. οἷον εἰ ἡμέρα ἐστὶ, νὺξ οὐκ ἐστίν. ἀλλὰ μὴν ἡ νὺξ
οὐκ ἔστιν· ἡμέρα οὖν ἔστιν.

eft de iis verba facere. Demonftrationes voco fyllogifmos,
qui ex evidentibus propofitione et affumptione conclufio-
nem inferunt vel qui nulla alia opus habent probatione.
Sunt autem ejusmodi. Primus quando ex conjuncto an-
tecedentis confequens infertur, ut dies eft, ergo lux eft.
Secundus quando ex antecedenti et oppofito confequentis
antecedentis oppofitum infertur, ut fi dies eft, lux eft,
atqui lux non eft, dies igitur non eft. Tertius in quo ex
negato connexo et unius partis oppofitio alterius partis
oppofitum deducitur, ut, fi non dies eft, nox eft, fed dies
eft, igitur nox non eft. Quartus in quo ex difjuncto et
unius partis oppofito reliquum infertur, ut, vel dies eft
vel nox eft. Atqui dies non eft, igitur nox eft. Quintus
in quo ex difjuncto et oppofito uno eorum quae funt in
difjuncto oppofiti reliquum infertur, ut, dies eft, nox non
eft: atqui nox non eft: ergo dies eft.

[428] Κεφάλαιον έ.

Περὶ τοῦ φυσικοῦ.

Ὅσα μὲν εἰκὸς ἦν περὶ τῶν συντελούντων εἰς τὸ λο-
γικὸν μέρος τῆς φιλοσοφίας εἰπεῖν ἐν ἑτέρῳ διῆλθον διὰ
πλειόνων. ἡμεῖς δὲ συντομώτατα περὶ τούτων διαλεχθέν-
τες συμμετρίᾳ μὲν ἐπὶ τὰ φυσικώτερα. καὶ περὶ τούτων
εἰ λέγοι τις, πᾶσι ῥᾳδίως ἐπιτιμῶντες μὴ πάνυ δυσχεραί-
νομεν· καὶ περὶ τούτου δυνατὸν εἶναι νομίζομεν ἐμφανῆ
καθεστάναι· καὶ τοῖς πρῶτα μαθοῦσιν οὕτως ἂν ὑπολάβω-
μεν διὰ ῥᾳστώνην ὑπάρχειν ἀπὸ τούτων, τὰ προτέλεια τῶν
κατὰ φιλοσοφίαν. λαμβάνομεν τοίνυν πρότερον ἀπὸ τῶν
ἀρχῶν τε καὶ τῶν δραστικῶν καὶ τῶν ὑλικῶν ἡγημένων τῆς
φυσικῆς πραγματείας. τούτοις μὲν εἰκότως διανοηθέντες
ἁρμόττειν νομίζομεν ποικίλα τῶν παλαιῶν φιλοσόφων δόγ-
ματα ὑπὲρ ἐκείνων καὶ ὑπὲρ τοῦ θεοῦ, ὅσπερ δραστικώτα-
τος μέν ἐστι πάντων τῶν ὄντων καὶ τῶν γινομένων αἴτιος

Caput V.

De phyfica feu rerum naturalium fcientia.

Quaecunque igitur par fuit de iis agere quae ad ra-
tionalem philofophiae partem attinent, alio in opere plu-
ribus verbis enarravimus. Nos autem pauca de his fo-
lummodo perftringentes adhibito quodam difputandi modo
ad ea recenfenda properamus, quae de natura rerum an-
tiqui tradidere. Atque de his fi quisquam dicat, licet
omnes facile reprehendamus, non molefte tamen feremus
et hac de re manifefta conftitui poffe arbitramur et fane
primum difcentibus tironibus ab his propter facilitatem
philofophiae exordium capiendum cenfuerimus. Initium
ergo petemus a primis rerum naturalium principiis tam
efficientibus quam materialibus: quae quidem ut par fuit,
ubi agitavimus animo, aptum effe et confentaneum judi-
cavimus varias antiquorum de illis philofophorum opinio-
nes ac de deo qui eft prima et efficientiffima rerum om-

καὶ ὡς εἰπεῖν ποιητής εἰς μέσον προάγειν. Πλάτων μὲν
οὖν καὶ Ζήνων ὁ Στωϊκὸς περὶ τῆς οὐσίας τοῦ θεοῦ διε-
ληλυθότες οὐ κόσμον, ἀλλὰ παρὰ ταῦτα διενοήθησάν τι
ἄλλο· ὁ μὲν Πλάτων θεὸν ἀσώματον, Ζήνων δὲ σῶμα,
περὶ δὲ μορφῆς μηδὲν εἰρηκότες. Ἐπίκουρος δὲ ἀνθρωπό-
μορφον τοῦτον ὑπέλαβεν. [27] Στωϊκοὶ δὲ ἰδίαν μὲν ἰδέαν
οὐκ ἔχειν διηνεκῶς, πνεῦμα δὲ πυρῶδες ὁμοιούμενον πᾶσι
ῥᾳδίως οἷς ἂν προερρύη. τόπον δὲ κρατεῖν ὡρισμένον καὶ
κινεῖσθαι μεταβατικῶς μὲν Ἐπίκουρος αὐτὸν εἰπεῖν ἐπεχεί-
ρησεν· οἱ δὲ Στωϊκοὶ ἔμφυτον μὲν διὰ πάντων διήκειν,
ὁμοιούμενον δὲ ἑκάστῳ κινούμενον καὶ μεταλλάττειν προνοεῖν
τε τῶν ἁπτομένων κατ᾽ ἀρετήν. αὐτοὶ δὲ καὶ τὸν θεὸν
διοικητικὸν εἰρήκασι, μηδενὸς δὲ τῶν ἁπάντων ἐπιμέλειαν
ἔχειν. Ἐπίκουρος δὲ διισχυρίζεται λέγων τὸ μακάριον καὶ
ἀδιάφθαρτον οὔτ᾽ αὐτὸ πραγματείας ἔχειν οὔθ᾽ ἑτέρῳ παρ-

nium quae funt quaeque in dies gignuntur caufa et, ut
ita dicam, opifex in medium afferre. Plato fiquidem et
Zeno Stoicus de dei effentia difputantes non mundum
ipfum effe dixerunt, fed praeter haec omnia quiddam
aliud: incorporeum quidem deum effe Plato fentit; cor-
pus vero feu corporeum Zeno affeverat. Tamen de ejus
forma nihil ftatuerunt. Epicurus autem humanam ipfum
habere figuram credidit. Stoici propriam quidem eum
femper non retinere, fed igneus fpiritus cum fit omnium
quibus affluxerit formam facile fufcipere illisque fimilem
effici, certum et definitum locum habere et digrediendo
ipfum moveri Epicurus affeverare conatus eft. Stoici in-
fitum et innatum per omnia penetrare et fingulis rebus
feu naturis fimilem effectum cum eisdem et moveri et
locum mutare dicunt atque ex ingenita fibi virtute rebus
fibi conjunctis profpicere: iidem quoque deum quidem
cuncta gubernare dixerunt, fed nullius rei curam pecu-
liariter habere. At vero Epicurus affirmat beatam incor-
ruptibilemque naturam neque ipfam in fe moleftias ullas
habere neque alicui alteri negotium faceffere, univerfis

242   ΓΑΛΗΝΟΥ

Ed. Chart. II. [27.]   Ed. Baf. IV. (428.)

ἔχειν, ἀγαθὸν δὲ πᾶσιν ἀνθρώποις τὸν θεὸν διατελεῖν.
Πλάτων δ᾽ ὑπείληφε καὶ πάντων συλλήβδην τῶν κατὰ τὸν
βίον καθηγητικὸν οὐκ ἄλλον νενόμικε. τὸν κόσμον οἱ μὲν
γεννητὸν εἶναι νομίσαντες τὸν θεὸν ἔφασαν γεγονέναι τού-
του δημιουργόν. ἄλλοι δὲ γεννητὸν εἶναι συγκεχωρηκότες
οὐχ ὁμοίως περὶ τοῦ τέλους κεκρίκασιν. ἀλλὰ Πλάτων μὲν
ἀνώλεθρον εἶναι νομίζει καὶ ἀθάνατον διὰ τὴν εὐτεχνίαν
τοῦ πεποιηκότος. Στωϊκοὶ δὲ φθορᾶς ἐπιδεκτικὸν εἶναι
καὶ διὰ πυρὸς εἰς τὸ ἄπειρον χεομένου γίνεσθαι τούτου τὴν
μεταβολὴν καί τινα χρόνον τῆς ὕλης ἀναπαυομένης καὶ
τῆς ἐπὶ λῆξιν λαμβανούσης· αὖθις δὲ τῶν ὄντων ἀνανεο-
μένων ἐκ πυρὸς καὶ μεταβαλλόντων κατ᾽ ἀρχὰς εἰς τὴν τῶν
ἄλλων στοιχείων φύσιν καὶ πάλιν συγκρινομένων καὶ σωμα-
τοποιουμένων ὑπὸ τοῦ θεοῦ καὶ τὰ πάντα ἐκ νέας κοσμο-
ποιουμένων. οἱ μὲν ἄλλοι πάντες ὑπολαμβάνοντες εἶναι τὸν
θεὸν ἁπάντων δημιουργὸν αὐτῷ μόνῳ τὴν αἰτίαν τῶν γε-
νομένων προσάπτειν ἐπικεχειρήκασι. Πλάτων δὲ καὶ τὰς
ἰδέας εἰσήγαγεν, εἰς ὅσα μὲν ἀπεργάσασθαι δύναται. εἰσά-

tamen hominibus bona deum elargiri. Plato autem opi-
natus eſt deum largitorem eſſe rerum omnium quae ad
vitam ſpectant, non alium eſſe ſenſit. Quicunque mun-
dum genitum eſſe putaverunt, deum dixerunt ipſius opifi-
cem fuiſſe: alii vero qui genitum mundum conceſſerunt,
non eandem de ipſius fine ſententiam habuerunt. Verum
Plato immortalem eſſe atque interitus expertem propter
opificis induſtriam exiſtimat. Stoici contra interire mun-
dum putant atque ignis opera qui in infinitum diffundi-
tur, ipſius mutationem contingere materia aliquod tempus
quieſcente et ceſſante: rurſus vero in contrarium ſtatum
ex igne vergentibus rebus et converſis quoad principia in
aliorum elementorum naturam et rurſus coagmentatis at-
que a deo in unum corpus redactis ac omnino ex nova
natura in mundum coaleſcentibus. Ac ceteri quidem om-
nes qui deum cunctarum rerum auctorem crediderunt,
ipſum quoque unum horum omnium cauſam ſtatuere co-
nati ſunt. Solus Plato ideas introduxit in quas intuens

γουσι δὲ καὶ τὴν ἄποιον ὕλην ὡς οὐκ ἄνισα τὰ καθ' ἕκα-
στα συντελεῖσθαι, ἀλλὰ πάντα τε ὑπ' αὐτῆς τὰ ἀποτελέ-
σματα γίγνεσθαι. καὶ περὶ μὲν τῆς δραστικῆς διεξελθεῖν
ἂν εἴη καιρός. οἱ Κυνικοὶ δὲ περὶ ταύτης εἰπόντες εἶναι
μὲν ἀρχὴν ὑλικὴν ἅπαντες ὁμοίως δεδώκασιν· οὐ μὴν ἅ-
παντες εἶναι τὴν αὐτήν. ἀλλὰ Φερεκύδης μὲν ὁ Σύριος
γῆν εἶναι ταῦτα ἐνόμισε, Θαλῆς δὲ ὕδωρ, Ἀναξίμανδρος
δὲ ἄπειρον, Ἀναξιμένης δὲ καὶ Διογένης ὁ Ἀπολλωνιάτης
ἀέρα, πῦρ δὲ Ἡράκλειτος καὶ Ἵππασος ὁ Μεταποντῖνος,
Ξενοφάνης δ' ὁ Κολοφώνιος γῆν καὶ ὕδωρ, Ἵππων δὲ ὁ
Ῥηγῖνος πῦρ καὶ ὕδωρ. Οἰνοπίων δὲ ὁ Χῖος πῦρ καὶ
ἀέρα, Δημόκριτος δὲ ἐν τοῖς σοφιστικοῖς γῆν καὶ πῦρ καὶ
ὕδωρ, οἱ Στωικοὶ δὲ τέσσαρα στοιχεῖα γῆν καὶ πῦρ καὶ
ὕδωρ καὶ ἀέρα, Ἀριστοτέλης δὲ τούτοις προσέθηκε καὶ τὸ
κυκλοφορικὸν σῶμα. Ἐμπεδοκλῆς δὲ τέτρασι στοιχείοις φι-
λίαν καὶ νεῖκος προσήγαγε τῶν μὲν τεσσάρων στοιχείων
ὑλικῶν ὄντων, τῆς φιλίας ταῦτα συγκρινούσης, τοῦ δὲ νεί-

deus poteſt operari : item materiam introducunt omni qua-
litate carentem, ex qua ſingula quaeque non inaequalia
conſiceret, ſed ab ipſa omnes gignerentur effectus. *Ve-
rum quoniam de efficiente principio ſatis multa attulimus,*
tempus eſt ut de materia quoque aliquid dicamus. Cynici
qui de ea locuti ſunt principium materiale eſſe una et
mente et voce omnes confenſerunt, quodnam vero ſit non
omnes confentiunt. Sed Pherecydes Syrus terram id eſſe
credidit. Thales autem aquam. Anaximander infinitum.
Anaximenes et Diogenes Apolloniata aërem. Heraclitus
et Hippaſus Metapontinus ignem. Xenophanes Colopho-
nius terram et aquam. Hippo Rheginus ignem et aquam.
Oenopio Chius ignem et aërem. Democritus vero in So-
phiſticis terram et ignem et aquam. Stoici quatuor ele-
menta terram et ignem et aquam et aërem. Ariſtoteles
autem his addidit corpus quod in orbem agitur. Empe-
docles quatuor elementis amicitiam et litem adjungit:
cum enim quatuor ſint elementa materialia, amicitia haec

κους διαλύοντος καὶ διακρίνοντος. Δημόκριτος δὲ καὶ Ἐπί
κουρος τὰς ἀτόμους ἀρχὰς πάντων νομίζουσιν. Ἡρακλείδης
δὲ ὁ Ποντικὸς καὶ Ἀσκληπιάδης ὁ Βιθυνὸς ἀναρμόστους
ὄγκους τὰς ἀρχὰς ὑποτιθέντες τῶν ὅρων. Ἀναξαγόρας δὲ
ὁ Κλαζομένιος τὰς ὁμοιομερείας. Διόδωρος δὲ ὁ Κρόνος
ἐπικεκλημένος ἀμερῆ καὶ ἐλάχιστα σώματα. Πυθαγόρας
δὲ τοὺς ἀριθμούς. μαθηματικοὶ δὲ τὰ πέρατα τῶν σωμά
των. Στράτων δὲ ὁ φυσικὸς ἐπωνομασμένος τὰς ποιότηιας.

[28] Κεφάλαιον στ'.

Περὶ διαφορᾶς ἀρχῆς καὶ αἰτίας.

Ἀρχὴν δὲ καὶ αἰτίαν τινὲς μὲν ᾠήθησαν μηδὲν ἀλ
λήλων διαφέρειν, τινὲς δὲ τὴν ἀρχὴν καθηγητικὴν πάντων
εἶναι νομίζουσιν οὐκ αἰτίαν οὖσαν τοῦ παντὸς ἐπιτελέσμα
τος. ἀλλὰ τὸ δι᾽ ὃ ἐν ἑκάστῳ τρόπῳ γίγνεται τὰ ἀποτε
λέσματα. αἴτια δὲ ὑπέθεντο τέσσαρα, προκαταρκτικὸν τὸ
χωριστὸν ἀπὸ τοῦ ἀποτελέσματος καὶ τοῦτο, ὃ πεποίηκε

copulat, lis vero eadem diſſolvit et diſſipat. Democritus
et Epicurus atomos omnium rerum principia eſſe opinantur. Heraclides Ponticus et Aſclepiades Bithynus rerum
principia faciunt moles quasdam non compactas. Anaxagoras Clazomenius minimas quasdam ſimiles rerum particulas. Diodorus qui Cronus cognominatus eſt individua
minimaque corpuſcula. Pythagoras numeros. Mathematici corporum fines. Strato cognomine phyſicus qualitates.

Caput VI.

De principii et cauſae differentia.

Principium et cauſam aliqui nihil inter ſe differre
putant: aliqui principium quidem rerum omnium originem
praecedere exiſtimant, non tamen ipſum eventus cujuscunque cauſam eſſe dicunt, ſed id quo ſecundum unumquemque modum res fiunt. Cauſarum genera quatuor iidem ſtatuunt. Antecedens quod ab eventu ſeparari poteſt

παραμένει. συμπλεκτικὸν ὅπερ τὸ ἔργον μὴ ἀπολείπει καὶ
οὗ παρόντος τὸ ἀποτέλεσμα πάρεστι καὶ πεπαυμένου παρεν-
αλλάττεται καὶ αὐξομένου εἰς ἐπίδοσιν πρόεισι καὶ μειου-
μένου ἐλαττοῦται. αὐτοτελὲς τὸ αὐτὸ μόνον ἀποτελοῦν. καὶ
συναίτιον ὃ μὲν ὑπὸ τὴν ἴσην δύναμιν συμβάλλεται πρὸς
τὸ ἀποτέλεσμα, ὡς ἐπὶ τῶν ἀροτικῶν (429) συνερχεῖν δο-
κεῖ τὸ μικρὰν ῥοπὴν πρὸς τὸ ἀποτέλεσμα εἰσάγον, ὡς κα-
ταδεῖν δυοῖν βοοῖν· ἀλλὰ δὲ ὁ βουκόλος ἢ ἀρότης ῥᾷον γεωρ-
γήσει καὶ τὴν γεωργίαν διατελέσει, εἰ τρίτος ἐπήγετο συν-
επικουφίζων.

Περὶ διαφορᾶς στοιχείων καὶ ἀρχῆς.

Τῶν ἀπὸ Ἰωνίας φιλοσόφων οὐδὲν διαλλάττειν αὐτὰ
νομιζόντων Πλάτων πλεῖστον διενηνοχέναι ταῦτα κέκρικε
τῆς μὲν ἀρχῆς. καὶ γὰρ οὐδὲν εἶναι πρότερον ἀφ' ἧς γεν-
νᾶσθαι ταῦτα συμβέβηκε. τῶν δὲ στοιχείων προτέραν εἶ-
ναι τὴν ἀειδῆ καὶ ἄμορφον οὐσίαν. ἣν οἱ μὲν ἄποιον ὕλην
ὀνομάζουσιν, οἱ δὲ ἐντελέχειαν καὶ στέρησιν. ἔτι δὲ τὰ μὲν

idque quod jam effecit permanet. Continens quod rem
quam facit non deferit et quo praefente adeft effectus et
ceffante immutatur, crefcente augefcit et decrefcente de-
crefcit. Perfectum quod per fe folum rem peragit. Ad-
juvans quod ceteris pares vires in effectum confert, ut in
arando videmus, in quo vel plurimum adjuvare videtur,
quod leve et exiguum ad effectum affert momentum, ut
bobus quidem duobus fit opus: attamen arator multo fa-
cilius arabit opusque abfolvet, fi tertius adducatur qui
aliorum laborem fublevet.

De elementorum et principii differentia.

Cum Ionici philofophi elementum a principio nihil
differre arbitrarentur, plurimum Plato intereffe judicavit,
nihil enim prius effe cenfuit principio ex quo gigni po-
tuerit. Contingit vero elementis priorem effe informem
fubftantiam, quam alii materiam qualitatis expertem nomi-
nant, alii formam feu perfectionem et privationem. Prae-

στοιχεῖα οἱ μὲν σύνθετα καὶ ἀποτελέσματα. τὴν δ' ἀρ-
χὴν οὐδετέραν τούτων ὑπάρχειν. ὥστ' εἰκότως ὁ Πλάτων
τὴν ἐν τούτοις παραλλαγὴν κατειληφὼς ἀποφαίνεται.

Περὶ φύσεως.

Φύσιν τινὲς εἶναι λέγουσι πνεῦμα ἔντεχνον, ὁδοποιητι-
κόν. ἄλλοι δὲ τὴν τῶν σωμάτων σύγκρισιν εἶναι καὶ διά-
κρισιν τὴν φύσιν ὑπολαμβάνουσιν. Ἀριστοτέλης δὲ ἀρχήν
τε κινήσεως καὶ ἠρεμίας εἴρηκεν, ἐν ᾧ ὑπάρχει πρώτως καθ'
αὐτὸ καὶ μὴ κατὰ συμβεβηκὸς γεγενῆσθαι νομίζων. φυσικὰ
δὲ εἶναι λέγει τὰ στοιχεῖα τέσσαρα καὶ τὰ ἐξ αὐτῶν γιγνό-
μενα ζῶα, φυτά, μέταλλα καὶ τὰ περὶ τὸν ἀέρα, ὄμβρους
καὶ τὰ τοιαῦτα.

Περὶ κινήσεως.

Τὴν κίνησιν σχεδὸν τῶν φιλοσόφων πάντες οἱ ἀκρι-
βέστατοι γίνεσθαι νομίζουσιν. τὴν μὲν γὰρ τοπικὴν μετά-
βασιν, ὅταν τι ἀπὸ τόπου εἰς τόπον ἕτερον φαίνηται μετα-

terea elementa aliqui compofita et effectus nominant. Prin-
cipium vero neutrum horum effe cenfent. Quamobrem
merito Plato deprehenfam in his differentiam demonftrat.

De natura.

Naturam definiunt aliqui fpiritum arte praeditum et
ad aliud aditum facientem. Alii corporum concretionem
et diffolutionem. Ariftoteles principium motus et quietis
ejus in quo eft primo per fe et non per accidens effe
exiftimavit. Naturalia vocat tum elementa quatuor, tum
cetera quae ex eis fiunt, animalia, flirpes, metalla et quae
in aëre generantur, imbres et alia id genus.

De motu.

Motum omnes pene concedunt quicunque paulo dili-
gentius philofophati funt locorum commutationem, ut cum
quis a loco ad locum videtur transire. Phyficum cum

βαῖνον, τὴν δὲ φυσικὴν ὅταν εἰς ἕτερον ἐξ ἑτέρου γινό-
μενον ἀποφαίνωνταί τινες. τρίτον δὲ τὴν γένεσιν ὅταν ἐξ
οὐκ ὄντων γένηταί τι. τὴν διαφθορὰν ὅταν ἐξ ὄντος πρὸς
τὸ μὴ εἶναι καθίσταται, καθάπερ ἐπὶ τῶν ἀπογινομένων
ζώων. τὴν δ' αὐξητικὴν ὅταν τι ἀπὸ βράχεος πρὸς τὸ
μεῖζον μέτεισι. τὴν δὲ μειωτικὴν ὅταν ἐκ μείζονος βραχύ-
νηταί τι καὶ πρὸς ἔλαττον μεθαρμόζηται.

Περὶ σωμάτων.

Σῶμα τινῶν ὑπολαβόντων τὸ εἴτε ποιεῖν εἴτε πάσχειν,
ἕτεροι τὸ τριχῆ διαστατὸν μετὰ ἀντιτυπίας τὸ σῶμα καθε-
στάναι φασίν. εἶναι μὲν γὰρ σημεῖον οὗ μέρος οὐδέν. τὴν
δὲ γραμμὴν μῆκος ἀπλατές. ἐπιφάνειαν δὲ τὸ μήκους καὶ
πλάτους μετέχον. τοῦτο δὲ, ὁπόταν βάθους προσλάβῃ,
σῶμα νομίζουσιν εἶναι. τινὲς δὲ τὰ πέρατα σώματα εἶναι
ὑπειλήφασιν.

quidam unum ex alio genitum in aliud transire demon-
ftrant. Tertio ortum cum ex non entibus fit aliquid,
interitum vero quando ex ente ad non ens tranfit, ut in
animalibus quae corrumpuntur. Motum accretionis ut cum
quid e parvo ad aliquid majus tranfit. Denique motum
diminutionis ut cum ex majori aliquid breve redditur et
ad minus transmutatur.

De corpore.

Nonnullis corpus effe dicentibus quodcunque five agat
five patiatur. Alii corpus effe definiunt quod triplici di-
menfione conftat cum renixu. Punctum namque effe cujus
pars nulla: lineam vero longitudinem latitudinis expertem:
fuperficiem quae longitudinis et latitudinis eft particeps.
Hanc vero cum profunditatem affumpferit corpus effe exi-
ftimant. Quidam etiam corporum extrema et terminos
corpora effe crediderunt.

Περὶ σχήματος.

Σχῆμά ἐστιν ἐπιφάνεια καὶ περιγραφὴ καὶ πέρας σώ-
ματος. τῶν δὲ σχημάτων τὰ μὲν στρογγύλα, τὰ δὲ γω-
νιώδη, ὧν σχεδὸν ἄπειρος ποικιλία.

(427)   Περὶ ἰδέας.

Ἰδέα ἐστὶν οὐσία ἀσώματος, αἰτία τῶν οἷά ἐστιν αὐτὴ
καὶ παράδειγμα τῶν κατὰ φύσιν ἐχόντων αἰσθηιῶν ὑποστά-
σεων, αὐτὴ μὲν οὐκ ὑφεστῶσα καθ᾽ ἑαυτὴν, ἐνεικονίζουσα
δὲ τὰς ἀμόρφους ὕλας καὶ αἰτία γιγνομένη τῆς τούτων δια-
τάξεως. Πλάτων δὲ συγχωρεῖ ὅσον δυνατὸν, ὅτι ἐν τοῖς
νοήμασι καὶ ταῖς φαντασίαις δεῖ ζητεῖν ἰδέας τοῦ θεοῦ.
Ἀριστοτέλης δὲ εἴδη μὲν καὶ ἰδέας ἀπέλιπεν, οὐ μὴν κεχω-
ρισμένας τῆς ὕλης. οἱ δὲ Στωϊκοὶ ἐννοήματα ἡμέτερα τὰς
ἰδέας εἶναι νομίζουσι.

De figura.

Figura corporis fuperficies, circumfcriptio et terminus
eft. Figurarum vero aliae rotundae funt, aliae angulares,
quarum infinita pene variatio eft.

De idea feu forma.

Idea eft fubftantia incorporea, fui fimilium caufa et
naturalium fubftantiarum fub fenfum cadentium exemplar,
ipfa quidem ex fe non fubfiftens, fed formis carentes ma-
terias fibi fimiles reddens earumque conftitutionis caufa.
Plato vero concedit quantum fieri poteft quaerendas effe
ideas in mente et cogitatione dei. Ariftoteles autem for-
mas quidem et ideas non abftulit, fed eas materiae con-
junctas effe voluit. Stoici noftras cogitationes ideas ap-
pellarunt.

Κεφάλαιον ζ'.

Περὶ κόσμου.

Οἱ μὲν ἀπὸ τῆς στοᾶς ἕνα κόσμον εἰρήκασι καὶ τοῦ-
τον τὸ πᾶν καὶ σωματικόν. Ἐμπεδοκλῆς δὲ κόσμον ἕνα,
οὐ μέντοι τὸ πᾶν εἶναι τὸν κόσμον, ἀλλὰ ὀλίγον τι τοῦ
παντὸς μέρος, τὸ δὲ λοιπὸν ὕλην. Πλάτων δὲ ἕνα φησὶ
καὶ ἓν τὸ πᾶν εἶναι ἐκ τοῦ μὴ εἶναι τέλειον, ἐὰν μὴ πάντα
περιέχῃ, ἐκ τοῦ μὴ ἔσεσθαι ὅμοιον τῷ παραδείγματι τουτ-
έστι τῷ θνητῷ κόσμῳ ἐὰν μὴ μονογενὴς ᾖ, ἐκ τοῦ μὴ
ἔσεσθαι αἰώνιον εἰ τὸ ἐλλιπές τι ἔχει. Μητρόδωρος ὁ κα-
θηγητὴς Ἐπικούρου φησὶν ἄτοπον εἶναι ἐν μεγάλῳ πεδίῳ
ἕνα ἄσταχυν γεννηθῆναι καὶ ἕνα κόσμον ἐν τῷ ἀπείρῳ· ὅτι
δὲ ἄπειρος κατὰ τὸ πλῆθος δῆλον ἐκ τοῦ ἄπειρα τὰ αἴτια
εἶναι. εἰ γὰρ ὁ κόσμος πεπερασμένος, τὰ δ' αἴτια πάντα
ἄπειρα, ἐξ ὧν δὲ ὁ κόσμος γέγονεν, ἀνάγκη ἀπείρους εἶναι.
ὅπου γὰρ τὰ αἴτια πάντα, ἐκεῖ καὶ ἀποτελέσματα. αἴτια δὲ
ἤτοι αἱ ἄτομοι καὶ τὰ στοιχεῖα.

Caput VII.

De mundo.

Stoici mundum unum eſſe dixerunt et hunc totum
eſſe et corporeum. Empedocles vero mundum quidem
unum eſſe concedit, non tamen univerſum eſſe, ſed exi-
guam quandam univerſi particulam, reliquum vero otioſam
materiam. Plato mundum unum eſſe et univerſum *tribus
argumentis conjectat*, quia perfectus non eſſet, ſi omnia
non contineret nec exemplari, id eſt mortali mundo, ſimi-
lis ſi unicus non eſſet, nec aeternus ſi quid extra ſe ha-
beret. Metrodorus praeceptor Epicuri ait abſurdum eſſe
in magno campo ſpicam unam produci et unum in infi-
nito mundum. Quod autem ſit infinitus ex eo patet, quod
infinitae ſint eauſae. Etenim ſi mundus ſit finitus, cauſae
vero illius infinitae ex quibus prodiit, neceſſe eſt mundos
dari infinitos. Siquidem ubi omnes cauſae, ibi etiam ſunt
effectus. Cauſae autem ſunt atomi et elementa.

Πῶς συνέστηκεν ὁ κόσμος.

Συνέστηκε τοίνυν ὁ κόσμος περικεκλεισμένως ἐσχημα-
τισμένος τὸν τρόπον τοῦτον τῶν βαρυτάτων σωμάτων φε-
ρομένων εἰς τὸ κάτω, τῶν δὲ κούφων εἰς τὸ ἄνω, φερομέ-
νων δὲ πέριξ ἐκ τούτων συνηρμοσμένων.

Κεφάλαιον ή.

Περὶ θεοῦ.

Ὅσα κατ᾽ ἀρχὰς περὶ θεοῦ λέγοντες παρελίπομεν,
ταῦτα νῦν ἐροῦμεν. τοὺς μὲν τῶν προτέρων φιλοσοφησάν-
των εὑρήκαμεν θεοὺς ἠγνοηκότας, ὡς Πρωταγόραν τὸν
Ἠλεῖον καὶ Θεόδωρον τὸν Κυρηναῖον καὶ Εὐήμερον τὸν
Τεγεάτην. οὐ γὰρ εἶναι θεοὺς εἰπεῖν τετολμήκασιν. ἔοικε
δὲ ταύτης τῆς ὑπολήψεως Εὐριπίδης, κἄν τοῦτο μὲν αὐτὸς
οὐ λέγῃ διὰ δέος τῶν Ἀρεοπαγιτῶν, ἀλλὰ τὸν Σίσυφον
εἰσήγαγε τοῦτο λέγοντα. τοίους δὲ παραλελειφότες τοῦ Ἀνα-
ξαγόρου ἀκροώμεθα, ὃς μὲν τὸν θεὸν (428) καὶ τὰ σώ-

Quomodo conſtitit mundus.

Conſtitit igitur mundus rotunda figura formatus hoc
pacto ut graviſſima corpora deorſum ferantur, levia vero
ſurſum, circum denique et in orbem quae ex his ſunt
compoſita.

Caput VIII.

De deo.

Quae de deo inter initia omiſimus, ea nunc dicemus.
Nam ex antiquis philoſophis quosdam invenimus qui deos
ignorarunt, ut Protagoram Eleum, Theodorum Cyrenai-
cum, Euemerum Tegeatam, non enim deos eſſe aſſerere
auſi ſunt. Videtur vero hujus opinionis fuiſſe Euripides,
quamquam id ipſe non dicit ob metum Areopagitarum,
ſed Siſyphum id dicentem introducit. Sed iſtos miſſos
faciamus et Anaxagoram potius audiamus, qui divinam

Ed. Chart. II. [29. 30.] Ed. Baf. IV. (428.)

ματα κατ᾽ ἀρχὰς διακεκοσμηκέναι, καὶ οὕτως εἶναι τὸν πε-
ποιηκότα ταῦτα ὑπέλαβε. Πλάτων δὲ οὐχ ἑστηκότα ταῦτα
ὑπέθετο, ἀτάκτως δὲ κινούμενα ὑπὸ τοῦ θεοῦ εἰς τάξιν
ἤχθαι καὶ τοῦ προσήκοντος μετειληφέναι. Θαλῆς δὲ [30]
νοῦν τοῦ κόσμου τὸν θεὸν ἡγήσατο. Ἀναξίμανδρος δὲ τοὺς
ἀπείρους νοῦς θεοὺς εἶναι νομίζει. Δημόκριτος δὲ νοῦν ἐν
πυρὶ σφαιροειδεῖ τὴν τοῦ κόσμου ψυχὴν ὑπολαμβάνει. Πυ-
θαγόρας δὲ τῶν ἀρχόντων μονάδα θεὸν καὶ τὸ ἀγαθὸν
ᾠήθη, ἥτις ἐστὶν ἢ τοῦ ἑνὸς φύσις αὐτός ὁ νοῦς. τὴν δὲ
ἀόριστον δυάδα δαίμονα καὶ τὸ κακὸν, περὶ ἥν ἐστιν ὁρατὸς
κόσμος. καὶ Πλάτωνι τοῦτο δοκεῖ τὸν θεὸν ἀμιγῆ πάσης
ὕλης καὶ μηδενὶ πάθει συμπεπλεγμένον. Ἀριστοτέλης δὲ
τὸν ἀνωτάτω θεὸν εἶδος χωριστὸν, ἐπιβεβηκὸς τῇ σφαίρᾳ
τοῦ παντός. ὅθεν ἐστιν αἰθέριον σῶμα τὸ μέγιστον ὑπ᾽
αὐτοῦ νομιζόμενον. διῃρημένον κατὰ τὰς σφαίρας τῇ μὲν
φύσει συναφεῖς, τῷ δὲ λόγῳ κεχωρισμένας· ὥστ᾽ εἶναι ζῶον
σύνθετον ἐκ σώματος καὶ θειότητος, καὶ τὸ μὲν αἰθέριον

mentem afferit res omnes a primordiis mundi inter fe
confufas diftinxiffe atque ita res omnes procreaffe. Plato
vero fuppofuit prima corpora non conftitiffe, fed inordi-
nate mota a deo in ordinem fuiffe coacta et ad id quod
erat conveniens revocata. Thales vero mentem mundi
deum effe putabat. Anaximander autem mentes infinitas
deos effe putat. Democritus autem mentem in igne fphae-
rico animam mundi exiftimat. Pythagoras vero ex prin-
cipiis unitatem deum et bonum effe putavit, quae fit
unius natura ipfa mens eft, indefinitam vero dualitatem
daemonem et malum circa quam mundus eft vifibilis. Et
Platoni hoc vifum eft deum ab omni materia feparatum
et nullis paffionibus obnoxium. Ariftoteles vero fupremum
deum formam effe definivit feparatam, univerfi tamen cir-
culo inhaerentem: unde et corpus ejusmodi ab ipfo ae-
thereum et magnum reputatum eft, divifum in plures
fphaeras natura conjunctas, ratione vero feparatas, ut ani-
mal fit compofitum ex corpore et divinitate et hoc ae-

Ed. Chart. II. [30.] Ed. Baf. IV. (428. 427.)

κινούμενον κυκλοφορητικόν. τὴν δὲ ψυχὴν λόγον ἀκίνητον.
αἴτιον τῆς κινήσεως κατ᾽ ἐνέργειαν. Στωϊκοὶ τὸν θεὸν πῦρ
ἔντεχνον ἢ πνεῦμα νομίζουσιν ὁδῷ βαδίζον ἐπὶ κόσμου γέ-
νεσιν, ἐμπεριειληφὸς πάντας τοὺς σπερματικοὺς λόγους, καθ᾽
οὓς ἕκαστα καθ᾽ εἱμαρμένην γίνεσθαι καὶ διήκειν δι᾽ ὅλου
τοῦ κόσμου, τὰς δὲ προσηγορίας μεταλαμβάνοντα κατὰ τὰς
τῆς ὕλης δι᾽ ἧς κεχώρηκε παραλλάξεις. θεὸν δὲ καὶ τὸν
κόσμον καὶ τοὺς ἀστέρας καὶ τὴν γῆν εἶναι νομίζουσι, τὸ
δὲ ἀνώτατον πάντων τὸν νοῦν εἶναι τὸν θεόν. Ἐπίκουρος
δὲ, ἀνθρωποειδεῖς εἶναι τοὺς θεοὺς, λόγῳ δὲ πάνυ θεωρη-
τοὺς διὰ τὴν λεπτομέρειαν τῆς τῶν εἰδώλων φύσεως. ὁ δὲ
οὕτω ἄλλας τέτταρας φύσεις κατὰ γένος ἀφθάρτους τάσδε,
τὰ ἄτομα, τὸ κενὸν, τὸ ἄπειρον, τὰς ὁμοιότητας. αὗται δὲ
λέγονται ὁμοιομερεῖς καὶ στοιχεῖα τῷ αὐτῷ.

(427) Πόθεν ἔχομεν ἔννοιαν θεῶν.

Ὁρίζονται τὸν θεὸν οἱ Στωϊκοὶ πνεῦμα νοητὸν οὐκ
ἔχον μορφὴν, μεταβαλλόμενον δὲ εἰς ὃ βούλεται. ἔχομεν δὲ

thereum motum et in circulum volubile, animam vero
rationem immobilem, caufam motus fecundum operationem.
Stoici deum effe ignem arte praeditum vel fpiritum arbi-
trantur et via procedentem ad mundi generationem et
omnes omnium rerum rationes continentem, quibus omnia
fato eveniunt totum mundum pervadere ac appellationes
fortitum pro diverfitate materiae in quam diffufus eft.
Deum et mundum et ftellas et terram effe cenfent. Id
autem quod omnium fupremum eft mentem effe et deum.
Epicurus vero deos omnes humana fpecie effe, fola vero
ratione vifibiles propter tenuitatem fpecierum eorum na-
turae: hic vero fic alias quatuor naturas fecundum genus
incorruptibiles ftatuit atomosque, infinitum, vacuum et
fimilitudines, hae vero dicuntur partes fimilares et elementa.

Unde deorum notitiam habemus.

Deum definiunt Stoici fpiritum intelligibilem, formam
non habentem, qui fe in id quod vult transformat. Dei

Ed. Chart. II. [38.]   Ed. Baſ. IV. (427. 429.)

ἔννοιαν τούτου ἐκ τοῦ κάλλους καὶ μεγέθους τῶν ὁρωμένων αὐτοῦ δημιουργημάτων. οὐδὲν γὰρ τῶν καλῶν εἰκῆ γεγένηται, ἀλλ᾽ ὑπὸ δημιουργοῦ σοφοῦ. ὅθεν Εὐριπίδης εἶπεν, ἀστέρες δ᾽ ἐν οὐρανῷ ποίκιλμα τέκτονος σοφοῦ, ἐλάβομεν δὲ ἔννοιαν ἐκ τοῦ τὸν ἥλιον καὶ τὴν σελήνην σὺν τοῖς λοιποῖς τῶν ἀστέρων τὴν ὑπόγειον φορὰν ἐνεχθέντας ὁμοίως ἀνατέλλειν τοῖς χρώμασι καὶ τοῖς σχήμασιν. ἴσα δὲ καὶ τοῖς μεγέθεσι καὶ κατὰ τόπους τοὺς αὐτοὺς καὶ χρόνους.

(429) Περὶ ἡρώων καὶ δαιμόνων.

Θαλῆς μὲν καὶ Πλάτων καὶ Πυθαγόρας καὶ πρὸς τούτοις οἱ Στωϊκοὶ γιγνώσκουσιν ὁμοίους εἶναι καὶ τούτους μὲν οὐσίας φυσικάς, τοὺς δ᾽ ἥρωας ψυχὰς κεχωρισμένας τῶν σωμάτων τὰς μὲν ἀγαθὰς τῶν τὸν βίον διαγόντων ἄριστα ἀνθρώπων, κακὰς δὲ τῶν πονηρῶν. Ἐπίκουρος δὲ οὐδετέρους τούτων εἶναι συγκεχώρηκε.

vero cognitionem habemus ex pulchritudine et magnitudine operum illius quae conſpiciuntur: nihil enim temere aut caſu pulchrum oritur, ſed opificis ſapientis opera: quamobrem Euripides dixit: ſtellae in coelo ſunt ornatus opificis ſapientis. Devenimus autem in hujusmodi cognitionem cum ex aliis ſtellis, tum praecipue ex ſole et luna, quae *ſubterraneum iter emenſa* eodem colore, eadem figura, eadem magnitudine oriuntur eademque et tempora et loca ſervant.

De heroibus et daemonibus.

Thales, Plato, Pythagoras et cum his Stoici ſentiunt *eos* eſſe ſimiles ac Daemonas quidem ſubſtantias naturales, Heroas autem animas e corporibus ſeparatas et harum bonas eſſe, quae hominum fuerint optime vitam traducentium: malas autem male viventium. Epicurus tam Daemonas quam Heroas non concedit.

(426) Κεφάλαιον θ'.

Περὶ ψυχῆς.

Πολλὴν μέν ἐστιν εὑρεῖν παρὰ τοῖς προτέροις ἀντείρη-
σιν περὶ τῆς ψυχῆς γενομένην. ἀλλ' ὅμως μὴ τὸν τῆς εἰσ-
αγωγῆς τρόπον ὑπερβαίνειν δοκοῖμεν τὰ πᾶσιν εἰρημένα
περὶ ταύτης διεξιόντες, ὅσα τοῖς ὀνομαστοτάτοις εἰρῆσθαι
περὶ ταύτης νομίζομεν, ὡς ἐν βραχέσι πειρώμεθα λέγειν.
ψυχὴν τοίνυν [31] οἱ μὲν πνεῦμα παντὶ τῷ σώματι παρα-
κείμενον ὅπου μὲν μᾶλλον, ὅπου δὲ ἧττον νομίζουσιν εἶναι.
οὗτοι δὲ οἱ περὶ τὸν Ἀσκληπιάδην εἰσίν· ἄλλοι δὲ δύναμιν
δι' ἣν ζῶμεν. οἱ δὲ κινήσεως ἀρχὴν πάντων γινομένων τε
καὶ ὄντων. Ἐπίκουρος δὲ τὸν ἐφελκόμενον ἔξωθεν ἀέρα διὰ
τῆς εἰσπνοῆς τὴν ψυχὴν ὑπέλαβεν. τὴν δὲ οὐσίαν ταύτην
οἱ μὲν ἀσώματον ἔφασαν, ὡς Πλάτων, οἱ δὲ σώματα κι-
νεῖν, ὡς Ζήνων καὶ οἱ ἐξ αὐτοῦ. πνεῦμα γὰρ εἶναι ταύ-
την ὑπενόησαν καὶ οὗτοι θνητὴν μὲν ψυχὴν, ὡς Ἐπίκουρος

Caput IX.

De anima.

Multam quidem poffumus invenire apud priores *phi-
lofophos* de anima ortam controverfiam, verumtamen ne
introductionis modum excedere videamur, cum quae de
ea ab omnibus dicta funt enarraverimus, quaecunque ab
illuftriffimis viris de ea dicta fuiffe arbitramur, breviter
commemorare conemur. Animam igitur exiftimant aliqui
fpiritum effe toti corpori annexum, *non tamen aequabiliter,*
fed uni membro magis, alteri minus: hoc Afclepiadis fe-
ctatores dicunt. Eandem alii facultatem qua vivimus ar-
bitrantur. Quidam principium motus omnium quae fiunt
et funt. Epicurus autem aërem illum quem refpirando
attrahimus animam effe credidit. Cujus fubftantiam alii
incorpoream dixerunt, ut Plato, alii corpora movere, ut
Zeno, quem fecuti Stoici, nam fpiritum ipfam effe opinati
funt. Item mortalem alii, ut Epicurus et Dicaearchus.

Ed. Chart. II. [31.]   Ed. Baf. IV. (426. 427.)

καὶ *Δικαίαρχος* ᾠήθησαν, ἀθάνατον δὲ *Πλάτων* καὶ οἱ
Στωϊκοί. ἀλλ᾿ ὁ *Πλάτων* ἀεικίνητον καὶ οὐδέποτε διαφθα-
ρησομένην. οἱ *Στωϊκοὶ* δὲ καθ᾿ ἑκάστην τοῦ κόσμου μετα-
βολὴν διαμένειν ἀθάνατον, ἕως ἂν ᾖ τοῦ κόσμου μεταβολὴ
συστᾶσα καὶ ταύτην τυχεῖν διαφθαρῆναι. τοῖς δὲ σώμασι
συνδεῖσθαι νομίζουσιν οἱ μὲν αἰτοφυεῖς ἥκουσιν ἐγκρατεῖς
οὔσας, ὥστε ταῦτα πασχούσας τῷ ἐπιθυμεῖν ἡδονῶν τῶν
διὰ τῶν σωμάτων αὐταῖς προσγινομένων. οἱ δὲ κατὰ θεὸν
ἐγγίνεσθαι τοῖς σώμασι βουλόμενοι. μηδ᾿ ἓν τῶν στοιχείων
ἀργὸν, μηδὲ ἔξω ὂν ἄμοιρον εἶναι διὰ τέλους· ἐξαμαρτά-
νειν δὲ τὰς ψυχὰς οἱ μὲν αὐτεξουσίους οὔσας καὶ διὰ τὰς
σφετέρας ἐπιθυμίας ἐπὶ τὸ πλημμελὲς τρεπομένας. τῶν ἡδέων
γὰρ οὔσας ὀρεκτικὰς διὰ τὴν τούτου κάθεξιν μηδὲν διω-
θεῖσθαι τὰς φαυλοτάτας τῶν ἀτοπωτάτων εἶναι νομιζομέ-
νων. οἱ δὲ καθ᾿ εἱμαρμένην πάντα συμβαίνειν νομίσαντες
καὶ τὴν ψυχὴν ἀπροαιρέτοις τοῖς πλημμελήμασι περιπίπτειν
ὑπολαμβάνουσι. διδόναι δὲ δίκην τὰς (427) πονηροτάτας
τῶν σωμάτων ἀπαλλαττομένας ὁ *Πλάτων* οἴεται καὶ τὰς

Alii immortalem, ut Plato et Stoici, ipfam exiftimarunt:
quamquam Plato fuo fe motu femper moventem nec un-
quam interituram ipfam affeveret, ftoici contra tamdiu
animam immortalem durare quoad mundus diffolvatur,
tunc enim ipfam quoque corrumpi. Rurfus alii fic an-
nexas corporibus animas ajunt, ut ex eis ipfas fponte na-
tas dicant: hocque in caufa effe, ut corporis voluptati-
bus tantopere delectentur. Alii vero animam volunt dei
particulam quandam nec ullum exftare elementum, quod
otiofum fit quodque in compofitarum rerum rationem non
veniat. Peccare vero animas inquiunt. Alii quia liberae
cum fint fuopte arbitrio ad malum ferantur: nam cum
voluptates appetant ut eas affequantur, vitia perfequi fla-
gitiofum effe non judicant. Alii cuncta fato evenire pu-
tantes animam quoque nulla electione habita delinquere
poffe concedunt. Poenas dare fceleratas animas ubi a cor-
poribus folutae fuerint exiftimat Plato: bonorum autem

ἄμεινον βεβιωκυίας εἰς θεὸν ἀναπέμπεσθαι καὶ τοῖς ἄστροις
ἐγκαταλέγεσθαι. Στωϊκοὶ δὲ τούτων οὐδὲν προσίενται, ἀλλ᾽
ἐπειδὰν ἀποχωρισθῶσι τῶν σωμάτων, φασὶ τὰς ἀκρατεστέ-
ρας καὶ τῶν ἡδέων ἐπιθυμητικὰς αὖθις ἡμφιεσμένας τῶν
διὰ σωμάτων ἡδονῶν προσγιγνομένων ἐγκαταδύεσθαι πάλιν
τοῖς σώμασιν ἐξ ἀρχῆς, καὶ μηδέποτε παύεσθαι τούτου
περιπιπτούσας, ἕως ἂν παιδεύσεως τῆς προσηκούσης τύχωσι
καὶ τῶν καλῶν εἰς γνῶσιν ἀφικόμεναι χρηστὸν ἕλωνται βίον.
καὶ μετὰ τὴν διάλυσιν καὶ τὴν ἀπαλλαγὴν τοῦ σώματος
καθ᾽ αὐτὰς διαφανεῖς σπουδαίων δεομένων ἰδέας μετελθού-
σας τὰς ἀγαθὰς καὶ μετὰ ταῦτα διὰ παντὸς οὔσας τὰς
πάλιν οὕτω διακειμένας. εἶναι δὲ τὰ μέρη τῆς ψυχῆς Πλά-
των μὲν τρία νενόμικε, λογικόν, θυμικόν, ἐπιθυμητικόν. Ἀρι-
στοτέλης δὲ προσήγαγε καὶ τὸ φυσικόν τε καὶ τὸ ζωτικόν.
Στωϊκοὶ δὲ τέσσαρα μέρη τῆς ψυχῆς εἶναί φασι, λογικὸν,
αἰσθητικὸν, φωνητικόν, σπερματικόν. τινὲς δὲ τὴν ψυχὴν
ἁπλῆν καὶ ἀμερῆ τυγχάνειν. οὐδὲν γὰρ ἄλλο τὴν ψυχὴν
ὑπολαμβάνουσιν ἢ φρόνησιν ὑπάρχειν, ἣν καὶ νοῦν καὶ νόησιν

ad deum poſt mortem reverti et in aſtris habitare; Stoici
nihil horum admittunt, ſed poſtquam, ajunt, ſejunctae a
corporibus fuerint quae intemperanter vixerunt et adhuc
voluptatum avidae ſunt, corpus aliud iterum ſubeunt, de-
ſiderio voluptatum illectae, quas corporis miniſterio aſſe-
quuntur: id autem eas tamdiu facere, quoad virtutem
edoctae in cognitionem veri boni deveniant ac meliorem
vitam traducant: a qua ſtatim ubi ſolutae et jam *ab im-
pedimentis corporis* liberae fuerint, ipſis per ſeſemet in-
terlucentibus honeſti ac decoris ideis uniuntur, a quibus
ſic affectae nunquam poſtea divelluntur. Partes animae
Plato tres fecit, rationem, iracundiam et concupiſcentiam.
Ariſtoteles quartam addidit naturalem et vegetantem. Stoici
et ipſi partes animae quatuor enumerant, ratiocinandi,
ſentiendi, loquendi et gignendi facultatem. Alii ſimpli-
cem et partibus carere animam arbitrantur: nihil enim
aliud eſſe quam prudentiam, quam tum mentem tum in-

προσειρήκασι. Μενέμαχος δὲ τῶν Στωϊκῶν ὑπόληψιν ἐπι-
κρίνων τὸ φωνητικὸν καὶ τὸ σπερματικὸν περιεῖλεν. οἰηθεὶς
τῆς αἰσθητικῆς δυνάμεως ταῦτα μετέχειν. μέρη δὲ τῆς ψυ-
χῆς ἔνιοι ᾠήθησαν τὸ λογικὸν καὶ τὸ αἰσθητικόν. ὧν καὶ
μᾶλλον ἄν τις συγχωρήσειεν εὐλόγως.

Κεφάλαιον ί.

Περὶ ἐλαχίστων.

Πρὸ τῶν τεσσάρων στοιχείων θραύσματα βραχύτατα ἢ
ψήγματα οἷον στοιχεῖα ἀπὸ στοιχείων ὁμοιομερῆ νομίζου-
σιν εἶναί τινες τὰ λεγόμενα ἐλάχιστα. Ἡράκλειτος εἰσάγει
ταῦτα νοήσει μόνον ληπτά.

[32] Περὶ χρωμάτων.

Χρῶμά ἐστι ποιότης σώματος ὁρατόν. οἱ Πυθαγόρειοι
δὲ χροιὰν καὶ χρῶμα ἐκάλουν τὴν ἐπιφάνειαν τοῦ σώματος.

tellectum appellant. Menemachus unus ex fectatoribus
Stoicae difciplinae ubi fufpicionem addidit, loquendi et
gignendi facultatem ademit eas fentiendi facultatibus at-
tribuens. Nonnulli demum in fenfum et rationem animam
diviferunt, quibus aliquis merito potius affentiri poterit.

Caput X.

De minimis.

Ante quatuor elementa nonnulli frufta breviffima
five ramenta quaedam ejusdem rationis *fimilium partium*
ceu elementorum elementa exftitiffe dicunt. Heraclitus
quoque frufiula quaedam tum minima cum individua
cogitatione tantum apprehenfibilia inducit.

De coloribus.

Color eft qualitas corporis vifibilis. Pythagorici co-
lorem appellant fuperficiem corporis. Empedocles quod

'Εμπεδοκλῆς δὲ τὸ τοῖς πόροις τῆς ὄψεως ἐναρμόττον. Πλά-
των φλόγα ἀπὸ τῶν σωμάτων σύμμετρα μόρια ἔχουσαν πρὸς
τὴν ὄψιν. Ζήνων δὲ ὁ Στωϊκὸς τὰ χρώματα ἐπίχρωσιν
τῆς ὕλης πρώτους εἶναι σχηματισμούς. οἱ δὲ ἀπὸ Πυθα-
γόρου τὰ γένη τῶν χρωμάτων λευκόν τε καὶ μέλαν καὶ
ἐρυθρὸν καὶ ὠχρὸν νομίζουσι. τὰς δ' ἄλλας διαφορὰς
παρὰ τὰς ποιὰς μίξεις τῶν στοιχείων, τὰς δὲ τῶν ζώων
παρὰ τὰς τῶν τόπων καὶ τῶν ἀέρων.

Περὶ μίξεως.

Οἱ μὲν παλαιότεροι τὰς τῶν στοιχείων μίξεις κατ'
ἀλλοίωσιν ἤτοι κρᾶσιν ᾠήθησαν γίνεσθαι, οἱ δὲ περὶ 'Ανα-
ξαγόραν καὶ Δημόκριτον κατὰ παράθεσιν. 'Εμπεδοκλῆς δὲ
ἐκ μικροτάτων οἴεται τὰ στοιχεῖα συγκρίνειν. Πλάτων δὲ
τὰ μὲν τρία εἶναι τρεπτὰ εἰς ἄλληλα λέγει, πῦρ, ἀέρα, ὕδωρ,
τὴν δὲ γῆν ἀμετάβλητον μόνην.

Περὶ κενοῦ.

Οἱ ἀπὸ Πυθαγόρου καὶ οἱ φυσικοὶ πάντες μέχρι Πλά-
τωνος ἐν τῷ κόσμῳ κενὸν εἶναι λέγουσι. 'Εμπεδοκλῆς οὐδὲ

meatibus oculorum quadraret. Plato flammam e corpori-
bus *prodeuntem*, cujus partes oculis reſponderent. Zeno
Stoicus colores eſſe definit primos materiae habitus. Qui
Pythagorae ſucceſſerunt philoſophi colorum genera fece-
runt album, nigrum, rubrum et pallidum. Reliquas au-
tem colorum differentias ex diverſa elementorum commi-
xtione oriri: animalium vero etiam ex locorum et aëris
diverſitate conſurgere.

De mixtione.

Priſci mixtionem elementorum fieri dixerunt ex al-
teratione vel temperamento. Anaxagoras et Democritus
ex eorum congreſſu. Empedocles e minimis corpuſculis
elementa componi dicit. Plato tria tantum corpora inter
ſe mutari dicit, ignem, aërem et aquam: terram namque
ſolam immutabilem eſſe.

De vacuo.

Pythagorici et phyſici omnes ad Platonem uſque in
mundo vacuum eſſe aſſerunt. Empedocles intra mundum

τι παντὸς κενὸν πέλει οὐδὲ περιττόν. Λεύκιππος δὲ καὶ
Δημόκριτος καὶ Ἐπίκουρος καὶ τὰ μὲν ἄτομα ἀπέραντα
πλήθει, τὸ δὲ κενὸν ἄπειρον τῷ μεγέθει. οἱ Στωϊκοὶ δὲ
ἐντὸς μὲν τοῦ κόσμου κενὸν οὐδὲν εἶναι νομίζουσιν, ἔξωθεν
δ᾽ αὐτοῦ ἄπειρον. Ἀριστοτέλης δὲ τοσοῦτον εἶναι κενὸν
ἔξω τοῦ οὐρανοῦ, ὥστ᾽ ἀναπνεῖν εἰς αὐτὸν τὸν οὐρανόν.
ἔνδοθεν γὰρ εἶναι τόπον πυρινόν.

Περὶ χώρας.

Οἱ Στωϊκοὶ καὶ Ἐπικούρειοι διαλλάττειν τὸν τόπον τῆς
χώρας ἐνόμισαν. καὶ τὸν μὲν τόπον ὑπὸ σώματος κατέχε-
σθαι, τὴν δὲ χώραν ἐκ μέρους, ὥσπερ ἐπὶ τῆς τοῦ οἴνου
πιθάκνης.

Περὶ χρόνου.

Τὸν χρόνον εἶναι Πυθαγόρας ὑπείληφε τὴν σφαῖραν
τοῦ περιέχοντος ἡμᾶς οὐρανοῦ. Πλάτων δὲ αἰῶνος εἰκόνα
κινητὴν ἢ διάστημα τῆς τοῦ κόσμου κινήσεως. Ἐρατοσθέ-
νης δὲ τὴν τοῦ ἡλίου πορείαν.

inquit, vacua res nulla nec extra eſt. Leucippus, Demo-
critus et Epicurus atomos quidem multitudine, vacuum
autem magnitudine infinitum dicunt. Stoici intra mun-
dum vacui quidem nihil eſſe putant, extra vero infinitum.
Ariſtoteles tantum vacui ſolummodo extra mundum eſſe,
quantum ad reſpirationem mundi faciat: mundum enim,
igneus cum ſit, eventilatione indigere.

De loco et receptaculo.

Stoici et Epicurei locum a receptaculo differre cen-
ſent: ac locum quidem eſſe quod corpus totum tangit *ut
ſuperficies:* receptaculum autem quod parte ſolum ut in
vaſis vinariis contingit.

De tempore.

Pythagoras tempus eſſe arbitratur ambientis nos coeli
machinam. Plato mobilem aeternitatis imaginem vel in-
tervallum motus mundi. Eratoſthenes ſolis iter.

260   ΓΑΛΗΝΟΥ

Ed. Chart. II. [32.]   Ed. Baf. IV. (427.)

Περὶ οὐσίας χρόνου.

Τοῦ δὲ χρόνου τὴν οὐσίαν οἱ Στωϊκοὶ ἡλίου τὴν κίνη-
σιν νομίζουσι. Πλάτων δὲ τὴν πορείαν ταύτην. καὶ τινες
μὲν ἀγέννητον τὸν χρόνον εἶναι, Πλάτων δὲ γεννητὸν κατ'
ἐπίνοιαν.

Περὶ γενέσεως καὶ φθορᾶς.

Οἱ περὶ Παρμενίδην καὶ Μέλισσον καὶ Ζήνωνα τὸν
Ἐλεάτην γένεσιν καὶ φθορὰν ἀνῃρήκασιν ἀκίνητον εἶναι τὸ
πᾶν ὑπολαβόντες. Ἐμπεδοκλῆς δὲ καὶ Ἐπίκουρος καὶ ὅσοι
κατὰ συναθροισμὸν τῶν λεπτῶν σωμάτων κοσμοποιοῦσι,
σύγκρισιν μὲν καὶ διάκρισιν εἰσάγουσι. γενέσεις δὲ καὶ
φθορὰς οὐκ οἰκείως, οὐ γὰρ κατὰ ποιὰν ἀλλοίωσιν, ἀλλὰ
κατὰ παράθεσιν καὶ συναθροισμὸν γίνεσθαι τὰ πάντα νο-
μίζουσι. Πυθαγόρας δὲ καὶ ὅσοι παθητὴν ὕλην ὑποτίθεν-
ται, κυρίως γένεσιν καὶ φθορὰν λέγουσι γίνεσθαι καὶ ἀλ-
λοιώσεις καὶ τροπὰς στοιχείων καὶ διαλύσεις.

De temporis effentia.

Temporis autem effentiam Stoici folis motum exifti-
mant. Plato iter ipfum folis. Ac ceteri quidem ignitum
tempus arbitrantur: Plato vult genitum ex fenfus noftri
cogitatione.

De ortu et interitu.

Parmenides, Meliffus et Zeno Eleata ideo nec ge-
nerari nec corrumpi quidquam afferuerunt, quod univer-
fum immobile ponunt. Empedocles, Epicurus et ceteri
quotquot e minutis corpufculis mundum exftruunt, con-
cretionem et fecretionem introducunt. Hi autem neque
oriri quidquam neque interire proprie dicunt: nam cum
ex congerie, non alteratione gigni res velint, non qualita-
tis fed quantitatis motum ortus et interitus momentum
praecedere faciunt. Pythagoras et alii quicunque materiam
pati fupponunt, ortum et interitum proprie adftruunt cum
elementorum qualitatibus immutatis nafci res et diffolvi.

[33] Περὶ ἀνάγκης.

Τὴν ἀνάγκην Θαλῆς ἰσχυροτάτην εἶναί φησι. κρατεῖν
γὰρ αὐτὴν τοῦ παντός. Πυθαγόρας δὲ τῷ κόσμῳ τὴν
ἀνάγκην περικεῖσθαι ὑπολαμβάνει. Παρμενίδης δὲ καὶ Δη-
μόκριτος πάντα κατὰ ἀνάγκην συμβαίνειν εἰρήκασιν. εἶναι
δὲ τὴν αὐτὴν εἱμαρμένην καὶ δίκην καὶ πρόνοιαν. Πλάτων
δὲ τὰ μὲν εἰς πρόνοιαν, τὰ δὲ εἰς ἀνάγκην ἀνάγεσθαι.

Τίς οὐσία ἀνάγκης.

Τῶν ἀρχῶν δὲ καὶ τῶν στοιχείων αἰτίαν χρηστικὴν
τὴν ἀνάγκην Ἐμπεδοκλῆς ἡγεῖται. Δημόκριτος δὲ τὴν ἀν-
τιτυπίαν καὶ φορὰν καὶ πληγὴν τῆς ὕλης. Πλάτων δὲ ὁτὲ
μὲν τὴν ὕλην, ὁτὲ δὲ τὴν τοῦ ποιοῦντος πρὸς αὐτὴν σχέσιν.

Περὶ οὐσίας εἱμαρμένης.

Ἡράκλειτος οὐσίαν εἱμαρμένης λόγον διὰ παντὸς διή-
κοντα. ἡ δὲ εἱμαρμένη ἐστὶν αἰθέριον σῶμα, σπέρμα τῆς

De neceſſitate.

Thales validiſſimam eſſe neceſſitatem dixit, cum uni-
verſo dominetur. Pythagoras autem exiſtimat neceſſitatem
mundo circumfundi. Parmenides vero et Democritus om-
nia per neceſſitatem dixerunt evenire, eſſe vero ipſam fa-
tum, juſtitiam, providentiam. Plato vero quaedam in pro-
videntiam, quaedam in neceſſitatem referri.

Quae eſſentia neceſſitatis.

Empedocles exiſtimat neceſſitatem eſſe cauſam uten-
tem principiis et elementis. Democritus autem reſiſten-
tiam, motum et impetum materiae. Plato vero nonnun-
quam materiam, nonnunquam habitum ejus qui circa ipſam
operatur.

De fati eſſentia.

Heraclitus eſſentiam fati rationem eſſe omnia perva-
dentem dicit. Fatum vero eſt corpus aethereum, ſemen

Ed. Chart. II. [33.]　　　　　　　Ed. Baf. IV. (427.)
τῶν πάντων γενέσεως. Πλάτων λόγον ἀΐδιον καὶ νόμον ἀΐ-
διον τῆς τοῦ παντὸς φύσεως. Χρύσιππος δύναμιν πνευμα-
τικὴν καὶ τάξιν τοῦ παντὸς διοικητικήν. καὶ πάλιν ἐν τοῖς
ὅροις λέγει τὴν εἱμαρμένην, καθ᾽ ἣν τὰ μὲν γεγονότα γέγονε,
τὰ δὲ γινόμενα γίνεται, τὰ δὲ γενησόμενα γενήσεται. οἱ
δὲ ἄλλοι Στωϊκοὶ εἱρμόν. Ποσειδώνιος δὲ τρίτον ἀπὸ Διός.
πρῶτον γὰρ εἶναι τὸν Δία, εἶτα τὴν φύσιν, εἶτα τὴν εἱμαρ-
μένην.

Περὶ τύχης.

Πλάτων αἰτίαν ἐν προαιρετικοῖς κατὰ συμβεβηκὸς καὶ
παρακολούθημα. Ἀριστοτέλης αἰτίαν κατὰ συμβεβηκὸς ἐν
τοῖς καθ᾽ ὁρμὴν ἕνεκά τινος γινομένοις ἄδηλον καὶ ἄστα-
τον. διαφέριν δὲ τῆς τύχης τὸ αὐτόματον· τὸ μὲν γὰρ
ἀπὸ τύχης κατ᾽ αὐτομάτου εἶναι ἐν τοῖς πρακτέοις πάντως,
τὸ δ᾽ αὐτόματον οὐκ ἀπὸ τύχης. ἐν γὰρ τοῖς ἔξω πράξεως

generationis omnium. Plato rationem aeternam et legem
aeternam naturae totius univerſi. Chryſippus vim ſpiri-
talem et ordinem omnia regentem. Et rurſus in defini-
tionibus dicit fatum eſſe id per quod orta nata ſunt, na-
ſcentia oriuntur, oritura generabuntur. Alii vero Stoici
ſeriem. Poſidonius autem tertium a.Jove. Primum enim
Jovem eſſe, ſecundum naturam, tertium fatum.

De fortuna.

Plato fortunam definit cauſam per accidens et id quod
inopinato ſequitur in iis, quae fiunt cum electione. Ari-
ſtoteles cauſam per accidens in iis, quae ſecundum appe-
titum fiunt finis alicujus gratia, incertam eam et inſtabi-
lem. Differre vero fortunam a caſu ex eo quod quae
fortuna fiunt, caſu quoque fiant cum fortuna ſolum in
noſtris actionibus verſetur: quae autem fiunt caſu non
omnia fortuna, in his enim caſus conſiſtit quae ad actio-
nes noſtras non attinent; et fortunam ſolum eſſe ratione
praeditorum; caſum vero in ratione praeditis et brutis

καὶ τὴν μὲν τύχην τῶν λογικῶν καὶ τῶν ἀλόγων ζώων καὶ
τῶν ἀψύχων σωμάτων. Ἐπίκουρος ἀσίστατον αἰτίαν προσώ-
ποις, χρόνοις, τρόποις. Ἀναξαγόρας δὲ καὶ Στωϊκοὶ αἰ-
τίαν ἄδηλον ἀνθρωπίνῳ λογισμῷ·· καὶ τὰ μὲν εἶναι κατὰ
ἀνάγκην, τὰ δὲ καθ᾽ εἱμαρμένην, τὰ δὲ κατὰ προαίρεσιν·
τὰ δὲ κατὰ τύχην, τὰ κατὰ αὐτόματον.

(427)   Κεφάλαιον ια'.

Περὶ κόσμου.

Πυθαγόρας πρῶτος ὠνόμασε τὴν τῶν ὅλων περιοχὴν
κόσμον ἐκ τῆς ἐν αὐτῷ τάξεως. Θαλῆς ἕνα τὸν κόσμον.
Δημόκριτος καὶ Ἐπίκουρος καὶ ὁ τούτου καθηγητὴς Λεύ-
κιππος ἀπείρους κόσμους ἐν τῷ ἀπείρῳ κενῷ. Ἐμπεδο-
κλῆς τὸν τοῦ ἡλίου δρόμον εἶναι περιγραφὴν τοῦ πέρατος
τοῦ κόσμου. οἱ Στωϊκοὶ διαφέρειν τὸ πᾶν καὶ τὸ ὅλον.
τὸ μὲν γὰρ ἅπαν εἶναι σὺν τῷ κενῷ ἄπειρον, ὅλον δὲ
χωρὶς τοῦ κενοῦ τὸν κόσμον, ὥστε οὐ τὸ αὐτὸ εἶναι τὸ ὅλον
καὶ τὸν κόσμον.

animantibus et corporibus vita carentibus.   Epicurus in-
conftantem et ipfe caufam modis, temporibus et perfonis
fortunam dicit.   Fortunam Anaxagoras et Stoici caufam
quam humanus difcurfus affequi non poffit: atque alia
quidem neceffitate, alia fato, alia electione, alia fortuna,
alia cafu fieri.

Caput XI.

De mundo.

Pythagoras primus hanc rerum omnium congeriem
mundum nominavit propter ordinem qui eft in ipfo. Tha-
les unum effe mundum.   Democritus et Epicurus et hujus
magifter Leucippus infinitos mundos in infinito vacuo.
Empedocles folis curfum effe circumfcriptionem termino-
rum mundi.   Stoici differre univerfum et totum: univer-
fum enim effe cum vacuo infinitum, adeo ut totum et
univerfum non fint idem.

264   *ΓΑΛΗΝΟΥ*

Ed. Chart. II. [33. 34.]   Ed. Baf. IV. (427.)

Περὶ σχήματος κόσμου.

Οἱ μὲν Στωϊκοὶ τὸν κόσμον σφαιροειδῆ, ἄλλοι κωνοει-
δῆ, ἄλλοι ὠοειδῆ. Ἐπίκουρος ἐνδέχεσθαι τούτων ἕκαστον.

Εἰ ἔμψυχος ὁ κόσμος.

Οἱ μὲν ἄλλοι πάντες ἔμψυχόν τε τὸν κόσμον καὶ προ-
νοίᾳ διοικούμενον. Δημόκριτος δὲ καὶ Ἐπίκουρος καὶ ὅσοι
εἰσάγουσι τὰ ἄτομα καὶ τὸ κενὸν οὐδέτερον τούτων συγχω-
ροῦσι, φύσει δέ τινι ἀλόγῳ διοικεῖσθαι. Ἀριστοτέλης οὔτε
ἔμψυχον εἶναι ὅλον δι᾽ ὅλον οὔτε αἰσθητικὸν οὔτε προνοίᾳ
διοικούμενον· τὰ μὲν γὰρ οὐράνια τούτων ἁπάντων μετέχειν·
σφαίρας γὰρ περιέχειν ἐμψύχους καὶ ζωτικούς. τὰ δὲ περὶ
γῆν μηδενὸς τούτων μετειληφέναι, τῆς δ᾽ εὐταξίας κατὰ
συμβεβηκὸς οὐ προηγουμένως μετέχειν.

De figura mundi.

Stoici rotunda figura mundum conſtare dicunt, alii
cono, alii ovo fimilem malunt. Epicurus fufcipere harum
fingulas.

An mundus fit animatus?

Ceteri quidem omnes mundum eſſe animatum et pru-
dentia gubernari. Democritus vero et Epicurus ac quot-
quot atomos et vacuum introducunt horum neutrum con-
cedunt, fed natura quadam bruta et rationis carente ad-
miniſtrari. Ariſtoteles neque animatum eſſe totum per
omnes partes dicit, neque fenfu neque ratione neque pro-
videntia praeditum eſſe mundum exiſtimat; coeleſtia enim
corpora haec omnia habere, orbes enim continere anima-
tum et vivens. Terreſtria vero horum nihil accipere et
ordinem per accidens iis non per fe aut a caufa ante-
cedente contingere.

Ed. Chart. II. [34.]　　　　Ed. Baf. IV. (427. 430.)

Εἰ ἄφθαρτος ὁ κόσμος.

Τὸν Πυθαγόραν τε καὶ Πλάτωνα ὑπὸ θεοῦ γεγονέναι τὸν κόσμον καὶ πάντας τοὺς διαδεδεγμένους τούτους ὑπο- (430) λαμβάνειν εἰρήκασι. καὶ εἶναι μὲν ὅσον ἐπὶ τῇ φύσει φθαρτὸν, αἰσθητὸν ὑπάρχειν, οὐ μὴν φθαρησόμενον προνοίᾳ τοῦ πεποιηκότος. Ἐπίκουρος δὲ καὶ οἱ Στωϊκοὶ φθαρτὸν νομίζουσιν ὅτι γεννητὸς, ὡς ζῶον, ὡς φυτόν. Ἀριστοτέλης δὲ τὸ ὑπὸ τὴν σελήνην μέρος παθητὸν καὶ φθαρτὸν, ἐν ᾧ τὰ περίγεια κηραίνεται.

Πόθεν τρέφεται ὁ κόσμος;

Ἀριστοτέλης εἰ τρέφεται φθαρήσεσθαι νενόμικεν. οὐδέτερον δὲ τούτων τῷ κόσμῳ συμβεβηκέναι. Πλάτων ἐκ τοῦ φθίνοντος κατὰ μεταβολὴν τρέφεσθαι τοῦτόν φησι. Φιλόλαος ὁ Πυθαγόρειος διττὴν εἶναι φθορὰν ὑπέλαβεν. τὸ μὲν ἐξ οὐρανοῦ πυρὸς ῥυένιος, τὸ δ' ἐξ ὕδατος σεληνιακοῦ περὶ τοὺς ἀστέρας ὑπερχεόμενον· καὶ τούτων εἶναι τὰς ἀναθυμιάσεις τροφὰς τοῦ κόσμου.

An mundus fit incorruptibilis?

Pythagoras et Plato et omnes qui eorum fecuti funt opiniones, exiftimare fe mundum a deo factum dixerunt et effe natura fua corruptibilem, fenfibilem, providentia tamen opificis non interiturum. Epicurus autem et Stoici mundum corruptibilem concedunt quoniam ortus fuit, ut animal, ut planta. Ariftoteles autem mundi partem fublunarem et paffivam et corruptibilem effe et in qua terreftria corrumpuntur.

Unde mundus alatur?

Ariftoteles putat ipfum mundum fi nutriatur interiturum. Horum vero neutrum mundo contingere. Plato dicit iis nutriri quae corrumpuntur fecundum mutationem. Philolaus Pythagoricus duplicem effe interitum exiftimavit, unum igne coelefti defluente, alterum aqua lunari circa ftellas fuperfufum. Atque horum exhalationes effe alimentum mundi.

Ἀπὸ ποίου στοιχείου ἦρκται ὁ θεὸς κοσμοποιεῖν.

Οἱ φυσικοὶ ἀπὸ γῆς ἦρχθαι λέγουσιν αὐτὸν καθάπερ ἀπὸ κέντρου. Πυθαγόρας δὲ ἀπὸ πυρός. Ἐμπεδοκλῆς τὸν μὲν αἰθέρα πρῶτον διακριθῆναί φησι, δεύτερον δὲ πῦρ, ἐφ᾽ ᾧ γῆ ἐξενήνεκται, εἶτα ὕδωρ, ἐξ οὗ ἀποθυμιασθῆναι τὸν ἀέρα. γενέσθαι δὲ τὸν μὲν οὐρανὸν ἐκ τοῦ ἀέρος, τὸν δὲ ἥλιον ἐκ τοῦ πυρός. Πλάτων δὲ γεγονέναι τὸν κόσμον, ἢν γίγνηται, πρὸς παράδειγμα τοῦ νοήματος. τοῦ δὲ ὁρατοῦ πρότερον μὲν τὴν ψυχὴν, μετὰ δὲ ταύτην τοῦ σώματος εἶδος γεγονέναι ἐκ τοῦ πυρὸς μὲν καὶ γῆς πρῶτον, ὕδατος δὲ καὶ ἀέρος δεύτερον. Πυθαγόρας σώματα τῶν στερεῶν ᾠήθη, ἅπερ καλεῖ μαθηματικά. ἐκ μὲν γὰρ τοῦ κύβου γεγονέναι τὴν γῆν φησι, ἐκ δὲ τῆς πυραμίδος τὸ πῦρ, ἐκ δὲ τοῦ ὀκταέδρου τὸν ἀέρα, ἐκ δὲ τοῦ εἰκοσαέδρου τὸ ὕδωρ, ἐκ δὲ τοῦ δωδεκαέδρου τὴν τοῦ παντὸς σφαῖραν. Πλάτων δὲ συμφέρεται καὶ ἐν τούτῳ τῷ Πυθαγόρᾳ.

A quo elemento coepit deus mundum facere?

Phyſici a terra exordium ſumpſiſſe ipſam dicunt tanquam a centro. Pythagoras autem ab igne. Empedocles dicit primum fuiſſe fecretum aetherem, ſecundo ignem propter quem terra diſtincta eſt; poſtea aquam ex qua cum in vapores et exhalationes ſoluta fuerit, generatur aër; generari autem coelum ex aëre, ſolem vero ex igne. Plato vero genitum fuiſſe mundum ſi generatur ad mundi intelligibilis exemplar; viſibilis autem mundi prius quidem animam, poſtea vero ſpeciem corporis. Pythagoras corpora ſolidorum exiſtimavit quae appellat mathematica, ex cubo enim terram factam fuiſſe dicit, ignem ex pyramide, ex octoedra aërem, ex icoſaedra aquam, ex dodecaedra univerſi ſphaeram. Plato autem hac in parte Pythagorae conſentit.

Περὶ τάξεως τοῦ κόσμου.

Παρμενίδης στεφάνους εἶναι πεπλεγμένους ἐπ᾽ ἀλλήλους τὴν μὲν ἐκ τοῦ ἀραιοῦ, τὴν δὲ ἐκ τοῦ πυκνοῦ, μικτὰς δὲ ἀλλήλαις ἐκ φωτὸς καὶ σκότους μεταξὺ τούτων, καὶ τὸ περιέχον δὲ πάσας τείχους δίκην στερεὸν ὑπάρχειν. Λεύκιππος καὶ Δημόκριτος χιτῶνα κύκλῳ καὶ ὑμένα περιτείνουσι τῷ κόσμῳ. Ἐπίκουρος ἐνίων μὲν κόσμων ἀραιὸν τὸ πέρας, ἐνίων δὲ πυκνόν· καὶ τούτων τὰ μέν τινα κινούμενα, τὰ δὲ ἀκίνητα. Πλάτων πῦρ πρῶτον, εἶτα αἰθέρα, μεθ᾽ ὃν ἀέρα, ἐφ᾽ ᾧ ὕδωρ, τελευταίαν δὲ γῆν. ἐνίοτε δὲ τὸν αἰθέρα τῷ πυρὶ συνάπτει. Ἀριστοτέλης πρῶτον μὲν ἀέρα ἀπαθῆ, πέμπτον δέ τι σῶμα, μεθ᾽ ὃ παθητὰ πῦρ, ἀέρα, [35] ὕδωρ, τελευταίαν δὲ γῆν. τούτων δὲ τοῖς μὲν οὐρανίοις ἀποδιδόναι τὴν κυκλικὴν κίνησιν, τῶν δὲ ὑπ᾽ ἐκεῖνα τεταγμένων τοῖς μὲν κούφοις τὴν ἄνω, τοῖς δὲ βαρέσι τὴν κάτω. Ἐμπεδοκλῆς μὴ διὰ παντὸς ἑστῶτας εἶναι μηδὲ ὡρισμένους τοὺς τόπους τῶν στοιχείων ὑπείληφεν, ἀλλὰ πάντ᾽ ἄλλων ἀντιλαμβάνειν.

De ordine mundi.

Parmenides multas corallas eſſe inter ſe complicatas unam ex raro, aliam ex denſo, eas vero quae in medio ſunt ex opaco et lucido mixtas: quae vero ceteras continet inſtar muri ſolidam eſſe. Leucippus et Democritus tunicam et membranam quandam mundo circumponunt. Epicurus quorundam mundorum extremitates raras eſſe, quorundam vero denſas et horum quasdam mobiles, quasdam autem immobiles. Plato ſupremo in loco aethera collocat, tum ignem, poſtea aërem, deinde aquam, ultimo terram; interdum tamen igni conjungit aethera. Ariſtoteles aethera primum collocat, quem immutabilem et quintum corpus facit, ab eo commutabilia diſponit, ignem, aërem, aquam et infimo loco terram. His autem ita motum tribuit coelis circularem, iis vero quae infra coelos ſunt levibus ſurſum, gravibus deorſum. Empedocles nec definita nec eadem loca ſemper habere ſenſit elementa: ſed in alterius locum omnia ſuccedere.

Ed. Chart. II. [35.]   Ed. Baf. IV. (430.)

Τίς αἰτία τοῦ τὸν κόσμον κλιθῆναι;

Διογένης καὶ Ἀναξαγόρας μετὰ τὸ συστῆναι τὸν κό-
σμον καὶ τὰ ζῶα ἐκ τῆς γῆς συμφῦναι τὸν κόσμον ἐκ τοῦ
αὐτομάτου εἰς τὸ μεσημβρινὸν κλιθῆναι ἴσως ὑπὸ προ-
νοίας, ἵνα τινὰ μὲν ἀοίκητα γένηται, τινὰ δὲ οἰκητὰ κατὰ
ψύξιν καὶ ἐκπύρωσιν. Ἐμπεδοκλῆς τοῦ ἀέρος εἴξαντος τῇ
τοῦ ἡλίου ὁρμῇ ἐγκλιθῆναι τοὺς ἄρκτους· καὶ τὰ μὲν βόρεια
ὑψωθῆναι, τὰ δὲ νότια ταπεινωθῆναι, καθ᾽ ὃ καὶ τὸν ὅλον
κόσμον.

Περὶ τοῦ ἐκτὸς τοῦ κόσμου εἰ ἔστι κενόν.

Οἱ μὲν ἀπὸ Πυθαγόρου ἐκτὸς εἶναι τοῦ κόσμου κενὸν
εἰρήκασιν εἰς ὃ ἀναπνεῖ ὁ κόσμος καὶ ἐξ οὗ. οἱ δὲ Στωϊκοὶ
τὸ κενὸν εἶναι εἰς ὃ κατὰ τὴν ἐκπύρωσιν ἀναλύεται τὸ ἄπει-
ρον. Ποσειδώνιος οὐκ ἄπειρον, ἀλλ᾽ ὅσον αὔταρκες εἰς τὴν
διάλυσιν ἐν τῷ πρώτῳ περὶ κενοῦ. Πλάτων καὶ Ἀριστοτέ-
λης μήτε ἐκτὸς τοῦ κόσμου μήτε ἐντὸς εἶναι κενόν.

Quae caufa inclinationis mundi?

Diogenes et Anaxagoras poſt mundi conſtitutionem
et animalium ex terra generationem ſponte ſua dicunt
mundum ad auſtrum inclinaſſe fortaſſe providentia divina,
ut quaedam ejus pars ſit inhabitabilis, quaedam habitabi-
lis propter frigus et calorem. Empedocles aëre vi ſolis
agitato urſas inclinatas et boreales plagas in altum ſub-
latas: auſtrales vero depreſſas atque ita totum mundum
inclinaſſe ait.

De eo quod eſt extra mundum et an ſit vacuum.

Pythagorici extra mundum vacuum eſſe dixerunt in
quod et ex quo reſpiraret mundus. Stoici vacuum eſſe
in quod mundus infinitus per conflagrationem reſolvere-
tur. Poſidonius infinitum non facit, ſed ſolum tantum
quantum ad mundi diſſolutionem ſufficit libro primo de
vacuo. Plato et Ariſtoteles nec intra mundum nec extra
vacuum ponunt.

Ed. Chart. II. [35.]   **Ed. Baf. IV. (430.)**

Τίνα δεξιὰ τοῦ κόσμου καὶ τίνα ἀριστερά.

Πυθαγόρας καὶ Πλάτων καὶ Ἀριστοτέλης δεξιὰ τοῦ κόσμου ἔφασαν εἶναι τὰ ἑῷα, ἀφ᾽ ὧν ἀρχὴν εἶναι τῆς κινήσεως· ἀριστερὰ δὲ τὰ ἑσπέρια. Ἐμπεδοκλῆς δὲ δεξιὰ εἶναι τὰ κατὰ τῶν θερινῶν τροπῶν, ἀριστερὰ δὲ τὰ κατὰ τῶν χειμερινῶν.

Κεφάλαιον ιβ΄.

Περὶ οὐρανοῦ τίς τούτου ἡ οὐσία.

Ἀναξιμένης τὴν περιφορὰν τὴν ἐξωτάτην γηίνην εἶναι. Ἐμπεδοκλῆς δὲ στερέμνιον τὸν οὐρανὸν ὑπάρχειν οἴεται ἐξ ἀέρος συμπαγέντος ὑπὸ πυρὸς κρυσταλλοειδοῦς, τό τε πυρῶδες καὶ ἀερῶδες ἑκάτερα τὰ ἡμισφαίρια περιέχειν. Ἀριστοτέλης ἐκ πέμπτου σώματος πυρινὸν εἶναι τὸν οὐρανὸν ἐκ θερμοῦ καὶ ψυχροῦ συνεστῶτα.

Περὶ διαιρέσεως οὐρανοῦ.

Θαλῆς, Πυθαγόρας καὶ οἱ ἀπ᾽ αὐτοῦ μεμερίσθαι τὰς τοῦ παντὸς οὐρανοῦ σφαίρας εἰς κύκλους πέντε, οὕστινας

Quaenam fit dextra pars mundi.

Pythagoras et Plato et Ariſtoteles orientalem partem eſſe dextram mundi dixerunt, a qua motus incipit, occidentalem vero ſiniſtram. Empedocles autem dextram eſſe eam, quae circa ſolſtitium aeſtivum, ſiniſtram vero quae circa hiemale.

Caput XII.

De coelo quae fit ejus eſſentia.

Anaximenes extimam mundi circumferentiam terrenam eſſe. Empedocles vero coelum ſolidum eſſe putavit et conſtare ex aëre in morem cryſtalli ab igne durato et utroque hemiſphaerio ignitam aëriamque naturam continere. Ariſtoteles ex quinto corpore igneum eſſe coelum ex calore et frigore compactum.

De diviſione coeli.

Thales, Pythagoras et qui ab iis manarunt, coelum in quinque circulos dividunt, quos zonas appellant: horum

Ed. Chart. II. [35. 36.]   Ed. Baf. IV. (430.)

προσαγορεύουσι ζώνας. καλεῖσθαι δὲ τὸν μὲν αὐτῶν ἀρη-
τικὸν καὶ ἐμφανῆ, τὸν δὲ τροπικὸν θερινὸν, τὸν δὲ χει-
μερινὸν τροπικὸν, τὸν δὲ ἰσημερινὸν, τὸν δὲ ἀνταρκτικὸν
ἀφανῆ. λοξὸν δὲ τοῖς τρισὶ μέσοις τὸν καλούμενον ζωδια-
κὸν ὑποβεβλῆσθαι. Πυθαγόρας δὲ πρῶτος ἐπινενοηκέναι
λέγεται τὴν λόξωσιν τοῦ ζωδιακοῦ κύκλου, ἣν Οἰνοπίδης ὁ
Χῖος ὡς ἐπίνοιαν ἰδίαν σφετερίζεται.

Κεφάλαιον ιγ'.

Τίς ἡ οὐσία τῶν πλανητῶν καὶ ἀπλανῶν.

Θαλῆς μὲν ὑπολαμβάνει γεώδη εἶναι τὰ ἄστρα, ἔμπυρα
δέ. Ἐμπεδοκλῆς δὲ πυρινὰ μόνα. Ἀναξαγόρας δὲ τὸν πε-
ρικείμενον αἰθέρα ἀέρα πυρινὸν ᾠήθη, τῇ δὲ εὐτονίᾳ τῆς
περιδινήσεως ἀναρπάσαντα πέτρους ἀπὸ τῆς γῆς καὶ κατα-
φλέξαντα τούτους ἠστερικέναι. Διογένης δὲ κισσηροειδῆ
μὲν τὰ ἄστρα λέγει· διάπνοιαν δ' αὐτὰ νοεῖται κόσμον.
Πλάτων δὲ ἐκ μὲν τοῦ πλείστου μέρους πυρινοὺς εἶναι [36]

arcticum unum appellari, qui nobis femper apparet, alium
tropicum aeftivum, alium tropicum hiemalem, alium me-
ridianum, alium antarcticum, qui femper latet: obliquum
vero circulum quem zodiacum appellant, tribus mediis
fubfterni. Fertur Pythagoras obliquitatem hanc zodiaci
circuli primus excogitaffe, quam ut proprium inventum
fibi arrogat Oenopides Chius.

Caput XIII.

De ftellarum effentia.

Thales e terra quidem conftare ftellas exiftimat, igneas
tamen effe. Empedocles igneas folum. Anaxagoras au-
tem aethera circumfufum aërem inflammatum exiftimavit
ac circumvolutionis impetu lapides e terra fubripuiffe
ipfosque inflammatos fieri ftellas. Diogenes dicit ftellas
effe pumiceas easque putat effe mundi exfpirationem.
Plato vero ftellas majori ex parte igneas effe putat, ad-

ἀστέρας ὑπολαμβάνει, μετέχοντας δὲ τῶν ἄλλων στοιχείων
κόλλης τρόπον. Ξενοφάνης δὲ ἐκ νεφῶν πεπυρωμένων συνι-
στάναι τοὺς ἀστέρας ἡγεῖται, σβεννυμένους δὲ καθ᾽ ἑκάστην
ἡμέραν ἀναζωπυρεῖσθαι νύκτωρ, καθάπερ τοὺς ἄνθρακας.
τὰς γὰρ ἀνατολὰς καὶ δύσεις ἐξάψεις εἶναι καὶ σβέσεις.
Ἡρακλείδης δὲ καὶ οἱ Πυθαγόρειοι ἕκαστον τῶν ἀστέρων
κόσμον εἶναι νομίζουσι γῆν περιέχοντα καὶ αἰθέρα ἐν τῷ
ἀπείρῳ ἀέρι. ταῦτα δὲ τὰ δόγματα ἐν ἐνίοις Ὀρφικοῖς
φέρεσθαι λέγουσι κοσμοποιοῦσι τῶν ἀστέρων ἕκαστον· οὐδὲν
ἀπογιγνώσκει Ἐπίκουρος τούτων ἐχόμενος τοῦ ἐνδεχομένου.

Περὶ σχήματος ἀστέρων.

Οἱ Στωϊκοὶ σφαιρικοὺς τοὺς ἀστέρας καθάπερ τὸν κό-
σμον οἴονται καὶ ἥλιον καὶ σελήνην. Κλεάνθης κωνοειδεῖς.
Ἀναξιμένης ἥλων δίκην καταπεπῆχθαι τῷ κρυσταλλοειδεῖ·
ἔνιοι πέταλα πυρινὰ νομίζουσιν εἶναι ὥσπερ ζωγραφήματα
τοὺς ἀστέρας.

haerentes tamen aliis elementis inſtar glutinis. Xeno-
phanes e nubibus accenſis conſtare ſtellas arbitratur eas-
que ſingulis diebus reſtingui, noctu vero rurſus accendi
putat quemadmodum carbones. Ortum enim et occaſum
accenſiones et reſtinctiones eſſe. Heraclides autem et
Pythagorici unamquamque ſtellam mundum eſſe putant
coelum et terram ambientem in aëre infinito. Has autem
opiniones in quibusdam hymnis Orphei dicunt haberi,
qui unamquamque ſtellam mundum faciunt: horum nihil
inficiatur Epicurus, cum ſint ſimilia his quae contingunt.

De figura ſtellarum.

Stoici ſtellas rotundas exiſtimant ut et mundum et
ſolem et lunam. Cleanthes coni figura. Anaximenes tan-
quam clavos coelo cryſtallino adactos. Quidam vero pu-
tant ſtellas eſſe laminas igneas quemadmodum animalia
depicta.

Περὶ τάξεως τῶν ἀστέρων.

Ξενοφάνης κατ᾽ ἐπιφάνειαν οἴεται κινεῖσθαι τοὺς ἀστέ-
ρας. Δημόκριτος τὰ μὲν ἀπλανῆ πρῶτον, μετὰ δὲ ταῦτα
τοὺς πλανήτας, ἐφ᾽ οἷς ἥλιος καὶ σελήνη. Πλάτων μετὰ
τοὺς ἀπλανεῖς λέγει πρῶτον φαίνοντα τοῦ Κρόνου, δεύτε-
ρον φαέθοντα τοῦ Διὸς, τρίτον πυρόεντα τὸν τοῦ ῎Αρεως,
τέταρτον φωσφόρον τὸν τῆς ᾽Αφροδίτης, πέμπτον στίλ-
βοντα τὸν τοῦ ῾Ερμοῦ, ἕκτον ἡλίου, ἕβδομον σελήνης. τῶν
μαθηματικῶν τινὲς μὲν ὡς Πλάτων, τινὲς δὲ μέσον πάν-
των τὸν ἥλιον. ᾽Αναξίμανδρος καὶ Μητρόδωρος ὁ Χῖος
καὶ Κράτης ἀνωτάτω μὲν πάντων τὸν ἥλιον τετάχθαι, μετὰ
δ᾽ αὐτὸν τὴν σελήνην, ὑπὸ δ᾽ αὐτοὺς τὰ ἀπλανῆ τῶν ἄστρων
καὶ τοὺς πλανήτας.

(431) *Περὶ τῆς τῶν ἀστέρων φορᾶς καὶ κινήσεως.*

᾽Αναξαγόρας καὶ Δημόκριτος καὶ Κλεάνθης ἀπὸ ἀνα-
τολῶν εἰς δυσμὰς φέρεσθαι τοὺς ἀστέρας νομίζουσιν. ᾽Αλκ-
μαίων καὶ οἱ μαθηματικοὶ τοὺς ἀστέρας τοὺς πλανήτας ἀπὸ

De ordine ſtellarum.

Xenophanes ſecundum ſuperficiem putat ſtellas moveri.
Democritus fixas primas eſſe, deinde poſt ipſas planetas,
in quibus ſol et luna. Plato poſt fixas Saturnum dicit
primum apparere, deinde Jovem, poſtea Martem, quartam
Luciferum ſtellam Veneris, quintam ſtellam Mercurii, ſex-
tam ſolis, ſeptimam lunae. Mathematicorum quidam Pla-
tonem ſequuntur, quidam vero ſolem in medio horum
conſtituunt. Anaximander et Metrodorus Chius atque
Crates ſupremum locum ſoli deferunt, proximum lunae:
ſub his vero fixa et vaga ſidera collocant.

De motu ſtellarum.

Anaxagoras et Democritus et Cleanthes ab ortu ad
occaſum ferri ſtellas exiſtimant: Alcmaeon et mathematici

δυσμῶν εἰς ἀνατολὰς ἀντιφέρεσθαι. Ἀναξίμανδρος ὑπὸ τῶν
κύκλων καὶ τῶν σφαιρῶν ἐφ᾽ ὧν ἕκαστος βέβηκε φέρεσθαι.
Ἀναξιμένης ὁμοίως ἐπὶ τὴν γῆν καὶ περὶ αὐτὴν στρέφεσθαι
τοὺς ἀστέρας. Πλάτων καὶ οἱ μαθηματικοὶ ἰσοδρόμους εἶ-
ναι τὸν ἥλιον, τὸν φωσφόρον, τὸν στίλβοντα.

Πόθεν φωτίζονται οἱ ἀστέρες;

Μητρόδωρος ἅπαντας τοὺς ἀστέρας ἀπλανεῖς καὶ πλα-
νήτας ὑπὸ τοῦ ἡλίου προσλάμπεσθαι. Ἡράκλειτος καὶ οἱ
Στωϊκοὶ τρέφεσθαι τοὺς ἀστέρας ἐκ τῆς ἐπιγείου ἀναθυμιά-
σεως. Ἀριστοτέλης μὴ δεῖσθαι τὰ οὐράνια τροφῆς. οὐ γὰρ
φθαρτὰ, ἀλλ᾽ ἀΐδια. Πλάτων καὶ οἱ Στωϊκοὶ ὡς ὅλον τὸν
κόσμον καὶ τὰ ἄστρα ἐξ ἑαυτῶν τρέφεσθαι.

Περὶ τῶν ἀστέρων τῶν καλουμένων Διοσκούρων.

Ξενοφάνης τοὺς ἐπὶ τῶν πλοίων φαινομένους οἷον ἀστέ-
ρας νεφέλην εἶναι κατὰ τὴν ποιὰν κίνησιν περιλάμπουσιν.

ex ſtellis planetas ab occaſu ad ortum moveri. Anaxi-
mander vehi ſtellas exiſtimat ab iis circulis et orbibus
quibus inſunt. Anaximenes eodem pacto ſub terra quo
ſupra moveri. Plato et mathematici ſolem, Venerem et
Mercurium eodem modo moveri.

Unde illuminentur ſtellae.

Metrodorus omnes ſtellas fixas lumen a ſole accipere
putat. Heraclitus et Stoici nutriri ſtellas putant vapori-
bus ſurſum elevatis. Ariſtoteles non indigere nutrimento
coeleſtia dicit, aeterna cum ſint et corrumpi nequeant.
Plato et Stoici ut mundo ſic ſtellas a ſeipſis nutriri ſentit.

De Caſtore et Polluce.

Xenophanes ſtellas quae ſupra apparent nubem eſſe
dicit, quae certo quodam motu agitata reſplendet. Me-

274 ΓΑΛΗΝΟΥ

Ed. Chart. II. [36. 37.]   Ed. Baf. IV. (431.)

Μητρόδωρος τῶν ὁρώντων ὀφθαλμῶν μετὰ δέους καὶ κατα-
πλήξεως στιλβηδόνα εἶναι.

Περὶ τῆς ἐπισημασίας τῶν ἀστέρων.

Πλάτων τὰς ἐπισημασίας τάς τε θερινὰς καὶ τὰς χει-
μερινὰς κατὰ τὰς τῶν ἀστέρων ἐπιτολάς τε καὶ δυσμὰς γί-
νεσθαι ἡλίου τε καὶ σελήνης καὶ τῶν ἄλλων πλανητῶν καὶ
ἀπλανῶν. Ἀναξιμένης δέ, διὰ μηδὲν τούτων, ἀλλὰ δὲ διὰ
τὸν ἥλιον μόνον. Εὔδοξος καὶ Ἄρατος κοινῶς διὰ πάντας
τοὺς ἀστέρας ἐν οἷς φησιν.

Αὐτὸς γὰρ τάδε σήματ᾽ ἐν οὐρανῷ ἐστήριξεν.
Ἄστρα διακρίνας. ἐσκέψατο δ᾽ εἰς ἐνιαυτὸν
Ἀστέρας οἵ κε μάλιστα τετυγμένα σημαίνοιεν.

[37] Κεφάλαιον ιδ΄.

Περὶ οὐσίας ἡλίου.

Ἀναξίμανδρος τὸν κύκλον αὐτοῦ εἶναι ὀκτωκαιεικοσα-
πλασίονα τῆς γῆς ἁρματείου τροχοῦ τὴν ἁψῖδα παραπλήσιον

trodorus exiſtimat eſſe micationem ab oculis videntium
propter metum et conſternationem ortam.

De ſtellarum ſignificatione.

Plato folem, lunam et alias ſtellas tam vagas quam
fixas occaſu et ortu ſuo tempeſtates quae aeſtate et bruma
contingunt, ſignificare putat. Anaximenes non ex aliis,
fed tantum ex fole. Eudoxus et Aratus generatim ex
ſtellis, dum dicit,

Ipſe haec altitonans in celſo infixit Olympo,
Et totum prudens diſtinxit ſigna per annum
Eximia, ut rebus de certis aſtra monerent.

Caput XIV.

De natura folis.

Anaximander orbem ejus eſſe putat octies vigeſies
terra majorem ſimilemque rotae plauſtri canthum haben-

Ed. Chart. II. [37.]   Ed. Baf. IV. (431.)

ἔχοντα κοίλην καὶ πλήρη πυρὸς κατὰ μέρος διὰ στομίου
τὸ πῦρ ὡς δι᾽ αὐλοῦ πρὸς ἡμᾶς ἐκπέμπεσθαι καὶ τοῦτ᾽ εἶ-
ναι τὸν ἥλιον. Ξενοφάνης ἐκ τῶν ξηρῶν ἀτμῶν τὰ πυρί-
διά τινα συνέρχεσθαι, ἃ εἰς τὸ ἓν σῶμα καθεστηκότα τὸν
ἥλιον συνιστῶσι· ἢ τὸν ἥλιον ἀναπτομένην νεφέλην. οἱ
Στωϊκοὶ ἄναμμα νοερὸν ἐκ θαλάσσης. Πλάτων ἐκ πλείστου
πυρός. Ἀναξαγόρας καὶ Δημόκριτος καὶ Μητρόδωρος μύ-
δρον ἢ πέτρον διάπυρον. Ἀριστοτέλης σφαῖραν ἐκ τοῦ
πέμπτου σώματος. Φιλόλαος ὁ Πυθαγόρειος ὑαλοειδῆ δε-
χόμενον μὲν τοῦ ἐν τῷ κόσμῳ πυρὸς τὴν αὐτάγειαν, διη-
θοῦντα δὲ πρὸς ἡμᾶς τὸ φῶς· ὥστε τρεῖς εἶναι ἐν τῷ ἡλίῳ
διαφοράς· τὸ ἐν τῷ οὐρανῷ πυρῶδες καὶ τὸ ἀπ᾽ αὐτοῦ
πυροειδὲς ἀπὸ τοῦ ἐσόπτρου κατὰ τὴν ἀνάκλασιν· τρίτον
τὴν ἀπὸ τοῦ ἐσόπτρου κατὰ ἀνάκλασιν διασπειρομένην πρὸς
ἡμᾶς. καὶ γὰρ τὸ φῶς αὐτὸν τὸν ἥλιον ὀνομάζομεν, ὥσπερ
τὸ εἴδωλον τοῦ εἰδώλου. Ἐμπεδοκλῆς δύο ἡλίους τὸν μὲν
ἀρχέτυπον, πῦρ ἐν τῷ ἑτέρῳ ἡμισφαιρίῳ τοῦ κόσμου πε-
πληρωκὸς τὸ ἡμισφαίριον, ἀεὶ καταντικρὺ τῇ ἀνταυγείᾳ ἑαυ-

tem, concavum et igne plenum, ac quadam ex parte
ignem ad nos per orificium quaſi per canalem emitti et
hoc eſſe ſolem. Xenophanes e ſiccis vaporibus igniculos
quosdam convenire dicit, qui in unum corpus redacti
ſolem conſtituant vel ſolem accenſam nubem. Stoici in-
cendium mente praeditum ex mari genitum. Plato ex
plurimo igne. Anaxagoras et Democritus et Metrodorus
maſſam aut lapidem igne candentem. Ariſtoteles globum
e quinto corpore. Philolaus Pythagoricus corpus vitro
ſimile quod lucem acceptam ab igne mundi eandem ad
nos remittat: adeo ut tria in ſole diſtinguantur, ignis qui
eſt in coelo, corpus quod ab ipſo igneo perinde ac ſpe-
culum quoddam illuſtrari et igneſcere poteſt: et tertium
radium a ſpeculo ad nos reflexum. Nam et hanc lucem
ſolem appellamus tanquam ſimulacrum ſimulacri. Em-
pedocles duos ſoles exiſtimavit, unum praecipuum et pri-
mum, ignem qui eſt in oppoſito et hemiſphaerio mundi
quod replet quique ſemper ex adverſo ſuae imaginis in-

τοῦ τεταγμένον· τὸν δὲ φαινόμενον, ἀνταύγειαν ἐν τῷ ἑτέρῳ
ἡμισφαιρίῳ τῷ τοῦ ἀέρος τοῦ θερμομιγοῦς πεπληρωμένῳ
ἀπὸ κυκλοτεροῦς τῆς γῆς κατ᾽ ἀνάκλασιν ἐγγινομένην εἰς
τὸν ἥλιον κρυσταλλοειδῆ, συμπεριειλκομένην δὲ τῇ κινήσει
τοῦ πυρίνου· ὡς δὲ βραχέως εἰρῆσθαι συντεμόντα ἀνταύ-
γειαν εἶναι τοῦ περὶ τὴν γῆν πυρὸς τὸν ἥλιον. Ἐπίκουρος
γήϊνον πύκνωμα κισσηροειδὲς ταῖς κατατρήσεσιν ὑπὸ τοῦ
πυρὸς ἀνημμένον. Ἡράκλειτος ἄναμμα ἐν μὲν ταῖς ἀνατο-
λαῖς τὴν ἔξαψιν ἔχον, τὴν δὲ σβέσιν ἐν ταῖς δυσμαῖς.

Περὶ μεγέθους ἡλίου.

Ἀναξίμανδρος τὸν μὲν ἥλιον ἴσον εἶναι τῇ γῇ· τὸν δὲ
κύκλον ἀφ᾽ οὗ τὴν ἐκπνοὴν ἔχει καὶ ἐφ᾽ οὗ φέρεται ἑπτάκις
καὶ εἰκοσαπλασίονα τῆς γῆς. Ἀναξαγόρας πολλαπλασίονα
Πελοποννήσου. Ἡράκλειτος εὖρος ποδὸς ἀνθρωπείου. Ἐπί-
κουρος ὅτι τοιοῦτος, οἷος φαίνεται, ἢ μικρῷ μείζων ἢ
ἐλάττων.

cedit; alterum eum quem fpectamus folem qui repercuſſio
eſt luminis ejus, quod eſt in altera dimidia mundi parte
repleta aëre, qui calorem habet admixtum et hunc fplen-
dorem a rotunditate terrae reflecti in folem qui eſt cry-
ſtallo ſimilis et cum motu ignei elementi circumtrahi. Et
ut multa breviter complectar, fol eſt repercuſſio ignis qui
circa terram movetur. Epicurus molem e terra compa-
ctam pumici fpongiaeve ſimilem putat, quam ignis ejus
foramina permeans accendit. Heraclitus fulgorem qui in
oriente accenditur, in occidente exſtinguitur.

De magnitudine folis.

Anaximander folem quidem terrae putat aequalem,
orbem autem a quo refpirat et in quo fertur fepties vi-
geſies terra majorem. Anaxagoras multoties Peloponnefo
majorem. Heraclitus quanta eſt humani pedis longitudo.
Epicurus talem eſſe qualis apparet ac paulo aut majorem
aut minorem eſſe.

Περὶ σχήματος ἡλίου.

'Αναξιμένης πλατὺν εἶναι τὸν ἥλιον οἷον πέταλον. Ἡρά-
κλειτος σκαφοειδῆ ὑπόκυρτον. οἱ Στωϊκοὶ σφαιροειδῆ ὡς
τὸν οὐρανὸν καὶ τὰ ἄστρα. Ἐπίκουρος ἐνδέχεσθαι τὰ προει-
ρημένα πάντα.

Περὶ τροπῶν ἡλίου.

'Αναξιμένης ὑπὸ πεπυκνωμένου ἀέρος καὶ ἀντιτύπου
ἐξωθεῖσθαι τὰ ἄστρα. 'Αναξαγόρας ἀπὸ τοῦ πρὸς ταῖς
ἄρκτοις ἀέρος τῆς πυκνώσεως, ὃν ὁ ἥλιος συνωθῶν ἰσχυ-
ρότερον ποιεῖ. Ἐμπεδοκλῆς ὑπὸ τῆς περιεχούσης αὐτὸν
σφαίρας κωλυόμενον μέχρι πόλων εὐθυπορεῖν καὶ ὑπὸ τῶν
τροπικῶν κύκλων εἰργόμενον. Διογένης ὑπὸ τοῦ ἀντιπί-
πτοντος τῇ θερμότητι ψύχους σβέννυσθαι τὸν ἥλιον. οἱ
Στωϊκοὶ κατὰ τὸ διάστημα τῆς ὑποτιθεμένης τροφῆς διϊέναι
τὸν ἥλιον. ὠκεανὸν δὲ καὶ τὴν θάλασσαν παρέχειν τῷ ἡλίῳ
τροφὴν τὴν αὐτοῦ ὑγρότητα ἔχουσαν [38] ἐν αὐτῷ καὶ τὴν
γεώδη ἀναθυμίασιν. Πλάτων, Πυθαγόρας καὶ 'Αριστοτέλης

De figura folis.

Anaximenes latum effe folem ut folium exiſtimat.
Heraclitus fcaphae inſtar fubcurvum. Stoici globofum ut
coelum eſt et ſtellae. Epicurus ipfum poffe his omnibus
effe figuris *admittit.*

De converfionibus folis.

Anaximenes ab aëre denſato et obnitenti ſtellas exi-
ſtimat impelli. Anaxagoras ab aëris qui feptentrioni fubeſt
denfatione, quem fol compingens reddit valentiorem. Em-
pedocles ab orbe qui ipfum continet et Tropicis impediri,
ne recta ad polos progrediatur. Diogenes quia fol exſtin-
gueretur a frigore calorem oppugnante. Stoici juxta in-
tervallum alimenti fubjecti folem progredi. Oceanum au-
tem et cetera maria alimentum foli miniſtrare eam quam
in fe habent humiditatem et terream exhalationem. Plato,

Ed. Chart. II. [38.]   Ed. Baf. IV. (431.)
περὶ τὴν λόξωσιν τοῦ ζωδιακοῦ κύκλου, δι' οὗ φέρεται λοξο-
πορῶν ὁ ἥλιος καὶ κατὰ δορυφορίαν τῶν τροπικῶν κύκλων·
ταῦτα δὲ πάντα καὶ ἡ σφαῖρα δείκνυσιν.

Περὶ ἐκλείψεως ἡλίου.

Θαλῆς πρῶτος εἶπεν ἐκλείπειν τὸν ἥλιον τῆς σελήνης
αὐτὸν ὑπερχομένης κατὰ καθετὸν οὔσης φύσει γεώδους·
βλέπεσθαι δὲ τοῦτο κατοπτρικῶς ὑποτιθεμένῳ τῷ δίσκῳ.
Ἀναξίμανδρος τοῦ στόματος τῆς τοῦ πυρὸς διεκπνοῆς ἀπο-
κλειομένου. Ἡράκλειτος κατὰ τὴν τοῦ σκαφοειδοῦς στρο-
φὴν ὥστε τὸ μὲν κοῖλον ἄνω γίνεσθαι, τὸ δὲ κυρτὸν κάτω
πρὸς τὴν ἡμετέραν ὄψιν. Ξενοφάνης κατὰ σβέσιν τὴν ἔκλει-
ψιν γίνεσθαι, ἕτερον δὲ πάλιν πρὸς ταῖς ἀνατολαῖς ἐξά-
πτεσθαι. παριστόρηκε δὲ καὶ ἔκλειψιν ἡλίου ἐφ' ὅλον μῆνα
καὶ πάλιν ἔκλειψιν ἐντελῆ, ὥστε τὴν ἡμέραν ἀφανῆ εἶναι.
Ἀρίσταρχος κατὰ τῆς γῆς σκιάζεσθαι τὸν δίσκον τοῦ ἡλίου.
Ξενοφάνης πολλοὺς εἶναι ἡλίους καὶ σελήνας κατὰ κλίματα
τῆς γῆς καὶ ἀποτομὰς καὶ ζώνας. κατά τινα δὲ καιρὸν

Pythagoras, Ariſtoteles ob zodiaci circuli obliquitatem,
qua ſol oblique meare cogitur et ſecundum circulos tro-
picos. Haec autem omnia ſphaera demonſtrat.

De ſolis defectu ſeu eclipſi.

Thales primus dixit ſolem deficere propter lunam,
quae tota terreſtris eſt, ei ad perpendiculum ſuppoſitam
idque ex ſuppoſito ſoli ſpeculo facile diſcerni. Anaximan-
der clauſo foramine per quod ignis exſpirat. Heraclitus
converſione partis convexae ſurſum, gibbae vero deorſum
ad noſtrum viſum obvertatur. Xenophanes per exſtinctio-
nem ſolis eclipſim fieri; rurſus autem verſus orientem
alterum accendi. Narrat etiam ſolem aliquando integro
menſe defeciſſe et rurſus alio tempore ſic ex toto defe-
ciſſe, ut dies non appareret. Ariſtarchus propter terram
orbem ſolis dixit inumbrari. Xenophanes multos eſſe ſo-
les, multas lunas ſecundum terrae climata, ſegmenta ac
zonas: quodam autem tempore ſolis diſcum incidere in

ἐμπίπλειν τὸν δίσκον εἰς τινὰ ἀποτομὴν τῆς γῆς οὐκ οἰκου-
μένην ὑφ᾿ ἡμῶν καὶ οὕτως ὥσπερ κενεμβατοῦντα ἔκλειψιν
ὑπομένειν. ὁ δ᾿ αὐτὸς τὸν ἥλιον εἰς ἄπειρον μὲν προϊέναι,
δοκεῖν δὲ κυκλεῖσθαι διὰ τὴν ἀπόστασιν. ἔνιοι νεφῶν πύ-
κνωσιν τῶν ἀοράτως ἐπερχομένων τῷ δίσκῳ. Ἀρίσταρχος
τὸν ἥλιον ἵστησι μετὰ τῶν ἀπλανῶν, τὴν δὲ σελήνην κινεῖ
περὶ τὸν ἡλιακὸν κύκλον καὶ κατὰ τὰς ταύτης ἐγκλίσεις
σκιάζεσθαι τὸν δίσκον.

Κεφάλαιον ιέ.

Περὶ οὐσίας σελήνης.

Ἀναξίμανδρος κύκλον εἶναι ἐννεακαιδεκαπλασίονα τῆς
γῆς. Ξενοφάνης δὲ εἶναι νέφος πεπιλημένον. οἱ Στωϊκοὶ
μικτὴν εἶναι τὴν σελήνην ἐκ πυρὸς καὶ γεώδους ᾠήθησαν.
Πλάτων ἐκ πλείονος πυρός. Ἀναξαγόρας καὶ Δημόκριτος
στερέωμα διάπυρον, ἔχον ἐν ἑαυτῷ πεδία καὶ ὄρη καὶ φά-
ραγγας. Ἡράκλειτος, γῆν ὁμίχλῃ περιειλημμένην. Πυθα-
γόρας κατὰ τὸ πυροειδὲς σῶμα σελήνης.

quandam terrae portionem a nobis non habitatam et ſic
tanquam in vacuum delatum deliquium occidere. Idem
ſolem in infinitum progredi, nobis autem videri quod
rotetur ob diſtantiam. Sunt qui nubium condenſationem
cauſentur, quae viſu non cernente diſco ſolis obducantur.
Ariſtarchus ſolem fixis ſtellis adjunxit, lunam autem mo-
veri circum ſolis orbem et ſuis inclinationibus umbram
diſco inferre.

Caput XV.

De lunae natura.

Anaximander decies novies lunae orbem terra majo-
rem exiſtimat. Xenophanes autem eſſe nubem conſtipatam.
Stoici mixtam ex igne et terra lunam exiſtimant. Plato
ex multo igne. Anaxagoras et Democritus firmamentum
igneum, habens in ſeipſo campos, montes et valles. He-
raclitus terram caliginoſa nube contentam. Pythagoras
corpus lunae igneam ſequi naturam.

Περὶ μεγέθους σελήνης.

Οἱ Στωϊκοὶ μείζονα τῆς γῆς νομίζουσι τὴν σελήνην ὡς καὶ τὸν ἥλιον. Παρμενίδης ἴσην τῷ ἡλίῳ καὶ ἐξ αὐτοῦ φωτίζεσθαι.

Περὶ σχήματος σελήνης.

Οἱ Στωϊκοὶ τὴν σελήνην σφαιροειδῆ ὡς καὶ τὸν ἥλιον νομίζουσιν. Ἡράκλειτος δὲ σκαφοειδῆ. Ἐμπεδοκλῆς δὲ δισκοειδῆ, ἄλλοι δὲ κυλινδροειδῆ. σχηματίζεται δὲ ἡ σελήνη ἑπταχῶς· ὅτε γὰρ τίκτεται, δοκεῖ φαίνεσθαι μηνοειδής, εἶτα διχότομος, εἶτ᾽ ἀμφίκυρτος, εἶτα πανσέληνος, εἶτα πάλιν ἐπαναχωροῦσα αὖθις γίνεται ἀμφίκυρτος, εἶτα διχότομος καὶ ὕστερον μηνοειδής, εἶτ᾽ ἀφανὴς κατὰ τὴν καινήν. πλεῖστος γίνεται περὶ αὐτῆς λόγος. λέγεται τοῦτον σχηματίζεσθαι τὸν τρόπον, σκιαζούσης ἑκάστοτε τῆς γῆς πρῶτον μὲν κατὰ τὸ μόριον ἑαυτῆς, ποτὲ δὲ κατὰ παντελὲς ὑποῤῥεούσης τῆς σελήνης εἰς τὸ κοῖλον τῆς γῆς.

De magnitudine lunae.

Stoici lunam putant terra effe majorem ut et folem. Parmenides aequalem foli et ab ipfo illuminari.

De figura lunae.

Stoici rotundam effe lunam ut folem exiftimant. Heraclitus fcaphae, Empedocles difco fimilem, alii inftar cylindri. Figuram autem feptem modis affumit luna; quando enim nafcitur videtur apparere cornuta; tum femiplena; mox plusquam dimidia; poftea plena. Rurfus cum revertitur ftatim apparet gibbofa; mox femiplena; et iterum cornuta. Poftea latet donec omnino renovetur. De ea multa dicuntur. Quidam hoc modo figurari dicunt, nimirum umbra terrae primum fecundum aliquam fui ipfius partem, aliquando fecundum fe totam confugiente luna in centrum terrae.

Ed. Chart. II. [38. 39.]   Ed. Baf. IV. (431.)

Περὶ φωτισμοῦ σελήνης.

Ἀναξίμανδρος ἴδιον ἔχειν αὐτὴν φῶς εἴρηκεν· ἀραιό-
τερον δέ πως. Ἀντιφῶν ἰδίῳ φέγγει λάμπειν τὴν σελήνην·
τὸ δὲ [39] ἀποκρυπτόμενον περὶ αὐτὴν ὑπὸ τῆς προσβο-
λῆς τοῦ ἡλίου ἀμαυροῦσθαι· πεφυκότος τοῦ ἰσχυροτέρου
πυρὸς τὸ ἀσθενέστερον ἀμαυροῦν· ὃ δὴ συμβαίνει τὰ περὶ
τὰ ἄλλα ἄστρα. Θαλῆς καὶ οἱ ἀπ' αὐτοῦ ὑπὸ τοῦ ἡλίου
φωτίζεσθαι τὴν σελήνην. Ἡράκλειτος τὸ αὐτὸ πεπονθέναι
τὸν ἥλιον καὶ τὴν σελήνην. σκαφοειδεῖς γὰρ ὄντας τοῖς
σχήμασι τοὺς ἀστέρας, δεχομένους δὲ τὰ ἀπὸ τῆς ὑγρᾶς
ἀναθυμιάσεως, αὐτὰ φωτίζεσθαι πρὸς τὴν φαντασίαν, λαμ-
πρότερον μὲν τὸν ἥλιον· ἐν καθαρωτέρῳ γὰρ ἀέρι φέρεσθαι·
τὴν δὲ σελήνην ἐν θολερωτέρῳ, διὰ τοῦτο καὶ ἀμαυροτέραν
φαίνεσθαι.

Περὶ ἐκλείψεως σελήνης.

Ἀναξίμανδρος μὲν ὑπέλαβε τοῦ στομίου τοῦ περὶ τὸν
τροχὸν ἐπιφραττομένου καὶ τὴν σελήνην ἐκλείπειν. Βήρωσ-
σος κατὰ τὴν πρὸς ἡμᾶς ἐπιστροφὴν τοῦ ἀπυρώτου μέρους.

De illuminatione lunae.

Anaximander ipfam peculiarem lucem habere dicit,
rariorem tamen. Antipho proprio lunam fplendore ful-
gere docet: quod fi paulatim abfcondatur, id illi contin-
gere folis vicinitate: fic enim a natura comparatum ut
majoris acceffu lux minor obruatur; quod etiam reliquis
ftellis evenit. Thales et qui ipfum fequuti funt a fole
lunam dixerunt illuminari. Heraclitus idem lunae quod
foli contingere defendit. Stellae enim quoniam concavae
funt et vapores excipiunt lucere videntur, ac fol quidem
fplendidius cum in puriori aëre, luna autem obfcurari
videtur quod in aëre turbidiori feratur.

De lunae defectu feu eclipfi.

Anaximander conjecit lunam deficere quum ofculum
quod circum rotam eft obturatur, Beroffus ex obverfione
in nos facta reftinctae partis. Heraclitus ex gibbae par-

Ἡράκλειτος κατὰ τὴν τοῦ σκαφοειδοῦς συστροφήν. τῶν
Πυθαγορείων δέ τινες κατὰ ἀνταύγειαν καὶ ἐπίφραξιν τῆς
τε γῆς καὶ ἀντίχθονος. Πλάτων δὲ καὶ Ἀριστοτέλης καὶ
οἱ Στωϊκοὶ καὶ οἱ μαθηματικοὶ τὰς μὲν μηνιαίας ἀποκρύ-
ψεις συνοδεύουσαν αὐτὴν τῷ ἡλίῳ καὶ περιλαμπομένην ποιεῖ-
σθαι, τὰς δὲ ἐκλείψεις σκιαζομένην ὑπὸ τῆς γῆς μεταξὺ μὲν
ἀμφοτέρων τῶν ἄστρων γινομένης, μᾶλλον δὲ τῆς σελήνης
ἀστιφραττομένης.

Διὰ τί γεώδης φαίνεται ἡ σελήνη.

Οἱ Πυθαγόρειοι γεώδη φαίνεσθαι τὴν σελήνην οἴονται
διὰ τὸ περιοικεῖσθαι ταύτην ὑπὸ μειζόνων ζώων καὶ (432)
φυτῶν καὶ καλλιόνων ἢ παρ' ἡμῖν. εἶναι γὰρ πεντεκαιδε-
καπλασίονα τὰ ἐπ' αὐτῆς ζῶα τῇ δυνάμει μηδὲν περιττω-
ματικὸν κοινὸν ἀποκρίνοντα· καὶ τὴν ἡμέραν τοσαύτην εἶναι
τῷ μήκει. Ἀναξαγόρας ἀνωμαλότητα τοῦ συγκρίματος διὰ
τὸ ψυχρομιγὲς ἅμα καὶ γεῶδες· περιμεμίχθαι δὲ τῷ πυρώ-

tis converfione. Pythagoreorum aliqui per reflexionem et
obturationem terrae tum noftrae tum oppofitae. Plato
autem, Ariftoteles, Stoici et mathematici menftruales oc-
cultationes ipfam efficere, quando cum fole congreditur
et ejus radiis obruitur ac undique illuftratur, deficere
vero quando obumbratur a terra utriusque fideris in me-
dio conftituta aut potius cum ejus illuminationi afficitur
a terra.

Qui luna terreftris appareat.

Lunam ideo terreftrem exiftimant Pythagorici, quod
ipfam incolant *proceriores* arbores et animalia majora at-
que praeftantiora quam hic apud nos. Effe vero decies
quinquies quae circa ipfam funt animalia illa noftris ro-
buftiora nihilque excrementi communis emittentia ac tanto
diem effe noftro longiorem. Anaxagoras ejus inaequali-
tatem fieri a concretione frigidi et terreftris quae fimul
mifcentur, mifceri autem igneo caliginofum ftellamque lu-

Ed. Chart. II. [39.] Ed. Baf. IV. (432.)

δεῖ τὸ ζοφῶδες, ὅθεν ψευδοφανῆ λέγεσθαι τὸν ἀστέρα. οἱ
Στωϊκοὶ διὰ τὸ ἑτεροειδὲς τῆς οὐσίας μὴ εἶναι αὐτῆς ἀκή-
ρατον τὸ σύγκριμα.

Περὶ τῶν διαστημάτων τῆς σελήνης.

Ἐμπεδοκλῆς διπλάσιον ἀπέχειν τὴν σελήνην ἀπὸ τοῦ
ἡλίου ἥπερ ἀπὸ τῆς γῆς· οἱ μαθηματικοὶ ὀκτωκαιδεκαπλά-
σιον. Ἐρατοσθένης τὸν ἥλιον ἀπέχειν τῆς γῆς σταδίων
μυριάδας τετρακοσίας καὶ στάδια ὀκτάκις μύρια· τὴν δὲ
σελήνην τῆς γῆς ἀπέχειν σταδίων μυριάδας ἑβδομηκονταοκτώ.

Κεφάλαιον ιστ'.

*Περὶ ἐνιαυτοῦ πόσος ἑκάστου τῶν πλανωμένων ὁ μέγας
ἐνιαυτός.*

Ἐνιαυτὸς μὲν Κρόνου ἐστὶν ἐτῶν τριάκοντα. Διὸς δὲ
δώδεκα. Ἄρεως δυοῖν· ἡλιοῦ ιβ' μῆνες· οἱ δὲ αὐτοὶ Ἑρ-
μοῦ καὶ Ἀφροδίτης· ἰσόδρομοι γάρ· σελήνης ἡμέραι λ'· οὗ-
τος γὰρ ὁ τέλειος μὴν ἀποφάνσεως εἰς σύνοδον· τὸν δὲ μέ-

cis ementitiae lunam ideo nuncupari. Stoici quoque ne-
gant propter diverſas facies ejus ſubſtantiae compagem eſſe
inſolubilem.

De lunae diſtantia.

Empedocles plus duplo lunam diſtare putat a ſole
quam a terra. Mathematici decies octies. Eratoſthenes
ſolem a terra diſtare quadringentis et octo myriadibus. Lu-
nam vero a terra diſtare ſeptuaginta octo millibus ſtadiorum.

Caput XVI.

De anno quantus cujusque planetarum ſit magnus annus.

Annus Saturni annorum eſt triginta; Jovis duodecim;
Martis duorum; ſolis menſium duodecim; Veneris et Mer-
curii totidem, nam aequales his curſus, lunae triginta
dierum, tot enim diebus menſis abſolvitur ab apparitione

284 ΓΑΛΗΝΟΥ

Ed. Chart. II. [39. 40.] Ed. Baf. IV. (432.)

γαν ἐνιαυτὸν οἱ μὲν ἐν τῇ ὀκταετηρίδι τίθενται· οἱ δὲ ἐν
τῇ ἐννεακαιδεκαετηρίδι· οἱ δὲ ἐν τοῖς ἑξήκοντα ἑνὸς δέουσιν.
Ἡράκλειτος ἐκ μυρίων ὀκτακισχιλίων ἡλιακῶν. Διογένης ἐκ
πεντεκαιεξήκοντα καὶ τριακοσίων ἐνιαυτῶν τοσούτων, ὅσων
ὁ κατὰ Ἡράκλειτον ἐνιαυτός· ἄλλοι δὲ δι' ἑπτακισχιλίων ψοζ'.

[40] Κεφάλαιον ιζ'.

Περὶ γαλαξίου.

Ὁ γαλαξίας κύκλος ἐστὶ νεφελοειδὴς ἐν μὲν τῷ ἀέρι
διὰ παντὸς φαινόμενος, διὰ δὲ τὴν λευκόχροιαν ὀνομαζόμε-
νος γαλαξίας· καὶ τῶν Πυθαγορείων τινὲς ἀστέρος εἶναι
διάκαυσιν ἐκπεσόντος μὲν ἀπὸ τῆς ἰδίας ἕδρας, δι' οὗ δὲ
ἐπέδραμε χωρίου κυκλοτερῶς αὐτὸ καταφλέξαντος ἐπὶ τοῦ
κατὰ Φαέθοντα ἐμπρησμοῦ διὰ τῆς ἐκείνου παρόδου· οἱ δὲ
ἡλιακὴν ταῦτά φασι κατ' ἀρχὰς γεγονέναι δίοδον. τινὲς δὲ
τοῦτο μικρὰν εἶναι φαντασίαν τοῦ πλείονος οὐρανίου πυρὸς

lunae ad ejus cum fole congreſſum. Annum quem ma-
gnum appellant quidam octavo quoque anno compleri di-
cunt, alii decimo nono, quidam fexagefimo primo. Hera-
clitus decem et octo millibus annorum folarium. Dioge-
nes trecentis fexaginta quinque annis, tantus quantus eſt
unus annus Heraclito. Nonnulli feptem millibus feptin-
gentis feptuaginta feptem.

Caput XVII.

De circulo lacteo.

Circulus lacteus nebulofus eſt in aëre femper appa-
rens lacteusque eſt a fuo colore nuncupatus. Pythagoreo-
rum aliqui crediderunt ipfum eſſe ſtellae cujusdam incen-
dium quae fuis fedibus excidit et locum per quem cir-
cumvoluta eſt exuſſit, eo tempore quo Phaëthontis incen-
dium per illam viam graſſabatur: alii dicunt ab initio
folem illac iter fuum peregiſſe: quidam volunt hoc exi-
guam eſſe apparitionem plurimi caeleſtis ignis cujus fplen-

πρὸς τὸν οὐρανὸν τὰς αὐγὰς ἀνακλῶντα· ὅπερ ἐπὶ τῶν τῆς
ἴριδος νεφῶν συμβαίνειν εἴωθεν. Μητρόδωρος διὰ τὴν πά-
ροδον τοῦ ἡλίου. τοῦτον γὰρ εἶναι τὸν ἡλιακὸν κύκλον.
Παρμενίδης τὸ τοῦ πυκνοῦ καὶ ἀραιοῦ μίγμα γαλακτοειδὲς
ἀποτελεῖ χρῶμα. Ἀναξαγόρας τὴν σκιὰν τῆς γῆς κατὰ τοῦτο
τὸ μέρος ἵστασθαι τοῦ οὐρανοῦ· ὅταν τὰ ὑπὸ τὴν γῆν ὁ
ἥλιος μὴ πάντῃ περιφωτίζῃ. Δημόκριτος πολλῶν καὶ μι-
κρῶν καὶ συνεχῶν ἀστέρων συμφωτιζομένων εἶναι ἀλλήλοις
συναυγασμόν. Ἀριστοτέλης ἀναθυμιάσεως ξηρᾶς ἔξαψιν πολ-
λῆς τε καὶ συνεχοῦς καὶ οὕτω κόμην πυρὸς ὑπὸ τὸν ἀέρα κα-
τωτέρω τῶν πλανητῶν φαίνεσθαι· οἱ Στωϊκοὶ τοῦ αἰθερίου
πυρὸς ἀραιότητα ἀνώτερον τῶν πλανητῶν. Ποσειδώνιος πυρὸς
σύστασιν ἄστρου μὲν λαμπρότερον, αὐγῆς δὲ πυκνότερον.

Κεφάλαιον ιή.

Περὶ κομήτου καὶ διαττόντων ἀστέρων καὶ δοκίδων.

Τῶν Πυθαγορείων τινὲς μὲν ἀστέρα φασὶν εἶναι τὸν
κομήτην τῶν οὐκ ἀεὶ φαινομένων, διά τινος δὲ ὡρισμένου

dor ad coelum reflectitur; id quod arcus coeleſtis nubes
facere conſueverunt. Metrodorus propter tranſitum ſolis,
illum enim eſſe circulum ſolis exiſtimat. Parmenides ra-
rum denſo commiſtum lacteum colorem conſicere putat.
Anaxagoras terrae putat umbram eſſe et aliquam coeli
partem occupare, quia cum ſol terrae ſubeſt, non illumi-
nat omnia. Democritus eſſe ſplendorem multarum exi-
guarum et cohaerentium ſtellarum ſe invicem colluſtran-
tium. Ariſtoteles ſiccae exhalationis incendium quae ju-
giter et abunde ſuccedit ac eodem modo fieri crinitum
ignem infra aërem ſub planetis. Stoici ignis aetherei ra-
ritatem ipſumque ſuperiorem planetis. Poſidonius ignis acer-
vum ſtella clariorem, ſplendore vero *obſcuriorem*, denſiorem.

Caput XVIII.

De cometa, ſtellis diſcurrentibus et trabibus.

Pythagoreorum aliqui cometas dicunt eſſe ſtellas quae
non ſemper apparent, ſed certis quibusdam temporibus

Ed. Chart. II. [40.]   Ed. Baf. IV. (432.)

χρόνου περιοδικῶς ἀνατελλόντων· ἄλλοι δὲ ἀνάκλασιν τῆς
ἡμετέρας ὄψεως πρὸς τὸν ἥλιον παραπλησίαν ταῖς κατο-
πτρικαῖς ἐμφάσεσιν. Ἀναξαγόρας καὶ Δημόκριτος σύνοδον
ἀστέρων δυοῖν ἢ πλειόνων κατὰ συναυγασμόν. Ἀριστοτέλης
δὲ τῆς ξηρᾶς ἐκ τῆς γῆς ἀναθυμιάσεως διάπυρον σύστασιν.
Στράτων ἄστρου φῶς περιληφθὲν νέφει πυκνῷ, καθάπερ
ἐπὶ τῶν λαμπτήρων γίνεται. Ἡρακλείδης ὁ Ποντικός νέφος
μετάρσιον ὑπὸ μεταρσίου φωτὸς καταυγαζόμενον· ὁμοίως δὲ
αἰτιολογεῖ πωγωνίαν, ἅλω, δοκίδα, κίονα καὶ τὰ συγγενῆ
τούτοις, καθάπερ ἀμέλει πάντες οἱ Περιπατητικοὶ παρὰ τοὺς
τοῦ νέφους ταύτῃ γίνεσθαι σχηματισμούς· Ἐπιγένης πνεύ-
ματος ἀναφορὰν γεωμιγοῦς πεπυρωμένου. Βοηθὸς ἀέρος
ἀνειμένου φαντασίαν. Διογένης ἀστέρας εἶναι τοὺς κομή-
τας. Ἀναξαγόρας τοὺς καλουμένους διάττοντας ἀπὸ τοῦ αἰ-
θέρος· σπινθήρων δίκην καταφέρεσθαι, διὸ καὶ παραυτίκα
κατασβέννυσθαι. Μητρόδωρος τὴν εἰς τὰ νέφη τοῦ ἡλίου
βίαιαν ἔμπτωσιν ὡς βέλος πολλάκις σπινθηρίζειν. Ξενοφά-

fua revolutione oriuntur: alii repercuffionem vifus noftri
ad folem fimilem imaginibus quae in fpeculis cernuntur.
Anaxagoras et Democritus concurfum duarum aut plu-
rium ftellarum fefe illuftrantium. Arifloteles ficcae exha-
lationis congeriem accenfam. Strato fideris alicujus lucem
denfa nube comprehenfam, id quod et laternis evenit.
Heraclides Ponticus nubem praealtam illic a luce fuperna
illuminatam: eandem hic barbatis, areis, trabibus, colum-
nis et id genus aliis caufam affignat: ut omnes peripate-
tici qui ex accenfis vaporibus fpecies hafce fieri dicunt.
Epigenes vaporem terrae commiftum, in altum elevatum
ibique accenfum. Boëthus ardentis aëris id fpeciem effe
credidit. Diogenes ftellas effe cometas putat. Anaxagoras
quas difcurrentes ftellas vocant, perinde atque fcintillas
ex aethereo igne cadere putat et ideo ftatim quoque ex-
ftingui. Metrodorus ex folis radiis violenter in nubem,
ut fagitta folet irruentibus difcurrentis ftellae fpeciem

Ed. Chart. II. [40. 41.]   Ed. Baf. IV. (432.)
νης πάντα τὰ τοιαῦτα τῶν νεφῶν πεπυρωμένων συστήματα
ἢ κινήματα.

Κεφάλαιον ιθ'.

Περὶ βροντῶν καὶ ἀστραπῶν, κεραυνῶν, πρηστήρων
καὶ τυφώνων.

'Αναξίμανδρος ἐκ τοῦ πνεύματος ὑπιόντος ταυτὰ πάντα
συμβαίνειν, ὅταν περιληφθὲν νέφει παχεῖ βια- [41] ζόμε-
νον ἐκπέσῃ τῇ λεπτομερείᾳ καὶ κουφότητι, τότε ἡ μὲν ῥῆ-
ξις τὸν ψόφον ἀποτελεῖ, ἡ δὲ διαστολὴ παρὰ τὴν μελανίαν
τοῦ νέφους τὸν διαυγασμὸν ἀποτελεῖ. Μητρόδωρος ὅταν εἰς
νέφος πεπηγὸς ὑπὸ πυκνότητος ἐμπέσῃ πνεῦμα, τῇ μὲν
θραύσει τὸν κτύπον ποιεῖ, τῇ δὲ πληγῇ καὶ τῷ σχισμῷ
διαυγάζει, τῇ δὲ ὀξύτητι τῆς φορᾶς προσλαμβάνον τὴν ἀπὸ
τοῦ ἡλίου θερμότητα κεραυνοβολεῖ· τοῦ δὲ κεραυνοῦ τὴν
ἀσθένειαν εἰς πρηστῆρα περιΐστησιν. 'Αναξαγόρας δὲ ὅταν
τὸ θερμὸν εἰς τὸ ψυχρὸν ἐμπέσῃ, τοῦτο δέ ἐστιν αἰθέριον
μέρος εἰς ἀερῶδες, τῷ μὲν ψόφῳ τὴν βροντὴν ἀποτελεῖ, τῷ

excitari. Xenophanes id genus omnia nubium accenfarum
conftitutiones vel incurfiones exiftimat.

Caput XIX.

De tonitruis, corufcationibus, turbinibus et convolutionibus.

Anaximander a flatu fubeunte haec omnia fieri pu-
tat, quando inclufus denfa nube nititur erumpere qua
parte tenuior eft et levior; ipfa ruptio fonum edit, ipfa
autem divulfio juxta nigredinem nubis corufcationem.
Metrodorus cum in nubem denfitate compactam flatus ir-
ruit, difruptione fonum facit, percuffione et divulfione
micat; velocitate autem motus a fole calorem accipiens
fulminat: fulminis autem imbecillitas in turbinem dege-
nerat. Anaxagoras quando calidum in frigidum incidit,
hoc eft cum aetherea pars aëreae mifcetur, corufcationem
facit; colore vero qui eft ad nigredinem nebulofae partis

δὲ παρὰ τὴν μελανίαν τοῦ νεφώδους χρώματι τὴν ἀστραπήν·
τῷ δὲ πλήθει καὶ μεγέθει τοῦ φωτὸς τὸν κεραυνόν. τῷ δὲ
πολυσωματωτέρῳ πυρὶ τὸν τυφῶνα, τῷ δὲ νεφελοειδεῖ τὸν
πρηστῆρα. οἱ Στωϊκοὶ βροντὴν μὲν συγκρουσμὸν νεφῶν,
τὴν δὲ ἀστραπὴν ἔξαψιν ἐκ παρατρίψεως, κεραυνὸν δὲ σφο-
δροτέραν ἔλλαμψιν, πρηστῆρα δὲ νωχελεστέραν. Ἀριστοτέ-
λης δὲ ἐξ ἀναθυμιάσεως πάντα τὰ τοιαῦτά φησι συμβαίνειν
τῆς ξηρᾶς· ὅταν οὖν ἐντύχῃ τῇ ὑγρᾷ παραβιάζηται τὴν
ἔξοδον καὶ τῇ μὲν παρατρίψει καὶ τῇ ῥήξει τὸν ψόφον τῆς
βροντῆς γίνεσθαι· τῇ δὲ ἐξάψει τῆς ξηρότητος τὴν ἀστρα-
πήν· πρηστῆρα δὲ καὶ τυφῶνα πλεονασμῷ τῆς ὕλης, ἣν
ἑκάτερος αὐτῶν συνεφέλκεται θερμότερος μὲν ὁ πρηστήρ,
παχύτερος δὲ ὁ τυφών.

Περὶ νεφῶν, ὑετῶν, χιόνων, χαλάζων.

Ἀναξιμένης ἔφη συμβαίνειν παχυνθέντος ἐπὶ πλεῖστον
τοῦ ἀέρος, μᾶλλον δὲ ἐπισυναχθέντος ἐκθλίβεσθαι καὶ τοὺς
ὄμβρους γίγνεσθαι. χίονα δ᾽ ἐπειδὰν τὸ καταφερόμενον

fulgur; multitudine et magnitudine lucis fulmen; cum
magis in corpus cogitur ignis vorticem; cum eſt nubilio-
ſior, turbinem. Stoici nubium concurſum tonitru definiunt;
coruſcationem earumdem inflammationem attritu excita-
tam; fulmen vehementer actae nubis incenſionem; turbi-
nem ſegniorem. Ariſtoteles autem haec omnia fieri putat
a ſiccis exhalationibus, quae cum inciderint in humida,
conantur erumpere, dum igitur impellunt ſicca atque di-
ſcindunt humida, tonitru ſonus excitatur, accenſione ſic-
citatis fit fulgur, turbinem et vorticem materiae quam
uterque trahit copia generat, calidior tamen turbo, denſior
autem eſt vortex.

De nubibus, pluviis, nivibus et grandinibus.

Anaximenes dicit fieri nubes ex aëre plurimum den-
ſato; et ex ipſo magis coacto exprimi pluviam; nivem
autem fieri quando aqua ſurſum elevata condenſatur a

Ed. Chart. II. [41.]   Ed. Baf. IV. (432.)

ὕδωρ παγῇ ὑπὸ ψύξεως· χάλαζαν δὲ ὅταν παρασυλληφθῇ
τῷ ὑγρῷ πνεύματι. καὶ Μητρόδωρος ἀπὸ τῆς ὑδατώδους
ἀναφορᾶς συνίστασθαι τὰ νέφη, Ἐπίκουρος ἀπὸ τῶν ἀτό-
μων· στρογγυλίζεσθαι δὲ τὴν χάλαζαν καὶ τὸν ὑετὸν γίγνε-
σθαι ἀπὸ τῆς μακροτέρας φορᾶς διὰ τοῦ ἀέρος συμβαινού-
σης ἀποπληττομένην.

Περὶ ἴριδος.

Τῶν μεταρσίων παθῶν τὰ μὲν καθ᾽ ὑπόστασιν γίνε-
ται, οἷον ὄμβρος, χάλαζα· τὰ δὲ κατ᾽ ἔμφασιν ἰδίαν οὐκ
ἔχοντα ὑπόστασιν. αὐτίκα γοῦν πλεόντων ἡμῶν ἡ ἤπειρος
κινεῖσθαι δοκεῖ. ἔστιν οὖν κατ᾽ ἔμφασιν ἡ Ἶρις, περὶ ἧς
μὲν λέξομεν, εἰ πρότερον διδάξομεν πῶς αὐτὴν ὁρῶμεν· κατὰ
δὲ γραμμὰς ἢ κατ᾽ εὐθείας ἢ κατὰ καμπύλας ἢ κατὰ ἀνα-
κλωμένας γραμμὰς ἀδήλους, λόγῳ θεωρητὰς καὶ ἀσωμάτους
ὁρῶμεν· κατὰ μὲν οὖν εὐθείας ὁρῶμεν τὰ ἐν ἀέρι καὶ τὰ
διὰ τῶν λίθων τῶν διαυγῶν καὶ κεράτων, λεπτομερῆ γὰρ
ταῦτα πάντα, καμπύλας δὲ γραμμὰς καθ᾽ ὕδατος βλέπομεν

frigore; grandinem vero quum a vento comprehenditur
humido. Et Metrodorus e vaporibus aquofis furfum ela-
tis nubes coalefcere putat; Epicurus ex atomis, rotundam
vero reddi grandinem et pluviam fieri cum a longiori
delatione per aërem repercuti contingit.

De iride feu arcu coelefti.

Eorum quae in fublimi fiunt quaedam revera fubfi-
ftunt, ut imber et grando, quaedam funt merum fubftan-
tiae fimulacrum propriam non habentia fubfiftentiam, eo
modo quo moveri terra nobis navigantibus videtur. Eft
autem arcus coeleftis tantum fpecies apparens, de quo di-
cemus, fi prius docuerimus quomodo ipfum videamus.
Videmus autem lineis vel rectis vel curvis vel fractis, ob-
fcuris et quae fola ratione fpectari poffint incorporeis.
Rectis autem lineis videmus ea quae in aëre funt quae-
que per lapides pellucidos et per cornua, omnia enim
haec tenuium funt partium. Curvis antem lineis afpici-

Ed. Chart. II. [41. 42.]　　　　Ed. Baf. IV. (432. 433.)

γινομένας. κάμπτεται γὰρ ἡ ὄψις βίᾳ διὰ τὴν πυκνοτέραν
τοῦ ὕδατος ὕλην. διὸ καὶ τὴν κώπην ἐν τῇ θαλάσσῃ μα-
κρόθεν καμπτομένην ὁρῶμεν. τρίτος δὲ τρόπος τοῦ βλέπειν
τὰ ἀνακλώμενα ὡς τὰ κατοπτρικά· ἔστιν οὖν τὸ τῆς ἴρι-
δος πάθος τοιοῦτον. δεῖ γὰρ ἐπινοῆσαι τὴν ἀναθυμίασιν
τὴν ὑγρὰν ἐς νέφος μεταβάλλεσθαι, εἶτα ἐκ τοῦ κατὰ βραχὺ
εἰς μικρὰς ῥανίδας δροσίζειν νοτιζούσας, ὅταν οὖν ὁ ἥλιος
γένηται εἰς δυσμὰς, ἀνάγκη γὰρ πᾶσαν ἴριν ἄντικρυς τοῦ
ἡλίου φαίνεσθαι, ὅτε ἡ ὄψις προσπεσοῦσα ταῖς ῥανίσιν ἀνα-
κλᾶται, ὥστε συμβαίνειν τὴν ἴριν· εἰσὶ δὲ αἱ ῥανίδες οὐ
σχήματος μορφαὶ, ἀλλὰ χρώματα φαίνεται. τρία γὰρ ἴρις
ἔχει χρώματα· τὸ μὲν γὰρ πρῶτον ἔχει φοινικοῦν, τὸ δὲ
δεύτερον ἀλουργὲς καὶ πορφυροῦν, τὸ δὲ (433) τρίτον κυά-
νεον καὶ πράσινον· μή ποτε τὸ μὲν φοινικοῦν ὅτι ἡ λαμ-
πρότης τοῦ ἡλίου προσπεσοῦσα καὶ ἡ ἀκραιφνὴς λαμπηδὼν
ἀνακλωμένη ἐρυθρὸν ποιεῖ καὶ φοινι- [42] κοῦν τὸ χρῶμα·
τὸ δὲ δεύτερον μέρος ἐπιθολούμενον καὶ ἐκλυόμενον μᾶλλον
τῆς λαμπηδόνος διὰ τὰς ῥανίδας ἀλουργές. ἄνεσις γὰρ τοῦ

mus quae in aquis, vifus enim vi propter craffitiem ma-
teriae ipfius aquae incurvatur, ideo remos in mari fractos
eminus videmus.　Tertius modus videndi refracta eft in
fpeculis.　Ejusmodi autem arcus coeleftis eft fpecies. Opor-
tet enim concipere humidam exhalationem in nubem mu-
tari, tum ftatim roris inftar ex ipfa minutas guttas ma-
nare: cum igitur fol in occafu fuerit, neceffe eft enim
omnem arcum coeleftem ex adverfo folis apparere, cum
vifus in guttulas incidens refrangitur, ut arcus caeleftis
fiat, non funt autem guttae fpecies figurae fed colores
videntur: tres autem colores habet arcus coeleftis, primum
puniceum, fecundum violaceum feu purpureum: tertium
caeruleum et viridem. Nonnunquam igitur puniceum qui-
dam fplendor folis occurrens fulgorque integer refractus
rubrum ac puniceum parit colorem: fecunda autem pars
turbidior fplendore a guttis diffoluto purpureum qui ru-
bri coloris eft imminutio; cum adhuc turbidior nubes ro-

Ed. Chart. II. [42.]   Ed. Baf. IV. (433.)

ἐρυθροῦ τοῦτο· ἔστι δὲ πάλιν ἐπιθολούμενον τὸ διορίζον
μεταβάλλεται εἰς τὸ πράσινον· ἔστιν οὖν τοῦτο δοκιμάσαι
δι' ἔργων· εἰ γάρ τις εἰς τὸ ἄντικρυ τοῦ ἡλίου λάβῃ ὕδωρ
καὶ πτύσῃ, αἱ δὲ ῥανίδες ἀνάκλασιν λάβοιεν πρὸς τὸν ἥλιον,
εὑρήσει γιγνομένην ἶριν· καὶ οἱ ὀφθαλμιῶντες δὲ τοῦτο
πάσχουσιν, ὅταν εἰς τὸν λύχνον ἀποβλέψωσιν. Ἀναξιμένης
δὲ ἶριν γίνεσθαι νομίζει κατ' αὐγασμὸν ἡλίου πρὸς νέφει
πυκνῷ καὶ παχεῖ καὶ μέλανι παρὰ τὸ μὴ δύνασθαι τὰς
ἀκτῖνας εἰς τὸ πέρας διακόπτειν ἐπισυνισταμένας αὐτῶν.
Ἀναξαγόρας ἀνάκλασιν ἀπὸ νέφους πυκνοῦ τῆς ἡλιακῆς πε-
ριφεγγείας. καταντικρὺ δὲ τοῦ κατοπτρίζοντος αὐτὸν ἀστέ-
ρος διὰ παντὸς ἵστασθαι. παραπλησίως δὲ φυσιολογεῖται
τὰ καλούμενα παρήλια, γινόμενα δὲ κατὰ τὸν πόντον. Μη-
τρόδωρος δὲ ὅταν διὰ νεφῶν ὁ ἥλιος διαλάμψῃ, τὸ μὲν νέ-
φος κυανίζειν, τὴν δ' αὐγὴν ἐρυθραίνεσθαί φησι.

Περὶ ῥάβδων.

Τὰ κατὰ τὰς ῥάβδους καὶ ἀνθηλίους συμβαίνοντα μί-
ξει τῆς ὑποστάσεως καὶ ἐμφάσεως ὑπάρχειν οἴονται τῶν

rem fundens in viridem tranfit. Id exemplis comprobare
licet. Si quis e regione radiorum folis aquam accipiat et
exfpuat, guttae autem a fole refractionem fufcipiant, in-
veniet factum arcum coeleftem et qui ophthalmia laborant
idem patiuntur, fi ad lucernam refpiciant. Anaximenes
arcum coeleftem fieri putat a fplendore folis in nube denfa,
craffa et nigra, quod non poffit ejus fuperficiem penetrare
fed in ea confiftat. Anaxagoras refractionem lucis folaris
effe a nube craffa, quae femper ex adverfa parte folis eft,
qui in ea tanquam in fpeculo apparet: eam quoque cau-
fam affert cur duo foles frequenter in ponto contingant.
Metrodorus quando in nube fol fulget, nubem caeruleam
fieri ait, fulgorem vero rubrum.

De virgis.

Quae circa virgas et foles oppofitos contingunt mix-
tione fubfiftentiae et apparitionis fieri putant, cum nubes

Ed. Chart. II. [42.]   Ed. Baf. IV. (433.)

μὲν νεφῶν ὁρωμένων οὐ κατ᾽ οἰκεῖον χρῶμα, ἀλλ᾽ ἕτερον,
ὅπερ κατὰ τὴν ἔμφασιν φαίνεται· ἐν δὲ τούτοις πᾶσιν τά
τε κατὰ φύσιν καὶ κατ᾽ ἐπίκτησιν ὅμοια συμβαίνει πάθη.

Κεφάλαιον κ'.

Περὶ ἀνέμων.

Ἀναξίμανδρος οἴεται ἄνεμον εἶναι ῥύσιν ἀέρος τῶν λε-
πτοτάτων ἐν αὐτῷ καὶ ὑγροτάτων ὑπὸ τοῦ ἡλίου τικτομέ-
νων ἢ κινουμένων. Στωϊκοὶ δὲ πᾶν πνεῦμα ἀέρος εἶναι ῥύ-
σιν λέγουσιν· ἡγοῦνταί τε κατὰ τὰς τῶν τρόπων παραλλαγὰς
τὰς ἐπωνομασίας παραλλάττειν, οἷον ἀπὸ ζόφου καὶ τῆς δύ-
σεως ζέφυρον ὠνόμαζον· τὸν ἀπὸ τῆς ἀνατολῆς καὶ τοῦ
ἡλίου ἀπηλιώτην· τὸν ἀπὸ ἄρκτων βορέαν· τὸν ἀπὸ τῆς με-
σημβρίας νότον. Μητρόδωρος δὲ ὑδάτων ἀναθυμίασιν διὰ
τὴν ἡλιακὴν ἔκκαυσιν γίγνεσθαι ὁρμὴν πνευμάτων· τοὺς δὲ
ἐτησίας πνεῖν τοῦ πρὸς ταῖς ἄρκτοις ἀέρος παχυνθέντος,
ὑποχωροῦντος δὲ τοῦ ἡλίου κατὰ τὴν θερινὴν τροπήν.

videantur non tamen proprio colore, fed alieno, qui vifui
exhibetur. In his autem omnibus tam qui fecundum na-
turam quam qui fecundum adumbrationem fimiles contin-
gunt effectus.

Caput XX.

De ventis.

Anaximander ventum exiftimat fluxum aëris eſſe,
motis aut colliquatis a fole quae in eo funt partibus te-
nuiſſimis et humidiſſimis. Stoici dicunt eſſe fpiritum aë-
ris arbitranturque pro locorum diverfitate varias appella-
tiones fortiri, nam et ventum qui ab occafu fpirat favo-
nium appellarunt, qui ab ortu folis fubfolanum, a fepten-
trione aquilonem, a meridie auſtrum. Metrodorus autem
aqueam exhalationem propter folis aeſtum fieri ventorum
impetum. Etefias autem fpirare denfato aëre, qui ad fe-
ptentrionem eſt et fole a nobis recedente folſtitio aeſtivo.

Περὶ χειμῶνος καὶ θέρους.

Ἐμπεδοκλῆς καὶ οἱ Στωϊκοὶ χειμῶνα μὲν γίνεσθαι τοῦ ἀέρος ἐπικρατοῦντος τῇ πυκνώσει καὶ εἰς τὸ ἀνώτερον βιαζομένου· θέρος δὲ τοῦ πυρὸς, ὅταν εἰς τὸ κάτω βιάζηται.

Κεφάλαιον κα'.

Περὶ γῆς.

Θαλῆς καὶ οἱ ἀπ' αὐτοῦ μίαν εἶναι τὴν γῆν ὑπολαμβάνουσι· τῶν δὲ Πυθαγορείων τινὲς δύο καὶ ταύτην εἶναι καὶ τὴν ἀντίχθονά φασιν. οἱ Στωϊκοὶ δὲ γῆν εἶναι μίαν καὶ πεπερασμένην. Μητρόδωρος δὲ τὴν γῆν ὑπόστασιν εἶναι καὶ οἱονεὶ τρίγα τοῦ ὕδατος νομίζει ὡς τὸν ἥλιον τοῦ ἀέρος.

Περὶ σχημάτων γῆς.

Θαλῆς καὶ οἱ ἀπ' αὐτοῦ σφαιροειδῆ τὴν γῆν νομίζουσιν. Ἀναξίμανδρος δὲ λίθῳ κίονι τὴν γῆν προσφερεῖ [43]

De hieme et aeftate.

Empedocles et Stoici hiemem fieri dicunt aëre praevalente furfumque fua fe denfitate protrudente: aeftatem autem contra igne fuperante ac fe deorfum ad nos agente.

Caput XXI.

De terra.

Thales et qui ipfum fecuti funt unicam effe terram exiftimant. Pythagoreorum aliqui et hanc effe et aliam huic oppofitam dicunt. Steici autem dicunt unam effe terram eamque finitam. Metrodorus terram effe fedimentum et tanquam faecem aquae putat ut folem aëris.

De figuris terrae.

Thales et qui eum fecuti funt rotundam terram exiftimant. Anaximander autem terram lapideae columnae

Ed. Chart. II. [43.]   Ed. Baf. IV. (433.)

τῶν ἐπιπέδων. Ἀναξιμένης τραπεζοειδῆ. Λεύκιππος τυμ-
πανοειδῆ, Δημόκριτος δισκοειδῆ μὲν τῷ πλάτει, κοίλην δὲ
τὸ μέσον τῷ μεγέθει.

Περὶ θέσεως γῆς.

Οἱ ἀπὸ Θάλεω μέσην τὴν γῆν οἴονται εἶναι. Ξενοφάνης
πρώτην τὴν γῆν ἐκ τοῦ κατωτέρου μέρους εἰς ἄπειρον βά-
θος ἐῤῥιζῶσθαι, ἐξ ἀέρος δὲ καὶ πυρὸς συμπαγῆναι. Φι-
λόλαος ὁ Πυθαγόρειος τὸ μὲν πῦρ μέσον. τοῦτο γὰρ εἶναι
τοῦ παντὸς ἑστίαν· ἑτέραν δὲ τὴν ἀντίχθονα. τρίτην δὲ
τὴν οἰκουμένην ἐξ ἐναντίας κειμένην καὶ περιφερομένην τῇ
ἀντίχθονι. Παρμενίδης ὁ πρῶτος ἀφώρισε τοὺς οἰκουμένους
τόπους ὑπὸ τὰς δύο ζώνας τροπικὰς εἶναι τὴν γῆν.

Περὶ ἐγκλίσεως γῆς.

Λεύκιππος παρεκπεσεῖν τὴν γῆν εἰς τὰ μεσημβρινὰ
μέρη διὰ τὴν ἐν τοῖς μεσμβρινοῖς ἀραιότητα, ἅτε δὴ πε-

plantae fimilem. Anaximenes menfae figuram obtinere,
Leucippus tympani, Democritus difco quidem fimilem la-
titudine, verum in medio concavam putant.

De fitu terrae.

Qui Thaletem fecuti funt terram in medio pofitam
exiftimant. Xenophanes primam docuit terram in infini-
tam profunditatem radices mittere ex inferiori parte,
compactam vero ex aëre et igne. Philolaus Pythagoricus
ignem effe in medio, ipfum enim effe quafi focum univerfi.
Secundum ab ipfo terram primae oppofitam, tertiam vero
habitabilem ex adverfo pofitam et circumductam terrae
antipodum. Parmenides primus definivit ea loca quae ha-
bitantur fub duobus tropicis circulis effe terram.

De inclinatione terrae.

Leucippus terram in partes auftrinas propendere pu-
tat ob raritatem quae ineft illis partibus, compacta ni-

πηγόιων τῶν βορείων διὰ τὸ κατεψύχθαι τοῖς κρυμοῖς, τῶν
δὲ ἀντιθέτων πεπυρωμένων. Δημόκριτος διὰ τὸ ἀσθενέστε-
ρον εἶναι τὸ μεσημβρινὸν τοῦ περιέχοντος αὐξομένην τὴν
γῆν κατὰ τοῦτο ἐγκλιθῆναι. τὰ γὰρ βόρεια ἄκρατα, τὰ δὲ
μεσημβρινὰ κέκραται. ὅθεν κατὰ τοῦτο βεβάρυται, ὅπου
περισσή ἐστι τοῖς καρποῖς καὶ τῇ αὐξήσει.

Περὶ κινήσεως γῆς.

Οἱ μὲν ἄλλοι μένειν τὴν γῆν ὑπολαμβάνουσι. Φιλόλαος
δὲ ὁ Πυθαγόρειος κύκλῳ περιφέρεσθαι περὶ τὸ πῦρ κατὰ
κύκλου λοξοῦ ὁμοιοτρόπως ἡλίῳ καὶ σελήνῃ. Ἡρακλείδης
δὲ ὁ Ποντικὸς καὶ Ἔκφαντος ὁ Πυθαγόρειος κινητὴν γῆν,
οὐ μήν γε μεταβατικῶς, ἀλλὰ τροχοῦ δίκην ἐνζωνισμένην
ἀπὸ δυσμῆς ἐπ᾽ ἀνατολὴν περὶ τὸ ἴδιον αὐτῆς κέντρον. κατ᾽
ἀρχὰς μὲν πλάζεσθαι τὴν γῆν φησιν ὁ Δημόκριτος διά τε
μικρότητα καὶ κουφότητα, πυκνωθεῖσαν δὲ τῷ χρόνῳ καὶ
βαρυνθεῖσαν καταστῆναι.

mirum frigore feptentrionali plaga et oppofita combufta.
Democritus quod imbecillior fit pars auftrina ambitus, ideo
terram mole auctam eo inclinare. Partes enim fepten-
trionales funt intemperatae, meridionales vero temperatae.
Unde terra eo deprimitur ubi fructibus abundat et in-
cremento.

De motu terrae.

Alii quidem immotam manere terram exiftimant. Phi-
lolaus autem Pythagoricus circulariter moveri circum
ignem per obliquum circulum eo modo quo fol et luna.
Heraclides autem Ponticus et Ecphantus Pythagoricus mo-
bilem terram non ut fuum locum tranfiliat, fed rotae in-
ftar circumferatur ab occafu ad ortum circa proprium
fuum centrum. Democritus initio terram ob tenuitatem
et levitatem erraffe dicit, verum procedente tempore den-
fiorem et graviorem factam conftitiffe.

296 *ΓΑΛΗΝΟΤ*

Ed. Chart. II. [43.]   Ed. Baf. IV. (433.)

Περὶ διαιρέσεως γῆς.

Τῶν Πυθαγορείων τινὲς τὴν γῆν ἀναλόγως τῇ τοῦ
παντὸς οὐρανοῦ σφαίρᾳ διῃρῆσθαι εἰς πέντε ζώνας, ἀρκτι-
κὴν, ἀνταρκτικὴν, θερινὴν, χειμερινὴν, ἰσημερινήν· ὧν ἡ
μέση τὸ μέσον τῆς γῆς ὁρίζεται διακεκαυμένης. ἡ δὲ οἰκητή
ἐστι μέση τῆς θερινῆς καὶ τῆς χειμερινῆς εὔκρατος οὖσα.

Περὶ σεισμῶν γῆς.

Θαλῆς μὲν καὶ Δημόκριτος ὕδατι τὴν αἰτίαν τῶν σει-
σμῶν προσάπτουσιν· οἱ δὲ Στωϊκοὶ σεισμὸν εἶναι λέγουσι
τὸ ἐκ τῆς γῆς ὑγρὸν εἰς ἀέρα διακρινόμενον καὶ ἐκπῖπτον.
Ἀναξιμένης ξηρότητα καὶ ὑγρότητα τῆς γῆς αἰτίαν τῶν
σεισμῶν, ὧν τὴν μὲν αὐχμοὶ γεννῶσι, τὴν δὲ ἐπομβρίαι.
Ἀναξαγόρας ἀέρος ἀποδύσει τῇ μὲν πυκνότητι τῆς ἐπιφα-
νείας προσπίπτοντος, τῷ δὲ ἔκκρισιν λαβεῖν μὴ δύνασθαι
τρόμῳ τὸ περιέχον κραδαίνοντος. Ἀριστοτέλης δὲ πνεῦμα

De divifione terrae.

Quidam e Pythagoreis terram eadem proportione
qua totius coeli globus divifus eft, dividunt in quinque
circulos, feptentrionalem, meridionalem, folftitialem ae-
ftivum et hibernum atque aequinoctialem; horum medius
medium terrae torridae definit, atque habitabilis eft zona
illa quae media eft inter circulum aeftivum et hibernum,
quod fit temperata.

De terrae motibus feu concuffionibus.

Thales et Democritus aquae terrae motus caufam tri-
buunt. At Stoici dicunt terrae concuffionem effe humidi
vaporis e terra in aërem defcendentis ac erumpentis *im-
petum.* Anaximenes terrae ficcitatem et humiditatem con-
cuffionis *hujus* caufam *affignat,* quarum illam quidem ar-
dores, hanc vero pluviae gignant. Anaxagoras terrae mo-
tum fieri excuffione aëris, qui quum in denfitatem fuper-
ficiei terrae irrumpat nec expulfionem pati valeat, ambien-
tem *locum* tremore concutit. Ariftoteles autem flatum

Ed. Chart. II. [43. 44.]   Ed. Baf. IV. (433.)

τῆς κινήσεως, ὅταν ἔσω τύχῃ ῥυὲν τὸ ἔξω ἀναθυμιώμενον
διὰ τὴν τοῦ ψυχροῦ πανταχόθεν ἀντιπερίστασιν κάτωθεν
καὶ ἄνωθεν αὐτοῦ περιστάντος· τὸ γὰρ θερμὸν ἀνωτέρω
γενέσθαι σπεύδει, ἅτε δὴ κοῦφον ὄν· καὶ διὰ τοῦτο ἐν ἀπο-
λείψει γενομένης τῆς ὑγρᾶς ἀναθυμιάσεως τῇ ἀντισπάσει
καὶ τοῖς ἀνιελιγμοῖς τὸν σεισμὸν ποιεῖ. Μητρόδωρος μηδὲν
ἐν τῷ οἰκείῳ τύπῳ σῶμα κινεῖσθαι, εἰ μή τις προσώσειεν ἢ
καθελκύσειεν κατ' ἐνέργειαν· διὸ μηδὲ τὴν γῆν, ἅτε δὴ κει-
μένην φυσικῶς κινεῖσθαι, τόπους δέ τινας αὐτῆς νοστεῖν
τοῖς [44] ἄλλοις. Παρμενίδης καὶ Δημόκριτος διὰ τὸ
πανταχόθεν ἴσον ἀφεστῶσαν μένειν ἐπὶ τῆς ἰσορροπίας, οὐκ
ἔχουσαν αἰτίαν δι' ἣν δεῦρο μᾶλλον ἢ ἐκεῖσε ῥέψειεν ἄν.
διὰ τοῦτο μόνον μὲν κραδαίνεσθαι, μὴ κινεῖσθαι δέ. Ἀνα-
ξιμένης διὰ τὸ πλάτος ἐποχεῖσθαι τῷ ἀέρι· οἱ δέ φα-
σιν ἐφ' ὕδατος καθάπερ τὰ πλατανώδη καὶ σανιδώδη ἐπὶ
τῶν ὑδάτων, διὰ τοῦτο κινεῖσθαι. Πλάτων πάσης μὲν κι-
νήσεως ἓξ εἶναι περιστάσεις, ἄνω, κάτω, ἐπὶ τὰ δεξιὰ καὶ
θάτερα, ἔμπροσθεν καὶ ὄπισθεν· κατ' οὐδεμίαν δὲ τούτων

motionis qui quum intro fluit, extra exhalat ob ambien-
tem undique frigoris antiperiftafin furfum deorfumque ipfo
circumftante. Nam calidum fuperius fieri properat, quum
leve fit, ob idque interceptione facta humidae exhalatio-
nis revulfionibus adacti cunei inftar oppofitisque convo-
lutionibus terrae concuffiones creari. Metrodorus nullum
in proprio loco corpus moveri, nifi quis impellat aut actu
detrahat. Quamobrem terram quoque fua in fede moran-
tem naturaliter moveri non poffe, quaedam tamen ipfius
loca alio tendere. Parmenides et Democritus terram ae-
qualiter undique receffiffe, aequaliter quoque protendere
dicunt, nec habere caufam, ob quam huc potius quam illuc
vergat proindeque concuti tantum, non moveri. Anaxi-
menes terrae planitiem aëri infidere; alii vero aquis in-
natare inftar foliorum platani aut afferum, ideoque moveri.
Plato omnis motus fex circumftantias enumerat; furfum,
deorfum, dextrorfum, finiftrorfum, antrorfum, retrorfum;

ἐνδέχεσθαι τὴν γῆν κινεῖσθαι ἐν τῷ πανταχόθεν κατωτά-
την κειμένην, μένειν μὲν ἀκίνητον μηδὲν ἔχουσαν ἐξαίρετον
εἰς τὸ ῥέπειν μᾶλλον, τόπους δ᾽ αὐτῆς κατ᾽ ἀραιότητα σα-
λεύεσθαι. Ἐπίκουρος ἐνδέχεσθαι μὲν ὑπὸ τοῦ πάχους ἀέ-
ρος τοῦ ὑποκειμένου ὑδατώδους ὄντος ἀνακρουομένην αὐτὴν
καὶ οἷον ὑποτυπτομένην κινεῖσθαι. ἐνδέχεσθαι δὲ καὶ ση-
ραγγώδη τοῖς κατωτέρω μέρεσι καθεστῶσαν ὑπὸ τοῦ δια-
σπειρομένου πνεύματος εἰς τὰς ἀντροειδεῖς κοιλότητας ἐμ-
πίπτοντας σαλεύεσθαι.

Κεφάλαιον κβ.

Περὶ θαλάττης διὰ τί ἁλμυρά ἐστιν.

Ἀναξίμανδρος τὴν θάλασσάν φησιν εἶναι τῆς πρώτης
ὑγρασίας λείψανον, ἧς τὸ μὲν πλεῖον μέρος ἀνεξήρανε τὸ
πῦρ, τὸ δὲ ὑπολειφθὲν διὰ τὴν ἔκκαυσιν μετέβαλεν. Ἀνα-
ξαγόρας τοῦ κατ᾽ ἀρχὴν λιμνάζοντος ὑγροῦ περικαέντος ὑπὸ
τῆς ἡλιακῆς περιφορᾶς καὶ τοῦ λιπαροῦ ἐξατμισθέντος εἰς
ἁλυκίδα καὶ πικρίαν τὸ λοιπὸν ὑποστῆναι. Ἐμπεδοκλῆς

horum vero nullum poſſe terrae accidere, quum undique
ima ſit maneatque immota. Epicurus fieri poſſe ut terra
aëris ſubjeoti qui aquoſus eſt, craſſitie impulſa ac quaſi
ſuccuſſa moveatur, fieri etiam poſſe ut inſimis ſuis parti-
bus cavernoſa cum ſit, ſpiritu qui per eam diſpergitur, in
cavernas antrorum ſimiles incidente quaſſetur.

Caput XXII.

De mari et cur falſum ſit.

Anaximander eſſe dicit mare prioris humoris reli-
quum, cujus majorem portionem ignis exſiccavit, reſiduum
vero propter exuſtionem transmutavit. Anaxagoras cum
humor per initia ſtagnans a ſolari circumventione eſſet
aduſtus exhalaſſetque pars pinguis, reliquum falſuginem et
amarorem ſubiiſſe. Empedocles terrae ſudorem a ſole

ἱδρῶτα τῆς γῆς ἐκκαιομένης ὑπὸ τοῦ ἡλίου. Ἀντιφῶν ἱδρῶτα
θερμοῦ, ἐξ οὗ τὸ περιλειφθὲν ὑγρὸν ἀπεκρίθη τῷ καθεψη-
θῆναι παρακυλίσασα, ὅπερ ἐπὶ παντὸς ἱδρῶιος συμβαίνει.
Μητρόδωρος διὰ τὸ διηθῆσαι διὰ τῆς γῆς μετειληφέναι
τοῦ περὶ αὐτὴν πάχους καθάπερ τὰ διὰ τῆς τέφρας ὑλι-
ζόμενα. οἱ ἀπὸ Πλάτωνος τοῦ στοιχειώδους ὕδατος τὸ μὲν
ἐξ ἀέρος κατὰ περίψυξιν συνιστάμενον γλυκὺ γίνεσθαι, τὸ
δ' ἀπὸ τῆς γῆς κατὰ περίκαυσιν καὶ ἐκπύρωσιν ἀναθυμιώ-
μενον ἁλμυρόν.

    Πῶς ἀμπώτιδες γίνονται καὶ πλημμυρίαι.

    Ἀριστοτέλης ὑπὸ τοῦ ἡλίου τὰ πλεῖστα τῶν πνευμά-
των κινεῖσθαι καὶ περιφέρεσθαι, ὧν ἐμβαλόντων ἐνοιδεῖν τὴν
Ἀτλαντικὴν θάλασσαν καὶ κατασκευάζειν τὰς πλημμύρας·
ληγόντων δὲ καὶ ἀντιπερισπωμένην ὑποβαίνειν, ὅπερ εἶναι
τὴν ἄμπωσιν. Πυθέας ὁ Μασσιλιώτης τῇ πληρώσει τῆς
σελήνης τὰς πλημμύρας, τῇ δὲ ἐκλείψει τὰς ἀμπωτιδας.
Τίμαιος τοὺς ἐμβάλλοντας ποταμοὺς εἰς τὴν Ἀτλαντικὴν
διὰ τῆς Κελτικῆς ὀρεινῆς αἰτιᾶται, προωθοῦντας μὲν τὰς

uftae. Antiphon fudorem calidi a quo excretum eft, quod
fupererat humidi elixando in falfuginem converfum, quod
in quovis fit fudore. Metrodorus quia mare fit percola-
tum per terram, ideo craffitiem ejus participaffe: ficut
evenit iis quae per cinerem colantur. Platonici aquae
elementaris partem aliam ex aëre frigore coactam exftitiffe
dulcem, aliam quae a terra ex ardore et incendio exha-
laffet falfam.

    Qui fiant aeftus accedentes et recedentes maris.

    Ariftoteles plures ventos a fole moveri et circum-
duci putat iisque ingruentibus Atlanticum mare intume-
fcere aeftusque effici recedentes, ceffantibus vero illud re-
trahi ac fubfidere idque effe aeftus accedentes. Pytheas
Maffilienfis lunae incremento mare increfcere, decremento
vero decrefcere. Timaeus plures fluvios defcendentes in
Atlanticum mare per montes Celticos caufam effe dicit,

Ed. Chart. II. [44. 45.]   Ed. Baf. IV. (433. 434.)
ἐφόδους καὶ πλημμυρίαν ποιοῦντας, ληγόντων δὲ τὰς ἀμπώτιδας γίγνεσθαι.

Κεφάλαιον κγ'.

Περὶ ἀναβάσεως τοῦ Νείλου.

Θαλῆς τοὺς ἐτησίους ἀνέμους οἴεται πνέοντας τῇ Αἰγύπτῳ ἀντιπροσώπους ἐπαίρειν τοῦ Νείλου τὸν ὄγκον διὰ τὸ τὰς ἐκροὰς αὐτοῦ τῇ παρεισδύσει τοῦ ἀντιπαρήκοντος πελάγους ἀνακόπτεσθαι. Εὐθυμένης ὁ Μασσαλιώτης ἐκ τοῦ ὠκεανοῦ καὶ τῆς ἔξωθεν θαλάττης πλημμυρεῖν τὸν ποταμὸν οἴεται. Ἀναξαγόρας ἐκ τῆς χιόνος τῆς ἐν τῇ Αἰθιοπίᾳ τηκομένης μὲν τῷ θέρει, (434) ψυχομένης δὲ τῷ χειμῶνι. Δημόκριτος χιόνος τῆς οὖν τοῖς πρὸς ἄρκτον μέρεσιν ὑπὸ θερινὰς τροπὰς ἀναλυομένης νέφη [45] ἐκ τῶν ἀτμῶν πληροῦσθαι καὶ συνελαυνόμενα πρὸς τὴν μεσημβρίαν καὶ τὴν Αἴγυπτον ὑπὸ τῶν ἐτησίων ἀνέμων ἀποτελεῖν ῥαγδαίους ὄμβρους, ὑφ' ὧν ἐγείρεσθαι τὸν Νεῖλον ποταμόν. Ἡρόδοτος ἴσον μὲν φέρεσθαι καὶ χειμῶνος καὶ θέρους ἐκ

qui iter fuum promoventes maris receffum faciunt, cum vero definunt, maris acceffum fieri.

Caput XXIII.

De incremento Nili.

Thales Etefias ventos adverfus Aegyptum flantes Nili aquas attollere putat, quod oftia ipfius quibus fe exonerat maris obtrufi influxu obturentur. Euthymenes Maffilienfis ab aquis oceani et externi maris inundare Nilum exiftimat. Anaxagoras a nivibus Aethiopiae, quae per hiemem denfatae aeftivo tempore liquantur. Democritus putat fieri a nivibus in partibus feptentrionalibus circa folftitium aeftivum liquatis et nubes compacta ex halitibus et ab Etefiis ventis fimul advecta verfus meridiem et Aegyptum vehementes imbres fundere quibus Nilus redundat. Herodotus aequaliter moveri hieme et aeftate propter fon-

Ed. Chart. II. [45.]   Ed. Baf. IV. (434.)

τῶν πηγῶν· φαίνεσθαι δὲ ἐλάττονα τοῦ χειμῶνος διὰ τὸ
ἐν τούτῳ τῷ καιρῷ πλησίον ὄντα τὸν ἥλιον τῆς Αἰγύπτου
ἐξατμίζειν τὰ νάματα. Ἔφορος ὁ ἱστοριογράφος κατὰ θέ-
ρος φησὶν ἀναχαλᾶσθαι τὴν ὅλην Αἴγυπτον καὶ οἱονεὶ ἐξυ-
δροῦν τὸ πολὺ νᾶμα. συνδίδωσι δ᾽ αὐτῇ καὶ ἡ Ἀραβία
καὶ ἡ Λιβύη παρὰ τὸ ἀραιὸν καὶ ὑπόψαμμον. Εὔδοξος
τοὺς ἱερεῖς φησι λέγειν τὰ ὄμβρια τῶν ὑδάτων καὶ τὴν ἀν-
τιπερίστασιν τῶν ὡρῶν, ὅταν παρ᾽ ἡμῖν εἴη θέρος τοῖς ὑπὸ
τὸν θερινὸν τροπικὸν οἰκοῦσιν, τότε τοῖς ὑπὸ τὸν χειμε-
ρινὸν τροπικὸν ἀντοίκοις χειμών ἐστιν, ἐξ ὧν τὸ πλημμυ-
ροῦν ὕδωρ καταῤῥήγνυται.

Κεφάλαιον κδ΄.

Περὶ αἰσθήσεως καὶ αἰσθητοῦ.

Κατὰ τοὺς Στωϊκοὺς αἴσθησίς ἐστιν ἀντίληψις αἰσθη-
τοῦ δι᾽ αἰσθητηρίου ἢ κατάληψις· ἡ δὲ αἴσθησις πολλαχῶς
λέγεται ἥ τε γὰρ ἕξις καὶ ἡ δύναμις καὶ ἡ ἐνέργεια καὶ ἡ

tes; id autem minus apparere hieme, quia hac tempeſtate
ſol vicinior Aegypto aquas in vapores redigit. Ephorus
hiſtoricus aeſtate ait relaxari totam Aegyptum ac quaſi
exudare copioſam aquam ac conferre ad hoc etiam Ara-
biam et Africam ob raritatem et ſabuloſum ſolum. Eu-
doxus ait ſacerdotes imbribus et oppoſitis temporum anni
rationibus rem imputare: quando enim apud nos aeſtas
eſt qui ſub aeſtivo habitamus tropico, tum iis qui e re-
gione ſub hiemali circulo degunt hiemem eſſe, a quibus
tum exundans aqua prorumpat.

Caput XXIV.

De ſenſu et ſenſili.

Senſus ſecundum Stoïcos eſt objecti ſenſilis per ſen-
tiendi organum comprehenſio ſeu perceptio. Senſus autem
multis modis dicitur. Nam et habitus et facultas et fun-

Ed. Chart. II. [45.]   Ed. Baf. IV. (434.)

φαντασία ή καταληπτικὴ δι' αἰσθητηρίου γίνονται καὶ αὐτὸ
τὸ ὄγδοον ἡγεμονικὸν, ἀφ' οὗ ή αἰσθητικὴ βία συνίσταται
πάλιν δὲ αἰσθητήρια λέγεται πνεύματα νοερὰ ἀπὸ τοῦ ἡγε-
μονικοῦ ἐπὶ τὰ ὄργανα τεταμένα. Ἐπίκουρος τὸ μόριόν
ἐστιν ή αἴσθησις, ἥτις ἐστὶν ή δύναμις καὶ τὸ ἐπαίσθημα,
ὅθεν ἐστὶ τὸ ἐνέργημα, ὥστε διχῶς παρ' αὐτοῦ λέγεσθαι
αἴσθησιν μὲν τὴν δύναμιν, αἰσθητικὸν δὲ τὸ ἐνέργημα. Πλά-
των τὴν αἴσθησιν ἀποφαίνεται ψυχῆς καὶ σώματος κοινω-
νίαν πρὸς τὰ ἐκτός· ή μὲν γὰρ δύναμις ψυχῆς, τὰ δὲ ὄρ-
γανα σώματος· ἄμφω δὲ διὰ φαντασίαν ἀντιληπτικὰ τῶν
ἔξωθεν γίνεται. Λεύκιππος καὶ Δημόκριτος τὴν αἴσθησιν
καὶ τὴν νόησιν γίνεσθαι εἰδώλων ἔξωθεν προσιόντων· μηδενὶ
γὰρ ἐπιβάλλειν μηδετέραν χωρὶς τοῦ προσπίπτοντος εἰδώλου.

Εἰ ἀληθὴς ή αἴσθησις καὶ ή φαντασία.

Οἱ Στωϊκοὶ τὰς μὲν αἰσθήσεις ἀληθεῖς, τῶν δὲ φαντα-
σιῶν τὰς μὲν ἀληθεῖς, τὰς δὲ ψευδεῖς. Ἐπίκουρος πᾶσαν

ctio et imaginatio apprehendens fentiendi organo fiunt,
ipfa quoque octava animae facultas a qua fentiendi vis
manat. Rurfus autem fenfus organa funt fpiritus intelli-
gentes a principe facultate ad fenfuum organa protenfi.
Epicurus particula eſt fenfus, quae tum fentiendi facultas
eſt tum functio ac proinde effectus, adeo ut ab ipfo du-
pliciter dicatur fenfus quidem facultas et fenfilis functio.
Plato fenfum enuntiat animae et corporis focietatem ad
externa *cognofcenda*. Facultas quidem eſt animae, inſtru-
mentum vero corporis; at ambo per imaginationem ex-
terna apprehendunt. Leucippus et Democritus fenfum et
intelligentiam obtingere conjiciunt rerum fimulacris foris
occurfantibus, neutrum autem horum obire poffe cui ob-
jecti fimulacrum non occurrat.

An verus fenfus veraque fit imaginatio.

Stoici fenfus quidem veros *arbitrantur*, imaginationum
vero quasdam veras, quasdam falfas. Epicurus fenfum

αἴσθησιν καὶ πᾶσαν φαντασίαν ἀληθῆ τῶν δὲ δοξῶν τὰς
μὲν ἀληθεῖς, τὰς δὲ ψευδεῖς· καὶ ἡ μὲν αἴσθησις μοναχῶς
ψευδοποιεῖται τὰ κατὰ τὰ νοήματα, ἡ δὲ φαντασία διχῶς
καὶ γὰρ αἰσθητῶν ἐστι φαντασία καὶ νοητῶν. Ἐμπεδοκλῆς
καὶ Ἡρακλείδης παρὰ τὰς συμμετρίας τῶν πόρων τὰς κατὰ
μέρος αἰσθήσεις γίνεσθαι τοῦ οἰκείου τῶν αἰσθητῶν ἑκά-
στῃ ἁρμόζοντος.

Πόσαι εἰσὶν αἱ αἰσθήσεις.

Οἱ Στωϊκοὶ πέντε τὰς ἰδικὰς αἰσθήσεις, ὅρασιν, ἀκοὴν,
ὄσφρησιν, γεῖσιν, ἁφήν. Ἀριστοτέλης ἕκτην μὲν οὐ λέγει,
κοινὴν δὲ αἴσθησιν τὴν τῶν συνθετῶν εἰδῶν κριτικὴν, εἰς
ἣν πᾶσαι συμβάλλουσιν αἱ ἁπλαῖ τὰς ἰδίας ἑκάστῃ φαντα-
σίας, ἐν ᾗ τῷ μεταβατικὸν ἀφ᾽ ἑτέρου πρὸς ἕτερον οἱονεὶ
σχήματος καὶ κινήσεως δείκνυται. Δημόκριτος πλείους εἶναι
αἰσθήσεις περὶ τὰ ἄλογα ζῶα ἢ περὶ τοὺς θεοὺς καὶ σο-
φούς.

omnem omnemque imaginationem veram; opinionum alias
veras *effe*, alias falfas; fenfusque uno tantum modo falli
in notionibus, imaginationibus vero duobus; etenim et fen-
filium eft imaginatio et eorum quae fub intelligentiam ca-
dunt. Empedocles et Heraclides pro meatuum commode-
ratione fenfus fieri, quum quodvis fenfile fuo fenfui ac-
commodetur.

Quot fint fenfus.

Stoici quinque particulares fenfus enumerant, vifum,
auditum, odoratum, guftum et tactum. Ariftoteles fextum
quidem non profert, fed communem fenfum compofitarum
fpecierum judicem *conftituit*, ad quem finguli *fenfus* fim-
plices propria cuique vifa renuntiant, in quo ab altero ad
alterum fit tranfitus, quemadmodum figurae et motus often-
ditur. Democritus plures fenfus brutis quam diis et fa-
pientibus ineffe cenfuit.

[46] Πῶς γίνεται ἡ αἴσθησις καὶ ἡ νόησις καὶ ὁ διὰ
κατάθεσιν λογισμός.

Οἱ Στωϊκοί φασιν, ὅταν ἄνθρωπος γένηται, ἔχει τὸ
ἡγεμονικὸν μέρος τῆς ψυχῆς αὐτοῦ ὥσπερ χάρτην ἐναρ-
γοῦντα εἰς ἀπογραφὴν, εἰς τοῦτο γὰρ μία ἑκάστη τῶν ἐν-
νοιῶν ἐναπογράφεται· πρῶτος δὲ ὁ τῆς ἀναγραφῆς τρόπος
ὁ διὰ τῶν αἰσθήσεων· αἰσθανόμενοι γὰρ τινος οἷον λευκοῦ
χιτωνίου, ἀπελθόντος αὐτοῦ μνήμην ἔχομεν, ὅταν δ᾽ ὁμοει-
δεῖς πολλαὶ μνῆμαι γένωνται, τότε φαμὲν ἔχειν ἐμπειρίαν·
ἐμπειρία γάρ ἐστιν ὁμοειδῶν φαντασιῶν πλῆθος. τῶν δ᾽
ἐννοιῶν αἱ μὲν φυσικῶς γίγνονται κατὰ τοὺς εἰρημένους
τρόπους καὶ οὐ τεχνικῶς, αἱ δὲ ἤδη δι᾽ ἡμετέρας ἐπιμελείας
καὶ διδασκαλίας. αὗται δὲ καὶ ἔννοιαι καλοῦνται μόναι,
ἐκεῖναι δὲ καὶ προλήψεις· ὁ δὲ λόγος καθ᾽ ὃν προσαγορευό-
μεθα λογικοὶ, ἐκ τῶν προλήψεων συμπληροῦσθαι λέγεται
κατὰ τὴν πρώτην ἑβδομάδα· τοῦτο γάρ ἐστι νόημα φάντα-
σμα διανοίας λογικοῦ ζώου· τὸ γὰρ φάντασμα ἐπειδὰν λο-

Quomodo fiat fenfus, notio, praenotio et interior ratio.

Quum, inquiunt Stoici, homo procreatur, tum prin-
cipem habet partem animae ipfius peraeque ac chartam
defcriptioni rerum delineandae aptam, in ea enim parte
unaquaeque notionum delineatur. Primus autem delineandi
modus per fenfus fit: quum enim aliquid fenfu percipitur,
ut alba tunica, ejus remotae memoriam habemus, at quum
multae memoriae ejusdem formae nobis fiunt, tunc dicimus
nos habere experientiam; experientia namque eft imagi-
nationum ejusdem generis multitudo. Notionum autem
aliae natura eo quo diximus pacto fiunt, non arte; aliae
vero jam noftra induftria et doctrina parantur atque hae
folae notiones vocantur, illae vero praenotiones. At ratio
qua rationales dicimur, ex praenotionibus primo feptena-
rio compleri dicitur. Id enim conceptus mentis eft phan-
tafma intelligentiae animalis ratione praediti. Phantafma

γικῇ προσπίπτῃ ψυχῇ, ἐννοήματος δεῖται εἰληφότος τοὔνομα
παρὰ τὸν νοῦν· διόπερ τοῖς ἄλλοις ἀλόγοις ζώοις οὐ προσ-
πίπτει φαντάσματα· ὅσα δὲ καὶ τοῖς θεοῖς καὶ ἡμῖν γε,
ταῦτα φαντάσματα μόνον ἐστίν· ὅσα δὲ ἡμῖν, ταῦτα καὶ
φαντάσματα κατὰ γένος καὶ ἐννοήματα κατ' εἶδος· ὥσπερ
τὰ δηνάρια καὶ οἱ στατῆρες, αὐτὰ μὲν καθ' αὐτὰ ὑπάρχει
δηνάρια καὶ στατῆρες, ἐὰν δὲ εἰς πλοίου δοθῇ μίσθωσιν,
τηνικαῦτα πρὸς τῷ δηνάρια εἶναι καὶ ναῦλα λέγεται.

Περὶ φαντασιῶν.

Χρύσιππός φησι διαφέρειν ἀλλήλων τέτταρα ταῦτα,
φαντασίαν, φανταστὸν, φανταστικὸν, φάντασμα· φαντασία
γὰρ οὖν ἐστι πάθος ἐν τῇ ψυχῇ γινόμενον καὶ ἐνδεικνύμε-
νον αὐτό τε καὶ τὸ πεποιηκός· οἷον ἐπειδὰν ἴδωμεν τὸ λευ-
κὸν ὅ ἐστι πάθος ἐγγεγενημένον διὰ τῆς ὄψεως ἐν τῇ ψυχῇ
ἐναλλακτικὸν τοῦ πεπονθότος· εἴρηται δὲ φαντασία ἐκ τοῦ
φαίνεσθαι αὐτήν τε καὶ τὸ πεποιηκὸς ἢ ἀπὸ τοῦ φωτός

namque ubi ad rationalem animam accidit, ratiocinio in-
diget, quod nomen a mentis ratiocinatione dictum eſt,
quapropter reliquis brutis animantibus non accidunt phan-
taſmata; quae vero et diis et nobis, ipſa quoque phantaſ-
mata tantum ſunt, quae vero nobis, ea et phantaſmata in
genere ſunt et in ſpecie notiones: quemadmodum denarii
ac ſtateres ipſi quidem per ſe ſunt denarii et ſtateres, at
ſi ad navigii conductionem dentur, tunc iis accedit quod
et denarii ſint et naula dicantur.

De phantaſiis ſeu imaginationibus.

Chryſippus inter ſe differre quatuor haec exiſtimat,
phantaſiam, phantaſtum, phantaſticum et phantaſma. Enim-
vero phantaſia *imago* affectio eſt quae in anima naſcitur
ſeque ipſam ac affectionis cauſam oſtendit; ut quum album
cernimus quo affectio inſidet animae per aſpectum oborta
qua affecta anima immutatur. Phantaſia nomen duxit *ἐκ
τοῦ φαίνεσθαι*, quod ſeipſam affectionisque cauſam decla-
ret; vel *ἀπὸ τοῦ φωτὸς a lumine*, nam ſicut lumen ſe-

καθάπερ γὰρ τὸ φῶς αὐτὸ δείκνυσι καὶ τὰ ἄλλα τὰ ἐν αὐτῷ
περιεχόμενα, καὶ ἡ φαντασία δείκνυσιν ἑαυτὴν καὶ τὸ πε-
ποιηκὸς αὐτήν· φανταστὸν δὲ τὸ ποιοῦν τὴν φαντασίαν, οἷον
τὸ λευκὸν καὶ τὸ ψυχρὸν καὶ εἴ τι ἄλλο διὰ τῶν αἰσθήσεων
δύναται κινεῖν τὴν ψυχὴν, φάνταστόν ἐστι· φανταστικὸν δὲ
ἐστι διάκενος ἑλκυσμὸς, πάθος ἐν τῇ ψυχῇ ἀπ' οὐδενὸς φαν-
ταστοῦ γινόμενον καθάπερ ἐπὶ τοῦ σκιαμαχοῦντος. τῇ γὰρ
φαντασίᾳ ὑπόκειταί τι φανταστὸν, τῷ δὲ φανταστικῷ οὐ-
δέν· φάντασμα δ' ἐστὶν ἐφ' ὃ ἑλκόμεθα κατὰ τὸν φαντα-
στικὸν διάκενον ἑλκυσμόν· ταῦτα δὲ γίνεται ἐπὶ τῶν με-
λαγχολικῶν καὶ μεμηνότων ὥσπερ ἐπὶ Ὀρέστου καὶ τοῦ παρ'
Ὁμήρῳ Θεοκλυμένου.

Κεφάλαιον κέ.

Περὶ ὁράσεως καὶ πῶς ὁρῶμεν.

Δημόκριτος καὶ Ἐπίκουρος κατ' εἰδώλων εἴσκρισιν οἴον-
ται τὸ ὁρᾶν συμβαίνειν· ἕτεροι κατ' ἀκτίνων ἔκχυσιν μετὰ

ipfum oftendit et quae cetera ipfum ambiunt, ita phanta-
fia et fefe et quod ipfam affecit demonftrat. Phantaftum
autem *imaginarium* eft quod phantafiam afficit et album
et frigidum et fi quid aliud per fenfus *reliquos* animam
movere queat, id phantaftum exiftit. Phantafticum vero
imaginatio inanis tractus, in anima affectio a nullo phan-
tafto feu imaginario objecto producta, ut advertitur in
eo qui cum umbra concertat et vacuo aëri manus infert.
Phantafiae namque aliquid fubjicitur, phantaftico vero ni-
hil. Phantafma denique *imaginabile* eft ad quod trahimur
inani tractu phantafticae motionis; atque haec in melan-
cholicis et furentibus ut in Orefte et Theoclymeno apud
Homerum contingunt.

Caput XXV.

De vifu et quomodo videamus.

Democritus et Epicurus imaginum intromiffione *ab
objectis* vifionem fieri arbitrantur. Alii radiorum effufione

Ed. Chart. II. [46. 47.] Ed. Baf. IV. (434.)

τῆς πρὸς τὸ ὑποκείμενον ἔνστασιν πάλιν ὑποστραφείσης τῆς
ὄψεως. Ἐμπεδοκλῆς τοῖς εἰδώλοις τὰς ἀκτῖνας ἀνέμιξε
προσαγορεύσας τὸ γιγνόμενον, ἀκτῖνας εἰδώλου συνθέτου.
Ἵππαρχος τὰς ἀκτῖνάς φησιν ἐφ' ἑκα- [47] τέρου τῶν
ὀφθαλμῶν ἀποτεινομένας τοῖς πέρασιν αὐτῶν οἷον χειρῶν
ἐπαφαῖς περικαθαπτούσαις τοῖς ἐκτὸς σώμασι τὴν ἀντίλη-
ψιν πρὸς τὸ ὁρᾶν προσάγειν. Πλάτων κατὰ συναυγασμὸν
τοῦ μὲν ἐκ τῶν ὀφθαλμῶν φωτὸς ἐπὶ ποσὸν ἀπορρέοντος
εἰς τὸν ὅμοιον ἀέρα, τοῦ δὲ ἀπὸ τῶν σωμάτων φερομένου
ἀπορρεῖν· τὸν δὲ μεταξὺ ἀέρα εὐδιάχυτον ὄντα καὶ εὔτρε-
πτον συνεκτείνοντος τῷ πυρώδει τῆς ὄψεως, αὕτη λέγεται
Πλατωνικὴ συναύγεια.

Περὶ κατόπτρου καὶ τῶν κατοπτρικῶν ἐμφάσεων.

Ἐμπεδοκλῆς κατὰ ἀπορροίας μὲν τὰς συνισταμένας ἐπὶ
τῆς ἐπιφανείας τοῦ κατόπτρου πυρώδους καὶ τὸν προκείμε-
νον ἀέρα εἰς ὃν φέρεται τὰ ῥεύματα συμμεταφέρονιος. Δη-

qui poft intenſionem ad objectum depulſam rurſum ad
oculos revertuntur. Empedocles ſimulacris radios adjun-
xit et quod producitur ad radios ſimulacri compoſiti ap-
pellavit. Hipparchus radios, inquit, utroque ab oculo
porrectos ſuis extremis tanquam manuum apprehenſioni-
bus externis corporibus ſenſum alligantibus ad cernen-
dum adducere. Plato luminis unins quidem effluentis col-
luſtratione ad intervallum quoddam in conſimilem aërem,
alterius vero a corporibus exurgentis ac per intermedium
aërem qui perfunditur ac facile immutatur ſeſe ad igneos
oculos extendentis viſionem dimanare protulit. Atque haec
eſt quae Platonis colluſtratio dicitur.

De ſpeculo et ſpeculi imaginibus.

Empedocles *ſpeculi imagines fieri cenſet* per radiorum
quidem in ſuperſicie ſpeculi coeuntium effluentias, quae
efficiuntur ab ignea vi a ſpeculo prodeunte appoſitumque
aërem in quem radiorum effluentiae feruntur ſecum tra-

μόκριτος καὶ Ἐπίκουρος τὰς κατοπτρικὰς ἐμφάσεις γίνεσθαι
κατ' εἰδώλων ὑποστάσεις, ἅτινα φέρεσθαι μὲν ἀφ' ἡμῶν,
συνίστασθαι δὲ ἐπὶ τοῦ κατόπτρου κατὰ τὴν ἀντιπεριστρο-
φήν· οἱ ἀπὸ Πυθαγόρου κατὰ τὰς ἀντανακλάσεις τῆς ὄψεως·
φέρεσθαι μὲν γὰρ τὴν ὄψιν τεταμένην ὡς ἐπὶ τὸν χαλκὸν,
στείχουσαν δὲ πυκνῷ καὶ λείῳ πληχθεῖσαν ὑποστρέφειν αὐ-
τὴν ἐφ' ἑαυτὴν, ὅμοιόν τι πάσχουσαν τῇ ἐκτάσει τῆς χει-
ρὸς καὶ τῇ ἐπὶ τὸν ὦμον ἀντεπιστροφῇ.

Εἰ ὁρατὸν τὸ σκότος.

Οἱ Στωϊκοὶ ὁρατὸν εἶναι τὸ σκότος ἐπιλαμβάνουσιν, ἐκ
γὰρ τῆς ὄψεως ἐξικνεῖσθαί τινα εἰς αὐτὸ αὐγήν· καὶ οὐ
ψεύδεται ἡ ὅρασις. βλέπεται γὰρ ταῖς ἀληθείαις ὑπ' αὐ-
τῆς τὸ σκότος· προέρχονται δὲ ἐκ τῆς ὄψεως ἀκτῖνες πύ-
ριναι οὐχὶ μέλαιναι ἢ ὁμιχλώδεις· τὸ μὲν σκότος συνάγει
καὶ συγκινεῖ τὴν ὅρασιν καὶ ἀμβλύνει· τὸ δὲ φῶς διακρίνει
καὶ ποδηγεῖ τὴν ὅρασιν ἡμῶν ἐπὶ τὰ ὁρατὰ διὰ τοῦ μεταξὺ
ἀέρος. διὰ τὸ μὴ ὁρᾶν ἡμᾶς ἐν τῷ σκότει, ἀλλ' αὐτὸ μόνον

hente. Democritus et Epicurus fpeculares infpectiones
fieri *contendunt* ex fimulacrorum fubftantia quae a nobis
quidem feruntur, in fpeculo vero confiftunt per contra-
riam converfionem ut ad nos. Pythagorei ex refracto
vifu, ferri namque vifum intenfum ut ad aes, laevi vero
denfoque objecto occurrentem rurfusque repulfum in fe
ipfum reverti. Ac fimile quippiam ei accidat cum manu
quae extenditur et ad humerum rurfum deducitur.

Utrum videantur tenebrae.

Stoici tenebras videri deprehendunt; ex oculis enim
prodeuntem radium quendam ad ipfas penetrare: neque
falli vifum, ab ipfo namque revera cernuntur comprehen-
dunturque tenebrae. At excurrunt ex oculis radii ignei
haud nigri vel caliginofi: tenebrae vero vifum colligunt,
concitant ac obtrudunt: lux autem vifum noftrum difper-
git et ad res videndas per medium aërem deducit: quam-
obrem non in tenebris, fed ipfas tenebras dumtaxat nos

τὸ σκότος. Χρύσιππος κατὰ τὴν συνέντασιν τοῦ μεταξὺ
πνεύματος, ὅπερ ἀπὸ τοῦ ἡγεμονικοῦ μέχρι τῆς κόρης διή-
κει, μετὰ δὲ τὴν πρὸς τὸν παρακείμενον ἀέρα ἐπιβολὴν ἐν-
τείνοντος αὐτὸν κωνοειδῶς, ὅταν ᾖ ὁμογενὴς ὁ ἀήρ.

Κεφάλαιον κστ´.

Περὶ ἀκοῆς.

Ἐμπεδοκλῆς τὴν ἀκοὴν γίγνεσθαι κατὰ ἔμπτωσιν τοῦ
πνεύματος τῷ κοχλιώδει χόνδρῳ, ὅπερ φησὶν ἐξηρτῆσθαι
ἐντὸς τοῦ ὠτὸς κώδωνος τρόπον αἰωρούμενον καὶ τυπτόμε-
νον. Ἀλκμαίων ἀκούειν ἡμᾶς φησι τῷ κενῷ τῷ ἐντὸς τοῦ
ὠτός· τοῦτο γὰρ εἶναι τὸ περιηχοῦν κατὰ τὴν τοῦ πνεύ-
ματος εἰσβολήν· πάντα γὰρ τὰ κενὰ ἠχεῖ. Διογένης τοῦ ἐν
τῇ κεφαλῇ ἀέρος ὑπὸ φωνῆς τυπτομένου καὶ κινουμένου.
Πλάτων καὶ οἱ ἀπ᾽ αὐτοῦ πλήσσεσθαι τὸν ἐν τῇ κεφαλῇ
ἀέρα, τοῦτον δ᾽ ἀνακλᾶσθαι εἰς τὸ ἡγεμονικὸν καὶ γίνεσθαι
τῆς ἀκοῆς τὴν αἴσθησιν.

intueri licet. Chryſippus contentione intermedii aëris
videre nos *arbitratur* icto quidem a ſpiritu viſorio qui a
principe facultate adusque pupillam exporrigitur, poſt im-
pulſum vero ad vicinum aërem ipſum in coni formam
contendente quum ejusdem ſit generis aër.

Caput XXVI.

De auditu.

Empedocles auditum fieri appulſu ſpirantis aëris in
cartilaginoſam *auris* cochleam; quem cenſet ad interiorem
aurem delatum eſſe et ad tympani vacuum ſublatum et
percuſſum. Alcmaeon audire nos dicit quod interior au-
ris vacua ſit. Etenim hoc eſſe quod ſpiritus impetu per-
ſonat, omnia namque vacua reſonant. Diogenes aëre ca-
piti incluſo qui voce percutitur ac commovetur. Plato
quique ipſum ſequuti ſunt aërem capiti incluſum percuti,
eum autem ad principem facultatem reflecti auditusque
ſenſum creari.

Περὶ ὀσφρήσεως.

Ἀλκμαίων ἐν τῷ ἐγκεφάλῳ φησὶν εἶναι τὸ ἡγεμονικὸν, τούτου οὖν ὀσφραίνεσθαι ἕλκοντος διὰ τῶν ἀναπνοῶν τὰς ὀσμάς. Ἐμπεδοκλῆς ταῖς ἀναπνοαῖς ταῖς ἀπὸ τοῦ πνεύμονος συνεκκρίνεσθαι τὴν ὀδμήν· ὅταν οὖν ἡ ἀναπνοὴ βαρεῖα γένηται κατὰ τραχύτητα μὴ συναισθάνεσθαι ὥσπερ ἐπὶ τῶν ῥευματιζομένων.

[48] Περὶ γεύσεως.

Ἀλκμαίων οἴεται τῷ ὑγρῷ καὶ τῷ χλιαρῷ τῷ ἐν τῇ γλώττῃ πρὸ τῇ μαλακότητι κρίνεσθαι τοὺς χυμούς. Διογένης τῇ ἀραιότητι τῆς γλώττης καὶ τῇ μαλακότητι καὶ διὰ τὸ συνάπτειν (434) τὰς διὰ ἀπὸ τοῦ σώματος εἰς αὐτὴν φλέβας καὶ διακεῖσθαι τοὺς χυμοὺς ἑλκομένους εἰς τὴν αἴσθησιν καὶ τὸ ἡγεμονικὸν καθάπερ ἀπὸ σπογγίας.

Κεφάλαιον κζʹ.

Περὶ φωνῆς.

Πλάτων φωνὴν ὁρίζεται πνεῦμα διὰ στόματος ἀπὸ διανοίας ἠγμένον καὶ πληγὴν ὑπ' ἀέρος δι' ὤτων καὶ ἐγκε-

De odoratu.

Alcmaeon in cerebro principem eſſe facultatem cenſet proindeque quum reſpiratione attrahit odores ipſam ſentire. Empedocles ab ea quae a pulmone perficitur reſpiratione odores percipi diſcernique: ideoque quum reſpiratio gravis ſit ob ſcabritiem eum non ſentiri, quemadmodum in humorum defluxu laborantibus deprehenditur.

De guſtu.

Alcmaeon arbitratur tum humore ac tepore linguae tum mollitie internoſci ſapores. Diogenes raritate linguae et mollitie et propter venas quae a corpore in ipſam derivantur et diffundi ſapores attractos in ſenſum et in principem facultatem ut a ſpongia.

Caput XXVII.

De voce.

Plato vocem definit ſpiritum per os ab animo eductum impulſumque aërem qui per aures, cerebrum et ſan-

φάλου καὶ αἵματος μέχρι ψυχῆς διαδιδομένην. [λέγεται δὲ
καὶ καταχρηστικῶς ἐπὶ τῶν ἀλόγων ζώων φωνὴ καὶ τῶν
ἀψύχων ὡς χρεμετισμοὶ καὶ ψόφοι· κυρίως δὲ φωνὴ ἡ ἔναρ-
θρός ἐστιν ὡς φωτίζουσα τὸ νοούμενον. Ἐπίκουρος τὴν
φωνὴν εἶναι ῥεῦμα ἐκπεμπόμενον ἀπὸ τῶν φωνούντων ἢ
ἠχούντων ἢ ψοφούντων· τοῦτο δὲ τὸ ῥεῦμα εἰς ὁμοιοσχή-
μονα θρύπτεσθαι θραύσματα· ὑμοιοσχήμονα δὲ λέγεται τὰ
στρογγύλα τοῖς στρογγύλοις καὶ σκαληνὰ καὶ τρίγωνα τοῖς
ὁμοιογενέσι· τούτων δ᾽ ἐμπιπτόντων ταῖς ἀκοαῖς ἀποτελεῖ-
σθαι τὴν αἴσθησιν τῆς φωνῆς· φανερὸν δὲ τοῦτο γίνεσθαι
ἀπὸ τῶν ἀσκῶν ἐκρεόντων καὶ τῶν ἐκφυσώντων κναφέων
τοῖς ἱματίοις. Δημόκριτος καὶ τὸν ἀέρα φησὶν εἰς ὁμοιο-
σχήμονα θρύπτεσθαι σώματα καὶ συγκαλινδεῖσθαι τοῖς ἐκ
τῆς φωνῆς θραύσμασι· κολοιὸς οὖν παρὰ κολοιὸν ἰζάνει καὶ
ἀεὶ τὸν ὁμοῖον ἄγει θεὸς ὡς τὸν ὁμοῖον· καὶ γὰρ ἐν τοῖς
αἰγιαλοῖς αἱ ὅμοιαι ψῆφοι κατὰ τοὺς αὐτοὺς τρόπους ὁρῶν-
ται κατ᾽ ἄλλο μὲν αἱ σφαιροειδεῖς, κατ᾽ ἄλλο δὲ αἱ ἐπιτι-
μήκεις· καὶ ἐπὶ τῶν κοσκινιζόντων δὲ ἐπὶ τὸ αὐτὸ συναυλί-

guinem adusque animam transfunditur. [At improprie
vox quoque brutis animalibus et rebus inanimis tribuitur,
ut hinnitus, ftrepitus. Proprie autem vox articulata eft
ut quae mentis conceptum in lucem proferat. Epicurus
vocem effe fluxum qui a rebus loquentibus aut refonanti-
bus aut ftrepentibus emittitur; eum autem fluxum in con-
formia fegmenta confringi. Conformia vero dicuntur frag-
menta rotunda rotundis et fcalena et triangula quae cum
fuis fimiles funt ejusdem generis. His autem ad aures
appellentibus impleri vocis fenfum. At hoc manifeftum
fieri ex utribus qui effluunt et fullonibus qui veftes in-
flant. Democritus etiam cenfet aërem in conformia cor-
pora fecari atque una cum vocis fegmentis *ad aures* con-
volvi: graculus enim graculo affidet femperque fimilem
prout fimilem ducit *conjungitque* deus. Etenim in litto-
ribus fimiles calculi iisdem in locis confpiciuntur, in alio
quidem globofi, in alio vero oblongi, ac inter cribrandum

Ed. Chart. II. [48.] Ed. Baf. IV. (434.)

ζεται τὰ ὁμοιοσχήμονα, ὥστε χωρὶς εἶναι τοὺς κυάμους καὶ
ἐρεβίνθους· ἔχοι δ' ἄν τις πρὸς τούτοις εἰπεῖν· πῶς ὀλίγα
θραύσματα πνεύματα μυριανδρον ἐκπληροῖ θέατρον.] οἱ
δὲ Στωϊκοί φασι τὸν ἀέρα μὴ συγκεῖσθαι ἀπὸ θραυσμάτων,
ἀλλὰ συνεχῆ εἶναι δι' ὅλου μηδὲν κενὸν ἔχοντα, ἐπειδὰν δὲ
πληγῇ τῷ πνεύματι, κυματοῦται κατὰ κύκλους ὀρθοὺς εἰς
ἄπειρον, ἕως πληρώσῃ τὸν περικείμενον ἀέρα ὡς ἐπὶ τῆς
κολυμβήθρας πληγείσης λίθῳ ἐνκινουμένης μὲν αὐτῆς κυ-
κλοειδῶς, τοῦ δ' ἀέρος σφαιροειδῶς. Ἀναξίμανδρος τὴν
φωνὴν γίνεσθαι πνεύματος ἐμπεσόντος μὲν στερεμνίῳ ἀέρι,
τῇ δ' ὑποστροφῇ τῆς πλήξεως μέχρι τῶν ἀκοῶν προσενε-
χθέντος, καθ' ὃ καὶ τὴν λεγομένην ἠχὼ γίνεσθαι.

Εἰ ἀσώματος ἡ φωνὴ καὶ πῶς ἦχος γίνεσθαι.

Πυθαγόρας καὶ Πλάτων καὶ Ἀριστοτέλης ἀσώματον
εἶναι τὴν φωνὴν ὑπολαμβάνουσιν. οὐ γὰρ τὸν ἀέρα, ἀλλὰ
τὸ σχῆμα τὸ περὶ ἀέρα καὶ τὴν ἐπιφάνειαν κατὰ ποιὰν
πληγὴν γίνεσθαι φωνήν· πᾶσα δὲ ἐπιφάνεια ἀσώματος·

congregantur quae funt ejusdem generis, adeo ut a ciceri-
bus fabae fecernantur. Ad haec dicere aliquis poffit: quo-
modo exigua aëris fruftula implere poffint theatrum ali-
quot hominum millibus refertum.] Stoici dicunt aërem
non ex fragmentis feu atomis compofitum, fed per totum
continuum effe nec vacuum habere. Quum autem im-
pulfus eft aër fpiritu fluctuat per rectos circulos innume-
ros quoad ambientem impleverit veluti in pifcina lapide
percuffa, *cujus aqua* in circulos ac orbes movetur, verum
aqua circulariter, aër vero fphaerice movetur. Anaximan-
der vocem creari fpiritu in folidum aërem incidente ac
ipfius ictus reflexione adusque aures perveniente, quemad-
modum generatur id quod echo appellatur.

Utrum incorporea vox et quomodo echo fiat.

Pythagoras, Plato et Ariftoteles incorpoream effe vo-
cem exiftimant, non enim aërem ipfam effe, fed figuram
in aëre et fuperficiem impulfu quodam fieri vocem. At
omnis fuperficies incorporea. Etenim cum corporibus qui-

συγκινεῖται μὲν γὰρ τοῖς σώμασιν, αὐτὴ δὲ ἀσώματος παν-
τὸς καθέσηκεν· ὥσπερ ἐπὶ τῆς καμπτομένης ῥάβδου ἡ μὲν
ἐπιφάνεια οὐδὲ πάσχει, ἡ δὲ ὕλη ἐστὶν ἡ καμπτομένη· οἱ
δὲ Στωϊκοὶ σῶμα εἶναι τὴν φωνήν· πᾶν γὰρ τὸ ποιοῦν καὶ
δρώμενον σῶμα εἶναι· καὶ γὰρ ἡ φωνὴ καὶ δρᾷ καὶ ποιεῖ,
ἀκούομεν γὰρ αὐτῆς καὶ αἰσθανόμεθα προσπιπτούσης τῇ
ἀκοῇ καὶ ἐκινπούσης καθάπερ δακτύλιον εἰς κηρόν· ἔτι
πᾶν τὸ κινοῦν καὶ ἐνοχλοῦν σῶμά ἐστι· κινεῖ δ᾽ ἡμᾶς ἡ
εὐμουσία, ἐνοχλεῖ δὲ ἡ ἀμουσία· ἔτι πᾶν τὸ κινούμενον σῶμά
ἐστι. κινεῖται δὲ ἡ φωνὴ καὶ [49] ἐμπίπτει εἰς τοὺς λείους
τόπους καὶ ἀντανακλᾶται καθάπερ ἐπὶ τῆς σφαίρας τῆς
βαλλομίνης εἰς τεῖχος· ἐν γοῦν ταῖς κατ᾽ Αἴγυπτον πυρα-
μίσιν ἔνδον φωνὴ μία ῥηγνυμένη τέτταρας ἢ καὶ πέντε ἤχους
ἀπεργάζεται.

Κεφάλαιον κη΄.

Πόθεν αἰσθητικὴ γίνεται ἡ ψυχὴ καὶ τί αὐτῆς τὸ ἡγεμονικόν.

Οἱ Στωϊκοὶ φασιν εἶναι τῆς ψυχῆς τὸ ἀνώτατον μέ-
ρος τὸ ἡγεμονικὸν τὸ ποιοῦν τὰς φαντασίας καὶ τὰς συγ-

dem movetur, ipfa vero incorporea motus eſt expers,
quemadmodum in virga cum flectitur nihil quidem fuper-
ficies patitur, at materia flectitur. Stoici corpus eſſe vo-
cem; quidquid enim agit ac efficit, id corpus eſſe: at vox
agit et efficit, eam enim et audimus et fentimus quum ad
aures irruit et aliquid effingit, quomodo annulus cerae
figillum imprimit. Rurfum quidquid movet et moleſtiam
infert corpus eſt; movet autem nos concentus, moleſtiam
vero parit difcrepantia. Praeterea quidquid movetur cor-
pus eſt; vox autem movetur et in loca laevia incidit et
ficut pila in parietem conjecta reflectitur. Itaque pyra-
midibus Aegypti una voce edita quatuor aut quinque foni
redduntur.

Caput XXVIII.

Unde fentiat anima et quae pars ejus fit princeps.

Stoici dicunt fupremam animae partem eſſe princi-
pem facultatem effectricem imaginationum, aſſenſionum,

314 ΓΑΛΗΝΟΥ

Ed. Chart. II. [49.]   Ed. Baf. IV. (435.)

καταθέσεις καὶ αἰσθήσεις καὶ ὁρμὰς καὶ τοῦτο λογισμὸν
καλοῦσιν· ἀπὸ δὲ τοῦ ἡγεμονικοῦ ἑπτὰ μέρη ἐστὶ τῆς ψυ-
χῆς ἐκπεφυκότα καὶ ἐκτεινόμενα εἰς τὸ σῶμα, καθάπερ αἱ
ἀπὸ τοῦ πολύποδος πλεκτάναι· τῶν δὲ ἑπτὰ μερῶν τῆς
ψυχῆς πέντε μέν ἐστι τὰ αἰσθητήρια ὅρασις, ἀκοή, ὄσφρη-
σις, γεῦσις καὶ ἀφή· ὦν ἡ μὲν ὅρασίς ἐστι πνεῦμα διατεῖ-
νον ἀπὸ ἡγεμονικοῦ μέχρις ὀφθαλμῶν· ἀκοὴ δὲ πνεῦμα δια-
τεῖνον ἀπὸ ἡγεμονικοῦ μέχρις ὤτων· ὄσφρησις δὲ πνεῦμα
διατεῖνον ἀπὸ τοῦ ἡγεμονικοῦ μέχρι γλώττης· ἀφὴ δὲ πνεῦμα
διατεῖνον ἀπὸ τοῦ ἡγεμονικοῦ μέχρις ἐπιφανείας εἰς θίξιν
εὐαίσθητον προσπιπτόντων· τῶν δὲ λοιπῶν ὃ μὲν λέγεται
σπερματικὸν, ὅπερ καὶ αὐτὸ πνεῦμά ἐστι διατεῖνον ἀπὸ τοῦ
ἡγεμονικοῦ μέχρι τῶν παραστατῶν· τὸ δὲ φωνητικὸν ὑπὸ
τοῦ Ζήνωνος εἰρημένον, ὃ καὶ φωνὴν καλοῦσιν, ἐστι πνεῦμα
διατεῖνον ἀπὸ τοῦ ἡγεμονικοῦ μέχρι φάρυγγος καὶ γλώττης

fenfuum et appetitus ac eam ratiocinationem vocant. Ab
hac autem principe facultate feptem partes funt animae
propagines, quae ut polypi acetabula in corpus propa-
gantur. Ex his autem feptem animae partibus quinque
funt quidem proprii fenfus, vifus, auditus, odoratus, gu-
ftus et tactus; quorum quidem vifus eft fpiritus qui a
principe facultate ad oculos usque protenditur; auditus
autem fpiritus qui a principe facultate ad aures usque ex-
currit; odoratus vero fpiritus qui a principe facultate ad
usque nares attenuando fefe porrigit; at guftus fpiritus
qui a principe parte adusque linguam propagatur; tactus
denique fpiritus qui a principe facultate propagatur ad-
usque fuperficiem eorum quae fub tactum facile fentien-
tem incidunt. Reliquarum autem partium altera quidem
feminis procreatrix dicitur quae et ipfa fpiritus eft, qui
a principe parte adusque paraftatas *tefticulorum adftites*
diffunditur; altera vero vocalis facultas a Zenone dicta
quamque vocem vocitant fpiritus eft qui a principe fa-
cultate adusque pharyngem et linguam et propria *vocis*

Ed. Chart. II. [49.]   **Ed. Baſ. IV. (435.)**

καὶ τῶν οἰκείων ὀργάνων, αὐτὸ δὲ τὸ ἡγεμονικὸν ὥσπερ ἐν κόσμῳ κατοικεῖ ἐν τῇ ἡμετέρᾳ σφαιροειδεῖ κεφαλῇ.

Τί τὸ τῆς ψυχῆς ἡγεμονικὸν καὶ ἐν τίνι ἐστίν.

Δημόκριτος καὶ Πλάτων τὸ ἡγεμονικὸν ἐν ὅλῃ τῇ κεφαλῇ καθίζουσι. Στράτων ἐν τῷ μεσοφρύῳ. Ἐρασίστρατος περὶ τὴν μήνιγγα τοῦ ἐγκεφάλου ἣν ἐπικρανίδα λέγει. Ἡρόφιλος ἐν ταῖς τοῦ ἐγκεφάλου κοιλίαις. Παρμενίδης καὶ Ἐπίκουρος ἐν ὅλῳ τῷ θώρακι. οἱ Στωϊκοὶ πάντες ἐν ὅλῃ τῇ καρδίᾳ ἢ ἐν τῷ περὶ τὴν καρδίαν πνεύματι. Διογένης ἐν τῇ ἀρτηριακῇ κοιλίᾳ τῆς καρδίας, ἥτις ἐστὶ πνευματική. Ἐμπεδοκλῆς ἐν τῇ τοῦ αἵματος συστάσει· οἱ δὲ ἐν τῷ τραχήλῳ τῆς καρδίας· οἱ δὲ ἐν τῷ περὶ τὴν καρδίαν ὑμένι· οἱ δὲ ἐν τῷ διαφράγματι. τῶν νεωτέρων δέ τινες διήκειν ἀπὸ κεφαλῆς μέχρι τοῦ διαφράγματος. Πυθαγόρας τὸ μὲν ζωτικὸν περὶ τὴν καρδίαν, τὸ δὲ λογικὸν καὶ νοερὸν περὶ τὴν κεφαλήν.

Περὶ κινήσεως ψυχῆς.

Πλάτων ἀεικίνητον τὴν ψυχὴν, τὸν δὲ νοῦν ἀκίνητον τῆς μεταβατικῆς κινήσεως. Ἀριστοτέλης ἀκίνητον τὴν ψυ-

formandae organa expanditur. Iſta autem princeps facultas in noſtro globoſo capite tanquam in mundo ſtabulatur.

Quae ſit pars princeps animae et in quo ſit.

Democritus et Plato principem facultatem in toto capite collocant. Strato in ſuperciliorum interſtitio. Eraſiſtratus in membrana cerebri quam epicranida vocat. Herophilus in ventriculis cerebri. Parmenides et Epicurus in toto pectore. Stoici omnes in toto corde vel in cordis ſpiritu. Diogenes in arterioſo cordis ventriculo qui eſt ſpiritualis. Empedocles in ſanguinis ſubſtantia. Quidam in cervice cordis. Alii in membrana cordis. Alii in ſepto transverſo. Juniores quidam a capite adusque diaphragma exporrigi. Pythagoras vitalem facultatem in corde, mentem et rationem in capite.

De motu animae.

Plato ſemper moveri animam, mentem autem non moveri locali motu. Ariſtoteles animam immobilem et omni

χὴν καὶ πάσης κινήσεως προηγουμένην, τῆς δὲ κατὰ συμ-
βεβηκὸς μετέχειν καθάπερ σχήματα καὶ τὰ πέρατα καθά-
περ τὰ περὶ τοῖς σώμασιν εἴδη.

Περὶ ἀφθαρσίας τῆς ψυχῆς.

Πυθαγόρας καὶ Πλάτων ἄφθαρτον εἶναι τὴν ψυχὴν
οἴονται· ἐξιοῦσαν γὰρ εἰς τὸ τοῦ παντὸς ψυχὴν ἀναχωρεῖν
πρὸς τὸ ὁμογενές· οἱ Στωϊκοὶ ἐξιοῦσαν τῶν σωμάτων ὑπο-
φθείρεσθαι, τὴν μὲν ἀσθενεστέραν ἅμα τοῖς συγκρίμασι γενέ-
σθαι, ταύτην δὲ εἶναι τῶν ἀπαιδεύτων, τὴν δὲ ἰσχυροτέραν, οἷα
ἐστὶ περὶ τοὺς σοφοὺς, καὶ μέχρι τῆς ἐκπυρώσεως. Δημό-
κριτος καὶ Ἐπίκουρος φθαρτὴν εἶναι καὶ τῷ σώματι συν-
διαφθειρομένην. Πυθαγόρας καὶ Πλάτων [50] τὸ μὲν λο-
γικὸν ἄφθαρτον, καὶ γὰρ τὴν ψυχὴν οὐ θεόν, ἀλλ᾽ ἔργον τοῦ
ἀϊδίου θεοῦ ὑπάρχειν· τὸ δὲ ἄλογον φθαρτὸν νομίζουσι.

Κεφάλαιον κθ'.

Περὶ ἀναπνοῆς.

Ἐμπεδοκλῆς τὴν πρώτην ἀναπνοὴν τοῦ πρώτου ζώου
γενέσθαι τῆς ἐν τοῖς βρέφεσιν ὑγρασίας ἀποχώρησιν λαμβα-

motu priorem, per accidens autem *motus* participem eſſe
quemadmodum figurae, termini omninoque corporum formae.

De immortalitate animae.

Pythagoras et Plato interitus expertem eſſe animam
cenſent, decedentem enim *e vivis* in conſortem univerſi
animam commigrare. Stoici exeuntem e corpore ſimul
cum eo concreto interire, eam ſcilicet quae imbecillior
evadit, quales ſunt ineruditorum animae, validiorem au-
tem, quales ſunt ſapientum, durare usque ad flagratio-
nem. Democritus et Epicurus caducam eſſe et ſimul cum
corpore interire. Pythagoras et Plato ratione praeditam
partem immortalem, eſſe quippe animam non deum ſed
opus aeterni dei, brutam vero mortalem arbitrantur.

Caput XXIX.

De reſpiratione.

Empedocles primam primi animalis reſpirationem fieri
autumat, quum humor in foetibus editis ſeceſſum compe-

ΠΕΡΙ ΦΙΛΟΣΟΦΟΥ ΙΣΤΟΡΙΑΣ. 317

Ed. Chart. II. [50.]   Ed. Baf. IV. (435.)

νούσης· πρὸς δὲ τὸ παρακενωθὲν ἐπεισόδου τῆς ἔξωθεν τοῦ
ἐκτὸς ἀερώδους γινομένης εἰς τὰ παρανοιχθέντα τῶν ἀγ-
γείων· τὸ δὲ μετὰ τοῦτο ἤδη τοῦ ἐμφύτου θερμοῦ τῇ πρὸς
τὸ ἐκτὸς ὁρμῇ τὸ ἀερῶδες ὑπαναθλίβοντος τὴν ἐκπνοὴν, τῇ
δ᾽ εἰς τὸ ἐντὸς ἀνθυποχωρήσει τῷ ἀερώδει τὴν ἀντεπείσο-
δον παρεχομένου τὴν εἰσπνοήν· τὴν δὲ νῦν κατέχουσαν φε-
ρομένου τοῦ αἵματος ὡς πρὸς τὴν ἐπιφάνειαν καὶ τὸ ἀε-
ρῶδες διὰ τῶν ῥινῶν ταῖς ἑαυτοῦ ἐπιρροίαις ἀναθλίβοντος
καὶ τὴν ἐκχώρησιν αὐτοῦ γίνεσθαι τὴν ἐκπνοήν· παλινδρο-
μοῦντος δὲ καὶ τοῦ ἀέρος ἀντεπεισαχθέντος εἰς τὰ διὰ τοῦ
αἵματος ἀραιώματα τὴν εἰσπνοήν. ὑπομιμνήσκει δὲ αὐτὸ
ἐπὶ τῆς κλεψύδρας Ἀσκληπιάδης, τὸν μὲν πνεύμονα χώνης
δίκην συνίστησιν, αἰτίαν δὲ τῆς ἀναπνοῆς εἶναί φησι τὴν ἐν
τῷ θώρακι λεπτομέρειαν, πρὸς ἣν τὸν ἔξωθεν ἀέρα ῥεῖν τε
καὶ φέρεσθαι παχυμερῆ ὄντα, πάλιν δὲ ἀπωθεῖσθαι μηκέτι
τοῦ θώρακος οἵου τε ὄντος μήτ᾽ ἐπεισδέχεσθαι μήθ᾽ ὑστε-
ρεῖν. ὑπολειπομένου δέ τινος ἐν τῷ σώματι ὑπὸ λεπτομε-
ροῦς ἀεὶ βραχέος· οὐ γὰρ ἅπαν ἐκκρίνεται, καὶ πρὸς τοῦτο

rit et ad evacuatum *replendum* exterioris aëris per aperta
vafa fit aditus. Poftea vero quum jam innatus calor edu-
cto foras impetu aërem elideret exfpirationem, quum vero
impulfus intro reditu aëri viciffim aditum praeberet in-
fpirationem. Nunc autem fanguine ut ad fuperficiem ef-
fertur aëremque per nares fuo influxu foras impellente
fuccedentem ipfius excretionem fieri exfpirationem, recur-
fante vero aëre ad loca rara ac pervia viciffim fefe infi-
nuante infpirationem. Rem autem ipfam clepfydrae exem-
plo memorat Afclepiades, pulmonem quidem in hydriae
loco modum conftituit, caufam vero refpirationis effe cen-
fet eam quae thoraci ineft partium tenuitatem, ad quam
fluit et fertur externus aër qui craffior exiftit rurfumque
expellitur, quum thorax talis fit ut neque amplius ultro
admittere neque eo carere queat quum et in corpore ali-
qua portio aëris tenuioris perpetuo pauca relinquatur,
non enim totus excluditur, ad hoc rurfum quod intus

τὸ εἴσω ὑπομένον βαρύτητα τοῦ ἐκτὸς ἀντεπεισφέρεται
ταῦτα δὲ ταῖς σικύαις ἀπεικάζει· τὴν δὲ κατὰ προαίρεσιν
ἀναπνοὴν γίνεσθαί φησι συναγομένων τῶν ἐν τῷ πνεύμονι
λεπτοτάτων πόρων καὶ τῶν βρογχίων στενουμένων· τῇ γὰρ
ἡμετέρᾳ ταῦθ᾿ ὑπακούει προαιρέσει. Ἡρόφιλος δὲ δύναμιν
ἀπολείπει περὶ τὰ σώματα κινητικὴν ἐν νεύροις καὶ ἀρτη-
ρίαις καὶ μυσί· τὸν οὖν πνεύμονα νομίζει μόνον προσορέγε-
σθαι διαστολῆς τε καὶ συστολῆς φυσικῶς, εἶτα δὲ καὶ τἄλλα·
ἐνέργειαν μὲν εἶναι τοῦ πνεύμονος τὴν ἔξωθεν τοῦ πνεύμα-
τος ὁλκήν, ὑπὸ δὲ τῆς πληρώσεως τῆς ἔξωθεν γινομένης μὴ
δυνάμενον εἰς τὸν θώρακα ἐφέλκεσθαι τὸ περιττὸν ἀναπέμ-
πειν, τὸν δὲ εἰς τὸν ἔξωθεν ἀέρα ἀπωθεῖν· ὡς τέτταρας
μὲν γίνεσθαι κινήσεις περὶ τὸν πνεύμονα, τὴν μὲν πρώτην
καθ᾿ ἣν ἔξωθεν ἀέρα δέχεται, τὴν δὲ δευτέραν καθ᾿ ἣν
τοῦθ᾿ ὅπερ ἐδέξατο θύραθεν ἐντὸς αὐτοῦ πρὸς τὸν θώρακα
μεταρρεῖ· τὴν δὲ τρίτην καθ᾿ ἣν τὸ ἀπὸ τοῦ θώρακος συ-
στελλόμενον αὖθις εἰς αὐτὸν ἐκδέχεται· τὴν δὲ τετάρτην
καθ᾿ ἣν καὶ τὸ ἐξ ὑποστροφῆς ἐν αὐτῷ γινόμενον θύραζε

remoratur, id gravitate exterioris intro petentis foras
effertur. Haec autem cucurbitulis comparat. Voluntariam
autem fieri dicit refpirationem quum qui in pulmonis te-
nuiſſimi funt meatus contrahuntur et bronchia coarctan-
tur. Haec enim noſtrae voluntati obtemperant. Hero-
philus facultatem corporum motricem in nervis, arteriis
et mufculis relinquit, pulmonem autem cenſet folum dia-
ſtolen et ſyſtolen naturaliter appetere, deinde quoque ce-
tera. Actionem quidem eſſe pulmonis attractionem ex-
terni ſpiritus, ob repletionem autem quae extrinſecus ac-
cidit quum attrahere nequeat in thoracem, fupervacaneum
amandare ipfumque foras in aërem expellere proindeque
quatuor contingere motus pulmonis; primum quidem quo
ipfe externum excipit aërem; fecundum quo id quod fo-
ris exceptum eſt intus in thoracem divolvit; tertium au-
tem quo id quod a thorace exprimitur rurfum ipfe reci-
pit; quartum denique quo quod ex reverſione in ipfo fit

ἐξερᾷ· τούτων δὲ τῶν κινήσεων δύο μὲν εἶναι διαστολὰς,
τήν τε ἔξωθεν τήν τε ἀπὸ τοῦ θώρακος· δύο δὲ συστολὰς,
τὴν μὲν ὅταν ὁ θώραξ ὑπ' αὐτὸν τὸ πνευματικὸν ἑλκύσῃ,
τὴν δὲ ὅταν αὐτὸς εἰς τὸν κόλπον ἀέρα ἀποκρίνῃ· δύο γὰρ
μόναι γίνονται περὶ τὸν θώρακα, διαστολὴ μὲν ὅταν ἀπὸ
τοῦ πνεύμονος ἐφέλκηται, συστολὴ δὲ ὅταν αὐτὸ πάλιν ἀν-
ταποδιδῷ.

Κεφάλαιον λ'.

Περὶ παθῶν.

Οἱ Στωϊκοὶ τὰ μὲν πάθη ἐν τοῖς πεπονθόσι τόποις,
τὰς δὲ αἰσθήσεις ἐν τῷ ἡγεμονικῷ. Ἐπίκουρος καὶ τὰ μὲν
πάθη καὶ τὰς αἰσθήσεις ἐν τοῖς πεπονθόσι τόποις, τὸ δὲ
ἡγεμονικὸν ἀπαθὲς νομίζει. Στράτων δὲ καὶ τὰ πάθη τῆς
ψυχῆς [51] καὶ τὰς αἰσθήσεις ἐν τῷ ἡγεμονικῷ οὐκ ἐν τοῖς
πεπονθόσι τόποις συνίστασθαι, ἐν γὰρ ταύτῃ κεῖσθαι τὴν

foras ejicit. At horum mortuum duas quidem eſſe diaſto-
las unam quidem extrinſecus, alteram vero a thorace: duas
vero fyſtolas; alteram quidem quum thorax ſpiritum ad
ſe attrahit; alteram vero quum ipſe in ſinum aërem ex-
pellit. Thoracis enim duo ſoli ſunt *motus*, diaſtole *dila-
tatio* quidem quum a pulmone *aërem ad ſe* trahit, fyſtole
vero *contractio* quum acceptum ipſum aërem reſtituit.

Caput XXX.

De affectibus.

Stoici affectus quidem in partibus affectis, ſenſus vero
in principe *animae* facultate collocant. Epicurus et affe-
ctus et ſenſus in partibus affectis eſſe, at principem fa-
cultatem affectus expertem exiſtimat. Strato autem et affe-
ctus animae et ſenſus in ipſa facultate principe non in
partibus affectis conſtitui; in illa ſiquidem tolerantiam

Ed. Chart. II. [51.]   Ed. Baf. IV. (435.)

ὑπομονὴν ὥσπερ ἐπὶ τῶν δεινῶν καὶ ἀλγεινῶν καὶ ὥσπερ ἐπὶ ἀνδρείων καὶ δειλῶν.

Περὶ μαντικῆς.

Πλάτων καὶ οἱ Στωϊκοὶ τὴν μαντικὴν εἰσάγουσι, καὶ γὰρ θεόπεμπτον εἶναι ὅπερ ἐστὶν ἐνθεαστικὸν καὶ κατὰ θειότητα τῆς ψυχῆς, ὅπερ ἐστὶν ἐνθουσιαστικὸν καὶ τὸ ὀνειροπολικὸν καὶ τὸ ἀστρονομικὸν καὶ τὸ ὀρνεοσκοπικόν. Ξενοφάνης καὶ Ἐπίκουρος ἀναιροῦσι τὴν μαντικήν. Πυθαγόρας μόνον τὸ θυτικὸν οὐκ ἀνῄρει. Ἀριστοτέλης δὲ καὶ Δικαίαρχος τὸ καθ᾽ ἐνθουσιασμὸν μόνον καὶ τοὺς ὀνείρους παρεισαγουσιν· ἀθάνατον μὲν τὴν ψυχὴν οὐ νομίζοντες, θείου δέ τινος μετέχειν αὐτήν.

Πῶς οἱ ὄνειροι γίνονται.

Δημόκριτος ὀνείρους γίνεσθαι κατὰ τὰς τῶν εἰδώλων παρατηρήσεις. Στράτων ἀλόγῳ τινὶ φύσει τῆς διανοίας ἐν

fitam effe ut in doloribus et cruciatibus utque in fortibus et meticulofis confpicitur.

De divinatione.

Plato et Stoici divinationem introducunt: etenim a deo miffum effe quod eft divino afflatum numine et ex divinitate animae quod dei praefentia vaticinatur, quod fomnia interpretatur, quod aftrorum peritiam explicat et quod auguratur. Xenophanes et Epicurus divinationem tollunt. Pythagoras folam harufpicinam non tollit. Ariftoteles et Dicaearchus *divinationes* folum admittunt quae ex afflatu numinis et infomniis fiunt: licet enim immortalem animam non exiftiment, eam tamen rei alicujus divinae effe participem credunt.

Quomodo fiant fomnia.

Democritus fomnia fieri arbitratur fimulacrorum obfervationibus. Strato bruta quadam natura mentis in fom-

τοῖς ὕπνοις αἰσθητικωτέρας μέν πως τῆς ψυχῆς γινομένης,
δι᾽ αὐτὸ δὲ τοῦτο γνωστικῆς γινομένης. Ἡρόφιλος τῶν
ὀνείρων τοὺς μὲν θεοπνεύστους κατ᾽ ἀνάγκην γίγνεσθαι, τοὺς
δὲ φυσικοὺς ἀνειδωλοποιουμένης τῆς ψυχῆς τὸ συμφέρον
αὐτῇ καὶ τὸ πρὸς τούτοις ἐσόμενον · τοὺς δὲ συγκριματικοὺς
ἐκ τοῦ αὐτομάτου κατ᾽ εἰδώλων πρόσπτωσιν, ὅταν ἃ βουλό-
μεθα βλέπωμεν, ὡς ἐπὶ τῶν φιλούντων γίγνεται τὰς ἐρωμέ-
μένας ἐρώντων εἰς ὕπνους.

Κεφάλαιον λα.

Περὶ οὐσίας σπέρματος.

Ἀριστοτέλης σπέρμα εἶναί φησι τὸ περίττωμα τροφῆς
καὶ τῆς ἐσχάτης, ἤτοι αἷμα ἢ τὸ ἀνάλογον ἢ ἐκ τούτων τι
τὸ δυνάμενον κινεῖν ἐν ἑαυτῷ πρὸς τὸ ἀποτελέσαι τι τοιοῦ-
τον, οἷόν ἐστιν ἐξ οὗ συνεκρίθη. Πυθαγόρας ἀφρὸν τοῦ
χρηστοτάτου αἵματος ἢ περίττωμα τῆς τροφῆς. Ἀλκμαίων
ἐγκεφάλου μέρος. Πλάτων τοῦ νωτιαίου μυελοῦ ἀπόῤῥοιαν.

nis quae fenfus magis nancifcatur atque ideo magis etiam
cognofcat. Herophilus ex fomniis alia putat neceffario
contingere quae a deo mittuntur; alia vero naturalia quum
anima rerum fibi utilium et futurarum formas effingit;
alia denique mixta cafu et fortuito fieri occurfu imagi-
num quum quae volumus ea fpectamus, ut amantibus con-
tingit qui per fomnia amicas amplecti videntur.

Caput XXXI.

De feminis effentia.

Ariftoteles femen effe dicit excrementum alimenti ul-
timi aut fanguinem aut quid analogum aut ex his aliquid,
quod facultate pollet movendi ac in feipfo producendi,
quoad quid abfolvat quale eft id unde fuit excretum.
Pythagoras fpumam utiliffimi fanguinis vel refiduum ali-
menti. Alcmaeon cerebri partem. Plato fpinalis medul-

Ἐπίκουρος ψυχῆς καὶ σώματος ἀπόσπασμα. Δημόκριτος
ἀφ' ὅλων τῶν σωμάτων καὶ τῶν κυριωτάτων μερῶν οἷον
τῶν σαρκικῶν, ὀστῶν καὶ ἰνῶν τὸν γόνον ἀπορῥεῖν.

Εἰ σῶμα τὸ σπέρμα.

Λεύκιππος καὶ Ζήνων σῶμα εἶναι· ψυχῆς γὰρ εἶναι
ἀπόσπασμα. Πυθαγόρας καὶ Πλάτων καὶ Ἀριστοτέλης ἀσώ-
ματον μὲν εἶναι τὴν δύναμιν τοῦ σπέρματος ὥσπερ νοῦν
τὸν κινοῦντα· σωματικὴν δὲ τὴν ὕλην τὴν προχεομένην.
Στράτων καὶ Δημόκριτος καὶ τὴν δύναμιν σῶμα, πνευμα-
τικὴ γάρ.

Εἰ καὶ θήλειαι προῖενται σπέρμα.

Πυθαγόρας καὶ Δημόκριτος καὶ Ἐπίκουρος καὶ τὸ θῆλυ
προῖεσθαι σπέρμα· ἔχει γὰρ παραστάτας ἀπεστραμμένους,
διὰ τοῦτο καὶ ὀρεκτικῶς ἔχειν παρὰ τὰς χρήσεις. Ἀριστο-
τέλης δὲ καὶ Ζήνων καὶ ὕλην μὲν ὑγρὰν προῖεσθαι οἱονεὶ
ἀπὸ τῆς συγγυμνασίας ἱδρῶτας, οὐ μὴν σπερματικόν. Ἱπ-

lae effluvium. Epicurus animae et corporis partem avul-
fam. Democritus a totis corporibus ac principibus parti-
bus femen derivari dicit ut carnibus, ollibus, fibris.

Utrum femen fit corpus.

Leucippus et Zeno corpus elle dicunt, femen enim
avulfam elle animae portionem. Pythagoras et Plato et
Arifloteles incorpoream quidem elle feminis facultatem
affeverant ficut mentem moventem, corpoream vero ma-
teriam quae effunditur. Strato et Democritus facultatem
quoque corpus elle, fpiritus quippe eft.

An feminae femen emittant.

Pythagoras, Democritus et Epicurus femen putant
feminas effundere quum habeant paraftatas inverfos, ob
idque eas etiam praeter ufum appetere. Arifloteles et Zeno
humidam quidem materiam effundere, ceu ab exercitatione
fudores, non tamen vim feminis habere. Hippo non mi-

πων προΐεσθαι μὲν σπέρμα τὰς θηλείας οὐχ ἥκιστα τῶν
ἀρρένων, μὴ μέντοι γε εἰς ζωογονίαν τοῦτο συμβάλλεσθαι
διὰ τὸ ἐκτὸς πίπτειν τῆς ὑστέρας· ὅθεν ὀλίγας προΐεσθαι
πολλάκις δίχα τῶν ἀνδρῶν σπέρμα καὶ τὰς μάλιστα χη-
ρευούσας· καὶ εἶναι τὰ μὲν ὀστᾶ παρὰ τοῦ ἄρρενος, τὰς δὲ
σάρκας παρὰ τῆς θηλείας.

[52] Κεφάλαιον λβ'.

Πῶς αἱ συλλήψεις γίνονται.

Ἀριστοτέλης ὑπολαμβάνει τὰς μὲν συλλήψεις γίνεσθαι
προανελκομένης μὲν ὑπὸ τῆς καθάρσεως τῆς μήτρας, τῶν δὲ
καταμηνίων συνεπισπωμένων ἀπὸ τοῦ παντὸς ὄγκου μέρος
τι τοῦ καθαροῦ αἵματος, ὡς συμβαίνειν τὸν τοῦ ἄρρενος
γόνον· μὴ γίγνεσθαι δὲ τὰς κυήσεις παρ' ἀκαθαρσίαν τῆς
μήτρας ἢ ἐμπνευμάτωσιν ἢ φόβον ἢ λύπην ἢ ἀσθένειαν τῶν
γυναικῶν ἢ δι' ἀτονίαν τῶν ἀνδρῶν.

nus feminis effundere feminas quam mares, nec tamen ad
generationem animalis id conferre quia extra uterum de-
cidit. Hinc aliquot multoties emittere femen absque viris
maxime viduas et offa fieri a femine maris, carnes a fe-
mine feminae.

Caput XXXII.

Quomodo conceptiones fiant.

Ariftoteles conceptionem fieri putat utero a menftruali
purgatione furfum attracto et menftruis ipfis fimul attra-
hentibus ab univerfa mole partem aliquam fanguinis puri
ut accedat ad femen maris. Conceptus autem non fieri
propter impuritatem uteri vel inflationem, motum, moe-
ftitiam, infirmitatem mulierum vel propter virorum im-
potentiam.

(436) Πῶς ἄῤῥενα καὶ θήλεα γίνονται.

Ἐμπεδοκλῆς οἴεται καὶ Ἀσκληπιάδης ἄῤῥεν καὶ θῆλυ γίνεσθαι παρὰ θερμότητος καὶ ψυχρότητος, ὅθεν ἱστορεῖται τοὺς μὲν πρώτους ἄῤῥενας πρὸς ἀνατολῇ καὶ μεσημβρίᾳ γίγνεσθαι μᾶλλον ἐκ τῆς γῆς, τὰς δὲ θηλείας πρὸς ταῖς ἄρκτοις. Παρμενίδης δ᾽ ἀντιστρέφει πρὸς ταῖς ἄρκτοις ἄῤῥενας γίγνεσθαι τοῦ πυκνοῦ μετέχειν πλείονος· τὰς δὲ θηλείας πρὸς τὴν μεσημβρίαν δι᾽ ἀραιότητα. Ἱππῶναξ παρὰ τὸ συνεστὼς ἢ καὶ ἰσχυρὸν παρὰ τὸ ῥευστικόν τε καὶ ἀσθενέστερον σπέρμα. Ἀναξαγόρας καὶ Παρμενίδης τὰ μὲν ἐκ τῶν δεξιῶν καταβάλλεσθαι εἰς τὰ δεξιὰ μέρη τῆς μήτρας, τὰ δὲ ἐκ τῶν ἀριστερῶν εἰς τὰ ἀριστερά· εἰ δὲ ἐναλλαγῇ τὰ τῆς καταβολῆς γίνεσθαι θήλεα. Κλεοφάνης, οὗ μέμνηται Ἀριστοτέλης, τὰ μὲν ἐκ τοῦ δεξιοῦ διδύμου, τὰ δὲ ἐκ τοῦ ἀριστεροῦ. Λεύκιππος παρὰ τὴν παραλλαγὴν τῶν μορίων, καθ᾽ ἣν ὁ μὲν καυλὸν, ἡ δὲ μήτραν ἔχει, τοσοῦτον γὰρ μόνον λέγει. Δημόκριτος τὰ μὲν κοινὰ μέρη ἐξ ὁποτέρου ἂν

Quomodo mares et feminae generentur.

Empedocles putat et Afclepiades marem et feminam procreari a calore et frigore, unde narrant primos mares ad ortum folis et meridiem e terra procreatos fuiſſe, feminas vero in feptentrionalibus. Parmenides autem adverfatur docetque mares in feptentrione gigni eo quod hae partes plurimum habeant denfitatis, feminas autem in meridie propter raritatem. Hipponax vel quod femen confiſtat et validum fit vel quod diffluat et imbecillius. Anaxagoras et Parmenides tum mafculos procreari dicit quum ex dextra parte femen in dextram uteri inciderit et a finiſtra in finiſtram; feminas autem fi conſtitutionis permutatio facta fuerit. Cleophanes, cujus meminit Ariſtoteles, mares a dextro, feminas a finiſtro teſticulo prodire credidit. Leucippus fecundum varietatem partium qua mas colem, matricem femina habet, tantum enim dumtaxat dicit. Democritus communes partes ex utro contige-

τύχῃ· τὰ δ' ἰδιάζοντα καὶ κατ' ἐπικράτειαν. Ἱππῶναξ δὲ, εἰ μὲν ἡ γονὴ κρατήσειεν, ἄῤῥεν, εἰ δὲ ἡ ὕλη, θῆλυ.

Πῶς τέρατα γίνεται.

Ἐμπεδοκλῆς νομίζει ἢ παρὰ πλεονασμὸν σπέρματος ἢ παρ' ἔλλειμμα ἢ παρὰ τὴν τῆς κινήσεως ἀρχὴν ἢ παρὰ τὴν εἰς πλείω διαίρεσιν ἢ παρὰ τὸ ἀπονεύειν τέρατα γίγνεσθαι· οὕτω προειληφὼς φαίνεται σχεδόν τι πάσας τὰς ἀπολογίας. Στράτων παρὰ πρόσθεσιν ἢ ἀφαίρεσιν ἢ μετάθεσιν ἢ ἐμπνευμάτωσιν· τῶν ἰατρῶν τινες δὲ παρὰ τὸ διεστράφθαι τὴν μήτραν ἐμπνευματουμένην.

Διὰ τί ἡ γυνὴ πολλάκις συνουσιάζουσα οὐ συλλαμβάνει.

Διοκλῆς ὁ ἰατρὸς ἢ παρὰ τὸ μηδ' ὅλως ἐνίας σπέρμα προΐεσθαι ἢ παρὰ τὸ ἔλαττον τοῦ δέοντος ἢ διὰ τὸ τοιοῦτον ἐν ᾧ τὸ ζωοποιητικὸν οὐκ ἔστιν ἢ διὰ θερμασίας ἢ ψύξεως ἢ ὑγρασίας ἢ ξηρότητος πλεονασμὸν ἢ ἔνδειαν ἢ κατὰ παράλυσιν τῶν μορίων. οἱ Στωϊκοὶ κατὰ λοξότητα τοῦ

rint : peculiares prout praevaluerint. Hipponax vero, ſi femen praevaluerit, marem, ſi materia ſanguinea, feminam concipi exiſtimat.

Quomodo monſtra procreentur.

Empedocles exiſtimat vel abundantia feminis vel defectu aut a motus initio aut diviſione in plura vel quod alio vergat monſtra generari: ſic videtur fere omnes cauſas complexus. Strato propter additionem vel detractionem vel transpoſitionem vel inflationem. Medicorum aliqui propter uteri diſtortionem a flatibus.

Cur mulier ex frequenti coitu non concipiat.

Diocles medicus quod vel omnino nullum vel parcius quam oporteat alicujus femen emittatur aut quod id deſit in quo facultas prolifica fuerit aut caloris vel frigoris vel humiditatis vel ſiccitatis exſuperantia aut penuria aut partium paralyſi. Stoici propter obliquitatem partis viri-

326　　　　　ΓΑΛΗΝΟΥ

Ed. Chart. II. [52. 53.]　　　　　Ed. Baf. IV. (436.)

μορίου μὴ δυναμένου εὐθυβολεῖν τὸν γόνον· ἢ παρὰ τὸ
ἀσύμμετρον τῶν μορίων ὡς πρὸς τὴν ἀπόστασιν τῆς μή-
τρας. Ἐρασίστρατος παρὰ τὴν μήτραν ὅταν τύλους ἔχῃ
ἢ σαρκώδης ἢ εὐρυτέρα ἢ μικροτέρα ᾖ τοῦ κατὰ φύσιν.

Πῶς δίδυμα καὶ τρίδυμα γίγνεται.

Ἐμπεδοκλῆς οἴεται δίδυμα καὶ τρίδυμα γίγνεσθαι κατὰ
πλεονασμὸν καὶ περισχισμὸν τοῦ σπέρματος, Ἀσκληπιάδης
παρὰ τὴν τῶν σπερμάτων διαφορὰν ὥσπερ τὰς κριθὰς τὰς
διστίχους καὶ τριστίχους· εἶναι γὰρ σπέρματα γονιμώτατα.
Ἐρασίστρατος διὰ τὰς ἐπισυλλήψεις γίνεσθαι ὥσπερ ἐπὶ
τῶν ἀλόγων ζώων· ὅταν γὰρ ἡ μήτρα εἴη κεκαθαρμένη,
τότε ἐπὶ σύλληψιν ἔρχεται. οἱ Στωϊκοὶ παρὰ τοὺς ἐν τῇ
μήτρᾳ τόπους· ὅταν [53] γὰρ εἰς πρῶτον καὶ δεύτερον
ἐμπέσῃ τὸ σπέρμα, τότε γίνεσθαι τὰς ἐπισυλλήψεις καὶ δι-
δύμους καὶ τριδύμους.

lis quae recta femen ejaculari nequeat, aut propter par-
tium incommoderationem ut ad uteri diftantiam. Erafi-
ftratus propter uterum, quum callos contraxerit aut magis
carnofus fuerit aut laxior aut anguftior quam natura exigat.

Quomodo gemini et trigemini nafcantur.

Empedocles geminos et trigeminos foetus nafci arbi-
tratur ubertate et feparatione feminis. Afclepiades ob fe-
minum differentiam, ut hordeaceas fpicas duplici aut tri-
plici granorum ferie conftantes fic femina effe foecundiffi-
ma. Erafiftratus ob conceptiones fieri ut in brutis anima-
libus. Quum enim uterus purgatus eft tunc ad conce-
ptionem femen defcendere. Stoici ob uteri loculos; quum
enim in primum et fecundum incidit femen, tunc fieri fu-
perfoetationes et geminos et trigeminos.

ΠΕΡΙ ΦΙΛΟΣΟΦΟΥ ΙΣΤΟΡΙΑΣ. 327

Ed. Chart. II. [53.]   Ed. Baf. IV. (436.)

Πόθεν γίνεται τῶν γονέων ὑμοίωσις καὶ τῶν προγόνων.

Ἐμπεδοκλῆς οἴεται ὁμοιότητα γίγνεσθαι κατ᾽ ἐπικρά-
τειαν τῶν σπερμάτων· ἀνομοιότητα δὲ τῆς ἐν τῷ σπέρματι
θερμασίας ἐξατμισθείσης. Παρμενίδης ὅταν μὲν ἀπὸ τῶν
δεξιῶν μερῶν τῆς μήτρας τὸ σπέρμα ἀποκριθῇ τοῖς πα-
τράσιν, ὅταν δὲ ἀπὸ ἀριστερῶν, ταῖς μητράσιν· οἱ Στωϊκοὶ
ἀπὸ τοῦ σώματος ὅλου καὶ τῆς ψυχῆς φέρεσθαι τὸ σπέρμα
καὶ τὰς ὁμοιότητας ἀναπλάττεσθαι ἐξ αὐτοῦ τοὺς τύπους
καὶ τοὺς χαρακτῆρας ὡσπερανεὶ ζώγραφον ἀπὸ τῶν ὁμοίων
χρωμάτων ὁμοιότητα τοῦ βλεπομένου· προΐεσθαι δὲ καὶ τὴν
γυναῖκα σπέρμα· κἂν μὲν ἐπικρατῇ τὸ τῆς γυναικὸς, ὅμοιόν
ἐστι τὸ γεννώμενον τῇ μητρὶ, ἐὰν δὲ τὸ τοῦ ἀνδρὸς, τῷ πατρί.

*Πῶς ἄλλοις ὅμοια γίνεται τὰ γεννώμενα καὶ οὐ
τοῖς γονεῦσιν.*

Οἱ μὲν πλεῖστοι τῶν ἰατρῶν τυχικῶς καὶ ἐκ τοῦ αὐ-
τομάτου, ὅταν διαψυχθῇ τὸ σπέρμα καὶ τὸ τοῦ ἀνδρὸς καὶ
τὸ τῆς γυναικὸς ἀνόμοια γίνεσθαι τὰ παιδία. Ἐμπεδοκλῆς
τῇ κατὰ σύλληψιν ὄψει τε καὶ φαντασίᾳ τῆς γυναικὸς μορ-

Unde parentum et avorum fimilitudo procreetur.

Empedocles fimilitudinem ex feminum potentia oriri
exiftimat, diffimilitudinem vero ob feminis calorem exha-
latum. Parmenides quum a dextra parte uteri femen ex-
cernitur patrum, quum vero a finiftra, matrum fimiles na-
fci. Stoici a toto corpore et anima fieri femen exprimi-
que fimilitudines et effigies ex eadem gente, perinde at-
que fi pictor rei confpectae fimilitudinem coloribus fimi-
libus referat; praeterea a muliere quoque femen emitti,
quod fi praevaleat, mulieris *femen* matri: fi viri, patri fimi-
lem prolem nafci.

Quomodo foboles aliis quam parentibus fimilis nafcatur.

Medicorum plurimi fortuito et cafu refrigeratis maris
et feminae feminibus diffimiles gigni infantes putant.
Empedocles imaginatione mulieris inter concipiendum for-

φοῦσθαι τὰ βρέφη· πολλάκις οὖν ἀνδριάντων καὶ εἰκόνων
ἠράσθησαν καὶ ὅμοια τούτοις τετόκασιν· οἱ Στωϊκοὶ κατὰ
συμπάθειαν τῆς διανοίας κατὰ ῥευμάτων καὶ ἀκτίνων εἴσ-
κρισιν γίγνεσθαι τὰς ὁμοιότητας.

Πῶς στεῖραι γίνονται γυναῖκες καὶ ἄγονοι ἄνδρες.

Οἱ ἰατροὶ στείρας φασὶ γίγνεσθαι παρὰ τὸ τὴν μήτραν
στενοτέραν εἶναι ἢ παρὰ τὸ πυκνοτέραν ἢ παρὰ τὸ ἀραιο-
τέραν ἢ παρὰ τὸ σκληροτέραν ἢ παρά τινας ἐπιπωρώσεις
ἢ σαρκώσεις ἢ παρὰ μικροθυμίαν ἢ παρ' ἀτροφίαν ἢ παρὰ
καχεξίαν ἢ παρὰ τὸ διαστρέφεσθαι τὸν σχηματισμὸν ἢ διὰ
παρασπασμόν. Διοκλῆς ἀγόνους τοὺν ἄνδρας ἢ διὰ τὸ μηδ'
ὅλως προΐεσθαι γονὴν ἢ παρὰ τὸ ἔλαττον εἶναι τοῦ δέον-
τος ἢ παρὰ τὸ ἄγονον εἶναι τὸ σπέρμα ἢ κατὰ παράλυσιν
τῶν μορίων ἢ κατὰ λοξότητα τοῦ καυλοῦ μὴ δυναμένου τὸν
γόνον εὐθυβολεῖν ἢ παρὰ τὸ ἀσύμμετρον τῶν μορίων πρὸς
τὴν ἀπόστασιν τῆς μήτρας. οἱ Στωϊκοὶ αἰτιῶνται τὰς ἀσυμ-
φύλους εἰς ἑκάτερα τῶν πλησιαζόντων δυνάμεις τε καὶ ποιό-

mari foetus. Saepe enim imagines etiam et ſtatuae ſunt
a mulieribus adamatae ſimilisque earum proles in lucem
edita. Stoici ob conſenſum quendam ac ſimilem animi
affectionem fluxuum et radiorum non imaginum inſertione
mutuas ſimilitudines effici.

Quomodo ſteriles fiant mulieres et viri infecundi.

Medici feminas ſteriles fieri dicunt aut quod iis ute-
rus ſit anguſtior aut denſior aut rarior aut durior aut ob
callofam concretionem aut carnis excreſcentiam aut animi
langorem aut defectum nutritionis, malum habitum, per-
verſionem figurae aut evulſionem. Diocles infecundos
mares fieri arbitratur aut quod ſemen prorſus quidam non
ejaculentur aut parcius quam oporteat aut quod ſemen
infecundum aut ob paralyſim partium aut talem colis
diſtortionem, ut in uterum ſemen ejaculari recta non poſ-
ſit aut ob incommoderationem partium ad uteri diſtan-
tiam. Stoici diſcrepantes coëuntium facultates et quali-

τητας, αἷς ὅταν συμβῇ χωρισθῆναι μὲν ἀπ᾽ ἀλλήλων, συνελ-
θεῖν δὲ ἑτέροις ὁμοφύλοις, συνεκρατήθη τὸ κατὰ φύσιν καὶ
βρέφος τελεσιουργεῖται.

Διὰ τί ἡμίονοι στεῖραι.

Ἀλκμαίων τῶν ἡμιόνων τοὺς μὲν ἄῤῥενας ἀγόνους παρὰ
τὴν λεπτότητα τῆς θορῆς καὶ ψυχρότητα, τὰς δὲ θηλείας
παρὰ τὸ ἄνω μὴ ἀναχάσκειν τὰς μήτρας, ὅ ἐστιν ἀναστο-
μοῦσθαι. Ἐμπεδοκλῆς διὰ τὴν σμικρότητα καὶ ταπεινότητα
καὶ στενότητα τῆς μήτρας κατεστραμμένως προσπεφυκυίας
τῇ γαστρὶ μήτε τοῦ σπέρματος εὐθυβολοῦντος εἰς αὐτὴν,
μήτε εἰ καὶ φθάσειεν αὐτῆς ἐκδεχομένης. Διοκλῆς δὲ μαρ-
τυρεῖ αὐτῷ λέγων πολλάκις ἑωρακέναι τοιαύτην μήτραν ἐν
ταῖς ἀνατομαῖς τῶν ἡμιόνων καὶ ἐνδέχεσθαι διὰ τὰς αἰτίας
ταύτας καὶ τὰς γυναῖκας στείρας εἶναι.

Κεφάλαιον λγ΄.

Εἰ τὸ ἔμβρυον ζῶον.

Πλάτων ζῶον εἶναι τὸ ἔμβρυον ὑπείληφε· καὶ γὰρ καὶ
κινεῖσθαι ἐν τῇ γαστρὶ καὶ τρέφεσθαι καὶ αὔξεσθαι. οἱ

tates caufas effe augurantur, quas fi quis feparet et fui
generis alteri conjungat, evincet natura foetumque pro-
creabit.

Cur muli fteriles.

Alcmaeon mulos mares infecundos cenfet propter
feminis exilitatem et frigiditatem, feminas autem fteriles
quod ipfarum vulvae furfum non dehifcant, hoc eft non
aperiantur. Empedocles ob parvitatem, demiffionem et
anguftiam vulvae inverfe ventri adjunctae ut recta in eam
femen neque evibretur neque fi id fiat excipiatur. Huic
Diocles teftimonio annuit qui in diftortionibus multoties
tales fe mularum uteros deprehendiffe narrat et iisdem de
caufis mulieres quoque fint fteriles.

Caput XXXIII.

An foetus in utero fit animal.

Plato foetum in utero effe animal arbitratur, ipfum
fiquidem et moveri in ventre et nutriri et augeri. Stoici

Ed. Chart. II. [53. 54.]   Ed. Baf. IV. (436.)

Στωϊκοὶ μέρος εἶναι γαστρὸς τὸ ἔμβρυον, οὐ ζῶον· ὥσπερ γὰρ τοὺς καρποὺς μέρη τῶν φυτῶν ὄντας πεπαινομένους ἀποῤ- [54] ῥεῖν, οὕτω καὶ τὸ ἔμβρυον. Ἐμπεδοκλῆς μὴ εἶναι μὲν ζῶον τὸ ἔμβρυον, ἀλλ' ἔμπνουν ὑπάρχειν ἐν τῇ γαστρί· πρώτην δὲ ἀναπνοὴν τοῦ ζώου γίγνεσθαι κατὰ τὴν ἀποκύησιν τῆς μὲν ἐν τοῖς βρέφεσιν ὑγρασίας ἀποχώρησιν λαμβανούσης, πρὸς δὲ τὸ παρακενωθὲν ἐπεισόδου τοῦ ἐκτὸς ἀέρος γενομένης εἰς τὰ παρανοιχθέντα τῶν ἀγγείων. Διογένης γεννᾶσθαι μὲν τὰ βρέφη ἄψυχα, ἐν θερμασίᾳ δὲ ὅθεν τὸ ἔμφυτον θερμὸν εὐθέως προχυθέντος τοῦ βρέφους τὸ ψυχρὸν εἰς τὸν πνεύμονα ἐφέλκεσθαι. Ἡρόφιλος κίνησιν ἀπολείπει φυσικὴν τοῖς ἐμβρύοις οὐ πνευματικήν· τῆς δὲ κινήσεως αἴτια νεῦρα· τότε δὲ ζῶα γίνεσθαι ὅταν προχυθέντα προσλάβῃ τι τοῦ ἀέρος.

Πῶς τὰ ἔμβρυα τρέφεται.

Δημόκριτος καὶ Ἐπίκουρος τὸ ἔμβρυον ἐν τῇ μήτρᾳ διὰ τοῦ στόματος τρέφεσθαι ὑπολαμβάνουσιν· ὅθεν εὐθέως

partem ventris non animal effe foetum exiftimant, quemadmodum enim fructus qui funt partes plantarum ubi maturuerint decidunt, ita et foetus. Empedocles foetum quidem ipfum animal non effe, fed refpirare in ventre, ac primum refpirationem animalis fieri in parte quum qui humor in foetu morabatur, feceffum reperit et ad quod evacuatum eft externi aëris per aperta vafa datur aditus. Diogenes foetus inanimatos nafci, fed cum calore: unde calidum innatum ftatim edito foetu frigidum in pulmonem attrahere putat. Herophilus motum naturalem ipfi foetui relinquit, non autem animalem. Nervi autem funt motus caufae. Tunc vero animalia fieri quando in lucem edita aliquid aëris excipiunt.

Quomodo foetus in utero nutriatur.

Democritus et Epicurus in utero per os nutriri foetum exiftimant; hinc ftatim editum ore mammas invadere,

Ed. Chart. II. [54.] **Ed. Baf. IV. (436.)**

γενηθὲν ἐπὶ τὸν μαζὸν φέρεσθαι τῷ στόματι· εἶναι γὰρ καὶ
ἐν τῷ σώματι θηλάς τινας ἐπινενισμένας καὶ στόματα δι᾽
ὧν τρέφονται. οἱ Στωϊκοὶ διὰ τοῦ χορίου καὶ τοῦ ὀμφαλοῦ·
ὅθεν τοῦτον εὐθέως ἀποδεῖν τὰς μαιουμένας καὶ ἀνευρύνειν
τὸ στόμα, ἵνα διὰ τοῦ στόματος αἰσθητῶς τρέφεσθαι. Ἀλκ-
μαίων δι᾽ ὅλου τοῦ σώματος τρέφεσθαι· ἀναλαμβάνειν γὰρ
αὐτῷ ὥσπερ σπογγίαν τὰ ἀπὸ τῆς τροφῆς θρεπτικά.

Τί πρῶτον τελειοῦται τοῦ βρέφους.

Οἱ Στωϊκοὶ ἅμα ὅλον γίνεσθαι νομίζουσιν. Ἀριστοτέ-
λης πρῶτον τὴν ὀσφὺν ὥσπερ τρόπιν νεώς. Ἀλκμαίων τὴν
κεφαλὴν ἐν ᾗ ἐστι τὸ ἡγεμονικόν. οἱ ἰατροὶ τὴν καρδίαν
ἐν ᾗ καὶ φλέβες καὶ ἀρτηρίαι· οἱ δὲ τὸν μέγαν δάκτυλον
τοῦ ποδός· οἱ δὲ τὸν ὀμφαλόν.

Κεφάλαιον λδ'.

Διὰ τί ἑπτάμηνα γόνιμα.

Ἐμπεδοκλῆς ὅτε ἐγεννᾶτο τῶν ἀνθρώπων γένος ἐκ τῆς
γῆς τοσαύτην γενέσθαι τῷ μήκει τοῦ χρόνου, διὰ τὸ βρα-

effe enim in corpore mammas quasdam oppletas et ofcula
per quae nutritur. Stoici per fecundinam et umbilicum
unde ipfum ftatim ligant obftetrices et os dilatant, ut
per os manifefte nutriatur. Alcmaeon ali per totum cor-
pus, ipfum enim ut fpongiam nutritias alimenti partes ex-
cipere cenfet.

Quid primum in foetu abfolvatur.

Stoici totum corpus procreari fimul exiftimant. Ari-
ftoteles primum fpinam conflari putat ut navis carinam.
Alcmaeon caput in quo princeps animae facultas *refidet*.
Medici cor in quo venae et arteriae funt. Alii magnum
pedis digitum. Alii umbilicum.

Caput XXXIV.

Cur feptimeftres foetus vitales.

Empedocles quum humanum genus ex terra procrea-
tum eft diem temporis longitudine tantum exftitiffe, quod

δυπορεῖν τὸν ἥλιον, τὴν ἡμέραν ὁπόση νῦν ἐστιν ἡ δεκά-
μηνος· προϊόντος δὲ τοῦ χρόνου τοσαύτην γενέσθαι τὴν
ἡμέραν ὁπόση νῦν ἐστιν ἡ ἑπτάμηνος, διὰ τοῦτο καὶ τὰ
δεκάμηνα γόνιμα καὶ τὰ ἑπτάμηνα τῆς φύσεως τοῦ κόσμου
οὕτω μεμελετηκυίας αὔξεσθαι ἐν μιᾷ ἡμέρᾳ ᾗ τίθεται νυκτὶ
τὸ βρέφος. Τίμαιος δὲ οὐ δέκα μῆνάς φησιν, ἐννέα δὲ νο-
μίζεσθαι παρὰ τὰς ἐπισχέσεις τῶν μηνιαίων τῆς πρώτης
συλλήψεως, οὕτω καὶ τὰ ἑπτάμηνα νομίζεσθαι οὐκ ὄντα
ἑπτάμηνα· ἔγνω τε γὰρ καὶ μετὰ τὴν σύλληψιν παῦσαι κα-
θάρσεως. Πόλυβος, Διοκλῆς, οἱ ἐμπειρικοὶ καὶ τὸν ὄγδοον
μῆνα ἴσασι γόνιμον, ἀτονώτερον δέ πως τῷ πολλάκις διὰ
τὴν ἀτονίαν πολλοὺς φθείρεσθαι· καθολικώτατον δὲ μηδένα
βούλεσθαι τὰ ὀκτάμηνα τρέφειν, γεγενῆσθαι δὲ πολλοὺς
ὀκταμηνιαίους ἄνδρας. Ἱπποκράτης καὶ Ἀριστοτέλης οἴον-
ται, ἐὰν πληρωθῇ ἡ μήτρα ἐν τοῖς ἑπτὰ μησὶ, τότε προκύ-
πτειν καὶ τὸ γόνιμον γίνεσθαι, ἐὰν δὲ προκύψῃ μὲν, μὴ
τρέφηται δὲ ἀσθενοῦντος τοῦ ὀμφαλοῦ διὰ τὸ ἐπίπονον, ἔμ-
βρυον ἄτροφον γίνεσθαι· διὰ τοῦτο τὰ ὀκτάμηνα οὐ περι-

lento gradu fol incedat, quantus nunc eft decimeftris: pro-
cedente vero tempore tantum fuiffe diem quantus nunc
eft feptimeftris, ac ea re decimeftres ac feptimeftres foe-
tus editos vitales effe natura mundi ita meditata ut foe-
tus uno die augefceret qui nocte una fuiffet conditus.
Timaeus non decem, inquit, menfes, fed novem cenferi a
retentione menftruorum primae conceptionis: fic et fepti-
meftres exiftimari qui feptem non funt menfium, novit
enim poft conceptionem purgationem defiiffe. Polybus,
Diocles, empirici etiam octavum menfem vitalem agno-
fcunt, fed foetum effe tum imbecilliorem ac faepenu-
mero ob imbecillitatem multos interire. Id vero maxime
univerfale nullum velle ut octimeftres nutriantur, multos
tamen octimeftres viros evafiffe. Hippocrates et Arifiote-
les cenfent fi feptem menfibus uterus impleatur, tunc
ipfum deorfum procumbere et foetum edi vitalem: fi vero
procubuerit nec nutriatur debilitato ob laborem umbilico,
foetus impaftos edi ac proinde octimeftrem foetum non

Ed. Chart. II. [54. 55.] Ed. Baf. IV. (436. 437.)
γίνεσθαι· ἐὰν δὲ μείνῃ τοὺς ἐννέα μῆνας ἐν τῇ μήτρᾳ, τότε
πρόκυψαν ὁλόκληρόν ἐστι. Πόλυβος ἑκατὸν ὀγδοήκοντα δύο
καὶ ἥμισυ ἡμέρας γίγνεσθαι (437) εἰς τὰ γόνιμα τὰ ἔμβρυα
ὑπολαμβάνει· εἶναι γὰρ ἑξάμηνα ὅτι καὶ τὸν ἥλιον ἀπὸ
τροπῶν ἐν τοσούτῳ χρόνῳ παραγίνεσθαι· λέγεσθαι δὲ ἑπτά-
μηνα ὅταν τὰς ἐλλειπούσας ἡμέρας τούτου τοῦ μηνὸς ἐν
τῷ ἑπτὰ προσλαμβάνεσθαι, τὰ δὲ [55] ὀκτάμηνα μὴ ζῆν
ὅταν προκύψαντος μὲν τοῦ βρέφους τῆς μήτρας ἐπὶ πλέον
τε ὀμφαλὸς ἐβασανίσθη διατεινόμενος· ἄτροφον γὰρ γίνεται
τὸ ἔμβρυον· τοῦ τρέφοντος αἴτιος ὁ ὀμφαλός. οἱ δὲ μα-
θηματικοὶ τοὺς ὀκτὼ μῆνας ἀσυνδέτους φασὶν εἶναι καὶ διὰ
τοῦτο ἐστερῆσθαι πάσης γενέσεως, τοὺς δὲ ἑπτὰ συνδετι-
κούς· τὰ δὲ ἀσύνδετα ζῶα ἔχειν τοὺς οἰκοδεσποτοῦντας
φαύλους τῶν ἀστέρων· ἂν γάρ τις τούτων τὴν ζωὴν καὶ
τὸν βίον κληρώσῃ, δυστυχῆ ἔσεσθαι καὶ ἄχρονον σημαίνει·
ἀσύνδετα δέ ἐστι ζώδια ὀκτὼ ἀριθμούμενα οἷον κριὸς πρὸς
σκορπίον ἀσύνδετος, ταῦρος πρὸς τοξότην ἀσύνδετος, δίδυ-

vivere. Quod fi novem menfes in utero maneat, tum pro-
cumbens perfectus editur. Polybus autem dies centum
octoginta duos et dimidium requiri conjicit ut foetus editi
fint vitales : hoc enim effe fex menfium tempus quo etiam
fol a tropico ad tropicum decurrat. Dici autem feptime-
ftres quum dies qui huic fexto menfi defunt a feptimo
affumuntur. Octo vero menfium foetus non vivere, quod
uteri quidem foetu foras procumbente vehementius um-
bilicus diftendatur crucieturque: nam foetus alimento
fraudatur, nutritionis fiquidem caufa eft umbilicus. At
mathematici disjuncta habere figna, ob idque omni privat-
os effe natalitio fidere pronuntiant, feptimeftres vero
conjunctorum effe participes, octimeftres autem disjuncta
animalia zodiaci habere domorum dominos fibi adverfarios
planetas, fiquis enim in his ortum et vitam fortitus fue-
rit, eum infortunatum et brevioris aevi fore ipfa porten-
dunt. Disjuncta vero funt zodiaci figna quorum unum
ab altero octavum numeratur ut aries ad fcorpium, tau-

μοι πρὸς αἰγόκερον, καρκίνος πρὸς ὑδροχόον, λέων πρὸς
ἰχθύας, παρθένος πρὸς κριόν· διὰ τοῦτο καὶ τὰ ἑπτάμηνα
καὶ δεκάμηνα γόνιμα εἶναι· τὰ δὲ ὀκτάμηνα διὰ τὸ ἀσύνδε-
τον τοῦ κόσμου φθείρεσθαι. Τίμαιος καὶ δωδεκάμηνά φησι
τινα κύεσθαι παρὰ τὴν ἐπίσχεσιν τῶν καταμηνίων τῆς πρώ-
της συλλήψεως, οὕτω καὶ ἑπτάμηνα νομίζεσθαι οὐκ ὄντα
προσγεγενημένης τῆς συλλήψεως, δυναμένης δὲ τῆς μήτρας
εἰς καταμήνια καὶ μετὰ σύλληψιν.

Κεφάλαιον λέ.

Πῶς ἐγένετο τὰ ζῶα καὶ εἰ φθαρτά.

Ἐπίκουρος εἰ ἐγένετο ὁ κόσμος καὶ τὰ ζῶα γεννητὰ
καὶ φθαρτὰ καὶ εἰ ἀγέννητος ἐκ μεταβολῆς τῶν ἀλλήλων
γίγνεσθαι· μέρη γὰρ εἶναι τοῦ κόσμου ταῦτα, ὡς Ἀναξα-
γόρας καὶ Εὐριπίδης, ἰλὺς δὲ οὐδὲν τῶν γιγνομένων φθεί-
ρεται, διακρινόμενα δὲ ἄλλο πρὸς ἄλλο μορφὰς ἑτέρας ἐπί-

rus ad fagittarium, gemini ad capricornum, cancer ad
aquarium, leo ad pifces, virgo ad arietem. Propterea
feptimeftres et decimeftres vitales effe foetus, octimeftres
vero propter defectum conjunctionum mundi interire.
Timaeus et duodecimeftrem afferit aliquem foetum utero
geftari ob fuppreffionem menftruorum quae ante conceptio-
nem prodibant, fic et feptimeftrem aeftimari non exiften-
tem priusquam conceptio fuerit, fed cum uterus ad men-
ftrua et poft conceptionem valet.

Caput XXXV.

Quomodo generentur ac intereant animalia.

Epicurus fi generatus eft mundus et animalia gene-
rata ea quoque interitura protulit: quod fi ingenitus eft
ex mutua commutatione generari: partes enim effe mundi
haec ipfa, ut Anaxagoras et Euripides, nihil eorum quae
generantur perit, fed ea quum folvuntur alias aliorum

Ed. Chart. II. [55.]   Ed. Baf. IV. (437.)

δεῖξεν. Ἀναξίμανδρος ἐν ὑγρῷ γεινηθῆναι τὰ πρῶτα ζῶα
φλοιοῖς περιεχόμενα ἀκανθώδεσι, προσβαινούσης δὲ τῆς ἡλι-
κίας ἀποβαίνειν ἐπὶ τὸ ξηρότερον καὶ περιῤῥηγνυμένου τοῦ
φλοιοῦ ἐπ᾽ ὀλίγον χρόνον μεταβιῶναι. Ἐμπεδοκλῆς τὰς
πρώτας γενέσεις τῶν ζώων καὶ φυτῶν μηδαμῶς ὁλοκλήρους
γενέσθαι· ἀσυμφυέσι δὲ τοῖς μορίοις διεζευγμένας· τὰς δὲ
δευτέρας συμφυομένων τῶν μερῶν εἰδωλοφανεῖς· τὰς δὲ τρί-
τας τῶν ἀλληλοφυῶν· τὰς δὲ τέτταρας οὐκ ἔστι ἐκ τῶν
ὁμοίων οἷον ἐκ γῆς καὶ ὕδατος, ἀλλὰ δι᾽ ἀλλήλων ἤδη τοῖς
μὲν πυκνωθείσης τῆς τροφῆς, τοῖς δὲ τῆς εὐμορφίας τῶν
γυναικῶν ἐπερεθισμὸν τοῦ σπερματικοῦ κινήματος ἐμποιη-
σάσης· τῶν δὲ ζώων πάντων τὰ γένη διακριθῆναι διὰ τὰς
ποιὰς κράσεις τὰ μὲν οἰκότερα εἰς τὸ ὕδωρ τὴν ὁρμὴν ἔχειν,
τὰ δὲ εἰς τὸν ἀέρα ἀναπνεῖν ἕως ἂν πυρῶδες ἔχῃ τι πλέον,
τὰ δὲ βαρύτερα ἐπὶ τὴν γῆν· τὰ δὲ ἰσόμοιρα τῇ κράσει
πᾶσι τοῖς θώραξι πεφωνηκέναι. Δημόκριτος γεγενημένα εἰ-

formas diverſas inducunt. Anaximander putat in humido
generata eſſe prima animalia corticibus ſpinoſis involuta,
proceſſu autem aetatis ad majorem ſiccitatem deſciviſſe
ruptoque cortice ad modicum tempus ſupervixiſſe. Em-
pedocles animalia primum edita ac plantas nequaquam in-
tegra exſtitiſſe ſed parum convenientibus partibus com-
poſita: ſecundo nata ſic inter ſe partibus juncta dicit ut
ſimulacri ſpeciem referrent. Tertio orta ex membris ex
ſeſe invicem prodeuntibus: quarto denique non jam ex
ſimilibus ut ex terra et aqua ſed ex ſeſe viciſſim cum
alimentum aliorum eſſet denſatum, aliis mulierum venu-
ſtas incitamentum emittendi ſeminis attuliſſet. Animalium
porro omnium genera diſcreta eſſe pro temperaturae con-
ditione, alia enim aquas appetunt tanquam naturae ſuae
plus accommodas, alia ad aërem adſpirant quod ejus in
ſe plurimum contineant: alia quae graviora ſint ad terram
ſuo appetitu feruntur: quae autem aequabili ſunt tempe-
ramento ex toto pectore vocem effundunt. Democritus

ναι τὰ ζῶα συστάσει, εἰ δὲ ἓν ἄστρον πρῶτον τοῦ ὑγροῦ
ζωογονοῦντα.

Πόσα γένη ζώων καὶ εἰ πάντα αἰσθητὰ καὶ λογικά.

Πλάτων καὶ Ἀριστοτέλης τέσσαρα εἶναι ζώων γένη λέ-
γουσι καὶ τὸν αὐτὸν κόσμον ζῶον, χερσαῖα, ἔνυδρα, πτηνὰ,
οὐράνια, καὶ γὰρ τὰ ἄστρα ζῶα εἶναι καὶ αὐτὸν τὸν κόσμον
ζῶον λογικὸν, ἀθάνατον. Δημόκριτος καὶ Ἐπίκουρος τὰ
οὐράνια. Ἀναξαγόρας πάντα ζῶα λόγον ἔχειν ἐνεργητικὸν,
τὸν δ᾽ οἱονεὶ νοῦν μὴ [56] ἔχειν τὸν παθητικὸν τὸν λε-
γόμενον τοῦ νοῦ ἑρμηνέα. Πυθαγόρας καὶ Πλάτων λογικὰς
μὲν εἶναι καὶ τὰς τῶν ἄλλων ζώων ἀλόγων καλουμένων τὰς
ψυχὰς οὐ μὴν λόγῳ ἐνεργούσας διὰ τὴν δυσκρασίαν τῶν σω-
μάτων καὶ διὰ τὸ μὴ μετέχειν τοῦ φραστικοῦ λόγου ὥσπερ
ἐπὶ τῶν πιθήκων καὶ κυνῶν, λαλοῦσι μὲν γὰρ, οὐ δύνανται
δὲ φράζειν ἃ νοοῦσι. Διογένης μετέχειν μὲν αὐτὰ τοῦ νοη-
τοῦ καὶ ἀέρος, διὰ δὲ τὸ, τὰ μὲν πυκνότητι, τὰ δὲ πλεονα-

genita effe animalia congreffn, at fi unum aftrum primum
humidi exftiterint animalia gignere.

*Quot animalium genera et an omnia fenfu et ra-
tione praedita.*

Plato et Ariftoteles quatuor effe animalium genera
proferunt et ipfum mundum animal effe, terreftria, aqua-
tica, volatilia et coeleftia, etenim aftra ipfa animalia effe
et mundum ipfum, at animal rationale, immortale. De-
mocritus et Epicurus coeleftia. Anaxagoras omnia ani-
malia habere rationem agentem et quodammodo mentem
non habere patientem quae mentis interpres dicitur. Py-
thagoras et Plato rationales quidem effe ceterorum quae
bruta dicuntur animalium animas, non tamen ea rationis
effectus prodere dico tum ob corporum intemperiem tum
quod fermonem eloquentem minime participent, quemad-
modum in fimiis et canibus advertitur, quae mente qui-
dem concipiunt, fed mentis concepta proferre nequeunt.
Diogenes rationis et aëris partem ea percipere, fed vel

σμῷ ' τῆς ὑγρασίας μήτε διανοεῖσθαι μήτε αἰσθάνεσθαι, προσ
φερῶς δὲ αὐτὰ διακεῖσθαι τοῖς μεμηνόσι παρεπταικότος τοῦ
ἡγεμονικοῦ.

Κεφάλαιον λστ'.

Εν πόσῳ χρόνῳ μορφοῦνται τὰ βρέφη ἐν τῇ γαστρὶ ὄντα.

'Εμπεδοκλῆς ἐπὶ μὲν τῶν ἀνθρώπων ἄρχεσθαι τῆς διαρ
θρώσεως ἀπὸ ἕκτης καὶ τριακοστῆς ἡμέρας, τελειοῦσθαι δὲ
τοῖς μορίοις ἀπὸ πεντηκοστῆς μιᾶς δεούσης. 'Ασκληπιάδης
δὲ ἐπὶ μὲν τῶν ἀρρένων διὰ τὸ θερμοτέραν εἶναι τὴν κρᾶ
σιν τὴν διάρθρωσιν γίγνεσθαι ἀπὸ ἕκτης καὶ εἰκοστῆς, πλη
ροῦσθαι δὲ ἀπὸ τῆς πεντηκοστῆς· τῶν δὲ θηλειῶν ἐν δ'
μησὶ γίνεσθαι τὴν διάρθρωσιν διὰ τὸ ἐνδεὲς τοῦ θερμοῦ·
τὰ δὲ τῶν ἀλόγων ζώων ὁλοτελῆ παρὰ τὰς συγκράσεις τῶν
στοιχείων.

Εκ πόσων στοιχείων συνίσταται ἕκαστον τῶν ἐν ἡμῖν μερῶν.

'Εμπεδοκλῆς τὰς μὲν σάρκας γίγνεσθαι ἐκ τῆς ἰσοκρα
τείας τῶν δ' στοιχείων· τὰ δὲ νεῦρα ἐκ τοῦ πυρὸς καὶ γῆς

ob craſſitiem vel ob abundantiam humoris neque intelligere neque fentire: ac fere affecta eſſe eo modo quo funt
infanientes qui de mentis exiverunt poteſtate.

Caput XXXVI.

Quanto tempore foetus in utero formentur.

Empedocles in hominibus foetuum formationem incipere ait tricefimo fexto die, perfici vero partibus undequinquagefimo die. Afclepiades mafculorum quidem quod
calidiori fint temperamento formationem fieri vigefimo
fexto die, quinquagefimo vero perfici: in mulieribus autem
quatuor menfibus fieri conformationem quod caloris fint
inopes: brutorum vero foetus totos et inchoari et perfici
ex contemperatione elementorum.

*Ex quibus elementis quaeque pars corporis noſtri
conſtituitur.*

Empedocles carnes quidem ex aequali quatuor elementorum mixtione procreari *protulit*, nervos autem ex

ὕδατος διπλασίου μιχθέντος· τοὺς δὲ ὄνυχας γίγνεσθαι τοῖς
ζώοις ἐκ τῶν νεύρων καθ' ὃ τῷ ἀέρι συνέτυχε περιψυχθέν-
των τῶν λοιπῶν στοιχείων· ὀστᾶ δὲ δοκεῖ μὲν ὕδατος καὶ
τῆς ἔσω γῆς, τεττάρων δὲ πυρὸς γῆς τούτων συγκραθέν-
των μερῶν, ἱδρῶτα καὶ δάκρυον γίνεσθαι τηκομένου τοῦ αἵ-
ματος καὶ περὶ τὸ λεπτύνεσθαι διαχεομένου.

Πῶς ἄρχεται τῆς τελειότητος ὁ ἄνθρωπος.

Ἡράκλειτος καὶ οἱ Στωϊκοὶ ἄρχεσθαι ἡμᾶς τῆς τελειό-
τητος περὶ τὴν β΄ ἑβδομάδα, περὶ ἣν ὁ σπερματικὸς κινεῖ-
ται πόρος, καὶ γὰρ τὰ δένδρα, τελειοῦται ὅταν ἄρχηται καρ-
πὸν φέρειν, ἀτελῆ δέ ἐστι καὶ ἄωρα καὶ ἄκαρπα ὄντα.
Ἀριστοτέλης κατὰ τὴν α΄ ἑβδομάδα, καθ' ἣν ἔννοια γίνεται
καλῶν τε καὶ αἰσχρῶν διδασκαλίας ἀρχή· ἕτεροι δὲ νομί-
ζουσι τελειοῦσθαι ἡμᾶς τῇ τρίτῃ ἑβδομάδι, ὅταν καὶ γένεια
ἔχωμεν καὶ τῇ ἰσχύι χρώμεθα.

igne et terra cum duabus aquae partibus permixtis: at
ungues gigni animalibus ex nervis prout aëri occurrerunt
refrigeratis reliquis elementis. Offa vero videntur ex
aqua et terra interna *aequaliter compofita*, conferunt ta-
men e quatuor elementis in quibus ignis et terra domi-
nantur, fudores et lacrymas oriri eliquato fanguine, qui
quum attenuatus fuerit, diffunditur.

Quomodo exorditur perfectionem homo.

Heraclitus et Stoici perfectionem nos exordiri affe-
runt transacto fecundo feptenario quo tempore fpermatica
vafa moventur: etenim arbores perficiuntur quum fructus
ferre incipiunt, imperfectae autem funt et immaturae dum
fructu carent. Ariftoteles primo feptenario quo notitia
oritur rerum honeftarum et turpium, quod eft difciplinae
initium. Alii denique exiftimant nos tertio perfici fepte-
nario quum et pubefcimus et virium robore utimur.

Ed. Chart. II. [56. 57.]   Ed. Baf. IV. (437.)

Κεφάλαιον λζ'.

Πῶς ὕπνος γίγνεται καὶ θάνατος.

Ἀλκμαίων ἀναχωρήσει τοῦ αἵματος εἰς τὰς ὁμόῤῥους ϙλέβας ὕπνον γίγνεσθαι, τὴν δὲ ἐξέγερσιν διαχύσει· τὴν δὲ παντελῆ ἀναχώρησιν διὰ τῆς ψύξεως θάνατον φέρειν. Ἐμπεδοκλῆς τὸν μὲν ὕπνον κατάψυξιν τοῦ ἐν τῷ αἵματι θερμοῦ σύμμετρον· ἀσύμμετρον δὲ τὸν ἐπαγγέλλειν θάνατον. Πλάτων καὶ οἱ Στωϊκοὶ τὸν μὲν ὕπνον γίγνεσθαι ἀνέσει τοῦ αἰσθητικοῦ πνεύματος οὐ κατὰ ἀναχαλασμὸν καθάπερ ἐπὶ τῆς γῆς, ϙερομένου δὲ ὡς ἐπὶ τὸ ἡγεμονικὸν μεσόϙρυον, ὅταν δὲ παντελὴς γίγνηται ἡ ἄνεσις τοῦ αἰσθητικοῦ πνεύματος τότε θάνατον συμβαίνειν.

[57] Πότερον τοῦ σώματος ὁ ὕπνος καὶ θάνατος ἢ τῆς ψυχῆς.

Ἀριστοτέλης τὸν ὕπνον σώματος εἶναι καὶ ψυχῆς· αἴτιον δὲ αὐτοῦ τὸ ἀναθυμιασθὲν ἀπὸ τοῦ θώρακος ὑγρὸν

Caput XXXVII.

Quomodo somnus fiat et mors.

Alcmaeon fanguinis receffu in venas fanguifluas fomnum fieri cenfet, diffufione vero ejusdem folutionem: eum autem qui per frigus plane fit receffum mortem afferre. Empedocles fomnum quidem refrigerationem caloris qui in fanguine eft moderatam effe vult, immoderatam vero mortem denuntiare. Plato et Stoici fomnum quidem fenfifici fpiritus quiete oboriri tradunt non relaxatione ficut in terra, fed quum is ad interftitium fuperciliorum, id eft ad partem principem, fertur, quum autem prorfus fenfus privatio fpiritui fenfifico accefferit mortem accedere.

Utrum fomnus et mors corporis aut animae fint.

Ariftoteles fomnum corporis et animae effe fcripfit, ipfius vero caufam effe vaporem humidum a thorace in

εἰς τοὺς περὶ κεφαλὴν τόπους καὶ τῆς ὑποκειμένης τροφῆς
τὸ ἐν τῇ καρδίᾳ παραψυχθὲν θερμόν· θάνατον δὲ γίνεσθαι
διὰ τῆς παντελοῦς καταψύξεως. Ἀναξαγόρας κατὰ κόπον
τῆς σωματικῆς ἐνεργείας γίνεσθαι τὸν ὕπνον· σωματικὸν
γὰρ εἶναι τὸ πάθος οὐ ψυχικόν· εἶναι δὲ καὶ τῆς ψυχῆς
θάνατον διαχωρισμόν. Λεύκιππος οὐ μόνον σώματος γίνε-
σθαι, ἀλλὰ κράσει τοῦ λεπτομεροῦς πλέονι τῆς ἐκκράσεως
τοῦ ψυχικοῦ θερμοῦ τὸν πλεονασμὸν αἰτίαν θανάτου· ταῦτα
δὲ εἶναι πάθη σώματος οὐ ψυχῆς. Ἐμπεδοκλῆς τὸν θάνα-
τον γεγενῆσθαι διαχωρισμὸν τοῦ πυρώδους ἐξ ὧν ἡ σύγκρι-
σις τῷ ἀνθρώπῳ συνεστάθη· ὥστε κατὰ τοῦτο κοινὸν εἶναι
τὸν θάνατον σώματος καὶ ψυχῆς· ὕπνον δὲ γίνεσθαι δια-
χωρισμόν τινα τοῦ πυρώδους.

Κεφάλαιον λή.
Εἰ ζῶα τὰ φυτά.

Θαλῆς καὶ Πλάτων τὰ φυτὰ ἔμψυχα καὶ ζῶά φασιν·
φανερὸν δὲ ἐκ τοῦ σαλεύεσθαι καὶ ἐν ταῖς συναγωγαῖς ἠχεῖν

capitis domicilia aſſurgentem e ſubjecto alimento et refri-
gerationem caloris in corde, mortem vero abſoluta refri-
geratione contingere. Anaxagoras propter corporeae fun-
ctionis laſſitudinem ſomnum obrepere credidit, corporis
enim eſſe non animae affectum, animae quoque mortem
accidere ob ſeparationem. Leucippus non ſolum corporis
ſomnum eſſe; verum excedente partium tenuiorum tem-
peramento nimiam animati calidi jacturam cauſam mortis;
corporis autem haec eſſe, non animae affectiones. Empe-
docles mortem eſſe ſeparationem partis igneae ab his ex
quibus ſyntaxis hominis coaluit: ideoque communem eſſe
corpori animaeque mortem, ſomnum autem ſecretione
quadam partis igneae evenire.

Caput XXXVIII.
Utrum ſtirpes ſint animalia.

Thales et Plato ſtirpes animatas eſſe et animalia pro-
ferunt. Patet vero quod ipſae ſeſe commoveant ſeſeque

μετὰ βίας καὶ πάλιν σφοδρῶς ἀναχλᾶσθαι, ὥστε καὶ συνέλ-
κειν βάρη. Ἀριστοτέλης ἔμψυχα μὲν, οὐ μὴν καὶ ζῶα· τὰ
γὰρ ζῶα ὁρμητικὰ εἶναι καὶ αἰσθητικὰ καὶ λογικά. Στωϊ-
κοὶ δὲ καὶ Ἐπικούρειοι οὐκ ἔμψυχα· τινὰ γὰρ ψυχῆς ὁρ-
μητικῆς εἶναι καὶ ἐπιθυμητικῆς, τινὰ δὲ καὶ λογικῆς· τὰ
δὲ φυτὰ αὐτομάτως πως γεγενῆσθαι οὐ διὰ ψυχῆς.

Πῶς αὐξάνεται τὰ φυτά.

Ἐμπεδοκλῆς τὰ δένδρα πρῶτα τῶν ζώων ἐκ τῆς γῆς
ἀναφῦναί φησι· πρὶν τὸν ἥλιον περιαπλωθῆναι καὶ πρὶν
ἡμέραν καὶ νύκτα διακριθῆναι· διὰ δὲ συμμετρίας τῆς κρά-
σεως τὸν τοῦ ἄῤῥενος καὶ τοῦ θήλεος περιέχειν λόγον· αὔ-
ξεσθαι δὲ ἀπὸ τοῦ ἐν τῇ γῇ θερμοῦ διαιρουμένου, ὥστε γῆς
εἶναι μέρη καθάπερ καὶ τὰ ἔμβρυα τὰ ἐν τῇ γαστρὶ τῆς
μήτρας μέρη· τοὺς δὲ καρποὺς περιττώματα εἶναι τοῦ ἐν
τοῖς φυτοῖς ὕδατος καὶ πυρός· καὶ τὰ μὲν ἐλλιπὲς ἔχοντα

---

cum violentia colligant rurſusque ita vehementer ſe ex-
plicent laxentque, ut etiam ſecum trahant gravia pondera.
Ariſloteles eas quidem dixit animatas eſſe non tamen
animalia, quum animalia ſint alia appetendi alia ſentiendi
alia ratiocinandi facultate praedita. Stoici et Epicurei
non animatas eſſe putant: animata enim quaedam eſſe
animae appetentis et concupiſcentis, quaedam vero ratio-
nalis. Plantas autem ſponte ac fortuito non animae dote
natas eſſe.

Quomodo ſtirpes augeantur.

Empedocles arbores prima animalium e terra produ-
ctas fuiſſe profert, priusquam ſol circumageretur et prius-
quam nox a die diſcerneretur, ex temperamenti quoque
commoderatione eas tum maris tum feminae rationem ha-
bere. Creſcere autem a caloris qui telluri ineſt diſtribu-
tione, adeo ut ſint terrae partes, ut ipſi foetus in utero
partes ſunt matris, fructus autem ſtirpium aquae et ignis
recrementa eſſe. Iis quidem ſtirpibus folia defluere qui-

τὸ ὑγρὸν ἐξικμαζομένου τούτου· τῷ θέρει φυλλορροεῖν· τὰ
δὲ πλείονα παραμένειν ἀεὶ φύλλοις τεθηλότα ὥσπερ ἐπὶ δα-
φνῆς καὶ τῆς ἐλαίας· τὰς δὲ διαφορὰς τῶν χυμῶν παραλ-
λαγὰς γίνεσθαι τῆς πολυμερείας καὶ τῶν φυτῶν διαφόρων
ἑλκόντων τὰς ἀπὸ τῶν τρεφόντων ὁμοιομερείας ὥσπερ ἐπὶ
τῶν ἀμπέλων· οὐ γὰρ αἱ διαφοραὶ τούτων ποιοῦσι τὸν οἶ-
νον διαλλάττοντα, ἀλλὰ τοῦ τρέφοντος ἐδάφους.

Περὶ τροφῆς καὶ αὐξήσεως.

Ἐμπεδοκλῆς τρέφεσθαι μὲν τὰ ζῶα διὰ τὴν ὑπόστασιν τοῦ
οἰκείου, αὔξεσθαι δὲ διὰ τὴν παρουσίαν τοῦ θερμοῦ· μειοῦ-
σθαι δὲ καὶ φθίνειν διὰ τὴν ἔκλειψιν ἑκατέρων· τοὺς δὲ νῦν
ἀνθρώπους τοῖς πρώτοις συμβαλλομένους βρεφῶν ἐπέχειν
τάξιν.

[58] Κεφάλαιον λθ'.
Περὶ πυρετοῦ.

Ἐρασίστρατος ὁρίζεται τὸν πυρετὸν κίνημα αἵματος
παρεμπεπτωκότος εἰς τὰ τοῦ πνεύματος ἀγγεῖα ἀπροαιρέτως

bus haud integer fecernitur humor qui aeftate abfumitur,
quibus vero in foliis copiofus fuccus perpetuo manet, eas
femper florere ut in lauro et olea advertimus: fuccorum
autem differentias oriri ex diverfitate cum multitudinis
partium tum plantarum difcrepantium a rebus alentibus
quae fibi fimilia funt attrahentium, quemadmodum in vi-
tibus innotefcit. Non enim earum differentiae vinorum
diverfitatem efficiunt, fed nutrientis foli.

De nutrimento et incremento.

Empedocles animalia quidem proprii alimenti con-
cretione nutriri, caloris autem praefentia crefcere; utrius-
que vero defectu imminui ac tabefcere. At noftrae aeta-
tis homines prifcis comparatos infantium inftar effe.

Caput XXXIX.
De febre.

Erafiftratus febrem definit obortum fanguinis motum
non fponte in fpiritus vafa prolapfi quemadmodum in mari:

Ed. Chart. II. [58.]   Ed. Baf. IV. (438.)

(438) γινόμενον καθάπερ ἐπὶ τῆς θαλάττης, ὅταν μηδὲν
κινῇ αὐτὴν πνεῦμα ἠρεμεῖ, ἀνέμου δὲ ἐμπνέοντος βιαίου
παρὰ φύσιν τότε ἐξ ὅλης κυκλεῖται, οὕτω καὶ ἐν τῷ σώματι
ὅταν κινηθῇ τὸ αἷμα ἐμπίπτει μὲν εἰς τὰ ἀγγεῖα τῶν πνευ-
μάτων, πυρούμενον δὲ θερμαίνει τὸ ὅλον σῶμα. Διοκλῆς
δὲ φησιν ἐπιγένημα εἶναι τὸν πυρετόν· ἐπιγίνεται δὲ τραύ-
ματι καὶ βουβῶνι. Ἡρόδοτός φησι μηδεμιᾶς αἰτίας προη-
γησαμένης ἐνίοτε πυρέττειν τινάς.

Περὶ ὑγείας καὶ νόσου.

Ἀλκμαίων τῆς μὲν ὑγείας εἶναι συνεκτικὴν ἰσονομίαν
τῶν δυνάμεων ὑγροῦ, θερμοῦ, ξηροῦ, ψυχροῦ, πικροῦ, γλυ-
κέος καὶ τῶν λοιπῶν. τὴν δὲ ἐν αὐτοῖς μοναρχίαν νόσου
ποιητικήν· φθοροποιὸν γὰρ ἑκατέρου μοναρχία καὶ νόσων
αἰτία, ὡς μὲν ὑφ᾽ ἧς ὑπερβολὴ θερμότητος ἢ ψυχρότητος,
ὡς δ᾽ ἐξ ἧς διὰ πλῆθος ἢ ἔνδειαν, ὡς δ᾽ ἐνίοις αἷμα ἐν-

quando enim nullus ventus ipfum agitat quiefcit: flante
autem vehementi vento contra naturam tunc totum cogi-
tur in circulos: fic et in corpore, quando fanguis com-
motus fuerit, incidit in vafa fpirituum; cum autem inca-
luerit totum corpus calefacit. Diocles fuccedentem affe-
ctum effe febrem exiftimat; fuccedit autem vulneribus et
adenum tumoribus. Herodotus afferit nulla caufa praece-
dente aliqnos interdum febre corripi.

De fanitate et morbo.

Alcmaeon quidem fentit caufam fanitatis continentem
effe aequabilitatem facultatis humidi, calidi, ficci, frigidi,
amari, dulcis ac reliquorum, fi qua vero harum qualita-
tum fola praevaleat ceteris morbi caufam efficientem: ever-
tit enim fanitatem quae fola exfuperat el morborum caufa
eft: verbi gratia fi nimirum poffit calor aut frigus aut re-
liquorum aliquid deficiat vel abundet ut cum fanguinis
aut cerebri non eft fatis: ideoque fanitatem effe tempe-

Ed. Chart. II. [58.]   Ed. Baf. IV. (438.)

δέον ἢ ἐγκέφαλον· τὴν δὲ ὑγείαν σύμμετρον τῶν ποιῶν τὴν κρᾶσιν. Διοκλῆς δὲ πλείστας τῶν νόσων δι' ἀνωμαλίαν γίνεσθαι τῶν ἐν τοῖς σώμασι στοιχείων καὶ τοῦ καταστήματος ἀέρος. Ἐρασίστρατος τὰς νόσους γίνεσθαι διὰ πλῆθος τροφῆς καὶ ἀπεψίας καὶ φθορᾶς· τὴν δὲ εὐταξίαν καὶ αὐτάρκειαν εἶναι ὑγείαν. Πυθαγόρας φησὶ τὰς νόσους γίνεσθαι τοῦ σώματος διὰ τὸ θερμότερον ἢ κρυμωδέστερον γίνεσθαι τὸ σῶμα· τὸ μὲν γὰρ θερμότερόν ἐστι τὸ πλέον τῷ μετρίῳ, τὸ δὲ κρυμωδέστερον ἔλασσον τοῦτο.

Περὶ γήρως.

Οἱ Στωϊκοὶ καὶ οἱ ἰατροὶ συμφώνως φασὶ παρὰ τὴν τοῦ θερμοῦ ὑπονόστησιν τὸ γῆρας γίνεσθαι· οἱ γὰρ αὐτοὶ πλέον ἔχοντες τὸ θερμὸν ἐπὶ πλέον γηρῶσιν. Ἀσκληπιάδης δέ φησι τοὺς Αἰθίοπας ταχέως γηράσκειν ἔτει τριακοστῷ διὰ τὸ ὑπερθερμαίνεσθαι τὰ σώματα ὑπὸ τοῦ ἡλίου διαφλεχθέντας· τοὺς δὲ ἐν τῇ Βρεττανίᾳ ἑκατὸν εἴκοσιν ἐτῶν γηρᾶν διὰ τὸ στέγειν ἐν αὐτοῖς τὸ πυρῶδες· τὰ μὲν

riem qualitatum concinnam, hoc eſt commoderatam qualitatum temperiem. Diocles cum ex inaequalitate elementorum quibus corpus compoſitum eſt tum ex aëris conſtitutione morbos oboriri exiſtimat. Eraſiſtratus morbos contingere arbitratur ob alimentum vel nimium vel incoctum vel corruptum: ſanos vivere ſi ciborum quantum ſufficiat aſſumpſerimus. Pythagoras dicebat morbos corporis inde oriri quod aut calidius aut frigidius ſit corpus, calidius quidem eſt quod ultra temperiem calet, frigidius vero cum deficit juſtus calor.

De ſenectute.

Stoici et medici uno conſenſu ob caloris receſſum ſenectutem oboriri proferunt ac qui plus caloris habent tardius ſeneſcere. Aſclepiades vero dicit Aethiopas celeriter ſeneſcere, ſcilicet anno triceſimo, quod eorum corpora ab aeſtuante ſole adurantur. Britanniae vero incolas centeſimo vigeſimo anno ſeneſcere quod ingenitus eorum ca-

Ed. Chart. II. [58.]   Ed. Baf. IV. (438.)

γὰρ τῶν Αἰθιόπων σώματα ἀραιότερα διὰ τὸ κεχαλᾶσθαι
ἀπὸ τοῦ ἡλίου, τὰ δὲ ὑπὸ τῶν ἄρκτων πεπυκνῶσθαι καὶ
διὰ τοῦτο πολυχρόνια.

lor diutius confervetur. Enimvero Aethiopum corpora
rariora fiunt quod a fole laxentur, Britannorum vero
quod fub urfis degant denfiora proindeque diuturnioris
vitae funt.

ΓΑΛΗΝΟΥ ΟΡΟΙ ΙΑΤΡΙΚΟΙ.

Προοίμιον. [232] (390) Τὴν περὶ τῶν ὅρων
πραγματείαν πολυωφελεσιάτην ὑπάρχουσαν πᾶσι τοῖς ἰατροῖς,
μάλιστα δὲ τοῖς εἰσαγομένοις τῶν νέων, ἔκρινα, καθὼς ἠξίω-
σας, καὶ συναγαγεῖν καὶ ἀναγράψαι, ἰατρῶν ἄριστε Θεῖθρα.
τῆς γὰρ ἰατρικῆς τέχνης βιωφιλοῦς οὔσης καὶ ἐπὶ σωτηρίᾳ
τῶν ἀνθρώπων εὑρημένης, ἐχούσης τε πολλὰ καλὰ θεωρή-
ματα καὶ δυσέφικτα δοκοῦντα τυγχάνειν, χρησιμώιατοι γε-
νήσονται οἱ ὅροι δι᾽ ὀλίγων τὰ πολλὰ διδάσκειν δυνάμενοι·
ἐν πάσαις γὰρ ταῖς τέχναις καὶ ταῖς ἐπιστήμαις ἀρίστη δι-

GALENI DEFINITIONES ME-
DICAE.

Prooemium. De medicis finitionibus opus cum
medicis omnibus tum iis potiffimum qui ad medicinam in-
troducuntur adolefcentibus quam utiliffimum, prout aequum
cenfuifti, colligere ac fcriptis mandare decrevi, Theutra
medicorum optime. Quum enim ars medica vitae fit uti-
lis et ad hominum falutem inventa ac multa praeclara
theoremata habeat eaque adoptionis arduae effe videantur,
utiliffimae erunt finitiones quae paucis multa docere pof-
funt. Optima namque omnibus in artibus ac fcientiis

Ed. Chart. II. [232.]   Ed. Baf. V. (390. 391.)

δασκαλία πέφυκεν οὐχ ἡ διὰ πολλῶν καὶ ἀπείρων, ἀλλ' ἡ
δι' ὀλίγων καλῶς διαγινωσκομένη. οἱ μὲν οὖν ἀρχαῖοι καὶ
οἱ πρὸ Ἱπποκράτους γενόμενοι ὧν ἡμεῖς τοῖς βιβλίοις ἐνε-
τύχομεν, οὔτε ὡρίσαντό τινα τῶν κατὰ τὴν τέχνην οὔτε
πολλὰ συγγράμματα ἀπέλιπον, ἀλλὰ πάνυ ὀλίγα. τούτους
(391) μὲν οὖν ἐπαινεῖν ἄξιον, ὅτι πρῶτοι ταῖς ἐπιβολαῖς
ἐχρήσαντο καὶ ἐσπούδασαν εὑρεῖν τι χρήσιμον τῷ βίῳ. ἐπι-
γενόμενος δὲ τούτοις Ἱπποκράτης τήν τε ἰατρικὴν συνέγρα-
ψε καὶ ὡρίσατο αὐτὴν ἐν τῷ περὶ τέχνης, ἀρχηγὸς ἀεὶ τῶν
καλῶν γενόμενος, διὰ τοῦτο περὶ οὗ πάντες οἱ Ἕλληνες
μεμνήσονται εἰς τὸν ἅπαντα αἰῶνα, ἐπειδή περ κοινὸς εὐεργ-
γέτης ἁπάντων ἐγένετο. μετὰ δὲ τοὺς τούτου χρόνους οἱ
γενόμενοί τινες συνέγραψαν ὅρους, καὶ οὗτοι δὲ οὐ πάντας.
δοκοῦσι δὲ ἐπιμελεῖς γεγονέναι ἐν τῇ τοιαύτῃ θεωρίᾳ οἵ τε
ἀπὸ τῆς Ἡροφίλου αἱρέσεως καὶ Ἀπολλώνιος ὁ Μεμφίτης,
ἔτι δὲ καὶ Ἀθηναῖος ὁ Ἀτταλεὺς, ἀλλὰ καὶ οὗτοι οὔτε τῇ
τάξει τῇ δεούσῃ ἐχρήσαντο οὔτε συνήγαγον τὴν πραγμα-
τείαν, ἀλλὰ διεσπαρμένως ἐν τοῖς βιβλίοις συνέγραψαν. ἔτι

doctrina eſt quae non multis ac immenſis ſed paucis per-
belle dignoſcitur. At priſci quique ante Hippocratem ex-
ſtitere in quorum volumina nos incidimus, neque res ul-
las ad artem ſpectantes finierunt neque multos commen-
tarios, ſed admodum paucos reliquerunt. Hos *tamen* lau-
dare aequum eſt quod primi inſtituta *ſua* ad uſum tra-
duxerint et vitae quid utile invenire ſtuduerint. His au-
tem ſuccedens Hippocrates medicinam etiam conſcripſit
ipſamque in libro de arte definivit, ille qui ſemper bono-
rum auctor ac princeps ſuit, cujus idcirco omnes Graeci
in aevum omne erunt memores, quandoquidem publice
eſt de omnibus bene meritus. Qui vero ab hujus tempo-
ribus exſtitere quidam finitiones conſcripſerunt atque hi
non omnes. Sed ſeduli fuiſſe videntur in ejusmodi ſpe-
culatione Herophili ſectatores et Apollonius Memphites et
praeterea Athenaeus Attalenſis: verum et hi neque decenti
uſi ſunt ordine neque tractatum compoſuerunt, ſed ſpar-
ſim in libris conſcripſerunt parciusque praeterea deſcripſe-

δὲ καὶ ἐνδεῶς ἀνεγράφησαν· οὔτε γὰρ πάντες ὡρίσαντο τὰ
κατὰ τὴν ἰατρικήν. ὅτι δὲ φιλαλήθως λέγομεν δυνατὸν
μανθάνειν τοῖς ἐντυγχάνουσι τοῖς τῶν εἰρημένων ἀνδρῶν
συγγράμμασιν. ἡμεῖς δὲ πάλιν λέγομεν ἐγκείμενοι καὶ [233]
τοὺς εἰρημένους μὲν ὑπὸ τῶν προγενεστέρων ὅρους αὐταῖς
λέξεσιν ἀναγράψομεν καὶ τὴν τάξιν τὴν δέουσαν αὐτοῖς ἐπι-
θήσομεν· καὶ εἴ τινες δὲ μή εἰσιν εἰρημένοι ὑπὸ τῶν πα-
λαιοτέρων αὐτοὶ ποιήσαντες καὶ συντάξαντες, καθὼς ἠξίωσας
καὶ σὺ, τὴν συναγωγὴν ποιήσομεν τελείαν. ταύτης γὰρ, ἐγὼ
πείθομαι, ἀγαθὲ Θεύθρα, μήτε γεγονέναι μήτε ἔσεσθαι χρη-
σιμωτέραν τοῖς εἰσαγομένοις τῶν νέων. ταῦτα μὲν οὖν ἐπὶ
τοσοῦτον. ἀναγκαῖον οὖν πρῶτον εἰπεῖν τι χρησιμώτατον
καὶ τῇ τάξει τῆς διδασκαλίας ἁρμοδιώτατον, διασαφῆσαι τί
ἐστιν αὐτὸς ὁ ὅρος, εἶτα ἐφεξῆς τοὺς ὅρους ὑποτάξαι.

α΄. Ὅρος τοίνυν κατ᾽ ἐνίους ἐστὶ λόγος δηλῶν ποῖόν
ἐστιν ἐκεῖνο καθ᾽ οὗ ἐστιν ὁ λόγος. δυνατὸν δὲ καὶ οὕτως
ὁρίσασθαι. ὅρος ἐστὶ λόγος ἐννοίας. τινὲς δὲ καὶ οὕτως

---

runt: neque enim omnes quae in medicina comperiuntur
finierunt. Quidquid autem veritatis ftudio afferimus, id
ex occurrentibus dictorum virorum libris doceri poteſt.
Nos vero rurſum urgentes afferimus ac proditas quidem
a majoribus finitiones iisdem verbis defcribemus ac de-
centem ordinem ipſis imponemus, atque ſi quaedam a ve-
tuſtioribus editae non ſint conficientes ipſi contexentes-
que prout et tu operae pretium eſſe cenſuiſti perfectam
collectionem conſtruemus. Hoc namque ego credo, probe
Teuthra, juvenibus inſtituendis neque fuiſſe neque fore
utiliorem: atque haec bactenus. Primum itaque neceſſe
eſt dicere quid ſit utiliſſimum quidque ordini doctrinae
aptiſſimum, deinde quid ipſa ſit finitio apertum facere;
poſtremo ac deinceps finitiones ipſas ſubjicere.

I. Finitio igitur ex nonnullis eſt oratio quae quale
ſit illud de quo fermo eſt declarat. Definiri et hoc modo
poteſt. Finitio eſt oratio conceptionis animi. Quidam

Ed. Chart. II. [233.]   Ed. Baf. V. (391.)

ὡρίσαντο. ὅρος ἐστὶ λόγος κατ᾽ ἀνάλυσιν ἀπαρτιζόντων ἐκφερόμενος. ἢ ὅρος ἐστὶ διὰ βραχείας ὑπομνήσεως εἰς ἔννοιαν ἡμᾶς ἄγων τῶν ὑποτεταγμένων ταῖς φωναῖς πραγμάτων. ἢ ὅρος ἐστὶ λόγος τὸ εἶναι δηλῶν. ἢ λόγος ἐστὶν ἔννοιαν ἡμῖν τοῦ πράγματος δεικνύς τε καὶ σαφηνίζων.

β΄. Ὁρισμός ἐστι λόγος σύντομος δηλωτικὸς τῆς φύσεως τοῦ ὑποκειμένου πράγματος. ὁρισμὸς δὲ λέγεται ἀπὸ μεταφορᾶς τῶν ἐν τοῖς χωρίοις ὁροθεσίων.

γ΄. Διορισμός ἐστι πράγματος ὡς καθ᾽ ὅλου λεγομένου· μὴ ὄντος δὲ καθόλου κατὰ πρόσθεσιν εἰς τὸ καθόλου περιαγωγή.

δ΄. Σκοπός ἐστι προεπινοούμενον τέλος· τέλος δὲ τὸ ἀποτέλεσμα τοῦ σκοποῦ.

ε΄. Ἀφορισμός ἐστι λόγος σύντομος αὐτοτελῆ διάνοιαν ἀπαρτίζων. ἢ οὕτως. ἀφορισμός ἐστι λόγος πενόμενος μὲν κατὰ τὴν προφορὰν ἤτοι τὴν λέξιν, πλουτῶν δὲ τοῖς ἐνθυμήμασιν.

στ΄. Ὑπογραφή ἐστι λόγος τυπωδῶς εἰσάγων εἰς τὴν

fic quoque finierunt: finitio eft oratio quae adaequantium refolutione effertur, vel finitio eft quae nos brevi commemoratione in rerum vocibus fubjectarum notitiam ducit, vel finitio eft oratio quae ipfum effe declarat, vel oratio quae nobis rei notitiam demonftrat ac explicat.

II. Definitio oratio eft concifa quae fubjectae rei naturam explicat. Definitio autem dicitur a finibus aut terminis qui regionis ac loca finiunt ac terminant.

III. Diorifmus feu diftinctio divifio eft rei quae tanquam univerfalis dicitur, non tamen univerfalis exfiftit, per acceffionem ad univerfale converfio.

IV. Scopus eft is qui primum mente concipitur finis; finis autem eft opus fcopi peractum.

V. Aphorifmus eft oratio concifa quae perfectam complet fententiam vel fic. Aphorifmus oratio eft in voce quidem feu dictione peranguſta, fententiis vero locuples.

VI. Defcriptio eft oratio quae forma quadam ad ma-

Ed. Cart. II. [233. 234.]   Ed. Baf. V. (391.)

δηλουμένην τοῦ πράγματος γνῶσιν· οἱ δὲ οὕτως. ὑπογραφή
ἐστι λόγος τυπωδῶς ἐμφανίζων τὰ πράγματα.

ζ'. Ἐπιστήμη ἐστὶ κατάληψις ἀσφαλὴς καὶ ἀμετά-
πτωτος ὑπὸ λόγου. δυνατὸν δὲ καὶ οὕτως ὁρίσασθαι. ἐπι-
στήμη ἐστὶν ἕξις ἀμετάπτωτος ἐκ φαντασιῶν δόξαν ἀμέμ-
πτως ὑπὸ λόγου παρεχομένη.

ή. Τέχνη ἐστὶ σύστημα ἐγκαταλήψεων συγγεγυμνα-
σμένων πρός τι τέλος εὔχρηστον τῶν ἐν τῷ βίῳ. ἢ οὕτως.
τέχνη ἐστὶ σύστημα ἐγκαταλήψεων συγγεγυμνασμένων ἐφ'
ἓν τέλος τὴν ἀναφορὰν ἐχόντων.

[234] θ'. Ἱπποκράτης ἐν τῷ περὶ τέχνης ὡρίσατο
τὴν ἰατρικὴν οὕτως καὶ πρώτως μὲν αὐτὴν νομίζων ἰατρι-
κὴν εἶναι τὸ δὴ πάμπαν ἀπαλλάσσειν τῶν νοσεόντων τοὺς
καμάτους καὶ τὸ τὰς σφοδρότητας τῶν νοσημάτων ἀμβλύ-
νειν καὶ τὸ μὴ ἐγχειρέειν τοῖσι κεκρατημένοισιν ὑπὸ τῶν
νοσημάτων εἰδότας ὅτι πάντα ταῦτα οὐ δύναται ἡ ἰατρικὴ
τέχνη ἐπανορθοῦσθαι. ἄλλως. ἰατρικὴ τέχνη ἐστὶ περὶ τὰ
ἀνθρώπων σώματα καταγινομένη ὑγιείας περιποιητική. ἄλ-

nifeftandam rei notitiam rudius introducit. Alii fic. De-
fcriptio eft oratio quae rudi typo res declarat.

VII. Scientia eft rerum comprehenfio folida ac certa
quae a ratione nunquam deflectit. Poteft quoque ita de-
finiri. Scientia eft habitus immutabilis qui ex mentis
conceptionibus opinionem haud a ratione deerrantem
praebet.

VIII. Ars eft praeceptorum exercitatione comproba-
torum ad finem eorum quae in vita funt perutilem con-
geries. Vel fic. Ars eft compages comprehenfionum exer-
citarum ad unum finem relationem habentium.

IX. Hippocrates in libello de arte medicinam ita
definit ac primum ipfam medicinam exiftimavit effe quae
aegrotantium morbos plane tollit morborumque vehemen-
tias coёrcet neque a morbo victis manus curatrices ad-
movet, quum haec omnia reftituere medicam artem non
poffe cuique notum fit. Aliter. Medicina ars eft quae in
hominum corporibus verfatur ac fanitatem tuetur. Alio

Ed. Chart. II. [234.]   Ed. Baf. V. (391.)

λως. ἰατρικὴ ἐστι τέχνη πρόσθεσις καὶ ἀφαίρεσις. πρόσ
θεσις μὲν τῶν ἐλλειπόντων, ἀφαίρεσις δὲ τῶν πλεοναζόν
των. ἄλλως κατὰ Ἡρόφιλον. ἰατρικὴ ἐστι τέχνη ὑγιεινῶν
καὶ νοσερῶν καὶ οὐδετέρων. ἢ οὕτως. ἰατρικὴ τέχνη ἐστὶ
περιποιητικὴ ὑγιείας. οἱ δὲ πλείους οὕτως ὡρίσαντο. ἰα
τρικὴ ἐστι τέχνη διαιτητικὴ ὑγιαινόντων καὶ θεραπευτικὴ
νοσούντων.

ι΄. Τὰ ἀνωτάτω μέρη τῆς ἰατρικῆς ἐστι δύο, θεωρία
καὶ πρᾶξις. προηγεῖται δὲ τῆς πράξεως ἡ θεωρία. θεω
ρῆσαι γάρ τι πρότερον χρὴ, ἔπειτα οὕτως πρᾶξαι. ἀρχὴ
γὰρ τῆς ἐπὶ τῶν ἔργων τριβῆς ἡ διὰ τοῦ λόγου διδασκαλία.

ια΄. Μέρη τῆς ἰατρικῆς, ἃ καὶ εἴδη τινὲς ἐκάλεσαν,
ἔστι πέντε φυσιολογικὸν, παθογνωμονικὸν, διαιτητικὸν, ὑλι
κὸν καὶ θεραπευτικόν· φυσιολογικὸν μὲν οὖν ἐστι τὸ περὶ
τὴν θεωρίαν τῆς διοικούσης ἡμᾶς καὶ οἰκονομούσης δυνά
μεως φύσεως γιγνόμενον. παθογνωμονικὸν δὲ τὸ περὶ τὴν
διάγνωσιν τοῦ παρὰ φύσιν ὄν. διαιτητικὸν δὲ τὸ περὶ τὴν

modo. Medica ars eſt additio et detractio; additio quidem eorum quae deficiunt; detractio vero eorum quae
exſuperant. Alia ex Herophilo. Medicina ars eſt ſalubrium et inſalubrium et neutrorum. Vel ſic. Medicina
ars eſt ſanitatis conſervatrix. At plures hoc modo definierunt. Medicina eſt ars quae ſanis victus rationem et
aegrotantibus medelas praeſcribit.

X. Summae partes medicinae ſunt duae, ſpeculatio
et actio: Praecedit autem actionem ſeu praxin ſpeculatio.
Speculari namque prius aliquid oportet atque ita deinde
agere; nam praeceptio ratione conſtans exercendorum operum principium eſt.

XI. Partes medicinae quas et ſpecies quidam nuncuparunt, ſunt quinque, phyſiologia, pathognomonica,
diaetetica, materialis et therapeutica. Phyſiologia equidem eſt quae in ſpeculatione verſatur regentis nos ac
moderantis naturae. Pathognomonica vero quae in rei
quae praeter naturam eſt dignotione verſatur. Diaetetica

δίαιταν τῶν τε ὑγιαινόντων καὶ τῶν νοσούντων. ὑλικὸν δὲ
τὸ περὶ τὴν ἰωμένην τὸ σῶμα ἡμῶν ὕλην ἔχον. Θεραπευ-
τικὸν δὲ τὸ περὶ τὴν ἴασιν ἢ ἀνάκλησιν τῆς διεφθαρμένης
ὑγιείας καὶ ἀποκατάστασιν αὐτῆς πραγματευόμενον.

ιβ'. Αἵρεσίς ἐστι πλήθους δογμάτων πρόσκλησις τε-
χνικῶς συντεταγμένων καὶ ἐφ' ἓν τέλος ἐχόντων τὴν ἀναφο-
ράν. ἢ οὕτως. αἵρεσίς ἐστι σύστημα δογμάτων ἀκολουθούν-
των ἀλλήλοις τε καὶ τοῖς φαινομένοις ἢ νομιζομένων ἀκο-
λουθεῖν. δύναιτο δὲ ἄν τις καὶ οὕτως εἰπεῖν. αἵρεσίς ἐστι
συγκατάθεσις πλειόνων δογμάτων ἀλλήλοις καὶ τοῖς φαινο-
μένοις ἀκολουθούντων ἢ νομιζομένων ἀκολουθεῖν. εὑρίσκεται
δὲ καὶ τοιοῦτός τις ὅρος. αἵρεσίς ἐστι πρόσκλησις πλήθους
δογμάτων ἀκολουθίαν ἐχόντων ἑαυτοῖς καὶ τοῖς φαινομένοις.
ἢ οὕτως. αἵρεσίς ἐστι πρόσκλησις ἐπὶ πλήθει δογμάτων
ἀκολουθίαν ἐχόντων πρὸς ἄλληλα ἐφ' ἓν τέλος.

ιγ'. Δόγμα ἐστὶ τὸ μὲν ἰδίως, τὸ δὲ κοινῶς λεγόμε-
νον. κοινῶς μὲν ἡ ἐνεργείᾳ πράγματος συγκατάθεσις, ἰδίως

autem quae tum fanorum, tum aegrotantium victui incum-
bit. Materialis quae materiam corpori noftro medentem
continet. Therapeutica denique quae circa fanationem vel
deperditae fanitatis revocationem ejusque reftitutionem
operam navat.

XII. Secta eft multitudinis dogmatum propenfio arte
conditorum et ad unum finem relationem habentium. Aut
fic. Secta eft focietas decretorum quae tum fe mutuo
tum apparentia confequuntur aut confequi putantur. Pof-
fit autem aliquis ita quoque definire. Secta eft confenfus
plurium dogmatum quae fe invicem et apparentia confe-
quuntur aut confequi exiftimantur. Comperitur vero
hujusmodi quaedam definitio. Secta eft affenfio multitu-
dinis dogmatum quae tum ad feipfa tum ad apparentia
confequentiam habent. Aut ita. Secta affenfio eft ex
dogmatum multitudine confequentiam inter fe ad unum
finem habentium.

XIII. Dogma partim quidem proprie partim vero
communiter dicitur: communiter quidem rei in actu con-

Ed. Chart. II. [234. 235.]　　　　Ed. Baf. V. (391.)
δὲ πράγματος συγκατάθεσις, διὸ δὴ μᾶλλον ἡ λογικὴ αἵρε-
σις δογματικὴ κέκληται. δόγμα ἑκατέρως καλεῖται, τό τε
δοξαζόμενον καὶ ἡ δόξα αὐτή. τὸ μὲν πρότασίς ἐστι, τὸ δὲ
ὑπόληψις.

ιδ΄. Ἰατρικῆς αἱρέσεις αἱ πρῶται δύο ἐμπειρικὴ καὶ
λογικὴ [235] καὶ τρίτη μεθοδική. δοκεῖ δὲ καὶ τετάρτην
αἵρεσιν ἐξευρεῖν Ἀγαθῖνος ὁ Λακεδαιμόνιος, ἣν ὠνόμασεν
ἐπισυνθετικὴν, ἔνιοι δὲ ἐκλεκτικήν. ἕτεροι τὴν ἑκτικήν.

ιε΄. Ἔστιν ἡ ἐμπειρικὴ αἵρεσις τῶν πλειστάκις καὶ
κατὰ τὸ αὐτὸ καὶ ὡσαύτως πως ἑωραμένων.

ιστ΄. Λογικὴ αἵρεσίς ἐστιν ἐπιστήμη περὶ ἀδήλων καὶ
ἔργα τὰ ἐν τῷ ἰατρεύειν ταύτῃ ἑπόμενα.

ιζ΄. Ἡ μεθοδικὴ αἵρεσις γνῶσις φαινομένων κοινοτή-
των προσεχῶν καὶ ἀναγκαίων τῷ τῆς ἰατρικῆς τέλει. κοι-
νότητας δὲ λέγει τὸ στεγνὸν καὶ τὸ ὁρρῶδες καὶ τὸ ἐπιπε-
πλεγμένον.

ιη΄. Ἀναλογισμός ἐστι λόγος ἀπὸ φαινομένου ὁρμώ-

fenſio; proprie vero rei comprobatio proindeque ſane ma-
gis rationalis ſecta dogmatica vocata eſt. Dogma utroque
modo vocatur tum quod opinione percipitur; tum ipſa
opinio. Illud pronunciatum, hoc ſententia eſt.

XIV. Medicinae ſectae primae duae ſunt empirica et
rationalis et tertia methodica. Quartam autem ſectam
adinveniſſe videtur Agathinus Lacedaemonius, quam epi-
ſyntheticem *accumulantem* nominavit; nonnulli vero ecle-
cticen *electricem*, alii hecticen *habitricem* appellarunt.

XV. Empirica quidem ſecta eſt eorum quae ſaepiſ-
ſime et ſecundum idem et eodem prope modo viſa ſunt.

XVI. Rationalis ſecta eſt rerum abditarum ſcientia
et hanc in medendo ſequuntur effectus ac opera.

XVII. Methodica ſecta cognitio eſt apparentium com-
munitatum et proximarum et neceſſariarum ad medicinae
finem. Communitates vero vocat vulgus adſtrictum, flu-
xum, ac permixtum.

XVIII. Analogiſmus *ratiocinatio* eſt oratio quae ab

μενος καὶ ἀδήλου κατάληψιν ποιούμενος. οἷον εἰ ἱδρῶτές
εἰσι, πόροι εἰσίν. οἱ μὲν γὰρ ἱδρῶτες πρᾶγμα φαινόμενόν
ἐστι, τὸ δὲ πόρους εἶναι ἄδηλον ὑπάρχει.

ιθ´. Συλλογισμός ἐστι λόγος ἐν ᾧ τεθέντων τινῶν ἕτε-
ρόν τι τῶν τεθέντων κατ᾽ ἀνάγκην συνάγεται πρότερον
ἀγνοούμενον.

κ´. Ἐπιλογισμός ἐστι λόγος τὸ παρεκφαινόμενον τῆς
διανοίας εἰς ἐπίτασιν ἄγων.

κα´. Θεώρημά ἐστι πρᾶγμα καθολικὸν ἀκολούθως τι-
θέμενον τῷ τῆς ἰατρικῆς τέλει. ἄλλως. Θεώρημά ἐστιν
ἀξίωμα καθολικὸν συμπληρωτικὸν τῆς ἰατρικῆς τέλει διηνε-
κές. ἄλλως. Θεώρημά ἐστιν οὗ τὸ ἐναντίον σπανίως ἐκβα-
τόν ἐστι.

κβ´. Σπάνιόν ἐστιν οὗ τὸ ἐναντίον ἐκβατόν ἐστι.

κγ´. Ἀμφίδοξόν ἐστιν οὗ τὸ ἐναντίον ἐπίσης ἐκβα-
τόν ἐστι.

κδ´. Τέλος ἐστὶν οὗ ἕνεκα τὸ κατ᾽ ἰατρικὴν πράσσε-
ται. ἢ οὕτως. τέλος ἐστὶν ἐφ᾽ ὃ πάντα ἀναφέρεται τῶν

evidenti ortum ducit et abditi comprehenfionem facit; ut
fi fudores funt, pori funt; fudores etenim res quidem eſt
evidens, pori vero res abdita.

XIX. Syllogifmus eſt oratio in qua pofitis quibus-
dam aliud quidpiam ab iis quae pofita funt, quod prius
ignorabatur, neceffario colligitur.

XX. Epilogifmus eſt oratio quae quod fenfim apparet
fententiae, id in amplificationem adducit.

XXI. Theorema *praeceptum* res eſt univerfalis quae
medicinae finem confequens adſtruitur. Aliter. Theorema
eſt effatum univerfale quod medicinam complet fini con-
tinuum. Aliter. Theorema eſt cujus contrarium raro evenit.

XXII. Rarum eſt cujus contrarium evenit.

XXIII. Anceps opinio eſt cujus contrarium perae-
que accidit.

XXIV. Finis eſt cujus gratia aliquid in medicina
efficitur. Vel fic. Finis eſt ad quem quaecunque medi-

κατ' ἰατρικήν. δύναται καὶ οὕτως ὁρίσασθαι. τέλος ἐστὶ κατ' ἰατρικὴν οὗ τυχόντες οὐδενὸς ἔτι δεόμεθα.

κέ. Τέλειός ἐστιν ἰατρὸς ὁ ἐν θεωρίᾳ καὶ πράξει ἀπηρτισμένος.

κστ'. Ἄριστος ἰατρός ἐστιν ὁ πάντα πράττων ἐν ἰατρικῇ κατὰ τὸν ὀρθὸν λόγον.

κζ'. Ἄνθρωπός ἐστι ζῶον λογικόν, θνητόν, νοῦν καὶ ἐπιστήμης δεκτικόν.

[236] κή. Ζῶόν ἐστιν οὐσία ἔμψυχος, αἰσθητικὴ, καθ' ὁρμὴν καὶ προαίρεσιν κινουμένη.

κθ'. Ψυχή ἐστιν οὐσία ἀσώματος, αὐτοκίνητος κατὰ Πλάτωνα. κατὰ δὲ τοὺς Στωϊκοὺς σῶμα λεπτομερὲς ἐξ ἑαυτοῦ κι οὐμενον κατὰ σπερματικοὺς λόγους. κατὰ δὲ τὸν Ἀριστοτέλη ἐντελέχεια σώματος φυσικοῦ ὀργανικοῦ δυνάμει ζωὴν ἔχοντος. ἄλλως. ψυχή ἐστι πνεῦμα παρεσπαρμένον ἐν ὅλῳ τῷ σώματι δι' οὗ ζῶμεν καὶ λογιζόμεθα καὶ ταῖς λοιπαῖς αἰσθήσεσιν ἐνεργοῦμεν ὑπηρετοῦντος τοῦ σώματος.

cinae funt referuntur. Poteſt quoque ita definiri. Finis eſt in medicina id quod aſſequuti nihilo praeterea egemus.

XXV. Perfectus eſt medicus qui in ſpeculatione et praxi numeros omnes explevit.

XXVI. Optimus medicus eſt qui omnia in medicina recta ratione efficit.

XXVII. Homo eſt animal ratiocinale, mortale, mentis et ſcientiae capax.

XXVIII. Animal eſt ſubſtantia animata, ſenſu praedita quae et impetu et voluntate movetur.

XXIX. Anima eſt ſubſtantia incorporea quae per ſe ex Platone movetur. Ex Stoicis vero corpus tenuium partium quod ex ſeipſo pro ſeminis ratione movetur. At ſecundum Ariſtotelem perfectio corporis naturalis, organici, facultate vitam habentis. Aliter. Anima eſt ſpiritus in toto corpore conſitus per quem vivimus, ratiocinamur ac reliquis ſubminiſtrantis corporis ſenſibus fungimur.

Ed. Chart. II. [236.]   Ed. Baf. V. (391. 392.)

λ΄. Σῶμά ἐστι μέγεθος τριχῇ διάστατον ἔχον ἐν ἑαυ-
τῷ μῆκος, βάθος, πλάτος. ἢ μέγεθος ἐκ τριῶν διαστημά-
των συνεστηκός.

λα΄. Στοιχεῖόν ἐστιν ἐξ οὗ πρώτου καὶ ἁπλουστάτου
τὰ πάντα γέγονε καὶ εἰς ὃ ἁπλούστατον τὰ πάντα ἀναλυ-
θήσεται ὃν ἔσχατον. καὶ Ἀθηναῖος ὁ Ἀτταλεὺς ἐν τῷ τρί-
τῳ βιβλίῳ φησὶν οὕτως. στοιχεῖα τῆς ἰατρικῆς ἐστι καθά-
περ τινὲς τῶν ἀρχαίων ὑπέλαβον, τὸ θερμὸν καὶ τὸ ψυχρὸν
καὶ τὸ ὑγρὸν καὶ τὸ ξηρὸν, ἐξ ὧν πρώτων φαινομένων καὶ
ἁπλουστάτων καὶ ἐλαχίστων ὁ ἄνθρωπος συνέστηκε· καὶ εἰς
ἃ ἔσχατα φαινόμενα καὶ ἁπλούστατα καὶ ἐλάχιστα τὴν ἀνά-
λυσιν λαμβάνει.

λβ΄. Στοιχείωσίς ἐστιν ἡ τῶν αὐτῶν κατὰ τὸ αὐτὸ
καὶ ὡσαύτως διδασκαλία. οἱ δὲ οὕτως. στοιχείωσίς ἐστιν
(392) ἀπὸ στοιχείων ἐπὶ τὸ τέλος ὁδός.

λγ΄. Συνέστηκεν ἡμῶν τὰ σώματα ἐκ στερεῶν, ὑγρῶν
καὶ πνευμάτων. στερεὰ μὲν οὖν ἐστιν ὀστᾶ, χόνδροι, νεῦρα,
μύες, φλέβες, ἀρτηρίαι καὶ τὰ ἐν κατακαλήψει σπλάγχνα.

XXX. Corpus eſt magnitudo triplici dimenſione con-
ſtans, habens in ſeſe longitudinem, latitudinem et profun-
ditatem. Vel magnitudo ex ſpatiis tribus conflata.

XXXI. Elementum eſt ex quo primo et ſimpliciſſimo
omnia conſtant et in quod ſimpliciſſimum poſtremum exi-
ſtens omnia reſolventur. Athenaeus vero Attalenſis in
tertio libro ita loquitur. Elementa medicinae, ut nonnulli
veterum exiſtimarunt, ſunt calidum et frigidum et humi-
dum et ſiccum, ex quibus primis apparentibus et ſimpli-
ciſſimis et minimis homo conſtitutus eſt et in quae ultima
apparentia et ſimpliciſſima ac minima reſolutionem capit.

XXXII. Elementatio *parata* eſt eorundem ſecundum
idem eodemque modo doctrina. Alii ita: elementatio eſt
ab elementis ad finem via.

XXXIII. Conſtant noſtra corpora ex ſolidis, humidis
et ſpiritibus. Solida ſiquidem ſunt oſſa, cartilagines, nervi,
muſculi, venae, arteriae et quae delitefcunt viſcera. Hu-

ὑγρὰ δὲ οἱ χυμοὶ καὶ τὰ περιττώματα. τὸ δὲ πνεῦμα τὸ
ἔμφυτόν ἐστι θερμὸν τὸ ἐν τῇ καρδίᾳ. ἄλλως. ἐκ πόσων
συνέστηκεν ἡμῶν τὰ σώματα; ἐκ δεκατεσσάρων. νεύρων,
φλεβῶν, ἀρτηριῶν, ὀστῶν, αἵματος, πνεύματος, σαρκὸς, πι-
μελῆς, χόνδρων, ὀνύχων, μυελῶν, τριχῶν, χυμῶν καὶ ὑμένων.
ἄλλως. ἐκ τίνων συνέστηκεν ἡμῶν τὰ παθητικὰ σώματα;
ἐκ τεσσάρων. ἐξ αἵματος, φλέγματος, χολῆς ξανθῆς καὶ
μελαγχολικοῦ χυμοῦ· ἅτινα καὶ παθητικὰ στοιχεῖα καλοῦσί
τινες. ἄλλως. ἐκ τίνων συνέστηκεν ἡμῶν τὰ ὑλικὰ σώματα;
ἐκ τεσσάρων. πυρὸς, ἀέρος, γῆς καὶ ὕδατος· ἅτινα καὶ
ὑλικὰ στοιχεῖα καλοῦνται.

λθ'. Ἀνατομή ἐστι θεωρία τῶν ἐν κατακαλύψει σπλάγ-
χνων. εἰσὶ τῆς ἀνατομῆς εἴδη δύο, τὸ μὲν κατ' ἐπιτήδευ-
σιν, τὸ δὲ κατὰ περίπτωσιν. κατ' ἐπιτήδευσιν μὲν οὖν ἐστιν
ἡ ἀπὸ τῶν δογματικῶν παραλαμβανομένη θέα ἕνεκα τῆς ἐν
κατακαλύψει ἤτοι ἐπὶ τῶν ζώντων ἢ ἐπὶ τῶν τετελευτηκό-
των ἢ καὶ ἤτοι ὅλων ἢ μερῶν. κατὰ δὲ περίπτωσιν ἐκ
συντυχίας ἢ ὑπὸ μεγάλης τρώσεως γινομένη. προσχρῶνται
δὲ αὐτῇ μόνοι οἱ ἐμπειρικοί.

mida vero humores et excrementa. Spiritus denique na-
tivus in corde calor eſt. Aliter; ex quot conſtant noſtra
corpora? Ex quatuordecim, nervis, venis, arteriis, oſſi-
bus, ſanguine, ſpiritu, carne, pinguedine, cartilagine,
unguibus, medulla, pilis, humoribus et membranis. Ali-
ter; ex quibus conſtituta ſunt noſtra patibilia corpora?
Ex quatuor, ex ſanguine, pituita, bile et melancholico
humore, quae et patibilia elementa quidam vocitant. Ali-
ter. Ex quibusnam conſtant noſtra materialia corpora?
Ex quatuor elementis, igne, aëre, terra et aqua.

XXXIV. Anatome *ſeu diſſectio* partium abditarum
ſpeculatio *ac conſpectio* eſt. Anatomes ſpecies duae ſunt,
altera quae artificio, altera quae caſu ſit. Artificialis ita-
que eſt quae a dogmaticis partium reconditarum gratia
traditur vel in viventibus vel in mortuis atque vel in
totis vel in partibus. Fortuita vero quae caſu ut ex vul-
nere magno evenit. Utuntur autem ea ſoli empirici.

Ed. Chart. II. [237.]　　　　　　　Ed. Baf. V. (392.)

[237] λε΄. Χειρουργία ἐστὶ χειρῶν ἀτρόμων ὀξεῖα κίνησις μετ᾽ ἐμπειρίας. ἢ ἔντεχνος πρᾶξις ἐν ἰατρικῇ διὰ χειρῶν ἢ ὀργάνων περιγινομένη τοῦ προσήκοντος τέλους.

λστ΄. Περικράνιος ὑμήν ἐστι νευρώδης περιειληφὼς πᾶν τὸ κρανίον.

λζ΄. Μήνιγγές εἰσι τὰ περιέχοντα τὸν ἐγκέφαλον σώματα νευρώδη καὶ ἀρτηριώδη.

λη΄. Ἐγκέφαλός ἐστι λευκός, μαλακὸς, ὥσπερ ἐξ ἀφροῦ τινος πεπηγὼς, ὑγρὸς καὶ θερμός.

λθ΄. Παρεγκεφαλίς ἐστιν ὄπισθεν τοῦ ἐγκεφάλου τεταγμένη ὁμοφυὴς ἐγκεφάλῳ καὶ ὁμόχροος.

μ΄. Νωτιαῖος μυελός ἐστιν ὁμοφυὴς ἐγκεφάλῳ καὶ ὁμόχρους· λιπαρώτερος δέ τε καὶ λευκότερος καὶ ἀκυρώτερος, διὰ μέσης τῆς ῥάχεως καταγινόμενος.

μα΄. Ὀφθαλμοί εἰσιν οἱ συνεστῶτες ἐκ τεσσάρων χιτώνων, ἀμφιβληστροειδοῦς, ῥαγοειδοῦς, κερατοειδοῦς καὶ ἐπιπεφυκότος. καὶ ὑγρῶν τριῶν, ὑελοειδοῦς, κρυσταλλοειδοῦς καὶ ὠοειδοῦς ὡς ἤδη ἐπιπεφυκότος νευρώδους ἢ νεύρων

XXXV. Chirurgia promptus eſt manuum intremularum motus cum experientia. Vel: artificioſa actio in medicina quae manibus vel inſtrumentis ob idoneum finem procedit.

XXXVI. Pericranium membrana eſt nervoſa quae totam calvariam ambit.

XXXVII. Meninges ſunt corpora nervoſa et arterioſa quae cerebrum inveſtiunt.

XXXVIII. Cerebrum eſt album, molle velut e ſpuma quadam concretum, humidum et calidum.

XXXIX. Cerebellum eſt quod in poſteriori loco cerebri conſtitutum eſt natura et colore cerebro ſimile.

XL. Dorſi medulla eſt natura et colore cerebro conſimilis, verum et pinguior et candior ac minus principalis, quae per mediam ſpinam deducitur.

XLI. Oculi ſunt qui ex quatuor conſtant tunicis, reticulari, uvea, cornea, conjunctiva; et tribus humoribus, vitreo, cryſtallino et albugineo; ut et jam nervoſa

Ed. Chart. II. [237.]   Ed. Baf. V. (392.)

ὀπτικῶν. αἰσθητικοὶ τῶν ὑποκειμένων χρωμάτων καὶ μεγεθῶν καὶ σχημάτων.

μβ'. Ὦτα δὲ νευρώδη καὶ χονδρώδη αἰσθητικὰ φωνῶν καὶ τῶν ἐν αὐταῖς διαφορῶν.

μγ'. Ῥῖνές εἰσι νευρώδεις καὶ χονδρώδεις ἀντιληπτικαὶ ὀσμῶν.

μδ'. Γλῶσσά ἐστι φλεβώδης καὶ σαρκώδης, ὑποπίμελος, αἰσθητικὴ χυμῶν, συνεργὸς τῇ καταπόσει τῆς τροφῆς καὶ τῇ διαρθρώσει τῆς φωνῆς.

μέ. Φάρυγξ ἐστὶν ἡ ἔνδον στόματος χώρη, εἰς ἣν ἀνήκει τό τε τοῦ στομάχου καὶ τὸ τοῦ λάρυγγος πέρας. διότι συνεργὸς τῇ καταπόσει τε καὶ τῇ ἀναπνοῇ καὶ τῇ φωνῇ.

μστ'. Λάρυγξ ἐστὶ χονδρώδης δι' οὗ τὸ πνεῦμα εἰσπνέομεν, συνεργὸς καὶ πρὸς τὴν φωνήν.

μζ'. Πνεύμων ἐστὶν ἀρτηριώδης ἐκ τῶν λείων καὶ τραχειῶν ἀρτηριῶν σομφότερος, ὄργανον ἀναπνευστικόν.

μή'. Θώραξ ἐστὶν ἐκ φλεβῶν καὶ ἀρτηριῶν καὶ νεύρων κατεσκευασμένος ὑπὸ τῆς φύσεως πρὸς τὸ τῆς ἀναπνοῆς ὅρμημα.

propagine vel nervis opticis qui fubjectos colores et magnitudines et figuras fenfu percipiunt.

XLII. Aures vero nervofae et cartilaginofae funt quae voces earumque differentias fenfu percipiunt.

XLIII. Nares nervofae cartilaginofaeque funt odorum perceptrices.

XLIV. Lingua venofa eft et carnofa, fubpinguis, faporum guftatrix, quae alimenti deglutitioni et vocis dearticulationi infervit.

XLV. Pharynx interna eft oris regio in quam tum ftomachi tum laryngis extremum porrigitur quaeque deglutitioni, infpirationi et voci infervit.

XLVI. Larynx cartilaginofus eft per quem fpiritum infpiramus quique fimul voci infervit.

XLVII. Pulmo eft arteriofus ex laevibus afperisque conftans arteriis fungofior; infpirandi inftrumentum.

XLVIII. Thorax eft ex venis et arteriis et nervis ad refpirationis impetum a natura conftitutus.

[238] Καρδία ἐστὶ νευρώδης καὶ μυώδης καὶ φλεβώδης, ἔχουσα καὶ ἀρτηρίας. κωνοειδὴς τῷ σχήματι, ὑποπίμελος, ἐξ ἧς ἐκπεφύκασιν ἀρτηρίαι καὶ φλέβες δι' ὧν ἐπιπέμπεται αἷμα καὶ πνεῦμα. ἄλλως. καρδία ἐστὶ μυώδης, ἔχουσα σχῆμα κωνοειδὲς καὶ δύο κοιλίας ἐν αἷς γεννᾶται τὸ ἔμφυτον θερμὸν καὶ τὸ ζωτικὸν πνεῦμα. ἐξ ἧς ἐκπεφύκασιν ἀρτηρίαι καὶ φλέβες ἐκφύονται. δι' ὧν χορηγεῖται τῷ παντὶ σώματι ὅ τε ζωτικὸς γόνος καὶ ἡ ἔμφυτος θερμασία.

ν'. Διάφραγμά ἐστι νευρῶδες, διεῖργον καὶ χωρίζον τά τε ἐν τῷ θώρακι καὶ τὰ ὑπὸ τὸν θώρακα σπλάγχνα. ὅν τινα καὶ ὑπεζωκότα καλοῦμεν.

να'. Ἧπάρ ἐστιν οὐσία φλεβῶδες καὶ θερμὸν καὶ πολύαιμον καὶ τὴν πρώτην ἐξαιμάτωσιν πλείστην ποιούμενον, συνεργοῦν καὶ τῇ κοιλίᾳ πρὸς τὴν πέψιν τῇ παραθέσει συνθάλπον αὐτήν. ἄλλως. ἧπάρ ἐστιν οὐσία ἐρυθρά, σαρκώδη μείωσιν ἔχουσα, τεταγμένη ἐν τοῖς δεξιοῖς μέρεσιν, ἐν ᾗ γεννᾶται τὸ αἷμα πρὸς ἀποτροφὴν τοῦ παντὸς σώματος.

XLIX. Cor nervofum, mufculofum venofumque eft continensque arterias, coniformis figurae, fubpingue, ex quo arteriae oriuntur ac venae per quas fanguis ac fpiritus immittuntur. Aliter; cor eft pars mufculofa quod figuram habet coniformem ac duos ventriculos in quibus calidum innatum procreatur ac vitalis fpiritus; a quo propagantur arteriae et venae exoriuntur per quas fuggeritur univerfo corpori humor vitalis et innatus calor.

L. Diaphragma pars nervofa eft vifcera quae in thorace ab iis quae fub thorace funt dirimens ac feparans; quod et feptum transverfum *feu cingulum* vocamus.

LI. Jecur fubftantia venofum eft et calidum ac affluens fanguine primamque fanguinis generationem plurimam molitur, ventriculo quoque ad concoctionem obeundam confert fua ipfum appofitione concalefaciens. Aliter; hepar eft fubftantia rubra carnofam habens imminutionem in dextris locata partibus, in qua generatur fanguis ad totius corporis educationem.

νβ΄. Σπλήν ἐστι φλεβώδης καὶ ἀρτηριώδης, λεπτὰ ἀγγεῖα ἔχων καὶ πολλὰς μεταξὺ κοιλότητας τῶν ἀγγείων, διὰ τοῦτο ἀραιὸς καὶ σομφός.

νγ΄. Στόμαχός ἐστι νευρώδης καὶ ἀρτηριώδης ἐργαλεῖον ὀρέξεως καὶ καταπόσεως ἢ καὶ πόρος ὑγρᾶς καὶ ξηρᾶς τροφῆς.

νδ΄. Κοιλία ἐστὶ νευρώδης ὑποδοχεῖον τροφῆς ὑγρᾶς καὶ ξηρᾶς πρὸς τὸ πέττεσθαι τὴν τροφὴν κατεσκευασμένη.

νέ. Ἔντερά ἐστι νευρώδη τὰ μὲν πρὸς τὴν πέψιν συνεργοῦντα, τὰ δὲ πρὸς τὴν ὑποδοχήν, τὰ δὲ πρὸς ἀπόκρισιν τοῦ περιττώματος γεγονότα. πόσων πηχῶν εἰσι τὰ ἔντερα; τὰ ἔντερα δεκατριῶν πηχῶν εἰσιν ἕκαστον τῷ ἰδίῳ πήχει μετρούμενον. πόσαι τάξεις ἐντέρων; ἐννέα. στόμαχὸς, κοιλία, πυλωρὸς, δωδεκαδάκτυλος, ἔκφυσις, νῆστις, λεπτὸν, τυφλὸν, κῶλον, ἀπευθυσμένον.

νστ΄. Νεφροί εἰσι σαρκώδεις ἐκ ψαφαρωτέρας σαρκὸς

LII. Lien pars eſt venis arteriisque referta; qui quum tenuia vaſa multasque interjectas vaſorum cavitates obtineat, ob id rarus laxusque eſt.

LIII. Stomachus *subſtantia* nervoſus eſt et arterioſus; inſtrumentum appetentiae et deglutitionis, vel etiam meatus humidi ſiccique alimenti.

LIV. Ventriculus nervoſus alimenti humidi et ſicci receptaculum eſt, ad id alimentum concoquendum exſtructus.

LV. Inteſtina ſunt nervoſa quorum alia ad coctionem juvandam, alia ad *chylum* excipiendum, alia ad excernendum recrementum progenita ſunt. Quot ulnis conſtant inteſtina? inteſtina tredecim conſtant venis, unumquodque propria vena menſuratur. Quot ſunt inteſtinorum gradus ſeu ordines? Novem, ſtomachus, ventriculus, pylorus, duodenum ſeu ecphyſis, jejunum, tenue, caecum, colum, rectum.

LVI. Renes carnoſi ex carne friabiliore conſtituti,

Ed. Chart. II. [238. 239.] Ed. Baf. V. (392.)

συγκείμενοι, ἰσθμοὶ τοῦ ὑγροῦ περιττώματος καὶ ὥσπερ προσλάκια ὑπὸ τῆς φύσεως γεγενημένοι.

νζ'. Κύστις ἐστὶ νευρώδης ὑποδοχεῖον ἅμα καὶ ἐργαλεῖον ἐκκριτικὸν ὑγροῦ τοῦ περιττώματος.

νή. Δίδυμοί εἰσι σαρκοειδεῖς καὶ εὔθρυπτοι, ὑγροὶ καὶ θερμοί, συνεργοὶ τῇ πέψει τοῦ ἐν τοῖς παρασιάταις σπέρματος.

[239] νθ'. Παρασιάται εἰσὶν οἱ συγκείμενοι ἐκ φλεβὸς καὶ ἀρτηρίας εἰς τὸ αὐτὸ συμπεφυκυιῶν περιεκτικοὶ σπέρματος.

ξ'. Μήτρα ἐστὶν ἔξωθεν μὲν νευρώδης, ἐν δὲ τῷ ἔνδοθεν σαρκωδεστέρα, ἀγγεῖον κυητήριον. ταύτῃ καὶ ἡ ὑστέρα ὀνομάζεται, ὅτι ὑστάτη τῶν ἁπάντων μερῶν ἐστι. ἄλλως. μήτρα ἐστὶν καὶ ἡ ὑστέρα λεγομένη. καὶ μήτρα μὲν λέγεται διὰ τὸ εἶναι μητέρα πάντων τῶν βρεφῶν. ὑστέρα δὲ λέγεται διὰ τὸ ὕστερον τῶν μορίων κεῖσθαι αὐτήν. πόσας ἐνεργείας ἔχει μήτρα ἐν ταῖς συνουσίαις; τέσσαρας. ἑλκτικὴν, καθεκτικὴν, ἀλλοιωτικὴν καὶ ἀποκριτικήν.

cola humidi excrementi ac veluti lacunae a natura conditi.

LVII Vefica eft *pars* nervofa humidi excrementi receptaculum fimul et excretorium inftrumentum.

LVIII. Teftes carnofi mollesque funt, humidi et calidi ejus feminis quod in paraftatis eft concoctioni opitulantes.

LIX. Paraftatae aftites funt qui ex vena et arteria conflant in unam naturam confertis femen continentes.

LX. Matrix feu uterus *pars* eft foris nervofa, intus carnofior, conceptionis vas feu organum; hyftera feu uterus haec quoque nominatur quod partium omnium poftrema fit. Aliter; matrix eft quae et hyftera dicitur. Ac matrix quidem dicitur quod fit omnium puerorum mater; hyftera vero dicitur quod omnium partium poftrema fita fit. Quot agendi facultates in coitibus habet uterus? quatuor, attractricem, retentricem, alteratricem et excretricem.

ξα'. Ἔκκρισίς ἐστι φορὰ τῶν παρακειμένων τοῖς σώ-
μασι περιττωμάτων.

ξβ'. Κόπρος ἐστὶν ἀποκάθαρμα τροφῆς εἰς συντέλειαν
πέψεως καὶ ἀναδόσεως διακεκριμένον.

ξγ'. Οὖρόν ἐστι περιήθημα τοῦ αἵματος ἐν τῇ μεγάλῃ
φλεβὶ καταφερόμενον διὰ νεφρῶν καὶ οὐρητήρων ἐν τῇ κύ-
στει. ἄλλως. οὖρόν ἐστι περίττωμα ὅπερ γεννᾶται μὲν ἐν
τῷ ἥπατι, διακρίνεται δὲ ἐν τοῖς νεφροῖς, παράκειται δὲ διὰ
τῶν οὐρητήρων παρὰ τὴν οὐροδόχον κύστιν, κἀκεῖθεν ἐξέρ-
χεται διὰ τοῦ τραχήλου τῆς κύστεως· ὃν τράχηλον καὶ οὐ-
ρήθραν ἐκάλουν διὰ τὸ ἐκεῖθεν φέρεσθαι τὸ οὖρον.

ξδ'. Ποιητικὴ αἰτία τοῦ οὔρου ἐστὶν ἡ ἐν τῷ ἥπατι
ἐξαιματωσις.

ξε'. Τέσσαρές εἰσι χυμοὶ ἐξ ὧν τὸ ζῶον συνέστηκεν,
αἷμα, φλέγμα, χολαὶ δύο, ξανθή τε καὶ μέλαινα. ταῦτα
γὰρ ἃ καὶ στοιχεῖα τοῦ σώματος παῖδες ἰατρῶν καλοῦσιν,
ἐπειδὴ ἐκ τούτων συνεστήκαμεν. τούτων τὸ μὲν αἷμα θερ-
μόν ἐστι καὶ ὑγρὸν καὶ γλυκύ, τὸ δὲ φλέγμα ψυχρὸν καὶ

LXI. Excretio eſt eductio excrementorum corporibus
adhaerentium.

LXII. Stercus eſt excrementum alimenti ad coctionis
primae diſtributionisque finem ſecretum.

LXIII. Urina ſerum eſt excolatum ſanguinis in magna
vena quae per renes et ureteras in veſicam defertur. Ali-
ter: urina excrementum eſt quod in hepate quidem gene-
ratur, in renibus vero ſecernitur ac per ureteras in uri-
nariam veſicam derivatur ac inde per cervicem veſicae
effluit, quam cervicem uretram appellitant, per quam il-
linc urina deducitur.

LXIV. Efficiens cauſa urinae eſt quae in hepate fit
ſanguinis generatio.

LXV. Quatuor ſunt humores ex quibus animal con-
ſtitutum eſt, ſanguis, pituita, bilis utraque, flava et atra.
Haec enim elementa corporis medicorum filii vocant,
quandoquidem ex his conſtamus. Ex his ſanguis calidus
eſt et humidus ac dulcis; pituita frigida et humida, ſalſa,

ὑγρὸν καὶ ἁλυκὸν καὶ γλίσχρον· ἡ δὲ ξανθὴ χολὴ θερμὴ
καὶ ξηρὰ καὶ δριμεῖα καὶ δακνώδης· ἡ δὲ μέλαινα ξηρὰ
καὶ ψυχρὰ καὶ ὀξεῖα καὶ βαρυτάτη.

ξστ'. Αἷμά ἐστι θερμὸν καὶ ὑγρὸν ἐν ταῖς φλεψὶ πλεῖον,
ἐν ἀρτηρίαις ὀλιγώτερον, ἐξ οὗ τὸ ζῶον τρέφεται.

ξζ'. Φλέγμα ἐστὶ ψυχρὸν καὶ ὑγρὸν πρός τε τὴν κα-
τάποσιν τῶν σιτίων καὶ πρὸς τὰς κινήσεις τῶν ἄρθρων
ὑπὸ τῆς φύσεως ὑποβεβλημένον.

ξη'. Ξανθὴ χολή ἐστι θερμὴ καὶ ξηρὰ καὶ ἐπὶ τόνον
μὲν τοῦ στομάχου καὶ πρὸς τὰς ἐκκρίσεις τῆς κοιλίας γε-
γενημένη.

ξθ'. Χολὴ μέλαινά ἐστι ψυχροτέρα τῆς ξανθῆς παρα-
κειμένη μέντοι ἐν τῷ σπληνὶ, ἀνακεκραμένη δὲ καὶ ἐν τῷ
αἵματι, ὥστε σχίζεσθαι αὐτὸ καὶ μὴ παχὺ καὶ ἀργὸν καὶ
δυσανάδοτον ἀποτελεῖσθαι.

[240] ο'. Τέσσαρές εἰσι διαφοραὶ τοῦ μελαγχολικοῦ
χυμοῦ· ὧν πρῶτός ἐστιν ὁ στοιχειώδης· καὶ ὁ ἐξ ὑπερο-
πτήσεως τῆς ξανθῆς χολῆς γενόμενος, ὅντινα καὶ ἀσφαλ-
τώδη ὀνομάζομεν διὰ τὸ στίλβειν αὐτὸν ἀσφάλτου δίκην καὶ

glutinofaque; flava vero bilis calida et ficca, acris ac
mordax; atra denique bilis ficca et frigida, acida et
graviflima.

LXVI. Sanguis calidus eft et humidus in venis co-
piofus, in arteriis paucior, ex quo alitur animal.

LXVII. Pituita frigida eft et humida ad ciborum
deglutitionem et articulorum motus a natura fubjecta.

LXVIII. Bilis flava calida eft et ficca ad ftomachi
robur ac ventris excretiones comparata.

LXIX. Bilis atra frigidior eft flava fedem quidem
habens in liene, permixta vero fanguini ut ab eo fecer-
natur, ne is et craffus et ignavus et difficilis diftributio-
nis efficiatur.

LXX. Quatuor praeterea melancholici humoris diffe-
rentiae funt; primus eft elementarius; dein qui ex fuper-
affatione flavae bilis gignitur quem bituminofum quoque
nominamus, quod bituminis inftar fplendeat et qui ex

Ed. Chart. II. [240.]   Ed. Baf. V. (392.)
ὁ ἐκ τοῦ ἀπογεωθέντος φλέγματος ἢ τοῦ σαπέντος καὶ ὁ ἐκ
τοῦ τρυγώδους αἵματος. χολῆς ξανθῆς διαφοραὶ ἕξ· χολὴ
ἡ στοιχειώδης καὶ ἡ λεκιθώδης καὶ ἰσατώδης καὶ πρασώ-
δης καὶ ἰώδης καὶ ἡ ὠχρὰ καὶ αἱ τοῦ φλέγματος διαφοραί.
τὸ μέν ἐστι γλυκύ, τὸ δὲ ἁλυκὸν, τὸ δὲ ἄποιον. καὶ κατὰ
τρεῖς τρόπους εἰσὶ τὰ ὑγρὰ ἐν τῇ γαστρὶ, ἢ μὲν γὰρ ἐπι-
πλέουσιν ἢ ἀναπεμπόμενά εἰσιν ἢ ἐμπεπλασμένα.

οα'. Μύξα ἐστὶν ἀποκάθαρμα τοῦ ἐγκεφάλου ὥστε
κουφίζεσθαι τὸ ἡγούμενον τῆς ψυχῆς μέρος.

οβ'. Ἱδρώς ἐστι περιήθημα τῆς ἐν τῷ αἵματι λεπτῆς
καὶ ὀῤῥώδους ὑγρασίας.

ογ'. Φλέψ ἐστιν ἀγγεῖον αἵματος καὶ τοῦ συγκεκρα-
μένου τῷ αἵματι φυσικοῦ πνεύματος, νευρώδης, τὴν αἴσθη-
σιν καὶ τὴν ὑγρὰν καὶ θερμὴν οὐσίαν ἔχουσα· ἔχει δὲ πλεῖον
τὸ αἷμα, ὀλιγώτερον δὲ τὸ ζωτικὸν πνεῦμα.

οδ'. Ἀρτηρία ἐστὶν ἀγγεῖον αἵματος ἐλάττονος καὶ κα-
θαρωτέρου καὶ τοῦ συγκεκραμένου φυσικοῦ πνεύματος πλείο-
νος καὶ λεπτομερεστέρου, θερμοτέρα καὶ ξηροτέρα καὶ αἰ-

terrea feu putrefacta pituita oriatur et qui ex foeculento
fanguine conftet. Flavae bilis fex differentiae habentur,
bilis elementaria, vitellina, glaftea, porracea, aeruginofa
et pallida. Pituitae differentiae, dulcis, falfa et qualitatis
expers feu infipida; humores item tribus modis in ven-
triculo degunt; nam aut innatant aut imbibuntur aut in-
ducuntur.

LXXI. Mucus eft excrementum cerebri quo levetur
princeps animae pars.

LXXII. Sudor eft tenuis et ferofi qui in fanguine
eft humoris colamen.

LXXIII. Vena eft vas fanguinis et naturalis fpiritus
cum fanguine commixti, nervofa, fenfu praedita, humidam
et calidam fubftantiam continens; plus tamen continet
fanguinis, minus vero vitalis fpiritus.

LXXIV. Arteria eft vas fanguinis paucioris purioris-
que ac commixti naturalis fpiritus copiofioris ac tenuio-
ris, calidior et ficcior majorique fenfu praedita quam vena

Ed. Chart. II. [240.]   Ed. Baf. V. (392.)

σθητικωτέρα τῆς φλεβὸς σφυγμωδῶς κινουμένη. ἄλλως.
ἀρτηρία ἐστὶ σῶμα κοῖλον διχίτωνον, ἐκ καρδίας ὁρμώμενον
πνεύματος ζωτικοῦ χορηγόν. δέχεται δὲ καθαρὸν ἀέρα ἐν
τῇ συστολῇ καὶ ἐκκρίνει ἐν τῇ διαστολῇ τὰ καπνώδη καὶ
λιγνυώδη περιττώματα· εἰσφέρουσα οὖν καθαρὸν ἀέρα ψύ-
χει τὴν καρδίαν καὶ τὸ ἔμφυτον θερμόν· ἡ χρεία γοῦν τοῦ
σφυγμοῦ αὕτη ἐστὶ τὸ ἐμψύχεσθαι διὰ τοῦ ἀέρος. ἔστι δὲ
καὶ αὕτη οὐσία τοῦ ἀέρος τὸ προστίθεσθαι τῷ ἡμετέρῳ
πνεύματι γέννησις καὶ προσθήκη τοῦ ψυχικοῦ πνεύματος.

οέ. Εἰσὶ κινήσεις ἐν ἡμῖν ὡς Ἀριστοτέλης ἐκ κατη-
γορίας λέγει ἕξ· γένεσις, φθορά, μείωσις, ἀλλοίωσις, αὔξη-
σις καὶ ἡ κατὰ τὸν τόπον φορά.

οστ. Νεῦρόν ἐστι σῶμα λευκὸν καὶ νᾶστον. νεύρων
τρεῖς εἰσιν αἱ διαφοραί, τὰ μὲν ἐξ ἐγκεφάλου καὶ νωτιαίου
ἐκπεφυκότα νεῦρα, ταῦτα κυρίοις προσαγορεύεται· τὰ δὲ ἐκ
μυῶν τένοντες· τὰ δὲ ἐξ ὀστῶν σύνδεσμοι.

οζ. Νεῦρα τὰ ἀπ' ἐγκεφάλου καὶ μηνίγγων ἐκπεφυ-

quae pulfantem edit motum. Aliter: arteria eft corpus
cavum quod duplici conftat tunica et a corde *ortum* ac
impetum fumit fpiritumque vitalem fuppeditat. Excipit
autem purum aërem in fyftole; excernit vero in diaftole
fumofa ac fuliginofa recrementa; introducens igitur purum
aërem et cor et nativum calorem refrigerat, ufus itaque
pulfus is eft ut per aërem refrigeret; aëris quoque ipfa
fubftantia quod fpiritui noftro addatur generatio additio-
que eft fpiritus animalis.

LXXV. Sex nobis infunt motus ut Ariftoteles in ca-
tegoriis afferit, generatio, corruptio, incrementum, decre-
mentum, alteratio et loci commutatio.

LXXVI. Nervus corpus eft album ac folidum. Ner-
vorum tres funt differentiae; alii quidem ex cerebro et
fpinali medulla exorti funt et hi proprie nervi appellan-
tur; alii vero ex mufculis tendones; alii denique ex offi-
bus ligamenta.

LXXVII. Nervi a cerebro et meningibus propagati

Ed. Chart. II. [240. 241.]   Ed. Baf. V. (392.)

κότα, κοινὰ, ξηρότερα καὶ ἧττον θερμότερα φλεβῶν καὶ ἀρ-
τηριῶν αἰσθητικώτερα τὰς προαιρετικὰς κινήσεις ἐκτελοῦντα.

[241] οη'. Νεῦρα τὰ ἐξ ὀστῶν ἐκφυόμενα εἰσὶν τὰ
ἐξ ὀστῶν εἰς ὀστᾶ συνδετικὰ καὶ συνεκτικὰ τῶν ἄρθρων
καὶ τῶν μελῶν τοῦ σώματος.

οθ'. Νεῦρον ἐκ μυὸς ἐκφυόμενον πέρας ἐστὶ μυὸς ἢ
ἀπονεύρωσις εἰς τὸ κινηθησόμενον μέρος ἐμφυομένη.

π'. Μύες εἰσὶ σώματα νευρώδη ἀναμεμιγμένης αὐτοῖς
καὶ σαρκὸς πρὸς κίνησιν τῶν σώματος μερῶν γεγονότες.

πα'. Περιόστεοι ὑμένες εἰσὶν εἰλύματα λεπτὰ, ἰνώδη
ὥσπερ ἐνδύματα τῶν ὀστῶν ὑπὸ τῆς φύσεως γενόμενοι.

πβ'. Πιμελή ἐστι παρέγχυμα τροφῆς περὶ τοὺς ὑμέ-
νας μάλιστα πηγνυμένη, ἀναίσθητος.

πγ'. Σὰρξ ἐστιν ἐξ αἵματος πεπηγυῖα, ὑγρὰ καὶ θερμή,
σκέπην τε καὶ τὴν μαλακότητα παρεχομένη τῷ σώματι.

πδ'. Ὁ ἐν τοῖς ὀστέοις μυελός ἐστι περιεχόμενος ταῖς
κοιλότησιν τῶν ὀστῶν, λιπαρὸς καὶ ἀναίσθητος.

communes, ficciores et minus calidi funt venis et quam
arteriae magis fentientes qui motus voluntarios perficiunt.

LXXVIII. Nervi ex offibus producti funt qui ab of-
fibus ad offa profecti articulos et corporis membra colli-
gant ac continent.

LXXIX. Nervus a mufculo ortus mufculi finis eft
vel aponeurofis quae in partem movendam inferitur.

LXXX. Mufculi funt corpora nervofa, permixta etiam
ipfis carne ad partium corporis motum procreati.

LXXXI. Perioftea feu circoffes membranae funt in-
tegumenta tenuia, fibrofa, velut indumenta offium a na-
tura conditae.

LXXXII. Pinguedo eft affufio alimenti circa mem-
branas maxime concreta, fenfus expers.

LXXXIII. Caro concreta ex fanguine *pars* eft hu-
mida et calida flexionem mollitiemque corpori praebens.

LXXXIV. Medulla in offibus eft *pars* offium cavita-
tibus contenta, pinguis ac fenfu vacans.

Ed. Chart. II. [241.]　　　　　　Ed. Baf. V. (392. 393.)

πε΄. Χόνδροι εἰσὶ σώματα γεωδέστερα καὶ ἀναίσθητα, ἅτινά εἰσι ῥὶς καὶ ὦτα.

πστ΄. Ὀστᾶ εἰσι σώματα ξηρὰ καὶ γεώδη καὶ ψυχρὰ καὶ ἀναίσθητα. ἄλλως. ὀστοῦν ἐστι σῶμα γεωδέστερον, ψυχρὸν καὶ ἀναίσθητον. ὀστοῦν ἐστι κατὰ μὲν Πλάτωνα μυελὸς ὑπὸ θερμοῦ πηγνύμενος, κατὰ δὲ ἐνίους τῶν ἰατρῶν σύγκρισις γεώδης καὶ στερεὰ καὶ ἀναίσθητος καὶ ἄναιμος. κοινὰ δὲ ἡ ἀναισθησία καὶ μὴ ἀνωμαλία χόνδρου καὶ ὄνυχος. ἀλλ᾽ ὁ μὲν χόνδρος εἰκών ἐστιν ὀστοῦ. παράκειται γὰρ ἐν τοῖς ἄρθροις πλειστάκις. ὄνυξ δὲ ὀστέου εἴη ἂν ἐπιφάνεια ἢ δέρματος ἄφαψις σκληρὰ καὶ ξηρά.

πζ΄. Ὀδόντες εἰσὶν οἱ διαιροῦντες τὴν τροφὴν καὶ κατεργαζόμενοι καὶ συνεργοῦντές τι καὶ πρὸς (393) τὴν τῆς φωνῆς διάρθρωσιν.

πη΄. Οὐρανίσκος ἐστὶ τὸ ἀνώτερον μέρος τοῦ στόματος ἐκ τῆς πρὸς οὐρανὸν ὁμοιότητος τὸ ὄνομα λαμβάνων.

πθ΄. Γαργαρέων ἐστὶ σαρκίον τῆς φάρυγγος ἀπηρτησμένον, φωνῆς ὄργανον καὶ πνεύματος ἀποτέλεσμα.

LXXXV. Cartilagines corpora funt magis terrea ac fenfus expertia, quales funt nares ac aures.

LXXXVI. Offa funt corpora ficca et terreftria et frigida nec fenfu praedita. Aliter. Os eft corpus magis terreum, frigidum ac fenfus expers. Os eft, ex Platone, medulla quae calido concrefcit; ex quibusdam vero medicis terrena concretio et folida et fenfus expers et exfanguis. Communia cartilaginis et unguis effe fenfu carere et extra afperitatem effe. At cartilago imago eft offis; faepiffime enim in artieulis adjacet; unguis vero fuperficies offis fuerit aut cutis concretio dura et ficca.

LXXXVII. Dentes funt qui cibum dividunt atque conficiunt nonnihil et ad vocis articulationem conferentes.

LXXXVIII. Palatum *ceu coelum parvum* eft pars oris fuperior a coeli fimilitudine nomen accipiens.

LXXXIX. Gargareo feu columella caruncula eft a faucibus dependens, vocis inftrumentum ac fpiritus caufa five abfolutio.

Ϟ΄. Φατνία εἰσὶν αἱ κοιλότητες τῶν ὀστῶν ἐν αἷς οἱ ὀδόντες ἐῤῥίζωνται.

[242] Ϟα΄. Ὄνυχές εἰσιν ἀποτελεύτησις τῶν νεύρων εὐπρεπείας χάριν γεγονότες καὶ ὡς ἐπιλαμβάνεσθαί τι τοῖς δακτύλοις εὐκολώτερον. οἱ δὲ οὕτως. ὄνυχές εἰσι δέρματος ἔφαψις ξηρὰ καὶ ψυχρὰ καὶ ἀναίσθητος.

Ϟβ΄. Θρὶξ σῶμά ἐστι ξηρὸν καὶ ψυχρὸν καὶ ἀναίσθητον πρὸς σκέπην καὶ κόσμον γεγενημένη. κατὰ πόσους τρόπους ἐγένοντο αἱ τρίχες εἰς τὸν ἄνθρωπον; κατὰ δύο. αἱ μὲν πρὸς κόσμον ἐν τῇ κεφαλῇ καὶ ἐν γενείοις· διὰ χρείαν δὲ ἐν τοῖς βλεφάροις καὶ ἐν τοῖς ὀφρύσιν. διὰ τί ἐπὶ τῆς κεφαλῆς φύονται πολλαὶ τρίχες; διά τε τὴν ξηρότητα τοῦ δέρματος καὶ διὰ τὸ πλῆθος τῶν αἰθαλωδῶν περιττωμάτων τῶν κάτωθεν ἄνω ἐς τούτους τόπους ἀναφερομένων. διὰ τί ἐπὶ τῶν ἀκμαστικῶν ἡλικιῶν δασύτης ἐστὶ τριχῶν; διὰ τὸ εἶναι πλῆθος περιττωμάτων καὶ πόρους μεγάλους καὶ διὰ τὸ τούτων δέρμα μηδὲ λίαν ξηρότερον μηδὲ μαλακώτερον. διὰ τί ἐπὶ τῶν παίδων ψιλότης ἐστὶ τριχῶν; διά τε

XC. Praefepiola funt cavitates oſſium in quibus dentes radices agunt.

XCI. Ungues funt nervorum terminatio decoris gratia progeniti et quo captu quidquam digitis ſit facilius. Alii ſic: ungues funt cutis vinctura ſicca et frigida ac fenfus expers.

XCII. Pilus eſt corpus ſiccum et frigidum, fenfus expers, ad tutelam ornatumque genitus. Quot ob caufas pili in homine oriuntur? Ob duas; alii quidem ad ornatum in capite ac genis nafcuntur; alii vero ad ufum in palpebris ac fuperciliis. Cur in capite multi generantur pili? Ob cutis ſiceitatem et fuliginoforum copiam excrementorum quae furfum ab inferis partibus ad ea loca mittuntur. Cur aetate vigentibus pilorum eſt denſitas feu hirfutia? Ob eam qua ipſi abundant excrementorum copiam tum ob cutis meatus quos habent ampliores tum ob eorum cutim neque aridiorem neque molliorem. Cur pueris pilorum eſt raritas feu paucitas? Tum quod his

τὸ μὴ εἶναι πολλὰ αἰθαλώδη περιττώματα καὶ διὰ τὸ μὴ
εἶναι πόρους. κατὰ πόσους τρόπους γίνονται φαλακροὶ οἱ
ἄνθρωποι; κατὰ δύο. ἢ δι' ἄκραν ξηρότητα ἢ δι' ἄκραν
ὑγρότητα, ὥσπερ ἡ γῆ τὸν χορτὸν ἡ ἔχουσα πολὺ ὕδωρ
σήπει.

ϟγ΄. Δέρμα ἐστὶ σῶμα νευρῶδες σκεπάζον ὅλην τὴν
περιοχὴν ὅλου τοῦ σώματος, εὐπρεπείας χάριν τὸν τοῦ ὅλου
λόγον καὶ ὥστε ἀπερύκειν τὰ αἴτια γεγενημένον.

ϟδ΄. Σπέρμα ἐστὶν ἡ συνεσπαρμένη δύναμις ἐν ὑγρῷ
περιέχουσα τούτου τὸν λόγον, ἥτις δύναμις τυγχάνουσα τῶν
προσηκόντων λόγων καὶ ὑλῶν ἐξαπλοῦται εἰς γένεσιν ἀν-
θρώπου. ἢ οὕτως ἑτέρως. σπέρμα ἐστὶν ὑγρὸν ἐν παρα-
στάταις περιεχόμενον ἐκ θερμοῦ πνεύματος, ἐξ οὗ οἷόν τε
φῦναι ἄνθρωπον. ἄλλως. σπέρμα ἐστὶ πνεῦμα ἔνθερμον
ἐν ὑγρῷ ἐξ ἑαυτοῦ κινούμενον καὶ δυνάμενον τοιοῦτον γεν-
νᾶν οἷον ἀφ' οὗ καὶ ἀφέθη· ἢ τὸ μεθ' ὑγροῦ ψυχῆς ὑλι-
κοῦ μέρους ἀπόσπασμα μετὰ τοῦ ὑγροῦ πνεύματος. ὁ δὲ
Κιτιεὺς Ζήνων οὕτως ὡρίσατο. σπέρμα ἐστὶν ἀθρώπου ὃ

haud multa ſint fuliginoſa excrementa tum quod his deſint
cutis meatus aut potius quod adſint meatus anguſtiores.
Quot ob cauſas calvi fiunt homines?   Ob duas, ob ſum-
mam ſiccitatem ac proinde alimenti pilis idonei penuriam
et ob ſummam humiditatem, quemadmodum terra quae
herbam gerit aqua multa putrefacit.

XCIII.   Cutis eſt corpus nervoſum univerſum totius
corporis ambitum operiens, ornatus gratia et totius ra-
tione et ad noxias cauſas propulſandas procreatum.

XCIV.   Semen conſperſa eſt in humido facultas ra-
tionem ejus continens, quae facultas ſi idoneas formas ac
materias ſortiatur in hominis generationem explicatur.
Vel aliter hoc modo: ſemen eſt humor qui in paraſtatis
continetur calido ſpiritu conſtans ex quo naſci hominem
decet.   Aliter: ſemen eſt ſpiritus calidus in humido
qui ex ſeipſo movetur ac gignere tale poteſt, quale
id a quo emiſſum eſt. Vel: avulſum materialis animae
partis cum ſpiritu humido. Zeno autem Citieus ita ſini-

Ed. Chart. II. [242.]   Ed. Baf. V. (393.)

μεθίησιν ἄνθρωπος μεθ᾽ ὑγροῦ ψυχῆς μέρους ἅρπαγμα καὶ
σύμμιγμα τοῦ τῶν προγόνων γένους, οἷόν τε αὐτὸ ἦν καὶ
αὐτὸ συμμιχθὲν ἀπεκρίθη.

ϟε΄. Φύσις ἐστὶ πῦρ τεχνικὸν ὁδῷ βαδίζον εἰς γένε-
σιν καὶ ἐξ ἑαυτοῦ ἐνεργητικῶς κινούμενον. ἑτέρως κατὰ
Πλάτωνα. φύσις ἐστὶ θεία τέχνη. ἢ φύσις ἐστὶν οἵα τεχνικὴ
δύναμις. ἑτέρως. φύσις ἐστὶ πνεῦμα ἔνθερμον ἐξ ἑαυτοῦ
κινούμενον καὶ κατὰ τὰς σπερματικὰς δυνάμεις γεννῶν τε
καὶ τελειοῦν καὶ διατηροῦν τὸν ἄνθρωπον. ἢ οὕτως. φύσις
ἐστὶ δύναμις ἐξ ἑαυτῆς κινουμένη, αἰτία γενέσεώς τε καὶ
διαπλάσεως καὶ τελειότητος γεννῶσά τε καὶ τελειοῦσα τὸν
ἄνθρωπον. φύσις καὶ ἡ κρᾶσις λέγεται, φύσις καὶ ἡ ἕξις.
φύσις καὶ ἡ καθ᾽ ὁρμὴν κίνησις. φύσις καὶ ἡ διοικοῦσα τὸ
ζῶον δύναμις λέγεται. δύναται δὲ καὶ οὕτως ὁρίσασθαι.
φύσις ἐστὶ πνεῦμα ἔνθερμον ἐξ ἑαυτοῦ κινούμενον κατὰ
σπερματικοὺς λόγους γεννῶν τε καὶ τελειοῦν καὶ διατηροῦν
τὸν ἄνθρωπον ἐν χρόνοις καὶ μεγέθεσιν ὡρισμένους.

vit: femen eft hominis abftractum vel avulfum quod homo
cum humida animae parte ejaculatur et generis majorum
compages talis exiftit ac tale generat ac id commixtum
a quo excreta eft.

XCV. Natura eft ignis artificialis qui via ad gene-
rationem tendit et ex feipfo efficaciter movetur. Aliter
ex Platone: natura ars eft divina. Vel: natura eft artifi-
cialis quaedam facultas. Alio modo: natura fpiritus eft
calidus qui ex feipfo movetur ac pro feminariis faculta-
tibus hominem generat, perficit, confervat. Vel fic: na-
tura eft facultas quae per fe movetur, generationis et
conformationis et perfectionis auctor quae hominem pro-
creat conformatque. Dicitur natura cujusque rei et tem-
peramentum et habitus; motus quoque proprio impetu
concitatus et quae animal moderatur facultas natura nun-
cupatur. Sic quoque definiri poteft: natura fpiritus eft
calidus qui ex fefe pro feminariis rationibus movetur
quique in praefinitis temporibus ac magnitudinibus homi-
nem generat, perficit atque confervat.

A a 2

Ed. Chart. II. [243.]　　　　　　　Ed. Baf. V. (393.)

[243] ϟστ'. Ἕξις ἐστὶ πνεῦμα συνέχον καὶ συγκρατοῦν τὰ μέρη.

ϟζ'. Ὄρεξίς ἐστι πόθος καὶ ἐπιζήτησις τροφῆς καὶ πότου.

ϟη'. Κατάποσίς ἐστιν ὁλκὴ στερεοῦ καὶ ὑγροῦ ἀπὸ στομάχου εἰς κοιλίαν γινομένη. ἢ οὕτως. κατάποσίς ἐστιν εἰσφορὰ τροφῆς τῆς ὑγρᾶς καὶ στερεᾶς ἐκ στόματος διὰ στομάχου εἰς κοιλίαν γινομένη.

ϟθ'. Πέψις ἐστὶ μῖξις καὶ χύλωσις ὥσπερ ἕψησις τροφῆς ἐν κοιλίᾳ καὶ ἐν ἐντέροις κατὰ μεταβολὴν εἰς ἀνάδοσιν τετελεσμένη. ἑτέρως. πέψις ἐστὶ κατεργασία τροφῆς κατὰ μεταβολὴν ἐν κοιλίᾳ καὶ ἐν ἐντέροις. ἢ οὕτως. πέψις ἐστὶν ἀλλοίωσις ἑτοίμη πρὸς ἐξαιμάτωσιν, ἥτις γίνεται ὑπὸ τῆς φύσεως διὰ θερμασίας ἑψήσει παραπλησίως. πῶς Ἱπποκράτης καὶ Ἐρασίστρατος καὶ Ἐμπεδοκλῆς καὶ Ἀσκληπιάδης τὰς πέψεις τῆς τροφῆς φασι γίνεσθαι; τὰς πέψεις τῆς τροφῆς Ἱπποκράτης μὲν ὑπὸ τοῦ ἐμφύτου θερμοῦ φησι γίνεσθαι, Ἐρασίστρατος δὲ τρίψει καὶ λειώσει καὶ περι

XCVI. Habitus eft fpiritus continens et cohibens partes.

XCVII. Appetentia eft cibi potusque defiderium et indagatio.

XCVIII. Deglutitio eft folidi et liquidi attractio quae a ftomacho in ventriculum fit. Vel hoc pacto: deglutitio eft ingeftio alimenti liquidi et folidi quae ex ore per ftomachum in ventriculum perficitur.

XCIX. Coctio eft mixtio et chyli confectio ac velut elixatio alimenti in ventriculo atque inteftinis in diftributionem mutatione facta. Aliter. Coctio confectio eft alimenti per mutationem in ventriculo et inteftinis. Vel fic. Coctio immutatio eft prompta ad fanguinis generationem quae a natura fit per calorem elixationi fimilis. Quomodo Hippocrates et Erafiftratus et Empedocles et Afclepiades coctiones alimenti fieri afferunt? Concoctiones alimenti fieri quidem putat Hippocrates a calido innato; Erafiftra

Ed. Chart. II. [243.]   Ed. Baf. V. (393.)

στολῇ τῆς γαστρὸς καὶ ἐπικτήτου πνεύματος ἰδιότητι. Ἐμ-
πεδοκλῆς δὲ σήψει· οἱ δὲ ἐξ ὠμῶν ἔφασαν τὰς ἀναδόσεις
γίγνεσθαι, ὥσπερ καὶ Ἀσκληπιάδης ὁ Βιθυνός· ὁ δ' αὐτὸς
οὗτος καὶ τὴν γυμνασίαν τῶν πέντε αἰσθήσεων ἀπεφήνατο
εἶναι τὴν ψυχήν.

ρ'. Ἐξαιμάτωσίς ἐστιν ἡ εἰς αἷμα τῆς τροφῆς μετα-
βολή.

ρα'. Ἀνάδοσίς ἐστιν ὁλκὴ τῆς πεφθείσης καὶ οἰκονο-
μηθείσης καὶ ἐξαιματωθείσης τροφῆς εἰς πάντα τὰ τοῦ σώ-
ματος μόρια καὶ μέρη ὑπὸ τοῦ ἐμφύτου θερμοῦ. οἱ δὲ
οὕτως. ἀνάδοσίς ἐστιν ὁλκὴ τῆς πεφθείσης τροφῆς ὑπὸ τοῦ
κατὰ φύσιν θερμοῦ εἰς ὅλον τὸ σῶμα μετὰ τῆς οἰκείας με-
ταβολῆς καὶ κατεργασίας.

ρβ'. Αὔξησίς ἐστιν ἡ εἰς μῆκος καὶ πλάτος καὶ βάθος
πρόβασις τῶν σωμάτων.

ργ'. Θρέψις ἐστιν ἡ εἰς τὴν περιοχὴν καὶ τὸ πλάτος
γινομένη πρόσθεσις τοῖς σώμασιν.

ρδ'. Τέσσαρές εἰσιν ἡλικίαι, πρώτη μὲν ἡ τῶν νέων·

tus contritione et laevigatione, amplexu ventriculi et afci-
titii fpiritus proprietate; Empedocles autem putrefactione;
alii, quemadmodum et Afclepiades Bithynus, ex crudis
fieri diftributiones affirmarunt; ipfe quoque animam effe
quinque fenfuum exercitationem dixit.

C. Sanguificatio eft in fanguinem alimenti mutatio.

CI. Diftributio eft cocti, confecti et in fanguinem
converfi alimenti in corporis particulas omnes et partes
attractio quam nativus calor molitur. Quidam hoc modo:
diftributio eft concoctio alimenti in totum corpus attra-
ctio, quam naturalis obit calor cum propria mutatione
confectioneque.

CII. Auctio eft corporum in longitudinem, latitudi-
nem et profunditatem promotio ac proceffus.

CIII. Nutritio eft additio quae corporibus in circui-
tum et latitudinem fit.

CIV. Aetates quatuor funt; prima quidem adole-

δευτέρα δὲ ἡ τῶν ἀκμαζόντων, καὶ τρίτη ἡ τῶν μέσων καὶ
τετάρτη ἡ τῶν γερόντων. οἱ νέοι μὲν θερμοὶ τὴν κρᾶσιν
καὶ ὑγροὶ καὶ τῷ ἔαρι παραπλήσιοι· οἱ δὲ ἀκμάζοντες θερ-
μοὶ καὶ ξηροὶ καὶ τὴν αὐτὴν κρᾶσιν τῷ θέρει προσκεκτη-
μένοι. οἱ μέσοι ψυχροὶ καὶ ξηροὶ εἰσὶ τῇ [244] κράσει
ὅμοιοι τῷ φθινοπώρῳ· οἱ δὲ γέροντες ψυχροὶ καὶ ὑγροὶ
καὶ τῷ χειμῶνι παραπλήσιοι. πλεονάζει τοῖς μὲν νέοις τὸ
αἷμα, τοῖς δὲ ἀκμάζουσι ξανθὴ χολὴ, τοῖς δὲ μέσοις ἡ
παρακμάζουσιν ἡ μέλαινα, τοῖς δὲ γέρουσι τὸ φλέγμα. ὅτι
τὸ ἔμφυτον θερμὸν πολὺ μὲν ἐν τοῖς νέοις, ἀκμάζον δὲ ἐν
τοῖς ἀκμάζουσι, μέσον δὲ ἐν τοῖς μέσοις, ὀλίγιστον δὲ ἐν
τοῖς γέρουσιν.

ρέ. Νεότης ἐστὶ καθ᾽ ἣν αὔξεται τὸ ζῶον ἐπίδοσιν
λαμβάνοντος ἐν αὐτῷ τοῦ θερμοῦ καὶ τοῦ ὑγροῦ καὶ ἴσων
ὄντων τῶν ἀπερχομένων τοῖς προσφερομένοις ἢ πλείονος
ὄντος τοῦ προσγινομένου ἢ τοῦ ἀπογινομένου.

ρστ΄. Ἀκμή ἐστιν ἡλικία καθ᾽ ἣν ηὔξηται καὶ τετε-
λείωται τὸ ζῶον τελείων ἐν αὐτῷ τοῦ θερμοῦ καὶ τοῦ ὑγροῦ
καὶ ἴσων ὄντων τῶν ἀπερχομένων τοῖς προσφερομένοις.

fcentum, fecunda vigentium feu juvenum, tertia medio-
rum, quarta fenum. Adolefcentes quidem temperamento
calidi et humidi funt ac veri fimiles. Vigentes calidi et
ficci idem cum aeftate temperamentum adepti. Medii feu
declinantes frigidi et ficci funt temperamenti autumno
confimiles; fenes frigidi et humidi hiemique fimiles. Ex-
uberat fanguis adolefcentibus, flava bilis juvenibus, me-
diis feu declinantibus atra, pituita fenibus, quod innatus
calor multus quidem fit adolefcentibus, vigens vero juve-
nibus, medius mediis, fenibus pauciffimus.

CV. Adolefcentia eft in qua augefcit animal incre-
mentum capefcente in ipfo calido et humido; quo tempore
et aequalia funt accedentibus *alimentis* fecedentia excre-
menta aut quum quod adnafcitur majus eft quam quod decidit.

CVI. Vigor eft aetas in qua auctum perfectumque
animal eft abfolutis in eo calore atque humore quumque
accedentibus decedentia paria exiftunt.

ρζ'. Γῆρᾶς ἐστιν ἡλικία καθ' ἣν ὑπομειοῦται καὶ ὑπο-
λείπει τὸ ζῶον ἐλαττόνων ἐν αὐτῷ γινομένων τοῦ θερμοῦ
καὶ τοῦ ὑγροῦ· καὶ πλειόνων δὲ ἐν αὐτῷ γινομένων τοῦ ψυ-
χροῦ καὶ τοῦ ξηροῦ.

ρή. Ἀναπνοή ἐστι κίνησις θώρακος καὶ πνεύμονος.
μέρη δὲ αὐτῆς εἰσι δύο, εἰσπνοὴ καὶ ἐκπνοή. ἢ οὕτως. ἀνα-
πνοή ἐστιν ὁλκὴ ἀέρος διὰ στόματος καὶ μυκτήρων εἰς ἐγ-
κέφαλον καὶ διὰ φάρυγγος καὶ πνεύμονος εἰς καρδίαν· πά-
ρεισι δέ τοι καὶ εἰς τὴν κοιλίαν. καὶ ἐκ τοῦ ληφθέντος
πάλιν ὀλίγη τις ἀνταπόδοσις εἰς τὸ περιέχον γίνεται.

ρθ'. Διαπνοή ἐστιν ὁλκὴ ἀέρος ἀπροαίρετος ὑπὸ τοῦ
φυσικοῦ θερμοῦ διὰ τῆς ἐπιφανείας ἅμα τοῖς συναπερχο-
μένοις αὐτοῦ σώματος γινομένη. ἑτέρως διαπνοή ἐστιν
ἐκ τοῦ σώματος ὁλκὴ ἀέρος μετ' ὀρέξεως φυσικῆς δι' ὅλου
τοῦ σώματος καὶ πάλιν δι' ἐξόδων ἀπόκρισις.

ρί. Σφυγμός ἐστι διαστολὴ καὶ συστολὴ καρδίας καὶ
ἀρτηριῶν φυσική. μέρη δὲ τοῦ σφυγμοῦ εἰσι δύο, διαστολὴ
καὶ συστολή· ἢ οὕτως. σφυγμός ἐστι κίνησις κατὰ διαστο-

CVII. Senectus aetas eſt in qua imminuitur deficit-
que animal decreſcentibus in eo calido et humido, fri-
gido autem et ſicco augeſcentibus.

CVIII. Reſpiratio eſt motus thoracis et pulmonis.
Ejus autem partes duae ſunt inſpiratio et exſpiratio. Vel
hoc modo: reſpiratio eſt attractio aëris per os et nares in
cerebrum et per fauces et pulmones in cor, adit quoque
in ventriculum atque ex accepto aëre rurſum pauca quae-
dam in ambientem fit redditio.

CIX. Perſpiratio eſt attractio aëris praeter volunta-
tem a naturali calore per corporis ipſius ſuperficiem cum
iis quae una abeunt facta. Aliter: perſpiratio eſt ex cor-
pore attractio aëris cum naturali appetentia per totum
corpus ac rurſus per vias excretio.

CX. Pulſus eſt cordis et arteriarum naturalis dila-
tatio et contractio. Sunt autem duae pulſus partes dia-
ſtole et ſyſtole. Vel ſic: pulſus eſt cordis et arteriarum

Ed. Chart. II. [244. 245.]   Ed. Baf. V. (393.)

λὴν καὶ συστολὴν κυρδίας καὶ ἀρτηριῶν καὶ ἐγκεφάλου καὶ
μηνίγγων φυσικὴ καὶ ἀπροαίρετος. δυνατὸν καὶ οὕτως ὁρί-
σασθαι. σφυγμός ἐστι κίνησις φυσικὴ καὶ ἀπροαίρετος τοῦ
ἐν καρδίᾳ καὶ ἀρτηρίαις θερμοῦ εἰς ἑαυτὸ καὶ ἀφ' ἑαυτοῦ
συγκινοῦσα ὁμοίως τήν τε καρδίαν καὶ τὰς ἀρτηρίας. ἄλ-
λως. σφυγμὸς ἐστι κατὰ διαστολὴν καὶ συστολὴν πρὸς ἔμ-
ψυξιν τοῦ ἐμφύτου θερμοῦ καὶ αὔξησιν τοῦ ζωτικοῦ τόνου
καὶ γέννησιν τοῦ ψυχικοῦ πνεύματος. ἄλλως. σφυγμός ἐστιν
ἄγγελος ἀψευδὴς τῶν ἐν βάθει κεκρυμμένων καὶ τῶν ἀφα-
νῶν προφήτης καὶ τῶν ἀδήλων ἔλεγχος ἐν ἁρμονικῇ κινήσει
καὶ μαντικῇ πληγῇ διάθεσιν ἀόρατον προαγορεύων.

[245] ρια'. Γένος τοῦ σφυγμοῦ κίνησίς ἐστιν ἡ ἀτε-
λεύτητος καὶ ἀπροαίρετος ἡ ἐν τῇ τῆς ἀεικινησίας διαστολῇ
καὶ συστολῇ συνισταμένη καὶ ἐν τῇ καρδίᾳ τε καὶ ταῖς ἀρ-
τηρίαις ἀρχὴν ἔχουσα. ἡ ἀρτηρία κυκλοειδῶς κινεῖται ἢ
ἐπ' εὐθείας. δηλονότι οὐ κινεῖται ἐν κύκλῳ. ὅτι δὲ οὐδ'
ἐπ' εὐθείας ἐντεῦθεν εἴσῃ σαφῶς. τὰ ἐπ' εὐθείας κινού-
μενα πάντα μεταβαίνει τόπον ἐκ τόπου καὶ πέρας ἴσχει

et cerebri et meningum naturalis ac involuntarius motus
per diaſtolen et ſyſtolen. Sic quoque definiri poteſt: pul-
ſus eſt motus naturalis ac involuntarius caloris qui in corde
continetur in ſe et a ſe ſimiliter et cor et arterias com-
movens. Aliter: pulſus eſt cordis atque arteriarum natu-
ralis per diaſtolen ac ſyſtolen motus ad innati caloris
refrigerationem et vitalis roboris incrementum et animalis
ſpiritus generationem. Aliter: pulſus eſt verax eorum
nuncius quae in profundo deliteſcunt et vates obſcurorum
et incertorum index motu concinno ac muſica percuſſione
diſpoſitionem praenuncians inviſibilem.

CXI. Genus pulſus eſt motio quae nec ſedari poteſt
nec a voluntate progreditur in ſempiterni motus diſten-
tione ac contractione conſiſtens atque in corde et arteriis
principium obtinens. Arteria vel circulatim movetur vel
in rectum. Conſtat in orbem non moveri, quod autem
neque in rectum agatur hinc manifeſte noveris. A loco
in locum demigrant quaecunque in rectum moventur

κινήσεως· οὐκ ἄρα ἐπ᾽ εὐθείας κινεῖται. εἰ δὲ δύο οὐσῶν
κινήσεων οὐδεμίαν κίνησιν κινεῖται, οὐκ ἄρα κινεῖται. ἀλλὰ
τοῦτο ψευδῶς καὶ τῇ αἰσθήσει μαχόμενον. κινεῖται οὖν.
ἐπεὶ δὲ κινεῖται, δεικτέον ποίαν κίνησιν κινεῖται ἡ ἀρτηρία.
φαμὲν τοίνυν μικτὴν ποιῆσαι τὴν κίνησιν ἔν τε κύκλῳ καὶ
ἐπ᾽ εὐθείας. εἰ δὲ μικτή ἐστιν ἡ ταύτης, ὡς εἴρηται, κί-
νησις εὔλογος ἀπόδειξις τὸ κέντρον.

ριβ΄. Κέντρον δὲ λέγω τὸ μὲν μέσον σημεῖον κατὰ τὴν
σύμπτωσιν τῆς ἀρτηρίας διαστελλομένης οὑτωσοῖν ἐπὶ τὰ
ἔξω ῥεῖν καὶ πάλιν ἀπὸ τῶν ἔξω ἐπὶ τὸ κέντρον πίπτειν,
δόξειν ἐπ᾽ εὐθείας κινεῖσθαι. εἰ δὲ θέλεις αὐτοῖς τοῖς
πράγμασι τὴν τῆς ἀρτηρίας θεάσασθαι κίνησιν, ἔστω σοι
εἰκὼν σαφὴς τοῦ λεγομένου. ἀναλαβὼν λίθον τις ἀκοντίσει
ἐν ὕδατι, εἶτα τὴν ἐκ τοῦ λίθου πληγὴν νοήσεις τὴν ἀρτη-
ρίαν, ὁ γενόμενος ἐκ ταύτης κύκλος σαφῆ σοι τὴν διαστο-
λὴν ἀπεργάζεται. εἰ δὲ αὖ πάλιν μὴ ἐπ᾽ ἄπειρον ἰόντα

finemque obtinent motionis: non ergo in rectum movetur.
Quod fi quum duo fint motus neutro cieatur, non igitur
movetur. At id falfum et fenfui repugnat; etenim mo-
vetur. Quum igitur moveatur, demonftrandum eft quali
motu moveatur arteria. Dicimus itaque arteriam mixto
ciëri motu tum circulari tum recto. Porro an mixta hujus
motio fit, ut dictum eft, confentanea rationi, demonftratio
eft centrum.

CXII. Centrum autem appello medium punctum a
quo fefe dilatantis arteriae fluxus foras impellitur et ad
quod rurfum fefe contrahentis lapfus it. Hac igitur ra-
tione moveri fecundum rectitudinem videtur; ex eo autem
quod in orbem perpetuo agatur, fpeciem nobis invehit
circularis motionis. At fi velis hifce rebus arteriae con-
templari motum, fit tibi haec fimilitudo rei narratae per-
fpicua. Aliquis fumat lapidem ac in aquam ejaculetur;
deinde per incuffam a lapide plagam concipies arteriam;
qui ex ipfa factus eft circulus manifeftam tibi diaftolem
effingit. Si vero rurfum non ad infinitum ipfius circulum

τούτου τὸν κύκλον νοήσεις, ἀλλὰ στάντα καὶ ἀρξάμενον μετ'
ὀλίγον ἐλαττοῦσθαι, ἕως ἂν εἰς ἐκεῖνον καταντήσει τὸν τό-
πον, ὅθεν τὴν ἀρχὴν τῆς γεννήσεως ἔλαβεν.

ριγ'. Ἡγεμονικόν ἐστι ψυχῆς τὸ ἄρχον τῶν μερῶν τῆς
ψυχῆς, τὸ βασιλεῦον καὶ ἐπιτάσσον, καθιδρυμένον δὲ ἐν τῇ
βάσει τοῦ ἐγκεφάλου. οἱ δὲ οὕτως. ἡγεμονικὸν ψυχῆς ἐστι
τὸ κατάρχον τῆς ὅλης τοῦ ζώου διοικήσεως, τεταγμένον δὲ
ἐν τῇ καρδίᾳ τοῦ ἐγκεφάλου.

ριδ'. Ὑπηρετικὸν μέρος τῆς ψυχῆς τὸ ὑποτεταγμένον
καὶ ὑπηρετοῦν τῷ ἡγεμονικῷ, τεταγμένον δὲ ἐν τῷ ἄλλῳ
λοιπῷ σώματι.

ριε'. Αἴσθησίς ἐστι πάθος ψυχῆς διὰ σώματος ἀγ-
γελικὸν τοῦ κινητικοῦ. τί διαφέρει αἴσθησις καὶ αἰσθητή-
ριον καὶ αἰσθητὸν καὶ αἰσθητικόν; διαφέρει. αἴσθησις μὲν
γάρ ἐστιν ἡ ἐνεργοῦσα δύναμις, αἰσθητήριον δὲ τὸ αἴσθη-
σίν τινα ἐμπεπιστευμένον ὄργανον, αἰσθητὸν δὲ τὸ τῇ αἰ-
σθήσει ὑποπῖπτον, αἰσθητικὸν δὲ αὐτὸ τὸ αἰσθανόμενον,
οἷον αἴσθησις μὲν, ὅρασις, γεῦσις, ὄσφρησις καὶ αἱ λοιπαὶ

ire concipies, imo ſtare ac incipere paulo poſt imminui,
quousque in eum *locum* ejaculatus fueris unde principium
ortus accepit.

CXIII. Princeps animae facultas ea eſt quae parti-
bus animae praeeſt, quae regnat et imperat in cerebri baſi
ſedem obtinens. Quidam hoc modo: princeps animae fa-
cultas eſt quae univerſi animantis gubernationi praeeſt in
cerebri corde conſtituta.

CXIV. Miniſtra animae facultas ſeu pars eſt quae prin-
cipi ſubdita eſt atque miniſtrat in reliquo corpore collocata.

CXV. Senſus eſt affectus animae per corpus, nuncius
rei motum concitantis. Quid differt ſenſus et ſenſorium
et ſenſibile et ſenſificum? Differt; ſenſus ſiquidem eſt agens
facultas. Senſorium vero organum eſt quod ſenſum ali-
quem creditum habet. Senſibile eſt quod ſub ſenſum ca-
dit. Senſificum *ſeu ſenſu praeditum* eſt id ipſum quod
ſentit veluti ſenſus, viſus, guſtus, olfactus et reliqui

αἰσθήσεις ἀκοὴ καὶ ἁφή. αἰσθητήριον ἤτοι ὀφθαλμός ἢ
ῥὶς ἢ γλῶττα, ἃ καὶ ὄργανα αἰσθητικὰ προσαγορεύεται.
αἰσθητὸν δὲ τὸ ξύλον ἢ ὁ λίθος ἢ κίων καὶ πάντα τὰ ὑπο-
πίπτοντα ταῖς αἰσθήσεσιν. αἰσθητικὸν δὲ ὁ Θέων καὶ ὁ
Δίων καὶ τἄλλα ὅσα αἰσθάνεται ζῶα.

[246] ϱισί. Αἰσθήσεις εἰσὶ πέντε, ὅρασις, ἀκοή,
γεῦσις, ὄσφρησις, ἁφή. διακονοῦνται δὲ αὗται καὶ ὑπηρε-
τοῦνται τῇ ψυχῇ, ὥσπερ Ἀσκληπιάδης ὁ Βιθυνός φησιν
καὶ τὴν οὖν γυμνασίαν τῶν πέντε αἰσθήσεων ψυχὴν εἶναι.

ϱιζ. Ὅρασίς ἐστιν ἡ γινομένη διὰ τῶν ὀφθαλμῶν τῷ
συγκεκραμμένῳ ἐν αὐτοῖς πνεύματι λεπτῷ μάλιστα κατὰ
τὸν τῆς κόρης τόπον τυγχάνοντι, δι' οὗ αἱ ὁρατικαὶ ἀντι-
λήψεις γίνονται. τί ἐστιν ὄψις; ὄψις ἐστὶ δύναμις οὐσίας
ἀερώδους φυνώδης, ὅρασις δ' ἐνεργητική.

ϱιή. Ἀκοή ἐστιν ἡ γινομένη διὰ τοῦ ἐγκεκραμένου
τοῖς ὠσὶ πνεύματος ξηροτέρου μᾶλλον ὄντος ἤπερ λεπτο-
μερεστέρου, δι' οὗ αἱ ἀκουστικαὶ ἀντιλήψεις γίνονται.

ϱιθ. Ὄσφρησίς ἐστιν ἡ ἀποτελουμένη διὰ τοῦ ἐν ταῖς

fenfus auditus et tactus. Senforium eft vel oculus vel
nafus vel lingua et quae fentiendi organa nuncupantur.
Senfile lignum vel lapis vel paries vel columna et quae-
cunque fe fenfibus objiciunt. Senfu pollet Theon et Dion
et quaecunque fentiunt animalia.

CXVI. Senfus quinque funt, vifus, auditus, guftus,
olfactus, tactus. Miniftrant autem hi ac inferviunt ani-
mae ut Afclepiades Bithynus afferit, qui proinde animam
effe quinque fenfuum exercitationem dixit.

CXVII. Vifus eft *fenfus* qui fit per oculos contem-
perato in ipfis tenui fpiritu pupillae locum potiffimum
obtinente, per quem viforiae apprehenfiones fiunt. Quid
vifus eft? Vifus eft facultas aëriae fubftantiae lucida, ad-
fpectus autem activus.

CXVIII. Auditus eft *fenfus* qui fit per fpiritum in
auribus contentum qui ficcior magis quam tenuior exfiftit,
quo auditoriae apprehenfiones efficiuntur.

CXIX. Olfactus eft qui abfolvitur fpiritu in naribus

Ed. Chart. II. [246.]　　　　　　　Ed. Baf. V. (393. 394.)

ῥισὶ πνεύματος ὄντος (394) ἐνίκμου καὶ ἀτμωδεστέρου,
δι᾽ οὗ καὶ τῶν ὀσφραντῶν ἀντιλήψεις γίνονται.

ρκʹ. Γεῦσίς ἐστιν ἡ γιγνομένη ποιότης τῷ ἐν τῇ γλώσ-
σῃ πνεύματι ὄντι ὑγροτέρῳ μᾶλλον.

ρκαʹ. Ἁφή ἐστιν ἡ ἀποτελουμένη διὰ τοῦ πνεύματος
ἐληλυθότος διὰ τοῦ σώματος, δι᾽ οὗ αἱ σωματικαὶ ἀντιλή-
ψεις γίνονται.

ρκβʹ. Μεταβατικὴ κίνησίς ἐστι τῶν ὅλων ζώων καθ᾽
ὁρμὴν γινομένη κατάρχοντος μὲν τοῦ ἡγεμονικοῦ, ὑπηρε-
τοῦντος δὲ τοῦ ἐν τοῖς νεύροις πνεύματος συνεκτεινομένου
καὶ παραφέροντος τὰ μέλη.

ρκγʹ. Φωνὴ ψόφος τίς ἐστιν ἔμψυχος. ἄλλως. φωνή
ἐστιν ἡ γινομένη καθ᾽ ὁρμὴν τοῦ ἡγεμονικοῦ ἐκτεινομένου
καὶ συνεκτείνοντος τὸ πνεῦμα τὸ διὰ φάρυγγος μέχρι τοῦ
πνεύμονός τε καὶ τοῦ στόματος καὶ τῆς γλώττης τούτων
διατυπιόντων τὸν πλησιάζοντα ἀέρα. ἄλλως. φωνή ἐστιν
ἀποτέλεσμα τοῦ ἐν ἡμῖν τεθησαυρισμένου πνεύματος δια-
σειόμενον διὰ τραχείας ἀρτηρίας καὶ εἰδοποιούμενον διὰ
γλώττης καὶ ἐπιγλωττίδος. ἄλλως. φωνή ἐστιν ἀπήχησις

contento fuliginofo halituofioreque, per quem olfactilium
fiunt apprehenfiones.

CXX. Guftus eft *fenfus* qui fit fpiritu linguae infito
magis humidiore.

CXXI. Tactus eft *fenfus* qui per fpiritum corpus per-
meantem perficitur, quo corporeae fiunt apprehenfiones.

CXXII. Tranfitivus motus eft animalium univerforum
qui per appetitionem fit provocante quidem facultate
principe, miniftrante vero eo qui nervis ineft fpiritu una
producente ac afportante partes.

CXXIII. Vox fonus quidam eft animantis. Aliter:
vox eft quae fit principis facultatis impulfu fefe ac fpiri-
tum fimul per fauces usque in pulmones, os et linguam
extendentis iis congredientem aërem diverberantibus.
Aliter. Vox opus eft reconditi in nobis fpiritus quod
per afperam arteriam agitatur et per linguam et ligulam
efformatur. Aliter. Vox eft impulfus aëris fonus qui

πνεύματος κατὰ προαίρεσιν ἡμῶν γινομένη συστελλομένων τῶν μεσοπλευρίων μυῶν καὶ προσκρουόντων τῇ τραχείᾳ ἀρτηρίᾳ, λάρυγγι, φάρυγγι, ἐπιγλωττίδι καὶ ἀπαγγέλλουσα τὰς ψυχικὰς διαθέσεις.

ρκδ'. Μνήμη ἐστὶ κατοχὴ καὶ συντήρησις τῶν προκεκριμένων ἐν τῇ ψυχῇ ἢ τῶν προκεκινηκότων τὴν ψυχήν. οἱ δὲ οὕτως. μνήμη ἐστὶ κατάληψις παρεληλυθότος, οὗ τὸ παρὸν ἐξ αἰσθήσεως καταλαμβάνεται.

ρκε'. Ἀνάμνησίς ἐστι πλείονος ἐγγενομένου μεταξὺ χρόνου πρὸς ἀλλήλους γενομένης τῆς διανοίας, ὥστε πάλιν ἀναμιμνήσκεσθαι τὰ προκεκινηκότα τῇ ψυχῇ.

[247] ρκστ'. Ἐπίνοιά ἐστιν ἐναποκειμένη νόησις, νόησις δὲ λογικὴ φαντασία.

ρκζ'. Ὕπνος ἐστὶν ἄνεσις ψυχῆς κατὰ φύσιν ἀπὸ τῶν περάτων ἐπὶ τὸ ἡγεμονικόν. οἱ δὲ οὕτως. ὕπνος ἐστὶν ἡ ψυχῆς καταφορὰ κατὰ φύσιν ἀπὸ τῶν περάτων ἐπὶ τὴν ἀρχήν. ἄλλως. ὕπνος ἐστὶν ἡσυχία καὶ παῦλα τῶν ἡγεμονικῶν. τίς ποιητικὴ αἰτία τοῦ ὕπνου; ἡ ἐν ἐγκεφάλῳ χρησιὴ

quam arbitrio noſtro edatur intercoſtalibus muſculis ſeſe contrahentibus et aſperam arteriam, laryngem, gulam et ligulam oblidentibus animales affectiones annunciat.

CXXIV. Memoria eſt detentio et conſervatio eorum quae antea in anima obſervata ſunt vel quae animam prius affecerunt. Nonnulli hoc modo. Memoria eſt praeteriti comprehenſio cujus praeſens ex ſenſu percipiebatur.

CXXV. Recordatio eſt quum praeter cetera interjecto multo tempore rurſus cogitatio oritur, adeo ut quae prius animam movere ad memoriam revocentur.

CXXVI. Cogitatio eſt intima notio, notio vero rationalis imaginatio.

CXXVII. Somnus eſt remiſſio animae ſecundum naturam a finibus ad principatum. Nonnulli vero ita. Somnus eſt animae delatio ſecundum naturam a finibus ad principium. Aliter. Somnus eſt quies ac ceſſatio functionum animae principum. Quae ſomni cauſa efficiens?

ὕλη. ἢ ὑπνόποιός ἐστιν ἡ χρηστὴ ὕλη ἀπὸ τοῦ στομάχου
εἰς τὸν ἐγκέφαλον ἀναφερομένη καὶ ἡ μᾶλλον ὑγροτέρα καὶ
μετρίως θερμοτέρα ἐστί.

ρκη'. Ἐγρήγορσίς ἐστιν ἔντασις ψυχῆς καὶ ἀπὸ τῆς
ἀρχῆς εἰς πάντα τὰ μέρη καὶ τὰ μόρια τοῦ σώματος.

ρκθ'. Ὑγίειά ἐστι τῶν πρώτων κατὰ φύσιν ἡ εὐκρα-
σία τῶν ἐν ἡμῖν χυμῶν ἢ τῶν φυσικῶν δυνάμεων ἀπαρα-
πόδιστος ἐνέργεια. ἢ ὑγίειά ἐστιν εὐκρασία τῶν τεσσάρων
πρώτων στοιχείων ἐξ ὧν τὸ σῶμα συνέστηκε, θερμοῦ, ψυ-
χροῦ, ὑγροῦ, ξηροῦ· οἱ δὲ οὕτως. ἁρμονία τῶν συνιστών-
των τὸν ἄνθρωπον θερμῶν τε καὶ ψυχρῶν ὑγρῶν τε καὶ
ξηρῶν. πόσα παρέπεται τῇ ὑγιείᾳ; τρία. κάλλος, εὐεξία,
ἀρτιότης. κάλλος ποῖον; κάλλος μὲν οὐχ ὁποῖον κομμωτι-
κῆς δι' ἐπιχρισμάτων προσώπου καὶ βαφῆς τριχῶν καὶ τῶν
τούτοις ἐοικότων περιγινόμενον. ποία εὐεξία; εὐεξία δὲ ἡ
οὐχὶ ἀπὸ γυμναστικῆς, ἀλλ' ἡ κατ' ἐπακολούθησιν τῆς ὑγιείας
συνισταμένη. ποία ἀρτιότης; ἀρτιότης δ' ἐστὶν ἡ τῶν με-

Utilis in cerebro materia. Vel fomnum conciliat utilis
materia quae a ſtomacho in cerebrum effertur quaeque
magis humidior ac mediocriter calidior eſt.

CXXVIII. Vigilia eſt intentio animae a principio ad
omnes corporis partes et particulas.

CXXIX. Sanitas eſt primorum qui fecundum natu-
ram nobis infunt humorum proba temperies aut natura-
lium facultatum actio minime interturbata. Vel fanitas
proba eſt quatuor primorum elementorum ex quibus cor-
pus conſtituitur, calidi, frigidi, humidi et ſicci temperies.
Nonnulli ita *definiunt:* harmonia, id eſt concinnitas con-
ſtituentium hominem calidorum, frigidorum, humidorum
ac ſiccorum. *Quot fanitatem comitantur?* Tria, pulchri-
tudo, bonus habitus, integritas. *Qualis pulchritudo?* Pul-
chritudo quidem non qualis artis fucandi per faciei illi-
tus capillorumque tincturam et his ſimilia comparatur.
Quis bonus habitus? Bonus habitus non qui a gymna-
ſtica, fed qui per fanitatis confequentiam conſtituitur. *Quae
integritas?* Integritas ea quae cunctarum partium nume-

Ed. Chart. II. [247.]   Ed. Baf. V. (394.)

ρῶν ἀπηρτισμένων ῥῶσίς τε καὶ συμμετρία. πάλιν δὲ τῷ κάλλει παρέπεται τρία, εὔχροια καὶ μελῶν ἀναλογία τε καὶ εὐρυθμία. ἔνιοι γοῦν τὸ κάλλος οὕτως ὡρίσαντο. κάλλος ἐστὶν εὐρυθμία μελῶν μετ᾽ εὐχροίας. εὔχροια καὶ μελῶν ἀναλογία τε καὶ εὐρυθμία εἰσὶ τὸ κάλλος. τί διαφέρει ὑγίεια εὐεξίας; ὑγίεια εὐεξίας τούτῳ διαφέρει ὅτι ὑγίεια μὲν καὶ ἔστιν εὐεξία σύμμετρος, ἡ δὲ εὐεξία, ὑγίεια ἐπιτεταμένη· ἡ δὲ ἐπὶ τῶν γυμναστικῶν εὐεξία οὐδὲ ὑγίεια ἄν τις εἴη.

ρλ´. Ἀρεταὶ μὲν σώματος ὑγίεια, ῥώμη, κάλλος, ἀρτιότης. ψυχῆς δὲ ἀρεταὶ, φρόνησις, σωφροσύνη, ἀνδρεία, δικαιοσύνη. τίς τούτων ἀναλογία; ὑγίεια μὲν πρὸς σωφροσύνην. ἡ μὲν γὰρ ὑγίεια εὐκρασία τῶν πρώτων καὶ σύστασίς ἐστιν, ἡ δὲ σωφροσύνη τὸ καθαρεύειν παντὸς πάθους τὴν ψυχὴν ἡδονῆς, φόβου, λύπης, ἐπιθυμίας· δι᾽ ἥν αἰτίαν τὰς ὁρμὰς τῆς ψυχῆς ἀταράχους παρέχεται· καὶ σύ-

ris omnibus abſolutarum roboratio commoderatioque eſt. Rurſus pulchritudinem tria comitantur, bonus color, proportio membrorum ac numeri concinnitas. Nonnulli itaque pulchritudinem ita definiunt: pulchritudo eſt partium proportio et concinnitas cum coloris probitate, probus enim color, partium proportio et numeri concinnitas ſunt quibus ineſt pulchritudo. *Quid a bono habitu differt ſanitas?* Sanitas a bono habitu differt quod ſanitas bonus ſit habitus commoderatus, habitus autem bonus ſanitas intenſa. Bonus vero gymnaſticorum habitus ne ſanitas quidem ulla eſſe poteſt.

CXXX. Virtutes quidem corporis ſunt ſanitas, robur, pulchritudo, integritas. Animi vero virtutes prudentia, modeſtia, fortitudo, juſtitia. Quaenam eſt illarum ad has analogia? Sanitas equidem ad modeſtiam analogiam habet. Eſt enim ſanitas bona primorum temperies ac conſtitutio; temperantia autem eſt purum ab omni affectu animum reddere nempe voluptate, metu, triſtitia, cupiditate; quam ob cauſam animi motus imperturbatos tran-

στασις αὕτη ψυχῆς ἐστι καὶ ὑγίεια. πάλιν ἀναλογία ἐστὶ
ῥώμη σώματος πρὸς ἀνδρείαν ψυχῆς. ἡ μὲν γὰρ ῥώμη εὐ-
τονία ἐστὶ σώματος καὶ ἰσχὺς ἀκαταγώνιστος τοῖς νομιζο-
μένοις τὸ σῶμα φθείρειν. ἡ δὲ ἀνδρεία ῥώμη ψυχῆς καὶ
ἰσχὺς πρὸς τὰς ὑπομονὰς τῶν ἰσχυρῶν φαντασιῶν θανάτου,
πόνου, ταλαιπωρίας καὶ καθ᾽ ὅλου παντὸς τοῦ δοκοῦντος
εἶναι [248] δεινοῦ καὶ φοβεροῦ. προσέοικε δὲ τῷ κάλλει
πάλιν ἡ δικαιοσύνη· τὸ μὲν γὰρ κάλλος ἐν συμμετρίᾳ με-
λῶν μετ᾽ εὐχροίας νοεῖται, ἡ δὲ δικαιοσύνη ἐν συμμετρίᾳ
τοῦ ὑπερβάλλοντος ἑκάστου. ἀπονεμητικὴ γάρ ἐστιν ἑκάστῳ
τῶν πρὸς ἀξίαν, οἷον θεοῖς, γονεῦσι, συγγενέσι, φίλοις, οἰ-
κείοις, πολίταις. τῇ δὲ φρονήσει ἡ ἀρτιότης. ἀρτιότης
μὲν γὰρ συμπλήρωσίς ἐστι τῶν τῆς ψυχῆς ὀρθῶν καταλή-
ψεων ὥσπερ καὶ τῶν μελῶν. οὕτω δὲ καὶ ἡ φρόνησις.

ρλα΄. Τὸ κατὰ φύσιν μέν ἐστιν ἡ ὑγίεια. τὸ δὲ παρὰ
φύσιν ἡ νόσος. τὸ φύσει δὲ οὔτε κατὰ φύσιν ἐστὶν οὔτε
ἤδη παρὰ φύσιν, οἷον ὁ λεπτὸς ἄγαν καὶ ξηρὸς ἢ ὁ παχὺς

quillosque exhibet eſtque haec animae conſtitutio ac ſa-
nitas. Rurſus proportione robur corporis animi fortitu-
dini conſentit. Eſt enim robur firmitas ac vis inexpug-
nabilis corporis ab iis rebus quae corrumpere corpus cen-
ſentur. Fortitudo vero animi robur et ſtrenuitas ad ea
perferenda quae mortis, laboris, aerumnae ac denique
omnium quae gravia et terribilia eſſe videntur, ſpeciem
impenſius prae ſe ferunt. Similis autem juſtitia pulchri-
tudini videtur; pulchritudo namque in membrorum ſym-
metria cum coloris bonitate intelligitur: juſtitia autem in
ejus commoderatione quod in re quaque exſuperat; cuique
enim pro dignitate tribuit ut diis, parentibus, cognatis,
amicis, familiaribus, civibus. Prudentiae vero integritas
confertur. Integritas namque ut partium corporis ſic et
prudentia rectarum animi comprehenſionum conſumma-
tio eſt.

CXXXI. Equidem quod ſecundum naturam ſanitas
eſt, quod vero praeter naturam morbus. Quod autem eſt
natura, id neque ſecundum naturam neque praeter natu-

Ed. Chart. II. [248.]   Ed. Baf. V. (394.)

ἤδη καὶ πιμελώδης ἢ ὁ γρυπὸς ἢ ὁ γλαυκὸς ἢ ὁ σιμὸς ἢ
ὁ ῥεβός· οὗτοι καὶ οὕτως ἔχοντες κατὰ φύσιν μὲν οὐ διά-
κεινται, παραβεβήκασι μὲν γάρ τι οὗτοι τὸ σύμμετρον· οὐδὲ
μὴν παρὰ φύσιν ἔχουσιν, οὐ γὰρ ἐμποδίζονται εἰς τὰς ἐνερ-
γείας. τὸ δὲ οὐ φύσει τοιοῦτόν ἐστι τὸ μήτε παρὰ φύσιν
ἐστὶ μήτε κατὰ φύσιν μήτε φύσει ἐστί. ὥσπερ οἱ τὰς λευ-
κὰς ἔχοντες καὶ τὰς ἀκροχόρδωνας ἄλφους τε καὶ μύρμηκας
καὶ εἴ τι ὅμοιον. ταῦτα γὰρ οὔτε κατὰ φύσιν, ἔξω γάρ εἰσι
τοῦ κατὰ φύσιν, οὔτε μὴν παρὰ φύσιν, οὐδὲ γὰρ ἐμποδίζει
ταῖς κατὰ φύσιν ἐνεργείαις. οὔτε δὲ φύσει, οὐ γὰρ ἐξ ἀρ-
χῆς γέγονεν, οὐδ᾽ ἀπὸ τῆς πρώτης γενέσεως. λείπεται ἄρα
οὐ φύσει εἶναι. ἐγγίζει δὲ τῷ λόγῳ τῷ κατὰ φύσιν τὸ φύ-
σει καὶ τῷ παρὰ φύσιν τὸ οὐ φύσει.

ρλβ΄. Τῶν ἐν ἡμῖν μερῶν τὰ μὲν πρὸς τὸ ζῆν ἡμᾶς
ἀπὸ τῆς φύσεως, τὰ δὲ πρὸς τὸ εὖ ζῆν ὑπὸ τῆς φύσεως
γέγονε. τὰ μὲν οὖν πρὸς τὸ ζῆν γεγονότα τὰ κύρια τυγχά-

ram jam eſt; ut gracilis admodum ac ſiccus vel craſſus
jam et praepinguis vel qui naſo eſt adunco vel ſimo vel
caeſius vel qui varus aut varia eſt natura, qui ita ſe ha-
bent non ſunt ſecundum naturam affecti; nam hi ſymme-
triam transgreſſi ſunt; ſed nec praeter naturam quoque
afficiuntur; non enim in functionibus edendis impediun-
tur. Quod autem non natura ejusmodi eſt, ut neque ſe-
cundum naturam neque praeter naturam neque natura
exiſtat: tales ſunt qui leucas aut alphos aut acrochordones
aut myrmecias ac ſimilia habent. Haec enim neque ſe-
cundum naturam ſunt, nam extra naturalem ſunt ſtatum;
neque vero praeter naturam quum naturales minime lae-
dant actiones; verum neque natura ſunt; non enim ea
fuere a principio genita neque a prima generatione con-
ſtitere; non natura ergo ut ſint relinquitur. Enimvero
quod conſtat natura ei quod ſecundum naturam et quod
non natura ei quod praeter naturam ratione proximum eſt.

CXXXII. Quae partes nobis inſunt aliae quidem ad
vivendum a natura, aliae vero ad bene vivendum a na-
tura procreatae ſunt. Quae itaque partes ad vivendum

Ed. Chart. II. [248.]　　　　　　　　Ed. Baf. V. (394.)
νει οἷον ἐγκέφαλος καὶ καρδία καὶ πνεύμων καὶ ἧπαρ καὶ
γαστήρ· ὧν παθόντων τι ἐξ ἀνάγκης ἤτοι παραυτίκα ἢ
ὕστερον τὸ ζῶον τελευτᾷ. τὰ δὲ πρὸς τὸ εὖ ζῆν ὀφθαλμοί,
πόδες, χεῖρες καὶ τὰ ἄλλα μόρια. τούτων γὰρ παθόντων
ζῇ μὲν τὸ ζῶον, ζῇ δὲ οὐ καλῶς.

ρλγ΄. Νόσος ἐστὶ δυσκρασία τῶν πρώτων κατὰ φύσιν
ἢ δυσκρασία τῶν ἐν ἡμῖν χυμῶν. ἢ τῶν φυσικῶν δυνά-
μεων παραποδισμός. ἢ ἐκτροπὴ τοῦ σώματος ἐκ τοῦ κατὰ
φύσιν εἰς τὸ παρὰ φύσιν. ἢ νόσος ἐστὶ δυσκρασία τῶν
πρώτων καθ᾽ ἣν ἐπικρατεῖ τὸ ξηρὸν καὶ τὸ ψυχρὸν ἢ τὸ
θερμὸν ἢ τὸ ὑγρόν. αἱ νοσωδέσταται κατασκευαὶ τῶν σω-
μάτων ἐξ ἐναντίων τῇ κράσει σύγκεινται μορίων, ὥσπερ αἱ
ἄρισται κατασκευαὶ τῶν σωμάτων συνεστήκασιν ἐκ συμμέ-
τρων μὲν τῶν ὀργανικῶν, ἐξ εὐκρασίας δὲ τῶν ὁμοιομερῶν.

ρλδ΄. Πάθος ἐστὶ παραποδισμὸς τῆς κατὰ φύσιν ἐνερ-
γείας νοσώδης ἤ τινος ἤ τινων ἢ μιᾶς ἢ πάντων τῶν τῆς

progenitae funt propriae ac principes habentur, ut cere-
brum, cor, pulmo, jecur et ventriculus, his enim prave
affectis animal protinus aut poftmodum neceffario interit.
Quae vero ad bene vivendum oculi, pedes, manus et
caetere partes. His namque affectis vivit quidem animal,
fed feliciter minus vivit.

CXXXIII. Morbus eft primorum quae fecundum na-
turam confiftunt *corporum* intemperies. Vel: eorum quae
nobis infunt humorum intemperies. Vel: naturalium fa-
cultatum impeditio. Vel: everfio corporis ab eo qui fe-
cundum naturam eft ftatu in eum qui praeter naturam.
Vel morbus eft primorum intemperies in qua ficcum aut
frigidum aut calidum aut humidum exfuperat. Morbo-
fiffimae corporum conftitutiones ex contrariis temperamento
conftant partibus, quemadmodum optimae corporum ftru-
cturae funt ex organicarum partium fymmetria et ex fimi-
larium proba temperie.

CXXXIV. Affectio eft interturbatio alicujus qui fe-
cundum naturam eft actionis morbofa aut quarundam aut

Ed. Chart. II. [248. 249.]   Ed. Baf. V. (394.)

φύσεως ἐνεργημάτων. τινὲς δὲ οὕτως ὡς Ἡροφίλιοι. πά-
θος ἐστὶ τὸ μὴ διαπαντὸς ἐν τῷ αὐτῷ χρόνῳ λυόμενον καὶ
ἐλάττονι δέ ποτε καὶ ἐν πλείονι.

[249] ρλε´. Νόσημά ἐστιν ἕξις νοσώδης ἢ ὅλου τοῦ
σώματος ἢ μέρους. ἔτι τῶν νοσημάτων τὰ μέν ἐστι συνεχῆ,
τὰ δὲ διαλείποντα, τὰ δὲ ὀξέα, τὰ δὲ κατοξέα, τὰ δὲ χρό-
νια. συνεχῆ μὲν ὁ ἡμιτριταῖος καὶ ὁ τυφώδης οὕτω κα-
λούμενος πυρετὸς καὶ ὁ καῦσος. διαλείποντα δέ ἐστι ταῦτα,
ἀμφημερινὸς, τριταῖος, τεταρταῖος, πεμπταῖος καὶ τὰ τού-
τοις ὅμοια. ὀξέα δὲ φρενῖτις, λήθαργος, πλευρῖτις, περι-
πνευμονία, καῦσοι καὶ τριταῖοι συνεχεῖς. κατοξέα δὲ συν-
άγχη, κυνάγχη, ἀποπληξία, χολέρα, τέτανος καὶ τὰ τούτοις
ὅμοια. χρόνια δὲ φθόη, ἐπίληψις, ἀρθρῖτις, νεφρῖτις,
ὕδρωψ, ἀτροφία καὶ τὰ τούτοις ἐοικότα. ἔτι τῶν νοσημά-
των τὰ μέν ἐστιν ὀξέα καὶ συνεχῆ ὡς οἱ καῦσοι καὶ φρε-
νίτιδες καὶ πλευρίτιδες· καὶ γὰρ ὀξέα ταῦτα καὶ συνεχῆ
τυγχάνει. τὰ δὲ οὔτε ὀξέα οὔτε συνεχῆ ὡς τὰ χρόνια νο-

unius aut omnium naturae functionum. Quidam vero ut
Herophilei hoc modo. Affectio eſt quae non ſemper eo-
dem tempore ſolvitur, ſed in breviore quandoque inter-
dum et longiore.

CXXXV. Aegritudo eſt affectio morboſa aut totius
corporis aut partis. Ad haec morborum alii quidem con-
tinui ſunt, alii intermittentes, alii acuti, alii peracuti
alii diuturni. Continui ſunt hemitritaeus, typhodes quae
ita vocatur et febris ardens. Intermittentes hi ſunt, quo-
tidiana, tertiana, quartana, quintana et his ſimiles. Acuti
ſunt phrenitis, lethargus, pleuritis, peripneumonia, febres
ardentes et tertianae continuae. Peracuti ſunt ſynanche,
cynanche, apoplexia, cholera, tetanus et his ſimiles.
Diuturni ſunt tabes, epilepſia, arthritis, nephritis, hydrops,
marcor et his conſimiles. Morborum praeterea quidam
acuti ſunt et continui ut ardentes febres, phrenitides,
pleuritides; hi enim acuti et continui ſunt. Nonnulli
neque acuti neque continui ut diuturni morbi. Quidam

σήματα. τὰ δὲ ὀξέα μὲν, οὐ συνεχῆ δὲ, ὡς οἱ τριταῖοι πυ-
ρετοί· τὰ δὲ συνεχῆ μὲν, οὐκ ὀξέα δὲ, ὡς ἡμιτριταῖοι καὶ
οἱ τυφώδεις.

ρλστ'. Τῶν πυρετῶν τέσσαρές εἰσι καιροὶ, οὖς καὶ χρό-
νους προσαγορεύομεν, εἰσβολὴ, αὔξησις, ἀκμὴ καὶ παρακμή.

ρλζ'. Τῶν νοσημάτων διαφορὰς οἶδεν Ἱπποκράτης ἐν-
νέα, ὀξὺ, κάτοξυ, κακόηθες, χρόνιον, μέσον, ὀλέθριον, πε-
ριεσιηκὸς, κινδυνῶδες, ἀκίνδυνον.

ρλη'. Ὀξὺ μὲν οὖν ἐστι πάθος τὸ δυνάμει καὶ φαντα-
σίᾳ μέγα καὶ χαλεπὸν κρινόμενον τοὐπίπαν ἐν ἡμέραις
ἑπτά. ἄλλως. ὀξὺ νόσημα μέγα τί ἐστι καὶ πρὸς τὴν ἀκμὴν
ἐπειγόμενον διὰ ταχέων. ἢ ἐκ τοῦ Ἱπποκράτους, ὀξὺ νό-
σημά ἐστιν ὃ μέγα καὶ ὀλέθριον ὃ τοὺς πλείστους τῶν ἀν-
θρώπων κτείνει. ἄλλως. ὀξὺ πάθος ἐστὶ τὸ εὐπετῆ τὴν λύ-
σιν ἢ ἀναίρεσιν ὅσον ἐφ' ἑαυτῷ ἔχον.

ρλθ'. Κάτοξυ πάθος ἐστὶ τὸ δυνάμει καὶ φαντασίᾳ
μεῖον καὶ χαλεπώτερον τοῦ ὀξέος τοὐπίπαν κρινόμενον ἐν

vero acuti quidem funt, non autem continui ut tertianae
febres. Quidam denique continui quidem funt, non au-
tem acuti ut hemitritaei et typhodes febres.

CXXXVI. Febrium ftatus quatuor funt quos etiam
tempora nominant, infultus, incrementum, vigor, declinatio.

CXXXVII. Hippocrates novem morborum differen-
tias novit, acutum, peracutum, malignum, diuturnum,
medium, exitialem, falutarem, periculofum, periculi ex-
pertem.

CXXXVIII. Morbus acutus eft qui et viribus et
fpecie magnus eft et periculofus quique ut plurimum fe-
ptem diebus judicatur. Aliter. Acutus morbus eft qui
magnus eft et ad vigorem celeriter pervenit. Vel ex Hip-
pocrate. Acutus morbus magnus et periculofus morbus
eft quique plurimos enecat. Aliter. Acutus morbus eft is
qui facilem folutionem vel internecionem quantum in ipfo
eft habet.

CXXXIX. Morbus peracutus eft affectus acuto vi et
fpecie major et difficilior qui fere feptem diebus judica-

ήμέραις έπτά. τούτο καί όξύτατον προσαγορεύειν εἴωθεν
Ἱπποκράτης. ἄλλως. κάτοξυ νόσημά ἐστι τὸ αὐτίκα ἀκμά-
ζον. αὐτίκα δὲ ἀκουστέον περὶ τὴν πρώτην τετράδον ἢ μι-
κρὸν ταύτης ἐξώτερον. ἄλλως. μεταξὺ νόσημα τὸ τῆς ζ'
ήμέρας οὐκ ἐξωτέρω προϊὸν, ἀλλ' ἤτοι κατ' αὐτὴν ἢ καὶ
πρωΐαίτερον κρινόμενον.

ρμ'. Κακόηθες νόσημά ἐστι τὸ δυνάμει μὲν μέγα καὶ
χαλεπὸν, φαντασίᾳ δὲ ἀσθενὲς οὐκ ἔχον κρίσεως χρόνους
ὡρισμένους. ἄλλως. κακόηθες νόσημά ἐστιν ὅσον κίνδυνον
ἀπειλεῖ τοῖς κάμνουσιν, οὐκ ἀποκόπτει τὴν τῆς σωτηρίας
ἐλπίδα.

ρμα'. Χρόνιον νόσημά ἐστι τὸ μεταβάλλον ἐπὶ τὸ χεῖ-
ρον καὶ ἐπὶ τὸ κρεῖττον καὶ κρινόμενον ἐν μησὶ καὶ ἐνιαυ-
τοῖς ἢ καὶ συναποθνῆσκον τῷ ἀνθρώπῳ.

[250] ρμβ'. Μέσον νόσημά ἐστι τὸ μεταξὺ χρονίου
καὶ ὀξέος μεταβάλλον καὶ αὐτὸ ἐπὶ τὸ κρεῖττον καὶ ἐπὶ τὸ
χεῖρον, κρινόμενον τοὐπίπαν ἐν ήμέραις ἐξήκοντα ἢ ὀγδοή-
κοντα.

tur; hunc etiam acutiſſimum appellare conſuevit Hippo-
crates. Aliter. Peracutus morbus is eſt qui ſtatim in
ſummo vigore viget; per ſtatim autem circa primum qua-
ternarium vel paulo poſt intelligendum. Aliter. Morbus
peracutus eſt qui ſeptimum diem non transgreditur, ſed
aut in eo aut etiam maturius judicatur.

CXL. Malignus morbus eſt qui facultate quidem
magnus eſt et difficilis, ſpecie vero debilis neque ſtatuta
judicationis habet tempora. Aliter; malignus morbus vo-
catur qui aegris periculum minatur nec ſpem ſalutis adimit.

CXLI. Morbus diuturnus eſt qui in pejus mutatur
ac melius; in menſibus annisque judicatur aut etiam cum
homine interit.

CXLII. Medius morbus qui inter diuturnum et acu-
tum eſt; is quoque in melius ac deterius commeat atque
in ſexaginta fere aut octoginta diebus judicatur.

Ed. Cart. II. [250.]   Ed. Baf. V. (394. 395.)

ρμγ'. Ὀλέθριον νόσημά ἐστι τὸ πάντη πάντως ὄλε-
θρον ἐπιφέρον ἤτοι ἐν ὀλίγῳ χρόνῳ ἢ ἐν πλείστῳ.

ρμδ'. Περιεστηκὸς νόσημά ἐστιν ὅπερ οὐδέποτε ἀναι-
ρετικὸν γίνεται ὅσον ἐφ' ἑαυτὸ, ἐπειδὴ πολλάκις δι' ἁμάρ-
τημα κινδυνῶδες γίνεται.

ρμε'. Κινδυνῶδες νόσημά ἐστι τὸ ῥοπὴν ἴσην ἔχον καὶ
πρὸς ὄλεθρον καὶ πρὸς σωτηρίαν. λέγοιτο δ' ἂν τοῦτο καὶ
ἀμφίβολον.

ρμστ'. Ἀκίνδυνον νόσημά ἐστι τὸ ἀεὶ ῥέπον ἐς σω-
τηρίαν ὅσον ἐφ' ἑαυτὸ, τῇ δυνάμει (395) ταὐτὸν ὑπάρχον
τῷ περιεστηκότι.

ρμζ'. Μέγα κατὰ φαντασίαν νόσημά ἐστιν ὡς τὸ ἐν
σεσαρκωμένοις τόποις τραῦμα πολὺν ἔχον τόπον· τὸ δὲ κατ'
ἀποτέλεσμα μέγα νόσημα ὡς τὸ κατὰ νεῦρον ἢ μυὸς νύγμα
πρὸς τὴν ὄψιν μικρὸν φαινόμενον, δυνάμει δὲ μέγα ὑπάρχον.

ρμη'. Ἀρρώστημά ἐστι νόσημα ἐγκεχρονισμένον μετ'
ἀσθενείας πλείονος. ἢ ἀρρώστημά ἐστι νόσημα ἀσθενὲς
ἐλαττοῦν τὴν δύναμιν.

CXLIII. Exitialis eſt morbus qui prorſus exitium
affert vel brevi vel plurimo tempore.

CXLIV. Salutaris morbus eſt qui nunquam fit per-
emptorius quantum per ſe, quoniam multoties ob erro-
rem periculoſus evadit.

CXLV. Periculoſus morbus eſt qui ad perniciem et
ſalutem aequale habet momentum; is anceps quoque dici
poteſt.

CXLVI. Non periculoſus *vel ſecurus* morbus eſt qui
ſemper ad ſalutem quantum in ipſo eſt vergit idemque
facultate cum ſalutari eſt.

CXLVII. Morbus ſpecie magnus eſt ut vulnus in
carnoſis locis multum ſpatii occupans; magnus autem re
vel effectu ut punctura in nervo vel muſculo quae parva
viſui apparet, facultate autem magna eſt.

CXLVIII. Infirmitas ſeu adverſa valetudo morbus eſt
inveteratus multa cum imbecillitate. Vel: infirmitas eſt
morbus imbecillis vires diminuens.

ρμθ'. Νόσημα ἔμμονόν ἐστιν ἔμμονος ἀατασκευὴ παρὰ φύσιν περὶ τὰ μετέχοντα τοῦ ζῆν σώματα· οἱ Ἡροφίλειοι πάθος λέγουσιν εἶναι τὸ δύσλυτον καὶ ἀκίνητον οὗ τὴν αἰτίαν ἐν ὑγροῖς εἶναι.

ρν'. Σποραδικὰ νοσήματά ἐστι τὰ ἐν παντὶ χρόνῳ καὶ τόπῳ γινόμενα. ἄλλως. σποραδικὰ νοσήματά ἐστιν ἃ καταλαμβάνει ἰδίᾳ ἕκαστον. ἄλλως. σποράδες αἱ νόσοι διάφοροι οὐχ ὁμονογενεῖς ἄλλαι ἄλλοις συμβαίνουσιν.

ρνα'. Ἔνδημά ἐστι τὰ ἔν τισι πλεονάζοντα τόποις. ἄλλως. ὅσα πλεονάζει διὰ παντὸς ἔν τινι χώρᾳ, ἃ πέρ ἐστιν ἔνδημα.

ρνβ'. Ἐπίδημά ἐστι τὰ κατά τινας χρόνους περὶ πλείονας ἐν τῷ αὐτῷ τόπῳ γινόμενα.

ρνγ'. Λοιμός ἐστι νόσημα ἐπὶ πάντας ἢ τοὺς πλείστους παραγινόμενον ὑπὸ διαφθορᾶς ἀέρος, ὥστε τοὺς πλείστους ἀπόλλυσθαι. φέρεται δὲ καὶ τοιοῦτός τις ὅρος. λοιμός ἐστι κοινὸν [251] πάθος πλείστων ὑπὸ τὸν αὐτὸν

CXLXI. Morbus permanens eſt diſpoſitio praeter naturam corporum vitam participantium quem affectum eſſe ajunt Herophilei qui nec facile ſolvitur neque facile dimovetur ejusque eſſe in humidis cauſam.

CL. Morbi ſporadici ſunt qui omni tempore et loco exoriuntur. Aliter. Morbi ſporadici ſunt qui ſeparatim quemque invadunt. Alio modo. Morbi diſperſi diverſi non ejusdem generis alii aliis contingentes.

CLI. Vernaculi morbi ſunt qui quibusdam in locis frequentius affluunt. Aliter. Morbi vernaculi ſunt qui perpetuo regionem aliquam occupant.

CLII. Vulgares morbi ſunt qui temporibus quibusdam plures eodem in loco corripiunt.

CLIII. Peſtilentia eſt morbus qui in omnes aut plurimos graſſatur ab aëris corruptela proveniens; quo fit ut quamplurimi intereant. Fertur et quaedam hujusmodi definitio. Peſtilentia eſt communis affectus plurimorum qui ſub idem tempus per urbes nationesque acuta pericula

καιρὸν κατὰ πόλεις καὶ ἔθνη ὀξεῖς κινδύνους καὶ θανάτους
ἐπιφέρον. δυνατὸν καὶ οὕτως ὁρίσασθαι. λοιμός ἐστι τροπὴ
ἀέρος ὥστε μὴ τετηρηκέναι τὰς ὥρας τὴν ἰδίαν τάξιν μετὰ
τοῦ καὶ πολλοὺς ἀποθνήσκειν ὑπὸ τοῦ αὐτοῦ νοσήματος.

ρνδ'. Αἴτιόν ἐστιν ὃ ποιοῦν τι ἐν τῷ σώματι καὶ
αὐτὸ ἀσώματόν ἐστι. ἢ αἴτιόν ἐστιν, ὡς οἱ φιλόσοφοι λέ-
γουσι, τό τινος ποιητικὸν ἢ δι' ὅ τι γίνεται. τριπλοῦν δὲ
αἴτιον· ἔστι δὲ τὸ μὲν προκαταρκτικὸν, τὸ δὲ προηγούμενον,
τὸ δὲ συνεκτικόν.

ρνε'. Προκαταρκτικὸν μὲν οὖν ἐστιν ὃ ποιῆσαν τὸ
ἀποτέλεσμα κεχώρισται ὡς ὁ δακὼν κύων καὶ ὁ πλήξας
σκόρπιος καὶ ἡ ἀπὸ τοῦ ἡλίου ἔγκαυσις ἡ τὸν πυρετὸν ἐρ-
γαζομένη. Ἀθήναιος δὲ ὁ Ἀτταλεὺς οὕτω φησίν. αἴτιόν
ἐστι τὸ ποιοῦν. τοῦτο δέ ἐστι τὸ προκαταρκτικόν. ἄλλως.
τὰ προκαταρκτικὰ αἴτιά ἐστιν ὅσα προκατάρχει τῆς ὅλης
συντελείας τοῦ ἀποτελέσματος καὶ ὧν οὐδὲν προηγεῖται.

ρνστ'. Προηγούμενον αἴτιόν ἐστι τὸ ὑπὸ τοῦ προκα-
ταρκτικοῦ ἤτοι κατασκευαζόμενον ἢ συνεργούμενον καὶ προη-

mortesque infert acutas. Definire et hoc modo poſſumus.
Peſtilentia cſt converſio aëris adeo ut nec ordinem pro-
prium ſervent anni tempora ſimulque plures ex eodem
morbo intereant.

CLIV. Cauſa eſt quae in corpore aliquid efficit ex-
persque ipſa eſt corporis. Vel cauſa eſt, ut tradunt phi-
loſophi, alicujus rei effectrix aut cujus gratia aliquid ſit.
Triplex autem cauſa eſt; alia quidem eſt evidens; alia
vero antecedens; alia denique continens ſeu conjuncta.

CLV. Cauſa evidens eſt quae peracto opere diſceſſit,
quemadmodum canis quum momordit et ſcorpius quum
ictum inflixit et inuſtio a ſole quae febrem molitur. Athe-
naeus autem Attalenſis ſic inquit: cauſa eſt ea quae facit;
haec autem eſt procatarctica. Aliter: cauſae evidentes
ſunt quae ante totam operis conſummationem exiſtunt
quasque nulla praecedit.

CLVI. Antecedens cauſa eſt quae ab evidente vel
comparatur vel adjuvatur conjunctamque antecedit. Non-

γούμενον τοῦ συνεκτικοῦ. οἱ δὲ οὕτως. προηγούμενον αἴ
τιόν ἐστιν οὗ παρόντος πάρεστι τὸ ἀποτέλεσμα καὶ αὐξο
μένου αὔξεται καὶ μειουμένου μειοῦται καὶ αἱρουμένου
αἱρεῖται.

ρνζ'. Συνεκτικὸν αἴτιόν ἐστιν ὃ παρὸν μὲν παροῦσαν
φυλάττει τὴν νόσον. ἀναιρούμενον δὲ ἀναιρεῖ, ὡς ὁ ἐν τῇ
κύστει λίθος, ὡς ὑδάτις, ὡς πτερύγιον, ὡς ἐγκανθὶς, ὡς
ἄλλα τοιαῦτα συνεκτικὰ καλούμενα αἴτια, ἅπερ οἱ γενναιό
τατοι τῶν ἰατρῶν οὐκ ἐν αἰτίων μόνον λόγῳ, ἀλλὰ καὶ ἐκ
παθημάτων τιθέντων ταῦτα.

ρνη'. Αὐτοτελὲς αἴτιόν ἐστι τὸ αὐτὸ καθ' αὑτὸ ποιοῦν
τέλος.

ρνθ'. Συναίτιόν ἐστιν ὃ σὺν ἑτέρῳ δύναμιν ἴσην ἔχον
ποιοῦν τὸ ἀποτέλεσμα, αὐτὸ δὲ κατ' ἰδίαν μόνον οὐ δυνά
μενον ποιῆσαι.

ρξ. Συνεργόν ἐστιν αἴτιον ὃ ποιοῦν ἀποτέλεσμα, δυσ
χερῶς δὲ, συλλαμβάνον πρὸς τὸ ῥᾷον αὑτὸ γενέσθαι, κατ'
ἰδίαν τι ποιεῖν οὐ δυνάμενον.

nulli vero fic: antecedens caufa eft qua praefente adeft
effectus et augefcente augetur et imminuta imminuitur
et fublata tollitur.

CLVII. Caufa continens eft quae praefens praefentem fervat morbum et fublata fimul tollit ut calculus in
vefica, ut aquula, ut pterygium, ut encanthis aliaque
ejusmodi quae caufas conjunctas vocant, ut praeclariffimi
medici qui ea non in caufarum dumtaxat, fed in affectuum
ratione ponunt.

CLVIII. Caufa perfecta feu per fe finiens eft ipfa
quae per fe finem facit.

CLIX. Concaufa eft quae cum alia pares obtinens
vires opus molitur, id vero facere fola per fe ipfa non
poterat.

CLX. Adjutrix caufa eft quae opus quidem conficit,
fed aegre, quapropter alteri confonatur quo rem confequatur facilius quam prompte obire feorfum nequit.

ρξα'. Πρόδηλά ἐστιν αἴτια ὅσα ἐξ ἑαυτῶν καταλαμ-
βάνεται δι' αἰσθήσεως ποιοῦντά τε καὶ ἐνεργοῦντα. οἱ δὲ
οὕτως. πρόδηλά ἐστιν αἴτια ἃ καὶ αὐτὰ φαίνεται καὶ ἀπο-
φαίνει τὸ ἀποτέλεσμα συμφώνως αὐτοῖς γινόμενον.

ρξβ'. Οὐ πρόδηλα αἴτιά ἐστιν ὅσα οὐκ ἐξ ἑαυτῶν, διὰ
δὲ σημείων καταλαμβάνεται· καθάπερ δὲ ἄδηλα ὅσα οὔτε
ἐξ ἑαυτῶν οὔτε ἐξ ἄλλων καταλαμβάνεται.

[252] ρξγ'. Πρὸς καιρὸν ἄδηλά ἐστιν ὅσα ἀποκαλυ-
φθέντα μὴ μέντοι ἐξ ἑαυτῶν φαίνεται, παρακείμενα δὲ τοῖς
σώμασι διὰ σημείων γνωρίζεται. ἢ οὕτως. πρὸς καιρὸν
ἄδηλά ἐστι τὰ μέχρι μέν τινος ἀπόντα, αὖθις δὲ ὑπὸ τὴν
αἴσθησιν ἐλθεῖν δυνάμενα.

ρξδ'. Σημείωσίς ἐστιν εἶδος σημείου ἢ διὰ σημείου ἢ
διὰ σημείων κατάληψις. ἢ σημείωσις σημεῖόν ἐστι τί-
νος ἀδήλου δηλωτικόν.

ρξε'. Σημεῖόν ἐστι τοῦ μέλλοντος συμβήσεσθαι διάγνω-
σις. τινὲς δὲ οὕτως. σημεῖόν ἐστιν οὗ γνωσθέντος ἕτερόν

CLXI. Caufae manifeftae funt quaecunque ex fe ipfis
facientes agentesque fenfu deprehenduntur. Aliqui hoc
modo. Manifeftae funt caufae quae et apparent ipfae et
opus confentanee fibi fieri oftendunt.

CLXII. Non manifeftae caufae funt quae non ex
feipfis fed per figna deprehenduntur quemadmodum ob-
fcurae, quae neque ex feipfis neque ex aliis nofcuntur.

CLXIII. Ad tempus obfcurae funt quae detectae ex
fe ipfae non apparent et adjunctae corporibus per figna
cognofcuntur. Vel fic. Pro tempore abditae funt eae
quae abfunt aliquamdiu ac rurfus venire fub fenfum valent.

CLXIV. Significatio eft figni idea vel eft per fignum
vel per figna perceptio. Vel notatio eft fignum quod rem
minus patentem quampiam declarat.

CLXV. Signum eft rei quae contingere debet digno-
tio. Nonnulli hoc pacto: fignum eft quo cognito aliud

Ed. Chart. II. [252.]   Ed. Baf. V. (395.)

τι ἐξ αὐτοῦ καταλαμβάνεται. ἢ πρότερον ἀγνοούμενον ἡμῖν γινώσκεται καταλαμβανόμενον.

ρξστ'. Παθογνωμονικόν ἐστιν τῶν τε ἐντὸς καὶ τῶν ἐκτὸς σημείωσις. ἢ παθογνωμονικόν ἐστιν ἐξ οὗ γινώσκεται τὸ πάθος. ἢ παθογνωμονικόν ἐστι τὸ τῆς τοῦ πάθους ἰδέας δηλωτικόν.

ρξζ'. Πρόγνωσίς ἐστιν ἐπιστήμη τῶν ἀποβήσεσθαι μελλόντων. ἢ πρόγνωσίς ἐστι τὸ προεπίστασθαι τὰ μέλλοντα συμβήσεσθαι τῷ σώματι. προγνωστικὸν σημεῖόν ἐστιν ἐξ οὗ γινώσκεσθαι τὸ μέλλον.

ρξη'. Πρόῤῥησίς ἐστι πρόγνωσις καὶ προαγόρευσις τοῦ μέλλοντος.

ρξθ'. Συνδρομή ἐστι σύνοδος τῶν συμπτωμάτων. ἢ τὸ τῶν συμπτωμάτων ἄθροισμα. ἢ τὸ τῶν συμπτωμάτων ἄθροισμα φαινομένων ἐναργῶς ἅπασιν.

ρο'. Σύμπτωμά ἐστι τοῦ πάθους ἐπιγέννημα.

ροα'. Βοηθηματικὰ σημεῖά ἐστιν ἐξ ὧν ὑπομιμνησκόμεθα τῆς ἐπ' αὐτοῖς τετηρημένης θεραπείας.

quidpiam ex ipfo deprehenditur. Vel quod prius ignotum nobis erat cognofcitur ac percipitur.

CLXVI. Pathognomonicum *feu affectum notans* eft tum interiorum tum exteriorum fignificatio. Vel: pathognomonicam eft fignum ex quo affectus dignofcitur. Vel: pathognomonicum eft quod affectionis fpeciem fignificat.

CLXVII. Praenotio eorum quae evenire debent fcientia eft. Aut: praenotio eft praefcire quae corpori funt eventura. Prognofticum fignum eft ex quo futurum nofcitur.

CLXVIII. Praedictio eft futuri praenotio praenunciatioque.

CLXIX. Syndrome *vel concurfus* eft congreffus fymptomatum. Vel fymptomatum collectio. Vel fymptomatum cumulus omnibus liquido apparentium.

CLXX. Symptoma eft affectus acceſſorium vel confectarium.

CLXXI. Auxiliaria figna funt ea ex quibus curationis quae in ipſis obfervata eft commovemur.

ροβ΄. Βοήθημά ἐστι τὸ ἐπ᾽ ὠφελείᾳ προσαγόμενον ἀν
θρώποις, σύνθετον ἐκ ποιότητος, ποσότητος, τάξεως, καιροῦ.

ρογ΄. Θεραπεία ἐστὶν ἡ τῶν νοσημάτων ἀναίρεσις ἤδη
γεγενημένη, οὐ γινομένη ἔτι. ἢ θεραπεία ἐστὶ τάξις βοη
θημάτων ἀκολουθίαν ἐχόντων. ἢ καιρὸς καὶ χρόνος καὶ
τάξις κατορθώματος. ἢ ἐπιτηδειότης χρόνου ἐν ᾗ βοηθοῦ
μεν τοῖς κάμνουσιν.

ροδ΄. Καιρός ἐστι χρήσεως χρόνος ὀξὺς τῆς τῶν πρα
κτέων εὐχρηστίας.

[253] ροε΄. Ἐνδεικτικὸν σημεῖόν ἐστι τὸ ἀρχικῶς εἰς
κατάληψιν ἀδήλου τινὸς ἀκολουθοῦντος καθ᾽ ἑαυτὸ ἄγον.

ροστ΄. Ὑπομνηστικὸν σημεῖόν ἐστιν, ὡς οἱ ἐμπειρικοὶ
λέγουσι, πρᾶγμα φαινόμενον καὶ γινωσκόμενον ἐκ προπαρα
τηρήσεως, χρησιμεῦον εἰς ὑπόμνησιν γινωσκομένου πράγματος.

ροζ΄. Παρόντων τῶν σημείων πάντων παρόντα σημεῖα
ἔστι πάντα τὰ παθογνωμονικά. τούτων γὰρ γιγνομένων

CLXXII. Auxilium eſt quod hominibus ad ſalutem
admovetur ex quantitate, qualitate, ordine atque occaſione
conſtans.

CLXXIII. Curatio eſt morbi ſublatio quae jam facta
eſt, non quae adhuc ſit. Vel curatio eſt ordo auxiliorum
conſequentiam habentium. Vel: opportunitas et tempus
et ordo emendationis obeundae. Vel: temporis commoditas in qua opem ferimus laborantibus.

CLXXIV. Occaſio eſt commodae functionis tempus
praeceps et commodi uſus rerum agendarum.

CLXXV. Demonſtrativum ſignum, eſt quod primario,
in abditae alicujus rei conſequentis deprehenſionem per
ſe ducit.

CLXXVI. Commemorans ſignum, ut ajunt, empirici
res quae apparens atque ex praevia obſervatione innote
ſcens ad rei quae cognoſcitur memoriam conducit.

CLXXVII. Praeſentium ſignorum omnium praeſentia
ſigna ſunt pathognomonica omnia quae affectum demon

Ed. Chart. II. [253.]   Ed. Baf. V. (395.)
καὶ παρόντων μένει καὶ τὰ πάθη. παυομένων δὲ λύεται
καὶ τὰ νοσήματα.

ροή. Παρόντα τῶν προγεγονότων σημεῖα παρ' ὧν
προγεγονός ἐστιν ὡς ἡ οὐλὴ τοῦ προγεγενημένου ἕλκους.

ροθ'. Παρόντα δὲ τῶν μελλόντων σημεῖά ἐστι παρ'
ὧν καὶ μέλλον. ὡς τὸ νεκρῶδες πρόσωπον τοῦ θανάτου.

ρπ'. Προγεγονότα τῶν προγεγονότων σημεῖα ὡς ἡ
κατὰ τὴν παρακμὴν ἄνεσις τοῦ παρηκμακέναι.

ρπα'. Προγεγονότα παρόντων ὡς τὸ δεδῆχθαι ὑπὸ
ἀσπίδος τοῦ ἐν ὀλεθρίοις εἶναι τοῦτο. οἱ δὲ οὕτως. προ-
γεγονότα παρόντων σημεῖά ἐστιν ὡς τὸ τιτρώσκεσθαι τὸ
λεπτὸν ἔντερον τοῦ ἐν ὀλεθρίοις εἶναι τοῦτο.

ρπβ'. Προγεγονότα δὲ τῶν ἐσομένων σημεῖά ἐστιν ὡς
τοῦ συντριβέντος ὀστοῦ πώρωσιν ἐπιδεχομένου. πωρωθῆναι
γὰρ δεῖ τοῦτο κατὰ τὴν ἀποκατάστασιν. οἱ δὲ οὕτως. προ-
γεγονότα δ' ἐσομένων ὡς τοῦ ἀναιρεθέντος ἐκ τῆς κεφαλῆς
ὀστοῦ τὴν οὐλὴν ἔσεσθαι κοίλην.

ſtrant: haec enim quum fiunt et adſunt affectus quoque
permanent; quum vero ceſſant morbi quoque ſolvuntur.

CLXXVIII. Praeſentia praeteritorum ſigna ſunt a
quibus praeteritum ſigniſicatur ut facti prius ulceris cicatrix.

CLXXIX. Praeſentia vero futurorum ſigna ſunt a
quibus futurum ſigniſicatur ut cadaveroſa facies mortis
ſignum eſt.

CLXXX. Praeterita praeteritorum ſigna ſunt ut a
declinatione remiſſio deceſſionis *morbi ſignum* eſt.

CLXXXI. Praeterita praeſentium ſigna ſunt ut de-
morſum eſſe ab aſpide inter exitialia cenſeri. Quidam
vero ita definiunt: praeterita praeſentium ſigna ſunt ut
tenue inteſtinum vulneratum inter exitialia eſſe vulnera.

CLXXXII. Praeterita vero futurorum ſigna ſunt ut
confracto oſſe callum contrahente: callum enim id con-
trahere oportet ad reſtitutionem. Nonnulli vero ſic: prae-
terita futurorum ſunt ut ex capite dempto oſſe cicatricem
cavam ſequuturam.

ρπγ'. Ἐπιγεγονότα δὲ παρόντων σημεῖα ὡς ἐπὶ τραύ-
ματι κινδυνεύειν τὸν τρωθέντα ἐπὶ γερόντων.

ρπδ'. Ἐπιγεγονότα δὲ τῶν ἐπιγεγονότων ὡς ὁ ἐπὶ
τραύματι σπασμός, οὐκ ἔτι γὰρ ὁ τρωθεὶς ζῇ ὁ σπασθείς.

ρπε'. Πυρετός ἐστιν ἡ τοῦ ἐμφύτου θερμοῦ εἰς τὸ παρὰ
φύσιν ἐκτροπὴ τῶν σφυγμῶν σφοδροτέρων τε καὶ πυκνωτέ-
ρων γενομένων. ἢ πυρετός ἐστι θερμότης παρὰ φύσιν
καρδίας καὶ ἀρτηριῶν βλάπτουσα τὸν ζωτικὸν γόνον ἀνα-
φερομένη τε ἐκ βάθους προσπίπτουσα τῇ ἁφῇ καὶ μάλιστά
τις ἀταξία κατὰ τὸ εἶδος τοῦ πυρετοῦ προγίνεται τοῖς σφυ-
γμοῖς. οἱ δὲ οὕτω. [254] πυρετός ἐστι πλεονασμὸς θερ-
μασίας νοσώδους καὶ μάλιστα τῆς ἐκ βάθους ἀναφερομένης
μετὰ παραλλαγῆς σφυγμῶν ἐπὶ τὸ πυκνότερον καὶ σφοδρό-
τερον. οἱ δὲ οὕτως. πυρετός ἐστι δυσκρασία τοῦ φυσικοῦ
πνεύματος ἐπὶ τὸ θερμότερον καὶ ξηρότερον.

ρπστ'. Πυρετὸς συνεχής ἐστιν ὁ μὴ διαλείπων μήτε
νυκτὸς μήτε ἡμέρας. ἀνέσεις δὲ καὶ ἐνδόματα καὶ παρο-

CLXXXIII. Supervenientia praefentium figna funt ut
in fenibus fauciatum periclitari ex vulnere.

CLXXXIV. Supervenientia vero fuccedentium figna
funt ut ex vulnere convulfio: non enim vulneratus vivit
praeterea quem convulfio excepit.

CLXXXV. Febris eft innati caloris ad ftatum prae-
ter naturam everfio pulfibus et vehementioribus et fre-
quentioribus redditis. Vel: febris eft cordis arteriarum-
que calor praeter naturam vitale robur laedens, qui ab
alto emergens tactui occurfat ac maxime pro fpeciei fe-
bris ratione quaedam ordinis perverfitas pulfibus accedit.
Aliqui et hoc modo: febris exfuperantia eft caloris mor-
bofi fefe potiffimum ab alto efferentis cum pulfuum mu-
tatione in frequentiorem ac vehementiorem. Quidam au-
tem fic: febris eft naturalis fpiritus ad calidiorem ac fic-
ciorem ftatum degenerans.

CLXXXVI. Febris continua eft quae neque noctu
neque interdiu intermittit, remiffiones vero, inducias et

Ed. Chart. II. [254.] Ed. Baf. V. (395.)
ξυσμοὺς ἐπιφέρων. ἢ συνεχῆ πυρετὸν καλοῦσι τὸν εἰς
ἀπυρεξίαν πρὶν τελέως μὴ παυόμενον, κἂν παρακμή τις αἰσ-
θητὴ φαίνηται.

ρπζ'. Πυρετὸς σύνοχός ἐστιν ὁ ἀεὶ ἴσως διαμένων,
μήτε νυκτὸς μήτε ἡμέρας διαλείπων, μήτε ἀνέσεις μήτε
παροξυσμοὺς ἐπιφέρων.

ρπη'. Καῦσός ἐστιν ὁ μετὰ πυρώσεως πολλῆς γινόμε-
νος ἀναστολὴν μηδεμίαν τῷ σώματι παρέχων, γλῶσσαν ἐπι-
ξηραίνων, μελαίνων, ἐπιθυμίαν ψυχροῦ παρέχων, μετὰ ἀνα-
πνοῆς μεγάλης καὶ θερμῆς τὸ σῶμα ἐπ' ἄλγος διατιθείς.

ρπθ'. Πεμφιγώδης ἐστὶ πυρετὸς ὁ διὰ τὴν ἐπίτασιν
τῆς θερμασίας φλυκτίδας ἀνὰ τὸ στόμα παρασκευάζων.

ρҁ. Λιπυρίας δὲ πυρετὸς ἐφ' οὗ τὰ ἄκρα καὶ ἡ ἐπι-
φάνεια ψύχεται· καίεται δὲ τὸ βάθος, ἐπέχονται δὲ αἱ ἀπο-
κρίσεις, διψῶσι γλῶσσα τραχεῖα, σφυγμὸς μικρὸς καὶ ἀμυ-
δρός· ἅτε ἔστω νενευκότος τοῦ θερμοῦ.

ρҁα'. Ῥοώδης πυρετὸς ὁ μετὰ ῥύσεως κοιλίας, πολ-
λάκις δὲ καὶ ἐμέτων, περιψύξεις ἐπιφέρων καὶ ταχεῖαν κα-

exacerbationes infert. Vel: continua febris eſt quae ad
integritatem antequam ex toto ſolvatur non deſinit, etſi
remiſſio aliquo ſenſu perſpicua appareat.

CLXXXVII. Febris continens eſt ea quae peraeque
perdurat neque noctu neque interdiu intermittit; neque
remiſſiones neque exacerbationes infert.

CLXXXVIII. Febris ardens eſt quae cum fervore
multo fit nullam requiem corpori praebet, linguam aſſiccat,
denigrat, frigidae deſiderium affert et cum magna reſpira-
tione et calore corpus dolore afficit.

CLXXXIX. Pemphigodes febris eſt quae per caloris
intenſionem phlyctidas *puſtulas* in ore excitat.

CXC. Lipyria febris *eſt ea* in qua extrema et ſu-
perficies refrigerantur, uritur profundum, excretiones de-
tinentur, aſpera ſitientibus lingua eſt, pulſus parvus atque
obſcurus; quaſi calor ſe intro receperit.

CXCI. Fluens febris *eſt* quae cum alvi fluore ſaepe

Ed. Chart. II. [254. 255.]   Ed. Baf. V. (395. 396.)
θαίρε- (396) σιν τῆς δυνάμεως μετὰ δίψους καὶ ἀγρυ
πνίας καὶ μικρότητος σφυγμῶν.

ρﻼβ'. Στεγνὸς πυρετός ἐστιν ὁ ἐναντίος τῷ ῥοώδει
οὐκ ἐπιφέρων ἐκκρίσεις, τοὺς σφυγμοὺς μεγάλους διαφυλάτ
των, ἰσχναίνων βραδύτερον κατὰ τὸν χρόνον τὸ σῶμα.

ρﻼγ'. Ἰκτεριώδης ἐστὶ πυρετὸς ὁ τὴν χροιὰν ὁμοίαν
ἰκτέρῳ παρασκευάζων, ἧπαρ μετεωρίζων, γλῶσσαν ἐπιξηραί
νων, τὴν ἐπιφάνειαν δεινὴν, ἀεὶ αὐχμηρὰν καὶ ὠχρὰν παρα
σκευάζων.

ρﻼδ'. Λοιμώδης πυρετὸς ἔστιν ὁ μετὰ πολλῆς θερ
μασίας δίψος ἀθεράπευτον ἐπιφέρων, ἐμέτους χολῆς παν
τοίας, δυσώδεις κοιλίας ἐκκρίσεις βρομωδῶν φέρων, ὥστε
ἐμφερῆ εἶναι τὰ ἀποκρινόμενα τῷ ἀπὸ τῶν ἑλῶν βρομῷ·
οὖρα πολλὰ καὶ δυσώδη, ἐξανθήματα, σφυγμοὺς ταχεῖς μι
κροὺς καὶ ἀμυδροὺς ἐπιτελῶν.

[255] ρﻼε'. Τυφώδης ἐστὶν, οἵ τινες ἐλαιώδη καὶ
νοτώδη προσαγορεύουσιν, ἱδρῶτας ἐπιφέρων δυσώδεις. ἢ

vero et vomitibus refrigerationem infert fubitamque virium dejectionem cum fiti et infomnio et pulfuum pravitate.

CXCII. Aftricta febris contraria eft fluenti, excretiones non infert, pulfus magnos fervat, longiore fpatio temporis corpus emaciat.

CXCIII. Auriginofa febris ea eft quae fimilem ictero
colorem molitur, jecur in fublime attollit, linguam afficcat,
cutis fuperficiem foedam fquallidam ac luteam reddit.

CXCIV. Peftilens febris eft quae cum multo calore
fitim infanabilem invehat, bilis omnis generis vomitus,
foeditas alvi excretiones ac virulentas ut paludum graveolentiae fint quae excernuntur fimilia, urinas multas ac
graveolentes, exanthemata, pulfus celeres, parvos ac fubobfcuros inducit.

CXCV. Typhodes febris, quam nonnulli vapidam ac
madentem appellitant, eft quae fudores foetidos inducit.

Ed. Chart. II. [255.]   Ed. Baf. V. (396.)
τυφώδης ἐστὶ πυρετὸς ὁ μετὰ νωθρείας γιγνόμενος καὶ μετ᾽
ἐπιστάσεως ἐξιστάμενος.

ρη̅στ̅. Νωθρός ἐστιν πυρετὸς ὁ μετὰ καρηβαρείας
γινόμενος ἢ διὰ μυξητήρων αἱμορραγίας ἐπάγων ἢ ἐποχὴν
ἀποκρίσεως ἢ πρὸς ἀνάγκης δυσσυμπτωσίαν τοῦ σώματος.

ρη̅ζ̅. Φρικώδης ἐστὶν ὁ ἀναμεμιγμένην ἔχων τῷ ῥίγει
τὴν θερμασίαν καὶ σφυγμοὺς ἄγαν ἀσθενεῖς. ὥστε μήτε
τῆς ἁφῆς ἀφικέσθαι, ἀλλ᾽ ὡς ἀπονενευκότας. γαστὴρ ὠγκω-
μένη βορβορύζουσα, γλῶσσα ὑγρὰ πάνυ ὀξύζοντι ὅμοιον καὶ
ὥσπερ σιέλῳ περικλυζομένη.

ρη̅η̅. Τύπος ἐστὶν ἐπιτάσεών τε καὶ ἀνέσεων τεταγ-
μένη ἀνταπόδοσις. ἢ οὕτως. τύπος ἐστὶ χρόνος ἑνὸς πό-
θους, ᾧ καὶ παροξυσμὸς καὶ διάλειμμα τεταγμένον συμ-
βαίνει.

ρη̅θ̅. Περίοδός ἐστιν ἐξ ἐπιτάσεως καὶ ἀνέσεως ἐν νο-
σήμασι χρόνος. ἢ περίοδός ἐστιν ἡ ἐπὶ τὸ αὐτὸ ὁμοία
ἐπάνοδος ἢ κίνησις. ἢ οὕτως. περίοδός ἐστιν ἐν νοσήμασι
χρονίοις ἡ ἐξ ἐπιτάσεως καὶ ἀνέσεως ἀπόδοσις.

Vel: typhodes febris eſt quae cum ſtupore fit et intenſam
cum furore mentis habet alienationem.

CXCVI. Torpida febris eſt quae cum capitis gravi-
tate provenit vel ſanguinis per nares profluvio vel excre-
tionis ſuppreſſionem affert aut ex neceſſitate moleſtam cor-
poris lapſionem.

CXCVII. Horrida febris eſt quae calorem habet ri-
gori permixtum et pulſus admodum imbecillos; adeo ut
ne in tactum veniant ſed qui velut intro receſſerunt; in
ea venter tumefactus murmurat lingua, valde humida quid-
dam acido ſimile habens, quo tanquam ſaliva circumluitur.

CXCVIII. Typus eſt intenſionum remiſſionumque or-
dinata redditio. Vel ita: typus eſt unius affectionis tem-
pus cui et acceſſio et remiſſio ordinata contingit.

CXCIX. Periodus eſt tempus in morbis ex intenſione
et remiſſione conſtans. Vel: periodus eſt ſimilis ad idem
reditus vel motus. Vel ſic: periodus eſt in morbis diu-
turnis intenſionis et remiſſionis ſimilis ad idem reditus.

Ed. Chart. II. [255.]　　　　　　　Ed. Baf. V. (396.)

σ'. Ἀμφημερινός ἐστιν ὁ καθ' ἑκάστην ἡμέραν καὶ νύκτα κατὰ τὸ πλεῖστον τῆς αὐτῆς ὥρας ἐπισημαίνων.

σα'. Τριταῖός ἐστιν ὁ μίαν εἴτε ἡμέραν εἴτε νύκτα ἐπισημαίνων, τῇ δὲ ἑξῆς διαλείπων καὶ διὰ τρίτης πάλιν γινόμενος.

σβ'. Τεταρταῖός ἐστιν ὁ μίαν μὲν ἡμέραν ἤτοι νύκτα ἐπισημαίνων, δύο δὲ διαλείπων ἡμέρας ἢ νύκτας, διὰ δὲ τῆς τετάρτης πάλιν γινόμενος.

σγ'. Ἡμιτριταῖός ἐστιν ὃν ἡμεῖς λέγομεν κατὰ τὸν παλαιὸν τὸν εἰρημένον ἐν τῷ πρώτῳ τῶν ἐπιδημιῶν πυρετὸν συνεχῆ ὀξὺν, τὸ μὲν ὅλον οὐ διαλείποντα, μίαν δὲ κουφοτέραν καὶ μίαν βαρυτέραν ἐπιφέροντα. οἱ δὲ ἀπὸ τῆς μεθόδου ἡμιτριταῖον μικρὸν τῶν δύο διαλειμμάτων ἔφησαν. μέσον δὲ ἡμιτριταῖον καλοῦσι τῶν διασημάτων τριῶν ἐφαπτόμενον. μέγα δὲ τῶν τεσσάρων ἐφαπτόμενον διαστημάτων.

σδ'. Πλανῆται πυρετοὶ καλοῦνται οἱ μὴ ὡρισμένως μηδὲ εὐτάκτως, ἀλλ' ἀκαταστάτως γινόμενοι.

σε'. Διαστολή ἐστιν ἄρσις καὶ οἷον ἐπανάστασις καρ-

CC. Quotidiana febris eſt quae unoquoque die ac nocte ut plurimum eadem hora invadit.

CCI. Tertiana eſt febris quae uno die vel nocte inſultat, ſequente intermittit, tertio repetit.

CCII. Quartana eſt quae uno die vel una nocte invadit, deinde biduum intermittit aut noctes duas, quarto vero rurſum accedit.

CCIII. Hemitritaeus eſt, quam nos ex ſenis ſententia enunciantis primo epidemiorům febrem continuam acutam appellamus, quae prorſus quidem non intermittit, ſed diem unum aut noctem leniorem infert alterum graviorem. At methodici hemitritaeum parvam duabus conſtare intermiſſionibus putaverunt. Mediam hemitritaeum vocitant quae tres intermiſſiones ſuſcipit. Magnam denique quae quatuor intermiſſiones complectitur.

CCIV. Erraticae febres vocantur quae non praefinitae nec recto ordine, ſed incerto ſtatu proveniunt.

CCV. Diaſtole eſt elevatio ac velut excitatio cordis

Ed. Chart. II. ['255. 256.]   Ed. Baf. V. (396.)
δίας καὶ ἀρτηριῶν καὶ ἐγκεφάλου καὶ μηνίγγων κατὰ μῆ-
κος [256] καὶ πλάτος καὶ βάθος αἰσθητὴ πρὸς τὴν ἔπαρ-
σιν τῆς ἁφῆς. οἱ δὲ οὕτως. διαστολή ἐστι διαίρεσις καὶ
οἷον ἐπανάστασις καρδίας καὶ ἀρτηριῶν κατὰ μῆκος καὶ κατὰ
πλάτος αἰσθητὴ πρὸς τὴν ἄρσιν τῆς ἁφῆς.

σστ'. Συστολή ἐστι συναγωγὴ καὶ σύμπτωσις τούτων
κατὰ μὲν αἴσθησιν οὐ κινοῦσα, τῷ δὲ εὐλόγῳ καὶ ἀκολούθῳ
καταλαμβανομένη.

σζ'. Παλμός ἐστιν ἔπαρσις καὶ εὕρεσις σώματος εἴ-
κοντος καὶ μὴ ἀντιτυποῦντος ὑπὸ πνεύματος γινόμενος, οὐκ
ἀεὶ παρακολουθῶν, ἀλλὰ κατὰ χρόνους τινὰς γινόμενος. οἱ
δὲ οὕτως. παλμός ἐστι ἔπαρσις καὶ ὕφεσις σωμάτων μυω-
δῶν ὑπὸ πνεύματος ἀποτελούμενος, οὐκ ἀεὶ γινόμενος. ἄλ-
λως. παλμὸς κίνησις ἀβούλητός τε καὶ ἀκούσιος ἐπαιρομέ-
νων τε καὶ καταφερομένων τῶν παλλομένων μερῶν. ἢ παλ-
μός ἐστι μὲν διαστολὴ παρὰ φύσιν, ἐν ἅπασι δὲ γίνεται τοῖς
μορίοις ὅσα γε διαστέλλεσθαι πέφυκεν.

arteriarum, cerebri et meningum in longitudinem, latitu-
dinem profunditatemque in fenfum tactus cadens ad ele-
vationem. Alii autem fic: diaftole explicatio eft ac veluti
eminentia cordis et arteriarum in longitudinem et latitu-
dinem fenfilis ad elationem tactui.

CCVI. Syftole eft collectio et collapfus iftorum quae
fenfum quidem non movet, ceterorum bona ac confenta-
nea ratione deprehenditur.

CCVII. Palpitatio eft elatio et fubmiffio cedentis
corporis nec renitentis quae fit a fpiritu nec perpetuo du-
rat, fed certis cietur temporibus. Alii fic: palpitatio eft
elatio et fubmiffio mufculoforum corporum quae a fpiritu
efficitur nec femper fit, fed ftatis temporibus. Alio modo;
palpitatio eft motus involuntarius et invitus partium quae
dum palpitant attolluntur et deferuntur. Vel: palpitatio
eft dilatatio quidem praeter naturam et fit in omnibus
quae diftendi natura poffunt partibus.

ση'. Μέγας ἐστὶ σφυγμὸς ὁ κατὰ μῆκος καὶ βάθος καὶ πλάτος τῆς ἀρτηρίας ἐπὶ πολὺ διϊσταμένης γινόμενος.

Μικρὸς σφυγμός ἐστιν ὁ τοὐναντίον ἐπ' ἐλάχιστον κατὰ μῆκος καὶ βάθος καὶ πλάτος ἐπαιρομένης τῆς ἀρτηρίας ἐπιτελούμενος.

Μέσος ἐστὶν ὁ μεταξὺ τούτων ἀμφοτέρων κατά τε τὸ μῆκος καὶ κατὰ τὸν κύκλον ἀνάλογόν τε καὶ τῆς περιφερείας ὑποπιπτούσης.

σθ'. Πλήρης ἐστὶ σφυγμὸς ὁ διάμεσος πρὸς τὴν ἁφὴν ὑποπίπτων, ὥστε καὶ αὐτὸν μὲν τὸν χιτῶνα τῆς ἀρτηρίας ἐπισημότερον δοκεῖν γεγονέναι· μάλιστα δὲ τὸ ἐντὸς αὐτῆς μεστότερόν τε καὶ σωματωδέστερον καταλαμβάνεσθαι.

Κενός ἐστι σφυγμὸς καθ' ὃν αὐτῆς τε τῆς ἀρτηρίας ἡ περιοχὴ παντάπασιν ἰσχνὴ καὶ πομφολυγώδης ἐστὶν καὶ τὸ ἔγχυμα ἀμαυρὸν καὶ ἐξίτηλον, ὥστε καὶ ἐάν τις πιέσῃ τοῖς δακτύλοις κενεμβατήσεως ἀντίληψιν ὑποπίπτειν.

Μέσος ἐστὶ σφυγμὸς ὁ σύμμετρος μεταξὺ πλήρους τε καὶ κενοῦ μέσος καὶ ὃς κατὰ φύσιν ἐστί.

CCVIII. Magnus pulſus eſt qui fit arteria multum ſeſe in longitudinem, profunditatem ac latitudinem diducente.

Parvus pulſus eſt qui contra in minimum ſpatium longitudinis, profunditatis latitudinisque aſſurgente arteria perficitur.

Medius eſt pulſus qui his ambobus interjacet ſecundum longitudinem ac circularem dimenſum, nimirum circumferentia quoque digitis ſeſe ad proportionem offerente.

CCIX. Plenus pulſus eſt is qui ſub tactum cadit diſtentus adeo, ut ipſa quidem craſſior facta videatur arteriae tunica, maxime vero quod inter eam clauditur plenius univerſum ac corpulentius deprehenditur.

Vacuus eſt pulſus in quo tum ipſius amplexus arteriae gracilis omnino ampullaceusque eſt inſuſa quoque materia vix perceptibilis atque exilis adeo, ut ſi quis etiam digitis comprimat vacuitatis occurrat apprehenſio.

Medius eſt pulſus qui commoderatus inter plenum et vacuum medius quique naturalis eſt.

Ed. Chart. II. [256. 257.] Ed. Baf. V. (396.)

σι΄. Σκληρός έστι σφυγμός έφ' ού νευρώδης, ώς άν
είποι τις, καὶ ἀπόκροτος ἡ ἀρτηρία φαίνεται καὶ τὸ ἐνὸν
πνεῦμα τεταμένον ὥστε καὶ τὴν πληγὴν ἔχειν τι ἀποπληκτικόν.

Μαλακὸς σφιγμός έστιν ὁ ὑπεναντίος τῷ σκληρῷ ἀνει-
μένην καὶ ἀπαλὴν ἔχων τὴν ἀρτηρίαν. καὶ τὸ ἐνὸν πνεῦμα
ἐκλελυμένον καὶ τὴν πληγὴν προσηνεστέραν.

Μέσος σφυγμός έστιν ὁ μεταξὺ τοῦ σκληροῦ τε καὶ
μαλακοῦ κατὰ φύσιν σύμμετρος.

σια΄. Ὑγρὸς σφυγμός έστιν ὁ ἀπαλὸς οὔσης καὶ τῆς
ἐν αὐτῷ οὐσίας προσηνοῦς τῇ ἀφῇ ὑγρασίαν καί τινα προσ-
βάλλων.

[257] Αὐχμηρός έστι σφυγμός, ὥστε ἐκδεδαπανῆσθαι
μὲν τὴν ὑποτεταγμένην ὑγρότητα, ξηρᾷ δὲ καὶ ἀερώδει ἀνα-
θυμιάσει ἀναμεμίχθαι.

Μέσος ἐστὶ σφυγμὸς ὁ μηδὲ μὲν ὑγρότερος μηδὲ αὐ-
χμηρότερος τῇ ἀφῇ φαίνεται, ἀλλὰ σύμμετρός τε καὶ κατὰ
φύσιν ὑπάρχει.

σιβ΄. Θερμὸς σφυγμός έστιν ὅταν ἡ ἀρτηρία τῶν πλησίων
μερῶν θερμοτέρα ἅπτεται ὥσπερ ἐν ἑκτικῷ πυρετῷ.

CCX. Durus pulfus eft in quo nervofa, ut quispiam
dixerit, arteria videtur ac rigida et tenfus qui fubeft, fpi-
ritus; quo fit ut ictus vim quandam repercutiendi habeat.

Mollis pulfus eft qui duro contrarius arteriam remif-
fam mollemque obtinet ac fpiritum qui ineft exfolutum
ictumque leniorem.

Medius pulfus eft qui inter durum ac mollem com-
moderatus fecundum naturam exiftit.

CCXI. Humidus pulfus eft qui mollis, ut et contenta
in eo fubftantia mitis fit et humiditate quadam tactui
occurrat.

Siccus pulfus eft ita ut affumpta fit fubjecta humidi-
tas et ficcae atque aëriae exhalationi permixta.

Medius pulfus eft qui nec humidior nec ficcior tactui
apparet fed commoderatus ac naturalis eft.

CCXII. Calidus pulfus eft quum arteria vicinis par-
tibus calidior tangitur ut in febre hectica.

Ψυχρὸς σφυγμός ἐστιν ἐν ᾧ ἡ ἀρτηρία ψυχροτέρα κα-
ταλαμβάνεται.

Μέσος ἐστὶν ὃς τὴν τοῦ ψυχροῦ τε καὶ θερμοῦ συμ-
μετρίαν ἔχει.

σιγ΄. Σφοδρός ἐστι σφυγμὸς ὁ τὴν κίνησιν εὔτονον ἔχων
καὶ βιαίαν ποιούμενος τὴν πληγήν.

Ἀμυδρός ἐστιν ὁ ἔκλυτον ἔχων τὸν τόνον καὶ τὴν πλη-
γὴν ποιούμενος ἀσθενῆ.

Μέσος ἐστὶν ὁ ἀναλογίαν τινὰ σώζων πρὸς ἑκάτερον τούτων.

σιδ΄. Ταχύς ἐστι σφυγμὸς ὁ σύντομον ἔχων τὴν δια-
στολὴν καὶ συστολήν. ἢ ταχὺς σφυγμός ἐστιν ὁ μὲν ἐν ὀλί-
γῳ χρόνῳ κινουμένης τῆς ἀρτηρίας γινόμενος.

Βραδύς ἐστι σφυγμὸς ὁ βραδεῖαν ἔχων τὴν διαστολήν
τε καὶ τὴν συστολήν. ἢ ὁ ἐν πολλῷ χρόνῳ κινουμένης τῆς
ἀρτηρίας γινόμενος.

Μέσος ἐστὶν ὁ σύμμετρον ἔχων τὴν διαστολὴν καὶ συ-
στολήν. ἢ μέσος ἐστὶ σύμμετρος ὁ ἐν συμμέτρῳ χρόνῳ
κινουμένης τῆς ἀρτηρίας γινόμενος.

Frigidus pulfus eſt in quo arteria frigidior fentitur.

Medius eſt qui frigidi et calidi commoderationem
obtinet.

CCXIII. Vehemens pulfus eſt qui et motum ſtrenuum
habet et ictum molitur violentum.

Obſcurus feu *languidus* eſt qui et viribus eſt exſolu-
tis et ictum imbecilliorem efficit.

Medius eſt qui proportionem quandam inter utrumque
horum fervat.

CCXIV. Celer pulfus eſt qui concifam habet tum
diaſtolen tum fyſtolen. Vel: celer pulfus eſt qui fit quum
modico tempore movetur arteria.

Tardus pulfus eſt qui tardam habet tum diaſtolen
tum fyſtolen. Vel: qui fit quum multo tempore movetur
arteria.

Medius eſt qui commoderatam habet tum diaſtolen
tum fyſtolen. Vel: qui commoderatus fit quum commo-
derato tempore movetur arteria.

Ed. Chart. II. [257.]   Ed. Baf. V. (396.)

σιε'. Πυκνὸς σφυγμός ἐστιν ὁ δι' ὀλίγου χρόνου τῆς ἀρτηρίας διαστελλομένης γινόμενος. ἢ, ὅτε βραχύς ἐστιν ὁ χρόνος μεταξὺ τῆς διαστολῆς καὶ συστολῆς.

Ἀραιός ἐστιν ὁ διὰ πολλοῦ χρόνου τῆς ἀρτηρίας διαστελλομένης γινόμενος. ἢ οὕτως. ἀραιός ἐστι σφυγμὸς, ὅταν ὁ τῆς ἡσυχίας χρόνος τῆς μεταξὺ διαστολῆς καὶ συστολῆς μέσης χρονίζει μακρός.

Μέσος ἐστὶν ὁ μεταξὺ τοῦ πυκνοῦ τε καὶ ἀραιοῦ σύμμετρος. ἢ ὁ διὰ τοῦ συμμέτρου μεταξὺ χρόνου τῆς ἀρτηρίας διαστελλομένης γινόμενος.

σιστ'. Τάξις σφυγμοῦ ἐστιν σχίσις κατὰ μέγεθος ἢ σφοδρότητα ἢ ῥυθμὸν ἢ ἄλλην τινὰ διαφοράν.

Τεταγμένος σφυγμός ἐστιν ἐν ᾧ ἡ κατὰ τὰς περιόδους ἀναλογία φυλάττει τινὰ τάξιν. ἢ ἄλλως· τεταγμένος ὁ κατὰ περίοδον ἴσος.

σιζ'. Ἀταξία σφυγμοῦ ἐστιν ἀκαταστασία τῆς κατὰ τοὺς σφυγμοὺς διαφορᾶς. οἱ δὲ οὕτως. ἄτακτος σφυγμός ἐστιν ὁ ποτὲ μὲν πυκνότερος γινόμενος κατά τινας πληγάς,

CCXV. Frequens pulfus eft quando parvo interpofito intervallo arteria diftenditur. Vel: quum breve tempus eft inter diaftolen et fyftolen.

Rarus eft quum interpofito longo intervallo arteria diftenditur. Vel ita: rarus eft pulfus quando quietis tempus inter diaftolen et fyftolen mediam longum eft.

Medius eft qui inter frequentem et rarum commoderatus eft. Vel: qui fit quum commoderato interpofito tempore arteria diftenditur.

CCXVI. Pulfus ordo eft habitus quidam in magnitudine vel vehementia vel rhythmo vel alio quopiam difcrimine.

Ordinatus pulfus eft in quo circuituum analogia fervat quendam ordinem. Vel aliter: ordinatus pulfus eft qui per circuitum par eft.

CCXVII. Confufio pulfus eft inftabilitas differentiae pulfuum. Nonnulli ita: inordinatus pulfus eft qui in percuffionibus quibusdam interdum denfior, interdum ra-

ποτὲ δὲ ἀραιότερος. ἢ ἄτακτός ἐστιν ὁ μηδεμίαν κατὰ τὰς
περιόδους τάξιν σώζων.

[258] σιη'. Ὁμαλότης σφυγμοῦ ἐστιν ἰσότης κατά
τινας τῶν σφυγμῶν διαφοράς.

Ὁμαλὸς σφυγμός ἐστιν ὁ ἐφεξῆς ἴσος ὑπάρχων. ἢ ἐν
ᾧ πᾶσαι τῶν σφυγμῶν διαφοραὶ ἴσαι μένουσιν.

σιθ'. Ἀνωμαλία σφυγμοῦ ἐστιν ἀνισότης σφυγμῶν
κατά τινας τῶν παρεπομένων αὐτοῖς διαφορῶν. οἱ δὲ οὕ-
τως. ἀνώμαλος σφυγμός ἐστιν ἐφ' οὗ ποτὲ μὲν σφοδρότε-
ραι αἱ πληγαὶ γίνονται, ποτὲ δὲ ἀμυδρότεραι. οἱ δὲ πάλιν
οὕτως. ἀνώμαλός ἐστι σφυγμὸς ὁ κατὰ μέν τι μέρος ὑψη-
λότερος ταπεινότερος ὑποπίπτων καὶ ἐπὶ πλεῖον διαφυσωμέ-
νης τῆς ἀρτηρίας καὶ ἀνευρυνομένης, κατὰ δέ τι ἐπὶ πο-
σὸν καὶ ὥσπερ ἀποστενοχωρουμένης. κατὰ σφοδρότητα ἀνώ-
μαλος, ὥσπερ κατὰ μέν τι μέρος τῆς ἀρτηρίας βιαιοτέραν
τὴν ἔξαιρεσιν ποιούμενος, κατὰ δὲ ὑποσυμβεβηκυῖαν καὶ
ἀσθενεστέραν.

σκ'. Βακχεῖος ὁ Ἡροφίλειος εἶπε, ῥυθμός ἐστι κίνησις

rior eſt. Vel inordinatus eſt qui nullum circuituum fer-
vat ordinem.

CCXVIII. Aequalitas pulſus eſt parilitas in quibus-
dam pulſuum differentiis.

Aequalis pulſus eſt qui continenter par exiſtit. Vel
in quo omnes pulſuum differentiae pares manent.

CCXIX. Inaequalitas pulſus eſt imparilitas pulſuum
in quibusdam differentiis quae ipſis pulſibus accidunt. Ali-
qui vero ita. Inaequalis pulſus eſt in quo nunc vehe-
mentiores fiunt ictus nunc imbecilliores. Rurſus alii ſic.
Inaequalis eſt pulſus qui parte quadam altior humilior
ſuccidit eoque amplius perflata arteria ac dilatata parte
vero alia quaſi pro capedinis quantitate anguſtiore eva-
dente vehementia inaequalis exiſtit, tanquam parte qua-
dam arteriae violentiorem elationem faciat, quadam vero
ſubmiſſam atque infirmiorem.

CCXX. Bacchius Herophilius rhythmus, inquit, eſt

ἐν χρόνοις τάξιν ἔχουσα. Ζήνων δὲ ὁ Ἡροφίλειος εἶπε. ῥυθμός
ἐστι τάξις τῶν χρόνων ἐν οἷς διίστανται αἱ ἀρτηρίαι πρὸς
τοὺς ἐν οἷς συστέλλονται. βέλτιον δὲ οὕτως ὁρίσασθαι. ῥυθ-
μός ἐστιν ἀναλογία χρονικὴ τῶν πρὸς τοὺς σφυγμοὺς μερῶν
ποιὰν σχέσιν ἐχόντων πρὸς ἄλληλα. ἕτερος δὲ ὡρίσατο οὕ-
τως. ῥυθμός ἐστι σχέσις τῶν χρόνων ἐν οἷς διίστανται αἱ
ἀρτηρίαι πρὸς τοὺς ἐν οἷς συστέλλονται.

σκα΄. Εὔρυθμός ἐστι σφυγμὸς ὁ σώζων ῥυθμὸν τὸν
ἴδιον τῇ ἡλικίᾳ καὶ φύσει καὶ κράσει καὶ τῇ ἑκάστῃ ὥρᾳ
καὶ ταῖς ἄλλαις περιστάσεσι.

Ἄῤῥυθμός ἐστιν ὁ τὸν ῥυθμὸν οὐδένα τῷ ἑκάστῳ ἴδιον
σώζων.

Κακόρυθμος σφυγμός ἐστιν ὁ κακῶς τὸν ῥυθμὸν σώ-
ζων εὐρύθμῳ ἐναντίος.

σκβ΄. Παράρυθμόν φαμεν τὸν ποσῶς προσεγγίζοντα
τῇ ἡλικίᾳ ἐφ᾽ ἧς θεωρεῖται ῥυθμὸν μὲν ἔχοντα, μὴ παντά-
πασι δὲ ὄντα κατ᾽ ἐκεῖνον. ἑτερόρυθμον λέγομεν τὸν ἑτέρας

motus in temporibus certum obtinens ordinem. Zeno au-
tem Herophilius dixit: rythmus eſt ordo eorum temporum
in quibus amplificantur arteriae collatus ad ea in quibus
contrahuntur. Rectius autem hoc modo finias: rhythmus
partium temporis proportio eſt quae quendam ad pulſus
inter ſe habent reſpectum. Alius autem ſic definivit:
rhythmus eſt habitus temporum in quibus diducuntur ar-
teriae ad ea in quibus contrahuntur.

CCXXI. Eurhythmus pulſus eſt qui rhythmum ſer-
vat proprium aetati, naturae temperamento, anni tempe-
rati ac reliquis omnibus circumſtantiis.

Arrhythmus eſt qui nullum rhythmum ſervat cuique
rei proprium.

Cacorhythmus eſt pulſus qui rhythmum prave ſervat
eurhythmo contrarius.

CCXXII. Pararhythmum pulſum vocamus qui qua-
dantenus ad aetatem in qua conſideratur prope accedit
habetque rhythmum, ſed non omnino eum qui illi con-

Ed. Chart. II. [258. 259.]   Ed. Baf. V. (396. 397.)
ἡλικίας ῥυθμὸν ἔχοντα. ἔκρυθμος σφυγμός ἐστιν ὁ μηδε-
μιᾶς ἡλικίας ἤ τινος ἄλλης περιστάσεως παντάπασι ῥυθ-
μὸν ἐκβεβηκώς.

σκγ'. Τρομώδης ἐστὶ σφυγμὸς ὁ μὴ ὁμαλὴν μηδὲ ἀσά-
λευτον τὴν πληγὴν ἀναφέρων, ἀλλ' οἷον κινούμενός τις.

σκδ'. Ἐσκολιωμένος ἐστὶν ὁ μὴ ἐπ' εὐθείας τεταγμέ-
νης τῆς ἀρτηρίας ἐπιτελούμενος παρὰ τὴν θέσιν.

σκε'. Μύουρός ἐστιν ὁ παρὰ τὴν θέσιν ὅταν τὰ μὲν
[259] ἐπ' ἄνω μέρη τῆς ἀρτηρίας συνάγηται, τὰ δὲ κάτω
τοὐναντίον. ἐνταῦθα μὲν ἐπὶ πλέον ἀνευρύνεται, ἐν δὲ τοῖς
ἐπ' ἄνω μέρεσι συναιρεῖται. οἱ δὲ πλείους μνουρίζοντα κα-
λοῦσιν, ὅταν ἀπὸ μείζονος τῆς προσαγούσης πληγῆς αἱ ἑξῆς
καθ' ὑφαίρε- (397) σιν ἀεὶ καὶ μᾶλλον μικρότεραι συντε-
λοῦνται. ὀνομάζονται δὲ καὶ μύουροι οὕτως, ὅταν ἀπὸ τοῦ
πυκνοῦ σφυγμοῦ ἀραιότεροι σφυγμοὶ ἀποτελοῦνται. καλεῖ-
ται δὲ μύουρος καὶ ὅταν ἀπὸ τοῦ παχέος βραδύτερος ὁ
σφυγμὸς μέγα γίνεται.

σκϛ'. Δίκροτός ἐστι σφυγμὸς, ὅταν ἡ δοκοῦσα ἀπο-

veniat. Heterorhythmum appellamus pulſum qui alterius
aetatis habet rhythmum. Ecrhythmus pulſus eſt qui nul-
lius aetatis aut alterius circumſtantiae omnino rhythmum
retinet.

CCXXIII. Tremulus pulſus eſt qui ictum refert non
aequalem nec minime inconcuſſum ſed perinde quaſi qui
moveatur.

CCXXIV. Obliquatus pulſus eſt qui non conſtituta
in rectum arteria praeter ſitum editur.

CCXXV. Myurus eſt a ſitu quum partes quidem ar-
teriae ſuperiores in arctum coguntur, inferiores vero con-
tra ibi quidem dilatantur amplius, ſuperiores autem con-
trahuntur. Complures myurizontem vocitant quum ab
ictu majore adacto ſequentes per ſubtractionem jugi de-
cremento minores peraguntur; nominantur et hac ratione
myuri quum efficiuntur pulſus ex frequentioribus rariores;
vocatur et myurus ubi a celeri in tardiorem demutatur.

CCXXVI. Dicrotus eſt pulſus quum remiſſio quae

Ed. Chart. II. [259.]　　　　Ed. Baf. V. (397.)

χώρησις τῆς ἀρτηρίας μὴ τελεία γίγνεται. ἀλλὰ μελλησμὸς
καὶ ἐπὶ ποσὸν ὑπαγωγῆς ἢ τοῦ ἀνακοπέντος πνεύματος, εἶτα
ἀπόθεσις τελεία τῆς ὀφειλομένης συστολῆς.

σκζ'. Ἀραχνοειδής ἐστι σφυγμὸς ὁ μικρὸς μὴ ἰδρα-
σμένος, ἀλλὰ τρόπον ἀράχνης ὑπὸ βραχείας αὔρας σαλευο-
μένης κινούμενος·

σκη'. Διαλείπων σφυγμός ἐστιν, ὅταν τῶν συστολῶν
καὶ τῶν διαστολῶν ἐπιτελουμένων ἑνὸς σφυγμοῦ χρόνου ἡ
ἀρτηρία διαλείπει. οἱ δὲ οὕτως. διαλείπων ἐστὶ σφυγμὸς
ἐφ' οὗ οὐκ ἐπὶ δύο μόνον ἀλλ' ἐπὶ τρεῖς ἢ καὶ ἐπὶ πλείους
πληγὰς ἢ ἀρτηρία ἐλλείπει διαστολὴν μίαν ἢ καὶ δύο ἢ καὶ
πλείους.

σκθ'. Παρεμπίπτων σφυγμός ἐστιν ὅταν μεταξὺ δυοῖν
πληγῶν κατὰ τὴν ἰδίαν τάξιν κινουμένων ἐκ τούτου τις
μέση παρεμπίπτῃ πληγή.

σλ'. Ἐκλείπων σφυγμὸς λέγεται ἐφ' οὗ οὐκ ἐπὶ δύο
μόνον, ἀλλ' ἐπὶ τρεῖς καὶ ἐπὶ πλείους πληγὰς ἀκίνητος ἡ
ἀρτηρία διαμένει. οἱ δὲ οὕτως. ἐκλείπων ἐστὶν ὁ ἀπὸ με-
γέθους ἀρχόμενος καὶ σφοδρότητος ἀεὶ καὶ μᾶλλον ὑφιῶν,

videtur arteriae non perfecta obitur, fed cunctatio pro
fubductionis aut inhibiti fpiritus quantitate, dein refufio
perfecta debitae fit contractionis.

CCXXVII. Araneofus pulfus parvus eft, non firmatus,
fed qui araneae modo levi ab aura agitante movetur.

CCXXVIII. Intermittens pulfus eft quum in fyftolis
et diaftolis obeundis pulfus unius arteria tempus omittit.
Quidam ita: intermittens eft pulfus in quo non ad duos
tantum fed ad tres vel etiam plures ictus diaftolen unam
vel duas vel plures relinquit arteria.

CCXXIX. Intercidens pulfus eft quum inter duos
ictus qui ordine proprio concitantur, inde quidam ictus
medius intercidit.

CCXXX. Deficiens pulfus dicitur in quo non ad
duos tantum arteria, fed ad tres etiam et ad plures ictus
immobilis perfeverat. Alii hunc in modum. Deficiens eft
qui a magnitudine incipiens ac vehementia magis ac ma-

καὶ μέχρι μὲν ἔχει τι μέγεθος καλεῖται μυουρίζων ὁ τοιοῦ-
τος, ὅταν δὲ ὑφιῇ καὶ μικρότερος, ὡς ἐπὶ τὸ μικρότερον
ῥέπῃ, ἐκλείπων καλεῖται.

σλα'. Δορκαδίζων ἐστὶ σφυγμὸς ὅταν ἡ ἀρτηρία δό-
ξασα διεστάλθαι μὴ παντελῶς διεσταλμένη ἐφ' ἑτέραν ἐπε-
πήδησεν ἀθροώτερον, πρὶν ἔμφασιν συστολῆς παρέχειν,
βιαιοτέρα δὲ ἡ δευτέρα γένηται πληγή.

σλβ'. Παλινδρομῶν σφυγμός ἐστιν ὁ ἐπὶ ποσὸν ἐκβαί-
νων τὸ μέγεθος ἢ τὴν σφοδρότητα καὶ ἐπὶ τῶν ἄλλων ἔπειτα
εἰς τοσοῦτο πάλιν ἀποκαθιστάμενος.

σλγ'. Μυρμηκίζων σφυγμός ἐστιν ὁ μικρός, κενός,
πυκνός, ἀμυδρός, πάντων ἐπὶ τὸ ἔσχατον κατηγμένος. ἢ
οὕτως. μυρμηκίζων ἐστὶν ἐφ' οὗ γίνεται ἡ φαντασία περὶ
τοὺς ἐπερειδομένους τῇ ἀρτηρίᾳ δακτύλους οἱονεὶ μύρμηκος
περιπατοῦντος, ὥστε καὶ μικρὸν εἶναι αὐτὸν καὶ ἀμυδρόν.

[260] σλδ'. Φρενῖτις ἐστὶ παρακοπὴ διανοίας μετὰ
ὀξέος πυρετοῦ καὶ κροκυδισμοῦ καὶ διανοίας ἔκστασις καὶ

gis fubinde minuitur talisque quoad ullam habeat magni-
tudinem myurus vocitatur; ubi autem fefe fubmiferit ac
minor factus ut ad minus declinaverit deficiens nuncupatur.

CCXXXI. Caprifans pulfus eft ubi arteria quum fe
diftendiffe apparuerit nec fuerit omnino diftenta ad alium
perculfum prius quam fyftoles vifionem praebeat praeci-
pitantius tranfiliit; fecunda autem fuit percuffio facta ve-
hementior.

CCXXXII. Recurrens pulfus eft qui ad quantum ex-
currit magnitudinis aut vehementiae in aliis rurfus ad
tantumdem recurrit.

CCXXXIII. Formicans pulfus eft parvus, vacans, fre-
quens, obfcurus, omnium ad extremum deductus. Aut
hoc modo: formicans eft in quo circa digitos arteriae in-
cumbentes imago veluti formicae fit ambulantis; quam-
obrem et parvus is eft et obfcurus.

CCXXXIV. Phrenitis eft mentis delirium cum febre
acuta ac floccorum collectu et mentis emotio et eorum

Ed. Chart. II. [260.]   Ed. Baf. V. (397.)

τῶν κατὰ φύσιν αὐτῆς ἐμπαδισμὸς καὶ λήθη τοῦ φρονεῖν. ἢ παρακοπὴ φρενῶν σύντονος μετὰ τρόμου καὶ φωνῆς ἀσαφείας καὶ ψηλαφήσεως γενομένης τοὐπίπαν ὑπὸ κακοήθους πυρετοῦ.

σλε'. Λήθαργός ἐστι καταφορὰ δυσδιέγερτος μετ' ἀχροίας καὶ οἰδήματος φυσώδους σὺν ἀτονίᾳ τῶν στερεῶν αὐτῶν καὶ τοῦ σφυγμικοῦ πνεύματος γινομένη, τοὐπίπαν ἐπὶ βληχροῦ καὶ κακοήθους πυρετοῦ. γίνονται δὲ οἱ λήθαργοι οἱ μὲν παθούσης τῆς ἀρχῆς, οἱ δὲ ἐπὶ ἀποστάσει.

σλστ'. Σπασμός ἐστι περὶ νεύροις καὶ μυσὶ γινόμενον πάθος μετὰ τοῦ ἄνευ προαιρέσεως ἕλκεσθαι ποτὲ μὲν ὅλον τὸ σῶμα, ποτὲ δὲ μέρος.

σλζ'. Τέτανός ἐστιν ἀπότασις καὶ πῆξις τῶν ἐν τῷ σώματι πάντων νεύρων τε καὶ μυῶν. ἢ οὕτως. τέτανός ἐστι σπασμὸς ἐπ' εὐθείας μετὰ τοῦ τὸν τράχηλον ἕλκεσθαι καὶ τὰς σιαγόνας συνερείδων τε τοὺς ὀδόντας καὶ μήτε ἐπινεύειν τὸν τράχηλον δύνασθαι μήτε ἀνανεύειν. ἢ τέτα-

quae fecundum naturam funt inftitutorum ipfius interturbatio et fapiendi oblivio; vel phrenum delirium continuum cum tremore et vocis obfcuritate et a maligna febre maxima ex parte facta palpitatione.

CCXXXV. Lethargus eft delatio in fomnum inexpugnabilis quae cum decoloratione et flatuofo oedemate nec fine ipfarum quoque folidarum partium ac pulfifici fpiritus imbecillitate provenit fere in obtufa febre ac maligna. Fiunt vero lethargi partim affecto principio partim ex abfceffu.

CCXXXVI. Convulfio eft affectus qui nervis ac mufculis accidit quum interdum corpus totum, interdum pars ejus voluntatis injuffu trahitur

CCXXXVII. Tetanus eft diftentio rigiditasque in corpore nervorum omnium et mufculorum. Vel hunc in modum: tetanus eft convulfio in rectum quum collum ac maxillae trahuntur, dentes cohaerent neque annuere col-

νός ἐστιν ὅταν εἰς τοὐναντία πρὸς τῶν ἀντιιεταγμένων μυῶν
ἀκουσίως ἐπισπᾶται τὰ μόρια.

σλή'. Ἐμπροσθότοιός ἐστιν ὅταν ἔμπροσθεν ἕλκηται
ὁ τράχηλος καὶ εἰς τοὐπίσω ἀνακλᾶσθαι μὴ δύνηται.

σλθ'. Ὀπισθότονός ἐστιν ὅταν ὄπισθεν ἕλκηται καὶ
εἰς τοὔμπροσθεν ἀνακλᾶσθαι μὴ δύνηται. ἢ ὀπισθότονός
ἐστι σπασμός τε καὶ σύντασις εἰς τοὐπίσω τοῦ τραχήλου,
ὥστε ἐπινεύειν μὴ δύνασθαι.

σμ'. Ἐπιληψία ἐστὶν ἐπίληψις διανοίας καὶ τῶν αἰσ-
θητηρίων μετὰ τοῦ πίπτειν ἐξαίφνης τοὺς μὲν μετὰ σπα-
σμοῦ, τοὺς δὲ ἄνευ σπασμοῦ. ἐπισυμβαίνει δὲ αὐτοῖς καὶ
ἀφρὸν φέρεσθαι διὰ τοῦ στόματος κατὰ τὴν ἄνεσιν καὶ πα-
ρακμὴν τοῦ νοσήματος.

σμα'. Κάτοχός ἐστιν ἀναισθησία τῆς ψυχῆς μετὰ πή-
ξεως τοῦ παντὸς σώματος. εἴδη δὲ κατόχου τρία. ὁ μὲν
γὰρ ὑπνώδης ὅς παράκειται τῷ ληθάργῳ, ὁ δὲ ἕτερος ἐγρη-
γορὼς ᾧ παράκειται τέτανος καὶ ἡ ἐφ' ὑστέρᾳ καλουμένη
πνίξ. τρίτον εἶδος κατόχου ὃν οὐκ ἄν τις ἀσυνέτως κάτο-

lum poteft nec renuere. Vel: tetanus eft quum partes
invitae in contraria trahuntur a mufculis oppofitis.

CCXXXVIII. Emprofthotonus eft quum anterius tra-
hitur collum ac retro flecti non valet.

CCXXXIX. Opifthotonus eft quum retro trahitur ne-
que deflecti in partem anteriorem poteft. Vel: opifthoto-
nus eft convulfio et contentio in pofteriora cervicis nimi-
rum annuere non valentis.

CCXL. Epilepfia eft invafio mentis ac fenforiorum
qua qui corripiuntur concidunt repente hi quidem cum
convulfione, illi vero citra convulfionem iisque infuper ac-
cidit, ut fpuma per os efferatur in remiffione et declina-
tione morbi.

CCXLI. Catochus eft mentis ftupor cum corporis
totius rigiditate. Catochi tres funt fpecies; primus fom-
niculofus lethargo proximus; alter vigilans cui affinis te-
tanus eft et quae praefocatio uteri appellatur; tertium ge-
nus eft catochi quem phreniticum non inerudite quis no-

Ed. Chart. II. [260. 261.] **Ed. Baf. V. (397.)**
χον ὀνομάζοι φρενιτικόν. γίνεται δὲ ἐκ μίγματος δύο ἀρ-
ρωστημάτων κατόχου τε καὶ φρενίτιδος ὥσπερ καὶ ἡ τυ-
φωμανία.

σμβ'. Παράλυσίς ἐστι πάθος βλάπτον τὴν προαιρετι-
κὴν κίνησιν περὶ μέρεσιν ἢ μέρει τινὶ γινόμενον. ἀποτελεῖ-
ται δὲ παθόντων τῶν νεύρων καὶ τῶν μυῶν.

σμγ'. Τυφωμανία ἐστὶ λήθαργος παρακοπτικὸς ἢ πα-
ρακοπὴ ληθαργική. ἢ οὕτως. τυφωμανία ἐστὶ μικτὸν ἐκ
φρενίτιδος καὶ ληθάργου πάθημα.

[261] σμδ'. Ἀποπληξία ἐστὶ κατοχὴ διανοίας μετ'
ἀναισθησίας καὶ παρέσεως τοῦ σώματος. ἔτι. ἀποπληξία
ἐστὶν ἀπώλεια πάντων τῶν νεύρων αἰσθήσεώς τε καὶ κινή-
σεως. ἢ ἀποπληξία ἐστὶν ἀναισθησία τοῦ παντὸς σώματος
μετὰ βλάβης τῶν ἡγεμονικῶν ἐργαλείων. γίνεται δὲ ἀπὸ
χυμοῦ ψυχροῦ ἀθρόως πληροῦντος τὰς κυριωτάτας κοιλίας
τοῦ ἐγκεφάλου. κυριώταται δὲ κοιλίαι εἰσὶν ἡ ὄπισθέν τε
καὶ ἡ μέση.

σμε'. Διαφέρει δὲ ἀποπληξία παραπληξίας ὡς ὅλον
μέρους. οἱ μὲν γὰρ ἀποπληκτικοὶ πάντως εἰσὶ καὶ παρα-

minaverit; fit enim ex mixtis inter fe duobus morbis
catocho et phrenitide, quemadmodum et typhomania.

CCXLII. Paralyfis affectus eft quo voluntarius motus
oblaeditur; is circa partes aut partem aliquam fit; perfi-
citur autem nervis mufculisque affectis.

CCXLIII. Typhomania vel delirus lethargus vel le-
thargicum delirium eft. Vel fic: typhomania mixtus eft
ex phrenitide et lethargo affectus.

CCXLIV. Apoplexia eft detentio mentis cum ere-
ptione fenfuum et corporis refolutione. Item: apoplexia
abolitio eft in nervis omnibus fenfus et motus. Vel:
apoplexia fenfus motusque privatio in toto corpore eft cum
principalium actionum laefione. Conflatur autem a frigido
humore praecipuos cerebri ventriculos confertim opplente.
Praecipui vero ventriculi funt pofterior et medius.

CCXLV. At apoplexia a paraplexia ut a parte totum
differt. Apoplectici namque prorfus etiam paraplectici

πληκτικοί. οἱ δὲ παραπληκτικοὶ οὐ πάντως καὶ ἀποπληκιι-
κοί. διαφέρει καὶ ὅτι οἱ μὲν ὑγιαίνοντες τὴν διάνοιαν πα-
ραπληκτικοὶ παρειμένοι εἰσὶ τοῦ σώματος μέρος ἢ μέρη, οἱ
δὲ ἀποπληκτικοὶ καὶ ταῦτα καὶ τὴν διάνοιαν καὶ τὸ ὅλον.
παραπληκτικοὶ λέγονται, οἷς μόνα τὰ δεξιὰ ἢ τὰ ἀριστερὰ
αἱ παρέσεις γίνονται.

σμστ'. Μανία ἐστὶν ἔκστασις τῆς διανοίας καὶ παραλλαγὴ
τῶν νομίμων καὶ τῶν ἐν τῷ ὑγιαίνειν ἐθῶν ἄνευ πυρετοῦ.

σμζ'. Μελαγχολία ἐστὶ πάθος βλάπτον τὴν γνώμην
μετὰ δυσθυμίας ἰσχυρᾶς καὶ ἀποστροφῆς τῶν φιλτάτων γι-
γνόμενον ἄνευ τοῦ πυρετοῦ. τισὶ δὲ αὐτῶν καὶ χολὴ προσ-
γινομένη πολλὴ μέλαινα βλάπτει στόμαχον, ὥστε καὶ ἀπε-
μεῖσθαι καὶ οὕτως τὴν γνώμην συγκακοῦσθαι.

σμη'. Κεφαλαία ἐστὶ πάθος πόνον κεφα- (398) λῆς
ἐπιφέρον ἀνύποιστον κατὰ περιόδους τινὰς, ὥστε καὶ ἦχον
εἶναι ἐν τοῖς ὠσὶ καὶ τοὺς ὀφθαλμοὺς ἀνερευθεῖς καὶ προ-
πετεῖς ὑπάρχειν. συνδιατείνονται δὲ αὐτοῖς καὶ αἱ ἐν τῷ
μετώπῳ φλέβες καὶ ἔρευθος ἀμφὶ τὸ πρόσωπον ἴσχουσι.

funt, paraplectici vero non omnino et apoplectici; diffe-
runt quoque eo quod fani mente paraplectici refoluti
parte una corporis funt aut pluribus, apoplectici vero et
his et mente et toto; paraplectici demum dicuntur quibus
dextrae tantum partes aut finiftrae refolutione elanguefcunt.

CCXLVI. Mania eft alienatio mentis et evariatio a
rebus confuetis ac fanorum moribus fine febre.

CCXLVII. Melancholia eft affectus qui mentem lae-
dit non fine gravi animi moleftia atque averfione a rebus
chariffimis, fit fine febre; nonnullis vero eorum fi atra bi-
lis accefferit multa ftomachnm usque adeo infeftat, ut et
evomatur fimulque mens hoc modo vitietur.

CCXLVIII. Cephalaea eft affectus qui per quosdam
circuitus intolerabilem capitis dolorem affert; quocirca et
aures fonant et rubent oculi ac prominent; fimul vero
diftenduntur et ipfis aegrotis venae frontis et rubor in fa-
cie eft. Vel: cephalaea eft aegre cedens cephalalgia ex
parvis caufis maximas habens exacerbationes.

Ed. Chart. II. [261.] Ed. Baf. V. (398.)

σμθ'. Τὸ μὲν τῆς κεφαλῆς ἄλγος μὴ χρόνιόν ἐστι κε-
φαλαλγία, χρόνιον δὲ κεφαλαία. ἢν ἀλγέῃ κεφαλὴ σχεδίως
ἐπὶ προσκαίρῳ αἰτίῃ κἢν ἐπὶ πλεῦνας, κεφαλαλγίη καλέεται.
ἢν δὲ διεθίζῃ χρόνῳ μακρῷ τὸ ἄλγημα καὶ περιόδοισι μα-
κρῇσι καὶ πολλῇσι καὶ προσεπιγίγνεται μέζω τε καὶ πλεῦνον
δυσαλθῆ, κεφαλαίην κικλήσκομεν.

σν'. Ἑτεροκρανία ἐστὶν ὁπόταν περὶ τὸ ἀριστερὸν μέ-
ρος ἢ τὸ δεξιὸν τῆς κεφαλῆς πόνος παρέπηται καὶ ποτὲ
μὲν ἐπιτάσεις, ποτὲ δὲ ἀνέσεις ἐπιφέρῃ.

σνα'. Σκοτωματικοὶ καλοῦνται οἷς παρακολουθοῦσι σκο-
τώσεις καὶ δοκοῦσι περιφέρεσθαι αὐτοῖς τὴν κεφαλὴν μετὰ
τοῦ καὶ μαρμαρυγὰς αὐτοῖς παρέπεσθαι. ἢ σκοτόδινός ἐστιν
ἐπειδὰν ἅμα περιδινεῖσθαι δοκεῖ τὰ βλεπόμενα ἢ τε διὰ τῆς
ὄψεως αἴσθησις ἐξαίφνης ἀπολεῖται δοκούντων αὐτῶν σκό-
τος περικεχύσθαι. γίγνεται δὲ τοῦτο τοῦ στόματος τῆς κοι-
λίας ὑπὸ μοχθηρῶν χυμῶν δακνομένου.

CCXLIX. Dolor capitis non inveteratus cephalalgia
eſt; inveteratus vero cephalaea. Si caput doleat repente
obvia quaque de cauſa aut etiam per plures dies cepha-
lalgia hic affectus nominatur: ſi vero longo tempore dolor
affligere conſuevit et per longos frequentesque circuitus
et major ac gravior accedat aegre curationem admittens
cephalaeam appellamus.

CCL. Heterocrania eſt ubi modo in parte ſiniſtra ca-
pitis modo in dextra dolor accedit ac quandoque inten-
ſiones interdum remiſſiones infert.

CCLI. Vertiginoſi appellantur tenebricoſi quibus ob-
tenebrationes contingunt videturque iis circumſerri caput
et lucis incerti ac vagi in tenebris ſplendores oculis ob-
verſari. Vel tenebricoſa vertigo eſt quum ſimul res con-
ſpectae videntur circumvolvi et ſenſus viſus repente de-
perditur, quum aegroti ſibi tenebras circumfundi exiſti-
ment. Quod contingit ore ventriculi a pravis humoribus
demorſo.

[262] σνβ'. *Κατάρρους ἐστὶν ὑγρῶν πολλῶν κατα-*
φορὰ διὰ τῶν τρημάτων τῆς ὑπερώας καὶ πολλῶν διὰ τῶν
μυξητήρων ἃ καταφερόμενα βλάπτει τοὺς ὑποκειμένους τό-
πους, ὥστε σὺν τῇ ἀποκρίσει τῶν ὑγρῶν καὶ πνεῦμα συνεκ-
κρινόμενον ἠχόν τινα ἐκτελεῖν.

σνγ'. *Κόρυζά ἐστι τὸ διὰ τῶν ῥινῶν ἐκκρινόμενον ὑγρὸν*
λεπτὸν καὶ ἄπεπτον τὸ δι' ὑπερώας κατάρρους.

σνδ'. *Συνάγχη ἐστὶ πάθος περὶ τράχηλον ὀξὺ, χαλε-*
πὸν, πνιγμῷ τὸν παθόντα ἐξάγων. ἢ οὕτως. συνάγχη ἐστὶ
φλεγμονὴ τοῖς μὲν ἔξωθεν τοῦ τραχήλου ὥστε ἐξογκοῦσθαι
τὰ μέρη, τοῖς δὲ ἔνδοθεν τῶν παρισθμίων ὥστε συμπάσχειν
καὶ τὰ ἀναπνευστικὰ ὄργανα καὶ δυσπνοεῖν.

σνε'. *Ὑδροφοβός ἐστι πάθος ἐπὶ δήγματι κυνὸς μαι-*
νομένου γιγνόμενον μετὰ τοῦ ἀποστρέφεσθαι τὸ ποτὸν καὶ
σπᾶσθαι καὶ λύζειν. ἐπιγίγνεται δὲ αὐτοῖς καὶ παρακοπή.

σνστ'. *Βούλιμός ἐστι διάθεσις καθ' ἣν ἐπιζήτησις ἐκ*
μικρῶν διαλειμμάτων γίνεται τροφῆς. ἐκλύονται δὲ καὶ κα-
ταπίπτουσι καὶ ἀχροοῦσι καὶ καταψύχονται τὰ ἄκρα καὶ

CCLII. Catarrhus eſt multorum defluxus humorum
per palati foramina et nares qui defcendentes fubjecta
loca laedunt, adeo ut cum excretione humorum is quoque
qui fimul excernitur fpiritus ftrepitum quendam faciat.

CCLIII. Coryza eſt is humor tenuis et crudus qui
per nares excernitur, catarrhus vero dicitur qui per pala-
tum defluit.

CCLIV. Synanche eſt affectus colli acutus, difficilis,
qui aegrotum angit praefocatione. Aut ita: fynanche eſt
phlegmone aliis extra collum ut partes tumefcant, aliis
intra tonfillas ut fimul partes quoque afficiantur fpirabi-
les et aegra fpiratio confequatur.

CCLV. Hydrophobia vel hydrophobus eſt affectus ex
canis morfu furentis qui fit cum potus averfione, convul-
fione et fingultu. His vero et delirium fupervenit.

CCLVI. Bulimus affectus eſt quo fit cibi defiderium
ex paucis intervallis; qui hoc detinentur et refolvuntur

Ed. Chart. II. [262.]　　　　　Ed. Baf. V. (398.)
θλίβονταί τε τὸν στόμαχον καὶ ὁ σφυγμὸς ἐπ' αὐτῶν ἀμυ-
δρὸς γίνεται.

σνζ'. Φαγέδαινά ἐστι κατασκευὴ καθ' ἣν ὀρεγόμενοι
πολλῆς τροφῆς καὶ λαμβάνοντες ἄμετρον οὐ κρατοῦσιν αὐ-
τῆς, ἀλλ' ἐξεράσαντες πάλιν ὀρέγονται. ἢ ἄλλως. φαγέδαι-
ναί εἰσιν αἱ τῶν πολλῶν βρωμάτων ἐδωδαί, ἃς καὶ αὐτὰς
ὑπὸ κακοχυμίας γίνεσθαι ἀμέτρας ὀρέξεις σιτίων ὁμολογεῖται.

σνή. Ἐμπνευμάτωσίς ἐστιν ὅταν πλεῖον πνεῦμα γενό-
μενον κατέχηται ἐν στομάχῳ καὶ διατείνῃ αὐτὸν καὶ τὴν
κοιλίαν μετ' αὐτοῦ, ὥστε καὶ ἐμποδίζεσθαι τὴν τῆς τροφῆς
οἰκονομίαν.

σνθ'. Περιπνευμονία ἐστὶ φλεγμονὴ πνεύμονος μετὰ
πυρετοῦ ὀξέος καὶ δυσπνοίας. γίνεται δὲ ἐπ' αὐτῶν καὶ
ἐνερευθῇ τὰ μῆλα.

σξ'. Φθίσις ἐστὶν ἕλκωσις τοῦ πνεύμονος ἢ θώρακος
ἢ φάρυγγος, ὥστε βῆχας παρακολουθεῖν καὶ πυρετοὺς βλη-
χροὺς καὶ συντήκεσθαι τὸ σῶμα.

σξα'. Διαφέρει φθίσις φθοῆς. φθίσις μὲν γάρ ἐστιν

et concidunt et decolores fiunt; perfrigefcunt iis extrema
corporis; premitur ftomachus et pulfus obfcurus fit.

CCLVII. Phagedaena eft conftitutio qua multum ap-
petentes cibum fumentesque immodicum non ipfum reti-
nent fed ubi dejecerint rurfus appetunt. Vel aliter: pha-
gedaenae funt multorum ciborum efus easque ipfas immo-
deratas appetentias ex vitiatis humoribus fieri conceditur.

CCLVIII. Inflatio eft quum fpiritus vel flatus copio-
fior factus in ftomacho detinetur ipfumque cum eo ven-
triculum diftendit, quo fit ut diftributio impediatur alimenti.

CCLXIX. Peripneumonia eft phlegmone pulmonis
cum febre acuta et fpirandi difficultate; rubent autem et
in ipfis aegrotantibus malae.

CCLX. Phthifis eft ulceratio pulmonis vel thoracis
vel faucium ut et tufficulae et debiles comitentur febres
et corpus contabefcat.

CCLXI. Differt phthifis a phthoë; phthifis enim quae

D d 2

ἡ λεγομένη κοινῶς πᾶσα σώματος μείωσίς τε καὶ σύντηξις.
φθοὴ δὲ ἡ ἰδίως ἐφ᾽ ἕλκει σύντηξίς τε καὶ μείωσις τοῦ σώ-
ματος. εἴρηται δὲ φθίσις ἀπὸ τοῦ φθίνειν, ὅπερ ἐστὶ
μειοῦσθαι.

σξβ'. Δυσπνοϊκοί εἰσιν ἐφ᾽ ὧν οἱονεὶ στενοχωρούμενον
ἐκπνεῖται τὸ πνεῦμα καὶ εἰσπνεῖται. ἢ δύσπνοια βλάβη τις
ἀναπνοῆς ἐστιν.

[263] σξγ'. Ἆσθμά ἐστι πάθος ἐπειξιν ἰσχυρὰν περὶ
τὴν ἀναπνοὴν καὶ δύσπνοιαν ἐπιφέρων μετὰ τοῦ καὶ ἐνίους
ἀνακαθίζειν καὶ ἐξανίστασθαι.

ρξδ'. Πλευρῖτις ἐστὶν ὀδύνη πλευροῦ καὶ ὑπεζοκώτος
διατείνουσα μέχρι κλειδὸς καὶ ἀκρωμίου καὶ ὠμοπλάτης σὺν
ὀξεῖ καὶ ἀδιαλείπτῳ πυρετῷ μετ᾽ ὀδύνης νυγματώδους ὁμοῦ
καὶ φρίκης καὶ δυσπνοίας καὶ βηχός.

σξε'. Καρδιακὴ διάθεσίς ἐστι τῆξις τοῦ ἐμφύτου τό-
νου καὶ πάρεσις. γίνεται δὲ τοὐπίπαν ἐπὶ στόματι γαστρὸς
κακοπραγοῦντι καὶ στομάχῳ μεθ᾽ ἱδρώτων ἀκατασχέτων.

communiter dicitur eſt omnis diminutio corporis ac colli-
quatio: phthoë vero proprie dicitur corporis conſumptio
ex ulcere ac demolitio. Dicta autem eſt a φθίνειν quod
eſt diminui.

CCLXII. Dyſpnoici ſunt in quibus ſpiritus velut per
anguſtas vias actus exſpiratur inſpiraturque. Vel: dyſpnoea
eſt reſpirationis laeſio quaedam.

CCLXIII. Aſthma eſt affectus qui vehementem reſpi-
rationis accelerationem ſpirandique difficultatem infert
ſimulque aliquos ſedere cogit ac reſurgere.

CCLXIV. Pleuritis eſt dolor lateris ac ſuccingentis
membranae adusque claviculam et ſummum humerum ex-
porrectus cum febre acuta minimeque intermittente cum
dolore pungente ſimul et horrore et ſpirationis difficultate
et tuſſi.

CCLXV. Cardiaca affectio eſt innati roboris lique-
factio et languor. Fit plerumque prave affecto ore ven-
triculi et ſtomacho cum ſudoribus intolerandis; ſunt qui

Ed. Chart. II. [263.]   Ed. Baf. V. (398.)

τινὲς δὲ ᾠήθησαν ἐπὶ καρδίᾳ φλεγμαινούσῃ γίνεσθαι τὸ πά-
θημα καὶ διὰ ταύτην τοῦ τόνου τὴν ἔκλυσιν καρδιακὴν ἤτοι
διάθεσιν ἢ συγκοπὴν ἐκάλεσαν τὸ συμβαῖνον.

σξστ'. Χολέρα ἔστι πάθος κάτοξυ καὶ χαλεπὸν ἢ πα-
ραυτίκα τὸν ἄνθρωπον εἰς κατάῤῥουν ἀπήνεγκεν δι' ἐμέτων
ἢ καὶ ἐκ διαῤῥοίας καὶ πολλῆς ἐκκρίσεως εἰς στρόφον καὶ
μικρὸν ὕστερον εἰς πυρετοὺς ἀπέστη δυσεντεριώδεις καὶ κα-
κοήθεις μεγαλοσπλάγχνους ἑκτικούς τε καὶ μαρασμώδεις.
ἢ οὕτως. χολέρα ἔστι πάθος ὀξὺ μετ' ἐμέτων πολλῶν χο-
λωδῶν καὶ ὑποχωρήσεων τῆς κοιλίας μετὰ τοῦ συνέλκεσθαι
τὰς γαστροκνημίας καὶ καταψύχεσθαι τὰ ἄκρα. γίνονται δὲ
ἐπ' αὐτῶν οἱ σφυγμοὶ μικρότεροι καὶ ἀμυδρότεροι.

σξζ'. Κοιλιακὴ διάθεσίς ἐστι ῥευματισμὸς τῆς κοιλίας.
οὐ πρόσφατος, ἀλλὰ χρόνιος μετὰ στρόφων καὶ πολλῶν ἀπο-
κρίσεων μετὰ τοῦ ἰσχναίνεσθαι τὸ σῶμα.

σξή'. Διάῤῥοιά ἐστι ῥευματισμὸς πλείων κοιλίας ἄνευ
φλεγμονῆς καὶ ἑλκώσεως πολυχρόνιος.

σξθ'. Δυσεντερία ἐστὶν ἕλκωσις ἐντέρων μετὰ φλεγμο-

corde phlegmone laborante fieri affectum putaverint atque
ob hanc virium exfolutionem quod evenit malum cardia-
cam vel affectionem vel fyncopen nominarint.

CCLXVI. Cholera eſt affectus peracutus ac gravis
qui per vomitus in catarrhum id eſt *defluxum* protinus
hominem detulit aut ex alvi profluvio et multa excretione
in tormina atque non multo poſt in febres dyfentericas
atque malignas viſceratos impellit, hecticos et marcidos
efficiens. Aut fic. Cholera eſt acutus affectus cum vomi-
tibus biliofis multis alvique dejectionibus furis quoque fe
contrahentibus ae frigefcentibus extremitatibus; fiunt his
in aegris et pulfus minores obfcurioresque.

CCLXVII. Coeliaca affectio eſt alvi fluxio non re-
cens fed diuturna cum torminibus multis dejectionibus
corpore fimul marcefcente.

CCLXVIII. Diarrhoea copiofior fluxio eſt alvi diu-
turna fine phlegmone et ulceratione.

CCLXIX. Dyfenteria eſt inteſtinorum exulceratio cum

νῆς καὶ ἀποκρίσεως αἱματωδῶν ἢ τρυγωδῶν. ἤ γε καὶ ἀπο-
λυμάτων μετὰ τοῦ δάκνεσθαι καὶ ἀλγεῖν τὴν κοιλίαν καὶ τὰ
ἔντερα.

σο'. Τεινεσμός ἐστι διάθεσις πρὸς τοῖς κάτω μέρεσι
καὶ αὐτῷ τῷ ἀπευθυσμένῳ, ὥστε πολλὰς μὲν τὰς ἐξαναστά-
σεις καὶ προθυμίας γίνεσθαι, ὀλίγας δὲ τὰς ἀποκρίσεις. ἄλ-
λοι δὲ οὕτως. τεινεσμός ἐστιν ἡ τοῦ ἀρχοῦ δῆξις, ἣν τὰ
χολώδη καὶ δριμέα ὑγρὰ ποιοῦσι μετὰ τῆς ἐξαναστάσεώς τε
καὶ προσθυμίας, καίτοι ὀλίγα ἀποκρίνηται.

σοα'. Λειεντερία ἐστὶ πάθος ἐπὶ δυσεντερίᾳ τὰ πολλὰ
γινόμενον, ὥστε διὰ τὰς οὐλὰς τὰς ἐπὶ ταῖς ἑλκώσεσι γεγε-
νημένας πυκνοτέρων καὶ λειοτέρων καὶ ἀπονωτέρων γενο-
μένων ἀνάγκη πρὸ τοῦ πεφθῆναι διατρέχειν τὰ λαμβανόμενα
σιτία ὀξέως ἐπὶ τὰς ἐκκρίσεις ἀμιγῆ, ἄπεπτα καὶ οἷα κατε-
πόθη. ἄλλοι δὲ οὕτως. λειεντερία ἐστὶν ἡ ἀθρόα καὶ ταχί-
στη διέξοδος τῶν σιτίων, οἷά περ κατεπόθησαν τοιαῦτα καὶ
ἐξεκρίθησαν.

[264] σοβ'. Κωλικὴ διάθεσίς ἐστι κατασκευὴ χρό-

phlegmone et cruentorum aut faeci fimilium ftrigmentorum
excretione non fine alvi inteftinorumque morfu ac cruciatu.

CCLXX. Teinefmus eft affectus partes inferiores re-
ctumque ipfum inteftinum ita obfidens, ut exfurrectiones
cupiditatesque defidendi plures, paucae vero excretiones
fiant. Vel ut alii: teinefmus eft recti inteftini mordica-
tio quam biliofi acresque humores faciunt cum exfurre-
ctione cerebra cupiditateque egerendi, tametfi perpauca
excernantur.

CCLXXI. Leienteria eft dyfenteriae magna ex parte
comes affectus, quando ob factas ex ulceribus cicatrices
fpiffioribus, laevioribus indolentioribusque redditis intefti-
nis neceffe eft ut cibi prius quam affumpti concoquantur,
ocius ad exteriores decurrant utique impromifcui, incocti,
quales ingefti fuere. Alii vero fic. Leienteria eft tota
fimul celerrimaque transmiffio ciborum quum tales excreti
funt quales devorati.

CCLXXII. Colica affectio conftitutio eft coli inteftini

Ed. Chart. II. [264.] Ed. Baf. V. (398.)
νιος περὶ τὸ κῶλον μετὰ τοῦ εἰς διαλήμματα ἀλγήματα
ἐπιγίγνεσθαι ἀνυπόστατα καὶ δυσπνοεῖν καὶ ἐφιδροῦν καὶ
περιψύχεσθαι.

σογ'. Εἵλεός ἐστι φλεγμονὴ ἐντέρων, ὥστε μήτε φύ-
σας μήτε διαχωρήματα διεξιέναι, στράφους δὲ ἰσχυροὺς πα-
ρακολουθεῖν καὶ ἀλγήματα ὑπερβεβηκότα.

σοδ'. Ἡπατικοί εἰσιν οἷς ἥπατος πόνος παρακολουθεῖ
χρόνιος μετ' ἐπάρματος καὶ σκληρίας καὶ ἀχροίας τοῦ σώ-
ματος. ἐπιπυρέττουσί τε περικαῆ πυρετὸν καὶ ἡ γλῶσσα
αὐτοῖς ἐπιξηραίνεται.

σοε'. Ἐσκιῤῥωμένον ἧπάρ ἐστιν ὅταν ὄγκος ᾖ περὶ
αὐτὸ ἄγαν σκληρὸς καὶ ἀντίτυπος καὶ πρὸς τὴν ἁφὴν ἀνώ-
δυνος.

σοστ'. Ἴκτερός ἐστιν ἀνάχυσις χολῆς ἐπὶ τὸ δέρμα,
ὥστε βάπτεσθαι τὴν ἐπιφάνειαν καὶ χλωρὰν ἀποτελεῖσθαι
καὶ κακοῦσθαι τὸ δέρμα καὶ λευκαὶ αὐτοῖς αἱ κατὰ κοιλίαν
διαχωρήσεις γίνονται.

σοζ'. Σπληνικοί εἰσιν οἷς φλεγμήναντες οἱ σπλῆνες εἰς
τὸ κατὰ φύσιν οὐκ ἀποκαθίστανται οὐδὲ ἀποφλεγμαίνουσιν·

diuturna in qua fpatiis temporis interjectis cruciatus in-
tolerabiles difficultatesque refpirandi, fudores perfrictio-
nesque adoriuntur.

CCLXXIII. Volvulus eft phlegmone inteftinorum quo
malo nec flatus infra nec dejectiones transmittuntur, tor-
mina fequuntur vehementia cruciatusque intolerabiles.

CCLXXIV. Hepatici funt quos jecoris dolor comita-
tur diuturnus cum tumore et duritia et corporis decolo-
ratione; fupervenit iis febris ardens et lingua exarefcit.

CCLXXV. Scirrho affectum jecur eft quum ipfi tu-
mor adeft vehementer durus et tactui renitens nec do-
lorificus.

CCLXXVI. Icterus eft bilis refufio in cutem, quo fit
ut fuperficies tingatur luteaque fiat et vitietur cutis; albae
quoque ventris dejectiones fiunt eo morbo affectis.

CCLXXVII. Lienofi funt quibus contracta phlegmone
lienes ad naturae ftatum non redeunt nec phlegmone li-

ἀλλ᾽ αὐτοῖς παραμένει ἡ σκληρία, ὥστε καὶ κατὰ τὰς νό-
σους ῥευματίζεσθαι, ἀλλάσσεται δὲ αὐτοῖς καὶ ἡ κατὰ φύ-
σιν χρόα τοῦ σώματος.

σοη΄. Σκίῤῥος ἐστὶ τοῦ σπληνὸς ὅταν τε μείζων ὁ
σπλὴν ὑποπίπτῃ καὶ λίαν σκληρὸς καὶ ἀντίτυπος καὶ διωγκω-
μένος.

σοθ΄. Ὕδρωψ ἐστὶν ὁ ἀνασάρκα, ἐφ᾽ οὗ τὸ σῶμα ὅλον
ἐξῴδηκε καὶ περικλύζεται τῷ ὑγρῷ, διαστρέφεται δὲ αὐτῶν
καὶ τὰ αἰδοῖα καὶ ἀνορεκτοῦσι, παρέπεται δὲ αὐτοῖς καὶ
πυρετός.

σπ΄. Ὕδρωψ ἀσκίτης ἐστὶν ἐφ᾽ οὗ κοιλία καὶ ὄσχεον
καὶ σκέλη ἐξοιδίσκεται, τὰ δὲ ἄνω ἰσχνὰ γίνεται ἀπολε-
πτυνόμενα.

σπα΄. Ὕδρωψ τυμπανίας ἐστὶν ἐφ᾽ ᾧ ἐν κοιλίᾳ πλέον
μὲν τὸ πνεῦμα, ὀλιγώτερον δὲ τὸ ὑγρὸν εὑρίσκεται καὶ εἴ
τις ἅψαιτο, ἦχος ἀποτελεῖται.

σπβ΄. Νεφρῖτις ἐστὶ φλεγμονὴ νεφρῶν μετ᾽ ἀλγήματος

berantur, fed permanet ipfis duritia; quapropter et fluxio-
nibus per morbos infeftantur, color vero et ipfis corporis
nativus permutatur.

CCLXXVIII. Scirrhus lienis eft quum major lien et
durus admodum et renitens et tumore diftentus fubjacet.

CCLXXIX. Hydrops anafarca eft quum corpus totum
intumuit oedemate atque humore circumluitur, pervertun-
tur et aegrotis pudenda, ciborum appetitus tollitur et fe-
bris comitatur.

CCLXXX. Hydrops afcites eft in quo venter et fcro-
tum cruraque intumefcunt, fuperiores autem partes exte-
nuantur et graciles fiunt.

CCLXXXI. Hydrops tympanias eft quum in ventre
plus flatus invenitur humoris minus ac fi quis pulfaverit
fonus exauditur.

CCLXXXII. Nephritis eft renum phlegmone cum do-
lore vehementi, quandoque vero et urinae difficultate; in

Ed. Chart. II. [264. 265.]   Ed. Baf. V. (398.)

σφοδροῦ, ποτὲ δὲ καὶ δυσουρίας καὶ ἰνωδῶν ἀποκρίσεων ἢ καὶ ψαμμωδῶν μετὰ αἵματος ὀλίγου.

σπγ΄. Λιθίασίς ἐστι γένεσις ἐν κύστει λίθου δι' οὗ κωλύεται ἡ τοῦ οὔρου ἔκκρισις. ἑτέρως. λιθίασίς ἐστι πάθος διατάσεις τῆς κύστεως ἐπιφέρον. συνδιατείνεται δὲ αὐτοῖς καὶ [265] ἦτρον καὶ τῆς ποσθῆς ἅπτονται θαμινά. ἐπιγίνονται δὲ αὐτοῖς καὶ ἰσχουρίαι ὅταν περαιωθεὶς ὁ λίθος ἀποφράξῃ τὰς ὁδοὺς τοῦ περιττώματος.

σπδ΄. Στραγγουρία ἐστὶν ἡ κατὰ στράγγα τοῦ οὔρου ἔκκρισις. ἡ στραγγουρία τὸ πάθος καλεῖται ὅταν τις ὀλίγον ἀποκρίνει οὖρον συνεχῶς.

σπέ΄. Δυσουρία ἐστὶ δυσχέρεια τοῦ οὐρεῖν μετὰ ὀδύνης, στραγγουρία δὲ ἡ κατὰ στράγγα οὔρησις.

σπστ΄. Ἰσχουρία ἐστὶ παντελὴς τοῦ οὔρου ἐπίσχεσις κίνδυνον ἐπιφέρουσα. ἐπέχεται δὲ τὸ οὖρον κατὰ τρόπους ὀκτώ· διὰ φλεγμονὴν, διὰ σκίῤῥον, δι' αἵματος θρόμβωσιν, διὰ παράλυσιν, διὰ πρόπτωσιν τοῦ λίθου, διὰ νεφρικὴν συμπάθειαν, δι' ἕλκωσιν, διὰ λιθίασιν.

qua fibrofa quaedam vel arenofa cum modico fanguine excernuntur.

CCLXXXIII. Lithiafis eft calculi generatio in veſica per quem urinae excretio prohibetur. Alio modo: lithiaſis eft affectus qui diſtentiones affert veſicae; ſimul vero et imus venter diſtenditur nec raro ad praeputium ea diſtentio pervenit. Succedunt iis et urinae ſuppreſſiones utique quum provectus lapis vias excrementi intercluſerit.

CCLXXXIV. Stanguria eft excretio urinae guttatim deſtillantis. Vel: ſtranguria affectus vocatur, quum quis paucam urinam continenter excernit.

CCLXXXV. Dyſuria eft difficultas ac moleſtia mingendi; ſtranguria vero quae guttatim fit mixtio.

CCLXXXVI. Iſchuria abſoluta prorſus urinae ſuppreſſio eft quae periculum affert. Octo vero modis ſupprimitur aut retinetur urina, phlegmone, ſcirrho, ſanguinis grumo, reſolutione, calculi procidentia, renum ſympathia, ulceratione, calculo.

Ed. Chart. II. [265.]　　　　　　Ed. Baf. V. (398.)

σπζ'. Ἐν νεφροῖς γίνονται λίθοι ἔνθα κατ' ἐκείνων τῶν σωμάτων πλῆθος συνέλθῃ χυμῶν παχέων ἅμα πυρετώδει θερμότητι. ἢ ἄλλως. ἐν νεφροῖς γίνονται λίθοι ὅταν τοῦ συλλεγέντος ἐν αὐτοῖς μετὰ τοῦ κατ' ἀναλογίαν πυρετοῦ χυμῶν παχέων πλήθους, ἀφ' οὗ ὑπέροπτοι εἰς τὴν λίθου γένεσιν μεταβαίνουσι.

σπη'. Γονόῤῥοιά ἐστιν ἀπόκρισις ἐπιφέρουσα σπέρματος νόσημα μετὰ τοῦ τήκεσθαι τὸ σῶμα καὶ ἀχρούστερον ἀποτελεῖσθαι· γίνεται δὲ ἀτονησάντων τῶν σπερματικῶν ἀγγείων, ὥστε τρόπον τινὰ παρειμένων αὐτῶν μὴ κρατεῖσθαι τὸ σπέρμα.

σπθ'. Σατυρίασίς ἐστι πάθος μετὰ ἐντάσεως αἰδοίου γιγνόμενον μετὰ τοῦ τείνεσθαι αὐτοῖς τὰ μόρια· ἔστι δὲ οἷς καὶ σπέρματος ἐξακοντισμὸς μεθ' ἡδονῆς γίγνεται. παραφέρονται δὲ τὴν γνώμην καὶ νεύρων τάσις καὶ σπέρματος γίνεται.

σϞ. Ἰσχιάς ἐστι πολυχρόνιον καὶ δύσλυτον τοῦ ἰσχίου ἄλγημα. ἢ οὕτως. ἰσχιάς ἐστι νόσος πόνον ἰσχυρὸν ἐπι-

CCLXXXVII. Fiunt in renibus calculi quando in corporibus illis humorum craſſorum copia cum febrili calore coiverit. Vel aliter. Procreantur in renibus calculi ubi collecta in iis cum proportionali febre craſſorum humorum copia fuerit a qua ſuperaſſati ad calculi transeunt generationem.

CCLXXXVIII. Gonorrhoea eſt excretio feminis morbum inferens cum quo tabeſcit corpus decoloraturque: fit malum hoc vaforum feminalium robore foluto adeo ut quodam modo debilibus ipſis factis femen non retineatur.

CCLXXXIX. Satyriaſis eſt affectus cum pudendi tentigine ſimul ſe tendentibus ejus particulis; ſunt quibus et feminis ejaculatio cum voluptate fiat; hi vero mente exturbantur, nervorum tenſio et feminis fit.

CCXC. Iſchias eſt coxendicis dolor diuturnus nec folutu facilis. Aut ſic: iſchias eſt morbus validum dolo-

Ed. Chart. II. [265. 266.]   Ed. Baf. V. (398. 399.)
φέρουσα ἰσχίου κατὰ περίοδον, ὥστε αὐτοῖς τὸν πόνον καὶ
μέχρις ἰγνύας καὶ γαστροκνημίας παρακολουθεῖν.

σؾα'. Ἀρθρῖτις ἐστὶ φλεγμονὴ συνισταμένη περὶ τοῖς
ἄρθροις ἔμμονος πόνον ἰσχυρὸν ἐπιφέρουσα πισχόντων
νεύρων.

σؾβ'. Ποδάγρα ἐστὶ πάθος περὶ τοῖς ποσὶ γιγνόμενον
πόνον ἐπιφέρον πασχόντων τῶν νεύρων οἷς μὲν μετὰ πυρώ-
σεως οἷς δὲ μετὰ ψύξεως.

σؾγ'. Σκελοτύρβη ἐστὶν εἶδος παραλύσεως ὥστε πε-
ριπατεῖν ἐπ' εὐθείας μὴ δύνασθαι, καὶ ποτὲ μὲν κατ' εὐθὺ,
ποτὲ δὲ εὐώνυμον εἰς τὰ δεξιὰ περιφέρειν ἢ τὸ δεξιὸν εἰς
τὰ ἀριστερὰ, καὶ ποτὲ μὲν ἐπισύρειν τὸ σκέλος ὥσπερ οἱ
ἀναβαίνοντές τι μέγα.

[266] σؾδ'. Πήρωσίς ἐστι στέρησις ἢ ἐμποδισμὸς
ἐνεργείας φυσικῆς ἢ ἀφαίρεσίς τινος μορίου.

σؾε'. Λέπρα ἐστὶ μεταβολὴ τοῦ χρωτὸς ἐπὶ τὸ παρὰ
φύσιν μετὰ τραχύτητος καὶ κνησμῶν (399) καὶ πόνων, ἔσθ'

rem coxae per circuitum inferens qui dolor vel usque ad
poplitem et furam defcendat.

CCXCI. Arthritis eft phlegmone ftabilis circa arti-
culos confiftens, dolorem ingerens vehementem nervis ni-
mirum affectis.

CCXCII. Podagra eft affectus qui circa pedes oritur
et dolorem movet affectis nervis idque aliis cum ardore
aliis cum algore.

CCXCIII. Scelotyrbe fpecies eft paralyfeos qua quis
rectus ambulare non poteft et latus alias in rectum quan-
doque finiftrum in dextrum aut dextrum in finiftrum cir-
cumfert, interdum quoque pedem non attollit, fed attrahit
velut iis qui magnum quid adfcendunt.

CCXCIV. Perofis eft privatio interturbatione natu-
ralis functionis aut alicujus partis mutilatio.

CCXCV. Lepra eft cutis mutatio in habitum qui
praeter naturam fit cum afperitate et pruritibus doloribus-

ὅτε μὲν καὶ λεπίδας ἀποπίπτειν, ὅτε δὲ καὶ ἐπινέμεται πλείονα μέρη τοῦ σώματος.

σ⳼ϛʹ. Ἐλεφάς ἐστι πάθος παχὺ τὸ δέρμα καὶ ἀνώμαλον παρασκευάζον καὶ πελιδνὸν τὸ χρῶμα καὶ τὰ λευκὰ τῶν ὀφθαλμῶν, ἀναβιβρώσκεται δὲ χειρῶν καὶ ποδῶν τὰ ἄκρα καὶ ἰχῶρα ἀφίησι πελιδνὸν καὶ δυσώδη.

σ⳼ζʹ. Λειχήν ἐστι τραχύτης ἐπιφανείας μετὰ πολλοῦ κνησμοῦ.

σ⳼ηʹ. Φλεγμονή ἐστιν ἐν μήτρᾳ ἢ μετὰ πόνου γιγνομένη ἐπιγαστρίου καὶ βουβώνων καὶ πυρετῶν ἐφ' ἧς καὶ βρέγματος πόνος καὶ τενόντων συνολκὴ καὶ ὀφθαλμῶν ὀδύνη.

σ⳼θʹ. Ἀπόστημα ἐν μήτρᾳ ἐστὶν ὅταν ἢ πόνος ἐπιτεταμένος καὶ σφύζει καὶ διατείνει τὸ ἄλγημα ἕως ἤτρου καὶ βουβώνων καὶ ὀσφύος καὶ πυρετοὶ προσγίνονται.

τʹ. Ὑστερικὴ πνὶξ ἐστι πάθος δι' ἀναδρομὴν ὑστέρας γιγνόμενον ἢ κατάπτωσιν καὶ ἀφωνίαν ἐπιφέρει. ὥστε καὶ τὴν ἀναπνοὴν αὐταῖς οὐκ ἔκδηλον γίγνεσθαι, μετεωρίζεσθαί τε τὰ ὑποχόνδρια καὶ τὸν σφυγμὸν ἔχειν ἀμυδρὸν καὶ βραδύν.

que nonnunquam et fquamis decidentibus interdum autem fecus; interdum plures etiam corporis partes depafcitur.

CCXCVI. Elephas eft affectus qui cutem craffam atque inaequabilem reddit, lividior adeft tum cuti tum oculorum albis; extenduntur partes manuum ac pedum fummae ex quibus fanies livida et foetida emanat.

CCXCVII. Impetigo eft fummae cutis afperitas cum multa prurigine.

CCXCVIII. Phlegmone in utero eft quae cum ventris atque inguinum cruciatu ac febribus fit, qua et fincipitis labor et tendonum contractio adeft et oculorum dolor.

CCXCIX. Abfceffus eft in utero quum intenfus eft dolor pulfatque et usque ad imum ventrem et inguina ac lumbos pertingit et febres adoriuntur.

CCC. Uteri fuffocatio eft affectus qui fit per uteri adfcenfum vel defcenfum vocisque defectum affert; quare nec manifefta iis refpiratio fit et attolluntur hypochondria, pulfum hae quoque obfcurum ac tardum habent.

Ed. Chart. II. [266.]　　　　　Ed. Baf. V. (399.)

τα΄. *Γυναικεῖος ῥοῦς ἐστι φορὰ ὑγρῶν διὰ μήτρας ἐπὶ*
πλείονα χρόνον ὑπὸ ἀποκρίσεως αὐτῇ γιγνόμενος. ῥοῦς λευ-
κός ἐστιν ὅταν λευκὰ ᾖ τὰ ἀποκρινόμενα καὶ ἐν τῷ προσ-
ώπῳ οἰδήματα καὶ τὰ ὀφθάλμια ἐποιδίσκεται, ἐνίαις δὲ
καὶ ἡ γαστὴρ καὶ τὰ σκέλη. ῥοῦς πυῤῥός ἐστιν ὅταν ὑπό-
πυῤῥος ᾖ ἀπόκρισις καὶ ὀδύναι ἐν τῷ ὀσφύϊ καὶ ἐν τοῖς
βουβῶσι γίγνονται. ῥοῦς ἐρυθρός ἐστιν ὁπόταν τὸ ἀποκρι-
νόμενον μένον τοιοῦτον, οἷον ἀπὸ νεοσφαγοῦς ἱερείου αἷμα
καὶ θρόμβοι ἐμπίπτουσι καὶ ὀδύνη ἔχει καὶ πῦρ καὶ βρυγ-
μὸς καὶ πόνος εἰς αὐτὰ τὰ αἰδοῖα καὶ τὸ ὑπογάστριον.
ῥοῦς μέλας ἐστὶν, ὅταν μέλαιναι αἱ ἀποκρίσεις καὶ δύσπνοια
τοῦ σώματος καὶ ὀδύνη ᾖ εἰς τὰ αἰδοῖα καὶ ἰσχναίνονται
αἱ γυναῖκες.

τβ΄. *Ἐρυσίπελας ἐν μήτρᾳ ἐστὶν ἐπειδὰν ὀδυνωμένη ἡ*
ὑστέρα ὁμοία ᾖ τοῖς ἀπὸ πυρὸς καιομένοις δυσυποίσιοις
καὶ ἡ πύρωσις ἐπ᾽ ἐνίων μεταβαίνουσα ἄλλοτε ἐπ᾽ ἄλλους
τόπους τῆς ὑστέρας.

τγ΄. *Σκλήρωμα ἐν μήτρᾳ ἐστὶν ὄγκος ὑπόσκληρος περὶ*

CCCI. Muliebris fluor eſt humorum defluxus per
uterum ad multum tempus perdurans qui ipſi ab excre-
tione fit. Albus fluor eſt quum alba ſunt quae excernun-
tur, apparent tumores in facie, partes quoque ſub oculis
intumeſcunt, nonnullis vero et venter et crura. Rufus
fluor eſt quum ſubrufa excretio eſt doloresque in lumbis
naſcuntur atque in inguinibus. Fluor ruber eſt quando
tale id manet quod excernitur, qualis ſanguis jugulatae
recens victimae apparet; excidunt ſanguinis grumi, dolor
habet et ardor ac ſtridor; dolor quoque ad ipſa pudenda
et imum ventrem. Niger fluor eſt quum nigrae excretio-
nes *prodeunt*, corpus aegre ſpirat exhalatque et in pu-
denda dolor incumbit et extenuantur mulieres.

CCCII. Eryſipelas in utero eſt ubi uterus perinde
afficitur dolore atque ii qui intolerabiliter ab igne urun-
tur ardorque ille in quibusdam alias ad alios uteri locos
transmigrat.

CCCIII. Scleroma uteri eſt tumor duriusculus qui

τι μέρος τῆς μήτρας γιγνόμενος, τὰ πολλὰ ἐπὶ φλεγμοναῖς
μεινάσαις ἐπιτελούμενος.

[267] τθ´. Σκίρρος ἐν μήτρᾳ ἐστὶ διάθεσις περί τι
μέρος αὐτῆς ὥστε εἶναι σκληρίαν ἀντίτυπον, ὀχθώδη, ἀνώ-
μαλον, ἄπονον τὰ πολλά.

τε´. Καρκίνωμα ἐν μήτρᾳ ἐστὶν ἄνευ ἑλκώσεως ὄγκος
ἀνώμαλος, ὀχθώδης.

τσι´. Πάθη τριχῶν ἐστιν ἐννέα, ῥοπάλωσις, διχοφυΐα,
θραῦσις, ἀτροφία, ξηρασία, πολίωσις, ῥύσις, ἀλωπεκία,
ὀφίασις.

τζ´. Ῥοπάλωσίς ἐστιν ἡ κατὰ τὸ ἄκρον τῶν τριχῶν
ἀμερὴς σχίσις μετὰ τοῦ μηκέτι συναύξεσθαι.

τη´. Διχοφυΐα ἐστὶν διαμερὴς ἡ κατὰ τὸ ἄκρον τῶν
τριχῶν σχίσις, μετὰ τοῦ μήκετι συναυξάνεσθαι.

τθ´. Θραῦσίς ἐστιν ἀνώμαλος τριχῶν ἀπόπτωσις πα-
ραπλησία τοῖς ἀπὸ ψαλίδος κεκαρμένοις.

τι´. Ἀτροφία τριχῶν ἐστιν ὑπερβάλλουσα ἰσχνότης
μετὰ τοῦ μηκέτι συναύξεσθαι.

in parte uteri aliqua nafcitur fitque plerumque ex phle-
gmonis quae diu permanfere.

CCCIV. Scirrhus in utero affectio eft in ejus aliqua
parte ut fit durities renitens, tumens, inaequalis magna-
que ex parte vacans dolore.

CCCV. Carcinoma in utero eft tumor fine ulcera-
tione inaequalis, verrucofus.

CCCVI. Pilorum novem funt affectus, rhopalofis, di-
chophyia, thraufis, atrophia, ariditas, canities, fluxio, alope-
cia, ophiafis.

CCCVII. Rhopalofis retentio eft ac concretio fummo-
rum pilorum individua cum eo ut non amplius crefcant.

CCCVIII. Dichophyïa eft dividua fummorum pilorum
concretio qua ipfi haud amplius crefcunt.

CCCIX. Thraufis eft cafus inaequabilis pilorum non
diffimilis iis qui forfice abfciffi funt.

CCCX. Atrophia eft gracilitas eorum nimia qui nec
amplius augefcant.

τια'. Ξηρασία ἐστὶ χνοώδης τριχῶν ἐπιφάνεια παραπλησία τοῖς ὑπὸ κονιορτοῦ μολυνομένοις.

τιβ'. Πολίωσίς ἐστι μεταβολὴ τριχῶν ἐπὶ τὸ λευκὸν πρὸ τῆς καθηκούσης ἡλικίας.

τιγ' Ῥύσις τριχῶν ἐστιν ἀπόπτωσις ἀκολουθοῦσα ὡς ἐπίπαν μὲν τοῖς φθίνουσι καὶ τοῖς ἀνακομιζομένοις δὲ ἐκ νόσου μακρᾶς.

τιδ'. Ἀλωπεκία ἐστὶ μεταβολὴ τοῦ χρώματος ἐπὶ τὸ λευκότερον, δι' ἣν χρονίζουσαν αἱ τρίχες ῥιζόθεν ἀποπίπτουσι.

τιε'. Ὀφίασίς ἐστι μεταβολὴ τοῦ χρώματος ὁμοία τῇ προειρημένῃ ἐπὶ τὸ μᾶλλον πυκνότερον μετὰ τοῦ σκολιοῦσθαι τὴν ψίλωσιν.

τιστ'. Διαφοραὶ τῶν ἐν κεφαλῇ καταγμάτων ὀκτώ εἰσι. ῥωγμὴ, ἐκκοπὴ, ἐγγίσωμα, ἐκπίεσμα, καμάρωσις, ἀποσκεπαρνισμός, ἄπαγμα, θλάσμα, ἀπήχημα. ἔνιοι δὲ τὸ μὲν θλάσμα εἶναι οὐ θέλουσι, τὸ δὲ ἀπήχημα τῇ ῥωγμῇ ὑπάγουσι.

τιζ'. Ῥωγμή ἐστιν ὀστοῦ διακοπὴ ἐπιπόλαιος εὐθεῖα καὶ ἤτοι στενὴ ἢ πλατεῖα.

CCCXI. Ariditas lanuginofa eorundem fuperficies eſt pulvere confperſis affimilis.

CCCXII. Canities eſt pilorum ante legitimam aetatem commutatio in album.

CCCXIII. Fluxus eſt pilorum defluvium quae tabeſcentibus magna ex parte atque ex diuturno morbo convaleſcentibus evenit.

CCCXIV. Alopecia eſt mutatio coloris in albiorem qua auri colorem referentes pili radicitus decidunt.

CCCXV. Ophiaſis mutatio eſt coloris antedictae ſimilis ceterum ad majorem quam in illa pilorum denſitatem cum tortuoſa denudatione.

CCCXVI. Fracturarum octo in capite ſunt differentiae, rhogme, eccope, engiſoma, ecpieſma, camaroſis, apoſceparniſmus, thlaſma, apechema; quidam vero thlaſma non admittunt et apechema rhogmae ſubjiciunt.

CCCXVII. Rhogme eſt oſſis interciſio in ſuperficie recta et vel anguſta vel lata.

[268] τιη'. Ἐκκοπή ἐστιν ὀστοῦ διακοπὴ μεὰ τοῦ
ἄλλασθον εἶναι τὸ πεπονθὸς ὀστοῦν.

τιθ'. Ἐγγίσωμά ἐστιν ὀστοῦ διακοπὴ μετὰ τοῦ τὸ δια-
κείμενον εἰς τὸ βάθος ὑποκεχωρηκέναι καὶ ἀπεληλυθῆναι
τῷ ἀπαθεῖ ὀστῷ.

τκ'. Ἐκπίεσμά ἐστιν ὀστοῦ πολυμερὴς διακοπὴ μετὰ
τοῦ τάσιν δρᾶν τῶν ὀσιῶν εἰς τὸ βάθος ὑποκεχωρηκέναι
καὶ θλίβειν τὴν μήνιγγα.

τκα'. Ἀποσκεπαρνισμός ἐστιν ὀστοῦ ἀποκοπὴ μετὰ τοῦ
ἀποκεκομμένου ὀστοῦ τεθραῦσθαι.

τκβ'. Καμάρωσίς ἐστιν ὀστοῦ διακοπὴ μετὰ τοῦ σίνα-
ρον ὀστοῦν ἀνακεκλάσθαι ἐξ ἀμφοτέρων καὶ παραπλησίως
καμάραις ἐσχηματίσθαι.

τκγ'. Ἄπαγμά ἐστιν ὀστοῦ διακοπὴ ἐπιπόλαιος ἢ καὶ
βαθεῖα κατ᾽ ἀντικείμενα μέρη τοῦ τραύματος.

τκδ'. Θλάσμα ἐστὶν ὑποχώρησις τοῦ ὀστοῦ τοῦ κρα-
νίου εἰς τὸ βάθος δίχα κατάγματος. γίνεται δὲ ἐπὶ τῆς
παιδικῆς μάλιστα ἡλικίας · νοήσεις δὲ σαφέστερον τὸ εἰρημέ-
νον ἐπὶ τῶν κασσιτερίνων σκευῶν τοῦτο συμβαῖνον θεασάμενος.

CCCXVIII. Eccope divifio eft calvariae qua os lae-
fum refractum eft.

CCCXIX. Engifoma pertufio eft offis quum pars affe-
cta in profundum defcendit ac fuper illaefum os corruit.

CCCXX. Ecpiefma calvae in multas partes diffractio
eft fimul intrufae offis partes in imum decubuerint ac
membranam innixu fuo premant.

CCCXXI. Apofceparnifmus abfcilfio eft offis quum
ejus pars decuſſa vulnerando fuerit.

CCCXXII. Camarofis eft offis perruptio quum ex al-
terutra refractum parte fimilem camerae figuram acceperit.

CCCXXIII. Apagma eft offis fuperficiaria praecifio
aut etiam profunda in oppofitis vulneris partibus.

CCCXXIV. Thlafma eft receffus offis calvae in pro-
fundum absque fractura fitque potiffimum in puerili ae-
tate, planius vero quod dictum eft intelliges fi quod ftan-
neis vafis contingit contemplatus fueris.

Ed. Chart. II. [268.]   Ed. Baf. V. (399.)

τκέ. Τριπλᾶ περὶ τοὺς ὀφθαλμοὺς γίνεται πάθη, φλεγμοναί, ῥεύματα, ἑλκώσεις.

τκστ'. Ἑλκώσεων τῶν περὶ τοὺς ὀφθαλμοὺς διαφοραί εἰσιν ἄργεμον, νεφέλιον, ἐπίκαυμα, βόθριον, φλυκτὶς, λεύκωμα, ἄνθραξ, μυοκέφαλον, πύωσις, ὄνυξ, σταφύλωμα, ταῦτα μετὰ πληγῆς. τὰ δὲ ἄνευ πληγῆς ἑλκώσεως πάθη μυδρίασις, φθίσις, ἀτροφία, νυκτάλωψ, ὑπόχυσις, γλαύκωμα, παράλυσις, μυωπίασις, στραβισμὸς, πτερύγιον, ἐγκανθὶς, πρόπτωσις, χήμωσις, σύγχυσις.

τκζ'. Φλεγμονὴ μὲν οὖν ἐστιν οἴδημα περὶ τοὺς ὀφθαλμοὺς μετ' ἐρευθήματος καὶ πολλῆς θερμασίας καὶ δυσκινησίας καὶ νυγμῶν γινόμενον.

τκη'. Ῥεῦμά ἐστι λεπτῶν ὑγρῶν φορὰ ἀκατάσχετος καὶ ἀπροαίρετος.

τκθ'. Ἕλκωσίς ἐστι ῥῆξις περὶ τὸν κερατοειδῆ ἤτοι ἐκ πληγῆς ἢ γενναίας φλεγμονῆς γινομένη.

τλ'. Ἄργεμόν ἐστιν ἕλκωσις κατὰ μὲν τὸ μέλαν λευκὴ φαινομένη, κατὰ δὲ τὸ λευκὸν ὑπέρυθρος.

CCCXXV. Triplices oculis oboriuntur affectus phlegmonae, fluxus, ulcerationes.

CCCXXVI. Quae oculis ulcerationes oboriuntur earum differentiae funt albor, nubecula, inuftum, foffula, puftula, albugo, carbunculus, mufciput, fuppuratio, unguis, uva, haec cum percuffu eveniunt, at absque percuffu ulcerationis affectus hi funt, mydriafis, tabes, atrophia, noctividus, fuffufio, glaucoma, paralyfis, conniventia, ftrabismus, pinnula, encanthis, procidentia, hiatus, confufio.

CCCXXVII. Phlegmone eft tumor oculorum qui cum rubore et calore multo et motu difficili ac punctionibus oboritur.

CCCXXVIII. Fluxus eft tenuium humorum decurfus involuntarius qui coërceri non poteft.

CCCXXIX. Ulceratio eft ruptio circa corneam tunicam quae vel ex ictu vel vehementi phlegmone oritur.

CCCXXX. Argemon eft ulceratio quae in oculi nigro alba apparet; in albo autem fubrubrae.

Ed. Cart. II. [269.]   Ed. Baf. V. (399. 400.)

[269] τλα'. Νεφέλιόν ἐστιν ἀχλὺς ἢ ἕλκωσις ἐπιπό
λαιος ἐπὶ τοῦ μέλανος. ἢ νεφέλιόν ἐστιν ἕλκος ἐπιπόλαιον
καὶ μικρῷ μεῖζον ἀργέμου καὶ λευκόν.

τλβ'. Ἐπίκαυμά ἐστιν ἕλκωσις ἐσχαρώδης κατὰ τὸ μέ
λαν ἐπιγενομένη καὶ μὴ μένουσα.

τλγ'. Βόθριόν ἐστι κοῖλον ἕλκος ἢ καθαρὸν ἐπὶ τοῦ μέ
λανος.

τλδ'. Φλυκτίς ἐστιν ἀπόστασις κατὰ τὸ μέλαν περιέ
χουσα ὑγρασίαν μετὰ φλεγμονῆς καὶ ῥεύματος.

τλέ. Λεύκωμά ἐστιν ἀφ' ἑλκώσεως οὐλὴ παχεῖα καὶ
βαθεῖα.

τλστ'. Μυοκέφαλόν ἐστιν ἀφ' ἑλκώσεως μικροιάτη ἐπ
έκτασις τοῦ ῥαγοειδοῦς κατὰ τὸ μέλαν παραπλησία μυίας
κεφαλῇ.

τλζ'. Ἄνθραξ ἐστὶν ἐσχαρώδης ἕλκωσις μετὰ νομῆς
καὶ ῥεύματος, ἐνίοτε δὲ καὶ βουβώνων καὶ πυρετοῦ.

(400) τλη'. Πύωσις ἢ ὄνυξ ἐστὶ συλλογὴ πύου κατὰ τὸ
μέλαν μετὰ φλεγμονῆς πρὸς τῇ ἴριδι, παραπλησία ὄνυχι.

CCCXXXI. Nephelium eſt caligo vel ſuperficiaria
ulceratio in nigro. Vel: nubecula ulcus eſt ſuperficiarium
albugine longe minus et album.

CCCXXXII. Epicauma eſt velut ex igne cruſtoſa ulceratio quae nigro advenit nec permanet.

CCCXXXIII. Bothrium eſt cavum ulcus vel purum
in nigro.

CCCXXXIV. Phlyctis eſt abſceſſus in nigro humorem continens cum phlegmone et fluxu.

CCCXXXV. Leucoma cicatrix eſt craſſa et profunda
ulceri inducta.

CCCXXXVI. Myocephalum eſt exigua uvae tunicae
porrectio in nigro muſcae capiti ſimilis per ulcerationem
facta.

CCCXXXVII. Carbunculus eſt cruſtoſa ulceratio cum
paſtu et fluxu interdum quoque et bubonibus et febre.

CCCXXXVIII. Suppuratio vel unguis eſt collectio puris in nigro cum phlegmone ſecundum iridem ungui conſimilis.

τλθ'. Σύγχυσίς ἐστι ποτὲ μὲν ἐκ πληγῆς, ποτὲ δὲ ἐξ αὐτομάτου ῥῆξις τῶν ἐν βάθει χιτώνων μετὰ προχύσεως τῶν ὑγρῶν καὶ ἀλλοιώσεως τῆς κόρης.

τμ'. Μυδρίασίς ἐστιν ἀμαύρωσις τοῦ ὁρατικοῦ ταραχθέντων τῶν ὑγρῶν.

τμα'. Φθίσις ἐστὶ μείωσις τῆς κόρης μετὰ ἀμαυρώσεως.

τμβ'. Ἀτροφία ἐστὶ μικρότης ὅλου τοῦ ὀφθαλμοῦ καὶ τῆς κόρης μετ' ἀμαυρώσεως.

τμγ'. Νυκτάλωψ ἐστὶ πάθος καὶ διάθεσις ὀφθαλμῶν δίχα φανερᾶς αἰτίας. συμβαίνει δὲ τοῖς οὕτω διακειμένοις ἡμέρας μὲν μὴ ὁρᾷν, νυκτὸς δὲ βλέπειν.

τμδ'. Γλαύκωμά ἐστι τῶν κατὰ φύσιν ὑγρῶν εἰς τὸ γλαυκὸν χρῶμα μεταβολή.

τμε'. Σταφύλωμά ἐστιν ἔπαρμα κατὰ τὸν τῆς κόρης τόπον ἐμφερὲς ῥαγὶ σταφυλῆς.

τμστ'. Πρόπτωσίς ἐστιν ὅταν ὑπό τινος βιαίας πλη-

CCCXXXIX. Confufio ruptio eft tunicarum quae in profundo funt aliquando ex ictu, aliquando fpontanea cum profufione humorum et pupillae alteratione.

CCCXL. Mydriafis facultatis obfcuratio viforiae eft turbatis humoribus.

CCCXLI. Phthifis oculi eft pupillae diminutio cum obfcuratione.

CCCXLII. Atrophia eft parvitas totius oculi et pupillae cum obfcuratione.

CCCXLIII. Nyctalops eft affectus difpofitioque oculorum fine manifefta caufa: fic autem affectis evenit ut interdiu non cernant, noctu vero confpiciant.

CCCXLIV. Glaucoma eft naturalium humorum in glaucum colorem mutatio.

CCCXLV. Staphyloma eft quod in pupillae loco confurgit acino uvae fimile.

CCCXLVI. Procidentia eft quum ab ictu aliquo vio-

Ed. Chart. II. [269. 270.]   Ed. Baf. V. (400.)
γῆς ἢ ἀγχονισμοῦ μετὰ συνεχοῦς πυρετοῦ ἢ κεφαλαλγίας
ὀφθαλμὸς προπέσῃ.

[270] τμζ'. Μυωπίασίς ἐστι διάθεσις ἐκ γενετῆς δι'
ἧς τὰ μὲν πλησία ὁρῶμεν, τὰ δὲ πόῤῥωθεν ἢ ἐπὶ βραχὺ ἢ
οὐδ᾽ ὅλως.

τμή'. Στραβισμός ἐστι παράλυσις τῶν περὶ τὸν ὀφθαλ-
μὸν μυῶν οὐχ ὅλων, ἀλλ᾽ ἐνίων, δι᾽ ἣν αἰτίαν ἢ ἄνω ἢ κά-
τω ἢ εἰς τὰ πλάγια νεύουσιν οἱ ὀφθαλμοί.

τμθ'. Ἵππος ἐστὶ διάθεσις ἐκ γενετῆς καθ᾽ ἣν ἀστα-
τοῦσι καὶ ἀεὶ κινοῦσιν οἱ ὀφθαλμοὶ κίνησιν ὑπομένοντες ἐν
κλόνῳ ἢ τρόμῳ ἀδιαλείπτῳ. καθεστηκυῖαν ταύτην τὴν διά-
θεσιν Ἱπποκράτης ἐκάλεσεν ἵππον. τὸ δὲ πάθος τοῦ στη-
ρίζοντός ἐστι τὸν ὀφθαλμὸν μυὸς ὃς περιείληφε τὴν βάσιν
τοῦ βλεπτικοῦ ὀργάνου.

τν'. Χήμωσίς ἐστιν ἔπαρμα τοῦ περιοφθαλμίου ὑμέ-
νος ὃ καὶ λευκὸν προσαγορεύουσι πάθος ὅμοιον λευκῇ σαρκί.

τνα'. Περὶ τὰ βλέφαρα καὶ τοὺς κανθοὺς συνίσταται
πάθη ταῦτα· ψώρα, φθειρίασις, κριθή, χάλαζα, λιθίασις,

lento aut ftrangulatione cum continua febre vel capitis
dolore prolapfus oculus fuerit.

CCCXLVII. Myopfis eft affectus ab ortu contractus quo
propinqua cernimus remota vel parum vel nihil omnino.

CCCXLVIII. Strabifmus eft paralyfis mufculorum
oculi non omnino fed quorundam, ob quam caufam vel
furfum vel deorfum vel in latera nuunt oculi.

CCCXLIX. Hippus affectio eft ab ortu prodiens qua
inftabiles fiunt oculi ac femper moventur; utique motum
fuftinentes in concuffu aut tremore affiduo confiftentem:
hanc affectionem equum vocavit Hippocrates: affectus au-
tem eft oculum firmantis mufculi qui viforii bafim inftru-
menti complexus eft.

CCCL. Chemofis eft ambientis oculum membranae
quod album quoque appellatur affectus albae carni perfimilis.

CCCLI. In palpebris angulisque oculorum hi con-
trahuntur affectus, fcabies, pedicularis, hordeolum, grando,

ὑδατὶς, τριχίασις, τράχωμα, λαγωφθαλμὸν, ἐκτρόπιον, ῥοιάς, ἀγχίλωψ, σταφύλωμα.

τνβ'. Ψώρα ἐστὶ δριμυτάτου ῥεύματος γιγνομένη ἀνά-βρωσις ταρσῶν ἢ κανθῶν μετὰ κνησμοῦ.

τνγ'. Φθειρίασίς ἐστι περὶ τὰς ῥίζας τῶν βλεφαρίδων ψώρα λεπίδας πιτυρώδεις ἀποβάλλουσα.

τνδ'. Χάλαζά ἐστι κεγχρώδης συστροφὴ κατὰ τὸ βλέ-φαρον καὶ λιθιασίς ἐστι τὸ αὐτό.

τνε'. Κριθή ἐστιν ὑγροῦ συλλογὴ περὶ τὸ βλέφαρον ἐπιμήκης κριθῇ ὁμοία.

τνστ'. Τράχωμά ἐστι σκληρία καὶ τραχύτης ἀνώμαλος κατὰ τὰ ἔνδον τῶν βλεφάρων γινομένη.

τνζ'. Ῥοιάς ἐστι τῆς ἐγκανθίου σαρκὸς δαπάνησις ἢ τὸ δάκρυον ἀποῤῥεῖ.

τνη'. Τριχίασίς ἐστι βλεφάρων πτῶσις καὶ τῶν ἐν αὐ-τοῖς τριχῶν γένεσις παρὰ φύσιν.

calcularis, aquula, pilaris, afpredo, leporinus oculus, in-verfio, rivulus, anchilops, uva.

CCCLII. Scabies eft fummarum oculi palpebrarum aut angulorum erofio cum pruritu, quam acerrima fluxio progignit.

CCCLIII. Phtheiriafis eft fcabies circa palpebrarum radices quae fquamas furfuri fimiles dimittit.

CCCLIV. Chalaza tuberculum eft in palpebra milii magnitudine; eadem quoque eft lithiafis.

CCCLV. Hordeolum eft humor concretus circa pal-pebram oblongior hordeo fimilis.

CCCLVI. Afpredo eft durities et afperitas inaequa-lis quae intra palpebras oritur

CCCLVII. Rhaea eft angulorum carnis abfumptio qua effluit lacryma.

CCCLVIII. Trichiafis cafus eft palpebrarum infito-rumque iis pilorum ortus praeter naturam.

Ed. Chart. II. [270. 271.]   Ed. Baf. V. (400.)

τνθ'. *Διαφοραὶ τριχιάσεως τρεῖς, φαλάγγωσις, πτῶσις, ὑπόφυσις· τινὲς δὲ καὶ τὴν διστιχίαν ἐπεισάγουσιν.*

τξ'. *Διστιχία ἐστὶν ἑτέρου στίχου παρὰ φύσιν κατὰ τοῦ ταρσοῦ ἔκφυσις.*

[271] τξα'. *Ἐγκανθίς ἐστιν ὑπεροχὴ σαρκὸς ἐν τῷ μεγάλῳ κανθῷ.*

τξβ'. *Ἀγχίλωψ ἐστὶν ἐπανάστασις τῷ μεγάλῳ κανθῷ ὑγροῦ συλλογὴν ἔχουσα ἀσύντρητος ἢ συντετρημένη. εἴρηται δὲ ἀγχίλωψ ἀπὸ τοῦ ἐγγὺς εἶναι τοῦ ὀφθαλμοῦ· ὢψ μὲν γάρ ἐστιν ὀφθαλμὸς, τὸ δὲ ἄγχι ἐγγύς.*

τξγ'. *Ὑπόχυμά ἐστιν ὑγροῦ πῆξις τοῦ ὑδατώδους ἢ μᾶλλον ἢ ἧττον ἐμποδίζουσα τὸ ὁρᾶν. διαφέρει δὲ ὑπόχυμα γλαυκώματος ὅτι τὸ μὲν ὑπόχυμα πῆξίς ἐστι τοῦ ὑδατώδους ὑγροῦ, τὸ δὲ γλαύκωμα μεταβολὴ τῶν κατὰ φύσιν ἐπὶ τὸ γλαυκὸν, καὶ ὅτι ἐπὶ μὲν τοῦ γλαυκώματος οὐδὲ ὅλως ὁρῶσιν, ἐπὶ δὲ τοῦ ὑποχύματος κατ᾽ ὀλίγον.*

τξδ'. *Ὑδατίς ἐστι τῆς ὑπεστρωμένης τῷ ἄνω βλεφάρῳ*

CCCLIX. Tres Trichiafeos differentiae funt phalangofis, cafus, fubortus, nonnulli difticbiam, id eft duplicem ordinem fuperinvehunt.

CCCLX. At diftichia eft alterius pilorum ordinis in palpebrae margine exortus praeter naturam.

CCCLXI. Encanthis eft exfuperantia carnis in magno angulo.

CCCLXII. Anchilops tumor in angulo magno confurgens atque humoris collectionem habens non perforatus aut fimul perforatus. Dictus eft anchilops quod prope oculum fit; ὢψ enim oculus eft, ἄγχι vero prope.

CCCLXIII. Suffufio eft concretio aquofi humoris quae vifum magis minusve impedit. Differt fuffufio a glaucomate tum quod fuffufio concretio fit diluti humoris, glaucoma vero naturalium mutatio humorum in caefium colorem, tum quod in glaucomate haud prorfus in fuffufione aliquantulum cernant.

CCCLXIV. Hydatis fubftratae fuperiori palpebrae

Ed. Chart. II. [271.]   Ed. Baf. V. (400.)

πιμελῆς αὔξησις, δι' ἣν ῥευματίζονται παρὰ φύσιν οἱ
ὀφθαλμοί.

τξέ. Λαγωφθαλμόν ἐστιν ἀνάσπασις τοῦ ἄνω βλεφάρου,
ὥστε μὴ καλύπτειν ἐν τῷ καμμύειν ὅλον τὸν ὀφθαλμόν.

τξστ'. Πτερύγιόν ἐστιν ἔκφυσις σώματος ἐπιφυομένη
τῷ κερατοειδεῖ.

τξζ'. Ἐκτρόπιόν ἐστιν ὑπόφυσις σαρκὸς ἐν τῷ βλε-
φάρῳ ἥτις βαροῦσα ἐκτρέπει τὸ βλέφαρον. αἰτία δὲ ἐκ-
τροπῆς βλεφάρου ἢ σαρκὸς ἐπίφυσις ἢ παράλυσις ἢ οὐλῆς
σύστασις.

τξή. Πτίλωσίς ἐστιν ἀπὸ δριμυτάτου ῥεύματος ἀπό-
πτωσις τῶν βλεφάρων.

τξθ'. Σταφύλωμά ἐστιν ἔκτασις τοῦ μέλανος χιτῶνος
μετὰ πυρώσεως ὁμοία ῥαγὶ σταφυλῆς.

τό. Σάρκωμά ἐστι σαρκὸς ἐν τοῖς μυκτῆρσι παρὰ φύ-
σιν αὔξησις. ἔστι δὲ σάρκωμά τι καὶ ὁ πολύπους. εἴρηται
δὲ πολύπους ἀπὸ τῶν πολυπόδων. ὡς γὰρ ἐκεῖνοι πολλὰς
ἔχουσιν ἀποσχίδας πλαδαροί τέ εἰσι καὶ αὐξανόμενοι, οὕτω

pinguedinis augmentum eſt qua fluunt praeter naturam
oculi.

CCCLXV. Lagophthalmum eſt fuperioris palpebrae re-
tractio adeo ut oculum dum clauditur totum non contegat.

CCCLXVI. Pterygium corporis excreſcentia eſt quae
corneae tunicae inhaereſcit.

CCCLXVII. Ectropion eſt fuborta caro in palpebra
quae palpebram ipfam fua gravitate foras evertit. Ever-
fionis autem caufa eſt aut adnaſcens caro aut refolutio aut
cicatricis obductio.

CCCLXVIII. Ptiloſis eſt palpebrarum caſus ab acer-
rimo fluxu.

CCCLXIX. Staphyloma eſt nigri tunicae extenſio
cum ardore acino uvae ſimilis.

CCCLXX. Sarcoma eſt carnis in naribus praeter na-
turam auctio. Eſt vero et polypus quoddam farcoma.
Porro dictum polypus eſt a polypis piſcibus; nam ut illi
multas habent propagines mollesque funt atque augentur,

440 ΓΑΛΗΝΟΥ ΟΡΟΙ ΙΑΤΡΙΚΟΙ.

Ed. Chart. II. [271. 272.] Ed. Baf. V. (400.)

καὶ τοῦτο τὸ πάθος. διαφέρει σάρκωμα πολύπου μεγέθει
καὶ κατασκευῇ.

τοα΄. Ὄζαινά ἐστιν ἕλκωσις ἐν μυκτῆρσιν διὰ βάθους
δυσώδης τὴν ἀποφορὰν ἔχουσα.

τοβ΄. Παρωτίδες εἰσὶ παρὰ τοῖς ὠσὶν ἀποστήματα,
ταῦτα ἔνιοι διοσκούρους ἐκάλεσαν, ἐπὶ πυρετοῖς γινόμεναι τὰ
πολλὰ τῶν πυρετῶν ἀπαλλάσσουσαι.

τογ΄. Λευκή ἐστιν ἡ ἐπὶ λευκὸν χρῶμα τοῦ σώματος
παρὰ φύσιν μεταβολή.

[272] τοδ΄. Ἕρπης ἐστὶν ἕλκος ἐπὶ χολῆς πλεονεξίᾳ
γιγνόμενον καὶ ἐπινέμησιν ποιούμενον. ἄλλως. ἕρπης ἐστὶν
ὁ ὀφίτης καλούμενος, ἕλκωσις τῆς ἐπιφανείας τοῦ δέρματος
ἀπὸ δριμείας χολῆς γινομένη.

τοε΄. Ἀθέρωμά ἐστι χιτὼν νευρώδης ἀθερῶδες ὑγρὸν περιέχον.

τοστ. Στεάτωμά ἐστι παρὰ φύσιν πιμελῆς συναύξησις.

τοζ΄. Προσάρτησίς ἐστιν ὑμένων μακροτέρων ἀντοχὴ πρὸς
τὰ παρακείμενα σώματα.

ita is quoque affectus. Differt farcoma a polypo magni-
tudine et opificio.

CCCLXXI. Ozaena eft ulceratio in naribus profunda
tetri odoris atque halitum emittens.

CCCLXXII. Parotides abfceffus fecundum aures funt;
hos nonnulli Caftores appellarunt; fuccedunt ut plurimum
febribus atque ab iis liberant.

CCCLXXIII. Leuce corporis in album colorem mu-
tatio eft praeter naturam.

CCCLXXIV. Herpes eft ulcus quod ex bilis exfube-
rantia fit et depaftionem facit. Aliter: herpes eft qui fer-
pens vocatur, exulceratio fuperficiei cutis quae ab acri
bile procreatur.

CCCLXXV. Atheroma eft tunica nervofa quae hu-
morem pulti fimilem continet.

CCCLXXVI. Steatoma eft auctio pinguedinis prae-
ter naturam congefta.

CCCLXXVII. Profartefis longiorum eft membrana-
rum ad vicina corpora applicatio.

τοη'. Ἀνεύρυσμά ἐστι φλεβώδους ἀγγείου ἀνευρυσμὸς
ἢ πνευματικοῖς ὕλης παρασπορὰ ὑπὸ τῆς σαρκὸς κατὰ δια-
πήδησιν ἀναδιδομένης.

τοθ'. Ὑπόσφαγμά ἐστιν ἔξωθεν τῆς ἐπιφανείας ὠμό-
λυτι παραπλήσιον.

τπ'. Γαγγλίον ἐστὶ νεύρου παρὰ φύσιν συστροφὴ σωματο-
πεποιημένη.

τπα'. Ἄφθα ἐστὶν ἕλκωσις ἐπιπόλαιος ἐν στόματι γιγνο-
μένη. ἐπιπολάζει δὲ αὕτη ἡ ἕλκωσις μάλιστα παιδίοις.

τπβ'. Φλεγμονή ἐστιν ὄγκος μετὰ ἐρυθήματος καὶ σκλη-
ρίας πόνους ἐπιφέρων σφυγματώδεις. εἴρηται δὲ φλεγμονὴ ἀπὸ
τοῦ οἷον φλέγεσθαι τὸν τόπον. ἢ ὄγκος ὀδυνηρὸς καὶ ἀντίτυ-
πος μετ᾽ ἐρυθήματος χωρὶς πυρετοῦ. ἢ φλεγμονή ἐστιν ὄγκος
ὀδυνηρὸς, σκληρὸς, ἀντίτυπος, ἐξ αἱματικοῦ χυμοῦ ἔχων γένεσιν.

τπγ'. Ἐρυσίπελάς ἐστιν ἔρευθος μετὰ διαπύρου φλο-
γώσεως ἔσθ᾽ ὅτε πυρετὸν καὶ φρίκας ἐπιφέρων. ἄλλως.
ἐρυσίπελάς ἐστιν ὄγκος ὀδυνηρὸς ἀπὸ χολώδους αἵματος ἔχων
τὴν γένεσιν.

CCCLXXVIII. Aneuryfma venofi vafis dilatatio eſt aut
difperfio fpirituofae materiae fub carnem per diffultum
fefe diftribuentis.

CCCLXXIX. Hypofphagma extra fuperficiem eſt per-
fimile vibici.

CCCLXXX. Ganglium concretio eſt nervi praeter
naturam quae in unum corpus coaluit.

CCCLXXXl. Aphtha fuperficiaria eſt ulceratio quae in ore
gignitur : vifitur autem haec in puerulis potiffimum ulceratio.

CCCLXXXII. Phlegmone eſt tumor cum rubore et du-
ritia pulfitantes afferens dolores dicta quod affectus ea
locus veluti uratur aut tumor dolens ac renitens cum
rubore citra febrem. Vel: inflammatio eſt tumor dolens
durus, renitens, ex fanguineo humore fuum habens ortum.

CCCLXXXIII. Eryfipelas eſt rubedo cum ignita in-
flammatione febres interdum horroresque inferens. Vel
ignis facer eſt tumor rubens, dolorificus qui a biliofo fan-
guine generationem obtinet.

τπδ΄. Ἄνθραξ ἐστὶν ὄγκος ἑλκώδης ἐκ τοῦ μελαγχο-
λικωτέρου σαπέντος αἵματος. ἢ ἄλλως. ἄνθραξ ἐστὶν ἕλ-
κος ἐσχαρῶδες ἅμα πολλῇ τῶν πέριξ σωμάτων φλογώσει·
ὁ ἐκ θερμῆς μέντοι πυρότητος, παχείας δὲ κατὰ τὴν σύ-
στασιν ὕλης ἔχει τὴν γένεσιν.

τπε΄. Σκίῤῥος ἐστὶν ὄγκος σωμάτων μετὰ σκληρίας καὶ
βάρους καὶ δυσκινησίας τε καὶ δυσαισθησίας.

τπσ΄. Οἴδημά ἐστιν ὄγκος χαλαρός τε καὶ μαλθακὸς
ὡς ἐν τῷ πιέζειν ἀνώδυνος.

τπζ΄. Ἀπόστημά ἐστι μεταβολὴ σωμάτων ἐκ φλεγμο-
νῆς εἰς πύον.

[273] τπη΄. Κολόβωμά ἐστιν ἔκκοψις μορίου κατά τι
μέρος τοῦ σώματος.

τπθ΄. Πῶρός ἐστιν οὐσία λιθώδης καὶ ἀπόκριτος.

τϞ΄. Ὑδροκέφαλόν ἐστιν ὑδατώδους ὑγροῦ ἢ αἵματος
τοῦ τρυγώδους συλλογὴ κατά τι μέρος τῶν τὴν κεφαλὴν
πλεκόντων σωμάτων.

CCCLXXXIV. Carbunculus eſt ex magis melancholico
putrefacto ſanguine tumor ulcerofus. Vel aliter: carbun-
culus ulcus eſt cruſtoſum cum multa ambientium corporum
incenſione; qui ex calido quidem fervore, materia vero
conſiſtentia craſſa originem habet.

CCCLXXXV. Scirrhus eſt tumor corporum cum du-
ritia et pondere et motus ac ſenſus difficultate.

CCCLXXXVI. Oedema tumor eſt laxus ac mollis qui
premendo dolore vacat.

CCCLXXXVII. Abſceſſus eſt corporum ex phlegmone
in pus transmutatio.

CCCLXXXVIII. Mutilatio eſt defectus particulae in
parte aliqua corporis.

CCCLXXXIX. Callus eſt ſubſtantia lapidoſa, dura ac
renitens.

CCCXC. Hydrocephalon eſt humoris aquoſi aut fae-
culenti ſanguinis collectio in parte corporum aliqua eo-
rum quae caput concinnant.

Ed. Chart. II. [273.]   Ed. Baf. V. (400. 401.)

τ**ι**α'. Κηρίόν ἐστιν ἕλκος συνεχεῖς ἔχον κατατρήσεις ἐξ ὧν μελιτῶδες ὑγρὸν ἐκκρίνεται.

τ**ι**β'. Φαγέδαινά ἐστιν ἕλκος ἀναβιβρῶσκον τὰ ὑπογιῆ καὶ παρακείμενα.

τ**ι**γ'. Καρκίνωμά ἐστιν ὄγκος κακοήθης καὶ περίσκληρος, ἀνέλκωτος ἢ ἡλκωμένος. εἴρηται δὲ (402) ἀπὸ τοῦ ζώου καρκίνου.

τ**ι**δ'. Διονυσίσκοι εἰσὶν ὀστώδεις ὑπεροχαὶ ἐγγὺς κροτάφων γιγνόμεναι. λέγονται δὲ κέρατα ἀπὸ τῶν κερασφορούντων ζώων κεκλημένα.

τ**ι**ε'. Τερηδὼν ἐστιν ὀστοῦ κατάτρησις ἀπὸ φθορᾶς. τὸ δὲ ὄνομα τῷ πάθει ἀπὸ τῶν συμβεβηκότων τρημάτων, οἱονεί τις τρηδὼν οὖσα.

τ**ι**στ'. Ἀδήν ἐστι συστροφή τις ξηρὰ καὶ σαρκώδης ἢ συστροφὴ σαρκώδης.

τ**ι**ζ'. Χοιράς ἐστι σὰρξ ξηρὰ καὶ δύσλυτος.

τ**ι**η'. Βρογχοκήλη ἐστὶν ὄγκος παρὰ τῷ βρόγχῳ διαφορὰν ἔχων παρὰ τὴν ἐν τῷ ὀσχέῳ κατασκευήν.

CCCXCI. Favus ulcus eſt aſſidua habens foramina ex quibus humor melli ſimilis excernitur.

CCCXCII. Phagedaena eſt ulcus quod propinqua et adjacentia erodit.

CCCXCIII. Carcinoma eſt tumor malignus et praedurus ſine ulcere a cancro animali dictus.

CCCXCIV. Dionyſiſci ſunt oſſeae eminentiae quae prope tempora naſcuntur; dicuntur autem et cornua a cornigeris animalibus vocata.

CCCXCV. Teredo pertuſio eſt oſſis ex corruptione; affectui nomen ab accidentibus foraminibus datum eſt quaſi teredo quaedam exiſtat.

CCCXCVI. Aden collectio ſicca quaedam et carnoſa eſt vel carnoſa convolutio.

CCCXCVII. Struma caro eſt ſicca quae non facile ſolvitur.

CCCXCVIII. Bronchocele tumor eſt gutturi adnaſcens differtque ab eo qui in ſcroto progignitur.

τἰϑ'. Ἀγκύλη ἐστὶ πίεσις τῶν περὶ τὸν τράχηλον ἢ
τὰ ἄρθρα τενόντων δι' ἣν ἐμποδίζεται ἡ ἐνέργεια.

υ'. Ἀκροχορδών ἐστιν ἔκφυσις περιφερῆ τε καὶ διά-
στενον ἔχουσα βάσιν.

υα'. Μυρμηκία ἔκφυσίς ἐστι παχεῖα καὶ μὴ διάστενον
ἔχουσα βάσιν.

υβ'. Θύμος ἐστὶν ἔκφυσις σαρκὸς τραχείας ὁμοία τοῖς
ἐδωδίμοις θύμοις περὶ αἰδοίῳ καὶ ἕδρᾳ γινομένη.

υγ'. Γυναικόμασθόν ἐστι παρὰ φύσιν αὔξησις τῆς
ὑποκειμένης τοῖς μασθοῖς πιμελῆς.

[274] υδ'. Ἐξόμφαλός ἐστιν ὑπεροχὴ ὀμφαλοῦ ὑπο
διαφόρου αἰτίας γινομένη.

υε'. Ἐπιπλοόμφαλόν ἐστιν ὑποδρομὴ ἐπιπλόου κατὰ
τὸν ὀμφαλόν.

υστ'. Ἐντερόμφαλόν ἐστιν ὑποδρομὴ ἐντέρου κατὰ τὸν
ὀμφαλόν.

υζ'. Ὑδρόμφαλόν ἐστιν ἀργοῦ ὑγροῦ σύστασις κατὰ
τὸν ὀμφαλόν, ποτὲ δὲ καὶ ὑπὸ χιτῶνος συνεχόμενον.

CCCXCIX. Ancyle eſt eorum qui in cervice aut ar-
ticulis ſunt tendonum compreſſio qua functio interturbatur.

CD. Acrochordon verruca eſt vel eruptio orbicula-
rem anguſlamque obtinens baſin.

CDI. Myrmecia tuberoulum eſt aſperum non angu-
ſtam habens baſin.

CDII. Thymus aſperae carnis extuberatio eſt quae
eſculentis thymis ſimilis circa genitale ac ſedem oritur.

CDIII. Gynaecomaſthon ſubjectae mammis pinguedi-
nis incrementum eſt praeter naturam.

CDIV. Exomphalon prominentia eſt umbilici quae
diverſis ex cauſis oboritur.

CDV. Epiploomphalon eſt omenti in umbilicum
decurſus.

CDVI. Enteromphalon eſt inteſtini in umbilicum
decurſus.

CDVII. Hydromphalon coacervatio in umbilico eſt
lenti humoris qui ſub tunica quoque interdum continuatur.

Ed. Chart. II. [274.]   Ed. Baf. V. (401.)

υη'. Πωρόμφαλόν ἐστι πώρου σύστασις κατὰ τὸν ὀμφαλόν.

υθ'. Σαρκόμφαλόν ἐστι σαρκὸς παρὰ φύσιν αὔξησις κατ᾽ ὀμφαλὸν ἤτοι ἡμέρου ἤτοι κακοήθους.

υι'. Πνευμόμφαλόν ἐστι τὸ ἀνεύρυσμα τοῦ ὀμφαλοῦ.

υια'. Ἐν κατακαλύψει ἐστὶν ἀπόστημα τῶν ἐν βάθει σωμάτων ἢ σπλάγχνων εἰς πύον τῆς μεταβολῆς γινομένης.

υιβ'. Φύγεθλόν ἐστι κατὰ βουβῶνα γινόμενον ἀπόστημα.

υιγ'. Ὑποσπαδίας ἐστὶ πάθος ἐφ᾽ οὗ ἡ βάλανος ἐφείλκυσται. ἢ ἔστι πάθος ἐφ᾽ οὗ ἡ βάλανος ἀπόκειται καὶ τὸ τῆς οὐρήτρας τρίμμα ὑπόκειται.

υιδ'. Λιπόδερμός ἐστιν ἔλλειψις τοῦ σκέποντος τὴν βάλανον δέρματος ὡς μηκέτι ἀποσύρειν δύνασθαι. τὸ σκέπον δὲ τὴν βάλανον ποσθὴ ἢ ἀκροποσθία καλεῖται.

υιε'. Φῖμος ἐστὶν ἡ τῶν πόρων φυσικῶν κατάκλεισις. διαφοραὶ δὲ τοῦ φίμου δύο. ἢ γὰρ ἐκ φύσεως ἢ ἐξ ἐπιγεννήματος ἑλκώσεως προηγησαμένης γίνεται.

υιστ'. Παραφίμωσίς ἐστιν ἀποσυρέντος τοῦ τῆς βαλάνου νεύρου ὡς μηκέτι ἐπισῦραι τὴν ποσθὴν δύνασθαι.

CDVIII. Poromphalon eſt concretio tophi in umbilico.

CDIX. Sarcomphalon incrementum carnis praeter naturam eſt in umbilico vel mitis vel malignae.

CDX. Pneumomphalon dilatatio eſt umbilici.

CDXI. In contectu eſt abſceſſus quum corporum quae ſunt in profundo aut viſcerum in pus fit mutatio.

CDXII. Phygethlon abſceſſus eſt naſcens in inguine.

CDXIII. Hypoſpadias eſt affectus in quo glans colis retracta eſt. Vel: affectus eſt in quo colis glans impendet et uretrae foramen ſubſternitur.

CDXIV. Lipodermus eſt tegentis glandem pelliculae adeo ut diſtrahi non amplius poſſit. Quod autem tegit glandem praeputium vel praeputii ſumma vocatur.

CDXV. Phimus eſt meatuum naturalium praecluſio. Phimi duae ſunt differentiae; vel enim ex natura fit vel poſtea gignitur ulceratione antegreſſa.

CDXVI. Paraphimoſis eſt quum retracto glandis nervo praeputium deduci praeterea nequit.

Ed. Chart. II. [274. 275.]   Ed. Baſ. V. (401.)

νιζʹ. Περιτομὴ ἢ περιαίρεσίς ἐστιν ἀφαίρεσις τοῦ σκέπονιος βάλανον δέρματος.

νιηʹ. Ῥαγάς ἐστι διαίρεσις τετυλωμένα ἔχουσα τὰ χείλη.

νιθʹ. Αἱμορῥοῖς ἐστιν ἀνεύρυσμα τῶν καταπλεκόντων τὴν ἕδραν ἀγγείων. εἴρηται δὲ ἀπὸ τοῦ αἷμα δι' αὐτῆς ῥεῖν. [275] διαφοραὶ δὲ αἱμορῥοΐδων πέντε, παρὰ τὸ μέγεθος, παρὰ τὸ πλῆθος, παρὰ τὸ σχῆμα, παρὰ τὸν τύπον ἢ παρὰ τὴν κατασκευήν. παρὰ μὲν τὸ μέγεθος ὅτι αἱ μὲν αὐτῶν εἰσι μικραὶ, αἱ δὲ μεγάλαι, αἱ δὲ μέσαι. παρὰ δὲ τὸ πλῆθος ὅτι ἐφ' ὧν μὲν μία, ἐφ' ὧν δὲ πλείονες συνίστανται, ἐπί τινων δὲ ἐλάττονες. παρὰ δὲ τὸ σχῆμα ὅτι αἱ μὲν στενὴν τὴν βάσιν ἔχουσιν, αἱ δὲ πλατεῖαν. παρὰ δὲ τὸν τόπον ὅτι αἱ μὲν ἐν δακτυλίῳ γίγνονται, αἱ δὲ ἐν σφυγκτῆρι, αἱ δὲ ἐν τῷ ἀπευθυσμένῳ. παρὰ δὲ τὴν κατασκευὴν ὅτι αἱ μέν εἰσιν ἥμεροι, αἱ δὲ κακοήθεις.

υκʹ. Κονδύλωμά ἐστι δακτυλίου στολίδος ἐπανάστασις μετὰ φλεγμονῆς.

υκαʹ. Σύριγξ ἐστιν ὑποφορὰ τυλώδης, στενὴ καὶ ἐπιμήκης, ἔσθ' ὅτε καὶ σκολιωμένη ἀναπούλωτον ἔχουσα τὸ

CDXVII. Peritome ablatio eſt cutis glandem obtegentis.

CDXVIII. Rhagas diviſio eſt labra obtinens callo indurata.

CDXIX. Haemorrhois dilatatio eſt vaſorum quae ſedem contexunt dicta quod ſanguis per eam fluat. Differentiae quinque ſunt haemorrhoidum a magnitudine, multitudine, figura, loco, conſtitutione. A magnitudine quod aliae parvae ſint, aliae magnae, aliae mediae. A multitudine quod in aliis una, plures in aliis, in quibusdam vero pauciores conſiſtant. A figura quod nonnullae anguſta, quaedam lata ſint baſi. A loco quod quaedam in ano quaedam in ſphynctere, quaedam in recto ſunt inteſtino. A conſtitutione quoniam aliae mites ſunt, aliae malignae.

CDXX. Condyloma eſt extuberatio quae cum phlegmone in rugoſa ani parte conſurgit.

CDXXI. Fiſtula ductus eſt calloſus, anguſtus et oblongus, interdum etiam obliquus oſculum habens cui cica-

Ed. Chart. II. [275.]   Ed. Baf. V. (401.)

στόμιον δι' ού ύγρον κατά τινας καιρούς έκκρίνεται. των συρίγγων διαφοραί δύο· αί μέν γάρ αυτών είσι τυφλαί, αί δέ κρυπταί. τυφλαί μέν αί το στόμιον έν τω βάθει έχουσαι, τον μέντοι κόλπον προς την έπιφάνειαν. κρυπταί δέ όσαι καί το στόμιον καί τον κόλπον έν τω βάθει έχουσιν.

υκβ'. Περί τον όσχεον γίνεται πάθη τρία, κιρσος, ψώρα, ράκωσις.

υκγ'. Όγκοι έν όσχέω έννέα συνίστανται υδροκήλη, έντεροκήλη, υδρεντεροκήλη, κιρσοκήλη, πωροκήλη, έπιπλοκήλη, έντεροεπιπλοκήλη, έντεροπωροκήλη, υδροκιρσοκήλη.

υκδ'. Ύδροκήλη έστίν άργου ύγρου σύστασις κατά μέρος του όσχέου.

υκε'. Εντεροκήλη έστίν έντέρου κατολίσθησις είς το όσχεον κατά βραχύ ή άθρόως. αίτίαι δέ έντεροκήλης ή προκαταρκτική έντασις ή πληγή, συνεκτική δέ άπέκτασις ή ρήξις του περιτοναίου.

trix obduci nequit, per quod humor certis temporibus tenuis excernitur. Duae funt fiftularum differentiae. Quaedam enim ipfarum caecae funt, quaedam vero occultae. Caecae quidem funt quae ofculum in profundo finum ad fuperficiem habent; occultae vero quae et os et finum in profundo obtinent.

CDXXII. Tres circa fcrotum fiunt affectus, ramex, fcabies, detritio.

CDXXIII. Tumores in fcroto novem confiftunt, hydrocele, enterocele, hydrenterocele, cirfocele, porocele, epiplocele, enterepiplocele, enteroporocele, hydrocirfocele.

CDXXIV. Hydrocele eft lenti humoris in parte fcroti collectio.

CDXXV. Enterocele fit inteftini in fcrotum paulatim vel femel delapfus. Enteroceles caufae funt antecedens quidem intenfio vel ictus, continens autem iterata extenfio aut ruptio peritonaei.

Ed. Chart. II. [275. 276.] Ed. Baf. V. (401.)

υκστ'. Ὑδρεντεροκήλη ἐστὶν ἐντέρου κατολίσθησις καὶ ἀργοῦ ὑγροῦ συλλογὴ κατὰ τὸν ὄσχεον.

υκζ'. Κιρσοκήλη ἐστὶν ἀνευρυσμὸς καὶ μεγεθοποίησίς τινων ἢ πάντων τῶν τρεφόντων τὸν δίδυμον ἀγγείων.

υκη'. Ὑδροκιρσοκήλη ἐστὶν ἀνευρυσμὸς τῶν τρεφόντων τὸν δίδυμον ἀγγείων καὶ ἀργοῦ ὑγροῦ συλλογὴ κατά τι μέρος τοῦ ὀσχέου.

υκθ'. Πωροκήλη ἐστὶ πώρων σύστασις κατά τι μέρος τοῦ ὀσχέου.

υλ'. Ἐπιπλοκήλη ἐστὶν ὀλίσθησις ἐπίπλου κατὰ τό μέρος τοῦ ὀσχέου.

υλα'. Ἐντεροεπιπλοκήλη ἐστὶν ὀλίσθησις ἐντέρου τε καὶ ἐπίπλου κατὰ τὸ μέρος τοῦ ὀσχέου.

[276] υλβ'. Κήλη ἐστὶν ὄγκος περιεκτικός τινος τῶν προειρημένων· πᾶς γὰρ ὄγκος ἐν ὀσχέῳ κήλη λέγεται.

υλγ'. Κρύφορχίς ἐστιν ἀναχώρησις διδύμου ἢ διδύμων.

υλδ'. Ῥάκωσίς ἐστιν ἐπέκτασις πολλὴ τοῦ ὀσχέου.

CDXXVI. Hydrenterocele eſt delapſus inteſtini minusque elaborati humoris collectio in ſcroto.

CDXXVII. Cirſocele eſt dilatatio amplificatioque quorundam aut omnium quae teſtem alunt vaſorum.

CDXXVIII. Hydrocirſocele eſt dilatata teſtem nutricantium vaſorum et lenti humoris in ſcroti aliqua parte collectio.

CDXXIX. Porocele eſt concretio calli in aliqua parte ſcroti.

CDXXX. Epiplocele lapſus omenti eſt in partem ſcroti.

CDXXXI. Enteroepiplocele in ſcroti partem inteſtini atque omenti caſus eſt.

CDXXXII. Cele tumor eſt qui dictorum aliquod continet; omnis enim in ſcroto tumor ramex nuncupatur.

CDXXXIII. Crypſorchis eſt teſticuli vel teſticulorum receſſus.

CDXXXIV. Rhacoſis multa ſcroti extenſio eſt.

υλε΄. Ψωρίασίς ἐστι σκληρότης πολλὴ τοῦ ὀσχέου μετὰ
ἐπιτεταμένου κνησμοῦ, ἔσθ᾽ ὅτε δὲ καὶ ἑλκώσεως.

υλστ΄. Γάγγραινά ἐστι μεταβολὴ τοῦ χρωτὸς τοῦ κατὰ
φύσιν ἑκάστου ἐπὶ τὸ ἀλλότριον καὶ νέκρωσις μεθ᾽ ἑλκώ-
σεως καὶ δίχα ἑλκώσεως. γίνεται δὲ γάγγραινα ἤτοι πλη-
γῆς προηγησαμένης ἢ νεκρώσεως γιγνομένης ἢ φλεγμονῆς ἐκ
χειρουργίας.

υλζ΄. Δρακόντιόν ἐστιν ἕλκος φοράν ἐπ᾽ αὐτὸ ἔχον
νεύρου ἀπὸ τοῦ πλησίον μέρους. εἴρηται δὲ δρακόντιον, ἐπεὶ
ἐν ταῖς κινήσεσιν ἀναχωρεῖ τὸ νεῦρον ἐπὶ τὸ ἕλκος καὶ κρύ-
πτεται ἐν αὐτῷ.

υλη΄. Ἡλός ἐστιν ἕλκος ἐν πέλματι περιφερὲς καὶ τε-
τυλωμένον.

υλθ΄. Ἐκκρίνεται τὸ σπέρμα, ὥσπερ Πλάτων φησὶ καὶ
Διοκλῆς, ἀπὸ ἐγκεφάλου καὶ νωτιαίου· Πραξαγόρας δὲ καὶ
Δημόκριτος ἔτι τε Ἱπποκράτης ἐξ ὅλου τοῦ σώματος. ὁ
μὲν Δημόκριτος λέγων, ἄνθρωποι εἷς ἔσται καὶ ἄνθρωπος
πάντες. ὁ δὲ Ἱπποκράτης φησί· ἡ γὰρ ἡδονὴ πανταχόθεν

CDXXXV. Pforiafis multa durities eſt fcroti cum in-
tenfa prurigine quandoque vero et ulceratione.

CDXXXVI. Gangraena eſt corporis mutatio a natu-
rali oujusque habitu in alienum atque exſtinctio cum ul-
ceratione et citra ulcerationem. Gignitur autem gangraena
vel plaga procedente vel dum exſtinctio fit aut phlegmone
ex chirurgia.

CDXXXVII. Dracunculus eſt ulcus quod a parte
propinqua ad ipfum nervi delationem habet. Diclus au-
tem eſt quod nervus movendo corpore in ulcus recedat
in eoque occultetur.

CDXXXVIII. Clavus eſt ulcus in pedis planta or-
biculatum quod callum contraxit.

CDXXXIX. Semen, ut Plato ac Diocles autumant,
ex cerebro et dorfi medulla excernitur; ut autem Praxa-
goras atque Democritus praeterea et Hippocrates cenfent
ex toto corpore. Democritus quidem quum ait: homines
unus erit et homo omnes. Hippocrates vero, genitura,

Ed. Chart. II. [276.]   Ed. Baf. V. (401.)

ἔρχεται τοῦ σώματος· ἀπὸ μὲν τῶν ὑγιῶν ὑγιής, ἀπὸ δὲ τῶν νοσερῶν νοσερά. τὸ σπέρμα ἐστὶν κατὰ μὲν τοὺς Στωϊκοὺς ὃ μεθίησι τὸ ζῶον ὑγρὸν. μετὰ πνεύματος καὶ ψυχῆς, ὡς δὲ οὐ μέρος. κατὰ δὲ Ἀσκληπιάδην τὸ ἐν ταῖς ἀφροδισίοις συνουσίαις ἐκκρινόμενον γεννητικὸν ὑγρόν.

υμ'. Ἐζήτηται εἰ σπερμαίνει τὸ θῆλυ ὥσπερ τὸ ἄρρεν σπερμαίνει· καὶ γὰρ τὸ θῆλυ τὴν αὐτὴν ὄρεξιν ἔχει καὶ κοινωνεῖ τῶν αὐτῶν νοσημάτων· καὶ φανερῶς διὰ τῆς ἀνατομῆς δείκνυται τοὺς σπερματικοὺς ἔχον πόρους καὶ τὸ μέγιστον τοῦ σπερμαίνειν μαρτύριον αἱ ὁμοιότητες τῶν γινομένων πρὸς τὰς τεκούσας· ὅτι δὲ συμβάλλεται μαρτυρεῖ Ἱπποκράτης λέγων ἐν τῷ περὶ παίδων φύσεως. ἢν γονὴ μείνῃ ἀπ' ἀμφοῖν ἐν τῇσι μήτρῃσι τῆς γυναικὸς, πρότερον μὲν μίσγεται ὁμοῦ ἅτε τῆς γυναικὸς οὐκ ἀτρεμεούσης, ἀθροίζεται δὲ καὶ παχύνεται θερμαινόμενον, ἔπειτα πνεῦμα ἴσχει.

υμα'. Διαφέρει σπέρμα γόνου ὅτι σπέρμα μὲν ἐστι τὸ ἐν σπερματικοῖς πόροις ὄν, γόνος δὲ τὸ ἤδη ἐκκριθέν· καὶ

inquit, undique a corpore demanat a fanis fana, a morbofis morbofa. Semen eft fecundum Stoicos quod cum fpiritu et anima fed veluti non pars ab animali dimittitur; ut autem opinio fert Afclepiadis genitalis humor qui in venereis congreſſibus excernitur.

CDXL. Quaefitum eft utrum femina femen emittat ut et mas femen promit. Etenim eandem libidinem habet femina eorundemque morborum eft particeps ac plane ex diffectione feminariis meatibus praedita effe oftenditur. Maximum quoque id producendi feminis teftimonium eft quod fimiles matribus procreentur liberi; quod autem conferat teftis eft Hippocrates qui in libro de pueri natura: *fi profecta*, inquit, *ab ambobus genitura in mulieris locis manet, primum quidem una mifcetur utpote non quiefcente muliere concalefcendoque colligitur ac craſſefcit; dein fpiritum concipit.*

CDXLI. Differt femen a genitura quod femen in feminariis fit meatibus, genitura vero quod jam excretum

Ed. Chart. II. [276. 277.]   Ed. Baf. V. (401. 402.)

οἷς Ἀσκληπιάδης λέγει, ὅτι τὸ σπέρμα μὲν καὶ τοῖς μηδέπω γεννᾷν δυναμένοις ὡρισάμεθα, γόνον δὲ τὸ μηδέπω πεπεμμένον σπέρμα.

[277] υμβ'. Αἰτίαι ἀγονίας διτταὶ, ἢ περὶ τὸν ἄνδρα ἢ περὶ τὸ θῆλυ καὶ ἑκάτεραι πλεοναχῶς· περὶ μὲν οὖν τὸ θῆλυ ἤτοι κατάψυχρον ἐχούσης ἢ (402) καταπίμελον τῆς γυναικὸς τὴν μήτραν· περὶ δὲ τὸ ἄῤῥεν ἤτοι ὅταν ὑποσπαδίας ᾖ, ἤτοι ἐστερημένος διδύμων ἢ ἄλλον τινὰ τρόπον ἔχων νοσήματος.

υμγ'. Οὐκ ἔστι μέρος τῆς κυούσης τὸ κυούμενον ἢ πάντως φθειρομένου μὲν αὐτοῦ ἀποθνήσκειν ἐχρῆν ἐξ ἀνάγκης τὴν κυοῦσαν ἢ ἀπὸ κυισκομένου βλάπτεσθαι πρὸς τὰς ὁλοκλήρους ἐνεργείας ὡς λείποντος μέρους καὶ ἀποστερουμένου τοῦ σώματος αὐτοῦ.

υμδ'. Τρέφεται τὸ ἔμβρυον διὰ τοῦ χορίου λαμβάνον καὶ ἐπισπώμενον. τρέφεται δὲ οἱ διὰ σιόματος, ἀλλὰ δι' ὀμφαλοῦ.

υμέ. Τινὲς μὲν εἶπον ζῶον, τινὲς δὲ οὔ· ὅσοι μὲν οὖν

eſt; et ut Aſclepiades loquitur ſemen quidem iis quoque eſſe qui nondum generare poſſunt definivimus; genituram vero ſemen nondum concoctum.

CDXLII. Infoecunditatis duplex cauſa eſt, altera in viro, altera in muliere, et utraque multiplex. In femina igitur cauſa eſt ſi perfrigidum uterum vel praepinguem mulier habeat; in mare vero quum is vel ſubſpado vel teſticulis orbatus fuerit vel alio quodam morbi genere correptus.

CDXLIII. Non eſt pars foetae foetus in utero aut certe ipſo prorſus intereunte gravidam quoque interire neceſſario oportet vel partu edito laedi in integris functionibus, quod pars deſit atque ea corpus ſpolietur.

CDXLIV. Nutritur foetus per ſecundas alimentum excipiens attrahensque. At non per os, ſed per umbilicum alitur.

CDXLV. Foetum quidam animal eſſe, quidam non

εἶπον ζῶον ὑπάρχειν αὐτὸ τῇ κινήσει ἐτεκμήραντο ζῶον
ὑπάρχειν αὐτό. ἐπειδὴ γὰρ κινεῖται καὶ τὸ ἔμβρυον καὶ
ὅτι ἥδεται μὲν ἡδομένης τῆς μητρὸς καὶ εὐφραίνεται, ἀνιω-
μένης δὲ συστέλλεται καὶ συνάγεται αἰσθανόμενον ὡς ζῶον·
ἢ γὰρ αἴσθησις οὐκ ἄλλῳ τινὶ ἢ ζώῳ προσφυής· οἱ δὲ μὴ
εἶναι ζῶον λέγοντες τρέφεσθαι μὲν αὐτὸ καὶ αὔξεσθαι ὥσ-
περ καὶ τὰ δένδρα, ὁρμὴν δὲ καὶ ἀφορμὴν οὐκ ἔχειν ὥσ-
περ τὰ ζῶα. οὐ γὰρ αὐτὸ προαιρέτως οὐ μόνον κινεῖται,
ἀλλ᾽ οὔτε μετὰ προαιρέσεως, ἀλλ᾽ ὡς τὰ δένδρα καὶ φυτά·
τοῖς μὲν γὰρ αἴτιος κινήσεως ἄνεμος, ἐμβρύοις δὲ ἡ περὶ
αὐτὰ ὑγρότης καὶ ὄλισθος καὶ τὸ σχῆμα τῆς μήτρας, πλη-
ρουμένη γὰρ σφαιροποιεῖται, σχῆμα δὲ ἡ σφαῖρα εἰς πᾶσαν
κίνησιν εὐφυὴς ἅτε βάσεως ἁπάσης ἄμοιρος. Ἀσκληπιά-
δης δὲ οὔτε ζῶον, οὔτε μὴ ζῶον εἶπεν τὸ ἔμβρυον, ἀλλ᾽ ὅμοιον
ἔφησεν αὐτὸ τοῖς κοιμωμένοις· ὅνπερ γὰρ τρόπον ἐκεῖνοι
μὲν ἔχουσιν τὰς αἰσθήσεις, οὐ χρῶνται δὲ αὐταῖς, οὑτωσὶ
καὶ τὸ κατὰ γαστρός.

effe prodiderunt. Quotquot igitur animal ipfum effe di-
xerunt ex motu conjectarunt animal ipfum exfiftere. Quan-
doquidem et movetur foetus et quia matre quidem fefe
oblectante oblectatur ac laetatur, moerente vero moeret et
ut fentiens animal cogitur: nulli enim fenfus praeterquam
animali a natura datus eft. Qui autem non effe animal
afferunt nutriri ipfum quidem et augeri ut et arbores, non
tamen ut animalia appetendi et averfandi vim habere.
Non enim ipfe folum voluntarie imo neque ex propofito
movetur verum ut arbores et plantae, nam ventus iis
caufa eft motionis; foetus vero circumfufa humiditas et
lubricitas atque uteri figura qui quum impletur tumefcit
in globum: eft autem globus figura in omnem motum ut-
pote omnis expers bafis natura proclivis. At Afclepiades
foetum neque animal neque non animal effe pronunciavit,
fed fimile id effe dormientibus dixit: nam quo illi modo
fenfus obtinent neque tamen utuntur, fic et quod in utero
geftatur.

υμστ'. Γίνεται δὲ τὸ ἄῤῥεν κατὰ μέν τινας ἐπειδὰν
τὸ ἐκ τῶν δεξιῶν ἀποσπασθὲν σπέρμα καταβληθῇ εἰς τὴν
μήτραν· θῆλυ δὲ ἐκ τῶν ἀρισιερῶν. ἄλλοι δὲ ἔφασαν κατὰ
τὴν τοῦ σπέρματος ἰδιοσυγκρασίαν ἤτοι παρὰ τὴν θερμό-
τητα ἢ τὴν ψυχρότητα γίνεσθαι. τὸ μὲν γὰρ θερμότερον
σπέρμα ποιεῖ τὸ ἄῤῥεν, τὸ δὲ ψυχρότερον τὸ θῆλυ.

υμζ'. Τὰ δὲ δίδυμα καὶ τρίδυμα γίνεται κατὰ μέν
τινας διὰ τὸ εἰς θερμὴν τὴν μήτραν καθελκόμενον σπέρμα
θραύεσθαι καὶ ποιεῖν οὕτως τὰ δίδυμα καὶ τρίδυμα. ἄλλοι
δὲ τὰς ἐπισυλλήψεις ᾐτιάσαντο, ἡμεῖς δέ φαμεν ὅτι ἐὰν
εὑρεθῇ τὸ σπέρμα εἰς ἄμφω ταῦτα, γίνεσθαι τὰ δίδυμα.

[278] υμη'. Ἑρμαφρόδιτός ἐστι συμπλοκὴ τοῦ τε
ἀρσενικοῦ καὶ τοῦ θηλυκοῦ χαρακτῆρος μετὰ τοῦ καὶ ἐν
ἀμφοτέροις γεγενῆσθαι αἰδοῖον ἔχειν.

υμθ'. Τέρατα γίνεται, ὡς μέν τινες λέγουσι, κατὰ
παρέγκλισιν τῆς μήτρας· τὸ γὰρ σπέρμα παρεγχεόμενον
ἀνωμάλως ποιεῖ τὰ τέρατα, ὃν τρόπον καὶ τὸν μόλιβδον
θερμὸν ὄντα, ἐπειδὰν καταχυθῇ ἀνωμάλως, ἀνώμαλον ποιεῖ

CDXLVI. Gignitur mas, ut nonnulli opinantur, poſt-
quam ex dextra parte avulſum ſemen in uterum conje-
ctum eſt, femina quum ex ſiniſtra: alii vero pro peculiari
ſeminis temperamento a calore vel frigore fieri dixerunt.
Nam ſemen calidius marem generat, frigidius feminam.

CDXLVII. Fiunt gemini atque trigemini, ut quidam
arbitrantur, quoniam ſemen in calidum detractum ac de-
rivatum frangitur ſicque facit geminos et trigeminos. Alii
ad ſuperſoetationem cauſam referunt. Nos vero ſi in haec
ambo conferri ſemen inventum ſit, gemellos aſſerimus
procreari.

CDXLVIII. Hermaphroditus complexus eſt maſculini
ſexus ac feminei etiam utroque genitale proprium obtinente.

CDXLIV. Generantur monſtra ut quidam ajunt per
declinationem obliquitatemque uteri; nam quod inaequa-
liter ſemen infunditur monſtra progignit: quo modo et li-
quatum plumbum, ſi inaequaliter defuſum ſit, inaequale

Ed. Chart. II. [278.]　　　　　　　　　Ed. Baf. V. (402.)
τὸ δημιούργημα. ἢ τὰ τέρατα ἤτοι κατ' ἔλλειψιν ἢ κατὰ
πλεονασμὸν γίνεται· καὶ τὰ μὲν κατὰ μέγεθος ὡς τὰ με-
γαλοκέφαλα, τὰ δὲ κατὰ σμικρότητα ὡς τὰ στρουθοκέφαλα,
τὰ δὲ κατὰ πλεονασμὸν ὥσπερ τὰ ἑξαδάκτυλα, ἔσθ' ὅτε δὲ
καὶ πλεοναδάκτυλα.

ν'. Διὰ ποίαν αἰτίαν τῶν ἑπταμήνων γονίμων ὄντων
τὰ ὀκτάμηνα ἄγονά ἐστιν; λέγεται οὕτως· ὅτι ὁ ὀκτὼ ἀριθ-
μὸς ἄρτιός ἐστι καὶ συνεζευγμένος μὴ κρίσιμος ὤν· ὁ δὲ
ἑπτὰ ἀριθμὸς περιττὸς καὶ οὐδὲ συνεζευγμένος καὶ διὰ τοῦτο
κρίσιμος.

να'. Αἰτία συλλήψεως ἡ τῆς μήτρας σύμμετρος θερ-
μασία καὶ ἡ πρόσφατος τῶν ἐμμηνίων κάθαρσις καὶ ὄρεξις·
ταῦτα γὰρ ὁμοῦ συνελθόντα κατέσχε τὸ σπέρμα.

νβ'. Πρῶτον συνίσταται τοῦ ἐμβρύου τὸ χόριον εἶτα
τὰ λοιπά· τὸ χόριον μὲν συνέστηκεν ἐκ δύο φλεβῶν καὶ δύο
ἀρτηριῶν καὶ πέμπτου τοῦ καλουμένου οὐραχοῦ, ἤτοι ἐπειδὴ
χώρημά ἐστι τοῦ ἐμβρύου οἱονεὶ χωρίον ἢ ἐπειδὴ χορηγεῖ-
ται τὴν τροφὴν αὐτῷ.

opus conflatur. Vel: monſtra aut per defectum vel per
exceſſum fiunt. Gignuntur per magnitudinem ut quae am-
plo ſunt capite, per paucitatem vero ut quae paſſerino
ſunt capite, per exſuperantiam vero ut quae ſex conſtant
digitis quandoque etiam pluribus.

CDL. Quam ob cauſam ſeptimeſtres partus vivunt,
octimeſtres minime? ita fertur; quoniam numerus octo par
et conjunctus nec decretorius eſt; ſeptem autem impar eſt
numerus neque vero conjunctus atque ob id decretorius.

CDLI. Conceptionis cauſa commoderatus uteri calor
recensque menſtruorum purgatio et coëundi appetitus;
haec enim ſimul congreſſa ſemen detinuerunt.

CDLII. Conformantur primum foetus ſecundae, deinde
reliqua. Conſtant ſecundae ex duabus venis duabusque
arteriis et quinto vocato uracho. Vocatur autem chorion
ſeu quod foetus conceptaculum ſit ſeu quod ipſi alimen-
tum ſuppeditet.

Ed. Chart. II. [278. 279.]　　　　　Ed. Baf. V. (402.)

υιγ'. Ὠδῖνές εἰσι πνεύματος ἀθρόου καταφορὰ πρὸς
τὴν ἐκδρομὴν τοῦ ἐμβρύου.

υνδ'. Τὰ καταμήνια παρέχεται τῇ γυναικὶ πρὸς ὑγίειαν
ἐκκενούμενα, ἐπισχεθέντα δὲ διὰ τὴν σύλληψιν τῷ ἐμβρύῳ
τὴν τροφὴν παρέχει· γέγονε γὰρ καὶ πρὸς σύλληψιν καὶ
πρὸς τὴν τοῦ γάλακτος γένεσιν.

υνε'. Ταῖς κυούσαις ἡ κίττησις γίνεται μετὰ δύο που
ἢ τρεῖς τῆς συλλήψεως μῆνας στομάχου παθόντος· τὸ γὰρ
ἔμβρυον οὐδέπω δύναται καταναλίσκειν τὴν τροφήν· τῆς
κίττης αἰτία γίνεται τὸ πλεονάζειν τὴν ὕλην καὶ ταραχὴν
ἐγγίνεσθαι τῷ στομάχῳ· ἀμέλει αὔξησιν λάβῃ τὸ ἔμβρυον
κάτω φερομένου τοῦ αἵματος ἐπ᾿ αὐτὸν ὁ στόμαχος ἀπο-
καθίσταται.

υνστ'. Σχήματα ἐμβρύων τέσσαρα ἓν μὲν τὸ κατὰ
φύσιν ὅ ἐστιν ἐπὶ κεφαλήν, τὰ δὲ λοιπὰ τρία ἅτινα παρὰ
φύσιν ἐστὶ τὸ ἐπὶ πόδας, τὸ πλάγιον καὶ τὸ διπλοῦν.

[279] υνζ'. Αἱ δυστοκίαι κατὰ τρεῖς γίνονται τρό-
πους, κατὰ τὴν κύουσαν, κατὰ τὸ κυούμενον, κατὰ τὰ ἔξω-

CDLIII. Parturigines funt fpiritus conferti impetus
ad foetus excurfum.

CDLIV. Tribuuntur mulieri menftrua quo fanitatis
gratia evacuentur, foetui autem alimentum fe praebeant
per conceptum fuppreffa; funt enim tum ad conceptionem
tum ad lactis generationem comparata.

CDLV. Fit praegnantibus pica duobus circiter aut
tribus a conceptu menfibus affecto ftomacho; ncndum enim
poteft foetus alimentum confumere. Picae caufa inde
prodit quod exfuperet materia et ftomachus perturbatione
vexetur. Sane quum incrementum acceperit embryum
tum recipiente fe deorfum fanguine ad fe ftomachus redit.

CDLVI. Quatuor funt foetuum figurae five pofiturae,
una quidem fecundum naturam quae in caput eft; reliquae
tres praeter naturam, quae in pedes, in latus et in duplum.

CDLVII. Difficiles partus tribus modis et caufis fiunt,
ex foeta, ex foetu et ab externis. Ex foeta duplici modo:

456   ΓΑΛΗΝΟΤ ΟΡΟΙ ΙΑΤΡΙΚΟΙ.

Ed. Chart. II. [279.]   Ed. Baf. V. (402.)

Θεν· κατὰ τὴν κύουσαν διχῶς, ψυχικῶς μὲν ζηλοτυπίαις
ἐσχημένην ἢ λύπαις ἢ ἄλλῳ τινὶ πάθει· σωματικῶς δὲ ἢ
στενόπορον οὖσαν ἢ καταπίμελον ἢ πρώτως κύουσαν ἢ ἄτρο-
φον ἔχουσαν τὴν μήτραν. παρὰ δὲ τὸ κυούμενον ἤτοι ὅταν
ἐναποθάνῃ ἢ δίδυμον ἢ τερατῶδες, παρὰ δὲ τὸ ἔξωθεν
χειμῶνος ἐπιτεταμένου ἢ καύματος σφοδροῦ.

υνη'. Αἰτίαι τῶν ἐν μήτρᾳ ἑλκῶν ὅτε μὲν ἀπόστημα,
ὅτε δὲ πεσσὸς φθόριος, ὅτε δὲ ἐν μήτρᾳ σκίῤῥος· ἔστι δὲ
χρόνιος οὗτος μετ' ἄλλων.

υνθ'. Ἡ ἐν μήτρᾳ σάρκωσίς ἐστι σαρκὸς ἠθροισμένης
ἔκφυσις· ἣν χρὴ διὰ μέρος ἀποσφάξαντα, εἰ μεγάλη εἴη,
προκατακνίζειν, ἵνα τάχιον νεκρωθῇ, εἰ δὲ εἴη βραχεῖα, πα-
ραχρῆμα βαστάζειν.

υξ'. Αἱμοῤῥαγία ἐστὶν αἵματος λαβρὸς ἔκχυσις κατὰ
περίῤῥυσιν μὲν μεγάλης οὔσης τρώσεως, κατ' ἀκοντισμὸν δὲ
εἰς στενότητα τυγχάνουσα ὡς ἐπὶ τῶν φλεβοτομιῶν. δια-
φέρει αἱμοῤῥαγία αἱμοῤῥοΐδος, ὅτι ἡ μὲν αἱμοῤῥαγία ὡς

animo quidem quum zelotypiis vel moeroribus vel alia
quavis perturbatione affecta fuerit, corpore vero quum
anguftis fuerit meatibus aut praepinguis aut primum foeta
aut uterum habuerit qui alimentum non admittat. Ex
foetu vero vel quum is moritur in utero vel geminus aut
monftrofus editur. Ab externis per intenfam hiemem aut
aeftum vehementem.

CDLVIII. Caufae ulcerum in utero funt interdum
abfceffus, nonnunquam peffus abortivus, aliquando vero
fcirrhus eftque hic cum aliis diuturnus.

CDLIX. Sarcofis in utero eft carnis collectae extu-
beratio; quae fi magna fit, pars ejus recidenda eft vellicata
prius fcalpris quo celerius emoriatur, fin parva protinus
tollenda.

CDLX. Haemorrhagia effufio vehemens eft fanguinis:
quae fi magnum vulnus fit per largum obitur fluxum; fin
anguftum, per jaculationem ut in venis fecandis. Differt
haemorrhagia ab haemorrhoide quod haemorrhagia abun-

Ed. Chart. II. [279.]   Ed. Baf. V. (402.)

ἔφην λαβρός ἐστιν αἵματος ἔκχυσις· ἡ δὲ αἱμοῤῥοῖς κατὰ διαπήδησιν καὶ κατ' ὀλίγον αἵματος φορά.

υξα΄. Τρόποι αἱμοῤῥαγίας τρεῖς, ἢ κατὰ ἀναστόμωσιν ἢ κατὰ διαπήδησιν, ἢ κατὰ ῥῆξιν ἄλλως διακοπήν. ἔστι δὲ ἡ κατὰ διαπήδησιν καὶ ἡ κατὰ διάβρωσιν ἐν ἡμῖν ἀγγείων δυσβόηθτος. ἀρτηρίαι μᾶλλον ἢ φλέβες καὶ τὰ ἐν βάθει τῶν περὶ τὴν ἐπιφάνειαν καὶ τὰ γειτνιῶντα τοῖς τόποις· εὐαιμοῤῥάγητοι τόποι καὶ δυσεπίσχετοι οἱ κροταφῖται μύες, μήνιγγες, ὑπερῴα, κιονὶς, τράχηλος, μασχάλαι, βουβῶνες καὶ τὰ τοιουτότροπα· τῶν δὲ ἀνθρώπων παρ' ἡλικίαν μὲν οἱ νέοι, παρ' ἕξιν δὲ οἱ κακόχυμοι, περὶ δὲ τὴν ὥραν ἐν τῷ θέρει, περὶ δὲ τὴν σύστασιν χειμῶνι.

υξβ΄. Χυμὸς παρὰ μὲν Ἱπποκράτει διὰ παντὸς ἐπὶ τῶν κατὰ τὸ σῶμα τέτακται χυμῶν ἐξ ὧν ἐστιν ἡμῖν ἡ σύστασις αἵματος, φλέγματος, χολῶν δύο ξανθῆς τε καὶ μελαίνης· παρὰ δὲ Πλάτωνι καὶ Ἀριστοτέλει ἡ γευστὴ ποιό-

dans fit effufio ut dixi fanguinis, haemorrhois autem delatio fanguinis per diapedefin ac paulatim facta.

CDLXI. Tres funt eruptionis fanguinis modi vel per anaftomofin vel per diapedefin vel per ruptionem feu diacopem. Quae diapedefi et corporis noftri vaforum erofione conftat non facile fanatur. Curantur difficilius arteriae quam venae, partes in profundo fitae iis quae fuperficiem occupant et quae his aut illis vicinae magis funt faciliorem difficilioremve curationem recipiunt; fanguinem quem non parvo negotio compefcat facile haec loca profundunt temporales mufculi, cerebri membranae, palatum, columella, collum, alae, inguina et id genus alia; inter homines vero, fi aetatem fpectes, juvenes; fi habitum, pravis affecti humoribus; fi anni tempeftatem, in aeftate; fi conftitutionem, in hieme.

CDLXII. Chymus apud Hippocratem femper humoribus corporis impofitus eft ex quibus noftra eft ftructura fanguine, pituita et duplici bile, flava et nigra; apud Platonem vero et Ariftotelem guftabilis qualitas et quaecun-

της καὶ ἑκάστη τῶν ὄντων ἐν ἡμῖν χυμὸς ὀνομάζεται. εἰσὶ
δὲ ποιότητες ὀξύτης, αὐστηρότης, στρυφνότης, δριμύτης,
ἁλυκότης, γλυκύτης, πικρότης. οὕτω καὶ Μνησίθεος βούλεται ἐν τῷ παθολογικῷ.

υξγ΄. Κενοῦμεν ἢ διὰ φλεβοτομίας ἢ σικυίας ἢ βδέλλης καὶ τῶν τοιούτων· ἀφαιροῦμεν δὲ αἷμα διὰ πλῆθος
πολὺ καὶ μάλιστα ὅταν τὸ αἷμα αἴτιον τοῦ πάθους ὑπονοῶμεν. προκριτέον ἑκάστης ἀφαιρέσεως τὴν ἀμείνονα, τὴν δὲ
δεινὴν ἐκκλίναντας δόσει φαρμάκου. τὴν σικυῖαν διὰ περίθλασιν τοπικήν, τὴν δὲ βδέλλαν ἐφ᾽ ὧν λεπτῶς ἀναστομῶσαι τὸν πεπονθότα δεόμεθα τόπον.

[280] υξδ΄. Ἐν τῷ παθολογικῷ τῆς ἰατρικῆς μέρει
περιέχεται τί τε καὶ ὁποῖόν ἐστι καθόλου καὶ τί τὸ κατὰ
μέρος πάθος καὶ νόσημα καὶ τί αἴτιον καὶ τί σημεῖον καὶ
τίνες αἱ τούτου διαφοραί, πολυειδεῖς δὲ αὗται, οὐ τὸ πάθος
τῶν νοσοποιῶν αἰτιῶν καὶ οἱ τόποι περὶ οὓς ἐστιν αὐτὰ
τὰ πάθη. ζητοῦμεν γὰρ τί τὸ πάθος φρενῖτις, ἐπιληψία,

que nobis ineſt chymus hoc eſt fapor nominatur. Sunt
autem qualitates acor, auſteritas, acerbitas, acrimonia, falfedo, dulcedo, amaritudo; ſic et Mneſitheo placet in pathologia.

CDLXIII. Vacuamus vel venae ſectione vel cucurbitula vel hirundine vel ſimilibus. Sanguinem detrahimus
ob multam plenitudinem praeſertimque ubi fanguinem affectus caufam eſſe fufpicabimur. Detractionis cujuslibet
tutior praeferenda, gravis medicamenti oblatione declinanda eſt. Cucurbitula utimur ad locorum contufionem.
Hirundinem admovemus ubi affectum locum tenuiter aperire eſt opus.

CDLXIV. In pathologica medicinae parte continetur
quid et qualis ſit univerſalis et quid particularis affectus
ac morbus, quid caufa, quid fignum et quae hujus differentiae habeantur, funt autem hae fpecie complures, non
qualis affectus caufarum morbos efficientium; locos item
explorat in quibus ſint ipſi affectus; quaerimus enim quis

Ed. Chart. II. [280.]　　　　Ed. Baf. V. (402. 403.)

λήθαργος, πλευρῖτις, περιπνευμονία, παραλυσις καὶ τὰ ἑξῆς. ἔστι δὲ τούτων τὰ αἴτια πρόδηλα καὶ οὐ πρόδηλα καὶ προκαταρκτικὰ καὶ προηγούμενα καὶ συνεκτικὰ καὶ καθόλου τίς ἡ κατασκευὴ τοῦ πάθους καὶ περὶ τίνα τοῦ σώματος ταῦτα εἴρηται.

υξέ. Κρίσις ἐστὶν ἡ ἀξία καὶ ὀξύρῥοπος ἐν χρόνῳ τῆς νόσου λύσις. ἢ κρίσις ἐστὶν ἡ ὀξεῖα ἐν νοσήματι ταραχὴ καὶ αὐτὴ τὰ πολλὰ μὲν εἰς σωτηρίαν, ὅτε δὲ καὶ εἰς ὄλεθρον τοῦ κάμνοντος τελευτᾷ.

υξστ. Περίοδός ἐστι τεταγμένου χρόνου ἀνταπόδοσις.

υξζ. Ὁ ἐγκέφαλος τὴν (403) ψυχικὴν ἔχει δίναμιν καὶ ταύτης τὸ ἡγεμονικὸν ὅπερ ἐστὶ λογιστικὸν καὶ ὁ νοῦς, ἡ δὲ καρδία τὸ θυμικὸν, τὸ δὲ ἧπαρ τὸ ἐπιθυμητικόν.

υξή. Διοικεῖται τὸ μὲν σῶμα ὑπὸ τῆς καρδίας φυσικῶς καὶ τοῦ ἥπατος ὁμοίως, δύναμις δὲ φυσικὴ ἥ τε αὐξητική τε καὶ θρεπτική. λαμβάνει δὲ καρδία εἰς τὸ τρέφειν καὶ αὔξειν τὸ σῶμα αἷμα μὲν παρὰ τοῦ ἥπατος πνεῦμα δὲ παρὰ τοῦ πνεύμονος· ἅστινας ὕλας δεξαμένη περὶ τῶν

affectus phrenitis, comitialis morbus, lethargus, pleuritis, peripneumonia paralyſis et ſimilia. Sunt vero cauſae horum manifeſtae et non manifeſtae et evidentes et antecedentes et continentes atque in univerſum quae ſit affectus conſtitutio et in quibus ii corporis partibus dicti ſint perſcrutatur.

CDLXV. Criſis idonea eſt ac ſubita in tempore morbi ſolutio. Vel criſis eſt repentina in morbo permutatio eaque ut plurimum ad ſalutem, interdum vero ad aegrotantis interitum tendit.

CDLXVI. Periodus viciſſitudo eſt aut alternatio ordine diſpoſiti temporis.

CDLXVII. Cerebrum animalem facultatem obtinet atque hujus partem principem quae ratiocinatrix eſt atque mens, cor vero iraſcentem, jecur autem concupiſcentem.

CDLXVIII. Adminiſtratur naturaliter peraeque corpus a corde et jecore. Facultas naturalis altrix et auctrix eſt. Sumit cor alendo augenduque corpore a jecore ſan-

460 ΓΑΛΗΝΟΥ ΟΡΟΙ ΙΑΤΡΙΚΟΙ.

Ed. Chart. II. [280.]　　　　　　　　Ed. Baf. V. (403.)

προειρημένων μορίων ή καρδία, οἰκονομήσασα δὲ καὶ ἐργα-
σαμένη οὕτως εἰς ἅπαν διαπέμπει τὸ σῶμα.

υξθ'. Ὀργανικὴ ἔστι μέρος χειρουργίας περιποιοῦν διὰ
καταρτισμοῦ καὶ τῆς ἀκολούθου θεραπείας παρὰ φύσιν δια-
τεθεῖσιν ἀνθρωπίνοις ὀστοῖς τὸ ὑγιαίνειν.

υο'. Κατὰ δύο τρόπους σύγκειται ἐν ἡμῖν ὀστᾶ κατὰ
ἄρθρον καὶ κατὰ ἁρμογήν. ἄρθρον ἐστὶν ὀστῶν κατὰ φύ-
σιν κινουμένων συμβολή. ἁρμογή ἐστιν ὀστῶν ἀκινητούντων
κατὰ φύσιν συμβολή.

υοα'. Ὀλίσθημά ἐστι τῶν κατ᾽ ἄρθρον ἢ κατὰ ἁρμο-
γὴν κινουμένων ὀστῶν φορὰ εἰς τὸ παρὰ φύσιν.

υοβ'. Ἐξάρθρημά ἐστιν ὀστοῦ κινουμένου κατὰ φύ-
σιν ἐκ κοιλότητος βαθείας ἔκβασις εἰς τὸν τύπον τὸν παρὰ
φύσιν.

υογ'. Παράρθρημά ἐστι παραλλαγὴ ἢ φορὰ ὀστοῦ παρὰ
φύσιν ἐξ ἐπιπολαίου κοιλότητος εἰς τὸν παρὰ φύσιν τόπον.

guinem, fpiritum a pulmone, quas confectas elaboratasque
materias fic in univerfum corpus transmittit.

CDLXIX.　Organica eft pars chirurgiae quae per re-
ftitutionem ac confentaneam curationem affectis praeter
naturam humanis offibus fanitatem vindicat.

CDLXX.　Sunt offa in nobis duobus modis conjuncta
per articulum et coagmentationem.　Articulus offium eft
quae fecundum naturam moventur compages.　Coagmen-
tatio vero compages eft offium quae fecundum naturam
non moventur.

CDLXXI.　Luxatio eft offium quae per articulum vel
coagmentationem compofita funt et moventur praeter
naturam delatio.

CDLXXII.　Eluxatio eft offis fecundum naturam mo-
tum habentis ex profunda cavitate in locum praeter na-
turam delapfus.

CDLXXIII.　Deluxatio eft offis evariatio delatiove a
naturali loco ex fuperficiali cavitate ad eum qui praeter
naturam eft locum.

Ed. Chart. II. [281.]   Ed. Baf. V. (403.)

[281] *νοδ'. Διακίνημά ἐστι τῶν κατὰ γόμφωσιν ἢ καθ' ἁρμονίαν συγκειμένων ὀστῶν ἐν τῷ αὐτῷ τόπῳ εἰς τὸν παρὰ φύσιν τόπον ἔκστασις· ὥσπερ ἐκ τάρσου ὀσταρίων ῥαγέντων ἢ σπονδύλων εἴωθε γίγνεσθαι.*

νοε'. Διάστασίς ἐστι τῶν κατὰ ῥαφὴν ἢ κατὰ σύμφυσιν συγκειμένων ὀστῶν χωρισμὸς ἢ διάστασις ἀπ' ἀλλήλων.

νοστ'. Καταρτισμός ἐστι μεταγωγὴ ὀστοῦ ἢ ὀστῶν ἐκ τοῦ παρὰ φύσιν τόπου εἰς τὸν κατὰ φύσιν.

νοζ'. Μοχλία ἐστὶ μεταγωγὴ ὀστοῦ ἢ ὀστῶν ἐκ τοῦ παρὰ φύσιν τόπου εἰς τὸν κατὰ φύσιν.

νοη'. Τάσις ἐστὶν ὁλκὴ σωμάτων.

νοθ'. Κατάτασίς ἐστιν ὁλκὴ σωμάτων εἰς τοὺς κάτω τόπους· ταύτης δὲ ἡ μέν τίς ἐστιν ὁλκὴ σωμάτων εἰς τοὺς κάτω τόπους τῶν ἀρχῶν κατ' εὐθὺ ἀποδιδομένων τῶν τῆς τάσεως αἰτίων, ἡ δὲ κατ' ἀντιμετάληψίν ἐστιν ὁλκὴ σωμάτων εἰς τοὺς κάτω τόπους μεταλαμβανομένων τῶν ἀρχῶν διὰ τροχιλίων ἄνω προσδεδημένων τῶν τῆς τάσεως αἰτίων.

CDLXXIV. Diacinema eſt oſſium per gomphoſin harmoniamve compactorum interdum quidem in eodem loco praeter naturam motio; nonnunquam vero e propria ſede in locum qui praeter naturam eſt exturbatio; quemadmodum ex tarſo diruptis oſſiculis aut vertebris fieri conſuevit.

CDLXXV. Diductio eſt oſſium quae per ſuturam et coalitum mutuo juncta ſunt ſeparatio aut diductio.

CDLXXVI. Repoſitio eſt oſſis vel oſſium a ſede non naturali in ſedem naturalem traductio ſeu translatio.

CDLXXVII. Mochlia eſt oſſis vel oſſium a loco qui praeter naturam ſit ad naturalem reductio.

CDLXXVIII. Tentio eſt tractus corporum.

CDLXXIX. Catataſis eſt ad inferiora loca corporum tractus. Sed hujus quidem catataſis quidam tractus eſt corporum in inferiora loca principiis quae tenſionis cauſae ſunt e directo oppoſitis; alter autem per contrariam commutationem eſt tactus corporum in inferiora loca transmiſſis principiis tenſionis cauſis per rotulas ac ſuperius alligatis.

Ed. Chart. II. [281.] Ed. Baf. V. (403.)

υπʹ. Ἀνάτασις κατὰ μετάληψιν νοεῖσθαι δύναται ἀπὸ τῶν ἐπὶ τῆς καταστάσεως εἰρημένων.

υπαʹ. Διάτασίς ἐστιν ὁλκὴ σωμάτων εἰς τοὺς ἄνω καὶ κάτω τόπους.

υπβʹ. Ἐξελκυσμός ἐστι μεταγωγὴ ὀστοῦ ἢ ὀστῶν ἐκ τῆς ἐπιφανείας εἰς τὸ βάθος.

υπγʹ. Ῥῆγμά ἐστι μεταγωγὴ ὀστοῦ ἢ ὀστῶν ἐκ τοῦ βάθους εἰς τὴν ἐπιφάνειαν.

υπδʹ. Μεταγωγή ἐστι διεσταμένου ὀστοῦ ἀντανάκλασις εἰς τὸν τόπον τὸν κατὰ φύσιν.

υπεʹ. Ἔκστασίς ἐστιν ὀλιγοχρόνιος μανία.

υπϛʹ. Ἔκπληξίς ἐστι διανοίας ἔκστασις διά τινα ταραχὴν αἰφνίδιον ἔξωθεν.

υπζʹ. Ἐνθουσιασμός ἐστι καθάπερ ἐξίστανταί τινες ἐπὶ τῶν ὑποθυμιωμένων ἐν τοῖς ἱεροῖς ὁρῶντες ἢ τυμπάνων ἢ αὐλῶν ἢ συμβόλων ἀκούσαντες.

CDLXXX. Anatafis per traductionem intelligi ex iis poteſt quae de catatafi prodita funt.

CDLXXXI. Diatafis eſt ad fuperna atque inferna loca corporum tractus.

CDLXXXII. Exelcyfmus eſt deductio oſſis vel oſſium a fuperficie in profundum.

CDLXXXIII. Rhegma eſt oſſis aut oſſium traductio a profundo ad fuperficiem.

CDLXXXIV. Metagoge eſt diducti oſſis in naturalem locum revocatio.

CDLXXXV. Ecſtafis eſt infania quae brevi finitur.

CDLXXXVI. Ecplexis eſt emotio mentis quae ex repentina aliqua permutatione extrinfecus advenit.

CDLXXXVII. Enthufiasmus efflatio numinis eſt veluti quum quidam mente in facris faciendis capiuntur, fi qua viderint aut fi tympana vel tibias vel figna audiverint.

ΓΑΛΗΝΟΥ ΟΤΙ ΑΙ ΠΟΙΟΤΗΤΕΣ ΑΣΩΜΑΤΟΙ ΤΟ ΒΙΒΛΙΟΝ ΠΡΟΣΓΕΓΡΑΜΜΕΝΟΝ.

Ed. Chart. II. [60.]   Ed. Baf. V. (403.)

Κεφ. α΄. Οὐδὲν τῶν ἐμῶν ἀγνοεῖν βουλόμενος, οὐδ᾽ ἂν πάνυ τι σμικρὸν εἶναι δοκῇ, αὐτὸ γὰρ τὸ λανθάνειν τι τὸν φίλον οὐ σμικρόν ἐστιν, ὁμιλίαν μοι γενομένην πρός τινα δηλῶσαί σοι βούλομαι μετὰ τῆς ἐνδεχομένης ἀκριβείας ἐργασάμενος· ὁ γὰρ ἐξ ὑπογύου λόγος περαινόμενος τῆς ἀκριβείας λείπεται, ἄλλως τε καὶ εἰ τύχοιεν κοινωνοῦντες τῷ λόγῳ ἀντιφιλοτιμούμενοί τε καὶ φιλόνεικοι. ἦν δὲ ὁ περὶ

GALENO ADSCRIPTUS LIBER QUOD QUALITATES INCORPOREAE SINT.

Cap. I. Quum nihil rerum mearum ignotum tibi velim, ne fi id quidem minimum effe videatur, ipfum enim abfcondere aliquid amico non minimum eft, concertationem mihi cum quodam fufceptam tibi manifeftare volo cum decenti accuratione meo officio perfuncturus: fermo enim qui ex improvifo habetur diligentia caret, praefertimque fi quibuscum is habetur ii de gloria concertent et victoriae aemulentur. Erat vero de qualitatibus fermo

τῶν ποιοτήτων λόγος καὶ τῶν συμβεβηκότων ἁπάντων ἅ
φασιν εἶναι Στωϊκῶν παῖδες σώματα· πρὸς οὓς χρὴ τάδε
λέγειν· ἆρ᾽ οὐχὶ σῶμά τινος φήσαντος εὐθὺς νοεῖν ἡμῖν
συμβέβηκε τριχῇ τινα διαστὰν τὴν οὐσίαν ἀντίτυπον; αὐτὸ
δὲ μόνον εἰ φαίη τὴν τριχῇ διαστατὸν, οὐ μᾶλλον σῶμα
νοῆσαι τὸ λεγόμενον ἢ καὶ τὸ κενὸν καὶ τὸν τόπον, χρὴ δὲ
τοὺς ὅρους καὶ τὰς ὑπογραφὰς καὶ τὰς λογικὰς δηλώσεις
τινῶν αὐτῶν εἶναι καὶ μόνων ἐκείνων δηλωτικὰς, ἃ δηλοῦν
βουλόμεθα καὶ μὴ κοινὰς πρὸς ἑτέρας, ὅτε γε μὴν τὸν περὶ
τῶν κοινῶν λόγον ἀπαιτούμεθα· ὅτι δὲ κοινόν ἐστιν, τοῦτο
δῆλον. λέγω δὲ τὸ τριχῇ διαστατὸν σώματός τε καὶ κενοῦ
καὶ τόπου, Στωϊκοὺς μὲν ὁμολογεῖν ἀναγκαῖον, ἅτε κενὸν
ἀπολιπόντας ἐν τῇ τῶν ὄντων πραγματείᾳ φύσει, κἂν ἐν τῷ
κόσμῳ τοῦθ᾽ ὑπάρχειν μὴ λέγωσι τοὺς ἄλλους φιλοσόφους,
νοεῖν γε πάντως ἀναγκαῖον, πῶς γὰρ ἀπέφασκον τοῦ κενοῦ
τὴν φύσιν, εἰ μηδὲ ἓν ἐνόουν τὸ σύνολον; εἰ δὲ νοοῦσιν, οὐκ
ἄλλο τι [61] νοεῖν φήσουσι τἀληθὲς ὁμολογεῖν βουλόμενοι

deque accidentibus omnibus, quae Stoicorum poſteri eſſe
corpora proferunt. Adverſus quos dicere haec oportet;
num quum quis corpus dicit, quamprimum intelligere no-
bis evenit triplici contentam ſpatio ſubſtantiam ſolidam:
ſi ſolum hoc dicat triplici contentam ſpatio non erit ut
corpus magis intelligamus id quod dicitur quam vacuum
et locum: oportet vero definitiones et deſcriptiones logi-
casque demonſtrationes quorundam eſſe et earum ſolum
rerum demonſtrativas quas demonſtrare volumus cum aliis
haud communes, quandoquidem non de communibus ra-
tionem reddimus: quod autem commune eſt id manifeſtum
quod triplici ſpatio contentum dico corporis vacuique et
loci id Stoicos concedere neceſſe eſt, qui ſcilicet vacuum
in tractatu *rerum* exiſtentium naturae reliquerunt quam-
vis in mundo id eſſe non aſſerant; ceteros vero philoſo-
phos intelligere id omnino neceſſe eſt: quo modo enim
vacui naturam negarent ſi neque ipſum omnino mente
conciperent ac intelligerent? Si vero intelligunt, non aliud
quidquam intelligere dicent, ſi verum fateri volunt omnes,

OTI AI ΠΟΙΟΤΗΤΕΣ ΑΣΩΜΑΤΟΙ. 465

Ed. Chart. II. [61.]   Ed. Baf. V. (403.)

πάντες σῶμα· καθάπερ οὐ δίχα χρόνου· δῆλον ὡς οὐδὲ δίχα
τόπου καὶ τούτου καὶ οἱ τοῦ τριχῇ διαστατοῦ, ἵνα δέξηται
τὸ τριχῇ διαστατὸν εἰς ἑαυτὸ, μαρτύριον τούτων τῶν αἰσ-
θητῶν σωμάτων ἕκαστον. πηχυαῖον γάρ τι φέρε τῷ μήκει
σπιθαμιαῖον δὲ τῷ πλάτει καὶ βάθει τετραδάκτυλον σῶμα
ἀναλόγου δεῖται τόπου τοῦ χωρήσαντος αὐτό. τοῦθ᾽ ἡμῖν
ἔστω διάταγμα καὶ περὶ τοῦ λόγου θεωρητὸν παντὸς σώματος.

Κεφ. β'. Τοιαύτης δὲ οὔσης τῆς τοῦ σώματος νοή-
σεως καὶ τοῦ κατ᾽ αὐτὴν ὁριστικοῦ λόγου, πᾶς ὁμολογήσει
δῆλον ὡς οὐκ ὢν δύσερις μὴ τὸν αὐτὸν ἐπιδέχεσθαι λόγον
καὶ νοεῖται ὡς οὐχὶ τούτων ἑκάστη, λέγω δὲ τῶν τριῶν δια-
·στάσεων, τὴν ἴσην ἔχει φύσιν οὐδὲ τὸν αὐτὸν ἐπιδέχεται
λόγον οὔθ᾽ ὅλον ἐστὶ λέγειν σῶμα τοῦ σώματος τὸ μῆκος,
πλὴν εἰ μὴ ἄρα κατὰ συμπλοκὴν, συμβεβηκὸς δὲ τῷ σώματι·
οὔθ᾽ ὅμοιος ἐπὶ τοῦ πλάτους καὶ βάθους καὶ βάρους καὶ
τοῦ σχήματος λόγος καὶ τῶν λοιπῶν ἁπαξαπλῶς ποιοτήτων
τε καὶ συμβεβηκότων· ἀλλὰ κατά τινας τὸ μὴ δίχα σώματος

corpus quemadmodum non fine tempore; patet neque id
fine loco et hoc ipfo quoque triplici contento fpatio, ut
in fe ipfum rem triplici contentam fpatio fufcipiat: ejus
rei teftimonium eft fenfibilium corporum unumquodque:
quod enim verbi gratia cubitali longitudine, palmari lati-
tudine et quatuor digitorum altitudine corpus eft, idoneo
loco eget, qui ipfum excipiat: hoc nobis ftatutum fit et
de ratione corporis omnis fpeculandum.

Cap. II. Quum talis vero de corpore intelligentia
fit et fecundum hanc oratio definitiva, patet quemque effe
fateri paratum nifi litigiofus fit, non eandem rationem
accipere neque intelligentiam, nec horum fingula, id eft
fpatiorum trium, aequalem naturam habere neque eandem
definitionem accipere neque omnino corpus dicere licet
ipfam corporis longitudinem praeterquam fane per com-
plexum, fed corporis accidens: fimili vero in latitudine
altitudineque et gravitate et figura ratio eft et in reliquis
ut fummatim dicam qualitatibus accidentibusque, fed
fecundum aliquos fine corpore haec neque effe neque in-

ταῦτ' εἶναι μὴ δὲ νοεῖσθαι, ὅπερ εἰ σκοποίημεν ὥραν μίαν
πάντα ποιεῖν μηκύνειν καὶ μηδὲν ἕτερον εἶναι λέγειν, ἀλλ'
ἓν μόνον τὸ σῶμα· εἰ δὲ τοῦτ' ἄτοπον, ἀναρίθμητοι γάρ εἰ-
σιν οὐσιῶν τε κατ' ἰδιότητα φύσεις καὶ ποιοτήτων καὶ συμ-
βεβηκότων διαφόρων τε καὶ ποικίλων καὶ ἐναντίων· μὴ δ'
οὖν ἕτερον ἑτέρῳ τούτων ταυτὸν λέγωμεν, ἔνθα τίς ἐστιν
ἡμῖν λόγος περὶ διαφορᾶς, ἔτι καὶ τὸ συμβεβηκὸς τῷ σώ-
ματι σχῆμα φήσομεν σῶμα, σῶμα σώματι συμβεβηκέναι
δῆλον ὡς ἐροῦμεν ὅπερ ἄτοπον· τί γὰρ μᾶλλον αὐτῶν οὐ-
σίαν; τί δὲ συμβεβηκὸς φήσομεν; εἴτε μίαν ἔχομεν νόησιν
σώματος ὡς σώματος ὁ τὸ σχῆμα σῶμα λέγων ἢ κενὸν νοή-
ματος ὄνομα προσφέρεται τοῦ συμβεβηκότος ἢ (404) συνω-
νύμως ὀνομάζει τῷ σώματι· εἰ δὲ ἐστιν ἄτοπον ἑκάτερον,
καὶ γὰρ καὶ σημαίνει τι καὶ διὰ τοῦτο ἐστιν ὄνομα καὶ δη-
λοῖ τι νόημα τοῦ σώματος ἕτερον, εἰ καὶ μὴ χωριστικῶς,
οὐκ ἔστι σχήματος σῶμα· ὁ δ' ὅμοιος οὖν τῶν λοιπῶν
συμβεβηκότων λόγος χρωμάτων τε καὶ χυμῶν καὶ τῶν πρὸς
ὄσφρησιν καὶ τῶν πρὸς ἀκοὴν φωνῶν, λόγων, συριγμῶν,

telligi: quod fi confideraverimus horam unam omnia fa-
cere, producere et nihil aliud effe dicere quam unum fo-
lum corpus erit abfurdum: innumerae namque funt fub-
ftantiarum naturae fecundum proprietatem et qualitatum
accidentiumque quae *inter fe* differunt variaque funt et
contraria. In his igitur nullum alteri idem dicamus, ubi
nobis eft fermo de differentia: praeterea fi figuram cor-
pori accidentem corpus dicemus patet nos corpus cor-
pori accidere dicturos quod abfurdum eft: quod enim eo-
rum fubftantiam magis quodve accidens dicemus? Si
vero unicam habemus intelligentiam corporis ut corporis
qui figuram corpus dicit aut vacuum intellectu nomen de
accidente profert aut univoce cum corpore nominat:
utrumque vero abfurdum eft: etenim fignificat aliquid
quamobrem nomen eft et notionem aliquam indicat a cor-
pore diverfam, etfi non eft a figura feparabile corpus.
Similis autem in reliquis accidentibus ratio eft, coloribus,
faporibus, odoribus olfactum fpectantibus et ad auditum

νυγμῶν, ποππυσμῶν, στεναγμῶν, ῥυγμῶν, ῥογχασμῶν, βόμ-
βων, ἤχων, ψόφων· εἰ δὲ λέγοι τις ταῦτά τε καὶ τὰ τοιαῦτα
πάντα ὑπάρχειν ἀέρα πεπληγμένον πως, καλὸν ἐπιπεῖν αὐ-
τῷ τὸ Μενάνδρειον, ταῦτά τε ἀπολώλεκεν ὦ πονηρέ· τὸ μὴ
δίχα σώματος νοεῖσθαί τι τοιοῦτο ὅπερ ὁμολογῶ καὶ αὐτός,
οὗ φημι δὲ δεῖν ἓν καὶ ταὐτὸν εἶναι νομίζειν τὸ ἔχειν τῷ
ἐχομένῳ· οὔτε γὰρ Κλεάνθης ἦν φῦμα, ἐπεὶ συμβέβηκει τοῦτ'
αὐτῷ κατ' αὐτὸ νόσημα, οὔτε Χρύσιππος ἔτι δ' Ἐπίκου-
ρος στραγγουρία, ἐπειδὴ ἐκ τούτου τοῦ πάθους αὐτοῖς συνέβη
καταστρέψαι τὸν βίον. οὔκουν οὐδὲ πληγὴ τοῦ ἀέρος ἀὴρ
ἐστιν, ἀλλὰ διαφέρει καὶ τῇ φύσει καὶ τῇ νοήσει καὶ τῷ
δηλοῦντι λόγῳ, τί ποτ' ἐστὶ τούτων ἑκάτερον· ὅτι δὲ ἐστιν
ἀλλήλων τε καὶ τοῦ σώματος ἕτερα τὰ σχήματα, αἰτήσω
γοῦν ἐπὶ τοῦτον νῦν τὸν λόγον μάρτυρας· γεωμέτραι ἕτερον
κύκλου τε καὶ τῶν ἄλλων σχημάτων ὅρον ἀποδιδόντες καὶ
ἕτερον τοῦ σώ- [62] ματος, ὧν οἱ λόγοι τε τυγχάνουσιν
ἕτεροι ὄντες καὶ τὰ σημαινόμενα καὶ πολὺ πρότερον αἱ νοή-
σεις. ταῦτα πάντα πως ἂν ἓν εἶναι λέγοι τις σωφρονῶν,

vocibus, verbis, fibilis, ftridoribus, popyfmis, gemitibus,
crepitibus, rhochafmis, bombis, fonis, ftrepitibus. Si
vero quispiam dicat ipfa haec et quae talia funt omnia
effe quodam modo percuffum aërem, huic illud Menandri
objicere fas eft, haec o nequam perdidit id, quod non
fine corpore tale aliquid intelligitur. Quod ego quoque
confiteor: nego tamen rem habentem unam et eandem
habitae rei exiftimandum effe: neque enim Cleanthes tu-
berculum erat, cum hoc ei contigiffet ipfo in morbo:
neque Chryfippus etiamnum Epicurus ftranguria poftquam
contigit his ex hoc morbo vitam averti: neque igitur aë-
ris percuffio aër eft, fed et natura differt et intellectu et
definitione quid fit horum utrumque declarante. Quod
vero diverfae fint inter fe et a corpore figurae petam in
praefenti teftes ad hunc fermonem. Aliam geometrae cir-
culo caeterisque figuris definitionem reddunt, aliam cor-
pori, quarum rerum diverfae rationes funt fignificatio-
uesque longeque ante animi conceptus: haec omnia quo

468 ΓΑΛΗΝΟΥ

Ed. Chart. II. [62.]   Ed. Baf. V. (404.)

εἴτε καὶ τὰ συμβεβηκότα φήσομεν τῷ σώματι σώματα, ὧν
ἐροῦμέν τινι συμβεβηκέναι, πότερα ταῦτα τῶν συνηθῶς ὑφ'
ἁπάντων καλουμένων σῶματ' εἴη τούτοις ἅπασι κοινωνήσει
καὶ κατ' ἰδίαν ἑκάστῳ τῷ σώματι· ἑκάτερον γὰρ ἄτοπον
εἴτε γὰρ ταῦτα σωματικὴν οὐσίαν ἔχει ἢ λεγόμενα συμβέ-
βηκε τῷ σώματι· εἰ μὲν οὖν σώματά ἐστιν συμβεβηκότα,
καλοῦμεν πάντα γε ὄντα σώματα καὶ οὐχὶ τὰ μὲν συμβεβη-
κότα, τὰ δὲ σώματα· εἰ δ' οὐχὶ σώματα, ἀλλὰ ἄλλα τινὰ,
οὐκ ἄρα τὸ συμβεβηκὸς σῶμά ἐστιν, εἴτε τούτοις ἅπασι
σώμασιν οὖσι σῶμα ὄντως συνηθῶς ὑφ' ἁπάντων καλούμε-
νον συμβέβηκε, τὸ δὲ παραπλήσιόν ἐστι λέγειν κἀκεῖνο πυν-
θάνεσθαι, εἰ μένειν ἀδιαίρετον πᾶσιν αὐτοῖς συμβεβηκέναι
λέγοιτο μὴ μεριζόμενον ἰσαρίθμοις αὐτοῖς· τοῦτο γὰρ οὐδέ
τι τοῦ χρόνου μεμένηκεν ἀναμφισβήτητον οὐχ ἔτι σμικρότατον.

Κεφ. γ'. Ἀνάπαλιν φασί τινες τοῖς οὖσι συμβεβηκέ-
ναι πράγμασιν. εἰ δέ τις τουτὶ φεύγων ὡς ἄτοπον ἰσα-
ρίθμως ἐρεῖ τοῖς καλουμένοις συμβεβηκόσιν, ἃ καὶ αὐτὰ κα-

modo unum eſſe quis ſapienter dicet? vel, ſi quae cor-
pori accidunt, corpora dicemus quorum alicui accidere
dicemus: utrum haec ex iis ſunt quae ab omnibus cor-
pora nominari ſolent cum omnibus his communicatione
aut ſingillatim cuique corpori? utrumque enim abſurdum
eſt, ſive haec corpoream ſubſtantiam habeant ſive di-
cantur corpori accidere. Si igitur corpora acciden-
tia ſunt, omnia entia corpora nominaremus, non au-
tem alia accidentia, alia corpora: ſi vero non corpora,
ſed aliqua alia, non igitur ipſum accidens corpus eſt: vel,
ſi cum omnia haec corpora ſint, his ipſis quod vere ab
omnibus corpus vocari conſuevit accideret: id vero ſimi-
liter dixeris atque illud audiveris, ſi indiviſibile manere
omnibus his accidere dicatur, non in aequales numeros
diviſis: hoc enim nec aliquid temporis ſine dubitatione
manſit ne minimum quidem.

Cap. III. Contra quidam exiſtentibus rebus acci-
dere dicunt; at ſi quis hoc ut abſurdum fugiens aequali
numero dicat vocatis accidentibus, quae et ipſa vocat cor-

λεῖ σώματα, συμβεβηκέναι τὴν οὐσίαν πολλά τε ὧν ἀγνοεῖ,
ἐπεὶ μεταπλάττει τῶν πραγμάτων τὴν φύσιν καὶ τὴν νόησιν
οὐ τὸ σῶμα, εἰ τὰ συμβεβηκότα λέγων συμβεβηκέναι. τὸ
δὲ σῶμα τοῖς συμβεβηκόσι καὶ εἰ σῶμα σώμασι ποιεῖ συμ-
βεβηκὸς ὥστε καὶ ἀπορεῖν εἰκότως τέ τινί φημι χρῆναι
λέγειν συμβέβηκεν εἴτε ἰσαρίθμως τοῖς συμβεβηκόσι· μερι-
σθὲν τὸ συνηθῶς λεγόμενον σῶμα ἑκάστῳ, τούτων ἴδιόν τι
συμβέβηκεν ἄλλο μέρος τοῦ σώματος, ἄλλῳ μέρει τοῦ συμ-
βεβηκότος συμβήσεται· εἴτε καὶ συμβεβήκοτα σώματα ἐστι
πᾶν καὶ σῶμα ἐπ᾽ ἄπειρον τέμνεται, ἕκαστον τῶν ἀπείρων
τούτων σωμάτων πᾶσι τοῖς ἄλλοις συμβεβηκόσι σωματικοῖς
οὖσι καὶ αὐτοῖς συμβέβηκεν· σκόπει τὸ πλῆθος τῶν ἀτό-
πων· τὸ δὲ σῶμα σώματι συμβέβηκεν ἂν καὶ τὸ ἓν εἶναι
νομιζόμενον τοῖς ἀπείροις καὶ τὸ ἅμα τε ὅλον καὶ μὴ ὅλον·
ὅλον μὲν εἰ παμφερὲς τὸ σχῆμα καὶ τὸ ποσὸν τῆς τοῦ μή-
λου στρογγυλότητος πᾶσι τοῖς ἄλλοις συμβεβηκόσι τῷ μή-
λῳ συμβέβηκεν· οὐχ ὅλον δὲ ἢ ἕκαστον τῶν ἀπείρων τμη-
μάτων οὐκ ἔστι ταυτὸν τῷ ἀφ᾽ οὗ τέτμηται, εἴτε καὶ τὸ

pora, fubftantiam accidere, nefcit fe rerum naturam con-
ceptumque immutare, fi corpora accidentia dicat corpusque
accidentibus accidere, accidensque corporibus corpus fa-
ciat. Quare et jure dubitare quempiam dico et dicere
oportere, five aequali numero accidentibus divifum fit id
quod dici corpus folet, fingulis horum proprium quoddam
accidit, alia corporis pars, alii accidentis parti accidet:
aut fi accidentia corpora funt, omne vero corpus in infi-
nitum dividitur, fingula horum infinitorum corporum omni-
bus aliis accidentibus, cum haec quoque corporata fint
accident. Confidera quam multa abfurda eveniunt: corpus
corpori accidet, idemque cum unum putetur, infinitis:
fimulque et totum et non totum: totum quidem fi uni-
verfa figura rotunditasque mali quanta eft, omnibus aliis
quae malo accidunt, accidat, non totum vero fi ex infini-
tis membris fingula non eadem ei funt ex quo diffecta

σῶμα τοῦ μήλου σῶμά ἐστι καὶ τὸ σχῆμα καὶ ἡ χρόα καὶ
ἡ ὀσμὴ καὶ ὁ πρὸς γεῦσιν χυμὸς καὶ ἕκαστον τούτων ἐπ'
ἄπειρον τέμνεται μόνον, οὐκ ἐξ ἀπείρων μήλων ἐστὶ συνε-
στηκὸς ὧν ἕκαστον καὶ στρογγύλον ἔσται παραπλησίως ὅλῳ
τῷ μήλῳ. εἴ γε τυυτοῦ κεκοινώνηκε σχήματος καὶ ὠχρὸν
καὶ γλυκὺ φέρε ἢ αὐστηρὸν καὶ τοιοῦτον ἢ πρὸς ὄσφρησιν,
καὶ πάλιν ἕκαστον τῶν ἀπείρων τμημάτων μῆλον ἔσται, εἰ
πάντα ταῦτα ἔχει. ἐξ ἀπείρων οὖν σωμάτων, μᾶλλον δὲ μή-
λων τὸ ὀφθαλμοφανὲς μῆλον ἔσται συνεστηκός, ὅπερ γελοῖόν
γε πολλαχῶς. ἀτὰρ δὴ καὶ τὸ τῶν τμημάτων ἕκαστον οὐκ
ἔχον τὴν στρογγυλότητα μηκέτι εἶναι μῆλον, μήλου δὲ μέ-
ρος· μετὰ γὰρ στρογγύλου φέρε σχήματος ἦν τὸ μῆλον, εἰ
δὲ ἓν μῆλον μόνον· ἔσται μὲν ἐκ μιᾶς οὐσίας σωματικῆς,
πολλῶν δὲ καὶ διαφόρων συμβεβηκότων συνεστηκός, οὐκ ἔστι
τοῦτο δῆλον ὡς οὐδὲν σῶμα; πότερόν τε τούτων ἕκαστον
ἴδιον ἐπέχει τόπον ἢ πάντα τὸν αὐτόν; εἰ μὲν γὰρ ἴδιον,
οὔτε συμμεταλαμβάνειν δῆλον ὡς τῆς [63] ἀλλήλων ἰδιό-
τητος καὶ ποιότητος, οὐδὲ μῆλον ἔσται ἐσχηματισμένον

funt: vel fi corpus mali corpus eft et figura colorque et
odor et guftatum fpectans fapor et unumquodque horum
in infinitum fcinditur per fe, an non ex infinitis malis
compofitum erit quorum unumquodque et rotundum erit
non aliter quam totum malum? fiquidem ejusdem parti-
ceps eft figurae pallidumque dulceque verbi caufa aut
aufterum taleque ad olfactum eft: et rurfus fingulae in-
finitae partes malum erunt, fi omnia haec habent: ex in-
finitis igitur corporibus et potius malis compofitum erit
quod oculis malum elucet, quae res multis modis ridicula
eft.   Verum fane et partium unaquaeque rotunditatem non
habens, non erit amplius malum, fed pars mali, cum
figura enim rotunda erat malum: fi vero unum malum
folum eft ex unica corporea fubftantia, multis vero di-
verfis accidentibus conftabit, an non manifeftum eft nul-
lum corpus effe? utrum horum fingulum proprium locum
obtinet an omnia eundem? fi proprium, patet neque pro-
prietatem qualitatemque inter fe habere mutuo commu-

ΟΤΙ ΑΙ ΠΟΙΟΤΗΤΕΣ ΑΣΩΜΑΤΟΙ. **471**

Ed. Chart. II. [63.]   Ed. Baf. V. (404.)

στρογγύλον καὶ κεχρωμένον ὠχρότητι καὶ πεποιημένον κατα\
γεῦσιν ὠδέ πως καὶ κατ' ὄσφρησιν οὕτως· εἰ δ' ἅμα πάντ'\
ἐστὶ καὶ ἕνα κατέχειν τόπον, σύγχυσίς ἐστι τῶν ἰδιωμάτων,\
καθάπερ οὖν τῶν συνθέτων καὶ ἐκ πλειόνων καὶ διαφόρων\
εἰδῶν μεμιγμένων φαρμάκων, ἐφ' ὧν ἡ ἑκάστου τῶν μεμιγ-\
μένων ὑλῶν ἰδιότης καὶ ποιότης εἰλικρινὴς οὐ σώζεται. ἕν\
δέ τι γίνεται παρ' ἑκάτερον. οὐκοῦν εἰλικρινής ἐστι γνῶσις\
ἑκάστου ὡς εἰπεῖν εἴδους· τουτὶ τὸ στρογγύλον σχῆμα τοῦ\
μήλου καὶ τουτὶ τὸ χρῶμα καὶ τῶν ἄλλων συμβεβηκότων\
ἕκαστον. εἴ τι δὲ μᾶλλον, εἰ μὴ παρατεθεικῶς ἀλλήλων\
ἅπτεται ταῦτα τὰ μόρια ἀλλ' ὅλα δι' ὅλων μέμικται, ἡ ἑκά-\
στου ἰδία ποιότης ἀπόλλυται· ἀλλ' οὐδὲ μῖξιν ἐστὶν εἰπεῖν\
ταύτην κυρίως· πῶς γὰρ ἂν καθ' ἑαυτάς τινες ἰδιότητες\
οἷκ εἰσὶν ἡνωμέναι καὶ κατειλημέναι; ταῦτ' ἔστι φάναι με-\
μίχθαι· ἐπιτείνεται δὲ τὸ ἄπειρον τοῦ λόγου, εἰ καὶ τὸ μῆ-\
κος τοῦ σώματος σῶμά ἐστι καὶ τὸ πλάτος καὶ τὸ βάθος·\
ἅμα γὰρ ἄπειροί φημι σωμάτων ἀπειρίαι γενήσονται ἐν βρα-

nicatam, neque malum effe in rotundum formatum, neque pallore coloratum, neque ad guftum fe certo modo aut ad olfactum habere: fi vero fimul omnia funt et unum locum occupant, proprietatum confufio eft, ut in compofi- tis miftisque e pluribus et diverfis fpeciebus medicamen- tis, in quibus proprietas qualitasque uniuscujusque miftae materiae fincera non fervatur, fed unum quoddam undi- que fit: non igitur fincera eft fingulorum cognitio gene- rum, hujus rotundae mali figurae, coloris hujus et fingu- lorum accidentium caeterorum: itemque magis nifi appo- fitae inter fe tangant hae partes, fed per totas totae miftae fint propria uniuscujusque qualitas perit, fed neque mi- ftionem licet hanc proprie dicere: quo modo enim fi per fe proprietates aliquae unitae non funt atque detentae, haec mifta dicenda funt? Ipfum vero infinitum intendi- tur orationis, fi et longitudo corporis corpus eft, fi lati- tudo et profunditas: fimul enim infinitae inquam erunt corporum infinitudines in brevi loco ad fenfum circum-

χεῖ κατὰ περιγραφὴν πρὸς αἴσθησιν τόπου· τό τε τῶν πολ-
λῶν τούτων, μᾶλλον δὲ ἀπείρων σωμάτων πλῆθος.

Κεφ. δ'. Ἆρά γε οὖν ἀΐδιόν καί πως ἔτι φήσουσιν
ἄποιον τὴν πρώτην οὐσίαν; ἐξ ἧς φασι ιόν τε κόσμον καὶ
τῶν ἐπὶ μέρους εἰδῶν ἕκαστον γεγονέναι; ἢ γέγονεν ἔκ τινος
χρόνου καὶ συνῆλθεν εἰς ταυτὸν ἅπαντα, ἵνα ἐκ συνεργείας
γένηται τὰ συγκρίματα, ἀλλὰ καὶ τοῦτ' ἀτοπώτατον εἶναι
λέγομεν καὶ κατὰ πλείους τρόπους· πρῶτον μὲν ὅτι μὴ μιᾶς
ἦν ὕλης φύσεως ἔοικεν ἀποσωματική· πολλαὶ δὲ καὶ ἄπειροι
καὶ διάφοροι ἡμῖν σχήματος τῆς κοινῆς οὐσίας· ἡ μὲν τῶν
ἐπ' εἴδους μυρίων σχημάτων, ἡ δὲ χροιᾶς καὶ ταύτης ἀριθ-
μοῦ κατ' εἴδος, ἡ δὲ χυμοῦ τοῦ πρὸς γεῦσιν, οὗ πάλιν ἀτερ-
μάτιστός τίς ἐστιν διαφορά· ἡ δὲ τοῦ πρὸς ὄσφρησιν καὶ
τούτου πολύχουν ἔχοντος ἐξαλλαγήν· ἄπειροι τοιγαροῦν ἔσον-
ται κατ' αὐτοὺς ἀπορίαι καὶ διαφοραὶ ποιοτήτων σωματι-
κῶν· μία δὲ ἦν ἡ πεποιημένη· ἐπιμερισθῆναι χρὴ τοῖς ἀδή-
λοις δηλαδὴ, καίτοι τινά ποτέ τι χρείαν ταύτην ἔχουσιν ἵνα

ſcripto itemque multorum horum magisque infinitorum
corporum multitudo.

Cap. IV. An igitur ſempiterna quomodoque ſub-
ſtantiam primam qualitate carentem amplius dicent, ex
qua et mundum ipſum et unamquamque ſpeciem particu-
larem factam eſſe dicunt? an e tempore quodam facta eſt
et omnia in idem convenerunt, ut ex cooperatione ſyn-
crimata, hoc eſt res compoſitae, fiant? verum hoc quoque
maxime abſurdum eſſe dicimus idemque multis modis:
primum quod non unius eſſe materiae corpora videntur:
multae autem infinitaeque doctrinae communis ſubſtantiae
ſunt, alia quidem figurarum ſpecie infinitarum: alia vero
coloris hujusque innumeri ſecundum ſpeciem, alia ſaporis
guſtatum ſpectantis, cujus rurſus interminata doctrina eſt:
alia vero ejus eſt qui ad olfactum attinet, cum hic quoque
varietatem plurimam habeat: infinitae igitur erunt in ipſis
infinitates et doctrinae qualitatum corporatarum: una au-
tem erat quae facta eſt, quam ſuper incertas ſcilicet par-

Ed. Chart. II. [63. 64.]   Ed. Baf. V. (404. 405.)

σωματικαὶ γίνωνται, φϑάνουσί γε καὶ σῶμα εἶναι καὶ πε-
ποιημέναι τινὲς οὐσίαι· ἕκαστόν τε τῶν ἀπείρων τούτων
σωμάτων εἰ ἐπ᾽ ἄπειρον τέμνεται, ἄπειροι ἀπορίαι πῶς
συνέλθουσι καὶ πότε. τὸ γὰρ ἄπειρον ἀδιεξήτητον (405) καὶ
τὸ φῶς ἐστι σῶμα καὶ ἡ λευκότης· πᾶν δὲ σῶμα πόσόν ἐστι
καὶ πηλίκον καὶ συναυξητικὴν φύσιν ἔχειν κατ᾽ αὐτὸ θεώ-
μεθα καὶ θερμανθὲν ὕδωρ ὑπὸ ἡλίῳ πλεῖόν τε καὶ μεῖζον
γίγνεται καὶ διὰ τοῦτο μείζονος δεῖται τόπου· πῶς δὲ καὶ
εἰς βραχὺν τόπον καὶ κεγχριαῖον ἂν οὕτω τύχοι συνίασιν
ἥ τε σχηματότης καὶ τῶν λοιπῶν συμβεβηκότων ἕκαστον, ἅμα
τε πνεῖν καὶ ἐξ ἀϊδίου· οὔτε μεταβάλλειν ὤφειλε τὸ σύνο-
λον οὔτε φθείρεσθαι· τὸ γὰρ ἀΐδιον ἀμετάβλητον, καθάπερ
τῶν θεῶν αἱ φύσεις· εἰ δὲ τοῦτ᾽ ἔστιν ἀληθές, πῶς τινα
μετασχηματίσομεν φέρε εἰπεῖν, τὸν κηρὸν καὶ τί ποτε γίγνε-
ται; ἐὰν τετράγωνον ὄντα τε ἐὰν ποιήσωμεν στρογγύλον·
ἆρά τε ἦν [64] τετράγωνον τῇ οὐσίᾳ; εἰ γὰρ ἦν τῇ τοῦ
κηροῦ, τέως νῦν ἐστιν ἡ στρογγυλότης πόθεν ἐλήλυθεν καὶ

tiri oportet: quamquam quae neceffitas eft ut corporeae
fiant? antevertunt fane corpus effe fubftantiaeque quae-
dam factae, fingulaque corporum horum in infinitum fi
fecentur, quomodo infinitates infinitae concurrent et quan-
do? ipfum enim infinitum pertranfiri non poteft et lumen
corpus eft et albedo calorque: omne vero corpus quotum
eft et quantum et coaugefcentem naturam in fe habere
videmus: incalefcensque a fole aqua cumulatior majorque
fit, ut majori loco egeat: quo modo vero in anguftum
locum nec milii verbi gratia corpus excedentem figura-
tio, reliquorumque accidentium fingula conveniunt; fimul-
que fpirare et ab aeterno neque mutari deberent in uni-
verfum neque corrumpi: ipfum enim aeternum immutabile
eft, quales funt deorum naturae: fi vero hoc verum eft,
quo modo aliquam transformabimus verbi gratia ceram?
quidque fiet, fi cum quadrancula fit rotundam eam efficia-
mus? an fubftantiae figura quadrangularis erat? fi enim
fubftantiae cerae ante erat, nunc rotunditas eft unde haec

μετὰ ποίας αἰτίας τό τε ἄγουσιν καὶ εἴτε διὰ σώματος ἄτο-
πον· σῶμα γὰρ διὰ σώματος χωρεῖν ἀδιανόητον· εἰ ἐπι-
στήσειέ τις τὴν ἀντιτυπίαν, ἔστιν ἴδιον σώματος ὡς ὁ περὶ
αὐτοῦ διδάσκει λόγος προηγούμενος· εἴτε διὰ κενοῦ ὅτι τε
μηδὲν εἶναί φασιν ἐν τῷ κόσμῳ κενὸν οἱ Στωϊκοὶ καὶ διότι
δὲ σῶμα οὖσαν τὴν στρογγυλότητα καὶ τὰ λοιπὰ δὲ ἔχειν
συμβεβηκό--· καὶ σχῆμα ὃ καὶ αὐτὸ πάλιν ἐξ ἑτέρου δῆλον
ὡς εἰς σωματικοῦ συνεστὸς ἔσται σχήματος· κἀκεῖνο ἐξ ἄλ-
λου καὶ τοῦτ᾽ εἰς ἄπειρον καὶ εἴτε ἐκ στρογγύλων τῶν ἐπ᾽
ἄπειρον τεμνομένοιν σχημάτων, τὸ ἀθρόον τοῦτο κατὰ ὄψιν
τὴν ἡμετέραν ἀποτετελεσμένον στρογγύλον συνέστηκεν· σκό-
πει τὸν μῦθον καὶ πόσα τῷδε τῷ πλάσματι παρακολουθεῖ
τὰ ἄπειρα· εἴτε μὴ ἐκ στρογγύλων πῶς ἐξ αὐτῶν γένηταί
τι στρογγύλον; γελοῖον δὲ καὶ τὸ λέγειν εἰς στρογγύλα σχή-
ματα, τὸ στρογγύλον σχῆμα τέμνεσθαι ἀντιμαρτυρούσης
τέμνεται οὔτε τὸ τετράγωνον εἰς τετράγωνα· τί δι᾽ ἐπὶ τοῦ
παρακαλέσαι μετασχηματισμοῦ κηροῦ φήσουσιν; πότερον
ἀντιπαραχωλοῦσιν ἀλλήλοις, ἅμα νοήματι αἱ τῶν διαφόρων

venit? et qua caufa inducta tum eſt? ſi per corpus ab-
ſurdum id eſt: corpus enim per corpus ire cogitationem
fugit: ſi quis renitentiam inſtituat, id proprium corporis
eſt, ut de hoc ratio praecipue docet: ſi per vacuum, ab-
ſurdum nihilominus eſt tum quoniam nihil eſſe in mundo
Stoici vacuum dicunt tum etiam quia rotunditas eſt cor-
pus et reliqua habet accidentia et figuram quae et ipſa
rurſus ex altera corporata figura, fore ut ſit patet et
illa ex altera et hoc in infinitum: et ſi ex rotundis, quae
in infinitum ſecantur figuris, aggregatum hoc viſui noſtro
rotundum factum conſtat, fabulam conſidera quantaque
figmentum hoc infinita ſequuntur: ſi non ex rotundis, quo
modo ex his aliquid rotundum fit? ridiculum quoque eſt
ſi dicas in figuras rotundas figuram rotundam dividi eo
contra id teſte adhibito, quod quadrangulum in quadran-
gula non dividitur: quid vero in transfiguratione cerae
dicent? utrum inter ſe cedunt una cum intellectu diver-

Ed. Chart. II. [65.] Ed. Baf. V. (405.)

σωμάτων σχηματότητες; καὶ πῶς οὐ γελοῖον καθάπερ ἐμ-
ψύχους καὶ λογικὰς οὐσίας ἐξίστασθαι καὶ παραχωρεῖν ἀλ-
λήλαις οἷς ἐκ συνθήματος; καὶ μᾶλλον ἄπειρον ἐπιγίγνεται
τὸ λεγόμενον εἰ ἐκτείνομεν μὲν ἅμα νοήματος τοὺς δακτύ-
λους καὶ συστέλλομεν· εἰ γὰρ μὴ συμβεβηκός ἐστιν ἡ πυγμὴ
μηδὲ ἡ ἔκτασις, ἀλλὰ ἀσώματα, ἀπείρους ἅμα σχηματικὰς
σχηματιότητας χρὴ λέγειν ἀφίστασθαι καὶ παραγίγνεσθαι,
κἂν δύο δὲ μόνας εἶναι φήσεις καὶ μὴ ἰσαρίθμους ταῖς ἐκ-
τάσεσιν καὶ συστολαῖς, ἔτι ποικίλως ἐστὶν ἄπορον τὸ λεγό-
μενον, ἔτι δὲ μᾶλλον ἀπορώτερον εἰ μηδὲ παραγίγνονται αἱ
τῆς συστολῆς καὶ ἐκτάσεως σχηματοτητες, ἀλλ' ἑτέρα ἐφ'
ἑτέρας τῆς χειρὸς ἀποῤῥέουσιν. ἐχρῆν γὰρ ἐν ἀκαρεῖ χρό-
νῳ τὸν ὀρχηστὴν διαπεφορεῖσθαι ἀλλήλων ἐπ' ἄλλοις ἀδή-
κτοις ἀπ' αὐτοῦ σωμάτων ἀποχωρούντων· ἐπὶ δὲ τούτου φή-
σουσιν εἴτε μὲν αἴτια τῆς κοινότητος ἀποτελεσματικὰ σώματα
ὅπως ὄξος γίγνεται. πῶς δὲ ἀπεπτεῖ; πῶς δὲ οἴχεται; καὶ
πόθεν ἥκει τὰ τῆς τοῦ ὄξους ποιότητος ἀποτελεσματικὰ
σώματα; εἰ δὲ ἐν ὑπῆρχε τῷ οἴνῳ καὶ τέως πῶς ἦν οἶνος,

forum corporum figurationes? et quo modo non ridicu-
lum tanquam animatas et rationales fubftantias exire ce-
dereque inter fe ceu e conftituto: magisque infinitum
etiam fit quod dicitur, fi porrigimus una cum cogitatione
digitos et contrahimus: fi enim non accidens eft pugnus
neque porrectio, fed in corpora infinitas fimul figuratas
figurationes abfcedere accedereque dicere oportet: quod fi
duas folas effe dicas nec numero aequales fecundum por-
rectiones et contractiones, adhuc varie infinitum eft quod
dicitur, adhucque magis infinitum nifi contractionis por-
rectionisque figurationes accedant: fed altera ex manu al-
tera defluit: oportebat enim momento temporis ordinem
diffolvi, inter fe latenter ab hoc cedentibus corpori-
bus. Ad hoc vero dicent, fi quidem communitatis
caufa funt effectitia corpora, quonam pacto acetum fiat?
quo modo vero incoctionem parat? quo modo abit?
unde veniunt effectitia qualitatis aceti corpora? fi
vero una res cum vino erat, quo modo tunc vinum erat

Ed. Chart. II. [64. 65.]   Ed. Baf. V. (405.)

ἀλλ᾽ οὐκ ὄξος; σημεῖόν τις ἐξ ἀμφοῖν τρίτη ποιότης οὔτε
οἶνος οὖσα οὔτε ὄξος· εἴγε κατὰ μίξιν ἐστὶν ἡ κρᾶσις εἴτε
κατὰ παράθεσιν.

Κεφ. ε΄. Πρὸς οἷς ἔφην ἀτόποις οὐδὲν ὧν μένειν ἔτι
χρὴ λέγειν· ὑπάρχειν τὴν οὐσίαν, ἐκ πολλῶν τε καὶ ποικίλων
καὶ διαφόρων καὶ ἐναντίων καὶ ἀπείρων ἢ μόνων οὐκ ἀπεί-
ρων κατ᾽ ἀριθμὸν συγκρίσεων συνεστηκυῖαν καὶ εἰς ἀπείρους
πάλιν συγκρίσεις τεμνομένην, τὴν μίαν, τὴν δέ τινα τὴν
ὁρωμένην, φέρε τοῦ μήλου φύσιν, ἥν τε λέγουσιν οἱ Στωϊ-
κοὶ πρώτην ὕλην καὶ πρώτην οὐσίαν, ἐξ ἧς φασι τόν τε
κόσμον καὶ τῶν ἐν αὐτῷ πραγμάτων ἕκαστον πεποιημένον
ἀεὶ καθάπερ αἱ ποιότητες σῶμα ἦν, πῶς οὐκ ἦν καὶ αὕτη
ποιότης εἰ εἶχέ γε ποιότητα· εἴτε τὰς ἄλλας ποιότητας οὐκ
εἶχε δηλαδὴ, πάντως ὑπῆρχε βάρος, ἅπερ φασὶν εἶναι σώ-
ματος· πῶς ἁπλῆν ἔτι φασὶ τὴν πρώτην οὐσίαν, ἀλλ᾽ οὐχὶ
σύγκριμα. εἰ δὲ [65] πεπερασμένην εἶναί φασι καὶ πέρασι
κεχρημένην· καὶ σχῆμα δῆλον ὡς ἐκέκτητο· ἄτοπον γάρ ἐστιν

et non acetum? Signum quaedam ex utroque tertia qua-
litas eſt quae neque vinum neque acetum eſt, ſive per
miſtionem temperatura eſt, ſive per appoſitionem.

Cap. V. Ad ea quae abſurda dixi nihilominus etiam
dicere oportet ſubſtantiam eſſe e multis variisque et dif-
ferentibus atque contrariis inſinitisque aut ſolis non in-
finitis numero ſyncriſibus, id eſt concretionibus, compo-
ſitam itemque in inſinitas rurſus ſyncriſes diviſam, unam
hanc quandam quae cernitur verbi gratia mali naturam,
quam Stoici primam materiam primamque ſubſtantiam
dicunt, ex qua mundum ac in eo rerum unamquamque
ſemper factam eſſe aſſerunt, quemadmodum qualitates cor-
pus erant, quomodo non erat haec quoque qualitas? ſiqui-
dem qualitatem habebat: ſi alias qualitates non habebat,
ſcilicet omnino ineſſet pondus quod corporis eſſe dicunt:
quo modo ſimplicem etiam primam ſubſtantiam dicunt,
non autem compoſitam? Si vero terminatum eſſe dicunt
terminisque utentem, patet huic figuram eſſe: abſurdum

ἰδίοις περικλινόμενον σῶμα πέρασι μὴ κατὰ σχῆμα πάντως
ὑπάρχειν, εἰ καὶ μὴ συνοῖτο τοῦτ᾽ αὐτὸ καθ᾽ ὑπόθεσιν· ὡς
εἴπερ εἶδεν ἐνταῦθα ἅπαντα ταῦτα δ᾽ ἐστὶ, καθάπερ αὐτοὶ
φασι, σώματα· οὔτε ἄποιος ἦν δηλαδὴ οὔτε ἁπλῆ· πολλῶν
δὲ καὶ διαφόρων σύνοδος ἦν σωμάτων καὶ σύγκριμα· ταύτῃ
δὲ οὐδὲν ἀμιγὲς ἦν κατ᾽ αὐτούς· εἰ δὲ μηδὲν εἶχεν τούτων·
πρῶτον μὲν ἀδιανόητον καὶ πλὴν ὀνόματος οὐδὲν, εἴτε γὰρ
μὴ δεῖ τοῖον εἶναι ὅτι οὐδέν ἐστιν, εἴτε ποῖον, οὐχὶ δὲ καὶ
τὰς τρεῖς διαστάσεις ἔχειν καὶ σχήματα πάντως αὐτῷ συμ-
βεβηκὸς ἴδιον ἀδιαιόητόν τε καὶ τὸ μήτε βαρὺ τοῦθ᾽ ὑπάρ-
χειν μήτε κοῦφον· οὐχ ἧττον ἄτοπον εἰ λέγοι τις ἅμα τοῦτ᾽
ἔχειν ἀμφότερα καὶ κατὰ τὰ αὐτὰ καὶ μὴ πρὸς ἄλλο καὶ
ἄλλο κρινόμενον· τοῦτο μηδὲ ἐκείνης ἐχούσης οὐσίαν τῆς ἐξ
αὐτῶν ὡς φασι γεγονότων· πρῶτον τεττάρων ἕκαστον ἔχειν
ποιότητα· εὐλογώτερον γάρ ἐστιν, εἴπερ ἦν ἄποιος, καὶ τὰ δι᾽
αὐτῆς ἔχειν γιγνόμενα καὶ πλαττόμενα· εἰ δὲ μὴ δ᾽ αὐτὸς
εἶχε τοῦτον μηδὲ ἓν καθ᾽ ὑπόθεσιν· τὸ αἰθέριον δ᾽ ἦν

enim eſt propriis circumſcriptum terminis corpus non ſe-
cundum figuram omnino eſſe: et ſi non mente concipe-
retur hoc ipſum ſecundum ſuppoſitionem: quare ſi nove-
runt hic omnia, haec vero ſunt, ut dicunt hi, corpora, ne-
que qualitatis expers ſcilicet neque ſimplex erat, verum
multorum et diverſorum corporum conventus erat atque
ſyncrima: ſic vero nihil non miſtum erat ſecundum ipſos:
ſin autem nihil horum habebat primum quidem animo
incomprehenſibile et praeter nomen nihil eſt: ſi enim tale
eſſe non oportet nihil eſt: ſi quale non autem dimenſio-
nes tres habere et figuras, omnino huic accidens proprium
cogitationem fugit neque grave hoc eſſe neque leve. Non
minus abſurdum, ſi quispiam dicat hoc habere ſimul
utrumque et ſecundum eadem, non ad diverſa compara-
tum: neque illa ſubſtantiam habente eorum quae ab ipſa,
ut inquiunt, facta ſunt, cum ſingula quatuor qualitatem
prima habeant: rationabilius enim eſt, ſi qualitatis expers
erat, quae ex ea fiunt ſingunturque, illam non habere:
ſi vero nec illa hanc haberent neque unum ſecundum ſup-

478 ΓΑΛΗΝΟΥ

Ed. Chart. II. [65.]   Ed. Baf. V. (405.)

ἐκεῖνο πῦρ, ὑφ᾽ οὗ πᾶσι τά τε στοιχεῖα καὶ τὸν κόσμον γε-
γονέναι· πῶς ταῦτ᾽ ἔχει τὰ γεννήματα καὶ ποιήματα καὶ
πλάσματα οὐ μᾶλλον χρυσοῦ περιθήσει, πόθ᾽ ὁ κεραμεὺς
ποιότητα τοῖς ἐκ πηλοῦ πλαττομένοις ὑπ᾽ αὐτοῦ.

Κεφ. στ΄. Ὁ μὲν οὖν ἰατρὸς αἴτιος εἷς ἐκ πολλῶν
φαρμάκων ἕτερον φάρμακον, ἴσην ποιότητα πάντων ἐχόντων
ποιῶν ἕτερον ἐκ τῆς μίξεως ποιεῖ. τὸν Δία δ᾽ οὔ φασι μῖ-
ξαι τῇ πρώτῃ οὐσίᾳ καὶ σχηματότητα, οὐδὲ μηκότητα οὐδὲ
τῶν ἄλλων τι συμβεβηκότων· εἰ δὲ μιγνύειν ὄντα καὶ αὐτὰ
δῆλον ὡς ἀΐδια ταῦτά ἐστιν· πῶς ἔτι λέγουσι μόνην τὴν
πρώτην ὕλην ἀΐδιον τὴν ἄποιον; οὐχὶ δὲ καὶ τὰς ἄλλας
ποιότητας καὶ πάντα τὰ συμβαίνοντα· οὔτε γὰρ ποιητὴν
εἶναί φασι καθάπερ τινὰ χειροτέχνην τὸν Δία, ἀλλ᾽ ὅλον
δι᾽ ὅλης τῆς ὕλης διεληλυθότα πάντων δημιουργὸν γεγονέναι·
τήν τε πηλικότητα τοῦ θείου πυρὸς καὶ τὰ ἐπὶ μέρους τῇ
πηλικότητι συμβεβηκότα, τό τε μῆκος καὶ πλάτος καὶ βά-
θος καὶ πρὸς τούτοις τὸ λογικὸν αὐτοῦ καὶ τὴν μακαριό-

pofitionem funt, aethereus vero ignis ille effet a quo et
elementa et mundum facta effe dicunt, quo modo haec
fefe habent genita effectaque et ficta non magis auri qua-
litatem figulus iis quae e luto fingit circumponet.

Cap. VI. Medicus igitur auctor unus de multis me-
dicamentis aequam qualitatem omnibus habentibus diver-
fum qualitate medicamentum per miflionem efficit: Jovem
autem negant etiam mifcere primae fubftantiae figuratio-
nem longitudinemve aut aliud aliquod accidens: fi vero
mifcet, cum entia quoque ipfa fint haec aeterna effe
patet: quo modo dicunt folam primam materiam aeternam
effe qualitatis expertem, non vero reliquas qualitates
omniaque accidentia? neque enim effectorum effe veluti
manualem artificem Jovem dicunt, fed totum per materiam
totam illabentem rerum omnium creatorem factum divi-
nique ignis quantitatem et fingula quae quantitati acci-
dunt longitudinem latitudinemque et profunditatem item-
que ejus rationabilitatem et beatitudinem: fi fubftantias

τητα, εἰ μὲν οὐσίας εἶναι φήσουσι καὶ σωματικὰς αὐτας
ἐροῦσιν ἐκ σωμάτων, ὡς δῆλον ἦν ὁ Ζεὺς συνεστηκὸς καὶ
οὐχ ἁπλοῦν ἦν, ἀλλὰ καὶ σύγκριμα· εἰ δὲ ἀνουσίως αὐτὰς
τοῖς συμβεβηκόσι φύσει ἐροῦσι, τὸ λεγόμενον ὑφ' ἡμῶν κρα-
τύνεται τὸ μὴ σωματικὴν ἔχειν φύσιν τὰ συμβεβηκότα μηδὲ
τὰς ποιότητας· εἰ δὲ μεταποιήσας αὐτὸν ὁ Ζεὺς ἰσαρίθμως
οἷς ἔφην συμβεβηκόσι, τροπὰς ἔχει ποιοτήτων μυρίας χεί-
ρων ἐστὶ τοῦ μυθολογουμένου Πρωτέως· ὁ μὲν γὰρ εἰς ὀλί-
γας φύσεις ἑαυτὸν μετεποίει καὶ μετεμόρφου καὶ ταύτας οὐκ
ἀπρεπεῖς.

'Αλλ' ἤτοι πρώτιστα λέων γένετ' ἠϋγένειος,
Αὐτὰρ ἔπειτα δράκων καὶ πάρδαλις ἠδὲ μέγας σῦς.
Γίγνετο δ' ὑγρὸν ὕδωρ καὶ δένδρεον ὑψιπέτηλον.

ὁ δὲ οὐκ ἔστιν ὅ τι μηδὲ τῶν αἰσχίστων γίγνεται· διὰ μὲν
ἀνδρὸς ἄφρονος ἄφρων ἐστὶν δηλαδή, διὰ δὲ αἰσχροῦ γνώ-
μης αἰσχροποιός· [66] διὰ δὲ ζώων ἀλόγων ἀποθηριούμε-
νος· διὰ δὲ λίθων καὶ ξύλων ἄψυχος γενόμενος· διὰ δὲ κο-

effe dicent et corporeas eas fatebuntur e corporibus Jovem
conſtare patet nec ſimplex eſſe, ſed ſyncrima: ſi vero ſine
ſubſtantia naturas ipſas in accidentibus dicent, confirma-
tur quod a nobis dicitur, non corporatam naturam acci-
dentibus eſſe neque qualitatibus: ſi vero transformans ſe
ipſe Jupiter aequali cum iis numero quae dixi accidentibus
mutationes infinitarum qualitatum ſubit, pejor fabulis
narrato Proteo eſt: hic enim in paucas naturas ſeipſum
transponebat transformabatque easque non indecoras.

Jubati in primis formam capit ille leonis.
Poſtque draco pardusque fuit, ſus deinde fit ingens.
Humida factus aqua eſt atque arbor frondibus alta.

Ille autem nihil tam turpe eſt quod non fiat, per virum
quidem imprudentem imprudens ſcilicet eſt, per ſenten-
tiam autem de turpi turpia efficiens: per animalia irra-
tionabilia in ſerinam naturam verſus: per lapides et ligna

Ed. Chart. II. [66.] Ed. Baſ. V. (405. 406.)

πρίου βδελυρὰ φύσις, ἔτι δ᾽ ἀχρεῖον, εἰ δ᾽ αὐτὸν μὲν οὖν
ἅτε τὴν ὕλην (406) μεταπλάττειν καὶ σχηματίζειν καὶ ποιεῖν
ζητῶν, πῶς ἐστιν οἷός τε ταῦτα ποιεῖν, οὐ μᾶλλον ἢ πλά-
στης ποτ᾽ ἀνδριάντα ποιεῖν χρυσοῦν ἐκ μολύβδου· κἀκεῖνα
φιλεῖν τοῖς φιλονείκοις ἀνδράσιν οὐκ ἄτοπον· καὶ γάρ τοι
κινήσεις εἰ προσγίγνεται τοῖς σώμασι καὶ πάλιν ἀπογίγνεται,
σώματ᾽ εἶναί φασιν, ὥρα λέγειν προϊόντων ἡμῖν σωμάτων
κινεῖσθαι καὶ πάλιν ἀπ᾽ αὐτῶν ἠρεμεῖν, εἶτα πάθη προσγί-
γνεται καὶ πάλιν ἀπογίγνεται, καί φασι ταῦθ᾽ ὑπάρχειν σώ-
ματα· πῶς οὐ γελοῖον τὸ κνίσμα λέγειν σῶμα καὶ μὴ μόνον
τὸ κνῆσαν, ἀλλὰ καὶ τὸ κνησόμενον.

Κεφ. ζ΄. Ἀλλ᾽ ἐπεὶ δίχα σώματος τοῦ τε δρῶντος καὶ
τοῦ πάσχοντος οὐδὲν πάθος προσγίνεται, τοῦτ᾽ αὐτοὺς ἠπά-
τησε πρὸς τὸ καὶ τὰ πάθη καλεῖν σώματα. ἀλλ᾽ εἰ μὲν τῷ
κατὰ ἀναφορὰν τρόπῳ τῆς κλίσεως οὕτως ἐκάλουν, οὐδ᾽ ἂν
οὐδ᾽ αὐτὸς ἐχαλέπαινον αὐτοῖς, οἶδα γὰρ οὕτω καὶ ἄμπε-
λον λεγομένην λευκὴν κατὰ τὴν ἐπὶ τοὺς γιγνομένους ἀπ᾽
αὐτῆς λευκοὺς βότρυας ἀναφορὰν καὶ χρόνον κακὸν, διὰ τὰς

expers animae factus: per foeda tractantem abominabilis
natura itemque inutilis. Si ipſe vero utpote materiam
transformare, figurareque et facere quaerit, quomodo poteſt
haec ipſa facere non magis quam fictor ſtatuam auream
e plumbo facere poteſt? Illaque amare contentioſis viris
non abſurdum eſt: etenim ſi motus dum accedunt corpo-
ribus rurſusque recedunt corpora eſſe dicunt, jam ut
dicamus hora eſt, moveri nos praecedentibus corporibus
rurſusque ab ipſis quieſcere, deinde dum affectus accedunt
rurſusque recedunt dicuntque haec corpora eſſe, quomodo
non ridiculum eſt pruritum dicere corpus nec ſolum quod
ſcabit, ſed etiam quod ſcabitur.

Cap. VII. Sed quoniam ſine corpore et agente et
patiente nullus affectus ſit, eo capti ſunt ut et affectus
ipſos corpora vocent: verum ſi per modum nominandi per
relationem ſic nominarent neque ego in illos inveherer:
novi enim ſic quoque vitem dici albam per relationem ad
albos ab ipſa factos racemos et mala tempora propter ca-

ἐν αὐτῷ γιγνομένας συμφορὰς καὶ νύκτα ἀβοήθητον, ἐν ᾗ
τῆς ἐπικουρίας οὐκ ἔτυχον· εἰ δὲ καὶ πρώτως καὶ κυρίως
ἁμαρτάνουσιν. ἐσχηματισμένον γοῦν σῶμα λέγομεν καὶ πε-
πονθὸς καὶ κινούμενον, οὐ τὸ σχῆμα σῶμα καὶ τὸ πάθος
καὶ τὴν κίνησιν· οὐδὲ τὴν πυγμὴν σῶμα, ἀλλὰ χεῖράς πως
ἐσχηματισμένας· ἔτι δὲ ποιήσουσιν πρὸς τὸ μηδὲ ποιεῖν
φάσκοντας τὰ σώματα, μόνα δὲ τὰ ἀσώματα. τί δεῖ πρὸς
Ἀριστοτέλην, ὡς καὶ αὐτὸς γενικὴν τῶν ὄντων διαίρεσιν
ποιούμενος τὰ μὲν εἶναί φησιν οὐσίας, τὰ δὲ συμβεβηκότα.

Κεφ. η'. Τί δὲ καὶ αὐτοὶ βουλόμενοι λέγουσιν οὐσίας
τε καὶ συμβεβηκότα, εἰ καὶ αὐτά φησι σώματα καὶ ταῦτα
μήθ' ὡς τὰ μέρη τοῦ σώματος ὀνομάζονται σώματα, καθά-
περ χεῖρα καὶ δάκτυλον, μήθ' ὡς ἡ μνᾶ ἐν τῷ ταλάντῳ·
εἴ γε τὸ σχῆμα τοῦ ἀνθρώπου σῶμά φασιν, ὥρα καὶ τὴν
ζωότητα σῶμα λέγειν καὶ τὸ γεννητὸν εἶναι καὶ φθαρτὸν
καὶ τὴν λογικότητα καὶ φρονιμότητα καὶ τὴν Ἀθηναιότητα
καὶ τὸ φιλοσοφεῖν καὶ Σωφρονίσκου παῖδας εἶναι καὶ τὸ σι-

lamitates quae in his accidunt, et noctem auxilii exper-
tem, in qua auxilium non aſſequimur: ſi vero primum
principaliterque vocent errant: rem enim figuratam cor-
pus dicimus affectamque et motam, non autem figuram
affectumque et motum: neque pugnum eſſe corpus ſed
manus quodam modo figuratas: itemque facient adverſus
eos qui dicunt neque facere corpora ſed ſola incorpo-
rea. Quid ad Ariſtotelem? qui et ipſe generalem rerum
diviſionem faciens alias eſſe ſubſtantias dicit, alias acci-
dentia.

Cap. VIII. Quid ipſi quoque ſibi volentes dicunt
ſubſtantias et accidentia, ſi et haec corpora dicunt quae
neque ut partes corporis corpora nominantur, veluti ma-
nus digitusque neque veluti in talento mina? ſi quidem
figuram hominis corpus dicunt, jam tempus eſt ut ani-
malitas corpus dicatur generabileque et corruptibile ratio-
nabilitasque atque prudentia Athenienſemque eſſe atque
in philoſophia verſari et Sophroniſci filium eſſe ſimumque

Ed. Chart. II. [66. 67.]　　　　　　　Ed. Baf. V. (406.)

μὸν καὶ τὸ φαλακρὸν καὶ προγάστορα καὶ τοῖς ἄλλοις συμ-
βεβηκόσιν ἰσαρίθμους λέγειν σωματότητας, ὑπερ τὸν Βριά-
ρεά τε καὶ Τύφωνα λέγειν αὐτὸν πολυπλοκώτερον καὶ πο-
λυσωματώτερον εἶναι ζῶον· εἴτε ζωότης σῶμά ἐστι πῶς πᾶσι
τοῖς ζώοις συμβέβηκεν; πῶς δὲ τὸ εἶναι; πῶς δὲ τὸ ἐν τό-
πῳ εἶναι; καὶ εἰ καθάπερ ἴδιον ἐπέχει τόπον πᾶς ὀφθαλ-
μὸς διαφανὲς σῶμα, οὕτω καὶ τῶν συμβεβηκότων ἕκαστον·
ἄτοπον. οὕτω γὰρ ἤ τε τούτων ἐπιμιξία οὐδεμία τις αὐτῶν
ἀποτελεσθήσεται φύσις. ἄπορον δὲ, καθάπερ ἔφην, καὶ τὸ
ἕνα τόπον ἐπέχειν ἅπαντα φάναι· συγχυθέντα γὰρ εἰς
μισγαγγίαν τὴν ἑτερότητα οὐ φυλάξειεν οὐδὲ τὴν ἑαυτοῦ
φύσιν ἕκα- [67] στον· καθάπερ ἐπὶ τῶν μιγνυμένων φαρ-
μάκων ἔφην μίγνυσθαι. πότερον ὅλον φημὶ τὸ σῶμα τῆς
ζωότητος ἑκάστῳ τῶν τοσούτων συμβεβηκότων συμβέβηκεν
ἢ κατὰ διαιρούμενον ἰσαρίθμως; ἑκάτερον γὰρ ἄτοπον ὁ
προηγνυσμένος λόγος ἔδειξε· τί δὲ δεῖται, φημὶ, σωματότητος
ἕκαστον αὐτῶν εἰ φανεῖ καὶ αὐτὸ σῶμα ὄν.

et calvum et prominens habere abdomen caeterisque ac-
cidentibus paria numero, fi corpora dicas ultra, Briareum
Typhonemque ipfum multiplicem magis magisque cor-
poratum effe animal dices. Sique animalitas corpus eft,
quo modo cunctis animalibus accidit? quo modo ipfum
effe? quo modo in loco effe? ac fi quemadmodum pro-
prium locum occupat transparens corpus omnis oculus,
fic et accidentia fingula, id abfurdum eft: fic enim horum
admiftio nulla aliqua ipforum natura efficietur: difficileque
eft, ut dixi, fi omnia locum unum occupare dicas, confufa
enim dum mifcentur in vafe alteritatem non fervarent
neque fuam unumquodque naturam, ut in miftis medi-
camentis fieri dixi: utrum inquam totum animalitatis cor-
pus tam multorum accidentium fingulis accidit, an prout
numero pari dividitur? utrumque enim abfurdum effe prae-
cedentia verba demonftrarunt. Quid autem inquam egent
corpore fingula eorum, fi ipfa effe corpora dicunt?

Κεφ. ι'. Ὅτι δὲ οὐκ ἔστι τῶν συμβεβηκότων ἕκαστον
σῶμα κἀκ τούτου τις ἂν μάθοι. μύοντες γὰρ σῶμα μὲν
τῇ θίξει χρόνῳ καταλαμβάνομεν· χρόαν δὲ ἢ χυμὸν οὐ
συγκαταλαμβάνομεν, οὐδὲ σχῆμα κατὰ τὴν θίξιν τοῦ σώμα-
τος· ἐχρῆν δὲ καὶ τούτων ἕκαστον ὑπὸ τῆς ὕλης καὶ μὴ
κατὰ περίληψιν θίξεως καταλαμβάνεσθαι. οὐδὲ γάρ ἐστι
λόγῳ θεωρητή· φέρ' ἔστι τοῦ μήλου στρογγυλότης. ὁ δ'.
ὅμοιος περὶ τοῦ χυμοῦ λόγος. εἴτε καὶ τῶν συμβεβηκότων
ἕκαστον σῶμά ἐστι· τί βουλόμενοι; τὸ σῶμα μόνον φασὶν
ἐπ' ἄπειρον τέμνεσθαι, οὐχὶ δὲ καὶ τὸ σχῆμα· φέρε καὶ τὴν
γλυκύτητα καὶ τῶν ἄλλων ἕκαστον. οὕτω κατὰ συμπλοκὴν
τρόπῳ φημὶ οὐδὲ κατὰ ἀναφορὰν ἐπὶ τὸ συνήθως καλούμε-
νον σῶμα, ἀλλ' ἀπ' εὐθείας· διὰ τί δὲ μόνου, καθάπερ ἔφην,
τοῦ σώματος τοῦτον ὅρον φασὶν εἶναι τὸ τριχῇ διαστατὸν
μετὰ ἀντιτυπίας, οὐχὶ δὲ καὶ χρόαν καὶ χυλὸν καὶ χυμὸν
καὶ τῶν λοιπῶν συμβεβηκότων ἕκαστον οὕτως ὁρίζονται·
εἰ δὲ σῶμα πάντα ταῦτ' εἶναί φασι, κἂν γὰρ ἐπ' εἴδους
διαφέρῃ κοινῶς γε καὶ πάντα σώματα εἶναί φασιν, ὥσπερ

Cap. IX. Inde vero accidens nullum eſſe corpus
diſceres: oculis enim occluſis corpus quidem tactu ſpatio
temporis deprehendimus, colorem vero aut ſaporem non
una deprehendimus neque figuram corpus tangentes. Opor-
tebat autem ſingula haec a materia non tactus compre-
henſione deprehendi: neque enim ratione mali, verbi gra-
tia, rotunditas ſpeculanda eſt. Similis de ſapore ratio
eſt. Ac ſi unumquodque accidens corpus eſt, quid ſibi
volentes inquiunt ſolum corpus in infinitum dividi, non
autem figuram dulcedinemque, verbi gratia, et quae reli-
qua ſunt? non connexionis modo dico neque relationis
ad id quod corpus vocari ſolet, ſed recti modo. Cur
vero ſolius, ut dixi, corporis hanc eſſe definitionem di-
cunt triplici cum renitentia ſpatio contentum, non autem
colorem ſuccumque et ſaporem caeteraque accidentia ſin-
gula ſic definiunt, ſi corpus omnia haec eſſe dicunt? et-
ſi enim ſpecie differunt, communiter tamen omnia eſſe
corpora dicunt. Quemadmodum igitur quum hominem

οὖν κᾶν ἄνϑρωπον ὁρίζομαι κᾶν ἵππον κᾶν βοῦν, ζῶον
γενητὸν καὶ ϑνητὸν ἐρῶ· ἅπέρ ἐστι κοινά. προσαποδώσω
δὲ τὴν ἑκάστου ἰδιότητα. οὕτω καὶ τῶν συμβεβηκότων ἕκα-
στον ὁριζόμενοι, λεγέτωσαν οὐσίαν διαστατὴν σωματικὴν τρι-
χῇ μετὰ ἀντιτυπίας. ταῦτα τοὺς Στωϊκούς, φίλε Πίνδαρε,
λύειν ἄξιου, μὴ συγκατασπᾶν ἑαυτοῖς ἄλλους ὡς τοῖς αὐτοῖς
ἐνεχομένους πταίσμασιν· ἀλλ᾿ ἀποσκευαζομένους τὰ ἐγκλή-
ματα. οὐ γάρ ἐστιν ἡ ἀντιλογία τῶν ψευδοδόξων ἡ κοινω-
νία πρὸς ἑτέρους, ἀλλ᾿ ἡ λύσις.

definio, quum equum et bovem generabile animal, et
mortale dicam quae communia ſunt, proprietatem vero
ſingulorum addam: ſio quoque accidentia ſingula definien-
tes ſubſtantiam corporatam dicant triplici contentam ſpa-
tio cum renitentia. Haec a Stoicis, chare Pindare, ſolvi
dignum puta, non alios ſecum una trahere ut iisdem er-
roribus implicitos, ſed accuſationes demolientes: non enim
eſt falſarum opinionnm coutradictio ipſa communicatio
ad amicos, ſed ſolutio.

ΓΑΛΗΝΟΥ ΠΕΡΙ ΧΥΜΩΝ.

Ed. Chart. III. [150.]

[150] Ὅπερ ἐν κόσμῳ στοιχεῖον, τοῦτο ἐν ζώοις χυ-
μός, ὥσπερ δὴ καὶ ἐν χρόνῳ καιρός. οὐ παντελῆ ταυτό-
τητα ἢ ὁμοιότητα ἔχοντα. ἀλλὰ μὲν ταυτὰ ταῖς δραστικαῖς
τε καὶ παθητικαῖς ποιότησιν, αἷς ταῦτα τὸ εἶναι ἔχει καὶ
συντεθένια ἐστὶ καὶ ἀρχαὶ τῶν ἐν ἡμῖν, διενηνοχότα δὲ ἀλ-
λήλων καὶ πολλοῖς μὲν ἄλλοις καὶ αὐτοῖς ὀνόμασιν. αὐτίκα
γὰρ στοιχεῖα μὲν ὁ κόσμος ἔξ ὧν ἀήρ τε καὶ πῦρ καὶ ὕδωρ
καὶ γῆ. καιροὶ δὲ δι' ὧν ὁ χρόνος ἔαρ καὶ θέρος καὶ χει-
μὼν καὶ φθινόπωρον. χυμοὶ δὲ χολὴ καὶ αἷμα φλέγμα τε

GALENI DE HUMORIBUS LIBER.

Quod in mundo elementum id in animalibus humor;
quemadmodum et in anno tempeſtas. Non autem omnino
eadem aut ſimilia ſunt, ſed haec quidem et activis et
paſſivis qualitatibus, a quibus eadem eſſentiam habent.
Et compoſita atque eorum quae nobis inſunt principia
exiſtunt. Differunt autem inter ſe et multis rebus aliis
etiam ipſis nominibus. Primum enim elementa ex quibus
conſtat mundus ſunt aër, ignis, aqua et terra. Tempe-
ſtates autem ex quibus annus conſtituitur ver, aeſtas,
hiems atque autumnus. Humores vero ſunt bilis, ſanguis,

Ed. Chart. III. [150.]

καὶ ἡ μέλαινα, ἐξ ὧν τὰ ζῶα συνέστηκε καὶ ὁ ἄνθρωπος.
ὑγρότητι δὲ πάντα συγκέκραται καὶ θερμότητι, ξηρότητί γε
καὶ ψυχρότητι. αἷμα γὰρ μὲν καὶ ἀὴρ καὶ μὲν δὴ καὶ τὸ
ἔαρ ὑγρὰ καὶ θερμά, κἄν ἄλλοις ἄλλως περὶ τοῦ ἀέρος δοκῇ.
χολῶν δὲ ἡ ξανθὴ καὶ θέρος καὶ πῦρ θερμὰ καὶ ξηρά.
μέλαινα δὲ καὶ γῆ καὶ φθινόπωρον ξηρὰ καὶ ψυχρά. φλέγμα
δὲ καὶ ὕδωρ ἀλλὰ δὴ καὶ χειμὼν ψυχρὰ καὶ ὑγρά. ἐνοῦται
δὲ καὶ πρὸς ἑαυτὰ χυμὸς καὶ στοιχεῖον καὶ καιρὸς καὶ διί-
σταται. ἀὴρ γὰρ καὶ πῦρ διενήνοχε τῇ ξηρότητι καὶ ὑγρότητι,
ἐνοῦται δὲ θερμότητι. πῦρ δὲ καὶ γῆ τῇ ψυχρότητι καὶ θερ-
μότητι. ξηρὰ δὲ πάντως ἀμφότερα. ὥσπερ γῆ καὶ ὕδωρ ψυχρά,
διίσταται δὲ ξηρότητι καὶ ὑγρότητι. ὕδωρ καὶ ἀὴρ, ὑγρὰ
μὲν, θερμότητι δὲ καὶ ψυχρότητι διαφέρετον. οὕτω καὶ χυ-
μοὶ καὶ καιροὶ συνίστανται καὶ ἀλλήλων διίστανται. καὶ τὴν
καλουμένην φίλεχθρον μίξιν ἀποτελοῦσιν. ἀλλὰ τὰ μὲν στοι-
χεῖα τὰ αὐτὰ πάντως εἰσὶ καὶ ἐπὶ τῷ αὐτῷ ἕκαστον μένει
τόπῳ· καὶ τῇ πρὸς ἄλληλα μεταβολῇ τὴν διαμονὴν ἔχει καὶ

pituita et humor melancholicus, ex quibus animantia com-
ponuntur et homo. Omnia autem humiditate, calore, fic-
citate et frigore contemperantur. Sanguis enim et aër et
ver funt calida et humida: licet aliis aliter de aëre vi-
deatur. Bilis autem flava, aeftas et ignis funt calida et
ficca. Humor vero melancholicus, terra et autumnus ficca
et frigida funt. Pituita autem et aqua hiems quoque fri-
gida funt et humida. Conveniunt autem et inter fe hu-
mor, elementum ac tempeftas atque etiam differunt. Aër
enim et ignis ficcitate et humiditate differunt, calore vero
uniuntur. Ignis etiam et terra frigore et calore *diffen-
tiunt*, utraque autem ficca omnio funt: quemadmodum
terra et aqua frigida: ficcitate autem et humiditate diftant.
Aqua denique et aër, humida quidem funt, calore autem
ac frigore differunt. Sic humores et tempeftates inter fe
et conveniunt et difcrepant. Atque eam mixtionem quam
odiofam nominant perficiunt. Sed elementa quidem *per
fe* ipfa omnino funt et eorum quodque in eodem perma-
net loco, et in affidua unius in alterum permutatione per-

Ed. Chart. III. [150. 151.]

τῇ ἀναλόγῳ τροφῇ προνοητικῷ τινι λόγῳ τρεφομένων καὶ και
ρὸς ὡσαύτως ταῖς πρὸς νότον καὶ βοῤῥᾶν τοῦ ἡλίου κινήσεσι
γίνεται καὶ λέγεται. χυμοὶ δὲ οὐχ ὡσαύτως οὐδ᾽ οἱ αὐτοὶ
πάντῃ εἰσὶν, ἀλλὰ διενηνόχασιν ἀλλήλων καὶ τόπῳ καὶ χροιᾷ
καὶ δυνάμει συστάσει τε καὶ ποιότητι. καὶ μεταβάλλειν μὲν
ἀνάγκη καὶ τοὺς χυμοὺς, ὥσπερ δὴ καὶ τὰ στοιχεῖα μετα
βάλλειν πρὸς ἄλληλα, οὐκ ἀεὶ δὲ τὸν αὐτὸν διατηρεῖν τρό
πον τῆς μεταβολῆς οὐδ᾽ ἐπίσης αὖξιν αὐτοὺς, ἀλλ᾽ ἐνίοις
μὲν ἀπὸ τοῦ γεώδους εἰς τὸν ὑδατώδη τάξει τινὶ καὶ ἀπ᾽
ἐκείνου εἰς τὸν ἀερώδη, ἀφ᾽ οὗ εἰς τὸν πυρώδη γίνεται ἡ
μεταβολὴ, [151] ἐνίοις δὲ ἀτάκτως ἀπὸ τοῦ φλέγματος
εἰς ξανθὴν καὶ ἀπὸ τοῦ αἵματος εἰς τὴν μέλαιναν. μαρτύ
ρια δὲ τοῦ λόγου τὸ γεῶδες αἷμα καὶ μελαγχολικὸν, τὸ ἁλι
κὸν φλέγμα ἐγγύς που τῆς ἰσατώδους τυγχάνον χολῆς καὶ
ῥᾳδίως εἰς αὐτὴν μεταβαλλόμενον. φαίνεται δὲ καὶ φλεγμα
τώδης χολὴ καὶ μυξώδης καὶ αἷμα τοιοῦτο, καθάπερ κἀπὶ
τῶν ὑδαλέων καὶ καχεκτικῶν, ὥσπερ δῆτα κἀπὶ τῶν θερμο

mansionem babent alimentoque provido cuidam eorum quae
nutriuntur rationi confono. Atque etiam tempeftates eodem modo folis ad auftrum et borean motionibus fiunt et
appellantur. Humores vero non eodem modo neque iidem
omni ex parte funt, verum et loco et colore et facultate
et confiftentia et qualitate inter fe differunt. Atque neceffe quidem eft mutari humores quemadmodum et elementa inter fe mutantur; non autem eos eundem femper
mutationis modum neque aequaliter incrementum fervare.
Sed in nonnullis quidem a terreo in aqueum ordine quodam et ab eo *aqueo* in aëreum, a quo in igneum fit mutatio. Quibusdam vero citra ordinem a pituita in bilem
et a fanguine in humorem nigrum. Teftimonia autem
hujusce opinionis funt terreus fanguis et melancholicus,
falfa pituita quae ad glafteam bilem proxime accedit in
eamque facile transmutatur. Apparet quoque bilis tum
pituitofa tum mucofa ejusmodique fanguis ut in hydropicis et cachecticis, quemadmodum iu calidioribus et fic

τέρων καὶ ξηροτέρων ἀμιγὴς ξανθή. καὶ τούτων αὐτῶν
ἀπεπτησάντων ἡ πρασώδης ἐμουμένη τε καὶ διαχωρουμένη
φαίνεται. τῇ μὲν οὖν τάξει τῶν μεταβολῶν καὶ ἡ τάξις
πρόεισι τῆς ἐπικρατήσεως, τοὐναντίον δὲ τοῖς κατ᾽ αὐτὴν
μεταβάλλουσιν. αὔξει δὲ ἄλλῳ ἄλλος ἄλλοτε χυμὸς κράσει
καὶ ὥρᾳ καὶ χώρᾳ καὶ ἡλικίᾳ καὶ διαίτῃ γεννώμενος, ὥσπερ
ἅπασιν ἅπαντες τεταγμέναις περιόδοις καὶ καιροῖς τοῖς ἑαυ-
τῶν γεννώμενοί τε καὶ ἐπίδοσιν ἔχοντες. θέρει γὰρ αὔξει
πικρά, ἡλικίᾳ δὲ καὶ κράσει καὶ διαίτῃ παραπλησία καὶ
μάλιστα, ἔτι τε καὶ τοῖς ἔξωθεν. καὶ γὰρ καὶ φροντίδες
καὶ θυμοὶ καὶ λῦπαι καὶ πόνοι καὶ γυμνάσια καὶ ἀγρυπνίαι
καὶ ἀσιτίαι καὶ ἔνδειαι πλείονα τὸν τῆς ξανθῆς χολῆς ἀθροί-
ζουσι χυμόν. ὥσπερ δῆτα ὕπνοι καὶ ὑδροποσίαι καὶ ἡ τῶν
θαλασσίων καὶ τῶν ὑγροτέρων πάντων καὶ παχυμερῶν καὶ
γλίσχρων ἐδωδὴ τὸν φλεγματικόν. κρέα τε καὶ πτηνῶν σάρ-
κες καὶ ᾠὰ καὶ εὔπεπτα πάντα καὶ εὔχυμα τὸν αἱματικὸν,
εἰ μή πού τις ἰδιότης μετατρέπει τὸ προσφερόμενον. ὡσαύ-

cioribus fincera flava bilis. Atque in iis ipfis apepfia la-
borantibus bilis porracea et vomitionibus et dejectionibus
confpicitur. Ordine itaque mutationum procedit tempe-
rationis ordo, contrarium autem accidit hisce quae ipfo
ordine mutantur. Augetur autem ex alio viciffim alius
humor temperie, tempeflate, regione, aetate, victus ratione
procreatus quemadmodum in omnibus omnes flatis perio-
dis ac tempeflatibus et generantur et incrementum habent.
Aeftate namque augetur amara bilis in iis maxime qui ad
eam et aetate et temperamento et victus ratione proxime
accedunt, praeterea rebus externis. Etenim curae et irae
et dolores et labores et exercitationes et vigiliae et ine-
diae et indigentiae plurimum flavae bilis humorem accu-
mulant. Quemadmodum certe et fomni et aquae potiones
et marinorum et humidiorum omnium et crafforum et
vifcoforum efus pituitofum. Atque pedeftrium et volati-
lium carnes et ova et quae facilia coctu funt omnia
quaeque probi funt fucci fanguineum humorem *accumu-
lant*, nifi quaedam *naturae* proprietas quae eduntur in

Ed. Chart. III. [151.]

τως καὶ τὸν μελαγχολικόν. ἀλλὰ δὴ καὶ συμπεπλεγμένως.
ὀρθῶς καὶ ὅτε συμπεπλεγμέναις χρώμεθα ταῖς τροφαῖς καὶ
τὰ ἀκόλουθα ἔπεται. αὔξει δὲ μειρακίῳ μὲν τὸ αἷμα. διὸ
καὶ χαρίεντες οἱ τοιοῦτοι καὶ μανικῶς περὶ τὸ παίζειν δια-
κείμενοι. χολὴ δὲ τῷ νεανίσκῳ ὀργίλον αὐτὸν καὶ θυμώδη
καὶ πικρὸν παρασκευάζουσα. τῷ ὑπερήβῳ δὲ μέλαινα· χεί-
ριστος οὗτος ὁ χυμὸς καὶ ὅπου ἂν ὁρμήσῃ δυσκάθεκτος
τυγχάνων καὶ δυσμετάστρεπτος. ὕφαλόν τε τὴν ἑαυτοῦ ἡλι-
κίαν καὶ μνησίκακον καί πως δυσδιόρθωτον ἐργαζόμενος.
ἔστι δὲ καὶ τῷ γέροντι φλέγμα. νωθρὰ ἡλικία αὐτὴ καὶ
ληθαργικὴ καὶ κωματώδης. ὑγρὰ γὰρ καὶ ψυχρά· ὥσπερ ἡ
παρηβῶσα ξηρὰ καὶ ψυχρά. καὶ ἡ μειρακιώδης θερμὴ καὶ
ὑγρά· καὶ τῶν νεανίσκων ἡ τοῦ ἀναλογοῦντος χυμοῦ καὶ
ἀμείνονος. τόποι δὲ αὐτῶν γεννήσεώς τε καὶ διαμονῆς καὶ
κινήσεως, αἵματος μὲν ἧπαρ καὶ φλέβες καὶ ἀμφότεραι τῶν
ῥινῶν. ξανθῆς δὲ κύστις ἡ ἰδία καὶ περὶ τὸ ἧπαρ καὶ δι'

pravam qualitatem mutet: eodem modo et humorem me-
lancholicum quaedam procreant, verumtamen haud citra
aliorum permixtionem, atque jure quum mixtis inter fe
alimentis utimur iis quoque confentanei humores confe-
quuntur. At augetur in adolefcentia quidem fanguis ob
idque ea aetate praediti jucundi funt infanoque impetu
ad puerilia nati feruntur, bilis vero juveni ipfum iracun-
dum, animofum et ad vindictam pronum ipfa efficit. In
virili autem aetate nigra bilis. Peffimus eft hic humor
qui quamcunque in partem impetu irruerit, in ea vix con-
tineri ac commutari poteft; atque ipfis aetatem verfutam,
injuriarum memorem et quodammodo implacabilem efficit.
At in fene viget pituita, quae aetas pigra, obliviofa ac
fomnolenta eft: humida namque et frigida eft; qnemad-
modum declinans aetas ficca et frigida, adolefcentia calida
et humida; juventus denique pro humore proportione re-
fpondente et exfuperante. Loci autem ipforum et ortus
et permanfionis et motus, fanguinis quidem funt hepar,
venae et ambae nares; bilis vero folliculus fellis proprius
et quod circum hepar et per aures movetur quod cuique

Ed. Chart. III. [151. 152.]

ὤτων, ὅπερ καὶ φαίνεται. φλέγματος δὲ στόμαχος καὶ ψόαι
καὶ διὰ στόματος. ὥσπερ τῆς μελαίνης ὑπὸ τὸ ἧπαρ καὶ
σπλῆνα καὶ δι' ὀφθαλμῶν ὥσπερ λέγεται. χροιὰ δὲ αὐτῶν
αἵματος μὲν ἐρυθρά, φλέγματος δὲ λευκή. ξανθῆς δ' εἴδη
ἑπτά. ἡ μὲν γάρ τίς ἐστι ξανθὴ, ἥτις καὶ στοιχειώδης λέ-
γεται, ἡ δὲ ὠχρὰ, ἡ δ' ἐρυθρὰ, ἡ δὲ πρασώδης, ἡ δὲ λε-
κιθώδης, ἡ δὲ ἰώδης, ἡ δὲ ἰσατώδης. μελαίνης τὸ ἐλαιῶ-
δες χρῶμα οἰκεῖον καὶ τοῦθ' ὅπερ λέγεται μέλαινα. ἔστι
δὲ καὶ κατὰ τὴν γεῦσιν τὸ αἷμα γλυκύ. πικρὰ ἡ ξανθὴ καὶ
ὀξεῖα ἡ μέλαινα. τὸ δὲ φλέγμα ἄποιον μὲν πρώτως, εἶθ'
ἁλυκὸν, εἶτ' ὀξὺ καὶ προσέτι γλυκύ. εἰσὶ δὲ καὶ τῆς μελαί-
νης τέσσαρες αἱ διαφοραί. ἡ μὲν γάρ ἐστιν ἀπὸ τῆς τρυ-
γίας τοῦ αἵματος, ἡ δὲ ἐξ ὑπεροπτήσεως τῆς ξανθῆς, ἡ
δ' ἀσφαλτώδης διὰ τὸ στίλβειν ἀσφάλτου δίκην, ἡ δὲ αἱ-
ματώδης. ἔστι δ' ἐπὶ τούτοις τόθ' αἷμα τότε φλέγμα πα-
χέα τὴν σύστασιν καὶ ἡ μέλαινα. λεπτὴ δὲ καὶ κουφὴ καὶ
ἀνωφερὴς ἡ ξανθὴ, [152] ὥσπερ οἱ ἕτεροι δύο χυμοὶ βα-
ρεῖς. τὸ δὲ αἷμα μεσάζει τῷ μετέχειν θερμότητος. ἔοικε

notum eſt; ſed pituitae ſtomachus et lumbi et per os;
quemadmodum nigrae bilis id quod ſub hepate et lien et
per oculos, ut dicitur. Color autem ipſorum humorum
ſanguinis quidem ruber eſt, pituitae vero albus; bilis au-
tem flavae ſeptem ſunt ſpecies. Quaedam etenim eſt flava
quae et elementaris dicitur, altera pallida, tertia rubra,
quarta porracea, quinta vitellina, ſexta aeruginoſa, ſepti-
ma glaſſea. Nigrae autem bilis proprius color oleaceus.
Atque hic eſt qui dicitur niger. Eſt autem ſanguis ſapore
dulcis; bilis flava amara; et nigra accida; pituita vero
primo eſt qualitatis expers, ſecundo ſalſa; tertio acida;
et praeterea dulcis: atrae vero bilis quatuor ſunt diffe-
rentiae. Una enim eſt ex ſanguinis faece, altera ex bilis
flavae aſſatione; tertia bituminoſa quod bituminis inſtar
ſplendeat; quarta autem ſanguinea. Ex his autem ſanguis
et pituita et atra bilis craſſa ſunt conſiſtentia; tenuis vero
et levis et ſurſum tendens bilis flava; quemadmodum re-
liqui duo humores graves, ſanguis vero quod caloris ſit

δὲ τὴν ὑγίειαν χαρακτηρίζεσθαι τῇ τούτων ἰσότητί τε καὶ
συμμετρότητι. ἐνδεόντων δὲ αὐτῶν ἢ πληθυνόντων παρὰ
τὸ δέον ἢ ποσότητι ἢ ποιότητι ἢ τόπων μεταστάσει ἢ συμ-
πλοκῇ ἀτάκτῳ ἢ σήψει κακωθέντων αἱ νόσοι συμβαίνουσιν.
ὥσπερ καὶ λέγεται τας νόσους συμβαίνειν τῇ τῶν χυμῶν
ἀμετρίᾳ· καθὰ καὶ τὴν ὑγίειαν ἐπανέρχεσθαι ἀφαιρέσει καὶ
προσθέσει καὶ λεπτότητι καὶ παχύτητι τῶν χυμῶν καὶ ἁπλῶς
τῇ εὐκρασίᾳ καὶ συμμετρίᾳ αὐτῶν. ὡ ς ἐν ῷ ἕκτῳ τῶν
ἐπιδημιῶν τῷ Ἱπποκράτει ἄριστα λέγεται· χυμοὺς τοὺς μὲν
ἐξῶσαι, τοὺς δὲ εὐθεῖναι, λεπτῦναιλέκαιακράσαι τῇ μὲν,
τῇ δὲ μή. κατὰ γάρ τοι τὴν αἰτίαν τῶν παθῶν τὴν ἀκο-
λουθίην τῶν βοηθημάτων πορίζονται. χρὴ γὰρ ἀκριβῶς
εἶναι κεκραμένους ποιότητι καὶ ισους ποσοτητι τοὺς χυμούς,
ἵν’ ὑγίεια τε διαμένη καὶ μὴ οὖσα ἐπανελεύσηται. ὅθεν καὶ
τῆς ὀνομασίας ἔτυχον ὄντες χυμοὶ παρὰ τὸ χεῖσθαι ἅμα
λεγόμενοι. δῆλον γὰρ ὡς εἰ τοῦτο ὑγίεια, τὸ μὴ τοιοῦτο
νόσος ἂν εἴη, ὥσπερ καὶ δέδεικται. ἐπεὶ δὲ ἡ νόσος γένος

particeps medium obtinet. Videtur autem fanitatem eo-
rum humorum aequalitate et fymmetria confignare: his
vero deficientibus vel exfuperantibus praeter modum vel
quantitate vel qualitale vel locorum translatione vel com-
plexu inordinato vel putredine vitiatis morbi oboriuntur;
quemadmodum et dicitur, morbos humorum intemperie
accidere: ficuti et fanitatem tum detractione et additione
tum tenuitate et craffitie humorum atque omnino ipforum
temperie et commoderatione reftitui, ut in fexto epide-
miorum ab Hippocrate optime dicitur: humores quidem
alios educere, alios vero imponere, attenuare, temperare
hac re quidem, hac vero non: etenim pro morborum caufa
remedia invefliganda funt. Oportet enim humores exqui-
fite effe qualitate temperatos et quantitate aequales ut et
fanitas praefens permaneat et abfens redeat: unde etiam
denominationem fortiti funt humores qui ab humectando
quod fimul humectent dicuntur. Perfpicuum enim eft fi
hoc fit fanitas, quod tale non eft id morbum utique effe
quemadmodum demonftratum eft. Quum autem morbus *ut*

Ed. Chart. III. [152.]

εἰς διάφορα εἴδη διαιρουμένη, ἀνάγκη τὰς διαφορὰς ἀπό
τινων διαφορῶν αἰτιῶν προβαίνειν. αἰτία δὲ χυμοὶ καὶ
συμπτώματα. τὰ μὲν τοῖς ἔξωθεν ἐπισυμβαίνουσιν· οἱ δὲ
ταῖς αὐξήσεσι καὶ μειώσεσιν ἐπί τε ἡλικίαις καὶ καιροῖς καὶ
διαίτης καὶ κράσεσιν, ἐξαλλαττόμενοι, ὡς προείρηται. τοῦτο
δὲ καὶ Ἱπποκράτης σημαίνειν ἔοικεν, ἄλλους κατ᾿ ἄλλην ὥραν
ἀνθεῖν τε καὶ δυναστεύειν τοῖς σώμασι χυμούς, καὶ τὰ
χρώματα διάφορα εἶναι λέγων τοῖς ἀνθρώποις κατὰ τὴν
ἐπικράτειαν τῶν ἐν τῇ κράσει δυναστευόντων χυμῶν, καὶ
τὰ νοσήματα κατὰ τὴν τοῦ πλεονάζοντος χυμοῦ φύσιν πε-
φυκότα γίγνεσθαι. καὶ μὲν δὴ καὶ ἐν προοιμίῳ τοῦ περὶ
χυμῶν. τὸ χρῶμα, φησί, τῶν χυμῶν, ὅπου οὐκ ἔστι ταραχὴ
αὐτῶν ὥσπερ τῶν ἀνθῶν, κατ᾿ ἐπικράτειαν τῶν χυμῶν εἴω-
θεν ἐν τῇ διαδοχῇ τῶν ἡλικιῶν ὑπαλλάττεσθαι τοῖς ἀνθρώ-
ποις, καθάπερ ἄρα καὶ τὰ ἤθη τῆς ψυχῆς. ἠθοποιοῦσι
γὰρ οἱ χυμοὶ καὶ ταύτην. καὶ τὸ μὲν αἷμα ἱλαρωτέραν
ἀπεργάζεται, ἡ δὲ ξανθὴ ὀργιλωτέραν ἢ θρασυτέραν ἢ γορ-
γοτέραν ἢ καὶ ἀμφότερα. τὸ δὲ φλέγμα ἀργοτέραν καὶ ἡλι-

genus in diverſas ſpecies dividatur, neceſſe eſt differentias
a quibusdam differentibus cauſis provenire. Cauſae vero
humores et ſymptomata; haec quidem rebus externis ac-
cedentibus; illi vero incrementis praetereaque aetatibus et
tempeſtatibus et victus rationibns et temperamentis per-
mutantur, ut prius dictum eſt: hoc autem et Hippocrates
ſignificare videtur, quum alios et alia tempeſtate florere
dominarique humores aſſerit; atque etiam colores in ho-
minibus differre dicit pro humorum in temperamento do-
minantium exſuperantia; morbosque pro redundantis hu-
moris natura procreari conſueviſſet. Et in prpoemio libri
de humoribus, *color*, inquit, *humorum, ubi non eſt eorum
perturbatio quemadmodum florum*, pro exſuperantia humo-
rum conſuevit in aetatum ſucceſſione mutari in homini-
bus; ſicuti ſane et animi mores. Moratum ſiquidem ipſum
efficiunt humores. Sanguis hilariorem quidem ipſum red-
dit. Flava vero bilis iracundiorem vel audaciorem vel
truculentiorem vel etiam utrumque. At pituita pigriorem

Θειοτέραν. ἡ δὲ μέλαινα ὀργιλωτέραν καὶ ἰταμωτέραν. ὑπαλ-
λάττεται δὲ τὸ τῆς ψυχῆς ἦθος καὶ ἐν ταῖς νόσοις πρὸς
τὸ εἶδος τοῦ περιττεύοντος χυμοῦ, ὡς ἐπὶ τῶν παρακόπων
ὅσαι γὰρ αὐτῶν εἰσιν ἐφ᾽ αἵματος μετ᾽ ᾠδῆς προσπίπτουσί
τε καὶ γέλωτος, ὅσαι δ᾽ ἀπὸ ξανθῆς θρασύτεραι καὶ πι-
κρότεραι. διὰ τοῦτο καὶ Ἱπποκράτης φησὶν, αἱ μὲν μετὰ
γέλωτος γινόμεναι παραφροσύναι ἀσφαλέστεραι, αἱ δὲ μετὰ
σπουδῆς ἐπισφαλέστεραι, σπουδὴν τὴν θρασύτητα λέγων.
ὅσαι δ᾽ αὖ ἀπὸ μελαίνης σκυθρωπότεραι καὶ σιωπηλότεραι
καὶ ἀστειότεραι. ὅσαι δ᾽ αὖ ἀπὸ φλέγματος ληρώδεις καὶ
ἀσταταίνουσαι. καὶ ἀλλαχῆ αὐτὸς μαρτυρεῖ, ὡς ἐν τῷ πρώτῳ
τῶν ἐπιδημιῶν φησι. Σειλήνου μὲν παρακόψαντος μετ᾽
ᾠδῆς καὶ γέλωτος. ἐπὶ δὲ Φιλίσκου ἐν τῇ τρίτῃ ἐπιδημίᾳ
γενέσθαι θρασεῖαν τὴν παρακοπήν· ἐξεμάνη γὰρ, φησὶ, περὶ
τὸ μέσον τῆς ἡμέρας. ξανθὴ γὰρ ἦν ἡ πρόφασις τῆς νό-
σου. ἐν Κυζίκῳ δὲ τὰς Διδύμου θυγατέρας τικτούσας μα-
νῆναί φησιν, εἶναι δὲ σκύθρωπον καὶ δύσθυμον τὸ εἶδος
τῆς παρακοπῆς. σιωπῶσα γὰρ ἦν καὶ οὐδενὸς πυθομένη·

et ſtupidiorem. Atra denique bilis ferociorem et impuden-
tiorem. Immutantur autem animi mores et in morbis
pro ſpecie humoris exſuperantis ut in deliriis. Ipſorum
enim quaecunqne a ſanguine ortum ducunt cum cantu
riſuque accidunt. Quaecunque vero a flava bile audaciora
et ſaeviora. Ob idque Hippocrates dicit, *quae cum riſu
fiunt deliria, ſecuriora, quae vero cum ſiudio, periculoſiora,*
ſtudium audaciam appellat. Quaecunque vero ab atra bile
vultuoſa magis taciturniora et urbaniora. Quaecunque de-
nique a pituita nugatoria et inſtabilia. Atque alibi ipſe
teſtatur ut in primo epidemiorum, ubi Silenum quidem
cum cantu riſuque deliraſſe narrat. In tertio autem epi-
demiorum Philiſci delirium temerarium fuiſſe: *vehementer
etenim,* inquit, *circa meridiem deliravit;* flava namque
bilis morbi erat cauſa. Quae autem in Cyzico mulier
gemellas filias pepererat eam deliraſſe dicit, ipſamque ta-
citurnam ac moeſtam delirii ſpeciem fuiſſe. Ipſa enim
mulier taciturna erat nec quemquam auſcultabatur. Atra

μέλαινα δὲ ἦν αἰτία τῆς νόσου. Πιθίωνα δὲ τὸν παρὰ τὸ
τῆς γῆς ἱερὸν οἰκοῦντα λῆρον, [153] γενέσθαι μανέντα.
φλεγματικὴ ἠδὲ ἦν ἐκείνη πρόφασις τοῦ πάθους. ἐπὶ τού-
τοις δεῖ καὶ τὸν θεραπεύσοντα τὰς ποικιλίας τῶν νοσημά-
των προγινώσκειν τὰς αἰτίας αὐτῶν. ἦν γάρ τις, ὡς Ἱπ-
ποκράτης λέγει, τὴν αἰτίαν τοῦ νοσήματος εἰδοίη, οἷός τ᾽ ἂν
εἴη τὰ ξυμφέροντα προσάγειν τῷ σώματι ἐκ τῶν ἐναντίων
ἱστάμενος τῷ νοσήματι. καὶ ἐν τῷ περὶ νούσων ὅς ἂν περὶ
ἰήσεως ἐθέλῃ ἐρωτᾶν τε ὀρθῶς καὶ ἐρωτῶντι ἀποκρίνεσθαι
καὶ ἀντιλέγειν ὀρθῶς, ἐνθυμέεσθαι χρὴ τάδε. πρῶτον ἀφ᾽
ὧν αἱ νοῦσοι γίνονται τοῖσιν ἀνθρώποις πᾶσι. γνωρίζονται
τοίνυν αἱ τῶν νοσημάτων προφάσεις. πρῶτον μὲν ἀπὸ τῆς
ἡλικίας. εἰ γὰρ μειράκιον τὸ νοσοῦν, μάλιστα ἂν ἀφ᾽ αἵμα-
τος νοσοίη, ὥς γε ἀνωτέρω δεδήλωται καὶ ἑξῆς ὁμοίως. δεύ-
τερον ἀπὸ τῶν ὡρῶν. εἰ γὰρ ἐαρινὴ ἦν ὥρα αἷμα μάλιστα
τὸ λυποῦν. τρίτον ἀπὸ τῆς διαίτης. τῶν γὰρ βρωτῶν καὶ
ποτῶν ἄλλο ἄλλου χυμοῦ ποιητικόν ἐστι καὶ ταῖς οἰνοφλυ-

autem bilis morbi erat cauſa. Pithionem vero qui prope
telluris templum habitabat inſanum nugacem factum
eſſe: pituitoſa autem illi erat affectionis hujus cauſa.
Quamobrem qui varios morbos curaturus eſt ipſorum
cauſas praenoſſe oportet. Si quis enim, ut loquitur
Hippocrates, morbi cauſam noverit, is ſane morbo relu-
ctaturus profutura *remedia* ex contrariis *deprompta* cor-
pori adhibebit. Atque in primo de morbis, qui de *mor-*
borum curatione tum recte interrogare tum interroganti
reſpondere volet recteque contradicere, eum haec ani-
madvertere oportet. Primum quidem ex quibus morbi
omnes omnibus hominibus fiunt. Cognoſcuntur morbo-
rum cauſae primum quidem ab aetate. Si etenim adole-
ſcens aegrotat, maxime a ſanguine aegrotabit, ut ſuperius
demonſtratum eſt, atque deinceps eodem modo. Secundo
ab *anni* tempeſtatibus. Si enim verna fuerit tempeſtas,
ſanguis maxime male habet. Tertio a victus ratione.
Rerum enim eſculentarum et potulentarum alia alius hu-
moris cauſa eſt efficiens; ac vini potationes et edacitates

γίαις καὶ ἀδηφαγίαις αἱματικαὶ διαθέσεις παρέπονται. οὕτω
διέγνω Ἱπποκράτης τὸν Σειληνὸν ἐκ ποτοῦ μαθὼν αὐτὸν
νενοσηκότα. καὶ τὴν τοῦ κηπωροῦ γυναῖκα κρύψεως γεγεν-
νημένης αὐτῇ ἐπιμηνίων. ἄφθονον γὰρ εἶχε τὴν πολυφα-
γίαν. τέταρτον ἀπὸ τῆς χώρας. εἴ γε θερμὴ θερμότερα
προξενοῦσα πάθη. πέμπτον ἀπὸ τῶν ἐξανθημάτων. τὰ γὰρ
ἐρυθρὰ καὶ στρογγύλα αἱματώδη· τὰ δὲ πλατέα φλεγματώδη
καὶ ἄλλως ἄλλα, ὥσπερ ἐν ἀφορισμοῖς δείκνυσιν ἱδρωτήρια
ἔαρος καὶ θέρους γινόμενα λέγων, ὡς ἀφ᾽ αἵματος καὶ χο-
λῆς ὄντα. καὶ μὲν δὴ καὶ ἀπὸ τοῦ χρώματος ὥσπερ ἐπὶ
τοῦ χυμοῦ ἐπικράτεια, οὕτοι καὶ τοῦ νοσήματος διαγινώσκεται.
ἔστι δὲ καὶ αὕτη οὐδὲν ἧττον τῶν μεγίστων διαγνώσεων
ἀκριβεστάτη καὶ Διογένει καὶ τοῖς κατ᾽ ἐκείνου καιροῦ σο-
φοῖς ὡς μαντική τις νομιζομένη. πολὺν μὲν γὰρ οἱ ἄνδρες
ἐκεῖνοι περὶ χρωμάτων ἐποιήσαντο λόγον, ταῖς διαφοραῖς
αὐτῶν καὶ τὰ νοσήματα μεριζόμενοι ἐρυθρόχρους τε τοὺς
αἱματώδεις καὶ πυρόχρους, οἷς ὁ πικρὸς πλεονάζει χυμός,
καὶ μελανόχρους οἷς μέλας καὶ λευκόχρους τοὺς φλεγματίας

sanguineae affectiones confequuntur. Sic agnovit Hippo-
crates Silenum quem ex potu aegrotaſſe didicit. Atque
etiam olitoris uxorem cui menſtruorum ſuppreſſio ſuborta
erat, uberiorem quippe ciborum copiam ſumpſerat. Quarto
a regione. Si enim calida calidiores affectus inducit.
Quinto ab exanthematis. Nam rubra et rotunda ſangui-
nea ſunt lata; pituitoſa atque alio modo alia ut in apho-
riſmis oſtendit. Qui ſudores vere aut aeſtate fiunt, eos
tanquam a ſanguine et bile exſiſtere profert. Poſtremo
etiam a colore quemadmodum humoris exſuperantia ſic et
morbi cauſa dignoſcitur. Eſt autem et ipſa nihilominus
maximarum dignotionum exquiſitiſſima ac a Diogene aliiſ-
que ejus ſeculi ſapientibus tanquam ars quaedam divinandi
judicabatur. Multa enim viri illi de coloribus verba fe-
cerunt, qui pro eorum differentiis morbos etiam partiun-
tur, eosque rubicolores ſanguineos et flavicolores, in qui-
bus amarus exuberat humor, et atricolores, in quibus ater

ἀποκαλοῦντες. ἐρυθρόχροά τε καὶ πυρόχροα τὰ ἐπὶ τούτοις
νοσήματα καὶ μελανόχροα καὶ λευκόχροα λέγοντες, οὐκ οἶδα
ἀνθ᾽ ὅπου τὰ πολλὰ τῆς τέχνης καταλιπόντες μαρτύρια
κἀκεῖνα μᾶλλον ἀδύναται τοῦ νοσήματος τὴν ἀκριβῆ διά-
κρισιν παρασχεῖν, τοῖς χρώμασι μόνοις τὴν ἐντελῆ διάκρι-
σιν τῆς ἀσθενείας ἀνέθεντο.

et albicolores pituitofos denominant. Atque etiam mor-
bos ab ipfis *humoribus* profectos rubicolores, flavicolores,
atricolores et albicolores dicunt. Non tamen novi quo-
modo multa praetermittentes artis teftimonia eaque ma-
gis quae exquifitam morbi divifionem praebere poffunt,
folis coloribus perfectam morbi divifionem tribuerint.

ΓΑΛΗΝΟΥ ΠΕΡΙ ΠΡΟΓΝΩΣΕΩΣ ΒΙΒΛΙΟΝ.

[891] Περὶ προγνώσεως τοίνυν ἐφεξῆς λέγωμεν, ἐπειδὴ χρήσιμος ἡμῖν εἰς ἄλλα τε καὶ οὐχ ἥκιστα πρὸς τὴν θεραπείαν ἐφάνη. τῷ μὲν οὖν πρῶτον βουλομένῳ συστῆσαι τέχνην προγνωστικὴν ἀναγκαῖόν ἐστιν ἐπισκέψασθαι πρότερον, ὥσπερ ἑκάστου ζώου ἕκαστον ἴδιον χρόνον ἔχει ζωῆς, οὕτω καὶ τῶν νοσημάτων ἕκαστον, ὡς ἀδύνατον εἶναι τέτταρσιν ἡμέραις λυθῆναι νόσον, ἧς ἡ φυσικὴ προθεσμία δυοῖν ἐστι μηνῶν καὶ ἀδύνατόν ἐστι λυθῆναι τάχιστα. νυνὶ

GALENI DE PRAENOTIONE LIBELLUS.

Jam vero de praenotione deinceps dicamus, quum nobis utilis tum ad alia tum ad ipfam curationem non parum videatur. Primum igitur qui artem prognofticam velit conftituere, eum neceffe eft prius animadvertere, num ut unumquodque animal proprium vitae, ita et unusquisque morbus proprium tempus habuerit, adeo ut quatuor diebus eum folvi morbum fit impoffibile, cujus ftata naturalis periodus menfium eft duorum folvique ci-

μέντοι διὰ τὸ πολλοὺς ἤδη προγνωστικοὺς γεγονέναι τῶν
ἐσομένων ἰατροὺς οὐκ ἔτ᾽ οὐδὲν τοῖς ἰδιώταις ζητεῖται, πό-
τερον ἐγχωρεῖ τινα γένεσθαι τοῦ μέλλοντος ἀποβήσεσθαι
πρόγνωσιν ἢ ἀδύνατόν ἐστιν. ἀλλ᾽ ἑξῆς ἅπαντες ὡς περὶ
δυνατοῦ τε τοῦ πράγματος ἔχουσι, πυνθάνονταί τε τὸν ἰα-
τρὸν ἐν ᾗ τινι προθεσμίᾳ λυθήσεται τὸ νόσημα. πρὸς μέν-
τοι τὴν ἐνεστῶσαν πραγματείαν οὐδὲν ἂν εἴη χεῖρον ὑπο-
θέσθαι, νῦν πρῶτον ἡμᾶς συνίστασθαι τέχνην προγνωστι-
κήν· καὶ γὰρ τἆλλα πάντα κατὰ λόγον οὕτω διήλθομεν. ἓν
μὲν δὴ καὶ πρῶτον ἀναγκαῖον, εἴπερ τις εἴη πρόγνωσις, εἶ-
ναί τινα βεβαίως ἐσόμενα κατὰ τὸν μέλλοντα χρόνον· ἑξῆς
δὲ σκεπτέον ὅπως ἄν τις εὕροι τίνα τε ταῦτα καὶ πόσα
ἐστίν· οὐ γὰρ δὴ ἅπαντά γε τὰ γενησόμενα περὶ τὸν κά-
μνοντα τὴν γένεσιν ἀναγκαίαν ἔχει. θόρυβος οὖν ἐκ γειτό-
νων διὰ νυκτὸς ἐξεγειρόμενος ἢ κύνες ὑλακτοῦντες ἢ ἀγγε-
λίαι τινὲς ἀηδεῖς ἀγρύπνους ἐργάζονται τοὺς νοσοῦντας· ὧν
οὐδὲν οὔτε ἀναγκαίαν ἔχει τὴν γένεσιν οὔτε βεβαίαν τὴν
πρόγνωσιν. ἆρ᾽ οὖν ὅσα κατὰ τὸν τοῦ νοσήματος ἀποτελεῖ-

tissime non potest. Nunc autem quoniam plures recentio-
rum medicorum artem praenoscendi tenuerunt, jam non
amplius quaeritur a vulgo an ejus quod futurum est, ali-
quam possimus instituere praenotionem an sit impossibile.
Sed quum jam id fieri posse omnes existiment, quanam in
stata periodo morbus solvetur a medico sciscitantur. Ad
praesentem igitur tractationem haud erit inutile supponere;
jam nos primum artem praesagiendi constituere, etenim
et ratione alia sic exposuimus omnia: id enim unum in
primis necessarium siquae sit ars praesagiendi, esse quae-
dam venturo tempore certo futura; postea vero quomodo
quis inveniat et quaenam ejusmodi et quot sint est ani-
madvertendum; nec enim certe omnia quae circa aegrum
futura sunt, generationem habent necessariam. Obstreperi
igitur per noctem vicini aut canes oblatrantes et ingrata
quaedam nuntia pervigiles aegros efficiunt; quorum nul-
lum aut necessariam habet generationem aut certam prae-
notionem. An igitur quaecunque fiunt juxta ipsius morbi

Ed. Chart. VIII. [891. 892.]

ται λόγον, ὡρισμένην τε τὴν γένεσιν ἔχει καὶ βεβαίαν πρό-
γνωσιν ἢ οὐδὲ ταῦτα σύμπαντα; δύναται γὰρ ἐξαίφνης
ἐπιῤῥυῆναί τι περιττὸν ὑγρὸν ἔνδον τοῦ σώματος· ἄλλο μὲν
ἐστί τι μόριον ἀναγκαῖον εἰς τὴν ζωήν, ὥσπερ αὖ πάλιν
ἕτερον ἐκ μέρους κυρίου μετασιῆναι πρὸς ἄκυρον· ἀκολου-
θήσει δ᾽ ἐξ ἀνάγκης τῷ μὲν εἰς τὸ κύριον ἐνεχθέντι μέρος
ἔσχατος κίνδυνος, τῷ μεταστάντι δὲ αἰφνιδίως τε καὶ ἀπροσ-
δοκήτως τοῦ κάμνοντος σωτηρία. τῶν μὲν οὖν δὴ τοιού-
των καταστάσεων αὐτὸ τοῦτο ἔνεστι προγνῶναι τὸ ἀβέβαιόν
τε καὶ σφαλερόν· οὐ μὴν εἰς ὅ τι γε τελευτήσει δυνατὸν
ἀκριβῶς ἐξευρεῖν, ἐφ᾽ ὧν οὐκέτι διαῤῥεῖ τὰ περιττώματα·
κατασκήψαντα δὲ εἴς τινα τόπον, ἐπὶ τούτων ἐγχωρεῖ προ-
γνῶναι τὸ μέλλον ἔσεσθαι ἢ μή· ὅτι καὶ δυνάμεις εἰσὶ τῆς
φύσεως, καθ᾽ ἃς διοικεῖται τὸ ζῶον, ὁποία τέ τίς ἐστιν αὐ-
τῶν ἡ διαφορὰ καὶ μέν γε καὶ ὅσα καθ᾽ ὅλον τὸ [892]
ζῶον ἐμφέρεται τῷ σώματι περιττὰ χωρὶς πλήθους ἀμέτρου
καὶ ταῦτα προθεσμίαν ἕξει πέψεως ἰδίαν ἑκάστην. ἐάν γε

rationem, definitam generationem et certam praenotio-
nem habent vel etiam neque haec omnia? poteſt enim
repente confluere quiſpiam humor ſupervacaneus intra
corpus ipſum; alia ſi quidem eſt pars ad vitam neceſſaria,
quemadmodum rurſus alius humor a principe poteſt in
ignobilem transmitti, humoris autem in partem principem
decubitum periculum ſequetur extremum, eum vero qui
repente et praeter expectationem tranſit incolumitas ae-
gri. In his igitur conſtitutionibus id ſolum licet prae-
ſagire quod incertum eſt ac periculoſum, ſed ad quid
tandem deveniet poſſibile eſt accurate adinvenire, in qui-
bns etiamnum excrementa non confluant; quum autem in
locum aliquem decubuerint, in his licet quod futurum eſt
aut non futurum praeſagire; quod et facultates habeat
natura quibus ipſum animal moderatur; qualis autem ſit
ipſarum differentia atque etiam quaenam ſint excrementa,
quae in omni animali per totum corpus diffluunt, quamvis
non immoderatius exuperent et haec ſtatam habebunt
propriam quamque coctionis periodum. Sin autem ſo-

μόνον ἑκάστου περιττώματος ἐξεύρωμεν τὴν φύσιν, οὕτω γὰρ
ἐγχωρήσει τι καὶ περὶ πέψεως αὐτῶν στοχάσασθαι τεχνι-
κῶς, ἁπάντων δὲ δηλονότι τῶν περὶ τὸν κάμνοντα πραττο-
μένων ὀρθῶς, ὅσα γὰρ ἁμαρτάνεται πρός 'τινος ἢ τοῦ βρα-
δῦναι τὴν λύσιν τοῦ νοσήματος ἢ τοῦ φθάσαι τὸν θάνατον
αἴτια καθίσταται. καὶ μέχρι μεμνῆσθαι τοῦδε παρ' ὅλον
τὸν λόγον, εἴπερ τινὸς ἄλλου· μόναι γὰρ αἱ προγνώσεις
ἀποβήσονται τοῦ ἀρίστου ἰατροῦ θεραπεύοντος αὐτοῦ τὸν
κάμνοντα, μὴ ἁμαρτάνοντος δέ. τὸ δὲ οἴεσθαι τοιαύτην εἶ-
ναι τοῖς ἰατροῖς πρόγνωσιν, οἵαν οἱ μάντεις ἐπαγγέλλονται,
γελοῖον· ἐκεῖνοι γάρ φασι θᾶττον, εἰ οὕτως ἔτυχε, σωθήσε-
σθαι τὸν ἄνθρωπον, οὐκέτι προστιθέντες εἰ πάντων ὀρθῶς
γιγνομένων. καὶ γὰρ καὶ αὐτοὶ ἐπαγγέλλονται τὰ πάντα ὀρ-
θῶς γενέσθαι περὶ τοὺς νοσοῦντας· ὁ δὲ ἰατρὸς οὐδ' οὕτως
ἁπλῶς ἐρεῖ τὸ μέλλον, ἀλλ' εἰ πάντα γένοιτο δεόντως, ἒ *
ἔτυχε λυθήσεσθαι τὸ νόσημα· προσγινομένου δέ τινος ἁμαρ-
τήματος, εἰ μὲν μικρὸν εἴη τοῦτο, δύνασθαι μεταπεσεῖν τὴν
λύσιν ἐκ τῆς ἑβδόμης εἰς τὴν ἐννάτην· εἰ δὲ μεῖζον, εἰς

lum uniuscujusque excrementi naturam adinvenerimus;
fic enim licebit et aliquid de ipfarum concoctione artifi-
ciofe conjicere, omnibus rite videlicet circa ipfum aegro-
tum peractis: quaecumque enim vel in uno perperam
fiunt caufa funt, cur aut ipfius morbi folutio prorogetur
aut mors anticipet. Atque hujus fi cujusquam alius per
totum librum oportet meminiffe. Solae namque praeno-
tiones illae contingunt, quum optimus medicus et nihil
peccans ipfi aegro fecerit medicinam; exiftimare autem
ipfos medicos talem inftituere praenotionem, qualem vates
ipfi pollicentur ridiculum eft; hi enim dicunt celerius iri
fervatum hominem exempli gratia, haud etiam addentes
omnibus rite peractis; etenim et ipfi circa aegros omnia
recte fieri pollicentur; ipfi vero medici non ita fimplici-
ter pronuntiant id quod futurum eft, fed fi convenienter
facta fuerint omnia,   *   iri folutum morbum ipfum
continget; errore vero aliquo prius admiffo; fi quidem is
fuerit exiguus, poffe ipfam folutionem in nonum a fepti-

τὴν ἐνδεκάτην· εἰ δὲ πολὺ μεῖζον, εἰς τὴν τεσσαρεσκαιδεκά-
την· εἰ δὲ πάνυ σφόδρα, μέγας κίνδυνος ἐπακολουθήσει
ἀντὶ σωτηρίας ἀσφαλοῦς· προσέχει γὰρ ὁ ἰατρὸς δύο τού-
τοις, ὥσπερ ἀντιπάλοις τῷ τε νοσήματι καὶ τῇ φύσει. καὶ
πρῶτον μὲν τοῦ σωθήσεσθαι τὸν ἄνθρωπον ἢ ἀπολέσαι τὴν
πρόγνωσιν ἐν τῷ διαγνῶναι τὸ ἰσχυρότερον· ἔπειτα δὲ καὶ
τὴν προθεσμίαν ἐκ τοῦ πόσον θάτερον ἰσχυρότερόν ἐστι
ποιεῖται· καὶ οὐ χρὴ θαυμάζειν, εἰ κατασκεψάμενος ἐκείνου
τὴν ῥώμην ἐξευρήσει τὸ κινῆσαν· ὁρῶμεν γὰρ οὐκ ὀλίγους
τῶν γυμναστῶν, ἐκ τῶν πρώτων κινήσεων αἷς κινοῦνται
πρὸς ἀλλήλους οἱ παλαισταὶ προλέγοντας τὸν νικήσαντα,
καὶ πολλάκις τε καὶ πρὸ τῆς νίκης καὶ ὅτι ταχέως ὑποχεί-
ριον ἕξει τὸν ἀνταγωνιστήν. πράττουσι δὲ τὸ τοιοῦτον, ὅταν
ὁρῶσιν ἀξιολόγῳ τινὶ τὸν ἕτερον ἰσχυρότερον ὄντα θατέρου,
προγνώσεται μὲν οὖν ὁ ἰατρὸς ὑγίειαν τε καὶ θάνατον οὐκ
ἐξ ἄλλων ἀσκημάτων, ἀλλ' ἐκ τοῦ γνωρίζειν ἀκριβῶς ἰσχὺν
νοσημάτων τε καὶ φύσιν. ἐκ δὲ τῶν αὐτῶν καὶ τὴν ἑκατέ-

mo tranfire; fin autem major fuerit, in undecimum; fi
vero multo major, in decimum quartum; fed fi maximus
pro tuta falute, fequetur periculum ingens; haec enim duo
quafi inter fe pugnantia medicus debet animadvertere,
morbum videlicet ac naturam. Ac primum quidem falu-
tem ipfius hominis aut mortem praefagire, quum cogno-
verit alterum effe validius; infuper autem ftatam dicit effe
periodum, ex eo quod videat quantum alterum fuerit va-
lidius, neque igitur mirum eft, fi quum illius robur ob-
fervaveris id fuperius evafurum invenias. Gymnaftarum
enim non paucos ex primis motibus quibus in fefe inful-
tant invicem athletae eum videmus praedicentes qui vi-
ctor fit evafurus; ac faepe etiam ante certamen eum qui
celeriter hoftem fit proftraturus; id autem faciunt quum
alterum viderint altero validiorem. Praefagiet igitur me-
dicus fanitatem vel mortem non ex alia exercitatione, fed
ex eo quod morborum et naturae vires perfecte cognofcat;
ex his autem ipfis et utriusque ftatam periodum inveniet:

Ed. Chart. VIII. [892.]

ρου προθεσμίαν ἐξευρήσει· ταχεῖα γὰρ καὶ ἡ λύσις του νο-
σήματος ὅταν ἡ δύναμις εὐρωστῇ, θάνατος δὲ διὰ ταχέων,
ἂν αὐτὴ μὲν ἀσθενήσῃ, ἰσχυρὸν δ᾽ εἴη τὸ νόσημα· τὸ δὲ
τῆς ὑπεροχῆς μέγεθος ἐνδείκνυται τῆς προθεσμίας τὸν χρό-
νον. ἀπὸ τούτων μὲν τῶν σκοπῶν ὁ ἰατρός ἐστι προγνω-
στικός· ἐξ οἵων δὲ διασκεμμάτων αὐτῷ πάρεστι διαγινώ-
σκειν τοὺς σκοποὺς εἴρηται μὲν ἐν τοῖς περὶ κρίσεων ἐπι-
πλέον, εἰρήσεται δὲ καὶ νῦν ἡ καθόλου μέθοδος. τὴν μὲν
τῆς φύσεως δύναμιν ἐκ τῶν οἰκείων ἐνεργειῶν γνωρίσαι καὶ
μάλιστα τῶν κατὰ τοὺς σφυγμούς· ἐπειδὴ τῆς ζωτικῆς οὗ-
τοι δυνάμεως ἔργον εἰσί· τὸ δὲ μέγεθος τοῦ νοσήματος ἐκ
τῶν ἰδίων συμπτωμάτων· τὸ δ᾽ ὅσῳ θάτερον ὑπεράγει θα-
τέρου, ταῖς ἀπεψίαις καὶ πέψεσιν· αὐτὰς δὲ ταύτας ἐκ τῶν
ἰδίων περιττωμάτων· τὰς μὲν ἐν γαστρὶ διὰ τῶν ὑπιόντων
κάτω, τὰς δ᾽ ἐν τοῖς ἀγγείοις διὰ τῶν οὔρων, τὰς δ᾽ ἐν
τῷ ὅλῳ σώματι διὰ τῶν ἱδρώτων. οὕτω δὲ καὶ τὰς ἄλλας
ἁπάσας ὅσαι μετά τι μέρος ἢ ἐν πλείοσι συνίσταται· τὰς
μὲν κατὰ θώρακα καὶ πνεύμονα διὰ τῶν ἀναβηττομένων·

celeris enim fiet morbi folutio quum ipfa facultas fuerit
vegeta; mors autem cita, quum ipfa quidem fuerit imbe-
cilla, morbus vero validus; ipfius autem exceffus magni-
tudo ftatae periodi tempus indicabit. Ex his autem in-
dicationibus medicus praefagiet; fed quibus ex rationibus
ipfe poffit indicationes agnofcere dictum quidem pluribus
eft in libris de crifibus, dicetur autem et nunc generalis
methodus. Ipfius naturae vires ex propriis functionibus
cognofci atque maxime ex pulfibus, quum et ipfi facul-
tatis vitalis fint opus. Ipfius autem morbi magnitudinem
ex propriis fymptomatis; quantum vero unum fuperet al-
terum ex ipfis cruditatibus et coctionibus, has autem ipfas
ex propriis excrementis, eas quidem quae in ventre funt
ex iis quae per inferiora dejiciuntur, eas vero quae in ve-
nis ex urinis, eas autem quae in toto corpore ex fudo-
ribus. Ita et alias omnes quae circa partem aliquam vel
in pluribus perficiuntur, eas quae in thorace et pulmone

Ed. Chart. VIII. [892. 893.]

ὅσαι δὲ κατὰ κύστιν ἢ νεφροὺς, διὰ τῶν τοῖς οὔροις ἐμ-
φαινομένων· ἥπατος δὲ σιμὰ καὶ μεσεντέριον ὅπως ἔχει δυ-
νάμεως, ἐκ τῶν ὑπιόντων   *   τοῖς ἐμουμένοις κατὰ
τὴν ἄνω γαστέρα καὶ στόμαχον. ὅσα δὲ ἐκκρίνεται διὰ ῥι-
νῶν καὶ ὤτων, ἐγκέφαλον ὅπως ἔχει [893] ῥώμης δηλώσει.
κοινὸν δ᾽ ἐπὶ πάντων, ὡς οὐχ οἷόν τε διαλυθῆναι τὸ νό-
σημα· πρὶν ἐν τοῖς ἀπιοῦσι   *   ὀφθῆναι πέψεως γνώ-
ρισμα τοιοῦτον, κἂν ὦτα κακῶς ἔχῃ   *   *   φάρυγξ
καὶ συλλήβδην εἰπεῖν πεπασμοὶ ταχύτητα κρίσεως καὶ ἀσφαλῆ
ὑγίειαν σημαίνουσιν· ὠμὰ δὲ καὶ ἄπεπτα καὶ ἐς κακὰς ἀπο-
στασίας τρεπόμενα ἢ πόνους ἢ χρόνους ἢ θανάτους ἢ τῶν
αὐτῶν ὑποστροφάς. ταῦτα περὶ προγνώσεως ἀρκεῖ πρὸς τὸ
παρόν· ὁ γάρ τοι πᾶς ὑπὲρ αὐτῶν λόγος ἐν ταῖς αὐταῖς
πραγματείαις γεγένηται. ἔν τε ταῖς κατὰ μέρος μεγίσταις
οὔσαις καὶ σχεδὸν ἅπαντα τὰ θεωρήματα περιειληφυίαις
τά τε περὶ τῶν σφυγμῶν καὶ κρίσεων. ἐξ ὧν γὰρ ἄν τις

ex iis quae tuſſi rejciuntur, eas vero quae in renibus ex
iis quae cum urinis; hepatis autem ſima aut meſenterium
quomodo facultates habeant affectas ex iis quae dejiciun-
tur   *   *   *   ex iis autem quae vomuntur
eam quae in ventre ſuperiori et ſtomacho: quaecunque
vero tum per nares tum per aures excernuntur, indicant
quomodo ſe cerebri ſacultas habeat. Commune autem
omnibus eſt non poſſe morbum ſolvere prius quam in
iis quae excernuntur   *   videris ſignum tale coctio-
nis ac ſi male habeant aures,   *   pharynx et ut
verbo dicam, coctiones criſis celeritatem et tutam ſigni-
ficant ſanitatem; cruda vero et incocta et in malos abs-
ceſſus converſa aut dolores aut diuturnitates aut mortem
vel horum recidivas: haec in praeſenti de praenotione
ſufficiunt; omnis enim de ipſa ſermo in propriis tracta-
tionibus fuit habitus; eas vero quae ſigillatim magnae ſunt
ac ferme omnia theoremata complectuntur, expoſuimus in
tractationibus de pulſibus atque de criſibus. Ex quibus enim

προγινώσκοι μάλιστα, διὰ τῶν τριῶν τούτων δεδήλωται.
δοκῶ τέλος ἔχειν τὴν θεραπευτικὴν μέθοδον ἅπασαν, ἐπειδὴ
καὶ τοὺς ἀπαλλαγέντας νοσημάτων εἰς εὐρωστίαν ὑγιεινὴν
ἄγεσθαι προσήκει καὶ τοὺς ὑποσυρομένους εἰς τὰ νοσήματα
προφυλάττεσθαι τὰς νόσους. ἔτι τε τοὺς ἀμέμπτως ὑγιαί-
νοντας ἐν τούτῳ διαφυλάττεσθαι καὶ τρία ταῦτα ὑπόλοιπα
μέρη τῆς τέχνης ἐστί. πειρατέον οὖν εἰς ὅσον ἐστὶ διὰ
βραχυτάτων εἰπεῖν τι καὶ περὶ τῆς τούτων συστάσεως. ἐπεὶ
τοίνυν, ὡς εἴρηται καὶ πρόσθεν, ὡς ἔστι τρία τὰ σύμπαντα
γένη τῶν παρὰ φύσιν αἴτιά τε καὶ διαθέσεις καὶ συμπτώ-
ματα, τί προφυλακτικὸν ἂν εἴη μέρος τῆς τέχνης, ὃ δὴ καὶ
καλοῦσιν ἰδίως προφυλακτικὸν ἐν τῷ πρώτῳ γένει συνιστά-
μενον; ὅταν γὰρ ἤτοι πλῆθός τι χυμῶν ἢ φαυλότης ἢ ἔμφρα-
ξις ἢ φθαρτικὴ δύναμις ἐγγίνεται τῷ σώματι, κίνδυνός
ἐστιν ὅσον οὔπω νοσῆσαι τὸν ἄνθρωπον· ἔσθ᾽ ὅτε καὶ κιν-
δυνεῦσαι τὰ ἔσχατα. δυσδιάγνωστα δέ ἐστι τὰ τοιαῦτα τῶν
αἰτίων, ὡς ἂν μηδέπω λυποῦντα τὸν ἄνθρωπον· ὥσπερ γε
ἀμέλει καὶ ὁ τοῦ λυττῶντος κυνὸς ἰὸς, οὗ σημεῖον ἴδιόν

maxime quis praefagiat in iis tribus oftenfum eft. Ac mihi
videtur omnis curandi methodus fuum finem affequuta,
quum et a morbo liberatos in fanam quandam firmitatem
adduci et quos morbi minantur, eos a morbis conveniat
praefervari et eos qui inculpata fanitate fruuntur in ea
confervari. Atque tres hae fuperfunt ipfius artis partes.
Enitendum igitur quantum in nobis eft breviter et aliquid
de harum conftitutione dicere. Quum igitur ut prius di-
ctum eft tria quafi fint omnium quae praeter naturam
funt genere caufae videlicet affectus et fymptomata; quae-
nam eft ea pars medicinae quae praefervat, quam quidem
proprie prophylacticen appellant, in primo genere confti-
tuta: quando enim vel humorum quaedam exfuperantia
vel pravitas aut obftructio vel vis quaedam ineft ipfi cor-
pori deleteria, periculum eft non leve ne is homo inci-
dat in morbum; eft et quum maxime periclitatur, difficile
autem ejusmodi caufae cognofcuntur quum nondum homi-
nem afficiunt; quemadmodum enim et rabidi canis vene-

Ed. Chart. VIII. [893.]

ἐστιν οὐδὲν ἐν τῷ σώματι περιεχόμενον, πρὶν ἐγγὺς ἥκειν
λύπης τὸν δηχθέντα. καὶ δὴ καὶ πυνθάνεσθαι τῶν τοιού-
των ἕνεκεν αἰτίων ἀναγκαῖόν ἐστι τὸν ἰατρὸν αὐτῶν τῶν κα-
μνόντων ὑπὲρ τῶν συμπεσόντων αὐτοῖς ἑκάστου. ὅταν μέν-
τοι πλῆθος ἢ κακοχυμία ὑποστρέφηται κατὰ τὸν ὄγκον τοῦ
σώματος ἢ ἐμφράττηταί τι σπλάγχνον, ἔνεστι γνωρίζειν αὐτὰ
διά τινων συμπτωμάτων ἃ μέσα πώς ἐστι τῶν τε τοῖς ὑγιαι-
νουσιν ὑπαρχόντων καὶ τῶν τοῖς νοσοῦσι συμβαινόντων· τὰ
μὲν γὰρ τοῖς ὑγιαίνουσιν ὑπάρχοντα κατὰ φύσιν ἅπαντ' ἐστὶ
καὶ ἄμεμπτα· τὰ δὲ τοῖς νοσοῦσι συμβαίνοντα παρὰ φύ-
σιν τε καὶ μεμπτά· τὰ δ' ἐν τῷ μεταξὺ τούτων ἐκ μὲν
τοῦ γένους ἐστὶ τῶν ταῖς νόσοις συμβαινόντων οὕτως μὲν
μικρὰ τοῖς μεγέθεσι καὶ ἀσθενῆ ταῖς δυνάμεσιν, οἷς μηδέπω
κωλύεσθαι πρὸς αὐτῶν τὰς συνήθεις ἑκάστῳ πράξεις. εἴτε
γὰρ ὀδύνη κεφαλῆς ἢ ἄλλου τινὸς εἴη μέρους οὕτω σμικρά
τις ὡς μηδ' ἀναγκάζεσθαι τὸν ἄνθρωπον κλίνηρη γενέσθαι·
εἴτε βάρος καθ' ὑποχόνδριον ἢ κεφαλὴν ἢ ἄλλο τι μέρος ἢ
σπλάγχνον, οὐδὲ τοῦθ' ἱκανὸν ἀποστῆσαι τῶν συνηθῶν·

num nihili ducimus cujus nullum in corpore fignum elu-
cefcit, donec prope rabies demorfum invadat, ac fane has
ob caufas ipfum medicum oportet aegros interrogare de
his quae illis contigerunt omnibus. Quum igitur vel ple-
thora vel cacochymia delitefcens circa tumorem ipfius
corporis eluferit aut vifcus obftruxerit aliquod, id ex qui-
busdam fymptomatis deprehendere licet, quae quafi media
funt inter ea quae fanis adfunt et ea quae contingunt ae-
grotis; etenim quae fanis infunt fecundum naturam omnia
funt et inculpata; quae vero contingunt aegrotis praeter
naturam funt et vitiofa; quae vero horum funt in medio
ex genere quidem eorum funt quae contingunt aegrotis,
fed ita magnitudine parva et viribus imbecillia, ut nullo
modo ab ipfis folitae functiones impediantur; five enim
dolor capitis aut alicujus partis alterius adfit exiguus adeo
ut decumbere hominem non cogat, five gravitas circa hy-
pochondria vel caput vel partem quampiam aliam aut vi-
fcus; id autem non fufficiat ut folitas functiones interci-

ἔτι δὲ μᾶλλον ὄγκος τοῦ σώματος ἢ ἰσχνότης ἢ ἄχροια ἢ
πρὸς τὰς κινήσεις ὄκνος ἡ ὑπνώδης διάθεσις ἢ ἀγρυπνία
τῶν κατὰ τὰς τοῦ βίου πράξεις ἐνεργειῶν ἀπατεῖν οὐχ ἱκα-
νά· καὶ πολὺ δὴ μᾶλλον ἀνορεξία τις ἢ ὄρεξις ἐπιτεταμένη
σιτίων· ἄμφω γὰρ γίνεται τοῦ σώματος ἀκριβῶς ὑγιαίνον-
τος· ὥσπερ καὶ ἄδιψοι παρὰ λόγον ἢ διψώδεις δακνόμενοι
τὸν στόμαχον ἢ τὴν κοιλίαν ἢ κοπωδῶν αὐτῶν αἰσθανόμε-
νοι. οὕτως γὰρ ὅ τ᾽ ὕπνος ἐστὶ τῶν συμβαινόντων τοῖς
ὑποσυρομένοις εἰς νόσον, ἡ δ᾽ ἐπανόρθωσις τῶν ἐργαζομέ-
νων αὐτὰ διαθέσεων συνελόντι μὲν εἰπεῖν διὰ τῶν ἐναν-
τίων ὧν ἔμπροσθεν δέδεικται, κατὰ μέρος δ᾽ ἐπιόν τι τὸ
μὲν περιττὸν ἀπάγειν ἐκείνου προσήκει, διορισάμενον [894]
ὅπως ἐστὶ περιττόν, εἴτε ὡς ποσὸν εἴτε ὡς ποιὸν εἴτε ἀμ-
φοτέρως· μὴ δ᾽ ἐπανελθεῖν δυνάμενον εἰ τὸ κατὰ φύσιν
ἀλλοιοῦν διὰ τῶν ἐναντίων· τὸ μὲν παχὺ καὶ γλίσχρον
λεπτύνοντα, τὸ δὲ λεπτὸν παχύνοντα, κοινῇ δ᾽ ἄμφω πέτ-
τοντα, τὰς δ᾽ ἐμφράξεις διαῤῥίπτοντα, τὰ δ᾽ ὅλῳ τῷ

piat, infuper autem magis corporis tumor vel gracilitas
vel decoloratio vel fegnities ad motus vel fomnolentus
affectus vel vigiliae quae haud fufficiant ut vitae confue-
tas functiones interpellent; atque multo magis inappeten-
tia vel intenfa ciborum appetentia, utrumque enim fit cor-
pore accurate fano ; quemadmodum et praeter rationem
non fitientes aut fiticulofi vel morfus ipfius ventriculi et
ftomachi aut laffitudinum ipfarum fenfus. Sic enim fom-
nus eft ex iis quae in morbum praecipitant, eorum vero
quae ipfum producunt affectum emendatio ut verbo dicam
per contraria fit ut prius fuit oftenfum figillatim vero fi
quid fuperfluum fupervenerit, illud educere convenit, quum
prius definiverimus qua id ratione fuerit fuperfluum five
quantitate five qualitate five utroque modo, neque poffit
ad id quod eft fecundum naturam redire, alterare illud
per contraria oportet, ipfum quidem quod craffum eft et
lentum attenuantes, illud vero quod tenue eft incraffan-
tes; communiter autem utrumque coquentes et obftructio-

γένει παρὰ φύσιν, οἷα τὰ δηλητήρια καὶ οἱ ἰοὶ τῶν ἰοβόλων
ζώων ἀλλοιοῦντά τε καὶ κενοῦντα· τὰς μὲν ἀλλοιώσεις διὰ
τῶν ἐναντίων ἤτοι καθ᾽ ὅλην τὴν οὐσίαν ἢ κατὰ ποιότητα
μίαν ἰδίαν ποιούμενον· ἐκκενοῦντα δὲ τῶν ἑλκτικῶν δυ-
νάμεων· δι᾽ ὧν δ᾽ ἄν τις ποιήσειε βοηθημάτων ἐξ αὐτῶν
τῶν διαθέσεων ληπτέον. εἰ μὲν γὰρ οἱ τέσσαρες ὁμοίως
αὐξηθεῖεν χυμοὶ, διὰ φλεβοτομίας μὲν ἡ μεγίστη καὶ κυριω-
τάτη κένωσις· ἑξῆς δὲ διὰ τρίψεως καὶ γυμνασίων καὶ λου-
τρῶν καὶ ἀσιτίας· οὕτω δὲ χρὴ ποιεῖν καὶ εἰ τὸ αἷμα
πλεονάσειεν, μόνος δὲ ὁ τῆς ξανθῆς ἢ μελαίνης χολῆς χυ-
μός· ἤ τις ὑδατώδους ὀῤῥος χυμοῦ διὰ κενώσεως μὲν, ἀλλ᾽
οὐχ ὁμοίως· τὰ μὲν γὰρ ἐν ταῖς πρώταις φλεψὶ περιττώ-
ματα τοῖς ὑπηλάτοις ἐκκαθαίροντες, τὰ δ᾽ ἐν ταῖς ἄλλαις
δι᾽ οὔρων μὲν τὰ ὑδατώδη καὶ λεπτὰ, διὰ καθάρσεως δὲ τὰ
χολώδη· ἐγχωρεῖ δὲ καὶ τὰ λεπτότατα τοῖς ὑπηλάτοις ἐκ-
κενοῦν· τὰ δὲ καθ᾽ ὅλην τὴν ἕξιν ὁπόσα μὲν λεπτὰ δι᾽
ἱδρώτων τε καὶ φαρμάκων, ὁπόσα τῷ δέρματι προσφερόμενα

nes diſſipantes et ea quae ſunt toto genere praeter natu-
ram ut et deleteria et venenatorum animantium virus
alterantes et evacuantes, ipſam autem alterationem ex con-
trariis vel tota ſubſtantia aut una tantum propria quali-
tate facientes, vacuantes autem ipſis facultatibus attrahen-
tibus, quibus ſi quis ferat auxilium, erit ex ipſa affectuum
natura ſumendum: ſi enim quatuor humores aucti ſimul
fuerint aequaliter, per venae ſectionem magna et princeps
vacuatio fiet, poſtea vero frictione, exercitatione, balneis et
inediis; idem etiam faciendum ſi ſanguis redundarit. So-
lum autem vel flavae bilis aut melancholiae humor vel
aliquod humoris aquoſi ſerum per vacuationem quidem,
ſed non ſimiliter, quae enim in primis venis ſupervacua
delituerint alvum ſubducentibus expurgantes, quae vero in
aliis per urinas quidem ea quae aquoſa et tenuia; purga-
tione vero quae fuerint bilioſa; convenit autem et tenuiſ-
ſima blandis expurgare medicamentis, at quae per totum
habitum quaecunque tenuia quidem per ſudores et medi-

ξηραίνειν πέφυκεν· ὅσα δὲ χολώδη καὶ καθάρσει μὲν πρῶ-
τον, ἐφεξῆς δὲ τῇ διὰ τοῦ δέρματος κενώσει. εἰ δ᾽ ἐπὶ τῷ
δέρματι πλεονάσῃ χυμός, εἰ μὲν ἁλμυρὸς εἴη, καθαίρειν·
ὀξὺν δὲ γενόμενον ἀλλοιοῦν πειρᾶσθαι συντελοῦντα τῇ φύ-
σει πρὸς τὴν πέψιν αὐτοῦ. πολὺ δὲ μᾶλλον ἐπὶ τὸ γλυκὺ
πέττεται ῥᾴδιον. ἄγει δὲ εἰς πέψιν ἡσυχία τε καὶ θάλψις
μετρία καὶ σιτίων εὐχύμων ὀλίγων ἐδωδὴ καὶ οἴνου πόσις
θερμαίνοντος ὀλίγον· ἥ τε σύμμετρος τρίψις πέψιν ἐργάζε-
σθαι δύναται καὶ ἡ τῶν θερμῶν ὑδάτων ἔμμετρος χρῆσις
ἐδέσματά τε καὶ φάρμακα τὰ μετρίως θερμαίνοντα. διαῤῥί-
πτει δὲ τὰς ἐμφράξεις ὅσα λεπτύνειν πέφυκεν ἐδέσματά τε
καὶ πόματα καὶ φάρμακα   τὰς δὲ ὕλας τούτων ὅπως εὑ-
ρίσκειν τε καὶ προκρίνειν προσήκει διὰ μιᾶς ἐξηγησάμεθα
πραγματείας, ἣν περὶ τῆς τῶν ἁπλῶν φαρμάκων δυνάμεως
ἐπεγράψαμεν. εἴρηται δὲ κἀν τῇ περὶ τῆς λεπτυνούσης διαί-
της πραγματείᾳ. καιρὸς οὖν μετιέναι ἤδη τῷ λόγῳ πρὸς
τοὺς ἐκ τῶν νοσημάτων ἀναλαμβανομένους, ἐφ᾽ ὧν αἴτιον

camenta, quae ipſi cuti admota exſiccare nata ſunt, quae
vero bilioſa primum quidem purgatione, mox autem ea
quae per cutim fit vacuatione; ſin autem in ipſa cute hu-
mor exſuperet, ſi quidem ſalſus fuerit, purgandus; aridum
vero factum alterare conandum eſt ipſam naturam ad il-
lius coctionem juvantes, facilius vero multo dulcis conco-
quitur; coctionem vero accelerant quies et calor modera-
tus, eſus paucorum ciborum boni ſucci, vini parum cale-
facientis potus, ipſa autem frictio moderata poteſt juvare
coctionem et affuſio moderata calidarum aquarum cibi at-
que medicamenta moderate calefacientia. Obſtructiones
autem ſolvunt quaecunque attenuare nata ſunt cibi, potus
et medicamenta. Quomodo autem horum materias inve-
nire atque ſeligere conveniat expoſuimus in ea tractatione
quam de ſimplicium medicamentorum facultatibus inſcri-
pſimus: dictum quoque eſt et in libro de attenuante vi-
ctus ratione. Tempeſtivum autem nunc eſt oratione pro-
cedere ad eos qui a morbo convaleſcunt, in quibus cauſa

οὐδέν ἐστι παρὰ φύσιν οὔτε διάθεσις, ἰσχνότης δὲ μόνον
μετὰ δυνάμεως ἀσθενοῦς. διὰ ταῦτά τοι καὶ ἡ εἰς τὸ κατὰ
φύσιν ἀγωγὴ τῶν οὕτω διακειμένων ἀνάθρεψίς τε καὶ ῥῶ-
σίς ἐστιν ἐκ κινήσεώς τε καὶ τροφῶν συμμέτρων γινομένη·
τὰς δὲ ὕλας δι᾽ ἃς αἱ κινήσεις τε καὶ αἱ θρέψεις ἔσονται
διὰ τῆς ὑγιεινῆς ἐδήλωσα πραγματείας· ἀλλ᾽ ὑπὲρ τοῦ μη-
δὲν λείπειν τῷ λόγῳ λεχθήσεται καὶ νῦν ἡ μέθοδος πάσης
τῆς ὑγιεινῆς πραγματείας οὐ μόνον ἡ τῆς ἀναληπτικῆς κα-
λουμένης. καὶ πρῶτον ὁποῖόν τι γένος αὐτῆς ἐστιν. ἆρά
γε τῶν παρόντων διαφυλακτικὸν ἢ τούτῳ μόνῳ διαφέρει
τοῦ θεραπευτικοῦ τῷ κατὰ σμικρὰ ποιεῖσθαι τὴν ἐπανόρθω-
σιν οὐ γὰρ δὴ διαφυλάττοντί γε τῷ σώματι τὴν ἔμπρο-
σθεν ἕξιν ἐπιστατούσης ἐδέησε τέχνης, ἀλλ᾽ αὐτὸ τοῦτό
ἐστιν αἴτιον τοῦ δεῖσθαι τῆς προνοησαμένης ἐπιστήμης, ὅτι
διαφορεῖταί τε καὶ οὐ διαμένει τοιοῦτον οἷον ἔμπροσθεν ἦν.
εἰ μὲν δὴ τοῦτο μόνον αὐτὸ τὸ κενοῦσθαί τε καὶ διαφορεῖ-
σθαι συμπίπτει, τροφῇ καὶ ποτῷ ἀναπληροῦσθαι τὸ λεῖπον.
εἰ δέ τοι ὕλην ὑποτρέψειε χυμῶν ἢ περιττώματα μοχθηρὰ

nulla eft praeter naturam neque affectus, extenuatio vero
fola cum facultate imbecilla. Atque propter haec ipfa
eorum qui ita affecti funt ad naturam deductio, refectio
et roboratio eft facta per motus et cibos moderatos; ipfas
autem materias in quibus motus funt et nutritiones oftendi
in opere de fanitate tuenda; fed ne quid ipfi defit ora-
tioni exponetur et nunc methodus omnis de fanitate tra-
ctationis nec folum de analeptice dicta. Ac primum quale
ejus genus eft an praefentium confervatrix an hoc folum
ab arte curandi differat, quod fenfim ipfam efficiat reftau-
rationem; qui enim priorem fervat corporis habitum is
non indiget arte quae fui curam gerat, fed illud ipfum
caufa eft ob quam indigeat fcientia providente quod dif-
folvatur nec tale maneat quale fuit ab initio. Si quidem
illud ipfum folum quod vacuari ac diffolvi contingat,
cibus et potus id quod deeft replere poffunt. Sin vero
quia materiam humorum vel vitiofa alit excrementa exer-

γυμνασίων αὐτῷ δεῖ σκοπὸν ἐχόντων ἐκκενοῦν μὲν καὶ κα-
θαίρειν τὸν χυμὸν ἢ πέττειν τὰ περιττώματα, [895] πρὸς τῷ
καὶ φυλάττεσθαι τὰς αἰτίας ἁπάσας ὅσαι τὴν ὑγίειαν αὐτοῦ
διαφθεῖραι δυνήσονται ψύξιν, ἔγκαυσιν, κόπον, ἀπεψίαν,
μέθην, ἀγρυπνίαν, λύπας, ὀργάς, θυμούς, ὅσα τ' ἄλλα τοιαῦτα·
οὐ γὰρ ἔτι δεῖ καθ' ἕκαστον ἐπεξιέναι τῷ λόγῳ τῆς ὑποθέ-
σεως ἣν ὑποθέμεθα πεπληρωμένης ἤδη, πρόκειται γὰρ οὐ
κατὰ διέξοδον ὑπὲρ ἁπάντων τῶν μερῶν τῆς ἰατρικῆς διελ-
θεῖν, ἀλλὰ δεῖξαι περὶ τῆς κατὰ τὸ τέλος ἐννοίας. ὥσπερ
γὰρ τῶν ἄλλων τεχνῶν οὕτω καὶ ταύτης ἡ σύστασις γίνε-
ται. καὶ μέντοι ἐπειδὴ γέγονεν ἤδη τοῦτο, διὰ κεφαλαίων
ἀναλάβωμεν ἅπαντα τῆς ἰατρικῆς τὸν λόγον, εὐθὺς καὶ τὴν
ἀναλογίαν ἐπιδεικνύντες ἣν ἔχει πρὸς τὰς ἄλλας τέχνας ὅσαι
ποιητικαί. ἔστιν οὖν ἡ ἰατρικὴ μία τις ποιητική, οὐ μὴν
οὕτως ὡς οἰκοδομικὴ καὶ τεκτονικὴ, ἀλλ' ὡς ἥ τε τῆς πεπον-
θυίας οἰκίας ἐπανορθωτικὴ καὶ τῶν ῥαγέντων ἱματίων ἀκε-
στική. ἐπειδὴ δὲ καὶ τούτων αὐτῶν ἡ σύστασις ἐδείχθη

citiis opus habet fcopum habentibus vacuandi quidem
ipfum humorem aut excrementa concoquendi, ad haec et
caufas omnes obfervare, quae ipfius fanitatem poffunt cor-
rumpere refrigerationem, aeftum, laffitudines, cruditates,
crapulam, vigilias, moeftitiam, iras, cupiditates et quaecun-
que fuerint hujusmodi; neque enim unumquodque oportet
oratione percenfere fatis fuperque explicata ea quam pro-
pofuimus hypothefi; neque enim mihi propofitum eft de
fingulis medicinae partibus verba facere, fed ipfam quae
ad finem conducit exponere fpeculationem. Qualis enim
eft aliarum difciplinarum talis eft et hujus conftitutio.
Atque quum id jam praeftiterimus, omnem de medicina
fermonem per capita colligamus proportionem quam ipfa
cum aliis artibus practicis habet ftatim demonftrantes. Eft
igitur et medicina una ex practicis non tamen qualis ar-
chitectonica, fed qualis ea quae dirutas domos aut ea
quae veftes detritas refarcit. Quum autem et harum du-
plex fit explicata conftitutio aliquando quidem ipfo arti-

Ed. Chart. VIII. [895.]

διττὴ ποτὲ μὲν ἑαυτοῦ γεννῶντος τοῦ τεχνίτου τὸ παρά-
δειγμα, ποτὲ δὲ ἐκτὸς ὁποτερωσοῦν ὑπάρχοντος τὴν ἰατρικὴν
τέχνην τοῦ δευτέρου γένους ἐπεδείξαμεν· οὐ γὰρ ἑαυτῇ δια-
πλάττει τὸ παράδειγμα, θεασαμένη δὲ δι᾽ ἀνατομῆς ὅλον
ἀκριβῶς αὐτὸ πειρᾶται διαφθειρόμενον ἐπανορθοῦσθαι.
διήνεγκε δὲ τούτῳ τῶν προειρημένων τεχνῶν, ὅτι τὰ πλεῖστα
τῆς φύσεως ἐργαζομένης ὑπηρετεῖ. τὴν θεωρίαν μέντοι πᾶ-
σαν ἑξῆς ὁρμώμενος ὁ ἰατρὸς ἐπανορθωτικός τε καὶ ὑπηρε-
τικός ἐστιν, ἀνάλογον ἐκτήσατο ταῖς ἄλλαις τέχναις ταῖς
ποιητικαῖς· καὶ γὰρ τῶν ὁμοιομερῶν ἔγνωκε τὴν οὐσίαν
καὶ τῶν ὀργανικῶν τὸν τρόπον τῆς γενέσεως· ἔτι τε τῶν
παθῶν τὴν εὕρεσιν ὁμοίως ἐποιήσατο καὶ τοὺς καθ᾽ ἕκαστον
αὐτῶν τρόπους τῆς ἰάσεως.

fice fibi exemplar faciente, aliquando vero quodcunque
fuerit extra pofitum confiderante, pofterioris hujus gene-
ris ipfam effe medicinam oftendimus, nec enim fibi ipfi
effingit exemplar, fed ipfum ex anatome univerfum quum
perfecte fpectaverit detritum refarcire conatur. Differt
autem in eo a fuperius dictis artibus quod in pluribus
agenti ipfi naturae opitulatur. Speculationem igitur rur-
fus omnem medicus quum fuerit aggreffus emendator erit
atque minifter proportionemque habebit cum aliis artibus;
etenim fimilarium fubftantiam novit et rationem genera-
tionis organicarum; deinde et affectuum fimiliter nactus
eft inventionem et rationes quibus horum unusquisque
curetur.

ΓΑΛΗΝΟΥ ΠΡΟΓΝΩΣΙΣ ΠΕΠΕΙΡΑ ΜΕΝΗ ΚΑΙ ΠΑΝΑΛΗΘΗΣ.

Ed. Chart. VIII. [895.]

Κεφ. α'. Τὸν θέλοντα προγινώσκειν οὐ μόνον τὴν
ἡμέραν τοῦ θανάτου, ἀλλὰ καὶ τὴν ὥραν σκοπεῖν χρὴ ἐν
τίνι μάλιστα καιρῷ τοῦ παροξυσμοῦ βαρύνοιτο μεγάλως ὁ
κάμνων. εἰ μὲν γὰρ κατὰ τὴν εἰσβολὴν αὐτοῦ καταψύχει,
τότε σφοδρῶς καὶ δυσεκθέρμαντος καὶ ἄχρους ἄχρι πλείστου
μένει καὶ μικρόσφυκτος γένοιτο καὶ κοιμηθῇ νωθρῶς καὶ
κωματώδης ἤ τι τοιοῦτον ἕτερον πάσχοι· τοῦτον ὑφορᾶσθαι
μάλιστα τὸν καιρόν, εἰ καὶ οὗτος μέτριος εἴη. περὶ δὲ τὴν
ἀκμὴν ἤν τε καταφερόμενον τὸν ἄῤῥωστον ἢ παραπαίοντα

GALENI OMNINO VERA EXPER-
TAQUE PRAESAGITIO.

Cap. I. Qui mortis non modo diem, fed et horam
voluerit praenofcere, eum fpectare oportet quo maxime
tempore acceffionis plurimum torqueatur aeger. Etenim fi
primo acceffionis infultu frigeat impenfius ac difficile in-
calefcat et diu male coloratus permaneat pulfusque par-
vus fiat fomnumque fegniter capiat et comatofus fit aut
aliquid aliud ejusmodi patiatur, id omne tempus fufpe-
ctum maxime, etfi moderatum fuerit, effe debet. At circa
vigorem fi dejectum aegrotum delirantem aut anxium vi-

Ed. Chart. VIII. [895. 896.]

ἢ ἀλύοντα βλέπῃς ἢ τοῦ πυρετοῦ τὸ μέγεθος οὐχ ὑπομέ
νοντα· διακαιόμενόν τε σφοδρῶς καὶ σκοτοδινιῶντα καὶ
κεφαλαλγοῦντα καὶ καρδιώσσοντα ἤ τι τοιοῦτον ἕτερον πά
σχοντα, τοῦτον ὑποπτεύειν μάλιστα τὸν καιρὸν, εἰ δὲ καὶ
τῆς ἀρχῆς τοῦ παρο- [896] ξυσμοῦ καὶ τῆς ἀκμῆς μετρίας
γινομένης. περὶ δὲ τὴν παρακμὴν, λειποψυχίας τε καὶ ἱδρῶ
τας ἀνωμάλους ἢ ψυχροὺς ἢ περὶ κεφαλὴν ἢ στέρνον ἐπι
φέροιτο καὶ τοὺς σφυγμοὺς ἀμυδροὺς καὶ μικροὺς ἐργάζοιτο
καὶ τὰ τούτοις ἐοικότερα, τοῦτον ὑφορᾶσθαι μάλιστα τὸν
καιρόν. καὶ μὴν εἰ τοῦτο διορισθείη, οὐδὲν ἔτι χαλεπὸν
οὐδὲ τὴν ἡμέραν εἰπεῖν τοῦ θανάτου. καὶ γὰρ εἰ τῆς δευ
τέρας ἡμέρας, εἰ τύχῃ, τὸν σφοδρότερον παροξυσμὸν ἐνεγκού
σης ὑπὲρ τῆς πρώτης τε καὶ τρίτης καὶ πέμπτης, εἰς τὴν
ἕκτην ἡμέραν ὁ θάνατος προδηλωθείη.

Κεφ. β'. Διὰ πέντε ἢ διὰ πρόσθεσιν ἐπιτηδείας ὕλης
ἢ διὰ κίνησιν ἢ διὰ στέγνωσιν ἢ διὰ σῆψιν ἢ διὰ προσο
μιλίαν ἑτέρου θερμοῦ. καὶ διὰ μὲν πρόσθεσιν, ὡς ὅταν
προσενεχθῇ τῷ θερμὴν ἔχοντι κρᾶσιν, οἷον πέπερι, νᾶπυ,

deris febrisque vehementiam minime ferentem plurimumque exaeſtuantem et vertiginoſum capite dolentem nauſeabundum aut tali aliquo vexatum affectu, ſuſpectum id tempus tibi eſſe maxime oportet quamvis acceſſionis principium et vigor ſint mediocria. Verum circa vigoris remiſſionem ſi animi defectiones et ſudores inaequales aut
frigidos circa caput aut pectus afferat et pulſus imbecilles
ac parvos efficiat aut alia hiſce ſimilia, hoc maxime tempus debet eſſe ſuſpectum. Atque ſi hoc definitum fuerit
mortis diem dicere non erit amplius difficile. Nam ſecunda die ſi contingat acceſſionem vehementiorem eſſe
prima, tertia vel quinta, mortem ſexta die futurum indicabit.

Cap. II. Ex quinque aut propter convenientis materiae additionem aut propter motum vel propter aſtrictionem vel propter putredinem aut propter viciniam alterius calidi. Atque ob additionem quidem, ut quum ei
quod temperamentum nactum eſt calidum, veluti piper,

Ed. Chart. VIII. [896.]

σκόροδον καὶ τὰ τούτοις ὅμοια· καὶ ἀναδοθῇ τούτων ἡ
ποιότης ἐν τῇ καρδίᾳ καὶ ἐκπυρώσει τὸ ἐν αὐτῇ ἔμφυτον
θερμὸν καὶ ἐξάψει πυρετόν. διὰ δὲ κίνησιν διχῇ, ἡ γὰρ
ψυχικῶς ἢ σωματικῶς· καὶ ψυχικῶς μὲν ὡς ἐπὶ θυμῷ καὶ
φροντίδι, σωματικῶς δὲ ὡς ἐπὶ ἀμέτρῳ κόπῳ. διὰ δὲ
στέγνωσιν ὅταν διὰ γλισχρότητα ἢ διὰ παχύτητά τινα ξη-
ρανθῶσι καὶ ἐμφραχθῶσιν οἱ ἄδηλοι πόροι τοῦ σώματος ἢ
τὰ πέρατα τῶν ἀγγείων καὶ ἐπὶ τῇ διαπνευστίᾳ τοῦ βάθους
ἐξαφθῇ πυρετός. διὰ δὲ σῆψιν, ὡς ὅταν ἡ ὑποκειμένη καὶ
πλεονεκτοῦσα ὕλη σαπῇ ἐν τῷ βάθει, καὶ ἀναδοθῇ τῇ καρ-
δίᾳ καὶ ἀνάψῃ πυρετόν. διὰ δὲ προσομιλίαν ἑτέρου θερμοῦ,
ὡς ὅταν ἐν ἡλιοκαΐᾳ ὑπερφλεχθείη ἡ κεφαλὴ καὶ μάλιστα
τὸ δικτυοειδὲς πλέγμα καὶ διὰ τῶν ἀρτηριῶν μεταδοθῇ τῇ
καρδίᾳ καὶ ἀνάψῃ πυρετόν.

Κεφ. γ΄. Σημεῖα δὲ εἰσβολῆς πυρετοῦ χάσμαι, φρῖ-
και, σκορδινισμοὶ, εἴτουν ἀποδιακλασμοὶ, ναυτίαι, καταφορὰ
ὕπνου, βηχίον μικρὸν καὶ ὑπότραχυ, ἄκρων κατάψυξις καὶ

ſinapi, allium et his ſimilia oblata fuerint et horum qua-
litas in cor diſtributa calorem in eo nativum inflammabit
et febrem accendet. Propter motum autem dupliciter, is
enim vel animi vel corporis eſt; animi quidem ut in ira
et ſollicitudine; corporis autem ut in immodico labore.
Propter adſtrictionem autem quum ob lentorem aut craſſi-
tiem quandam inaruerint et obſtructi fuerint inſenſibiles
corporis meatus aut extrema vaſorum vel in difflatione
ejus quod eſt in profundo, febris eſt accenſa. Ob putre-
dinem ut quum ſubjecta redundansque materia, in pro-
fundo putruerit atque in cor diſtributa febrem accenderit.
Propter viciniam autem alterius calidi, veluti quum in ſo-
lis ardore caput exaeſtuaverit maximeque plexus retifor-
mis atque per arterias calor in cor diſtributus febrem
accenderit.

Cap. III. Invadentis febris ſigna ſunt oſcitationes,
horrores, pandiculationes ſive animi concitationes, nau-
ſeae, delationes in ſomnum, tuſſicula ſubaſpera, extremo-

ταῦτα μὲν ἔξωθεν τὰ γνωρίσματα. ἀπὸ δὲ τῶν σφυγμῶν
ἔκ τε τῆς σμικρότητος καὶ τῆς ἀνωμαλίας διαγινώσκεται καὶ
τὸ διαλεῖπον. καὶ ἐν μὲν τῇ εἰσβολῇ κατεπάγει μᾶλλον ἡ
συστολὴ τοῦ σφυγμοῦ κατά τινος ἀνωμαλίας καὶ σμικρότητος.
ἐν δὲ τῇ ἀναβάσει μοχθηροὶ πώς εἰσιν ἐπαυξομένης τῆς
διασιολῆς μέχρι τελείας ἀκμῆς, ἐπιτεινομένης δὲ τῆς θερμα-
σίας πρῶτον τὸ μέγεθος αὔξεται, εἶτα προσλαμβάνεται καὶ
τὸ τάχος. ὅταν γὰρ ἱκανῶς ἐκπυρωθῇ ὁ πυρετός, μεγάλους
ἅμα καὶ ταχεῖς ἐργάζεται τοὺς σφυγμούς· ἢν δὲ ἐπὶ πλεῖον,
καὶ πυκνούς. καὶ ποίῳ τρόπῳ πρὸ τῶν πυρετῶν αἱ χάσμαι
προγίνονται; χασμῶνται πρὸ τῶν πυρετῶν οἱ νοσοῦντες καὶ
διακινουμένων καὶ βίᾳ διατεινόντων αὐτούς. ὥσπερ γὰρ ἐκ
τῶν λεβήτων ἀτμὸς ἀνέρχεται πολὺς ἐφεψημένου τοῦ ἐν αὐ-
τοῖς ὕδατος, οὕτω καὶ ἐκ τῶν ἔνδοθεν τοῦ σώματος ἀνα-
βαινόμενος ὁ ἀτμὸς διατείνει καὶ διασείει καὶ συστρέφει τοὺς
μύας τοῦ σώματος. εἰώθασι γὰρ τὰ νεῦρα χλιαινόμενα διΐ-
στασθαι καὶ οὕτως αἱ χάσμαι γίνονται.

[897] Κεφ. δ'. Ὅταν αἱ φλέβες πλησθῶσι καὶ πρι-

rum perfrigerationes atque haec funt extrinfeca figna. A
pulfibus autem ex parvitate et inaequalitate cognofcitur
quod reliquum eft. Ac in acceffione quidem ipfius pulfus
fyftole magis urget cum inaequalitate quadam ac parvitate;
at in ipfo incremento fere funt peffimi aucta diaftole ad
perfectum ufque vigorem, calore autem intenfo primum
magnitudo augetur, deinde et celeritas affumitur. Nam
quum fufficienter febris accenfa fuerit magnos fimul et
celeres pulfus efficit; fin autem impenfius etiam crebros
quo nempe modo ante febres fiunt ofcitationes? Ofcitant
ante febres aegri ob concuffionem et vim ipfos intenden-
tem. Nam quemadmodum ex lebetibus vapor multus at-
tollitur, fervente in ipfis aqua, ita etiam et ex iis quae
funt intra corpus vapor emiffus intendit et concutit ac
evertit corporis mufculos; folent namque nervi tepefacti
defidere atque ita fiunt ofcitationes.

Cap. IV. Quando venae implentur et intumefcunt

Ed. Chart. VIII. [897.]

σθῶσιν ὑπὸ τῶν πνευμάτων, ἐξοιδαινόμεναι τοὺς πόνους
ἐπιφέρουσι περὶ τὴν κεφαλὴν τῇ βίᾳ καὶ τάσει τῶν ἀνα-
πεμπομένων ἔνδον πνευμάτων. τὸν δὲ διὰ τῶν ἱδρώτων
μέλλοντα λυθήσεσθαι πυρετὸν γνωσόμεθα ἐκ τοῦ τὸ νόσημα
εἶναι διακαέστατον, οἷον ὁ προσαγορευόμενος καῦσος. χολῶ-
δες γὰρ τοῦτο δηλονότι τὸ νόσημα καὶ ὁπόταν μέλλει σφο-
δρῶς κινεῖσθαι, ῥῖγος ἐργάζεται· καὶ εἰ μὲν οὖν ἐπισχεθείη
γαστὴρ ἢ οὖρα τῆς κρίσεως ἐγγὺς οὔσης, ἐλπίζειν χρὴ ῥῖγος·
εἰ δὲ καὶ ἀμφοτέρων ἡ ἐπίσχεσις γέγονε καὶ οὐ πάρεστιν
ἔμετος ἢ αἱμορραγία, ἱδρὼς ἐξ ἀνάγκης ἔσται πολὺς καὶ
μᾶλλον ἐπειδὰν οἱ κάμνοντες παραπέσωσιν ἐπιδιδόντος τοῦ
παροξυσμοῦ καὶ θερμότεροι ἐκ τούτου γινόμενοι καί τις ἀτ-
μὸς ἐκ τοῦ σώματος ἀνείη θερμὸς, οἷος οὐ πρόσθεν ἐγένετο
ἐπὶ τῶν νεωστὶ λελουμένων. οἵ τε σφυγμοὶ μεγάλοι καὶ
ὑψηλοὶ καὶ ταχεῖς καὶ εἰς διαστολὴν μᾶλλον ἐπιγινόμενοι
καὶ οἷον κυματώδεις. ὅ τε τῆς ἀρτηρίας χιτὼν μαλακός τε
καὶ δίϋγρος φαίνεται, ἡ δὲ ἐπιφάνεια τοῦ παντὸς σώματος
κνησμώδης καὶ μαλθακὴ καὶ κατά τινας ὥρας ἐρυθραινο-

a flatibus interfectae capitis dolores inferunt, vi ac ten-
fione flatuum intus immiſſorum. Febrem vero per ſudo-
res iri ſolutum cognoſcemus ex eo quod morbus maxime
ſit accenſus, quemadmodum qui cauſus appellatur. Bilio-
ſus namque morbus is eſt qui quando movendus eſt vehe-
menter rigorem efficit; ac proinde ſi ſuppreſſa fuerit al-
vus urinave, proxima quum fuerit criſis, rigor erit exſpe-
ctandus, ſin utriusque facta fuerit ſuppreſſio neque adſit
vomitus aut fluxus ſanguinis, ſudor neceſſario futurus eſt
plurimus magisque quum aegri prociderint augeſcente ac-
ceſſione atque ea de cauſa facti fuerint calidiores aut
quispiam calidus e corpore halitus exſpiret qualis antea
non fuerit in recenter lavatis. Pulſus magni alti et cele-
res atque in diaſtolen magis properantes, ac veluti undoſi,
quum arteriae tunica mollis appareat et humida, totius
vero corporis pruriens ſuperficies ac mollis et quibusdam

Ed. Chart. VIII. [897.]

μένη· καὶ ταῦτα μὲν ἐν τῷ κριτικῷ παροξυσμῷ γιγνόμενα
πέψεως προηγησαμένης καὶ τῆς κριτικῆς ἡμέρας ἀγαθῆς
οὔσης σωτηρίων καὶ λυτικῶν ἱδρώτων ἔσται δηλωτικά· δῆ-
λον δ' ὅτι θερμὸν εἶναι δεῖ συμμέτρως τὸν λυτικὸν ἱδρῶτα
καὶ δι' ὅλου τοῦ σώματος συνιστάμενον καὶ πρὸς λόγον κου-
φίζοντα καὶ εὐφορώτερον ἀποφαίνοντα τὸν ἄνθρωπον. οἱ
δὲ ψυχροὶ ἱδρῶτες σὺν μὲν ὀξεῖ πυρετῷ γινόμενοι θάνατον
σημαίνουσι, σὺν δὲ πρηϋτέρῳ, μῆκος νόσου. ἱδρῶτες πυ-
ρεταινόντων ἢν ἄρξωνται ἀγαθοὶ καὶ τριταῖοι καὶ πεμ-
πταῖοι καὶ ἑβδομαῖοι καὶ ἐναταῖοι καὶ ἑνδεκαταῖοι καὶ τεσ-
σαρεσκαιδεκαταῖοι καὶ εἰκοστῇ ἑβδόμῃ καὶ τριακοστῇ τε-
τάρτῃ· οὗτοι γὰρ οἱ ἱδρῶτες νόσους κρίνουσιν, εἰ δὲ μὴ
οὕτω γιγνόμενοι, πόνον σημαίνουσι καὶ μῆκος νόσου καὶ
ὑποτροπιασμόν· καὶ ὅκου ἔνι τοῦ σώματος ἱδρὼς, ἐκεῖ
φράζε τὴν νοῦσον· καὶ ὅκου ἔνι τοῦ σώματος ψυχρὸν ἢ
θερμὸν, ἐνταῦθα ἡ νοῦσος· καὶ ὅκου ἐν ὅλῳ τῷ σώματι
μεταβολὴ καὶ ἢν τὸ σῶμα ψύχηται ἢ αὖθις θερμαίνηται ἢ
χρῶμα ἕτερον ἐξ ἑτέρου γίγνηται, μῆκος νόσου σημαίνει.

horis rubefcens; atque haec in accessione critica contin-
gunt praeeunte coctione, ac die critico bono falubrium
ac morbos folventium fudorum figna comparebunt; mani-
feſtum vero eſt calidum eſſe moderate debere fudorem qui
morbum foluturus eſt, ac per omne corpus diffufum et
juxta rationem levantem alacrioremque hominem redden-
tem. At frigidi fudores cum acuta febre erumpentes mor-
tem; cum mitiore vero morbi longitudinem fignificant.
Sudores febricitantium boni ſi incipiant, tertio die, quinto
et feptimo et nono et undecimo et quartodecimo et vi-
gefimofeptimo et tricefimoquarto; hi namque fudores mor-
bos judicant; qui vero ejusmodi non fuerint, dolorem
fignificant morbi longitudinem et recidivam; qua autem in
parte corporis fuerit fudor, in ea morbum eſſe dicito; et
qua in parte corporis fuerit frigus aut calor, in ea mor-
bus, et quum in toto corpore mutatio, ac ſi corpus refri-
geretur, ac ſtatim incaleſcat aut color ex alio alius gene-
retur, morbi longitudinem fignificat. Sudor erumpens ex

Ed. Chart. II. [897.]

Ἰδρὼς ἐξ ὕπνου γιγνόμενος ἄνευ φανερῆς αἰτίης τὸ σῶμα σημαίνει, ὅτι πλείονι τροφῇ χρῆται· ἢν δὲ τροφὴν μὴ λαμβάνοντι τοῦτο γίνηται, σημεῖον ὅτι κενώσεως δεῖται τὰ σώματα. πυρέσσοντι ἱδρὼς ἐπιγενόμενος μηδὲ ἐκλείπων τὸν πυρετὸν κακόν. μηκύνει γὰρ ἡ νόσος καὶ ὑγρασίαν πλείω σημαίνει.

fomno fine caufa manifefta cibo corpus uti copiofiore figni-ficat; fi vero cibum non affumenti id contingat, vacua-tione indigere corpora fignum eft. Febricitanti fudor fu-perveniens nec folvens febrem malum. Prorogatur enim morbus et copiofiorem fignificat humorem.

ΓΑΛΗΝΟΥ ΠΕΡΙ ΦΛΕΒΟΤΟΜΙΑΣ.

Ed. Chart. VIII. [898.]

[898] Ἐν πάσῃ ἡμέρᾳ καὶ νυκτὸς ὥρᾳ χρείας κατ-
επειγούσης φλεβοτομήσεις σκοπὸν ἔχων ἐπὶ μὲν τῶν πυ-
ρεττόντων τὴν παρακμὴν τοῦ παροξυσμοῦ, ἐπὶ δὲ τῶν εἴτε
δι᾽ ὀφθαλμίαν ἢ δι᾽ ἄλλο τι τοιοῦτον χωρὶς πυρετοῦ δεο-
μένων φλεβοτομίας, τὸ μέγεθος σκόπει τῆς ὀδύνης ἢ τῆς
φλεγμονῆς. ἐν ᾗ γὰρ ἂν ὥρᾳ θεάσῃ τὴν ὀδύνην πραϋνομέ-
νην φλεβοτομήσεις. μηδενὸς τοιούτου κατεπείγοντος, ἄμει-
νόν ἐστιν ἕωθεν φλεβοτομεῖν· οὐκ εὐθέως ἅμα τῷ τὸν ὕπνον
ἐξαναστῆναι, ἀλλὰ προεγρηγορήσαντες χρόνῳ ὥρας μιᾶς.
καὶ προλούειν δέ τινας ἄμεινον καὶ προπεριπατήσαντας
ἐνίους. ἐφ᾽ ὧν δὲ προφυλακῆς χάριν φλεβοτομοῦμεν, ἐγχω-

GALENI DE VENAE SECTIONE.

In omni die et noctis hora urgente neceſſitate ve-
nam ſecabis, modo reſpicias in febrientibus quidem acceſ-
ſionis remiſſionem; in iis vero quibus aut ob ophthalmiam
aut quid aliud ſimile, ſine febre opus eſt venae ſectione
magnitudinem doloris aut inflammationis obſerva: qua
enim hora mitigatum dolorem inſpexeris venam ſecabis;
re nulla urgente ſatius eſt mane venam ſecare, neque ſta-
tim atque a ſomno fuerint excitati, verum circiter horam
unam antea vigilantibus. Ac prius abluere aliquos prae-
ſtiterit et alios prius ambulare. In quibus vero praecautio-
nis ergo venam ſecamus, etiam poſtquam aliquid operis

Ed. Chart. VIII. [898.]

ρεῖ καὶ μετὰ τὸ πρᾶξαί τινα τῶν συνήθων ἔργων φλεβοτο-
μεῖν. μέγεθος δὲ νοσήματος καὶ ῥώμη δυνάμεως οἱ πρῶτοι
σκοποὶ τῆς φλεβοτομίας. ἐπισκέπτεσθαι οὖν χρὴ ἐφεξῆς
ὁποία τις ἡ φυσικὴ κρᾶσίς ἐστι τοῦ ἀνθρώπου. καὶ τοὺς
μὲν μελαίνας ἔχοντας φλέβας καὶ ἰσχνοὺς μετρίως καὶ μηδὲ
λευκοὶς μηδὲ ἀπαλοσάρκους ἀφειδέστερον κενώσεις · τοὺς δ᾽
ἐναντίως φειδομένως · αἷμα μὲν ὀλίγον ἔχουσιν, εὐδιαφόρη-
τόν τε τὴν σάρκα. κατὰ τοῦτον οὖν τὸν λόγον οὐδὲ τοὺς
παῖδας φλεβοτομήσεις, ἄχρι τεσσαρεσκαιδεκαετοῦς ἡλικίας, ἐν
δὲ ταῖς μεγίσταις φλεγμοναῖς καὶ ταῖς ἰσχυροτάταις ὀδύ-
ναις, οὐδὲν οἶδα μεῖζον βοήθημα τοῦ ἄχρι λειποθυμίας
ἐκκενῶσαι προσέχειν μέντοι καλῶς ἐν τῇ καθάρσει τοῦ σφυ-
γμοῦ ἐφαπτόμενον αὐτὸν ἔτι ῥέοντος τοῦ αἵματος. ὥσπερ
καὶ ἐπὶ τῶν ἄλλων τῶν φλεβοτομουμένων · εἶθ᾽ ἃ πράττειν
ὅπως μήποτε λάθῃς ἀντὶ λειποθυμίας θάνατον ἐργασάμενος,
ἐὰν δὲ ὥρα ἐαρινὴ καὶ τὸ χωρίον εὔκρατον φύσει καὶ ἡ
τοῦ παιδὸς φύσις εὔαρμος, ἀφαιρήσεις αἷμα· καὶ μᾶλλον

foliti praeſtiterint, venam ſecare licet. Magnitudo vero
morbi et robur facultatis primi ſunt venae ſecandae ſcopi;
conſiderare igitur deinceps oportet, quale ſit hominis na-
turale temperamentum, ac atras quidem venas habentes
et mediocriter tenues, neque albas, neque molles carnes,
tutius vacuabis; his vero contrarios, parcius; ſanguinem
enim habent paucum et carnem quae facile perſpiret. Hac
igitur ratione neque pueris venam ſecabis usque ad deci-
mumquartum nnum aetatis. In maximis vero inflamma-
tionibus vehementiſſimisque doloribus nullum novi prae-
ſtantius auxilium, quam ad animi deliquium usque va-
cuare. In ipſa igitur purgatione diligenter advertendum
qualis ſit pulſus elevatio, fluente adhuc ſanguine, quem-
admodum et in aliis venae ſectionibus; deinde quid agere
expediat, ne nos lateat, quando ex animi deliquio mor-
tem invehamus. Sin autem verna fuerit tempeſtas et re-
gio natura temperata et pueri natura commoda, ſanguinem
detrahes ac magis quam imminent pericula, aut inflam-

Ed. Chart. VIII. [898.]

ὅπου οἱ κίνδυνοι ἐφεδρεύοιεν περιπνευμονίης ἢ συνάγχης ἢ
πλευρίτιδος, ἤ τινος ἄλλου ὀξέος καὶ σφοδροῦ νοσήματος
φλεβοτομεῖν, ὡς εἴρηται, σφυγμοῦ παρόντος. πᾶν γὰρ τὸ
πληγὲν μέρος οὐ προσέξεις τῷ ἀριθμῷ μόνῳ τῶν ἐτῶν,
ἀλλὰ τῇ τοῦ σώματος ἕξει. χρὴ δὲ ἐπὶ τῶν ψυχρῶν ὡρῶν
εὐλαβεῖσθαι κένωσιν δαψιλῆ, διὰ τὴν ἑπομένην κατάψυξιν.
οὐχ οἷόν τε διὰ γραφῆς ἑκάστῳ τῶν ἀνθρώπων ἀφορίσαι
κενώσεως μέτρον, οἶδα γὰρ ἐπ᾽ ἐνίων αὐτάρκως ἀφελὼν ἓξ
λίτρας αἵματος, τὸν πυρετὸν αὐτίκα σβεσθῆναί τε καὶ μη-
δεμίαν ἀκολουθῆσαι τῆς δυνάμεως κένωσιν· ἐπ᾽ ἐνίων δὲ
ἡμίσειαν ἄνευ τοῦ παραβλάψαι, ἐφ᾽ ὧν εἰ δύο τις ἐκένω-
σεν, ἐσχάτως ἂν ἔβλαψε. καὶ τοῦτο οὖν οἶδα καὶ μίαν ἀφή-
ρηκεν, ἐνίοτέ ἐστιν ὠφελῆσαι καὶ αὐτῆς ἔλαττον, ἀντισπά-
σεως ἕνεκα. τὰς γὰρ κατ᾽ εὐθεῖαν τῶν πασχόντων φλέβας
τέμνων, ἐν τάχει θεάσῃ σαφῆ τὴν ὠφέλειαν. εἰ δέ τις
κατὰ τὸν παράμεσον δάκτυλον φλέβα διαιρῶν, ἔνιοι δὲ τὴν
μεταξὺ τοῦ τε μέσου καὶ παραμέσου δακτύλου φλέβα καὶ
συγχωρήσαντες ῥεῖν τῷ αἵματι μέχρι περ ἂν αὐτομάτως

mationis pulmonis aut anginae aut pleuritidis aut cujus-
piam alterius acuti ac vehementis morbi, venam fecare
oportet, ut dictum eſt, prout pulſus ratio feret; ad omne
enim membrum percuſſum advertes non annorum ſolo nu-
mero, ſed corporis habitu. In fiigidis autem tempeſtati-
bus, larga vacuatio vitanda eſt ob ſequentem refrigeratio-
nem. Haud fieri poteſt ut cuiusque hominis vacuandi
modus ſcriptis definiatur, novi enim in quibusdam ſan-
guinis detractas ſex libras, febri ſtatim reſtinguendae fuiſſe,
ſatis, neque ullam conſequutam facultatis diſſolutionem;
in quibusdam vero ſelibram fuiſſe ſine noxa detractam,
in quibus ſi quis duas detraxiſſet, maxime nocuiſſet. Novi
et hoc, quod ſi una detracta fuiſſet aut etiam minus pro-
fuiſſet; propter revulſionem. Qui namque ſecundum re-
ctitudinem venas ſecaret aegrotantis, confeſtim manifeſtam
utilitatem vidiſſet. Si quispiam ejus qui a medio primus
eſt, digiti venam ſecet, nonnulli vero mediam inter me-
dium et eum qui a medio primus eſt, digitum, venam ſe-

Ed. Chart. VIII. [898. 899.]

στῇ, τὸν σπλῆνα ὠφελεῖσθαι, ὡς καὶ τὴν ἐν ἀγκῶνι φλέβα
τέμνειν τὴν ἔνδον. ὠφελεῖ γὰρ ἱκανῶς σπλῆνα κακοπρα-
γοῦντα κένωσις αἵματος, ἐξ ἀριστερᾶς χειρός· καὶ μέντοι
κἀπὶ τῶν πλευριτικῶν ἢ κατ᾽ εὐθὺ τοῦ πάσχοντος φλεβο-
[899] τομία τὴν ὠφέλειαν ἐναργεστάτην ἐπεδείξατο πολλά-
κις· ἡ δὲ ἐκ τῆς ἀντικειμένης χειρὸς ἢ πάντως ἀμυδρὰν ἢ
μεταχρόνιον. ὀδύνας δὲ ἰσχυροτάτας ὀφθαλμῶν, εἴτε ὠμιαία
καλουμένη φλὲψ ἢ ἡ ἀπ᾽ αὐτῆς ἀποσχιζομένη κατ᾽ ἀγκῶνα
τμηθεῖσα. ἐπὶ δὲ πλευρᾶς πεπονθυίας ἢ πνεύμονος ἢ δια-
φράγματος ἢ σπληνὸς ἢ ἥπατός τε καὶ γαστρὸς τὴν διὰ
μασχάλης ἐπὶ τὴν κατ᾽ ἀγκῶνα διάρθρωσιν ἀφικνουμένην.
τέμνειν μὲν δεῖ μάλιστα ἀποσχιζομένην εἰς τὴν καμπὴν τῆς
διαρθρώσεως, ἣν ἴστε δήπου τῆς ὠμιαίας φλεβὸς ἀποσχι-
ζομένης συναπιοῦσαν. τρεῖς γὰρ οὗτοι τρόποι τῆς κατ᾽
ἀγκῶνα φλεβοτομίας εἰσὶν, ἥ τε ἔξω καὶ ἡ ἔσω καὶ ἡ μέση·
ἡ μὲν οὖν ἔνδον ἐπὶ τῶν κάτω τοῦ τραχήλου πεπονθότων
ὠφέλιμος, ἡ δ᾽ ἐκτὸς ἢ κατὰ τὸ πρόσωπον ἢ κατὰ τὴν κε-
φαλήν· ὁ δὲ μέσος τοπος ἐνίοτε μὲν ἀμφοτέρας ἔχει τὰς

fecant, finentes effluere fanguinem quoad fponte fubftite-
rit, lienem adjutum fuiffe, ut et cubiti venam fecantes
interiorem. Lieni enim male affecto abunde prodeft va-
cuatio fanguinis ex manu finiftra; atque adeo in pleuri-
ticis vena e directo lateris affecti fecta manifeftiffimam
faepius exhibuit utilitatem; at ex oppofita manu aut
prorfus obfcuram aut tardiorem. Ingentibus doloribus
oculorum, five humeralis appellata vena aut quae ab ea
propagatur in cubitum fecta. In latere dolente vel pul-
mone vel diaphragmate vel fplene aut hepate aut ventre
fecta quae ab axilla in cubiti articulum deducitur. Se-
care vero maxime oportet eam quae in flexum articula-
tionis propagatur, quem fcitis humerali vena diffifa fubire.
Tres enim hi funt modi venae fectionis in cubito, fcilicet
quae extra et quae intra et quae in medio. Interna au-
tem prodeft partibus quae funt infra collum affectis; ex-
terna vero iis quae circa faciem aut circa caput. At
medius locus quandoque habet utrasque diductas venas,

ἀποσχιζομένας φλέβας κατὰ τὸ πρόσω τῆς χειρὸς ἐκτεινο-
μένας, εἶτα ἐνταῦθα συναπτομένας. ἐνίοτε δὲ διὰ τάχεος
εἰς αὐτὰς ἀλλήλαις οὔσας ἐπὶ τὴν καμπὴν τῆς διαρθρώ-
σεως. ὅταν οὖν ἀφανεστέρας οὔσης τῆς οἰκείας τῷ πά-
σχοντι μορίῳ φλεβὸς, ἐπί τινα τῶν μέσων ἥκειν νίκην πυ-
ρῶν τὴν ἀποσχιζομένην τῆς οἰκείας τέμνειν μᾶλλον. ἔστι
δ᾽ ὅτε καὶ τῆς κατωτέρω τῆς κατ᾽ ἀγκῶνα διαρθρώσεως,
αἱ κατὰ τὸν πῆχύν εἰσιν, ἃς διαιρεῖν οὐδὲν κωλύει μὴ φαι-
νομένων τῶν κατ᾽ ἀγκῶνα. ὥσπερ δὲ τὰ εἰρημένα πάντα
μόρια ταῖς κατ᾽ ἀγκῶνα φλεβοτομίαις ὠφελεῖται, οὕτω καὶ
κατωτέρω τούτων ἐστὶν ὅσαι ταῖς ἐπιγύναις τε καὶ σφυρά.
ἔστι δὲ τῶν εἰρημένων τά τε κατ᾽ ἰσχίον καὶ κύστιν καὶ
μήτραν καὶ νεφροὺς ἐπαμφοτερίζεται. διὸ καὶ ταῖς ἀπ᾽
ἀγκῶνος ἐνίοτε φλεβοτομίαις ὑπακούουσιν, ὅταν ἡ φλεγμονὴ
πρόσφατος ᾖ καὶ πλῆθος αἵματος. ἢν δὲ ἡ διάθεσίς ἐστιν
ἢν ἰδίως καλοῦμεν νεφρῖτιν, τὴν κατ᾽ ἰγνὺν χρὴ τέμνειν
καὶ τὰς κατὰ τὰ σφυρὰ φλέβας. αἱ δὲ ἐν ταῖς μήτραις
φλεγμοναὶ τῶν ἐν ταῖς σκέλεσι φλεβῶν τεμνομένων, ὄφελος

ad partes manus anteriores protenſas, mox et illic con-
junctas; quandoque ſeſe celeriter invicem ſubeuntes in flexu
ipſius articulationis; quando igitur propria partis affectae
vena non comparet, ad aliquam e mediis veniendum
eamque ut ſedetur incendium potius ſecare oportet, quae
ſit quaſi propriae ramus. Aliquando autem et infra ipſius
cubiti dearticulationem illae, quae circa radium ſunt,
quas ſecare nihil prohibet non apparentibus iis quae in
cubito. Ut autem dicta omnia membra, ſectis in cubito
venis juvantur ita et in iis quae infra has ſunt ſe res
habet, ut in poplitibus et malleolis; ſunt autem et eorum
quae dicta ſunt quaedem quae inter coxendicem et veſi-
cam et vulvam et renes ambigunt. Ideo et ſectionibus
venarum in cubito nonnunquam cedunt, quum recens fue-
rit inflammatio aut ſanguinis exſuperantia. Sin autem ijs
fuerit affectus, quem proprie nephritim appellamus, popli-
tis venam oportet ſecare et eas quae ſunt in malleolis.
Quae vero in vulva fiunt inflammationes venarum quae

οὐ μικρόν. ταῖς γὰρ ἀπ᾽ ἀγκώνων κενώσεσι καὶ ἄλλο τι
πρόσεστι μοχθηρὸν καὶ φυλακτέον ψῦχος καὶ τροφὴν σύμ-
μετρον διδόναι ἐπὶ τρεῖς ἢ τέσσαρας ἡμέρας. λοιμοῦ δὲ
ποτε κατασχόντος ἰσχυροῦ τὴν Ἀσίαν, ὑφ᾽ οὗ πολλοὶ διε-
φθάρησαν, ὅθεν κἀγὼ τῇ νόσῳ κατὰ τὴν δευτέραν ἡμέραν,
ἀνέσεως μὴ γενομένης κατακνήσας τὸ σκέλος διὰ δυοῖν λι-
τρῶν κένωσιν ἔασα γενέσθαι καὶ διὰ τοῦτο τὸν κίνδυνον
ἀπέφυγον. πολλοὶ δ᾽ ἄλλοι χρησάμενοι τῷ βοηθήματι διε-
σώθησαν καὶ μάλιστα οἳ δαψιλῶς τὸ αἷμα ἐκκένουν. ἔτι
δὲ κεφαλαλγίας συμμέτρους ἀναιρεῖ καὶ παρισθμίων φλε-
γμονάς. τὰ δὲ χρονιώτερα τῶν τοιούτων συμπτωμάτων ταῖς
τομαῖς καὶ ἐγχαράξεσι διαλυόμενα, καὶ δὴ καὶ τοὺς ἐκ
νόσων δυσχερῶς εἰς τὴν κατὰ φύσιν ἕξιν ἑαυτοὺς ἀφικνου-
μένους, οὐδὲν οὕτως ἐπὶ τὴν προσήκουσαν εὐστροφίαν ἄγει,
ὡς ἡ δι᾽ ἐγχαράξεις ἀποκένωσις τοῦ αἵματος. ἐν τῷ με-
ταξὺ δὲ τοῦ λιχάνου καὶ μεγάλου δακτύλου τμηθεῖσα φλὲψ
καὶ ῥεύσας μέχρις ἂν αὐτομάτως παύσηται, χρόνιον ἄλγη-
μα καὶ μᾶλλον εἰ κατ᾽ ἐκεῖνο τὸ μέρος ἔρειδον ἰάσαιτο.

in cruribus fectione non parum juvantur; vacuationibus
enim quae e cubitis, fi quid aliud infeftum frigus maxime
vitandum et ad tres aut quatuor dies cibus mediocris of-
ferendus.   Quum olim gravis peftilentia Afiam invafiffet a
qua multi moriebantur, tum ego fecundo morbi die nulla
facta remiffione, crus fcalpenda ad binas libras vacuatio-
nem fieri permifi, atque hac ratione periculum effugi.
Multi quoque alii hocce auxilio quum ufi fuiffent, fuere
fervati ac maxime qui larga manu fanguinem eduxerunt.
Infuper etiam et mediocres capitis dolores et faucium
folvit inflammationes, diuturniora autem horum fympto-
matum diffolvuntur fectionibus et fcarificationibus. Atque
certe nihil eft, quod tantum poffit ad perducendos ad
naturalem habitum eos qui a morbis difficile refurgunt,
quam eae quae per fcarificationes fiunt, fanguinis vacua-
tiones. Inter indicem vero et pollicem fecta vena atque
fluens fanguis quoad fponte fubftiterit, diuturnum dolo-
rem, maxime fi illi parti infederit fanat.   In his vero

Ed. Chart. VIII. [899. 900.]

τῶν δὲ καθαιρομένων καὶ πλείω τοῦ μέτρου κενούντων καὶ
ψυχόντων καὶ ἐκλυομένων καὶ σπωμένων καταπαύειν τὴν
κάθαρσιν χρὴ καὶ ὕδωρ χλιαρὸν διδόντες, ἐμεῖν προτρέπο-
μεν· ἄμεινον δὲ χρῖσαι θερμῷ ἐλαίῳ χεῖρας καὶ πόδας·
ἵστησι δὲ οὐδενὸς ἧττον καὶ ὕπνου καὶ λουτροῦ. τῶν δὲ
μὴ ἱκανῶς καθαρθέντων αἱ ἀλουσίαι συμφερώτεραι, ἐπικα-
θαίρονται γὰρ νύκτωρ· ἐνδεέστερον δὲ τούτους χρὴ διαιτᾶν·
τῶν δὲ ἀσφαλῶς καθαρθέντων, ὠά τε καὶ χόνδρον καὶ ῥο-
φήματα καὶ οἶνον γλυκὺν, ὡς παρακινεῖν τὸ ἔντερον ἐν τῇ
καθάρσει διὰ ξεσμόν· ἁρμόξει δὲ καὶ τῇ ὑστεραίᾳ γάλα πί-
νειν μετὰ νάματος θυγατέρων ταύρων ἢ γλυκέος, οὕτω γὰρ
τὰς ἐπιῤῥεούσας συντήξεις κατακλύζων ἀποδείξῃ παντελῶς
τὴν κάθαρσιν.

[900] ΠΑΥΛΟΥ.

Περὶ τῆς ἐν τῇ φλεβοτομίᾳ ἐπισκέψεως.

Επισκέπτεσθαι δὲ χρὴ τὸν μέλλοντα φλεβοτομεῖν, μὴ
κόπρου πολύ τις ἐπίσχεσις ἐν τοῖς ἐντέροις ἐστί. κενοῦ-

qui purgantur et plus quam par eſt vacuantur et refri-
gerantur et reſolvuntur et convelluntur, vacuationem ſe-
dare oportet et aquam tepidam offerentes ad vomitum
provocabimus; melius vero fuerit manus et pedes oleo
calido illinere; ſedaretur nihilo minus ſomno et balneo.
Iis vero qui haud ſatis purgati ſunt, non lavari conve-
nit; nam noctu purgantur; hi parcius cibandi ſunt. Iis
autem qui tuto purgati ſunt, ova et alicam et ſorbitiones
et vinum dulce licet exhibere, quo inteſtinum ad purga-
tionem moveatur per clyſmum; conveniet etiam poſtridie
lac bibere, cum hircino aut taurino adipe aut dulci vino,
ſic enim confluentes colliquationes proluens, abſolutam
efficies purgationem.

EX PAULO.

De adhibenda cautione in ſanguinis detractione.

Qui venam ſecturus eſt advertere debet ne ſtercoris
multum in inteſtinis coerceatur. Hoc autem molli clyſmate

μὲν αὐτὴν διὰ μαλακοῦ κλύσματος, ἵνα μὴ αἱ φλέβες ἀπὸ
τῶν ἐντέρων ἕλξωσί τινα σηπεδονώδη τῶν περιττωμάτων
οὐσίαν. τοὺς μὲν οὖν διὰ νόσου παρούσης χρήζοντας τῆς
αἵματος ἀφαιρέσεως ἐν ἅπαντι καιρῷ φλεβοτομήσομεν, τὴν
ἀκμὴν καὶ μόνην ἐν πυρετοῖς, τὸν μερικὸν φυλαττόμενοι
παροξυσμόν. εἰ δὲ συνεχὴς πυρετὸς εἴη, πάντως ἑωθινὸς
καιρός ἐστιν ἐπιτηδειότερος, ὅσοι δὲ μὴ νόσου παρούσης,
ἀλλὰ προφυλακῆς ἕνεκα τὴν τοῦ αἵματος ἐπιζητοῦσι κένω-
σιν, τούτοις τὸ ἔαρ ἐπιτήδειον. ἐν δὲ ταῖς ἡλικίαις ἄχρι
τεσσαρεσκαίδεκα ἐτῶν ἡ κένωσις παραιτητέα. ὥσπερ αὖ
καὶ μετὰ τῶν ἑξήκοντα ἐνιαυτῶν, εἰ μή τις ἀπαραίτητος
ἀνάγκη ἡμᾶς βιάζοιτο καὶ καθόλου τοὺς ἀσθενεστέρως ἔχον-
τας, τὴν δύναμιν παραφυλακτέον καὶ τὰς ὑπὸ τῇ γλώσσῃ
δὲ φλέβας, ὡς ἐπὶ συναγχικοῦ πάθους, ἐγκαρσίως ἐκτέ-
μνομεν φυλαττόμενοι τὴν σφίγξιν. τινὲς δὲ καὶ τὰς ἐν τοῖς
μεγάλοις κανθοῖς διαφανεῖς φλέβας, ὡς ἐπὶ τῶν ἐν τῇ κε-
φαλῇ ἢ τοῖς ὀφθαλμοῖς χρονίων νοσημάτων ὁμοιοτρόπως
διαιροῦσιν. ἐν δὲ τῷ ποδὶ καθάπερ ἐπὶ ἰσχιαδικῶν ἢ κατὰ

vacuamus, ne venae ab inteſtinis putridam quandam ex-
crementorum ſubſtantiam eliciant. Ex praeſenti igitur
morbo, quibus ſanguinis detractio convenit, quovis tem-
pore venam ſecabimus. Vigorem et permanentiam in fe-
bribus, particularem acceſſionem obſervantes. Sin autem
continua febris fuerit, omnino matutinum tempus accom-
modatius, qui vero quum nondum morbus adeſt, ſed ad
praecautionem, ſanguinis vacuationem requirunt, his ver
eſt commodum. In aetatibus vero usque ad decimumquar-
tum annum vacuatio molienda. Quemadmodum et infra
ſexaginta annos, niſi nos quaedam efflagitans urgeat ne-
ceſſitas. Atque univerſim omnes qui imbecillam habent
facultatem ſunt obſervandi; atque eas quae ſub lingua
ſunt venas ut in anginae affectu ſecamus oblique adſtri-
ctionem obſervantes; quidam vero et quae in angulis ſunt,
obſcuras venas in diuturnis capitis et oculorum doloribus
diſſecant ſimiliter. In pede vero quemadmodum in iſchia-

Ed. Chart. VIII. [900.]

τὴν ὑστέραν τῇ ἀνωτέρω τοῦ ἔνδοθεν ἀστραγάλου τέμνουσιν
ἐς ὠφέλειαν.

ΕΞ ΙΠΠΟΚΡΑΤΟΥΣ.

Τὰ δὲ ὀξέα πάθη φλεβοτομήσεις, ἢν ἰσχυρὸν φαίνηται
τὸ νόσημα καὶ οἱ ἄγοντες τὴν ἀκμάζουσαν ἡλικίαν καὶ ῥώ-
μη παρῇ αὐτέοισιν. ἢν μὲν οὖν σύναγχος ᾖ, ἐκλεκτῷ ἀνα-
κάθαιρε εἴτ᾽ ἄλλο τι τῶν πλευριτικῶν. ἢν δὲ ἀσθενέστερο·
φαίνωνται, ἢν καὶ πλέον τοῦ αἵματος ἀφέλοις κλυσμῷ κατα
τὴν κοιλίαν χρίεσθαι διὰ τρίτης ἡμέρας, ἕως ἐν ἀσφαλείῃ
γένηται ὁ νοσέων καὶ λιμοῦ χρήζοι. φλεβοτομέειν οὖν τὸν
βραχίονα χρὴ τὸν δεξιὸν τὴν ἔσω φλέβα· καὶ ἀφαιρέειν
τοῦ αἵματος κατὰ τὴν ἕξιν καὶ τὴν ἡλικίην διαλογιζόμενος
τὸ πλέον καὶ τὸ ἔλασσον. ξυμπίπτει δὲ τοῖσι πλείστοισιν
αὐτῶν τριάδε. ἐρυθήματα προσώπου καὶ ὀμμαίων στάσιες
καὶ διαστάσιες χειρῶν, πρισμοὶ ὀδόντων, σφυγμοί, σιαγόνων
συναγωγὴ καὶ κατάψυξις ἀκρωτηρίων, πνευμάτων ἀπολήψιες

dicis vel ob anum fupra interiorem malleolum fecant ad
fecuritatem.

EX HIPPOCRATE.

In morbis autem acutis venam fecabis, fi morbus
gravis appareat et florentem aetatem egerint aegrolantes,
eisque robur adfit. Sin igitur angina fuerit, delige pur-
gationem vel fi quis alius pleuriticorum affectus. Sin
autem imbecilliores appareant, ac fi fanguinis plurimum
detraxeris, clyftere alvus tertio quoque die proluenda,
donec in tuto collocatus fuerit aeger, atque inedia uta-
tur. Vena igitur interior dextri brachii fecanda et fan-
guis ex habitu et aetate, deducta ratione liberalius aut
parcius detrahendus. Iftorum pluribus talia contingunt,
faciei rubores, oculorum ftrabyfmi, manuum diductiones,
dentium ftridores, pulfus, maxillarum contractiones, extre-
morum perfrigerationes; fpirituum interceptiones per ve-

Ed. Chart. VIII. [900.]

ἀνὰ τὰς φλέβας. φλεβοτομέειν ἐν ἀρχῇσιν εὐθέως, μετεώ-
ρων ἐόντων πάντων τῶν λυπεόντων πνευμάτων καὶ ῥευμά-
των, εὐβοηθητότερον γάρ ἐστι.

nas. Statim in principiis fecanda vena, fublimi exiftente
laborantium omnium refpiratione et fluxione, ad feren-
dam enim opem id accommodatius.

ΓΑΛΗΝΟΥ ΠΕΡΙ ΚΑΤΑΚΛΙΣΕΩΣ ΠΡΟΓΝΩΣΤΙΚΑ ΕΚ ΤΗΣ ΜΑΘΗ-ΜΑΤΙΚΗΣ ΕΠΙΣΤΗΜΗΣ.

Ed. Chart. VIII. [901.]

[901] *Κεφ. α'.* Περὶ μὲν τοῦ ὑπαρκτικὴν εἶναι τὴν μαθηματικὴν ἐπιστήμην, ἤρκει καὶ ἡ τῶν στωϊ·ῶν φιλοσόφων, ἀνδρῶν καὶ λόγους διεκπεπονημένων καὶ τὸν βίον ὁποῖός ἐστι παραστησάντων, δόξα. οὐδὲν δὲ ἧττον, ἐπεὶ καὶ ὁ παρὼν λόγος ἐστὶ περὶ ὧν καὶ ἡ ἰατρικὴ τέχνη ἐπαγγέλλεται, ἀναγκαῖόν ἐστι τῶν δοκιμωτάτων ἐν αὐτῇ τὰς ἱστορίας ἐκθέσθαι, ἵνα γνώριμος πᾶσι γένηται, ὅτι καὶ αὐτοὶ

GALENI PROGNOSTICA DE DE-CUBITU EX MATHEMATICA SCIENTIA.

Cap. I. Ad probandum quidem eſſentialem eſſe mathematicam ſcientiam vel ipſa Stoicorum philoſophorum virorum auctoritas ſufficiebat, qui tum libros elaborarunt tum vitam qualis ſit oſtenderunt. Nihilo minus tamen, quoniam etiam praeſens ſermo nobis eſt de illis, quae ars medica pollicetur, neceſſarium eſt eorum teſtimonia afferre, qui in ea fuere probatiſſimi, ut notum fiat

οἱ ἰατροὶ διὰ τὸ περὶ πλείστου ποιεῖσθαι τὸ προορατικον
μέρος τῆς αὐτῶν τέχνης, τοῦτο τῇ μαθηματικῇ ἐπιστήμῃ
ἀπένειμαν, καὶ εἰ μὴ πάντες, κατά γε τὸ πλεῖστον. Ἱπ-
ποκράτης γοῦν ὁ πολὺς σὺν τῇ ἀρχαιότητι καὶ θαυμαστὸς
τὴν ἐπιστήμην, φησίν· ὁπόσοι τὴν ἰατρικὴν ἀσκίοντες φυ-
σιογνωμονίης ἀμοιρέουσι, τουτέων ἡ γνώμη ἀνὰ σκότος κα-
λινδουμένη νωθρὰ γηράσκει. οὐ μόνον εἶπεν οὐ κατορθώ-
σουσιν, ἀλλ' ὅτι καὶ διασφαλήσονται. ἀνὰ σκότος γὰρ ἔφη
τὴν γνώμην πλανᾶσθαι τῶν τῇ φυσιογνωμίᾳ μὴ χρησαμέ-
νων. τὸ δὲ φυσιογνωμονικὸν μέρος τῆς ἀστρολογίας ἐστὶ
μέγιστον μόριον. ὁ οὖν τι μόριον ἐπαινέσας, πολλῷ μᾶλ-
λον ἂν τὸ ὅλον ἐγκωμιάζει. Διοκλῆς δὲ ὁ Καρύστιος καὶ
ῥήτωρ οὐ μόνον αὐτός φησιν, ὡς καὶ σὺ γινώσκεις, ἀλλὰ
καὶ τοὺς ἀρχαίους ἱστορεῖ, ἀπὸ φωτισμοῦ καὶ τοῦ δρομή-
ματος τῆς ☾ τὰς προγνώσεις τῶν νόσων ποιουμένους. ὁπότε
οὖν οἱ τηλικοῦτοι ἄνδρες, κατά γε ἀξίωμα καὶ τὴν ἐπιστή-
μην, οὐ διάδοχοι τῆς ἐν ἰατρικῇ προγνώσεως μόνον, ἀλλὰ

cunctis ipfos etiam medicos quos adfcifcere fibi oportuit
praevifivam fuae artis partem, fi quidem non omnes, ple-
rosque tamen mathematicae fcientiae illam tulifle acce-
ptam. Hippocrates igitur et vetuftate admodum notus et
fcientia admirandus, inquit, *quicunque exercentes medici-
nam phyfiognomoniae funt expertes, horum mens in te-
nebras devoluta torpida fenefcit.* Non folum dixit haud
recte facturos verum etiam erraturos; nam dixit per te-
nebras vagari mentem illorum, qui phyfiognomonia ufi
non fuerint. At phyfiognomonica pars aftrologiae eft pars
maxima. Qui igitur aliquam laudavit partem, multo ma-
gis celebret ipfum totum. Diocles vero Caryftius medi-
cus et rhetor non folum afferit ipfe, ut tu quoque nofti,
fed et veteres iufuper teftatur ab illuminatione et curfu
lunae morborum prognoftica folitos effe conficere. Quando
igitur tanti ac tales tum dignitate tum fcientia viri non
tantum ejus quae in medicina habetur, praecognitionis
haeredes fed etiam facti fuarum fectarum auctores hanc

Ed. Chart. VIII. [901. 902.]

καὶ κτίσται ἰδίων δογμάτων, ταύτην διαδεξάμενοι καὶ ἀλλο-
τρίους κόπους καρπούμενοι, περὶ τούτων τι διαστάσωσιν.
ὅθεν καὶ σὺ, φίλτατε Ἀφροδίσιε, διεκποιήσας τὸν τῆς κα-
τακλίσεως τρόπον καὶ στοιχήσας τοῖς προειρημένοις ἀνδράσι
καρπώσῃ τὸ κάλλιστον μέρος τῆς ἑαυτοῦ τέχνης, προγινώ-
σκων καὶ προλέγων τὰ μέλλοντα τοῖς κάμνουσι συμβήσε-
σθαι. ἀρξώμεθα δὲ τῶν πραγμάτων ἐντεῦθεν.

[902] *Κεφ. β'.* Πρὸ παντὸς δέον σκοπεῖν τὴν ☾
κινουμένην κατὰ πρόσθεσιν ἢ ἀφαίρεσιν τοῖς ἀριθμοῖς, οὐ
τοῖς φωσὶν, ὥς τινες πεπλάνηνται, ἂν οὖν γενομένης κατα-
κλίσεως, ἔν τινι τῶν δωδεκατημορίων ζωδίων, ἡ ☾ ἄρξηται
τοῖς ἰδίοις ἀριθμοῖς κινεῖσθαι, κατὰ τὸ ἰσόμοιρον ἐλθοῦσα,
ἰσόμοιρον δέ ἐστι τὸ διάμετρον, ἐπισημασίαν τὴν μεγίστην
ποιήσει. μάλιστα δὲ, ἐὰν καὶ σύνδεσμός ἐστιν, ὅταν ἀπὸ
συνόδου εἰς π' ☾. σύνδεσμον λύει καὶ πορεύσηται ἐπὶ τὸ
μεῖζον μέγεθος τοῦ δρομήματος, περὶ τὰς ρπ' μοίρας ἀναι-

admittunt, quo pacto homines qui hanc quaſi per manus
acceperunt fructumque ex alienis laboribus capiunt quid-
quam de his addubitabunt? Quocirca tu quoque, Aphro-
diſi cariſſime, ſi accurate decubitus elaboraveris modum
et praedictos viros fueris ſectatus, e pulcherrima tuae ar-
tis parte capies fructum praecognoſcendo, ac praedicendo
quae ſint aegrotantibus eventura. Hinc vero tractationem
inchoemus.

Cap. II. Ante omnia lunam conſiderare oportet,
num ea moveatur addendo an demendo numeris, non lu-
minibus, ſicuti decepti ſunt quidam. Si ergo ubi quis de-
cubuerit luna in aliquo duodecim zodiacum conſtituentium
ſignorum incipiat propriae magnitudini addendo et pro-
priis numeris moveri progrediens ad aequipartium; eſt
autem aequipartium idem quod diameter, maximam faciet
epiſemaſiam. Maxime vero ſi etiam conjunctionalis fue-
rit, ubi ſcilicet conjunctione ſoluta tendit in plenilunium
et feratur in curſus quantitatem majorem ſub centeſimum

ρεῖ. ἐὰν δὲ γενομένης κατακλίσεως ἡ ☾ κατ᾽ ἀφαίρεσιν
κινῆται, ἡ νόσος μέχρι τῆς ἰσομοίρου ἐπισημασίαν ποιησα-
μένη ἐπὶ τὸ ἰσόμοιρον τὴν νόσον ἐπὶ ὑγιέστερον τρέπει.
πρόσεχε δὲ καὶ τὰς κινήσεις, ἤτοι μαρτυρίας τῶν ἀστέρων.
ἐὰν γὰρ ἡ ☾ κατακλίσεως γενομένης κινῆται ἐπὶ τὸ μεῖζον
συσχηματιζομένη, τὴν νόσον αὔξει καὶ ἐπικίνδυνον ποιήσει.
αὐξανομένη δὲ τοῖς τε φωσὶ καὶ τοῖς ἀριθμοῖς, περὶ τῷ
♂ τὴν ♃. ἀπαραβάτως κίνδυνον ἐποίσει. ἐὰν δὲ φαέ-
θοντι Διῒ τύχῃ συσχηματιζομένη καθ᾽ οἷον δή ποτ᾽ οὖν
τρόπον, τὰς νόσους ἀκινδύνους ποιήσει. ἢ ἐπὶ τετραγώνου
ἐπισημασίας γενομένης, ἀποκαταστήσει σώους ἐπὶ τὸ κατὰ
τὴν ♃. ἐὰν δὲ φλεγέθοντι Κρόνῳ σχηματίζηται, ἀφαι-
ροῦσα τοῖς ἀριθμοῖς, ἐπισφαλεῖς καὶ ἐπικινδύνους περὶ τὰς
Ϛ´ μοίρας ἀπεργάζεται. ἐὰν δὲ καὶ σύνδεσμον λύσασα ἐπὶ
τὰ ἥττονα φέρηται περὶ τὰς ρπ´ μοίρας, τὴν ἀναίρεσιν
ἀνυπερβάτως ποιήσει. ἐὰν δὲ ἥλιος ἢ ♃. ἐὰν δὲ τῷ ♀
ἢ ☿ συσχηματισθῇ κατὰ τὴν κατάκλισιν ἀφαιροῦσα τοῖς
ἀριθμοῖς ἢ καὶ τῷ φωτὶ λήγουσα, μειωθήσεται ἡ νόσος περὶ

et octogeſimum gradum interficit. Si vero ubi quis de-
cubuerit, luna demendo moveatur morbus uſque ad oppo-
ſitum faciet commotionem; poſt oppoſitum vero, morbum
in magis ſalubre convertit. Adverte autem animum ad
motus teſtimoniaque ſtellarum. Si enim ubi quis decu-
buerit luna in majus moveatur, Marti ſolique configurata
augebit morbum et periculoſum reddet. Si vero lumini-
bus numerisque augeatur circa Martem, oppoſitum pericu-
lum proculdubio afferet. Si vero phaëtonti Jovi quocun-
que modo fuerit configurata, morbos ſine periculo faciet:
vel in quadrato facta commotione incolumes reddet ad
oppoſitum. Si vero phlegethonti Saturno configuretur
numeris demens, circa nonageſimum gradum inſtabiles red-
dit ac periculoſos. Quod ſi coniunctione ſoluta ad mi-
nora feratur, circa centeſimum et octogeſimum gradum
absque ullo dubio interimet. Si vero ſoli vel Marti in
decubitu configuretur, numeris demens vel etiam lumine
deficiens, minuetur morbus ad gradum nonageſimum et

Ed. Chart. VIII. [902.]

τὰς δ' μοίρας καὶ ἐπισημασίας γενομένης, τραπήσεται ἐπὶ
τὸ ὑγιαίνειν. ἐὰν δὲ καὶ σύνδεσμον λύσῃ ἔτι μειουμένη ἐπι-
καθίστησιν ὑγιαίνοντα διὰ ρπ´ μοίρας. δεήσει δὲ προλαμ-
βάνειν καὶ τοὺς λοιποὺς τῶν ἀστέρων, καθ᾽ ἕκαστον ζώδιον
πῶς διάκεινται. τῆς γὰρ ☾ ἐπιπορευομένης τὰ ιβ´ ζώδια,
τὰ αἴτια τῶν νόσων ἐντεῦθεν γνωρίζονται. χρὴ δὲ πρὸ
πάντων εἰδέναι ὡς εἴ τις ἀμελῶς περὶ τὰς ψήφους διατε-
θείη, οὐδὲν αὐτὸ κατὰ τὸ ἀληθὲς ἀποβήσεται. μὴ ἀποβαί-
νοντος δὲ δικαίως ἂν αὐτὸς, οὐχὶ τὸ πρᾶγμα αἰτίας ἔχῃ.
οἱ δὲ ἀριθμοὶ ὡς ἐπὶ γενέσεως ἐξεταζέσθωσαν. ἐκ γὰρ
τούτων τὸ ἀκριβὲς γνωσθήσεται.

Κεφ. γ´. Ἐὰν γένηται κατάκλισις ☾ οὔσης ἐν ♈
πρὸς ♂ ἢ ☉ σχηματιζομένη, ἔσται ἡ νόσος ἀπὸ κεφαλῆς
ἐξ ἐκκαύσεως καὶ τὴν μήνιγγα ἀλγήσει. καὶ ἔσονται πυρε-
τοὶ συνεχεῖς. καὶ ἀγρυπνίαι. καὶ καύσωμα καὶ δίψα καὶ
τραχώδης ἡ γλῶσσα. καὶ τοῦ θώρακος ἐκπύρωσις. ἢ ἥπατος
πόνος. καὶ σφυγμοὶ ἐπηρμένοι καὶ ἄτακτοι, τούτοις ὠφέλιμος

facta commotione ad fanitatem convertetur. Quod fi con-
junctionem folverit et adhuc minuatur, circa centefimum
et octogefimum gradum incolumitati reftituet. Verum
affumere reliquas etiam ftellas oportebit per fingula figna
quo pacto fe habent, illinc etenim duodecim figna luna
permeante caufae morborum cognofcuntur. Ante omnia
autem fcire oportet fi quis negligenter fe in calculis gef-
ferit, nihil ei fecundum verum effe fucceffurum; fi vero
non fuccedat, in ipfo non in re caufam erroris merito fu-
turam. Numeri autem non fecus ac in ipfa nativitate
difquirantur ex hifce enim veritas certa cognofcetur.

Cap. III. Si factus fuerit decubitus quando luna
eft in ariete et Marti vel foli configuratur, morbus a
capite erit a folis aeftu atque meninges dolebunt et erunt
continuae febres et vigiliae et ardor et fitis et afpera
lingua et thoracis incendium vel hepatis dolor et pulfus
elati ac inordinati. His utile fuerit fanguinem educere et

ἡ τοῦ αἵματος ἀφαίρεσις καὶ προσαγωγὴ πάντων τῶν δυνα-
μένων ψύχειν καὶ παρηγορεῖν. ἔσται γὰρ παρακοπὴ καὶ
φρενῖτις. [903] ἀγαθοποιοῦ δὲ μηδενὸς παρεμπλεκομένου
τῇ ☾ καὶ ♄ τὸ αὐτὸ σχῆμα ἔχοντος μέχρι τῆς ζ' ἡμέρας
τελευτήσει ἐν τῷ α' τετραγώνῳ καὶ μάλιστα ἐὰν τοῖς ἀριθ-
μοῖς ἀναυξάνη ἢ τῷ φωτὶ ἡ ☾. ἐὰν γένηται κατάκλισις ☾
οὔσης ἐν ♈ σχηματίζεται δέ τις αὐτῇ τῶν κακοποιῶν διά-
μετρος ἢ □ ἢ σὺν αὐτῇ, φάσιν ποιούμενος δεήσειε τὸν
ἀστέρα αὐτὸν ἐφορᾶν ποῖος τίς ἐστι. κἂν μὲν ἢ ♄, τὰ
περὶ τὴν κεφαλὴν αἴτια γίνεται λήθαργος, ἀναίσθητοι, κα-
ταφωρικοὶ, κατεψυγμένοι, ἔτι δὲ ἀνώμαλοι, τῆς νόσου ποτὲ
μὲν ἀνειμένης, ποτὲ δὲ ἐπιτεινομένης. ἐὰν δὲ καὶ τοῖς φω-
σὶν ἀφαιρεῖ ἢ τοῖς ἀριθμοῖς ἢ τὸ συναμφότερον, ὡς προεῖ-
πόν σοι, εἰς τὴν εἰρημένην δ' μοῖραν ἐπισημασίαν μεγίστην
ἕξει. προσλάμβανε δὲ καὶ τὰς λοιπάς. ἐὰν γὰρ ♃ ἢ ἥλιος
προσνεύση κατά τι σχῆμα, μέχρι τοῦ ἄκρου κινδύνου ἐλεύ-
σεται καὶ παραλλάξας τὴν διάμετρον σωθήσεται. ἐὰν δὲ
Ἑρμῆς μόνος σχηματισθῇ τῷ προκειμένῳ ὅρῳ, ἀπαραλλά-

adhibere omnia, quae frigefacere queant et mitigare, nam
erit delirium atque phrenitis. Quod ſi nulla benefica lu-
nae complicetur habeatque Saturnus eandem figuram us-
que ad diem ſeptimum interibit in primo quadrato et
maxime ſi luna numeris vel lumine augeatur. Si autem
factus decubitus fuerit ubi luna eſt in ariete et aliqua
maleficarum ex oppofito vel quadrato ei configuratur vel
cum ipſa apparet, ſtellam ipſam videre oportebit quaenam
ſit. Ac ſi quidem fuerit Saturnus, caufae in capite funt,
lethargus fine fenfu alto fomno oppreſſi, infrigidati, ad-
huc autem inaequales nunc quidem remiſſo morbo nunc
vero intenfo. Quod ſi illa quoque luminibus vel numeris
vel utrisque demat, ut tibi antea dixi, ad dictum gradum
nonagefimum maximam habebit commotionem. Sed et
reliquas quoque adjunge. Nam ſi Jupiter vel ſol aliqua
annuerit configuratione, in ſummum veniet difcrimen, at
oppofitum praetergreſſus fervabitur. Si autem ſolus Mer-
curius propofitae conſtitutioni configuretur, absque dubio

Ed. Chart. VIII. [903.]

κιως τελευτήσει. εἰ δὲ καὶ πυρόεις "Ἄρης, πρὸς τὸ προ-
κείμενον σχηματισθείη σχῆμα, ἀντιλήπτορές σοι μᾶλλον νο-
μιζέσθωσαν. διὸ δεήσει σε πᾶσαν σύνεσιν προσάγειν, εἰ-
δότα ὅτι τοῦ ἀστέρος ψυκτικώτερα τὰ πάθη καὶ ῥευματω-
δέστερά ἐστιν. ἐὰν δὲ "Ἄρης συσχηματίζεται ἢ τῷ ☍
προστιθεῖσα τοῖς ἀριθμοῖς ἢ καὶ τῷ φωτὶ, ποιήσει τὰ περὶ
τὴν κεφαλὴν πάθη· παρακοπάς· φρενίτιδας· περιωδυνίας·
φλεγμονάς· πυρώσεις· αἱμαγμούς. δεήσειεν οὖν ἐν πᾶσι
χρῆσθαι τοῖς δυναμένοις ψύχειν καὶ διαφορεῖν. καὶ τού-
τοις μάλιστα περὶ τὸ □. ἐπειδὴ ἀπὸ τῆς διὰ τρίτου ἄρ-
χεται τοῦ αὔξειν τὸ μέγεθος τῆς νόσου· ἐπισφαλῆ δὲ καὶ
ὀξύτατα πάθη μέχρι τῆς διαμέτρου γενήσεται. ἐὰν δὲ
Ἑρμῆς συσχηματισθῇ τῷ προκειμένῳ ὅρῳ, σωθήσεται κιν-
δυνεύσας, μετὰ γὰρ ♂ συμφωνεῖ, μετὰ δὲ ♄ τοὐναντίον.
ἐὰν δὲ γινομένης κατακλίσεως σχηματισθῇ ἡ ☾ τῷ Διῒ ἢ
τῷ Ἑρμῇ καὶ τῇ ♀. κἂν ὁποτέρῳ αὐτῷ μόνῳ ἀνωμάλους
μὲν τὰς νόσους ποιεῖ καὶ εἰς ἕτερα πάθη μετακυλίονται.
σώζονται δὲ ἀπαραβάτως. χρὴ οὖν σε προσέχειν ταῖς διαί-

morietur. Et fi ignens quoque Mars propofitae figurae
configuretur, redemptores tu potius exiftimabis. Quare
oportebit te omni prudentia uti fcientem hujusce ftellae
frigidiores effe affectus atque rheumaticos. Si vero luna
configuretur Marti vel foli numeris addens vel etiam lu-
mini inducet ea in capite affectus alienationes mentis,
phrenitides, dolores, inflammationes, incendia, cruentatio-
nes. Oportet igitur in cunctis uti illis, quae frigefacere
valeant et difcutere atque hifce quidem maxime circa
quadratum; nam poft tertium diem augeri incipit morbi
magnitudo, affectus vero periculofi erunt et acutiffimi us-
que ad oppofitum. Si autem Mercurius propofitae figurae
configuretur, periclitatus fervabitur; namque hic confentit
cum Marte, e contra vero a Saturno diffentit. Si vero
ubi factus fuerit decubitus, Jovi vel Mercurio et Veneri
vel etiam alteri ipforum tantum luna configuretur, mor-
bos quidem facit inaequales et in diverfos affectus devol-
vuntur, fed omnino fervantur. Te ergo oportet diaetis

Ed. Chart. VIII. [903. 904.]

ταῖς, αἰώραις τε καὶ περιπάτοις καὶ βαλανείοις καὶ οἴνου
δόσει. οἱ μὲν γὰρ πρὸς ♄ κατακλιθέντες ἐπιθυμήσουσι
καὶ βαλανείων καὶ ἠρεμίας ἐπὶ κλίνης, πολυτροφίας τε καὶ
θερμοποσίας. οἱ δὲ πρὸς Ἄρεως ψυχροποσίας, κινήσεως,
οἴνου, ἀνέμων. χρὴ οὖν σε καθ᾽ ἕκαστον ἀστέρα ἰδιο-
τρόπως τῆς ἐπιθυμίας μὴ ἀποσπᾶν. ἕκαστος γὰρ τῶν ἀστέ-
ρων οἷς ἥδεται καὶ ἐπιθυμεῖ, τούτοις καὶ ὠφελεῖται ὡς γὰρ
ἐμοὶ δοκεῖ, κράτιστε Ἀφροδίσιε, μὴ νομίσεις ταύτας τὰς
θεραπείας ἐναντιώματα εἶναι κατὰ τὸν ἰατρικὸν λόγον. ἐγὼ
γὰρ γνοὺς τὰς φύσεις τῶν ἀστέρων προσεφώνησά σοι ᾧτινι
ἕκαστος ἥδεται ἵνα ᾖς ἐν πᾶσιν ἀδιάπτωτος.

Κεφ. δ'. Ἐὰν δὲ τῆς ☾ · οὔσης ἐν ♉ κατακλιθῇ τις
Κρόνου ὄντος ἐν τῷ □ ἢ διαμέτρῳ ἢ συνόντος τῇ ☾ μά-
λιστα ἀφαιρούσης καὶ τῷ φωτὶ καὶ τοῖς ἀριθμοῖς, ἔσται ἡ
νόσος καὶ ἐν τῇ καταρχῇ, ἀπὸ κραιπάλης καὶ περιφορῶν
καὶ πλήθους καὶ ἔσονται στεγνοὶ πυρετοὶ καὶ τῶν ὑποχον-
δρίων ἄλγησις [904] καὶ τῶν ἄρθρων πόνος καὶ σφυγμοὶ

adhibere animum et geſtationibus et deambulationibus et
balneis et vino exhibendo: qui enim Saturno conſigurante
decubuere et balnea cupient et quietem et lectum cibum-
que multum et calentem potum. Qui autem Marte po-
tum frigentem, motum, vinum, ventos. Oportet ergo te
a proprio juxta quamlibet ſtellam deſiderio haud quaquam
retrahere; quaelibet enim ſtella quibus rebus delectatur
et optat, his etiam juvat. Ut enim mihi videtur, optime
Aphrodiſi, ne putato hujuscemodi curationes medicae ra-
tioni adverſari. Ego enim qui cognitas habeo ſtellarum
naturas effatus ſum tibi quibus rebus quaelibet delecte-
tur, ut in cunctis labi non poſſis.

Cap. IV. Si quis vero decubuerit quando luna eſt
in tauro et Saturnus in ejus eſt quadrato vel oppoſito
vel cum ipſa una praeſertim ubi ea et lumini et numeris
demit, morbus etiam in principio a crapula erit et fer-
culis et plenitudine; et erunt febres adſtrictae et hypo-
chondriorum dolor et labor articulorum et pulſus elati ac

Ed. Chart. VIII. [904.]

ἐπηρμένοι καὶ ἄτακτοι· καὶ ὅλου τοῦ σώματος φλεγμονὴ καὶ
περὶ τὸν πνεύμονα βάρους αἴσθησις καὶ εὐωνύμου πλεύρου·
τούτοις βοηθεῖ ἡ τοῦ αἵματος ἀφαίρεσις καὶ πάντων τῶν
δυναμένων καθελεῖν τὴν ἕξιν. ἀγαθοποιῶν οὖν μὴ παρεμ-
πλεκομένων μέχρι τῆς διαμέτρου, ἀπαραβάτως τελευτήσει·
ἐὰν δὲ καὶ τοῦ πυρόεντος τὸ αὐτὸ σχῆμα ἐπισχῇ ἢ ♂ ἐν
τῷ πρώτῳ ▢ τελευτήσει. ἀγαθοποιῶν δὲ παρόντων καὶ τὴν
πανσέληνον ἐπιθεωρούντων κινδυνεύσας σωθήσεται. ἐὰν δὲ
τῆς ☾ πανσελήνου οὔσης ἐν τῷ ταύρῳ, κατακλιθῇ τις μά-
λιστα ἡμέρας οὔσης, ♂ συνόντος αὐτῇ ἢ διάμετρος ἢ ▢,
ἔσται ἡ νόσος ἐκ πλήθους αἵματος καὶ στέγνωσις καὶ ἐκπύ-
ρωσις καὶ τοῦ τραχήλου καὶ ὀστίων ἄλγησις καὶ ἀγρυπνία
ὑπερβάλλουσα καὶ ἐπιθυμία πολλὴ οἴνου καὶ ψυχροῦ· τού-
τοις οὖν ἡ τοῦ αἵματος ἀφαίρεσις ὠφέλιμος καὶ πάντα τὰ
ἀναχαλῶντα. ♄ δὲ τὸ αὐτὸ σχῆμα ἐπέχοντος τῇ πανσε-
λήνῳ, μηδενὸς ἀγαθοποιοῦ παρεμπλεκομένου, τὴν ἐννάτην
ἡμέραν οὐχ ὑπερβήσονται. ἀγαθοποιῶν δὲ παρόντων ἢ
συσχηματιζομένων, κινδυνεύσας μέχρι τῆς ὀγδόης ἡμέρας

inordinati et totius corporis inflammatio et in pulmone
ac latere finiſtro fenſus gravitatis. Hos juvat ſanguinis
detractio eaque omnia quae valent habitum demoliri. Si
igitur beneficae usque ad oppoſitum non complicentur,
procul dubio morietur. Quod ſi etiam Mars eandem figu-
ram aut oppoſitum retineat, in primo quadrato interibit.
At ſi beneficae adſint lunamque adſpiciant, periclitatus ſer-
vabitur. Si vero quis decubuerit quando luna eſt in
Tauro, praecipue ubi dies eſt, Mars autem cum ea eſt ſi-
mul vel in ejus oppoſito aut quadrato morbus erit ex ple-
nitudine ſanguinis et adſtrictio et incendium et dolor colli
oſſiumque immodicae vigiliae et magnum vini deſiderium
et frigidae. His ergo ſanguinis detractio conducit et om-
nia quae relaxant. Quod ſi Saturnus eandem cum luna
obtineat figuram nullaque benefica complicetur, nonum
diem non ſuperabit; ſi autem beneficae praeſentes adſint
vel configurentur, periclitatus usque ad vigeſimum diem

σωθήσονται. ἐὰν δὲ τῆς σελήνης οὔσης ἐν ♉ κατακλιθῇ
τις κατὰ τὸν προκείμενον ὅρον μειουμένης αὐτῆς καὶ τοῖς
φωσὶ καὶ τοῖς ἀριθμοῖς, αὐτῇ δὲ σχηματισθῇ ♄ καθ' οἷον
δήποτ' οὖν τρόπον, μάλιστα ἐὰν ὁ ♀ συμπεριειλημμένος ᾖ
τὰ πάθη κατ' ἰδιοτροπίαν μὲν τοῦ ζωδίου, κατὰ τὰς ἀρχὰς
ἔσται βραδυκίνητα, δυσσύνοπτα, ὡς μὴ ὑπαρχούσης νόσου,
νωχελεῖς τε τοῖς σώμασι καὶ τὰς λαλιὰς τεθραυσμένοι· ἀνόρε-
κτοι δὲ τῷ στομάχῳ καὶ τὰς ἐν βάθει θερμασίας ὑποφαί-
νοντες, τοῖς τε ἄρθροις ἐναλγεῖς καὶ τὸ ὅλον σῶμα παρα-
μένοι. ταῦτα δέ σοι τὰ σημεῖα προστίθημι ἐπὶ παντὸς
ζωδίου. καὶ ἐάν τι τῶν εἰρημένων φαίνεται, εὐσύνοπτος ἡ
περὶ τοὺς κάμνοντας ἀπόφασις ἂν εἴη. φύσει γὰρ τὸ ζώ-
διον τοῦτο ἔχον ἐπισημασίας τῶν ὑδάτων, ἄγει χειμῶνας καὶ
κατὰ γῆν τε καὶ κατὰ θάλασσαν καὶ πνευμάτων παντοίων
ἐπισημασίας κινεῖ, διὸ δεῖ σε τῆς κεφαλῆς ἐπιμέλειαν ποιεῖν.
ὑποφανεῖ γάρ σοι ἀπαθὲς τὸ αἴτιον τῆς καταρχῆς τῆς νό-
σου, διὸ καὶ τὸ νευρῶδες ὅλον συμπαθήσει καὶ τὰ τοῦ στο-
μάχου παρακολουθήσει αἴτια. οἵ τε γὰρ σφυγμοὶ ἐνδεδυκό-

fervabitur. Si vero quis decubuerit quando luna eſt in
tauro, ac juxta propoſitam conſtitutionem et lumina et
numeros imminuit, ipſi vero Saturnus quomodocunque
configuratur, praeſertim ſi Venus una comprehendatur, af-
fectus juxta ſane ſigni proprietatem in ipſis initiis tarde
movebuntur et aegre innoteſcent, veluti ſi non adſit mor-
bus: et corporibus imbecilli et interrupti loquelis et ſto-
macho nihil appetentes et caleſactiones quae ſunt in pro-
fundo oſtendentes et articulis dolentes et toto corpore
reſoluti. Haec autem ego tibi ſigna totius zodiaci propono,
ut ſi quod ex illis appareat, facile videas quid de infir-
mis ſit pronunciandum. Natura enim ipſe zodiacus quum
habeat ſignificationes aquarum inducit et terra et mari
tempeſtates et excitat diverſorum turbationes ventorum.
Quare te capitis curam gerere oportet; hoc enim oſtendet
tibi principii fixam morbi cauſam; unde et nervoſum omne
compatietur et noxae ſtomachi conſequentur pulſusque
abditi et formicantes praecipue per diem. Quamobrem

τες καὶ μυρμηκίζοντες μάλιστα περὶ τὴν ἡμέραν, διὸ χρὴ
τρέφειν μὲν, μὴ εὐλαβεῖσθαι δὲ ὡς ὑπερβάλλουσαν ἀσθέ-
νειαν ὅσον διὰ τὴν μικροψυχίαν, τάς τε τοῦ αἵματος ἀφαι-
ρέσεις καὶ τῆς κοιλίας τὴν ὑπαγωγὴν ποιεῖσθαι πάντα ἀφαι-
ροῦντα. ἀπὸ δὲ τῆς □, ἐπὶ τὴν ♂ παραιτηρεῖσθαι. ἐὰν
γὰρ σύνδεσμον λύσασα τῆς σημασίας ἐπὶ τὸ βέλτιον κινήσῃ,
ἔσται ἐπὶ τῆς ♂ ἡ κατάλυσις τῆς νόσου. ἐὰν δὲ λύσασα
τὸν σύνδεσμον ἐπισημασίας ἐπὶ τὸ χεῖρον ποιήσει, μάλιστα
μηδενὸς ἀγαθοποιοῦ ἐπὶ τῆς κατακλίσεως παρεμπλακέντος
τὴν ♂ οὐχ ὑπερβήσεται. ἐὰν δὲ τῆς ☾ οὔσης ἐν ♉ κα-
τακλιθῇ τις καὶ σχηματισθῇ τῷ ♂ ἢ τῷ ☉ μάλιστα ἐπὶ
πανσέληνα ἢ ἀμφίκυρτα αὔξουσα τοῖς ἀριθμοῖς, ἔσται τὰ
αἴτια περὶ τὸν τράχηλον καὶ τὰ ὑποχόνδρια, ἐκ πλησμονῆς·
οἵ τε πυρετοὶ καυσώδεις καὶ ἐστεγνωμένοι· καὶ περὶ τὴν
γλῶσσαν τραχύτης· καὶ πικρία στόματος· αὐτοί τε τοὺς
ὀφθαλμοὺς ταυρηδὸν σχηματίζοντες, πᾶσά τε ἀπειλὴ περὶ
τὸ πρόσωπον, τάς τε λαλιὰς θρασείας καὶ πυκνότερον ἀνα-
πηδῶσι, πικραινόμενοι πρὸς τοὺς οἰκείους, διψαλέοι τε.

nutrire quidem oportet, non autem vereri ob pufillanimi-
tatem et detractiones fanguinis et ventris fubductionem
omniaque quae evacuant, ut quae magnam admodum de-
bilitatem inducant; a quadrato autem usque ad oppofitum
diligentius fervare. Si enim conjunctione foluta fignifica-
tiones mutabit in melius, morbus in oppofito diffolvetur;
ac fi conjunctione foluta in deterius fignificationes faciet,
praefertim fi nulla benefica in decubitu fuerit complicata,
oppofitum non praetergredietur. Si vero quis decubuerit
quando luna eft in tauro et Marti vel foli configuratur,
praefertim fi plena fit vel gibba utrinque numeris auge-
fcens in collo et hypochondriis erunt caufae ex plenitu-
dine et febres ardentes ac conftrictae et in lingua afperi-
tas et oris amaror; ipfi vero oculis torve intuentes fa-
ciesque prorfus minabunda ac verbis temerarii et fre-
quentius in domefticos amarulenti infultant et funt fiti-

χρὴ ουν τῆς κοιλίας ποιεῖσθαι ἐπιμέλειαν πρὸς τὸ στεγνῶ-
σαι, τάς τε τοῦ αἵματος ἀφαιρέσεις μάλιστα προσάγειν καὶ
μὴ πολὺ ἀποσπᾷν τῆς ἐπιθυμίας τοῦ ψυχροποτεῖν. αἱ γὰρ
νόσοι ἀπὸ τῆς ἀρχῆς ὀξύτεραι μέχρι τῆς διὰ πέμπτου ἕως
τῆς ζ΄ προσεδρεύειν δὲ χρή. ἐὰν γὰρ ἴδης τὸν ♌ κατὰ
τὸν δ΄, ἔσται καρδιακὴ διάθεσις. [905] διὸ χρὴ τῇ ἑβδο-
μαίᾳ προσεδρεύειν πᾶσαν τὴν ὥραν καὶ παρασκευασασθαι
πρός τε τοῦ οἴνου καὶ ψυχροῦ δόσιν. ἀπὸ δὲ τῆς ἑβδο-
μαίας, ἐὰν ἐπὶ τὸ χεῖρον τραπῇ, χρὴ ἀπογινώσκειν, ἀπαραι-
τήτως γὰρ τελευτήσει. συνορᾷν δὲ χρὴ καὶ τὰς ὥρας ἐπὶ
ταύτης τῆς ἐπισημασίας, πῶς δυνηθείης ἂν πρὸς τοὺς ἀγα-
θοποιοὺς σχηματίζειν τὴν ὥραν· καὶ βοηθεῖν πρὸς τὸ ὑπο-
στρέφειν ἢ λούειν ἢ οἰνοποτεῖν. ἐὰν γὰρ κατὰ ταύτην τὴν
ἐπισημασίαν δοθῇ τροφὴ, ὅπερ ἐστὶ κατὰ τὸν ἰατρικὸν λό-
γον ἐναντίωμα, πρὸς δὲ ἀγαθοποιὸν ὥραν φερομένη μεγά-
λως βοηθήσει. ἐὰν δὲ τῆς ☾ οὔσης κατὰ τὸν προειρημένον
τρόπον, σχηματισθῇ ὁ ♃ ἢ ὁ ☿ ἢ ἡ ♀, ἐάν τε προστιθῇ
τοῖς ἀριθμοῖς, ἐάν τε ἀφαιρῇ ἡ ☾ μέχρι τῆς ♋, τῆς σω-

culoſi. Oportet itaque ventris curam gerere ne ſit ad-
ſtrictus, atque in primis ſanguinis detractionibus uti neque
a deſiderio frigidi potus admodum retrahere, nam morbi
a principio usque ad quintum ſive ſeptimum erunt acu-
tiores. Oportet autem eſſe attentum. Si enim videris
leonem in quarto, erit affectus cardiacus. Quare oportet
in ſeptimo ſingulis horis eſſe attentum et ad vini ac fri-
gidae potionem praeparari. A ſeptimo autem ſi ad dete-
rius vertatur, ejus ſalus eſt deſperanda, nam inevitabiliter
morietur. Inſpicere autem oportet et horas in hac com-
motione quo pacto poſſis horam adaptare ad beneficas et
nutriendo vel lavando vel vinum exhibendo opitulari.
Si enim in hac commotione cibus detur, medicae id ra-
tioni adverſabitur; at ſi in hora detur beneficarum, ma-
gnopere juverit. Quod ſi lunae dum ad eum, qui dictus
eſt, ſe habet modum, Jupiter vel Mercurius vel Venus
configuretur ſive addat illa numeris ſive demat usque ad

τηρίας πρόδηλος ὁ τρόπος. χρὴ οὖν ἄτερ πάσης προσαγω-
γῆς διὰ τῶν ἀφαιρούντων διαιτᾶν.

Κεφ. ε'. Ἐὰν δὲ τῆς ☾ ἐν ♊ οὔσης κατακλιθῇ τις,
συνόντος ♄ ἢ ♂ ἢ ☐, ἔσται ἡ καταρχὴ τῆς νόσου, ἀπὸ
κόπου καὶ ἀγρυπνίας ἢ ὁδοιπορίας μάλιστα, ἐὰν ἡ ☾ ἀφαι-
ρῇ τῷ φωτὶ καὶ τοῖς ἀριθμοῖς. ἕξει γὰρ ἐναργῆ τὰ ἄρθρα
καὶ κατὰ μικρὸν ἡ νόσος ἐκφαίνει· καὶ ἀπὸ τῆς διὰ τρίτου
ἄρχεται αὔξειν μέχρι τῆς εἰκοστῆς. ἔσονται γὰρ λεπτοὶ οἱ
πυρετοὶ καὶ καθαιρέσεις παντὸς τοῦ σώματος, νυκτεριναῖς
ἐπιτάσεσι πυκνοτέραις καὶ σπληνὸς αἴσθησις. ἀγαθοποιοῦ
δὲ μηδενὸς παρεμπλεκομένου, πυρόεντος τοῦ ♂ τὸ αὐτὸ
σχῆμα ἐπέχοντος, μετὰ τὴν λ' ἡμέραν τελευτήσει. ἀγαθο-
ποιῶν δὲ παρόντων καὶ τὴν ☾ ἐπιθεωρούντων, εἰς χρόνων
πάθη καὶ περιοδικὰ ἐμπεσὼν σωθήσεται. ἐὰν δὲ ☾ οὔσης
ἐν ♊ κατακλιθῇ τις πυρόεντος ♂ ἢ συνόντος ἢ ☐ ἢ ♂
αὐξούσης τοῖς ἀριθμοῖς καὶ τῷ φωτὶ, ἔσται ἡ νόσος
ἐπισφαλὴς καὶ ἐπικίνδυνος. ἔσονται γὰρ πυρετοὶ συνεχεῖς

oppofitum, manifefta fiet ad falutem converfio. Oportet
ergo citra omnem adjectionem diminuendo cibare.

Cap. V. Si vero aliquis decubuerit, quando luna eft
in geminis et Saturnus eft cum ipfa, vel ex oppofito aut
quadrato adfpicit, origo morbi a labore et vigilia erit
vel in primis ab itinere, fi luna lumini demat et numeris,
habebit enim in articulis dolorem; et paulatim fe retegit
morbus et a tertio die incipit augeri usque ad vigefimum;
febres enim tenues erunt et corporis totius extenuationes
ob eas quae frequentius noctu fient intenfiones et dolor
fplenis. Quod fi nulla benefica complicetur et eandem
igneus Mars figuram obtineat, poft trigefimum diem mo-
rietur. Sed fi adfuerint beneficae ac lunam intueantur,
in diuturnos et periodicos delapfus affectus fervabitur. Si
vero aliquis decubuerit, quando luna eft in geminis et
Mars vel cum ipfa eft vel ex oppofito feu quadrato adfpi-
cit tum autem numeris lumineque augefcit, inftabilis mor-
bus ac periculofus erit. Nam continuae erunt febres ad-

Ed. Chart. VIII. [905.]

καὶ στεγνοὶ καὶ καυσώδεις καὶ σφυγμοὶ ἐπηρμένοι καὶ ἄτα-
κτοι· τούτοις οὖν ὠφέλιμος ἔσται ἡ τοῦ αἵματος ἀφαίρε-
σις. ἐὰν δὲ ἀγαθοποιὸς μηδεὶς τὴν ☾ θεωρεῖ, τοῦ ♄ τὸ
αὐτὸ σχῆμα ἔχοντος, μέχρι τῆς ☍ τελευτήσει. ἐὰν δὲ ἀγα-
θοποιὸς ἐπιθεωρεῖ τὴν ☾ κινδυνεύσας σωθήσεται. ἐὰν δὲ
τῆς ☾ οὔσης ἐν Π κατακλιθῇ τις, ἔσται ἀπὸ κόπου καὶ
βαλανείων τὸ προκαταρκτικὸν αἴτιον, πᾶσά τε ὑγρότης καθ-
έξει τὸ πάθος. ἐὰν δὲ συσχηματισθῇ φαίνων ♄ συμπαρα-
λαβὼν στίλβοντα ☿, τῆς ☾ μάλιστα ἐκ τῆς ☍ ἀφαιρούσης
τοῖς ἀριθμοῖς, ἔσται ἐναλγὴς τὰς ὠμοπλάτας καὶ περὶ τὰς
ψόας, ὅλον τε τὸ σῶμα διάπυρον καὶ περὶ τὴν ἐπιφάνειαν, ὡς
ἐκ κατακαύσεως ἀλγῶν. ἔσονται δὲ ἀνωφελεῖς αἱ τοῦ αἵμα-
τος ἀφαιρέσεις, ὅπερ αὐτοὶ ἐπιθυμοῦσιν. ἐναντιοῦται δὲ
καὶ ψυχροῦ πόσις μέχρι τῆς ἑβδόμης. σύνδεσμον δὲ λυού-
σης καὶ κινουμένης αὐτῆς ἐπὶ τὰ ἥττονα ἀπαραβάτως ἀναι-
ρεθήσεται. ἐὰν δὲ ἐν τῷ προκειμένῳ ὅρῳ σχηματισθῇ τις
τῶν ἀγαθοποιῶν κατὰ τὴν κατάκλισιν, εἰς ἕτερα ἀφ' ἑτέρων
πάθη περιπίπτουσιν οἷον ἰσχιάδας καὶ ἄλλα τινὰ ἀλγήματα

ftrictaeque ac ardentes et pulfus elati ac inordinati. His
igitur conducet detractio fanguinis. Quod fi nulla bene-
fica lunam adfpiciat et eandem Saturnus figuram obtineat,
usque ad diametrum morietur. Sed fi eam benefica ad-
fpiciat, periclitatus fervabitur. Si vero aliquis decubuerit,
quando luna eft in geminis, procatarctica morbi caufa a
labore erit et balneis; atque omnis humiditas morbum
retinebit. Quod fi configuretur fplendens Saturnus fcin-
tillantem Mercurius affumens; praecipue fi luna conjun-
ctione numeris demat, fcapulas dolebit et lumbos et to-
tum corpus erit ignitum, ac in fuperficie veluti ex ad-
uftione dolens. Erunt autem inutiles fanguinis detractio-
nes quod quidem ipfi exoptabunt; et contraria erit frigi-
dae potio usque ad feptimum. Quum autem ea conjun-
ctionem folvit et ad minora movetur, procul dubio inter-
ibit. Si vero in propofita conftitutione aliqua beneficia-
rum in decubitu configuretur, ab aliis in alios decidunt
affectus ut ifchiadas et alios quosdam in ipfis articulis do-

Ed. Chart. VIII. [905. 906.]

περὶ αὐτὰ τὰ ἄρθρα, ἡ δὲ ποσότης σοι τοῦ χρόνου, δηλω-
θήσεται ἐξ αὐτῆς τῆς συναφῆς τῆς ☾, τουτέστι τῆς προβά-
σεως τοῦ ἀγαθοποιοῦ ἀστέρος· σώζονται γὰρ ἀπαραβάτως.
ὁ δ' αὐτὸς ὅρος καὶ ἐπὶ παντὸς ζωδίου. ἐὰν δὲ ἀσχημά-
τιστος ἅπασι τοῖς ἄστρασιν ἡ κατάκλισις γένηται, ἀνώμα-
λοί εἰσιν αἱ νοῦσοι, ἐπὶ δὲ τῆς ♄ ἀπαλλάσσονται. κείσθω
δέ σοι ἡ ἀνωμαλία οὕτως. ἐφ' ᾧ ἂν ζωδίῳ γένηται ἡ ☾,
τὴν οἰκοδεσποτείαν λάμβανε· [906] σημαίνει γάρ σοι αὐτὸς ὁ
ἀστὴρ τὴν διήμερον, πότερον ἐπιταθήσεται ἢ ἀνεθήσεται.
ἐὰν δὲ ἐν τῷ προκειμένῳ ὅρῳ τῆς κατακλίσεως τῆς ☾ οὔσης
ἐν Π, συσχηματισθῇ ♂ ἢ ☉ καθ' οἷον δή ποι' οὖν τρό-
πον ἢ καὶ ἀμφότεροι καὶ μάλιστα ἐὰν πανσελήνη ἢ ἀμφί-
κυρτος τύχοι, φέρεται δὲ ἐπὶ τὰ μεγάλα κινουμένη, ἔσται
μὲν ἐκ παντὸς τρόπου πρόληψις τοῦ κάμνοντος ἐπὶ τῷ ἀπελ-
πίζειν τοῦ ἑαυτοῦ· καὶ δακρύουσιν ἐπὶ τῷ οὕτως διαθέ-
σθαι, ἔκπαλτοι δὲ καὶ θρασεῖς ταῖς λαλιαῖς γίνονται, εἰδώ-
λων φαντασίαις ἐναλλόμενοι· κατὰ αὔξησιν τῶν ὅλων τὸ
πάθος κινούμενον. ἐπὶ δὲ τῆς ἡμέρας καὶ στομάχου ἀσθε-

lores. Quantitas autem temporis innotefcet tibi ex ipfa
lunae copulatione, hoc eft ex ipfo ftellae beneficae pro-
greffu, nam proculdubio fervantur. Eadem autem ratio in
omni figno. Si vero decubitus fiat omnium carens con-
figuratione ftellarum, inaequales morbi funt, fub oppofitum
autem liberantur. Inaequalitas vero ita tibi ftatuatur;
quocunque in figno luna exftiterit, in eo ipfam imperium
affumere: indicat enim tibi ipfa fiella per fingulos dies,
utrum intendetur an remittetur. Si vero in propofita
decubitus conftitutione luna fuerit in geminis et configu-
retur ei quocunque modo Mars aut fol aut uterque, ac
praecipue fi ipfa plena fuerit vel gibba utrinque, feratur
autem in magna fuo motu, erit quidem aegroti ea prae-
fumptio fuam ut falutem defperet; et lachrymantur quod
tali ftatu fint; exiliunt autem et funt in loquendo auda-
ces fimulachrorum imaginationibus infilientes; quibus om-
nibus augefcentibus augefcit affectus. Interdiu autem e
ftomachi eft debilitas et affectus circa meningem, ut fiant

νείας καὶ περὶ τὴν μήνιγγα διάθεσις, ὥστε καὶ ἐκλύτους
καὶ ἀσφύκτους γίνεσθαι. χρὴ οὖν τῶν ἄκρων ἐπιμελεῖσθαι,
διαδεσμεύοντας καὶ πυριῶντας τάς τε τοῦ αἵματος ἀφαιρέ-
σεις εὐθέτους ἡγεῖσθαι· κατὰ δὲ τὸ ζώδιον, μᾶλλον δὲ ὀρε-
γομένων αὐτῶν πρὸς τὰς τροφὰς ἐπιδιδόναι· ἀπὸ γὰρ τοῦ
συνδέσμου γνώσῃ τὸ σημεῖον καὶ ὑπακούσεις λύειν τὴν νό-
σον ἢ καὶ παρὰ τῷ στομάχῳ, εὐτονώτερόν σοι φανήσεται
ἢ τὸ τῆς μήνιγγος ἀποθέμενοι, σώζονται οὗτοι ἀνυπερβά-
τως. ἐὰν δὲ ἀπὸ τῆς ♌ ἐπὶ τὸ μεῖζον τραπῇ ἡ νόσος καὶ
κατὰ τὴν κοιλίαν λεπταὶ ἀνενεχθῶσι, ἀπαραβάτως ἀναι-
ροῦνται. βοηθεῖ δὲ μεγάλα ἡ προσαγωγὴ τῶν εἰωθότων.
ἐὰν δὲ τῷ προκειμένῳ ὅρῳ οἱ ἀγαθοποιοὶ συσχηματισθῶσι
κατὰ τόδε τὸ ζώδιον καὶ ἡ ☾ ἐάν τε ἀφαιρῇ, ἐάν τε προσ-
τιθῇ, πᾶσαν μὲν φαρμακείαν παραιτεῖσθαι δεῖ, διαιτᾷν δὲ
ἁπλοῖς καὶ εὐκαίροις βαλανείοις καὶ αἰώραις καὶ γυμνασίαις
ταῖς διὰ τῶν χειρῶν· ἀνυπερβάτως γὰρ σώζονται. τινὲς δὲ
ἐπὶ αὐτῆς τῆς □ ἀπαλλάττονται τῆς νόσου.

et proftrati et fine pulfu. Oportet ergo colligando atque
fovendo curam gerere extremorum et cogitare opportunas
effe fanguinis detractiones; juxta autem fignum et prae-
cipue fi ipfi appetant, adaugere cibos: a conjunctione enim
cognofces fignum et folvere morbum audies, fi et ftoma-
chus validior tibi effe videbitur et meninx ab affectu li-
berata, fervabuntur hi procul dubio. Quod fi ab oppofi-
tione morbus tendat ad incrementum et per ventrem te-
nuia reddantur, procul dubio intereunt. Magnopere au-
tem conducit, fi quae confueta funt exhibeantur. Si au-
tem beneficae juxta hoc fignum propofitae conftitutioni
configurentur, ac fi luna vel demat vel addat omnia qui-
dem medicamina abdicare oportet, regere autem balneis
fimplicibus et tempeftivis et geftationibus et exercitamen-
tis quae per manus fiunt, nam absque dubio fervantur.
Quidam autem in ipfo quadrato morbo liberantur.

Ed. Chart. VIII. [906.]

Κεφ. στ'. Ἐὰν δὲ τῆς ☽ οὔσης ἐν ♋ κατακλιθῇ τις
♄ συνόντος τε ἢ ♉ ἢ □, ἔσται ἡ καταρχὴ τῆς νόσου
ἀπὸ βαλανείων καὶ περιψύξεως καὶ περὶ τὸν θώρακα ῥευ-
ματισμὸς καὶ βῆχες καὶ στέγνωσις τοῦ σώματος καὶ πυρέτια
λεπτὰ καὶ κακοήθη καὶ σφυγμοὶ λεπτοὶ καὶ ἀσθενεῖς καὶ
πλευροῦ αἴσθησις. τούτοις οὖν πάντα τὰ θερμαίνοντα ἁρ-
μόσει. ἐὰν δὲ ἀγαθοποιὸς μὴ ἐπιθεωρήσῃ τὴν ☽, παρελ-
κύσας τὴν νόσον οὗτος τελευτήσει μέχρι τεσσαράκοντα ἡμε-
ρῶν. ἐὰν δὲ ἀγαθοποιὸς τὴν ☽ ἐπιθεωρήσῃ, πολλὰ κακο-
παθήσας σωθήσεται. ἐὰν δὲ τῆς ☽ οὔσης ἐν ♋ ἢ ♂
συνόντος αὐτῇ ἢ □ ἢ ♉, κατακλιθῇ τις, ἔσται ἡ καταρχὴ
τῆς νόσου ἀπὸ ἐμέτων καὶ χολέρας καὶ τῆς τοῦ στομάχου
ἀνατροπῆς. τούτοις οὖν ἁρμόσει πάντα ψύχοντα καὶ στε-
γνοῦντα. ἐὰν δὲ ἀγαθοποιοὶ μὴ ἐπιθεωρήσωσι τὴν ☽ ἐν
τῇ α' □ τελευτήσει. ἐὰν δὲ ἀγαθοποιὸς ἐπιθεωρήσῃ τὴν ☽
ἐν τῇ α' □ σωθήσεται. ἐὰν δὲ τῆς ☽ οὔσης ἐν ♋ κατα-
κλιθῇ τις, ἔσται ἡ νόσος ἐκ πληθώρας οἴνου καὶ ἐμφορή-

Cap. VI. Si vero aliquis decubuerit, quando luna
eſt in cancro et ei jungitur Saturnus vel ex oppoſito aut
quadrato adſpicit, morbi origo a balneis erit et frigefa-
ctione. In thorace erit fluxio et tuſſes et corporis ad-
ſtrictio et febriculae tenues ac malignae et pulſus tenues
debilesque et lateris dolor. His igitur convenient calefa-
cientia omnia. Quod ſi benefica lunam non adſpexerit,
morbo producto hic obibit usque ad diem quadrageſimum.
Si autem benefica lunam adſpexerit multis vexatus malis
ſervabitur. Si vero aliquis decubuerit quando luna eſt in
cancro et cum ea eſt Mars vel ex oppoſito aut quadrato
adſpicit, morbi origo a vomitibus erit et cholera ac ſto-
machi ſubverſione. His igitur convenient frigefacientia
et adſtringentia omnia. Quod ſi beneficae lunam haud
adſpexerint, in primo quadrato interibit, at ſi benefica
lunam adſpexerit, in primo quadrato ſervabitur. Si vero
quis decubuerit quando luna eſt in Cancro, morbus erit
ex vini ingurgitatione ac uſu immoderato. Incipiet autem

σεως. ἄρξεται δὲ ἀπὸ διαστάσεως καὶ ὑψηλώσεως τῶν μελῶν συγκαμνόντων καὶ διαλογιστικοὶ ὑποφαίνουσι τὸ νοσοῦν. ἔσται δὲ ἀπὸ ἐμέτων πυκνοτέρων καὶ χολῆς πλεονασμοῦ. δυσπνοοῦσιν οὖν καὶ τὰ πλευρὰ ἐπαισθάνονται ῥυπιζόμενοι πάνυ καὶ ἐν ἀέρι ψυχρῷ βουλόμενοι εἶναι ἀεὶ, ὥστε καὶ τὰ περιβόλαια ἀπορρίπτειν καὶ περὶ τὰ κῶλα ἐναλγεῖς μετανιστάμενοι πυκνότερον μάλιστα ἀπὸ 8, διὸ δεῖ μὴ μόνον ἀφεστάναι τῆς τοῦ ψυχροῦ δόσεως, ἀλλὰ καὶ προσάγειν τὰ δυνάμενα ψύχειν καὶ διαφορεῖν καὶ μάλιστα κατὰ τὰς ἀρχάς. [907] ἐὰν δὲ καὶ ἡ ☾ τῷ ♂ ἢ ☉ ἢ καὶ ἑκατέροις σχηματισθῇ καθ᾽ ὁπότερον φάσεως τρόπον, οἱ πυρετοὶ κατ᾽ ἐπίθεσιν καὶ αὔξησιν, οἵ τε σφυγμοὶ ἀνώμαλοι ποτὲ μὲν αὐξάνοντες, ποτὲ δὲ διαλεπτυνόμενοι· διὸ συμφέρει ἡ τοῦ αἵματος ἀφαίρεσις, ἀπὸ γὰρ τῆς διὰ πέμπτου μέχρι τῆς S μοίρας, τουτέστι τῆς τοῦ □ πλευρᾶς ἐπακολουθήσει ἐπάλληλα καὶ κακοήθη πάθη. μηδενὸς δὲ παρεμπλακέντος ἀγαθοποιοῦ, μέχρις οὗ τὸν σύνδεσμον λύσῃ, περὶ τὸ νευρῶδες πάσχουσι καὶ παρακόπτονται, ἐπιβοῶντες καὶ κραυγάζοντες.

a diftentione et elevatione membrorum collaborantium; et aegri differendo declarant locum affectum. Erit autem a frequentioribus vomitibus atque abundantia bilis: aegre igitur refpirat et coftas dolent projectantes fe valde, ac volentes frigido in aëre effe continenter, ut etiam operimenta abjiciant et circa artus dolentes frequentius exfurgent praecipue ab oppofito. Quare oportet non folum abfiftere a frigida exhibenda, fed adhibere etiam quae valeant frigefacere et difcutere praecipueque in principiis. Si vero Marti aut foli aut utrisque quocunque adfpectus modo luna configuretur, erunt febres per additionem et augmentum et pulfus inaequales, alias quidem aucti, alias autem attenuati. Quare fanguinis detractio conducit, a quinto enim gradu usque ad nonagefimum hoc eft quadratum lateris, fuccefivi et maligni affectus confequentur. Quod fi nulla benefica complicetur quousque folverit conjunctionem in nervofo patiuntur et delirant acclamantes

Ed. Chart. VIII. [907.]

φυσικῶς δὲ καὶ κατὰ τόδε τὸ ζώδιον, ἐν ταῖς νυξὶ τὰ πάθη
ἐπιγίνεται. ἐὰν δὲ τὸν σύνδεσμον λύσῃ καὶ ἐπὶ τὰ ἧττον
κινῆται, συνάψῃ δὲ ἀγαθοποιῷ, εἰς περιοδικὸν πάθος οἶον
τεταρταῖον ἐμπεσὼν σωθήσεται. ἐὰν δὲ κακοποιῷ συνάπτῃ,
οὐδὲν ἧσσον τῷ περιοδικῷ τρόπῳ ἀναιρεθήσεται· ἐὰν δὲ
ἐν τῷ προειρημένῳ τρόπῳ μηδεὶς τύχοι μέσος μέχρι τῆς
♂, τῆς ☾ σύνδεσμον λυούσης καὶ κινουμένης ἐπὶ τὰ ἥσσο-
να σωθήσεται. ἐὰν δὲ ἐπὶ τὰ μείζονα ἀπὸ συνδέσμου κι-
νῆται, μέσος δὲ τύχοι κακοποιός, λέγω δὴ ♄, μέχρι τῆς ♂
κινδυνεύσας σωθήσεται. φύσει δὲ οἱ κατακλιθέντες ἐν τῷδε
τῷ ζωδίῳ δυσεκλείπτους τὰς νόσους ἕξουσι καὶ κακοήθεις.
καὶ τὰ δοκοῦντα αὐτοῖς βοηθεῖν θεραπεύματα ἐναντιοῦνται.
ἁρμόζει δὲ καὶ οἴνου δόσις καὶ βαλανεῖα καὶ τροφαὶ δυνά-
μεναι ταχέως ἀναδίδοσθαι. ἐὰν δὲ ἐν τῷ προκειμένῳ ὅρῳ
♄ ἢ ♀ σχηματισθῶσιν, ἀνεθήσονται μὲν αἱ νόσοι, καθὼς
σοι ὑποδέδεικται· περισσότερον δὲ περὶ τὰ ἄρθρα ἕξουσι
πόνους καὶ περὶ τὰ ὦτα· τινὲς δὲ περὶ τὸν πνεύμονα ἢ

ac vociferantes. Naturaliter autem juxta hoc fignum in
noctibus fuperveniunt affectus. Si autem conjunctionem
folverit et ad minora moveatur ac beneficae copuletur, in
periodicum affectum veluti quartanarium delapfus fervabi-
tur. At fi maleficae copuletur modo nihilominus perio-
dico perdetur. Si vero in praedicta conftitutione nulla
fuerit media usque ad oppofitum, fi luna conjunctionem
folvat et tendat ad minora fervabitur. At fi a conjun-
ctione ad majora moveatur, malefica autem media fuerit,
Saturnus inquam, usque ad oppofitum periclitatus ferva-
bitur. Naturaliter autem qui hoc in figno decubuerunt
morbis laborabunt, qui aegre intermittant atque malignis,
et quae illis conferre medicationes videntur adverfantur.
Convenit autem et vini exhibitio et balnea et cibi qui
celeriter valeant diftribui. Si vero in propofita conftitu-
tione Saturnus aut Venus configurentur morbi quidem
remittentur, ut oftenfum eft tibi, fed reftabunt magis do-
lores in articulis auribusque; quidam autem in pulmone

M m 2

περὶ τὸ ἧπαρ, τὰ πάθη ἴσχουσιν· οὕτως δὲ καὶ πολυχρό-
νιοι αἱ νόσοι. ἐὰν οὖν τούτῳ 'τῷ σχήματι κινῆται ἡ ☾
ἀφαιροῦσα τοῖς ἀριθμοῖς, χρονίζουσι τὰ πάθη. καὶ οὐδὲν
ἧσσον ἐν τῷ πάθει τελευτήσουσιν. ἐὰν δὲ κατὰ αὔξησιν
τοῖς ἀριθμοῖς προστιθῇ καὶ τῷ φωτὶ ἡ ☾ καὶ ὁ ♃ καθ'
οἷον δή ποτ' οὖν τρόπον προσκληθῇ, κατακλιθήσονται μέ-
χρις οὗ ἡ ☾ παραγένηται ἐπὶ τὸ ι' ζώδιον τῆς κατακλίσεως.
ἐὰν δὲ ἀνεπιθεώρητος εἴη ἀπό τε κακοποιῶν καὶ ἀγαθο-
ποιῶν, ἐν αὐτῷ τῷ ζωδίῳ τῆς νόσου λυθήσονται. ἐὰν δὲ
ἀγαθοποιοὶ μόνοι καὶ ☿ καθ' οἷον δή ποτ' οὖν τρόπον
σχηματισθῶσι μέχρι τῆς □ τὰ πάθη λύουσι. χρὴ οὖν τῶν
πυκνοτέρων βαλανείων ἀπέχεσθαι. ἐπὶ τὰ γυμνάσια δὲ
καὶ τὰς αἰώρας τρέπεσθαι. οὕτω γὰρ παραμυθήσονται αἱ
νόσοι.

Κεφ. ζ'. Ἐὰν δὲ τῆς ☾ οὔσης ἐν ♌ κατακλιθῇ τις
♂ συνόντος ἢ ☍ ἢ □, ἔσται ἡ καταρχὴ τῆς νόσου ἐκ
πλήθους καὶ ὠμότητος. ἔσται γὰρ περὶ τὸν θώρακα αἴ-

vel hepate retinent affectus; ita autem. diuturnae erunt
aegritudines. Si ergo in hac figura luna numeris demens
moveatur, diu durant affectus et nihilominus in affectu
morietur. Quod fi luna augendo et numeris addat et lu-
mini, ac Jupiter quocunque modo advocetur, decumbent
tamdiu dum luna ad decimum a decubitu fignum devene-
rit. Si vero nec a maleficis nec a beneficis adfpiciatur,
in ipfo figno morbo liberabuntur. Quod fi beneficae tan-
tum atque Mercurius quocunque modo configurentur us-
que ad quadratum ipfos folvunt affectus. Oportet ergo
a frequentioribus balneis abftinere, converti autem ad
exercitationes geftationesque; namque hoc modo morbi mi-
tigabuntur.

Cap. VII. Si vero quis decubuerit, quando luna eft
in leone et Mars cum ea eft vel ex oppofito aut qua-
drato adfpicit, morbi initium erit ex plenitudine et cru-
ditate. Erit enim in pectore ac hypochondriis dolor et

Ed. Chart. VIII. [907. 908.]

σθησις καὶ τὰ ὑποχόνδρια. καὶ πυρετοὶ ἐπιτεταμένοι γενή
σονται. καὶ ἡ ἐν βάθει θερμασία μᾶλλον ἢ τῇ ἐπιφανείᾳ
καὶ κοιλία στεγνή. τούτοις οὖν ἁρμόσει πάντα τὰ ἀναθερ
μαίνοντα καὶ ἀναχαλῶντα. ἐὰν δὲ ἀγαθοποιοὶ μὴ ἐπιθεω
ρήσωσι τὴν ☾, μέχρι τῆς ☍ τελευτήσει. ἐὰν δὲ ἀγαθο
ποιοὶ τὴν ☾ ἐπιθεωρήσωσι, πολλὰ κακοπαθήσας σωθήσεται.
ἐὰν δὲ τῆς ☾ οὔσης ἐν ♌ κατακλιθῇ τις, ♂ συνόντος ἢ
☍ ἢ ☐, ἔσται ἡ καταρχὴ τῆς νόσου, ἀπὸ πλήθους αἵμα
τος καὶ ἔσονται πυρετοὶ ῥοώδεις καὶ σφυγμοὶ ἄτονοι καὶ
ἐνδεδυκότες καὶ λειποθυμίαι καὶ ἀνορεξίαι καὶ βάρος καὶ
καταφορὰ καὶ πάρεσις παντὸς τοῦ σώματος. καὶ καρδιακὴ
διάθεσις. τούτοις οὖν ἁρμόσει πάντα τὰ στεγνοῦντα καὶ
ψύχοντα. [908] ἐὰν οὖν μηδεὶς ἀγαθοποιὸς ἐπιθεωρῇ τὴν
☾, μέχρι τῆς ἐννάτης τελευτήσει. ἀγαθοποιῶν δὲ ἐπιθεω
ρούντων τὴν ☾, ἀπὸ τῆς ☍ κινδυνεύσας σωθήσεται. ἐὰν
δὲ τῆς ☾ οὔσης ἐν ♌ κατακλιθῇ τις ἐφ᾽ οἵᾳ ποτ᾽ οὖν
μοίρᾳ, τύθ᾽ αὐτὸ καὶ ἐπὶ τῶν ἄλλων ζωδίων νοείσθω, ὡς
θέμις, συγκρίνοντός μου ἢ ὡροσκοποῦντος ♌, ἔσται ἡ νό

erunt intenfae febres et caliditas in profundo, quam in
fuperficie major et alvus adftricta. His igitur omnia convenient quae excalefaciunt et relaxant. Quod fi beneficae lunam haud adfpexerint usque ad oppofitum interibit.
At fi beneficae lunam adfpexerint multa paffus mala fervabitur. Si vero quis decubuerit quando luna eft in
Leone et fimul cum ea eft Mars vel ex oppofito adfpicit
aut quadrato morbi initium a fanguinis plenitudine erit.
Et erunt febres fluidae et pulfus debiles atque abditi et
animi defectus et appetentiae collapfae et gravitas et cataphora et totius corporis languor et cardiaca difpofitio.
His igitur convenient adftringentia et refrigerantia cuncta.
Quod fi benefica nulla lunam adfpiciat, usque ad nonum
interibit. At fi beneficae eam adfpiciant, poft oppofitum
periclitatus fervabitur. Si vero quis decubuerit quando
luna eft in leone quocunque in gradu, hoc autem ipfum
in aliis etiam fignis advertatur, licet ego de illis non decernam, in horofcopo exiftente leone erit morbus ab ani

Ed. Chart. VIII. [908.]

σος ἀπὸ ψυχικῶν τόπων, λυπηρῶν ἢ πραγμάτων καὶ δι᾽ ἄλ-
λων μεριμνῶν. πυρουμένου μὲν τοῦ θώρακος, τῶν δὲ ἄκρων
ψυχομένων καὶ περὶ τὴν κεφαλὴν τῶν αἰτίων γινομένων·
καὶ τῶν ὀφθαλμῶν κοιλουμένων, περιτεινομένης τε τῆς ῥι-
νὸς καὶ ἀσφύκτων φαινομένων τῶν καμνόντων καὶ ὑποφαι-
νόντων πολυχρόνιον νόσον· εὐτονοῦσι δὲ ὅσον κατὰ τὸ πλῆ-
θος. χρὴ οὖν αἵματος εὐθέως ἀφαίρεσιν ποιεῖσθαι, εἰ μὲν
δυνατὸν ἐν αὐτῷ τῷ ζωδίῳ κινουμένης τῆς σελήνης, μάλι-
στα μέντοι ἐὰν ἄρξηται τὰ μεγάλα κινεῖσθαι. εἰ δὲ μὴ,
ἕως τῆς διατρίτης· ἀνατρίβειν τε τὰ ἄκρα καὶ διαφορεῖν
πάντα τὰ ἀπὸ τοῦ θώρακος. ἐὰν δὲ ♂ τε καὶ ☉ ἀμφο-
τέροις κατὰ πρόσθεσιν οὔσῃ τοῖς ἀριθμοῖς καὶ τῷ φωτὶ
σχηματισθεῖεν, καρδιακὴ περίστασις ἀπαραβάτως ἔσται μέ-
χρι τῆς διὰ πέμπτου. ἐπὶ δὲ τὴν □ πλευρὰν ἐὰν λήγῃ τοῖς
ἀριθμοῖς ἢ καὶ ἐπαύξῃ, σχηματισθῇ δὲ τῷ ♄, σωθήσεται.
ἐὰν δὲ ♃ ἢ ♀ σχηματίζων ἐπὶ τῆς κατακλίσεως, ἐλθούσης
αὐτῆς τῆς ☾ εἰς τὸ □ σωθήσονται. ἐὰν δὲ καὶ αὔτη μόνη
κατὰ ἀφαίρεσιν τοῖς ἀριθμοῖς, κινῆται, σωθήσεται. εὔχρη-

mali parte et moleſtis laboribus aut negociis et aliis ſol-
licitudinibus. Pectus quidem erit ardens, extrema autem
frigentia et cauſae in capite erunt et oculi cavati et na-
ris contracta et videbuntur ſine pulſu eſſe aegrotantes et
morbum oſtendent diuturnum et quantum ad plenitudinem
viribus valebunt. Oportet ergo e veſtigio ſanguinem de-
trahere, ſi quidem fieri poteſt, dum luna in ipſo ſigno
movetur et praecipue quidem ſi inceperit ad majora mo-
veri; ſin minus, uſque ad tertium et extrema fricare, ac
exagitare omnia quae ſunt infra thoracem. Quod ſi Mars
et ſol, lunae addenti utrisque, nempe numeris ac lumini,
configurentur, cardiacus erit affectus procul dubio usque ad
quintum diem; ſub quadratum vero latus ſi ceſſet a nu-
meris aut etiam adaugeat, Saturno autem configuretur,
ſalvus fiet. Si vero Jupiter aut Venus lunae in decubitu
configurentur; ubi ipſa luna ad tetragonum venerit, ſer-
vabitur. Si vero ipſa quoque ſola numeris demens mo-
veatur, ſalvus fiet. Utiles autem ſuerint ipſae vini exhi-

Ed. Chart. VIII. [908.]

σιοι δὲ αἱ τοῦ οἴνου δόσεις καὶ τὰ βαλανεῖα καὶ μετὰ τὴν
διάτριτον ἢ διάπεμπτον αἰῶραι. ἐὰν δὲ ἐν τῷ προκειμένῳ
σχήματι τῆς ☽ οὔσης ἐπὶ τῆς κατακλίσεως ἐν ♌, κινουμέ-
νης τε αὐτῆς ἐπὶ τὰ μεγάλα ἢ καὶ τῷ φωτὶ προστιθείσης,
σχηματισθῇ αὐτῇ ♄ καὶ ♀ μεσουρανήσῃ· ἢ καὶ εἷς τῶν
ἀγαθοποιῶν καὶ μέχρι μὲν τῆς ☐ τὰ προκείμενα γενήσεται.
οὐδὲν δὲ ἧττον περὶ τὴν κύστιν ἀλγήματα ἔσται καὶ ἐμπνευ-
ματώσεις στομάχου πλὴν σώζονται. ἐὰν δὲ τὰ μείζονα ἀπὸ
τοῦ συνδέσμου τρέχῃ, ἀπαραβάτως σωθήσονται. ἐὰν δὲ
τῷ προκειμένῳ σχήματι ♄ καὶ ♂ καὶ ἕτερός τις σχηματι-
σθῇ ἐπὶ τὸ βόριον αὐτῆς φερομένης ἀπαραβάτως ἐπὶ τὴν
τῆς ☍ ἐλθούσης, λύσις ἔσται τῆς νόσου. χρὴ δὲ μὴ θάλ-
πειν, μηδὲ ἐν σκοτεινοῖς κατακλῖναι· ἀεὶ δὲ τῆς ἐπιθυμίας
μακρὰν ἀποσπᾶν. εὔχρηστος δὲ καὶ ἡ τοῦ ψυχροῦ δόσις·
τροφαὶ δὲ αἱ δυνάμεναι ὀγκοῦν καὶ μὴ ἀφαιρεῖν. ἐὰν δὲ
αὐτὴ ἡ ☾ ἀνεπιθεώρητος πάντα ᾖ, κινῆται δὲ ἐπὶ τὰ με-
γάλα, ἐπὶ τὴν ☍ ἐλθοῦσα ἐπὶ τὴν κρίσεως σημασίαν ποιη-

bitiones et balnea et poſt tertium aut quintum geſtatio-
nes. Si vero in propoſita figura quando in decubitu luna
eſt in leone, ac ad magna movetur vel lumini addit, Sa-
turnus ipſi configuretur ac Venus fuerit in medio coeli
vel beneficarum una ea quidem quae ſunt praedicta us-
que ad quadratum evenient, nihilo autem minus dolores
in veſica erunt et ſtomachi inflationes verum ſervantur.
Quod ſi ea a conjunctione majora percurrat procul dubio
ſervabuntur. Quod ſi propoſitae figurae Saturnus et Mars
aut alius quispiam configuretur ipſaque borealem verſus
tendat, ubi ea ad appoſitum venerit morbi omnino ſolutio
fiet. Oportet autem haud ſovere neque in locis tenebro-
ſis habere decumbentes; continenter vero longe a cupidi-
tate retrahere. Eſt vero utile frigidam exhibere; et uti-
les cibi qui implere valeant non autem imminuere. Si
vero ipſa luna cunctis ſit inconſpecta ad magna autem
moveatur, ubi venerit ad oppoſitum, facta criſis commo-
tione morbum ſolvet. Quod ſi ad minora moveatur ae-

σαμένη λύει τὴν νόσον. ἐὰν δὲ ἐπὶ τὰ ἥσσονα κινῆται μέ-
χρις παρέλθῃ τὴν ♂ ἀνωμάλως νοσήσας καὶ πυκνότερον
ἀνατροπιάζων σωθήσεται.

Κεφ. η'. Ἐὰν δὲ τῆς ☾ οὔσης ἐν ♍ κατακλιθῇ τις
♄ συνόντος αὐτῇ ἢ ☍ ἢ □, ἔσται ἡ καταρχὴ τῆς νόσου,
ἐκ βραδύτητος καὶ ὠμότητος περὶ τὴν κοιλίαν καὶ τῶν ἐν-
τέρων πόνος καὶ τῶν ὑποχονδρίων φλεγμονὴ καὶ πυρετοὶ
στεγνοὶ καὶ ἀνώμαλοι ἐν ἀνέσει καὶ ἐπιτάσει. καὶ σφυγμοὶ
ἐνδεδυκότες, πυκνοὶ καὶ ἄτακτοι· τούτοις οὖν ἁρμόσει πάν-
τως τὰ θερμαίνοντα καὶ ἀναχαλῶντα. ἐὰν δὲ ἀγαθοποιοὶ
τὴν ☾ μὴ θεωρήσωσι κινδυνεύει περὶ τὴν τεσσαρακοστήν.
[909] ἐὰν δὲ ἀγαθοποιοὶ ἐπιθεωρήσωσι τὴν ☾ πολυχρόνιον
πάθος ἔχων σωθήσεται. ἐὰν δὲ τῆς ☾ οὔσης ἐν ♍ κατα-
κλιθῇ τις ὄντος ♂ σὺν αὐτῇ ἢ □ ἢ ☍, ἔσται ἡ νόσος
ἀπὸ κοιλίας ῥύσεως καὶ περιστήσεται εἰς δυσεντερικὸν πάθος
καὶ ἔσται αἵματος ῥύσις καὶ ἕλκωσις περὶ τὰ ἔντερα. πυρετοὶ
λεπτοὶ ῥυώδεις καὶ σφυγμοὶ ἄτονοι καὶ πυκνοὶ καὶ ἀνορε-

grotus, quoad illa conjunctionem fit praetergreffa, inaequali
morbo detentus frequentiusque in morbum relapfus fer-
vabitur.

Cap. VIII. Si vero aliquis decubuerit quando luna
eft in virgine et Saturnus cum ipfa eft vel ex oppofito
aut quadrato adfpicit, morbi origo erit ex tarditate et
cruditate ventris et dolor inteftinorum et hypochondrio-
rum inflammatio; et febres adftrictae et in remiffione et
intenfione inaequales; et pulfus abditi crebrique ac inor-
dinati. His ergo convenient calefacientia omnia et rela-
xantia. Quod fi beneficae lunam non adfpexerint circa
quadragefimum periclitabitur. Si autem beneficae lunam
adfpexerint, longum paffus morbum fervabitur. Si vero
aliquis decubuerit, quando eft in Virgine luna et cum ipfa
eft Mars vel oppofito aut quadrato adfpicit erit morbus a
fluxu ventris et in affectum vertetur dyfentericum et erit
fanguinis fluor ulceratioque in inteftinis febres tenues
fluidae et pulfus debiles crebrique et collapfae appetentiae

Ed. Chart. VIII. [909.]

ξίαι καὶ στομάχου ἀνατροπή. τούτοις ἁρμόσει πάντα τὰ
στεγνοῦντα. εἰ δὲ ἀγαθοποιοὶ μὴ ἐπιθεωρήσωσι τὴν ☾, τῇ
τριακοστῇ ἡμέρᾳ τελευτήσει. ἐὰν δὲ ἀγαθοποιοὶ ἐπιθεωρή-
σωσι τὴν ☾, σωθήσεται. ἐὰν δὲ τῆς ☾ οὔσης ἐν ♍ κατα-
κλιθῇ τις, ἔσται ἡ νόσος ἐπὶ κοιλιακῆς διαθέσεως, πόνων
τε τῆς κοιλίας καὶ ἐμπνευματώσεως. καὶ ἄρξεται ὡς ἂν ἐξ
ἀπεψίας τὰ μὲν κατὰ τὴν κοιλίαν ῥεῖν δριμέα, τὰ δὲ ἐπὶ
τὰ οὖρα φέρεσθαι χλωρὰ καὶ δυσώδη. μάλιστα δὲ νυγμῶν
γινομένων ὡς ἐπὶ τὸ διάφραγμα καὶ τοῦ στομάχου ἀναλυο-
μένου· συγκάμνοντος δὲ τοῦ νευρώδους ὅλου. κατ' ἀρχὴν
γὰρ εὐθὺς ἀγρυπνοῦσι τὰς ὄψιας διηνεκῶς. ἐὰν δὲ καὶ
ἀπὸ τοῦ ἐλαχίστου δρομήματος ὁρμηθεῖσα ἐπὶ τὰ μείζονα
κινῆται, σχηματισθῇ δὲ αὐτῇ ♂ ἢ ☿ ἢ καὶ ☉ καὶ παρα-
κόψουσι ταῖς λαλιαῖς ἐμποδιζόμενοι. χρὴ οὖν τοῖς δυναμέ-
νοις πυκνοῦν τε καὶ συστέλλειν τὰ ὑγρὰ χρῆσθαι, ἄχρηστος
δὲ ἡ τοῦ ὑγροῦ προσαγωγὴ καὶ πᾶς χυλὸς κατάψυχρος. ἐὰν
δὲ ἀπὸ τῆς ☾ ἐπὶ τὰ μείζονα τρέπηται περισσοτέρως παν-
τὸς τοῦ ψύχοντος ἀπεσχίσθωσαν. μέχρι γὰρ τῆς ♂ κιν-

et ſtomachi ſubverſio. Hiſce convenient omnia quae con-
ſtringunt. Quod ſi beneficae lunam non adſpexerint, tri-
geſimo die interibit. Si autem beneficae lunam adſpexe-
rint, ſervabitur. Si vero aliquis decubuerit, quando luna
eſt in Virgine, erit morbus a diſpoſitione coeliaca dolori-
busque ac inflatione ventris; atque incipient veluti ex
laeſa coctione alia quidem per ventrem acria effluere, alia
vero per urinas ferri viridia et male olentia; praecipue
vero punctiones tanquam in diaphragmate ſiunt ac ſtoma-
chus reſolvitur, totum vero nervoſum collaborat, ab ini-
tio enim ſtatim oculi ſunt aſſidue vigilantes. Quod ſi ea
ex minimo etiam curſu impulſa ad majora moveatur, con-
figuretur autem illi Mars vel Mercurius vel etiam ſol,
delirabunt quoque loquelis impediti. Oportet ergo illis
uti quae denſare et contrahere humida poſſint; inutilis
autem frigidae exhibitio et omnis ſuccus frigidus. Quod
ſi a quadrato ad majora vertatur, accuratius a quocunque
frigeſaciente arceantur, etenim usque ad diametrum peri-

Ed. Chart. VIII. [909.]

δυνεύσαντες, εἰς διάθεσιν κοιλιακὴν ἢ δυσεντερίαν περικυ-
λίονται καὶ οὕτως δὲ χρονίσαντες ἐλαττῶσι. ἐὰν δὲ τούτῳ
τῷ οὔρῳ ὁ ♄ σχηματισθῇ μετὰ ☿ ἢ ♀ ἢ τοῦ ♃ μόνου,
οὐδὲν ἧσσον πολυχρόνιος ἡ νόσος καὶ σπληνικὰ πάθη καὶ
νεφριτικά. καὶ οὕτως δὲ χρονίσαντες καὶ μοχθήσαντες ἐν
τῷ πάθει διασώζονται. ἐὰν δὲ τῆς ☾ μόνης κινουμένης
καὶ ἀνεπιθεωρήτου οὔσης ἢ κατὰ πρόσθεσιν ἢ ἀφαίρεσιν ἢ
κατὰ οἷον δήποτ᾽ οὖν τρόπον σχήματος κατακλιθῇ τις, αἱ-
μορροήσει. τούτοις δ᾽ ἡ ☾ περιοδεύουσα τοῦ πάθους λύει.
ὠχροὶ δὲ καὶ μελάγχροοι ἐπὶ πολὺν χρόνον νοσήσαντες γί-
νονται, οὐδὲν δὲ ἧττον διασώζονται. ἐὰν δὲ ♃ ἢ ♀ ἢ ☿
καὶ ὁπότερος αὐτῶν ἢ καὶ οἱ πάντες κατὰ τὴν κατάκλισιν
προσνεύσωσιν, οὐδὲν ἧττον τὰ κατὰ τὴν κοιλίαν ῥευματί-
ζονται. ἐν αὐτῷ δὲ τῷ ζωδίῳ μέχρι τῆς διὰ πέμπτου λύουσι
τὰς νόσους. χρὴ δὲ τὰς μὲν τοῦ οἴνου δόσεις προσάγειν,
τὰς δὲ τῶν βαλανείων παραιτεῖσθαι.

clitati in affectum coeliacum vel dyfenteriam devolvuntur,
atque ita protracto morbo deficiunt. Si autem huic con-
ftitutioni Saturnus configuretur cum Mercurio vel Venere
vel Jove folo, nihilominus erit diuturnus morbus et fple-
nici affectus atque renales nifi quod etiam fic quoque
protracto morbo atque illo afflicti fervantur. Si vero ali-
quis decubuerit quando luna fola movetur neque adfpici-
tur five addat five demat five quocunque alio figurae modo
fe habeat, fanguinis fluxum patietur. Solvit autem hofce
morbos luna circuitione peracta. Pallidi autem et caloris
atri multo tempore aegrotantes fiunt, nihilo tamen minus
fervantur. Si vero Jupiter vel Venus vel Mercurius, vel
quilibet ipforum vel etiam omnes in decubitu annuant,
nihilominus quae funt in ventre fluxu laborabunt; in ipfo
autem figno ufque ad quintum aegritudines folvunt. Opor-
tet vero vini quidem ufum indulgere, balneorum autem
devitare.

Ed. Chart. VIII. [909. 910.]

Κεφ. θ'. Ἐὰν δὲ τῆς ☾ οὔσης ἐν ♎ κατακλιθῇ τις ♄ συνόντος ἢ ♂ ἢ ☐ ἔσται ἡ καταρχὴ τῆς νόσου, ἐξ οἰνοποσίας καὶ κραιπάλης μάλιστα. ἐὰν ἡ ☾ ἀφαιρῇ τῷ φωτὶ καὶ τοῖς ἀριθμοῖς καὶ ἐν νυκτὶ γένηται ἡ κατάκλισις, ἔσται δὲ τὰ περὶ τὴν κεφαλὴν καὶ τὸν θώρακα πάθη, ῥευματισμοὶ καὶ βῆχες κατ' ἀρχήν· καὶ κάρος περὶ τὴν κεφαλὴν καὶ ἀνορεξίαι καὶ διτταὶ ἐπιτάσεις. καὶ συνεχεῖς πυρετοὶ καὶ πυκνοὶ καὶ ἄτονοι. τούτοις οὖν ἁρμόσει πάντα τὰ θερμαίνοντα. ἐὰν δὲ καὶ μετὰ ♂ τὸ αὐτὸ σχῆμα ἐπισχῇ, ἀπαραβάτως ἐν τῇ ♂ τελευτήσει. ἐὰν δὲ τῆς ☾ οὔσης ἐν ♎ κατακλιθῇ τις ὄντος ♂ σὺν αὐτῇ ἢ διαμέτρου ἢ ☐ ἔσται ἡ νόσος ἐκ πλήθους αἵματος καὶ ἔσονται πυρετοὶ ἐπιτεταμένοι. καὶ σφυγμοὶ ἐπηρμένοι καὶ παρακοπὴ καὶ φρενῖτις [910] καὶ ἀγρυπνία ὑπερβάλλουσα καὶ περὶ ὅλον τὸ σῶμα, φλεγμονή. τούτοις ἁρμόσει ἡ τοῦ αἵματος ἀφαιρεσις καὶ πάντα τὰ δυνάμενα καθαίρειν τὴν ἕξιν. ἀγαθοποιοῦ δὲ μὴ ἐπιθεωροῦντος τὴν ☾, ἐν ταῖς ι' ἡμέραις τελευτήσει. ἀγαθοποιῶν δὲ ἐπιθεωρούντων μέχρι τῆς ♂

Cap. IX. Si vero aliquis decubuerit quando luna eſt in libra et Saturnus cum ipſa eſt vel ex oppoſito aut quadrato adſpicit, morbi origo erit ex potu vini et maxime ex crapula, ſi lumini numerisque luna demat fiatque in nocte decubitus; affectus autem in capite et thorace erunt, defluxus et tuſſes a principio et in capite ſopor et inappetentiae et duplices intentiones et continuae febres et crebrae atque imbecilles. His ergo convenient calefacientia omnia. Quod ſi cum Marte quoque eandem retineat figuram, procul dubio in oppoſito morietur. Si vero aliquis decubuerit, quando luna eſt in libra et Mars cum ipſa eſt vel ex oppoſito aut quadrato adſpicit, erit morbus ex ſanguinis abundantia et erunt febres intenſae et elati pulſus et mentis alienatio et phrenitis et vigilia immodica et in toto corpore inflammatio. His conveniet ſanguinis detractio ac omnia quae valeant habitum extenuare. Quod ſi benefica lunam non adſpexerit in diebus decem interibit. Si autem beneficae adſpexerint, uſque ad

Ed. Chart. VIII. [910.]

κινδυνεύσας σωθήσεται. ἐὰν δὲ τῆς ☾ οὔσης ἐν ♎ κατα-
κλιθῇ τις, ἔσται τὸ αἴτιον εἰς τὰ ἄκρα. ἐπαλγῆ γὰρ ἔσται
αὐτὰ καὶ πυρώδη, καὶ τὴν ἐν βάθει μᾶλλον θερμασίαν
ὑπεμφαίνοντα. εὐθὺς δὲ καροῦνται καὶ μᾶλλον τοὺς ὀφθαλ-
μοὺς ὡς εἰς ὕπνον τρέπουσι. καὶ ἀποκρίνονται ἀνόρεκτον.
οὕτω μὲν οὖν φυσικῶς ἐπὶ τούτου τοῦ ζωδίου αἱ νόσοι
γίνονται, ὅπερ καταψεύδονταί τινες αἰτιώμενοι τὸ ἀεὶ φέ-
ρειν ἐὰν δὲ καὶ αὐτῆς κινουμένης ἐπὶ τὰ ἥττονα ♄. ἢ ♀
ἢ ☿ ἢ καὶ ὁπότερος αὐτῶν προσγένηται, μέχρι τῆς ♐
φρενιτίζουσιν ἀπαραβάτως. διὸ δεῖ θάλπειν καὶ τοῖς δυνα-
μένοις διαφορεῖν κεχρῆσθαι καὶ ἀποκρούεσθαι καὶ ἐν ἠρε-
μίᾳ καὶ δεσμοῖς φυλάττειν, μήποτε κλέψαντες ὑδροποτήσω-
σιν. οὕτω γάρ τε τὰ κατὰ τὴν κοιλίαν ἐκκριθέντα, μέχρι
τῆς ♐ διαφόρησιν ποιήσονται τῆς νόσου. οὐδὲν δὲ ἧσσον
εἰς χρονιώτερα καὶ ἀνώμαλα πάθη περικυλισθέντες οἷον
περιοδικὰ, οὕτως διασωθήσονται. ἐὰν μόνος δὲ ♄ ᾖ,
ἀπόλλυνται. ἐὰν δὲ τὰ μεγάλα τροχάζῃ τῷ προειρημένῳ

oppofitum periclitatus fervabitur. Si vero aliquis decu-
buerit quando luna eſt in libra, cauſa erit ad extrema,
dolebunt etenim ipſa et ignea erunt atque eam quae in
profundo eſt magis caliditatem manifeſtabunt; ſtatim vero
ſoporantur et magis oculos tanquam ad ſomnum conver-
tunt et absque appetentia jacent. Ita ergo naturaliter in
hoc ſigno morbi ſiunt, in quo falluntur aliqui, aſſiduum
nutrimentum cauſantes. Si vero quando ipſa movetur ad
minora, Saturnus vel Venus vel Mercurius vel quilibet
ipſorum acceſſerit, usque ad oppoſitum procul dubio in
phrenitidem incidunt. Quare calefacere oportet atque uti
iis, quae diſcutere queant et repellere et aſſervare in
quiete atque cuſtodia, ne forte aquam furtim bibant. Ita
enim quae ſunt in ventre excreta uſque ad oppoſitum,
morbi facient diſſolutionem; nihilo autem minus in lon-
giora et inaequalia mala devoluti, veluti periodica hoc
pacto ſervabuntur. At ſi ſolus Saturnus ſuerit, peribunt.
Si autem in praedicta conſtitutione magno curſu feratur,

Ed. Chart. VIII. [910.]

τρόπῳ τῆς ♄ πολλὰ παθόντες, κατὰ ἄνεσιν καὶ ἐπίτασιν
τῶν πυρετῶν διασώζονται. ἐὰν δὲ ☾ οὔσης ἐν ♎ καὶ ὁ
♂ καὶ ὁ ☉ διαμετρήσωσι, ἔσται τὰ περὶ τὴν κεφαλὴν αἴ-
τια. κεφαλαλγία καὶ ῥευματισμὸς καὶ ἡμικρανία. ἐὰν δὲ
☿ παραγένηται, τὰ περὶ τοὺς ὀφθαλμοὺς αἴτια ὑποχύσεις,
γλαυκώσεις, μυδριάσεις. χρὴ οὖν ὡς ἐπὶ τὸ πλεῖστον τὴν
τοῦ αἵματος ἀφαίρεσιν προσάγειν. εὔχρηστοι δὲ καὶ αἱ
κατὰ τὴν κοιλίαν ἐκκρίσεις. οὕτω δὲ πολυχρονίσαντες οὐ-
δὲν ἧττον κινδυνεύσουσιν, ἐπὶ τῆς αὐτῆς διαθέσεως μένον-
τες. ἐὰν δὲ ♃ ἢ ♀ παρεπιπλακῶσι καθ᾽ οἷον δήποτ᾽ οὖν
τρόπον σχηματισμοῦ διασωθήσονται μένοντες ἐπὶ τῶν αὐ-
τῶν παθῶν. ἀνεπιθεωρήτου δὲ αὐτῆς οὔσης, εἴτε μειουμέ-
νης, κακοήθεις μὲν αἱ νόσοι καὶ ἡ περὶ τοὺς ὀφθαλμοὺς
ἀταξία δυσκατάληπτος, οὐδὲν δὲ ἧττον ἐπὶ τὸ διάμετρον
ἐλθοῦσα ἡ ☾ λύει τὴν νόσον. ἐπὶ πάντων δὲ τῶν τροπι-
κῶν καὶ ἰσομερινῶν τῶν ζωδίων νοείθωσαν κακοήθεις εἶναι
τὰς νόσους.

usque ad oppofitum ob febrium intenfionem et remiffio-
nem multa paffi fervantur. Si vero quando luna eft in
libra, Mars et fol lunae opponantur, caufae in capite erunt,
cephalalgia et rheumatismus et hemicrania. Quod fi Mer-
curius accedat, caufae erunt in oculis, fuffufiones, glauce-
dines pupillarum dilatationes. Oportet ergo ut plurimum
fanguinis detractione uti; utiles autem et excretiones per
ventrem. Sic vero diu perdurantes nihilominus pericli-
tabuntur, in eodem affectu manentes. Quod fi Jupiter
aut Venus quocunque configurationis modo complicentur,
falvi fient in eisdem affectibus manentes. Quod fi ipfa
haud adfpiciatur ac fi decrefcat, maligni quidem morbi
erunt et inordinati pulfus qui difficulter comprehendi
queant; nihilo tamen minus ubi ad oppofitum luna per-
venerit, morbum folvit. Hoc autem fciatur, in omnibus
tropicis et aequinoctialibus fignis malignos effe morbus.

Κεφ. ί. Ἐὰν δὲ τῆς ☾ οὔσης ἐν ♏ κατακλιθῇ τις,
ἢ συνόντος αὐτῇ ἢ ♃ ἢ □, ἔσται ἡ καταρχὴ τῆς νόσου
ἀπὸ ἑλκώσεως ἢ βουβώνων ἢ τόπων κρυπτῶν, περὶ τὸν δα-
κτύλιον ἢ αἰδοῖον. καὶ ἐὰν προστιθῇ ἡ ☾ τοῖς ἀριθμοῖς ἢ
τῷ φωτί, σωθήσεται ὁ νοσῶν. καὶ μάλιστα ἀγαθοποιῶν
ἐπιθεωρούντων. ἐὰν δὲ τῆς ☾ οὔσης ἐν ♏ κατακλιθῇ τις,
♂ καὶ συνόντος αὐτῇ ἢ ♃ ἢ □. τῷ δὲ φωτὶ λειπομένου
καὶ τοῖς ἀριθμοῖς ἀφαιροῦσα, μάλιστα ἀγαθοποιῶν ἐπιθεω-
ρούντων, σωθήσεται ἐν τῷ α΄ □. ἢ μέχρι τῆς ♃. καὶ γὰρ
αἱ νόσοι ἔσονται ἐπιεικεῖς καὶ εὐμετάγωγοι. ὁ δὲ αὐτὸς
τρόπος νοείσθω σοι καὶ πάντων τῶν ζωδίων, ὅταν τοιαῦτα
σχήματα ἐμπέσωσι. [911] ἐὰν οὖν τῆς ☾ οὔσης ἐν ♏.
κατακλιθῇ τις, ἔσται ἡ νόσος ἀπὸ φρικίων ἐλαχίστων. οὗ-
τοί τε καταφρονοῦντες, αὔξουσι τὰ πάθη. τὸ δὲ προκα-
ταρκτικὸν αἴτιον ἔσται περὶ τὴν κύστιν καὶ τὰ μεσομήρια
ἢ καὶ περὶ ἔδραν ἕλκωσις. μέχρι δὲ τῆς διατρίτου ὀρθο-
πυρεταίνων αὐξήσει τὴν νόσον. ἐὰν δὲ προστίθησι τοῖς

Cap. X. Si vero aliquis decubuerit, quando luna
eſt in ſcorpione et Saturnus eſt cum ea vel ex oppoſito
aut quadrato adſpicit, morbi origo erit ab exulceratione
aut inguinum aut locorum abditorum ad anum vel pu-
dendum. Quod ſi luna numeris addat aut lumini, ſerva-
bitur aegrotus ac praecipue ſi beneficae intueantur. Si
vero aliquis decubuerit, quando luna eſt in ſcorpione et
cum ea eſt Mars vel ex oppoſito aut quadrato adſpicit,
lumine autem deficit ac numeris demit, maxime ſi bene-
ficae intueantur in primo quadrato ſervabitur aut usque
ad oppoſitum; nam morbi erunt mites et qui facile mu-
tentur. Scito autem eandem eſſe rationem in omnibus
ſignis quando hujuscemodi figurae inciderint. Si ergo ali-
quis decubuerit quando luna eſt in ſcorpione, morbus erit
ab horroribus minimis. Hi enim contemnentes augebunt
affectus. Cauſa autem procatarctica erit in veſica et par-
tibus quae coxas interjacent aut etiam ulceratio ſedis. Ad
tertiam vero usque diem rectus febricitans morbum auge-

Ed. Chart. VIII. [911.]

ἀριθμοῖς καὶ μάλιστα ἀπὸ ♄. συμπαρῇ δὲ αὐτῇ ♂ κατὰ
τὸν ♏ κἀκ σιδήρου πεῖραν ἕξουσι κατὰ τοὺς κρυπτοὺς τό-
πους. ἐὰν δὲ καὶ ☉ συμπαρῇ καὶ σχηματισθῇ, ἀποστή-
ματα περὶ τὰ πλευρὰ πεῖραν ἕξουσι. ἐὰν δὲ ἐπὶ τὰ μεί-
ζονα τρέπωνται, τοῦτο δέ ἐστιν ἐπὶ τὰς ιε΄ κατὰ μῆκος
πεῖραν δέξηται περὶ τὰ πλευρά. καὶ δι᾽ αἱμάτων ἐλεύσον-
ται. ἢ αἷμα ἐκκρινοῦσιν. χρὴ οὖν τῆς τοῦ ψυχροῦ προσα-
γωγῆς ἀπέχεσθαι διαπαντός, ἐν ἠρεμίᾳ δὲ φυλάττειν. ἄχρη-
στοι δὲ οἱ κλυσμοὶ καὶ τὰ δυνάμενα ψύχειν καταπλάσματα
καὶ ἡ τοῦ αἵματος ἀφαίρεσις διὰ σικυιῶν. ἄχρηστα δὲ
καὶ τὰ βαλανεῖα. μέχρι δὲ τῆς ☾ ια΄ γινομένης, οὕτως δὲ
ὑπερβαλιοντες, χρόνια τὰ πάθη ποιοῦσι καὶ ὁμοίως κινδυ-
νεύουσι. ἐὰν δὲ ♃ καὶ ♀ συμπαρῇ τῇ ☾ ἢ σχηματίζωνται
τὰ μὲν προκείμενα πάθη ἔσται, σωθήσονται δὲ ἐγχρονί-
σαντες. ἡ δὲ ποσότης τῶν χρόνων ἤτοι ἡμερῶν, ἀπὸ τῆς
τῶν ἀστέρων παρεμπλοκῆς γνωσθήσεταί σοι. μέχρι γὰρ τῆς

bit. Quod fi numeris addat et praecipue ab oppofitione
et cum ipfa fit Mars, per fcorpionem et ferrum in oc-
cultis locis noxam patientur. Quod fi fol quoque una
fuerit ac configuretur, apoftematum ad coftas noxam pa-
tientur. Si autem ad majora vertatur, eft autem hoc,
quando diurnus lunae motus graduum eft circiter quin-
decim per longitudinem, noxam ad coftas accipient et per
vomitiones fanguinem aut excretiones ejicient. Oportet
ergo a frigidae potu arcere continenter et in quiete affer-
vare. Inutiles vero funt clyfteres et quae frigefacere
queant cataplasmata et fanguinis per cucurbitulas detractio:
inutilia etiam balnea. Ubi vero luna usque ad undeci-
mum venerit tum fic praetergredientes longos faciunt
affectus tum itidem periclitantur. Quod fi Jupiter et Ve-
nus una cum luna fuerit aut configuretur, erunt quidem
mala propofita, at mora protracta fervabuntur. Tempo-
rum autem vel dierum quantitas a complicatione ftellarum
tibi innotefcet, nam durant affectus usque ad earum ad-

ἐπομμάσεως αὐτῶν, παραμένει τὰ πάθη. ἡ γὰρ ὡρισμένη
ἡμέρα κατοκλίσεως μέχρι τῆς ♐. ὑπερτιθέμενοι δὲ τὴν διά-
μετρον, χρονίους τὰς νόσους ποιοῦσιν ἀπτέρις. ἐὰν δὲ τῆς
☾ οὔσης ἐν ♏ κατακλιθῇ τις καὶ ♄ συμπαρῇ αὐτῇ ἢ σχη-
ματισθῇ καὶ κατὰ ἥσσονα τρέχῃ ἢ καὶ ἐπισύνδεσμον φέρη-
ται, παραλυθήσονται ἀπαραβάτως καὶ εἰς χρόνια πάθη
ἐπικυλίονται, οἱονεὶ ῥευματιζόμενοι τὸ αἰδοῖον ἢ τὰ περὶ
τὴν ἕδραν. ἐὰν δὲ μηδεὶς ἀγαθοποιὸς παρεμπλακῇ ἢ σχη-
ματισθῇ, ἐν τοῖς πάθεσι τελευτήσει. ἐὰν δὲ ἐπὶ τὰ μείζονα
ἐγείρηται ☾ καὶ σχηματίζηται αὐτῇ ♄. ἢ συμπαρῇ τὰ μὲν
προκείμενα πάθη ἐπιγένωνται. ἐγχρονίσαντες δὲ διακανθή-
σονται. φύσει δὲ κατὰ τόδε τὸ ζώδιον, ἄχρηστα τὰ βαλα-
νεῖα καὶ πάντα τὰ δυνάμενα ῥευματίζειν.

Κεφ. ια΄. Ἐὰν δὲ τῆς ☾ οὔσης ἐν ♐ κατακλιθῇ τις,
ὄντος ♄ σὺν αὐτῇ ἢ ♐ ἢ □ ἔσται ἡ κατ᾽ ἀρχὴν τῆς νό-
σου ἐκ ῥύσεως ὑγρῶν καὶ λεπτῶν ῥευμάτων καὶ δριμέων.
ἔσονται δὲ ἐναλγεῖς τοῖς ἄρθροις καὶ ῥιγοπυρετοῖς σχεθή-

fpectum. Determinatus enim eft decubitus usque ad op-
pofitum, praetergreſſae autem oppofitum diuturnas ſtellae
faciunt aegritudines. Si vero aliquis decubuerit quando
luna eft in fcorpione et Saturnus eft cum illa aut confi-
guratur et minora percurrit vel etiam ad conjunctionem
fertur, procul dubio refolventur; et devolventur in mala
diuturna veluti qui defluxum circa pudendum aut proxima
fedi loca patiuntur. Quod ſi nulla benefica applicetur
aut configuretur, in ipſis interibit malis. Quod ſi luna ad
majora excitetur et ei Saturnus configuretur, propofita
quidem mala obvenient, at protracta mora fervabuntur.
Naturaliter autem juxta hoc fignum funt inutilia balnea
omniaque quae poſſint fluxionem ciere.

Cap. XI. Si vero quis decubuerit, quando luna eft
in fagittario et eft cum ipfa Saturnus aut oppofito qua-
dratove adfpicit, erit morbi initium ex humidorum te-
nuiumque et acrium fluxionum decubitu. Dolebunt au-

σονται καὶ ἐπισημασίαι μετὰ ῥίγους καὶ τῶν ἄκρων ψύξεις.
ὅταν οὖν μάλιστα ἡ ☾ τῷ φωτὶ καὶ τοῖς ἀριθμοῖς ἀφαιρεῖ,
ἔσονται διπλαῖ σημασίαι. καὶ οἱ πυρετοὶ στεγνοί· καὶ οἱ
σφυγμοὶ ἐνδεδυκότες. τούτοις ἁρμόσει τὰ ἀναχαλῶντα καὶ
θερμαίνοντα. εἰ δὲ ἀγαθοποιὸς ἐπιθεωρήσει τὴν ☾ κινδυ-
νεύσας σωθήσεται παραλλάξας τὴν ☍. ἐὰν δὲ τῆς ☾ οὔσης
ἐν τῷ ♐ κατακλιθῇ τις ♂ αὐτῇ συνόντος ἢ ☍ ἢ □ ἢ
τῷ φωτὶ αὐξούσης τῆς ☾ καὶ τοῖς ἀριθμοῖς, ἔσται ἡ νό-
σος ἐπισφαλὴς καὶ ἐπικίνδυνος ἀπὸ πλήθους καὶ κραιπά-
λης. ἔσονται γὰρ πυρετοὶ συνεχεῖς καὶ ἐπιτεταμένοι καὶ
ῥοώδεις καὶ χολερικὰ πάθη καὶ κοιλίας ῥύσεις καὶ σφυγμοὶ
ἄτονοι, [912] ἁρμόσει οὖν τούτοις πάντα τὰ ψύχοντα καὶ
στεγνοῦντα· ἐὰν δὲ καὶ κακοποιοὶ τὴν ☾ ἐπιθεωρήσωσι τῇ
ζ' ἡμέρᾳ ἀναιρεθήσεται. ἐὰν δὲ ἀγαθοποιοὶ τὴν ☾ ἐπιθεω-
ρήσωσι, μετὰ τὴν ☍ κινδυνεύσας σωθήσεται. ἐὰν δὲ τῆς
☾ οὔσης ἐν ♐ κατακλιθῇ τις, ἔσται ἡ νόσος ἀπὸ βαλα-
νείου καὶ ἀέρος ψυχροῦ. ὅλον δὲ ῥευματισθήσεται τὸ σῶμα

tem articulos et patientur febres quae cum rigore inva-
dunt et infultus erunt cum rigore ac frigebunt extrema.
Quando igitur luna lumini numerisque maxime demit,
duplices erunt infultus et febres adftrictae et abditi pul-
fus. His convenient ea quae refolvunt et calefaciunt.
Quod fi benefica lunam adfpexerit periclitatus fervabitur,
ubi oppofitum praeterierit. At fi benefica non adfpexerit
usque ad oppofitum interibit. Si vero quis decubuerit
quando luna eft in fagittario et cum ipfa eft Mars vel
oppofito aut quadrato adfpicit vel lumine eadem augefcit
et numeris, ex plenitudine et crapula inftabilis erit mor-
bus et periculofus. Erunt enim continuae febres intenfae
et fluidae et cholerici affectus et ventris fluxiones et de-
biles pulfus. His igitur convenient refrigerantia cuncta
et adftringentia. Quod fi maleficae lunam adfpexerint,
die feptimo interibit. At fi beneficae eam adfpexerint
usque ad oppofitum periclitatus fervabitur. Si vero ali-
quis decubuerit quando luna eft in fagittario, morbus a
balneo erit et frigido aëre et totum corpus rheuma infe-

καὶ περὶ τὸ πρόσωπον σφυγμοὶ καὶ τῶν οὔλων ἄλγησις καὶ
τῶν ὀδόντων. τὸ δὲ προκαταρκτικὸν αἴτιον ἔσται περὶ τὸν
θώρακα. ἐὰν δὲ ἥττονα τροχάζῃ, μάλιστα δὲ ἐπὶ ☉ ☾
φερομένη, συμπαρῇ δὲ ♄ ἢ ☿ συγχηματισθῇ, περὶ τὸν
πνεύμονα ἑλκώσεις καὶ φλεγμοναὶ περὶ τὸ διάφραγμα ἔσον-
ται, ὅλον τε σῶμα ἔσται φλεγμαῖνον. χρὴ δὲ προσάγειν τὰ
δυνάμενα ξηρᾶναι. εὔχρηστοι δὲ καὶ αἵματος ἀφαιρέσεις
μέχρι τῆς διὰ πέμπτου. ἐὰν δὲ ἀπὸ τῶν ιγ΄ ἐπὶ ιδ΄ τρο-
χάζῃ, πειραθέντες μέχρι τῆς διὰ πέμπτου τελευτήσουσιν.
ἐὰν δὲ ♃ ἢ ♀ συμπαρῶσι τῷ προκειμένῳ ὅρῳ τὰ μὲν
προκείμενα πάθη ἔσται, σωθήσονται δέ. ἐὰν δὲ τὰ μείζονα
ἢ ☾ τροχάζῃ καὶ μόνη ᾖ, σώζονται. ἐὰν δὲ ἐπὶ τὰ μείζονα
τροχαζούσης τῆς ☾ ♂ καὶ ☉ αὐτῇ σχηματίζωνται, μάλιστα
μὲν ψυγμῷ ἢ βηχίοις συσχεθήσονται. φύσει δὲ κατὰ τόδε
τὸ ζώδιον ἀγρυπνίαι καὶ ἐπιτάσεις νυκτεριναὶ γίνονται,
ἀσφυκτοῦσι δὲ εἰς ὑπερβολήν. χρὴ δὲ καὶ θάλπειν καὶ ἐν

flabit et erunt in facie pulſus et gingivarum dolor et
dentium; cauſa autem procatarctica in pectore erit. Quod
ſi luna minora percurrat, praecipue vero ſi ad ſolem fera-
tur et cum illa ſit Saturnus vel Mercurius configuretur,
erunt in pulmone ulcerationes et in ſepto transverſo in-
flammationes totumque corpus erit inflammatum. Oportet
autem adhibere vim habentia ſiccandi. Sunt vero etiam
utiles ſanguinis detractiones usque ad quintum. Quod ſi
etiam a decimotertio gradu ad decimumquartum movea-
tur, afflicti usque ad quintum peribunt. Si autem Jupi-
ter vel Venus propoſitae conſtitutioni fuerint praeſentes,
futura quidem ſunt ea mala quae diximus, ſed ſervabun-
tur. Quod ſi luna ad majora moveatur et ſola ſit, ſer-
vantur. Si vero luna ad majora feſtinet et illi Mars et
ſol configurentur, maxime quidem frigore aut tuſſibus
corripientur. Naturaliter autem juxta hoc ſignum vigiliae
fiunt et noctu mala intenduntur; fiunt autem valde parvi
pulſus. Oportet vero fovere et in obſcuro loco habere

Ed. Chart. VIII. [912.]

σκοτεινῷ κατακλίνειν τά τε βαλανεῖα ἄχρηστα καὶ πάντα τὰ εὔλυτα. τῶν μὲν οὖν ἀγαθοποιῶν ἐπιθεωρούντων κινδυνεύσας σωθήσεται. ἐὰν δὲ ἡ ☾ ἐπιθεωρῆται ὑπὸ τῶν ἀγαθοποιῶν ἢ ὑφ' ἑνὸς αὐτῶν, λυθήσονται αἱ νόσοι οὐκ ἄγαν σφοδρανθεῖσαι περὶ τὴν ♃.

Κεφ. ιβ'. Ἐὰν δὲ τῆς ☾ οὔσης ♑ κατακλιθῇ τις ἀφαιρούσης τῆς ☾ καὶ τοῖς ἀριθμοῖς καὶ τῷ φωτὶ ♄ συνόντος αὐτῇ, ἢ ♃ ἢ □ ἔσται ἡ καταρχὴ τῆς νόσου ἀπὸ βαλανείων περιψύξεως καὶ ῥευμάτων λεπτῶν καὶ περὶ τὸν θώρακα βάρος καὶ περὶ τον πνεύμονα. καὶ βῆχες κατ' ἀρχήν· καὶ μετὰ ῥίγους ἐπισημασίαι. καὶ ἐπιτάσεις νυκτεριναί. καὶ πυρετοὶ ἐπιτεταμένοι. τούτοις οὖν ἁρμόζει πάντα τὰ θερμαίνοντα. ἐὰν δὲ ἀγαθοποιοὶ μὴ ἐπιθεωρήσωσι τὴν ☾ τελευτᾷ τῇ κα' ἡμέρᾳ. ἐὰν δὲ ἀγαθοποιοὶ ἐπιθεωρήσωσιν αὐτὴν ζώσεται πολυχρόνιον πάθος ἔχων περὶ τὸν πνεύμονα. ἐὰν δὲ τῆς ☾ οὔσης ἐν ♑ κατακλιθῇ τις συνόντος αὐτῇ ♂ ἢ ♃ ἢ □ ἔσται ἡ καταρχὴ τῆς νόσου ἀπὸ ἐμέτου καὶ χο-

cubantes. Balnea autem funt inutilia et univerfa quae facile refolvunt. Si igitur beneficae intueantur, periclitatus fervabitur. Quod fi luna a beneficis adfpicitur aut ab una ex ipfis morbi folventur, non admodum vehementes facti in oppofito.

Cap. XII. Si vero aliquis decubuerit quando luna eft in capricorno atque tum numeris tum lumini demit et Saturnus jungitur ei vel oppofito aut quadrato adfpicit, initium morbi a perfrigeratione erit balneorum et rheumatis tenuibus et in thorace erit fenfus gravitatis atque in pulmone tuffesque a principio et infultus cum rigore et intenfiones nocturnae et febres intenfae. His igitur calefacientia omnia conveniunt. Quod fi beneficae lunam non adfpiciant, vigefimoprimo die moritur. Si vero eam beneficae adfpiciant, vivet quidem, fed patietur longum in pulmone affectum. Si autem decumbat aliquis quando luna eft in capricorno ac jungitur ei Mars vel oppofito aut quadrato adfpicit, initium morbi a vomitu erit et cho-

λέρας ἢ φθορᾶς ἢ βραδυπεψιῶν. ἡ οὖν νόσος ἔσται ἐπι-
κίνδυνος καὶ ὀξεῖα. καὶ νεύρων σύνιασις. καὶ κοιλίας ῥύ-
σις. καὶ περὶ τὸν δακτύλιον δριμύτης καὶ ἕλκωσις. τούτοις
ἁρμόσει πάντα τὰ ψύχοντα καὶ στεγνοῦντα. ἐὰν οὖν ἀγα-
θοποιὸς μὴ ἐπιθεωρῇ τὴν ☾ ἐν τῇ διαπέμπτῳ τελευτήσει,
ἤγουν ἐν τῇ ζ'. ἐὰν δὲ ἀγαθοποιὸς ἐπιθεωρήσῃ τὴν ☾
μετὰ τὴν ζ' κινδυνεύσας σωθήσεται. ἐὰν δὲ τῆς ☾ οὔσης
ἐν ♑ κατακλιθῇ τις ἔσται τὸ προκαταρκτικὸν αἴτιον ἀπὸ
κόπου ἢ ἐνδείας. ἔσονται δὲ περὶ τὸ νῶτον ἐναλγεῖς καὶ
φρικίων ἐπιβολαὶ καὶ πυκνότεραι ἐπισημασίαι τῶν ἐπιβο-
λῶν, ὡς καὶ τὴν δευτέραν καὶ τρίτην γενέσθαι καὶ ὅλου τοῦ
σώματος ὀρθοτριχίαι. καὶ πυρετοὶ στεγνοί. καὶ ἀταξίαι.
πυκνότερόν σοι ταῦτα ἐκτίθεμαι, ἵνα ἀπὸ τῶν τοιούτων ση-
μείων παρακολουθῇς καὶ τεκμαίρῃ τὴν νόσον, [913] ἐὰν
δὲ τοῖς ἀριθμοῖς ἀφαιρῇ ἐκλύτους καὶ νοσωδεστέρους ποιεῖ
καὶ ταῖς λαλιαῖς τετρανλωμένους καὶ βραδέως ἄνω βλέ-
ποντας. ἐὰν δὲ καὶ ♄ συσχηματισθῇ ἢ συμπαρῇ μέχρι
μὲν τῆς ☍ κινδυνεύουσι διὰ τὰς ἐπιτάσεις τῶν πυρετῶν.

lera vel corruptione vel tarda coctione. Morbus igitur
erit periculoſus et acutus et nervorum contentio et fluxus
ventris et in ano acrimonia et ulceratio. His convenient
omnia quae refrigerant et adſtringunt. Si ergo non ad-
ſpiciat benefica lunam, quinto aut ſeptimo die interibit.
At ſi eam benefica adſpiciat, poſt ſeptimum periclitatus
ſervabitur. Si vero quis decubuerit quando luna eſt in
capricorno, cauſa procatarctica a labore erit et indigentia.
Erit autem in dorſo dolor et horrorum inſultus et inſul-
tuum frequentiores aſſignationes ut et ſecunda et tertia
fiat; et corporis totius pilorum erectiones et febres ad-
ſtrictae et ordines interrupti. Haec ego tibi frequentius
propono, ut ex hujusmodi ſignis aſſequare et conjicias
aegritudinem. Quod ſi numeris demat, frangit aegrotis vi-
res et morbum adauget et in loquela balbos reddit et
cum tarditate ſurſum ſpectantes. Si autem Saturnus etiam
configuretur aut ſit una, periclitantur quidem usque ad
oppoſitum propter febrium intenſiones; at ſi benefica com-

Ed. Chart. VIII. [913.]

ἐὰν δὲ ἀγαθοποιὸς παρεμπλακῇ σώζονται καὶ χρονίζουσι
τοῖς πάθεσι. ἐὰν δὲ ♂ ἢ ☉ ἐν τῷ προκειμένῳ ὅρῳ συ-
σχηματισθῶσι, τοῦ μὲν πάθους ἀπαλλαγήσονται, εἰς πε-
ριοδικὰ δὲ πάθη περιπίπτουσι καὶ οὕτω σώζονται. ἐὰν δὲ
κατὰ πρόσθεσιν αὔξῃ τοῖς ἀριθμοῖς, ἢ ☾ συμπαρῇ δὲ αὐτῇ
ἢ συσχηματισθῇ ♄ ἢ ☉ μέχρι τῆς ☍ αὔξῃ τὰ πάθη καὶ
ἐπικινδύνως νοσοῦσι. ἐὰν δὲ ἐπὶ ταῖς ε΄ αὔξῃ ἀπαραβά-
τως τὴν ☍ οὐχ ὑπερθήσουσιν. ἐὰν δὲ ἡ ☾ γένηται σὺν
♃ ἢ ♀ ἢ ☿ ἢ καὶ ἀμφότερον τὰ μὲν προκείμενα αἴτια
γειήσονται, σωθήσονται δέ. πρόσεχε οὖν. φύσει γὰρ ἐπὶ
τούτου τοῦ ζῳδίου ἐπικίνδυνοι νόσοι γίνονται. διὸ χρὴ τῶν
βαλανείων ἀπέχεσθαι καὶ τῆς τοῦ ψυχροῦ προσαγωγῆς, ἐπὶ
δὲ τοῖς αἰώρας καὶ ἀλείμματα καὶ γυμνάσια τρέπεσθαι.

Κεφ. ιγ΄. Ἐὰν δὲ τῆς ☾ οὔσης ἐν ♒ κατακλιθῇ τις
προσιτθείσης αὐτῆς τοῖς ἀριθμοῖς καὶ τῷ φωτὶ ♄ συνόν-
τος αὐτῇ ἢ ☐ ἢ ☍, ἔσται ἡ καταρχὴ τῆς νόσου ἀπὸ κό-
πων ἢ ἀγρυπνίας ἢ ὁδοιπορίας. ἔσται οὖν ἀνώμαλος ἡ νό-

plicetur, fervantur ac diu perdurant in malis. Si vero
in propofita conftitutione Mars vel fol configurentur, affe-
ctu quidem liberabuntur, fed in affectus periodicos inci-
dunt et ita fervantur. Quod fi luna addendo numeris
augefcat fitque ei praefens vel configuretur Saturnus aut
fol augefcunt mala usque ad oppofitum et cum periculo
aegrotant. Si autem in quinto augefcant, oppofitum om-
nino non fuperabunt. Si vero luna fuerit cum Jove vel
Venere vel Mercurio vel etiam utrisque, erunt quidem
caufae propofitae fed fervabuntur. Animum ergo adverte,
naturaliter enim juxta hoc fignum morbi periculofi fiunt.
Quare balneis oportet abftinere frigidaeque exhibitione:
ad geftationes vero feu lectos penfiles, unctiones atque
exercitamenta converti.

Cap. XIII. Si autem decubuerit aliquis quando luna
eft in aquario numeris addens ac lumini et ei jungitur
Saturnus vel ex oppofito aut quadrato adfpicit, initium
morbi erit a laboribus vel infomniis vel itinere. Erit

Ed. Cart. VIII. [913.]

σος ἐν ἐπιτάσει καὶ μέχρι τῆς ♂ σωθήσεται, μάλιστα ἐὰν
ἀγαθοποιὸς τὴν ☾ ἐπιθεωρήσῃ. ἐὰν δὲ τῆς ☾ οὔσης ἐν ≈
κατακλιθῇ τις, ἀφαιρούσης αὐτῆς καὶ τῷ φωτὶ καὶ τοῖς
ἀριθμοῖς, συνῇ δὲ ὁ ♂ ἢ ♂ ἢ ☐ ἔσται ἡ νόσος ἐκ προϋ-
ποκειμένου τινὸς αἰτίου βουβωνιάσεως, ἢ ἀντικνημίου, ἢ
ἐξ αἰδοίων πόνου. οὕτως τε πυρετοὶ καυσώδεις καὶ ἐπιτε-
ταμένοι. καὶ μάλιστα τῶν ἄκρων ἡ πύρωσις ἔσται. διψα-
λέοι τε καὶ ψυχροῦ ἐπιθυμεταί. καὶ πυκνότερον διανιστά-
μενοι. ἐὰν δὲ κατὰ μεγάλα τροχάζῃ καὶ συσχηματισθῇ. ἢ
♂ προσγένηται μέχρι τῆς ☐ παραλλάξει τῇ διανοίᾳ. εὔ-
χρηστοι δὲ ἔσονται αἱ τοῦ αἵματος ἀφαιρέσεις. καὶ τὸ μὴ
ἀποσπᾶν τῆς τοῦ ψυχροῦ ἐπιθυμίας καὶ ἐν φωτὶ κατακλί-
νειν. ἐὰν δὲ καὶ ἐπὶ τὰ μείζονα τροχάζῃ γενομένης αὐτῆς
ἐπὶ τῆς ☐ καὶ κατὰ μηδὲν ἐλαττωθείσης τῆς νόσου, ἀναι-
ρεθήσεται μέχρι τῆς ♂, ἐὰν δὲ τῷ προκειμένῳ ὅρῳ ♃ ἢ ♀

igitur inaequalis in intenſione et remiſſione morbus; et
usque ad oppoſitum ſervabitur, praeſertim ſi benefica lu-
nam adſpexerit. Si vero aliquis decubuerit quando luna
eſt in aquario lumini demens ac numeris et Mars jungi-
tur ei vel oppoſito aut quadrato adſpicit, erit morbus
acutiſſimorum affectuum: et periclitatus ſervabitur poſt
nonum diem, praeſertim ſi etiam beneficae lunam adſpe-
xerint. Si vero aliquis decubuerit, quando luna eſt in
aquario, erit morbus ex praegreſſa aliqua cauſa bubonis
oborti vel ex anterioris nudae partis tibiae aut ex pu-
dendorum dolore. Et ita febres erunt ardentes et inten-
ſae et in primis incendium extremorum ſitibundique ac
frigidae appetentes et frequentius exſurgentes. Quod ſi
ea per magna feratur et configuretur vel accedat inſuper
Mars usque ad quadratum mente permutabitur. Utiles
autem erunt ſanguinis detractiones; itemque ſi non a fri-
gidae deſiderio prohibeantur et ſi in luce decumbant. Si
vero etiam ad majora percurrat, ubi ea fuerit in quadrato
ao nullatenus fuerit morbus imminutus, usque ad oppo-
ſitum interibunt. Si autem propoſitae conſtitutioni Ju-

ἢ καὶ ἀμφότεροι μαρτυροῦσι καὶ αὐτὴ ἡ ☾ ἐπὶ τὰ ἥσσονα
ἐτρόχαζεν ὅτε κατεκλίθη, μέχρι τῆς ☍. κινδυνεύσας σωθή-
σεται. ἐὰν δὲ ἀφαιρεῖ τῷ φωτὶ καὶ τοῖς ἀριθμοῖς, συσχη-
ματισθῇ δὲ ♄ ἢ καὶ ☿ προσγένηται, τὰ μὲν πάθη τὰ αὐτὰ
γενήσεται, τρισσῶς δὲ ῥευματισθήσονται περὶ τὰ σκέλη
καὶ χρονιώτερα τὰ πάθη γεννήσας ὑποφαίνει που ὕδρωπα.
ἐὰν δὲ καὶ ἀπὸ μέσου ὅρου ἐπὶ τὰ ἥττονα κινεῖται ἐν αὐ-
τῷ τῷ πάθει τελευτήσει. ἐὰν δὲ τὰ μέσα τρέχει ἡ ☾ ὑπὸ
τὴν κατάκλισιν τὸ μὲν προκείμενον αἴτιον γενήσεται, χρο-
νίσαντες δὲ ἐν τῇ νόσῳ σώζονται.

[914] Κεφ. ιδ΄. Ἐὰν δὲ τῆς ☾ οὔσης ἐν ♓ κα-
τακλιθῇ τις ἀφαιρούσης τῷ φωτὶ καὶ τοῖς ἀριθμοῖς ♄,
συνόντος αὐτῇ ἢ ☍ ἢ ☐, ἔσται ἡ καταρχὴ τῆς νόσου ἀπὸ
βαλανείων καὶ περιψύξεως ἢ ῥευμάτων λεπτῶν. ἔσονται
γὰρ τῶν ἄκρων ψύξεις πυκναὶ καὶ ῥιγοπύρετοι καὶ ἐπι-

piter vel Venus vel utrique atteftentur et ipfa luna ad
minora feftinabat eo tempore quo decubuit, usque ad op-
pofitum periclitatus fervabitur. Si vero lumini demat et
numeris, configuretur autem Saturnus vel etiam Mercurius
infuper accedat, mala quidem eadem erunt, fed largos flu-
xus ad artus patientur; reddet autem mala longiora et
hydropem aliquo pacto oftendet. Et fi etiam a media
conftitutione per minora moveatur in ipfo affectu mo-
rientur. Si vero luna fub decubitum per media percur-
rat quae quidem propofita eft caufa erit, ubi vero diu ae-
grotarint, fervantur. *Si vero luna a nullo adfpiciatur
fitque cum Venere vel Mercurio vel Jove in decubitu ubi
inaequaliter habuerint a morbo fervantur.*

Cap. XIV. Si vero aliquis decubuerit quando luna
eft in pifcibus ac lumini demit numerisque et jungitur
illi Saturnus vel oppofito aut quadrato adfpicit, morbi
initium erit a balneis et frigefactione vel tenuibus fluxio-
nibus. Extrema enim crebro frigefcent et erunt cum ri-

σημασίαι διπλαῖ. καὶ στέγνωσις τῆς κεφαλῆς. καὶ νυγμοὶ
κατὰ τῶν μασθῶν καὶ ὑποχονδρίων αἴσθησις καὶ σφυγμοὶ
ἐνδεδυκότες καὶ λεπτοὶ καὶ τῶν ἄρθρων αἴσθησις. τούτοις
ἁρμόσει πάντα τὰ θερμαίνοντα καὶ ἀναχαλῶντα. ἐὰν δὲ
ἀγαθοποιὸς ἐπίδη τὴν ☾ κατὰ ♂ διαλλάξας σωθήσεται.
ἕξει δὲ πολυχρόνιον αἴσθησιν περὶ τὰ ἄρθρα. ἐὰν δὲ τῆς
☾ οὔσης ἐν ♓ τοῖς ἀριθμοῖς καὶ τῷ φωτὶ αὐξούσης, ♂
συνόντος ἢ □ ἢ ♂, ἔσται ἡ καταρχὴ τῆς νόσου ἀπὸ
πλήθους, οἰνοποσίας καὶ ὠμότητος. ἄρχεται γὰρ ἀπὸ τῆς
διατρίου ἡ νόσος αὔξειν. ἐπιτάσεις δὲ νυκτὸς ἔσονται
καὶ πυρώσεις τοῦ θώρακος. καὶ παρακοπὴ τῶν λογισμῶν
καὶ φρενῖτις. καὶ περὶ τὴν κεφαλὴν σφήνωσις. καὶ πυρε-
τοὶ καυσώδεις, καὶ δίψα, καὶ ἐπιθυμία οἴνου, καὶ σφυγμοὶ
ἐπηρμένοι, τούτοις ἁρμόσει ἡ τοῦ αἵματος ἀφαίρεσις καὶ
πάντα τὰ δυνάμενα καθελεῖν τὴν ἕξιν. ἐὰν οὖν ἀγαθοποιοὶ
μὴ ἐπιθεωρήσωσι τὴν ☾, ἐν τῷ πρώτῳ □ τελευτήσει. ἐὰν
δὲ ἀγαθοποιοὶ ἐπιθεωρήσωσι τὴν ☾, παραλλάξας τὴν ♂
κινδυνεύσας σωθήσεται. ἐὰν δὲ τῆς ☾ οὔσης μετὰ τοῦ ♃

gore febres et invaſiones duplices et capitis conſtrictio et
punctiones in mammillis et dolor hypochondriorum et
pulſus abditi tenuesque et articulorum dolor. His conve-
nient cuncta quae calefaciunt et quae relaxant. Quod ſi be-
neſica lunam adſpiciat, oppoſitum praetergreſſus ſervabitur:
habebit autem diuturnum articulorum dolorem. Si vero
quando eſt in piſcibus luna numeris addens et lumine
augeſcens, Mars ei jungitur vel oppoſito aut quadrato ad-
ſpicit, initium morbi erit a plenitudine, vini potu et cru-
ditate. Incipit enim a die tertio augeri morbus, noctu
autem erunt intenſiones et thoracis ardores et ratiocina-
tionum interruptio et phrenitis et in capite conſtipatio
et febres ardentes et ſitis et vini deſiderium et pulſus
elati. His conveniet ſanguinis detractio et omnia quae
poſſunt habitum demoliri. Si ergo beneficae lunam non
adſpexerint, in primo quadrato interibit. At ſi lunam
beneficae adſpexerint ubi oppoſitum praetergreſſus fuerit,
periclitatus ſervabitur. Si vero quis decubuerit quando

Ed. Chart. VIII. [914.]

ἢ ♀ ἢ ☐ ἢ ♂ κατακλιθῇ τις κἂν ἐν οἵῳ δήποτε ζωδίῳ κατακλιθῇ τις μέχρι τῆς α΄ ☐ ἢ τῆς ♂ σωθήσεται. πολὺ δέ τι καὶ ἡ ὥρα συμβάλλεται ἐν τῇ κατακλίσει. ἐὰν γὰρ ὡροσκοπῶσιν ἢ μεσουρανῶσιν οἱ ἀγαθοποιοὶ τῆς ☾ μετὰ κακοποιῶν οὔσης ἢ ☐ ἢ ♂ ἀντιλήψονται τῆς ζωῆς, ἐὰν δὲ κακοποιοὶ ὡροσκοπῶσι τῆς ☾ οὔσης μετὰ ἀγαθοποιῶν βλάπτουσι τὸν κατακλιθέντα. δεῖ δὲ τὸν ἄριστον ἰατρὸν μεμνῆσθαι μὲν τῆς μαθηματικῆς ἐπιστήμης, ἐξετάζειν δὲ ἀκριβῶς τὴν ἡμέραν καὶ τὴν ὥραν τῆς κατακλίσεως. καὶ συνορᾶν τὸν κόσμον πῶς διάκειται· ἄτερ γὰρ τῆς κοσμικῆς συμπαθείας οὐδὲν γίνεται. ἐὰν δὲ τῆς ☾ οὔσης ἐν ✕ κατακλιθῇ τις, ἔσται τὰ προκαταρκτικὰ τῆς νόσου αἴτιε. ἀπὸ βαλανείων ἢ ψυχροποσίας. εὐθέως γὰρ τὸ νευρῶδες πάσχει. καὶ περὶ τὸν στόμαχον ἀλγήσει. γυμνοὶ δὲ διατροχάζουσιν, ὀδύναι περὶ τὰ πλευρὰ καὶ δυσπνοοῦσι. καὶ πυρετοὶ ἐστεγνωμένοι καὶ ἐν βάθει. καὶ σφυγμοὶ λεπτοὶ καὶ δυσκατάληπτοι κατὰ τὰς ἐπισημασίας. ἐναλλάσσουσι

luna eſt cum Jove vel Venere aut in oppoſito quadratove idque ſi quis in quolibet ſigno decubuerit, usque ad primum quadratum vel oppoſitum ſervabitur. *At ſi maleficae lunam adſpexerint, nullo morbi ordine ſervato vexatus usque ad oppoſitum ſervabitur.* Magnum quid autem in decubitu conducit etiam hora. Nam ſi beneficae in horoſcopo ſint vel coeli medio, luna vero ſit cum maleficis vel in oppoſito quadratove, vitam tutabuntur. Si vero contra maleficae ın horoſcopo ſint *vel coeli medio*, luna vero ſit cum beneficis, ei officiunt qui decubuerit. Oportet igitur optimum medicum mathematicae quidem ſcientiae meminiſſe, ſcrutari autem diligenter diem horamque decubitus; et mundum contueri quo pacto habeat, nihil enim fit ſine mundi conſenſu. Si vero aliquis decubuerit quando luna eſt in piſcibus, cauſae morbi procatarcticae a balneis vel frigida potione erunt. Statim enim nervoſum patitur et ſunt circa ſtomachum dolores, nudi autem diſcurrunt laterum dolores et ſpirant difficulter et febres adſtrictae et in profundo et pulſus tenues comprehenſuque

δὲ τοὺς σφυγμοὺς περὶ ὥρας β΄. ἀνεκτοῦσι δὲ διηνεκῶς καὶ
κατὰ τὴν κοιλίαν λεπτά, ἔπειτα οὖρα δυσώδη, εὔχρηστοι
δὲ πάντες χυλοὶ καταψύχοντες. ἀπὸ δὲ τῆς □ ἐὰν ἡ ☾ τὰ
μείζονα τροχάζῃ σχηματισθεῖσα τῷ ♄ μέχρι τῆς ☍ κιν-
δυνεύσαντες σώζονται. ἐὰν δὲ τοῦ προκειμένου ὅρου ὄντος
τρέχῃ καὶ σχηματίζηται ♃ ἢ ☿ ἢ ἄμφω, τὰ μὲν προκείμε-
να αἴτια ἔσται, πρὸς τούτοις δὲ κατὰ τὴν κοιλίαν πάσχουσι
καὶ ἐκλύονται πυκνότερον, ὥστε ἀσφυκτεῖν. ἐὰν δὲ ἐπὶ τὰ
ἥσσονα ἀπὸ τοῦ μέσου ὅρου φέρηται σχηματιζομένη ♄ οὐδὲ
τὴν □ παραλλάξει. ἐὰν δὲ ♀ παρεμπλακῇ καθ᾽ οἷον δή
ποτ᾽ οὖν τρόπον οἱ παρατεθέντες τὴν ☍ εἰς τὴν δυσεντε-
τερίαν περιπίπτουσι. ὠχροὶ δὲ καὶ τοὺς πόδας φλεγμαί-
νοντες καὶ ταῖς σαρξὶ συμπεπτωκότες. οὕτως δὲ καὶ ἐγχρο-
νίσαντες οὐδὲν ἧσσον ἀναιροῦνται. [915] ἐὰν δὲ ἐπὶ τὰ
μεγάλα τρέχῃ, σχηματίζηται δὲ ὁμοίως ♂ ἢ ☉ ἢ ἀμφότε-
ρος τὰ προκαταρκτικὰ αἴτια γενήσεται ἅπαντα. πρὸς δὲ
τούτοις καὶ πυρετοὶ ἐπιτεταμένοι. καὶ περὶ τὸ ἧπαρ φλε-

difficiles in invaſionibus, quos tamen infra duas horas
immutant et remiſſius continenter habent; et quae circa
ventrem tenuia ſunt, deinde urinae male olent. Utiles
autem ſunt *adhibitae cucurbitulae, at inutiles* ſucci omnes
qui refrigerant. Quod ſi luna a quadrato ad majora per-
currat Saturno configurata, usque ad oppoſitum periclitati
ſervantur. Si vero in propoſita conſtitutione luna per-
currat Jovi vel Mercurio vel etiam utrisque configurata,
erunt quidem cauſae propoſitae, ad haec vero ventrem do-
lent: ac frequentius exſolvuntur, ut ſine pulſu fiant. Quod
ſi a media figura ad minora feratur configurata Saturno,
ne quidem quadratum praeteribunt. Si autem Venus quo-
cunque modo complicetur qui oppoſitum praeterierint,
decidunt in dyſenteriam pallentesque fiunt, ac pedes in-
tumeſcunt et carnes collabuntur; quum autem hoc pacto
diutius vitam traxerint nihilo tamen minus intereunt. Si
vero currat ad magna pariterque Marti vel ſoli vel utri-
que configuretur cauſae procatarcticae erunt omnes, inſu-
per tamen et febres intenſae et inflammatio in hepate ac

Ed. Chart. VIII. [915.]

γμονὴ, ἐναλγεῖς τε ὅλῳ τῷ σώματι, τὰ δὲ ἄκρα πυρού-
μενα διὰ τὰς ἐπαλλήλους σημασίας. προσήκει οὖν διαίταις
δυναμέναις τρέφειν χρῆσθαι. φύσει γὰρ ἐπὶ τούτου τοῦ
ζωδίου οὔτε αἱ τοῦ αἵματος ἀφαιρέσεις συνοίσουσιν αἵ διὰ
φλεβοτομίας. ἐὰν δὲ μηδεὶς τῶν ἀγαθοποιῶν παρεμπλακῇ,
μέχρι τῆς ♃ κινδυνεύσει. ἐὰν δὲ ♃ ἢ ♀ ἐπιθεωρήσωσιν
ἢ αὐτὴ ἡ ☾ ἐπὶ τὰ ἥσσονα φέρηται, μέχρι τῆς ♃ πολλὰ
σκυλέντες διασώζονται, χρῆσθαι οὖν τοῖς ὁμαλαῖς καὶ εὐ-
αγώγοις θεραπείαις. ἐὰν δὲ ♃ ἢ ♀ συσχηματισθῶσι τῇ
☾ συσχηματιζομένης αὐτῆς ♂ ἢ ☉ καὶ προστιθείσης τοῖς
ἀριθμοῖς καὶ τῷ φωτί, οὐδὲν ὠφελήσουσιν οἱ ἀγαθοποιοὶ
καὶ ἀναιρεθήσονται.

Κεφ. ιε'. Οὐδὲν ἧττον καὶ τοῦτο γινώσκειν σε θέλω
ὅτι τὰ περὶ τοὺς τοκετοὺς καὶ τὰς πτώσεις καὶ τοὺς τραυ-
ματισμοὺς τοὺς ἐξαίφνης καὶ ὅσα τούτοις ὅμοια δεῖ ὁρᾶν,
ὡς ἐπὶ τῶν κατακλίσεων δεδήλωται, τὰς δὲ ἐκ προαιρέσεως
χειρουργίας καὶ ὅσα τούτοις ὅμοια δεῖ ὁρᾶν. ἤγουν τὰς

toto corpore dolentes, extrema autem ardentia propter in-
vafiones invicem fuccedentes. Convenit ergo diaetis uti
quae valeant nutrire; naturaliter enim in hoc figno neque
fanguinis detractiones per phlebotomiam factae conducent.
Quod fi nulla beneficarum complicetur usque ad oppofi-
tum periclitabitur. At fi Jupiter vel Venus adfpiciat vel
ipfa luna ad minora feratur, usque ad oppofitum valde
vexati fervantur. Utendum ergo aequalibus remediis et
quae facile adhibeantur. Si vero Jupiter vel Venus con-
figuretur lunae quae et ipfa Marti vel foli configuretur
numerisque addat et lumini, nihil proderunt beneficae, nam-
que interibunt.

Cap. XV. Volo autem nihilominus et hoc te fcire,
ea quae circa partus accidunt et cafus et vulnera quae
repente fiunt et quaecunque his funt fimilia eodem modo
effe incipienda, quo in decubitibus oftenfum eft; chirur-
gias vero quae ex delectu fiunt et quaecunque his fimilia

περὶ τοὺς ὀφθαλμοὺς χειρουργίας, οἱονεὶ μυδριάσεως ἢ ὑπο-
χύσεως, γλαυκώσεώς τι καὶ ὅσα τούτοις ὅμοια τῆς ☾ ἰού-
σης πρὸς αὔξησιν τῷ φωτὶ καὶ τοῖς ἀριθμοῖς, ποιεῖσθαι
καὶ σχηματιζόντων τῶν ἀγαθοποιῶν κατάρχεσθαι. χρὴ δὲ
εἰδέναι ὅτι αὐξούσης τῆς ☾ καὶ προστιθείσης τοῖς ἀριθμοῖς
♂ ἢ ☉ συνόντων ἢ σχηματιζομένων ἐκπυρούμενοι τὰ σώ-
ματα ἀναλίσκονται. μειουμένης δὲ τῆς ☾ καὶ τοῖς ἀριθμοῖς
ἀφαιρούσης ♄ ἢ ☿ συνόντων ἢ συσχηματιζομένων τῇ ☾
ψυχόμενοι τὰ σώματα ἀναλίσκονται. ἐκεῖνο δέ σοι προστί-
θημι. ὁπότε δύο τῇ αὐτῇ ὥρᾳ καὶ τῇ ἡμέρᾳ κατακλιθῶσι,
σκέψαι οὕτως τὰς ἡλικίας αὐτῶν συγκρίνων καὶ ἐὰν ἡ ☾
ἀφαιρεῖ τοῖς ἀριθμοῖς καὶ κατακλιθῶσί τινες, συσχηματί-
ζηται δὲ ♄ καὶ ♀, ὁ νεώτερος πρῶτα σωθήσεται, καθὰ
προεῖπον καὶ ἐν τοῖς ἔμπροσθεν συντάγμασι καὶ παρὰ τὸ
ὁμοιότροπον τοῦ ζωδίου ἐπὶ τῆς ♌ ἀπαλλαγήσεται. ὁ δὲ
πρεσβύτερος κινδυνεύσει, ἢ εἰς ἕτερα πάθη περικυλισθή-
σεται ὁμοιοτρόπως τῷ ζωδίῳ, ἢ μακρονοσήσας σωθήσεται.

funt nempe chirurgiae in oculis verbi gratia dilatationis
pupillae vel fuffufionis vel glaucomatis et quaecunque his
funt fimilia, tunc effe exercendas quando luna lumine ac
numeris ad augmentum tendit et ei beneficae configuran-
tur. Noffe autem oportet quum augefcit luna et numeris
addit et junguntur ei Mars aut fol vel configurantur, con-
fumi corpora illis quibus ignis adhibetur: quum vero illa
minuitur et numeris demit atque ei Saturnus vel Mercu-
rius junguntur aut configurantur confumi corpora illis
qui refrigerantur. Illud vero tibi adjicio, quando duo
eodem die atque hora decubuerint, hoc pacto confiderata
eorum aetates comparando. Atque fi luna numeris demat
quando aliqui decubuerint et configuretur Saturnus aut
Venus qui junior eft prius convalefcet, ficuti antea quo-
que dixi in fuperioribus praeceptis; et ultra figni con-
gruentiam in oppofito liberabitur. Qui vero eft fenior
periclitabitur vel in alios affectus devolvetur pro figni
congruentia; vel morbo diuturno detentus fervabitur. Quod

Ed. Chart. VIII. [915.]

ἐὰν δὲ τῆς ☾ αὐξούσης τοῖς ἀριθμοῖς καὶ τοῖς φωσὶ συσχη-
ματισθῇ ♂ ἢ ☉ ὁ νεώτερος κινδυνεύσει μετὰ τὴν □ καὶ
☍ ὁμοιοτρόπως τῷ ζωδίῳ ἐν ᾧ ἡ ἔτυχε. ἐὰν δὲ πρὸς τοὺς
ἀγαθοποιοὺς ἡ ☾ συσχηματισθῇ ἐπί τε πρεσβυτέρων καὶ
νεωτέρων σωθήσονται ὁμοιοτρόπως αὐτῷ τῷ ζωδίῳ· διό σοι
ἀπηγόρευσα, ἵνα σκέψει ταύτῃ χρώμενος ἀδιάπτωτος ἔσῃ
ἐν ἅπασι.

fi luna augeatur numeris et lumine et Mars aut fol con-
figuretur, periclitabitur junior poſt quadratum et oppoſi-
tum juxta ſigni in quo luna fuerit congruentiam. Sed ſi
luna beneficis et in ſenioribus et in junioribus configure-
tur juxta ipſius ſigni congruentiam ſervabuntur. Haec
ego tibi idcirco enarravi, ut hac ipſa conſiderandi ra-
tione utens nulla in re labi poſſis.

ΓΑΛΗΝΩ ΠΡΟΣΓΡΑΦΟΜΕΝΟΝ ΒΙΒΛΙΟΝ ΠΕΡΙ ΟΥΡΩΝ.

Ed. Chart. VIII. [337.]   Ed. Baf. IV. (410.)

[337] *Κεφ. α'.* Τῶν οὔρων αἱ διαφοραὶ πολλαὶ μὲν κατὰ μέρος, αἱ δὲ πρῶται δύο, χῦμά τε καὶ παρυφι‑ στάμενον. καλῶ δὲ χῦμα αὐτὸ τὸ οὖρον παρὰ τὸ κεχῦσθαι, παρυφιστάμενον δὲ τὸ ἐν αὐτῷ ἑτεροίως ἐμφαινόμενον. ἀλλὰ τοῦ χύματος πάλιν ἰσάριθμοι τυγχάνουσιν αἱ διαφοραί. δύο γάρ ἐστι τούτου, τὸ μὲν σύστασις, τὸ δὲ χροιά. ἑκάτε‑ ρον δὲ τούτων εἰς ἕτερα διαιρεῖται. εἰ μὲν οὖν σίστασις εἰς λεπτότητα, παχύτητα καὶ τὸ ἐξ ἀμφοτέρων σύμμετρον. ἀλλὰ τὸ μὲν σύμμετρον ἐπειδὴ κατὰ φύσιν ἐστὶν ἀδιαίρετον

GALENO ADSCRIPTUS LIBER DE URINIS.

Cap. I. Urinarum differentiae multae quidem par‑ ticulatim exiftunt; primae tamen *funt* duae, liquor et con‑ tentum. Liquorem autem voco ipfam urinam a liquari; contentum vero quod diverfe in urina apparet. Rurfus vero liquoris pares numero differentiae conlingunt; duae fiquidem funt hujus liquoris, prior quidem confiftentia, pofterior vero color. Utrumque autem horum in alia par‑ titur, confiftentia enim alia eft tenuis, alia craffa, alia mediocris. Eam vero quae mediocris eft, quum fecundum naturam fe habeat, dividere non licet; ceterum tenuis et

Ed. Chart. VIII. [337. 338.]   Ed. Baf. IV. (410.)

ὑπάρχει. τὸ δὲ λεπτὸν καὶ παχὺ τέμνεται διχῆ. τὸ μὲν
λεπτὸν ἢ οὐρεῖται λεπτὸν καὶ μένει λεπτὸν ἢ οὐρεῖται λε-
πτὸν καὶ ἀναθολοῦται καὶ παχὺ γίνεται.

Κεφ. β'. Τούτων τὸ μὲν πρότερον ἐσχάτην ἀπεψίαν
δηλοῖ. οὐ γὰρ ἐνεχείρησεν ὅλως ἡ φύσις ἐπὶ τούτου πρὸς
τὴν πέψιν· τὸ δὲ δεύτερον ὅ ἐστιν λεπτὸν, ἀναθολούμενον
δὲ, δηλοῖ τὴν φύσιν ἄρχεσθαι πέττειν. τὸ μὲν λεπτὸν οὕ-
τως διαιρεῖται καὶ ταῦτα σημαίνει.

Κεφ. γ'. Τὸ δὲ παχὺ καὶ αὐτὸ παραπλησίως τῷ λε-
πτῷ ἢ οὐρεῖται παχὺ καὶ μένει παχύ· καθίσταται δὲ καὶ
γίνεται λεπτόν. [338] καὶ δηλοῖ τὸ μὲν πρότερον ἀκμά-
ζειν, τὸ δὲ δεύτερον τὴν τῶν παχέων χυμῶν ζύμωσιν, ἄρ-
χεσθαι δὲ τὴν διάκρισιν. καὶ αὗται μὲν αἱ τοῦ χύματος
ἐν συστάσει διαφοραί· ἀλλ' ἐπειδὴ τούτου ποιούμενοι τὴν
διαίρεσιν, ἐλέγομεν οὖν καὶ ἐν χρώματι διαφορᾶς αὐτῶν,
φέρε δὴ καὶ ταύτας ἐφεξῆς ἐκθώμεθα. ἔστιν οὖν πρῶτον
τὸ λευκόν. εἶτα τὸ ὠχρόν. ἐφεξῆς δὲ τούτων τὸ πυῤῥόν.

crassa bifariam dividitur. Urina quidem tenuis aut mìn-
gitur tenuis et permanet tenuis aut meitur tenuis, fed
turbatur tandem et efficitur crassa.

Cap. II. Prior quidem harum extremam indicat
cruditatem, natura enim nondum prorfus coctionem ten-
tavit, altera autem quae ex tenui reddita eft turbida in-
dicat naturam jam primo aggreffam effe coctionem. Et
tenuis quidem urina ita dividitur idque quod diximus
fignificat.

Cap. III. At crassa fimili modo aut meitur crassa
et permanet crassa aut meitur crassa, fed redditur tenuis.
Prior quidem indicat vigorem agitationis, altera autem
ebullitionem crafforum humorum, fed tamen naturam in-
cipere fecretionem eorum indicat. Et hae quidem funt
humoris quoad fubftantiam differentiae. Quum vero in
priore partitione mentionem etiam fecerimus differentia-
rum quae a coloribus capiuntur, jam deinceps eas expo-
namus. Prima igitur eft urina alba, hanc fequitur pallida,

Ed. Chart. VIII. [338.]   Ed. Baſ. IV. (410.)
τέταρτον δὲ τὸ ξανθόν. μετὰ δὲ τούτων ἐστὶ τὸ ἐρυθρόν.
ὕστατον δὲ τὸ μέλαν. καὶ ἔστιν ἄκρα μὲν δύο τὸ λευκὸν
καὶ τὸ μέλαν, τὰ δὲ λοιπὰ τούτων μεταξὺ τέτακται. ἔστιν
μὲν οὖν τὸ ὠχρὸν ἐγγὺς τοῦ λευκοῦ, τὸ δὲ πυῤῥὸν τοῦ
μὲν λευκοῦ πόῤῥωθεν, τοῦ δὲ ὠχροῦ συνέγγυς. πάλιν δὲ
τὸ ἐρυθρὸν συνέγγυς μὲν τοῦ μέλανος, τοῦ δὲ πυῤῥοῦ καὶ
ὠχροῦ ποῤῥωτάτω. τὸ δὲ ξανθὸν ἴδιον ἔχει ἐξαίρετον τὸ
μίγμα, ὡς εἶναι δύο χρωμάτων τοῦ τε πυῤῥοῦ καὶ τοῦ ἐρυ-
θροῦ, ὅθεν καὶ στίλβον αὐτὸ κέκληκεν ὁ Γαληνὸς ἐν τῷ
περὶ κρίσεων. εἰκότως γὰρ καὶ στίλβει. κατάλαμπρον γὰρ
ὑπὸ τοῦ πυῤῥοῦ. φαιδρύνεται δὲ ὑπὸ τοῦ ἐρυθροῦ. ἐφεξῆς
οὖν ἐστιν ἀλλήλων ἐν χρώματι οὖρα ταῦτα, λευκὸν, ὠχρὸν,
πυῤῥὸν, ξανθὸν, ἐρυθρὸν, μέλαν. γίνεται μὲν τὸ ὠχρὸν
ὅταν ὀλίγη χολὴ τὸ ὑδατῶδες ἐπιχρώσῃ, τὸ δὲ πυῤῥὸν ὅταν
πλείων, τὸ δὲ ἐρυθρὸν ἀπὸ αἵματος, τὸ δὲ μέλαν ἀπὸ
ὑπεροπτήσεως καὶ ἑτέρων τινῶν, καθὰ μετ' ὀλίγον εἰρήσε-
ται. τὸ δὲ λευκὸν ἔσχατον ἀπεψίαν δηλοῖ. αὗται μὲν οὖν
εἰσιν αἱ ἁπλαῖ τοῦ ὑποχύματος διαφοραὶ ἔν τε συστάσει

deinceps rufa, quarta eſt flava, poſt hanc rubra, ultimo
nigra et extremae quidem ſunt duae, alba et nigra; reli-
quae autem mediae inter has. Eſt igitur pallida proxima
albae, rufa autem longius diſtat ab alba, propior pallidae
e diverſo autem rubea proxima eſt nigrae longiſſime di-
ſtans a rufa et a pallida, flava autem peculiarem ac pro-
priam habet mixtionem, ita ut gemini coloris eſſe videa-
tur partim rufi partim rubei. Quare et in libro de cri-
ſibus ſplendentem ipſam appellavit Galenus, jure enim
ſplendet, ſplendorem enim a rufo, nitorem autem a rubeo
accipit. Ergo ordine quodam mutuo a ſe invicem urinae
hae coloribus differunt, alba, pallida, rufa, flava, rubea,
nigra. Fit autem pallida quum modicum cholerae ſero-
ſae humiditati accedit; rufa autem fit quando plus cho-
lerae additur; rubea fit a ſanguine, nigra vero a nimia
exuſtione et ab aliis cauſis ut paulo poſt dicetur, alba au-
tem indicat extremam cruditatem. Hae igitur ſunt liquo-
ris ſimplices differentiae in conſiſtentia et colore. Reli-

καὶ χροιᾷ. λοιπὸν δ᾿ ἂν εἴη καὶ τὰς τούτων συμπλοκὰς
εἰπεῖν καὶ θεάσασθαι, ποῖαι μὲν δύνανται συναφθῆναι, τί-
νες δὲ οὔ. καὶ συμπλεκόμεναι τί σημαίνουσιν.

Κεφ. δ᾿. Ἔστω οὖν πρότερον ἐν τῇ συστάσει ἄπε-
πτον καὶ γινέσθω λεπτὸν καὶ τούτου μένοντος λεπτοῦ ἀμει-
φθείτω τὸ χρῶμα καὶ ἔστω τελέως λευκὸν, ὡς εἶναι αὐτὸ
λεπτὸν καὶ λευκόν. τὸ τοιοῦτον οὖρον πολλὰ σημαίνει. ἢ
γὰρ ἀσθένειαν δυνάμεως, καθάπερ καὶ ἐπὶ τῶν γερόντων
ἐπιφαινόμενον δηλοῖ, καὶ ἐπὶ τῶν χρονίων δὲ νοσημάτων
ὡς ἐπὶ τὸ πλεῖστον φαίνεται λεπτὸν καὶ λευκὸν διὰ τὴν
ἀσθένειαν, ὁμοίως καὶ ἐπὶ τούτων τῆς φύσεως. σημαίνει δὲ
καὶ ἔμφραξιν, ὡς ἐπὶ τοῖς φρενιτικοῖς ἐπιφαινόμενον ἐνδεί-
κνυται. καὶ ἐπὶ τῶν τεταρταίων πάλιν ἐν ταῖς ἀρχαῖς τοιοῦ-
τον οὐρούμενον ἔμφραξιν σημαίνει. τὸ γὰρ τῶν μελαγχο-
λικῶν τῇ παχύτητι τὰς ὁδοὺς σφῆνον, (411) ὥσπερ διηθι-
σμένον τὸ οὖρον, φαίνεται λεπτὸν καὶ λευκόν. ἕτερον
δὲ μέγιστον σημαίνει κακὸν καὶ τὸ τοιοῦτον οὖρον. κἂν γὰρ

quum eſt ut complicatas connexasque dicamus quales ſci-
licet ſint quae deinceps ſimul connecti poſſunt, quae
item non poſſunt, et ſi connectantur, quid ſignificent.

Cap. IV. Sit igitur quoad ſubſtantiam ſuam minime
cocta, talis vero eſt tenuis cui ita permanenti tenui an-
nectatur color exquiſite albus, ut ſit ea tenuis et alba;
haec urina multa ſignificat. Aut enim imbecillitatem vir-
tutis oſtendit, ſicut in ſenibus et in morbis diuturnis in
pluribus ut plurimum apparent urinae tenues et albae.
Tales etiam in nonnullis qui natura imbecilles vires ha-
bent videntur. Interdum ſignificat obſtructionem, ſicuti
quum in nephriticis apparet, indicat, et in quartanis ſimi-
liter quum in principiis talis meitur obſtructionem ſigni-
ficat, ac rurſus in ipſis quartanis talis quum micta fuerit
urina circa initia obſtructionem ſignificat; humor etenim
melancholicus quum ſua craſſitie venas obſtruat, quaſi per-
colata urina alba et tenuis apparet. Indicant vero tales
urinae et aliud ſummum malum, ſi enim in cauſo et

ἐπὶ διακαεῖ καὶ καυσώδει πυρετῷ ἐπιφανῇ λευκὸν καὶ λε-
πτὸν, σημαίνει φρενῖτιν. εἰ γὰρ ὁ πυρετὸς πλῆθος δηλοῖ
χολῆς, οὐκ ἐπιχρώννυται δὲ τὸ οὖρον, εὔδηλον ὡς ὅτι οὐ
μένει ἐν τοῖς ἀγγείοις χολὴ, ἀλλ᾽ ὅτι οἰκείᾳ κουφότητι περὶ
τὸν ἐγκέφαλον ἀνέδρασεν. εἰ μὲν οὖν μὴ πάρεστιν ἡ φρε-
νῖτις τοῦ οὔρου τυγχάνοντος λεπτοῦ καὶ λευκοῦ, ἀλλ᾽ εἴη
πυρετὸς καυσώδης, μαντευόμεθα φρενῖτιν. εἰ δὲ τοιοῦτον
μὲν εἴη τὸ οὖρον, πάρεστι δὲ ἡ φρενῖτις, προσαγγέλλει θά-
νατον ὡς ἐπὶ τὸ πολύ. οὐ γὰρ ὑπομένει ἡ δύναμις ἡ ἐγκε-
φάλου σώζεσθαι κατὰ τῆς χολῆς ἀνιώσης καὶ δακνούσης τῇ
δριμύτητι. τοσαῦτα μὲν δηλοῖ τὸ λεπτὸν καὶ λευκὸν οὖρον.

Κεφ. ε΄. Ἔστω πάλιν τῇ συστάσει ἄπεπτον, τουτέστι
τὸ λεπτὸν, ἐν δὲ τῷ χρώματι μετρίως πεπεμμένον, ὡς εἶναι
αὐτὸ ὠχρόν· τὸ τοιοῦτον ἀσθένειαν δηλοῖ. τῷ μὲν γὰρ
χρώματι τῶν οὔρων ἔπεψεν ὡς ἂν ῥᾴδιον ὑπάρχον, οὐκέτι
δὲ καὶ τῇ συστάσει διὰ τὸ δυσκολώτερον.

Κεφ. στ΄. Πάλιν δὲ λεπτὸν ἔστω, ἀλλ᾽ ἀμειβέσθω τῷ

urente febre appareat urina tenuis et alba, fignificat phre-
nitin. Quum enim febris ipfa urens copiam bilis indicet,
urina vero non tingatur, manifeftum eft quod biliofus hu-
mor non retinetur in vafis, fed levitate fua cerebrum in-
filit. Siquidem igitur nondum adeft phrenitis, urina exi-
ftente tenui et alba, febre vero ardente, praedicimus phre-
nitin futuram; fi vero adeft phrenitis, urina vero ejus-
modi eft, praedicimus mortem ut plurimum, neque enim
poterit virtus cerebri fervari, cui ingruit tantus acutae
mordacisque cholerae impetus. Haec igitur fignificat urina
tenuis et alba.

Cap. V. Sit iterum urina quoad fubftantiam cruda,
id eft tenuis, quoad colorem autem modice cocta, ut fit
pallida; talis imbecillitatem fignificat. Quoad colorem
enim concoxit, quippe quum hoc facilius fit, nondum vero
quoad fubftantiam, propterea quod hoc difficilius eft.

Cap. VI. Sit urina tenuis cui annectatur color ru-

χρώματι καὶ ὑπαρχέτω πυῤῥὸν, βέλτιον μὲν τοῦ προτέρου
τὸ τοιοῦτον τυγχάνει, ἔστι δὲ ἄπεπτον διὰ τὴν σύστασιν.

Κεφ. ζ'. Ἀλλ' ἔστω λεπτὸν ὡς ὑπόκειται, ἀλλὰ ξαν-
θόν· τοῦτο σημαίνει οὐ μόνον ἀπεψίαν, ἀλλὰ καὶ ὕλης ἔν-
δειαν δηλοῖ, ὡς νεώτερος ἀσιτήσας. ἐκδιδάσκει δὲ καὶ θερ-
μότητα πολλὴν ἐν τῷ βάθει τίκτειν χολὴν, ὡς ὁ τριταῖος.
δηλοῖ καὶ ἀγρυπνίαν καὶ φροντίδα. ἅπαντα ταῦτα ξανθὰ
τὰ οὖρα ποιεῖ.

Κεφ. η'. Ἔστω δὲ πάλιν ἄπεπτον τῇ συστάσει λε-
πτὸν, ἀλλ' ἐρυθρόν. τὸ τοιοῦτον οὐ συνίσταται. εἰ γὰρ τὸ
ἐρυθρὸν ἀφ' αἵματος γίνεται, τὸ δ' αἷμα πάλιν ἀπὸ πέψεως
γίνεται, ἡ δὲ πέψις παχύνει τὴν σύστασιν· εὔδηλον ὅτι τὸ
ἐρυθρὸν οὐ συνίσταται μετὰ τοῦ λεπτοῦ. εἰ γὰρ καὶ ποτε
μιγῇ μετὰ τοῦ ἐρυθροῦ χρώματος τὸ λεπτὸν, ἀλλ' οὐκ ἀπ'
ἀκριβῶς ἐρυθροῦ, ἀλλὰ καὶ ἰχωροειδοῦς.

Κεφ. θ'. Ἡ δὲ τελευταία ἐστὶ συμπλοκὴ ἡ τοῦ λεπτοῦ
καὶ μέλανος, οὐδ' αὐτὴ δυναμένη συστῆναι. ἔστι γὰρ τὸ

fus, talis melior quidem eſt priore, eſt tamen cruda quoad
ſubſtantiam.

Cap. VII. Sit urina tenuis et flava, haec non ſolum
cruditatem indicat, ſed etiam defectum alimenti, id quod
in juvene jejuno reperitur. Interdum oſtendit calorem
multum in profundo bilioſum ſuccum gignere, id quod in
febre tertiana; indicat et vigilias ac animi perturbationes.
Haec omnia flavam urinam efficiunt.

Cap. VIII. Proponatur iterum urina cruda quoad
ſubſtantiam tenuis, ſed rubea, talis nunquam reperitur. Si
enim rubeus color in urina a ſanguine fit, ſanguis vero
a coctione, coctio autem ſubſtantiam incraſſat, manifeſtum
eſt quod rubor in urina cum tenuitate conſiſtere non
poteſt. Quod ſi aliquando reperiatur tenuis urina cum
rubore, color ille exquiſite rubeus non eſt, ſed eſt quid-
dam ichoroeides.

Cap. IX. Ultima autem eſt connexio tenuis et ni-
grae, haec etiam nunquam reperitur. Color enim niger

μέλαν χρῶμα ἢ διὰ τὸ ἐκκαθαίρεσθαι τὸν μελαγχολικὸν χυ-
μὸν ἢ διὰ ψύξιν ἢ δι᾿ ὑπερόπτησιν τοῦ αἵματος. ἔστι δὲ
καὶ τὰ τρία παχέα.

Κεφ. ι΄. Ὅτι δὲ τοῦ μέλανος αἱ τρεῖς εἰρημέναι δια-
φοραὶ παχυτάτης κέκτηνται συστάσεως ἐντεῦθεν κατάδηλον.
ἐπὶ τῇ παρακμῇ γὰρ τοῦ τεταρταίου καὶ τῇ λύσει τῆς με-
λαγχολίας οὖρα φαίνεται μέλανα γινόμενα. γίνονται δὲ μέ-
λανα διὰ τὸ ἐκκαθαίρεσθαι τὸν μελαγχολικὸν χυμόν. οὗτος
δὲ γεώδης τῇ οὐσίᾳ καὶ παχὺς κατὰ σύστασιν. οὐκοῦν καὶ
τὰ οὖρα ποιεῖ παχέα. ὁμοίως δὲ καὶ τὰ ἐξ ὑπεροπτήσεως
αἵματος μέλανα γινό- [340] μενα οὖρα παχέα τυγχάνει.
εἰ γὰρ ὄπτησις ἀνικμᾶται τὴν ὑγρότητα τοῦ αἵματος, εὔδη-
λον ὡς παχύνει τὴν σύστασιν. καὶ φανερὸν ὅτι καὶ τὰ οὖ-
ρα παχέα γίνεται. ἢ γὰρ τοῦ χρώματος μεταλαμβάνει καὶ
γίνεται μέλανα καὶ τῇ συστάσει ὡς ἀποκαύσει τοῦ αἵματος·
καὶ ἡ ψύξις δὲ φανερῶς τῇ πήξει παχύνει τὴν ὕλην καὶ
τὴν σύστασιν τοῦ οὔρου, ὁμοίαν ἀπεργάζεται τῇ τοῦ χύμα-

fit propterea quod melancholicus humor per urinas pur-
gatur; aut fit a frigiditate nimia aut a nimia fanguinis
aduftione; haec vero tria craffitiem fibi vendicant.

Cap. X. Quod autem tres quas diximus urinae ni-
grae differentiae craffam fibi fubftantiam vendicent ma-
nifeftum eft; in remiffione enim febris quartanae et folu-
tione melancholiae urinae apparent nigrae. Redduntur
autem nigrae propterea quod humor melancholicus per
has expurgetur, qui fua fubftantia terreus eft et craffus;
quare et urinas efficit craffas. Simili modo et hae uri-
nae quae ex affatione aduftioneque fanguinis nigrae fiunt,
craffae funt. Si enim uftio nimia exficcat humiditatem
fanguinis, conftat quod etiam craffam efficit ejus fubftan-
tiam; quare manifeftum eft quod et urinae craffae fient;
a fanguine enim et coloris immutationem accipiunt et
fubftantiae ufti fanguinis craffitiem referunt. Frigiditas
vero quia incraffat materiam, etiam urinae fubftantiam

τος συστάσει, καὶ πάλιν τὰ οὖρα γίνονται παχέα, ὥσπερ
ἐδίδαξα.

Κεφ. ια'. Καὶ περὶ μὲν τὸ πλοκὸν τοῦ λεπτοῦ πρὸς
τὰ χρώματα τοῦ οὔρου τὰ προειρημένα ἀρκείτω, νῦν δὲ λοι-
πὸν τὴν σύστασιν ἀμείψωμεν καὶ ἔστω τὸ οὖρον παχὺ καὶ
τούτου μένοντος παχέος ἀναλλαττέσθω τὸ χρῶμα καὶ ἔστω
λευκόν. τὸ τοιοῦτον δηλοῖ τὸν ὠμὸν χυμὸν πολὺν συνάγε-
σθαι κατὰ τὸ σῶμα.

Κεφ. ιβ'. Ἀλλὰ δὴ ἔστω παχὺ καὶ ὠχρὸν, αὐτὸ οὐ
δύναται συνελθεῖν εἰς συμπλοκήν, οὔτε γὰρ παχὺ καὶ πυρ-
ρὸν οὔτε παχὺ καὶ ξανθὸν συνελθεῖν δύνανται. τὰ τοιαῦτα
γὰρ χρώματα δι' ἔνδειαν ὕλης γίνεται καὶ δυνάμεως ἀσθέ-
νειαν. τὸ δὲ παχὺ διὰ τὰ ἐναντία· φανερὸν ὅτι καὶ πυρ-
ρὸν ἢ ὠχρὸν ἢ ξανθὸν οὐ δύνανται ἅμα συστῆναι.

Κεφ. ιγ'. Ἀλλὰ δὴ ἔστω παχὺ καὶ ἐρυθρὸν, τὸ τοιοῦ-
τον οὖρον συνίσταται καὶ σημαίνει πλῆθος αἵματος, ὡς ἐν
συνόχοις πυρετοῖς.

faciet humori fimilem. Ita igitur urinae fiunt craffae, ut
docui.

Cap. XI. Et de connexione fubftantiae tenuis cum
diverfis urinae coloribus haec quae diximus fufficiant;
fupereft ut de altera fubftantiae differentia differamus. Sit
igitur urina craffa cui ita permanenti craffae color albus
accedat, talis urina magnam effe in corpore crudorum
humorum copiam indicat.

Cap. XII. Proponatur craffa et pallida, haec non
poteft in connexionem venire, neque enim craffa et rufa
neque craffa et flava fimul confiftere poffunt. Colores
enim hi propter defectum materiae fiunt, ac debilitatem
virtutis, craffa autem a contrariis fit caufis. Quare mani-
feftum eft quod rufa aut pallida aut flava fimul cum
craffa permanere nequeunt.

Cap. XIII. Sit urina craffa et rubea, hujusmodi enim
urina reperitur, fignificat plenitudinem fanguinis, ut fit in
fynochis febribus.

Ed. Chart. VIII. [340. 341.]   Ed. Baf. IV. (411.)

Κεφ. ιδ'. Ἔστω δὴ παχὺ καὶ μέλαν λοιπόν. καὶ
αὐτὴ δὲ συνίσταται καὶ σημαίνει τὸν μελαγχολικὸν χυμὸν
ἐκκενοῦσθαι πολὺν, ὡς ἐπὶ τῇ παρακμῇ τοῦ τεταρταίου καὶ
ἐπὶ τῇ λύσει τῆς μελαγχολίας. περὶ δὲ τῶν διὰ ψύξιν καὶ
ὄπτησιν γινομένων μελάνων ὕστερον ἐροῦμεν· καὶ αὗται μὲν
τοῦ παχέος μετὰ τῶν ἐνδεχομένων χρωμάτων αἱ συμπλοκαί.
ἀρξόμεθα δὴ περὶ τῶν παρυφισταμένων.

Κεφ. ιε'. Ἔστω δὴ πρότερον λευκὸν καὶ τὴν ἄνω
χώραν ἔχον καὶ λεῖον, μηκέτι δὲ ὁμαλὸν, ἀλλὰ σήμερον μὲν
πεπεμμένον, αὔριον δὲ οὔ· τὸ τοιοῦτον ἀσθένειαν δηλοῖ καὶ
μὴ δύνασθαι διὰ παντὸς ὁμοτίμως πέττειν τὴν ὕλην.

[341] Κεφ. ιστ'. Ἀλλὰ δὴ ἔστω λευκὸν μὲν καὶ τὸν
κάτω κεκτημένον τόπον, μηκέτι δὲ λεῖον, ἀλλὰ διεσπασμένον.
τοῦτο χεῖρον τοῦ προτέρου ὑπάρχον. ἐκεῖνο μὲν γὰρ ἐδείκνυε
τὴν φύσιν διὰ πολλῶν τὴν ἀνωμαλίαν ὑπομένειν, τοῦτο δὲ
ἐν μιᾷ πέψει ὅπερ ἐστὶ μοχθηρότατον, ὥσπερ καὶ τὸ φθι-
νόπωρον κακὸν, ὅτι ἀνώμαλον. ἀλλ' ἐὰν μὲν διὰ τεττάρων

Cap. XIV. Sit craſſa urina et nigra, talis etiam re-
peritur et ſignificat evacuationem humoris melancholici;
id quod multoties fit in declinatione quartanarum et in
ſolutione melancholiae. De urinis vero nigris quae fiunt
aut ab aduſtione aut a frigiditate poſtea dicemus. Et hae
quidem ſunt craſſi cum iis quos diximus coloribus con-
nexiones. Jam vero incipiamus agere de iis quae con-
tenta vocavimus.

Cap. XV. Eſto igitur primum album ſupremum lo-
cum occupans planum, ſed inaequale, id eſt uno die co-
ctum, poſtero die non coctum; tale debilitatem indicat
virtutis, quae non poteſt ex aequo omni tempore mate-
riam concoquere.

Cap. XVI. Sit vero album quidem et inferiorem
locum tenens, non amplius tamen planum, ſed divulſum,
hoc deterius eſt priore; illud enim oſtendebat naturam
ſuſtinere inaequalitatem multis interjectis diebus; hoc vero
in una coctione, id quod deterrimum eſt. Et veluti au-
tumnus propterea malus eſſe dicitur quod eſt inaequalis,

ἢ πέντε ἡμερῶν γίνοιτο, ἔλαττον τὸ κακόν· ἐὰν δὲ ἐν μιᾷ
ἡμέρᾳ, χεῖρον ὑπάρχει. τὸν αὐτὸν τρόπον καὶ τὰ διεσπα-
σμένα τῶν πρώτων χείρονα, εἴ γ᾽ ἐν μιᾷ πέψει διακοπὴν
φύσεως δηλοῖ. διακόπτει δὲ τὴν φύσιν πνεῦμα παρεμπε-
σὸν (412) καὶ διασπᾷ τὴν συνέχειαν τοῦ πεμπομένου χυ-
μοῦ. ἐπεὶ οὖν ὑπεθέμεθα κατὰ φύσιν τὸ παρυφιστάμενον
ἔν τε χροιᾷ καὶ ἐν τόπῳ, παρὰ φύσιν δὲ ἐν τῇ συστάσει,
δῆλον ὅτι τοῦ ταῦτ᾽ ἔχοντος οὕτως ἐν τῇ συστάσει ἡ ὁμα-
λότης ἐστὶν ἢ ἀνωμαλία.

Κεφ. ιζ'. Τὸ οὖν πρότερον ὁμαλὸν διεσπασμένον κα-
κόν. πλῆθος γὰρ ἐνδείκνυται πνεύματος παχίος ἐν τῷ βά-
θει μὴ δυναμένου λεπτυνθῆναι ὑπὸ φύσεως.

Κεφ. ιη'. Ἀλλὰ δὴ ἔστω διεσπασμένον ἀνώμαλον.
τουτέστι ποτὲ μὲν φαινόμενον τοιοῦτον, ποτὲ δὲ οὔ, τοιοῦ-
τον τοῦ προτέρου τυγχάνει ἄμεινον. ὀλίγον γὰρ δηλοῖ πνεῦ-
μα καὶ τοῦτο λεπτὸν ἔσεσθαι ταχέως. καὶ θαυμαστὸν ὑπὸ
τῆς φύσεως ἀκολουθεῖ τὸ τὴν μὲν ὁμαλότητα εἶναι κακὸν,

fi tamen inaequalis fiat quarto vel quinto quoque die
minus eft malus, fi vero una die longe pejor eft, fic et
fedimenta divulfa pejora prioribus funt, quoniam indicant
naturam in una coctione defeciffe ob diftractionem, diftra-
hitur vero natura a flatibus qui inter fuccos intercurfant
ac dirimunt continuitatem fucci qui concoquitur. Quo-
niam igitur fuppofuimus contentum habere fe fecundum
naturam quoad colorem et locum, praeter naturam autem
in fubftantia, manifeftum eft quod in fubftantia illius quod
haec ita habet aequalitas vel inaequalitas eft.

Cap. XVII. Sit igitur prius aequale divulfum, tale
procul dubio malum eft, indicat enim copiam craffi flatus
in profundo qui a natura extenuari non potuit.

Cap. XVIII. Sit aliud divulfum inaequale, id eft
alio tempore tale apparens alio diverfum, hoc priore eft
melius, indicat fiquidem flatuofos fuccos effe paucos quos
natura cito difcutiet et tenues reddet. Et mirum fane eft
inter opera naturae aequalitatem malum effe, inaequalita-

584 ΓΑΛΗΝΟΥ

Ed. Chart. VIII. [344.]   Ed. Baf. IV. (412.)

τὴν ἀνωμαλίαν δὲ ἀγαθόν. καὶ μάλιστα δὲ εἰκότως τὸ
τοιοῦτον συμβαίνει. τὰ γὰρ κατὰ τὴν αὐτὴν ἔχοντα δύνα-
μιν μοχθηρὰ τυγχάνει. οὕτως οὖν καὶ ὁ διαλείπων σφυ-
γμὸς ἀεὶ μὲν ὁ αὐτὸς φαινόμενος μοχθηρότατός ἐστι, ποτὲ
δὲ φαινόμενος τοιοῦτος ἄλλοτε δὲ οὐ, ἔλαττον κακὸν τοῦ
προτέρου δηλοῖ. οὕτως οὖν καὶ τὸ διεσπασμένον ἀνώμαλον
τοῦ διεσπασμένου μὲν, ὁμαλῶς δὲ φαινομένου μετριώτερόν
ἐστι κακόν. καὶ περὶ μὲν ταύτης τῆς συμπλοκῆς ἱκανὰ
τὰ προειρημένα.

Κεφ. ιθ'. Ἔστω δὲ ἑτέρα ἥδε. τὸ παρυφιστάμενον
πεπεμμένον ἔστω τῷ χρώματι καὶ ὑπαρχέτω λευκὸν, μηκέτι
δὲ τὴν κάτω χώραν ἐχέτω, ἀλλὰ τὴν μέσην. καὶ τὸ ἔχον
τὴν μέσην χώραν ἔστω πρότερον καὶ λεῖον ἐν συστάσει
καὶ ὁμαλὸν ἐν χρόνῳ· τὸ τοιοῦτον πέψιν σημαίνει, ἀλλ' οὐ
τελείαν, οὐ γὰρ ὑπόστασίς ἐστιν, ἀλλὰ μέση πέψις ἤτοι σα-
φῆ δηλοῦσα, τὸ γὰρ ἐν μέσῳ ἐποχούμενον ὑπόστασίς ἐστι
τῇ φύσει, τῷ τόπῳ δὲ διαφέρουσα. τὸν δὲ τόπον ἀμείβουσα
διὰ πνεύματος περιουσίαν. ἐὰν γὰρ μήτε τελείως ἐν τῇ

tem bonum; quod merito fane ita evenit, mala enim fi
eandem perpetuo vim habeant, deterrima funt. Sicut et
pulfus arteriarum, fi femper et continuo intermittens exi-
ftat, deterrimus eft, fi vero aliquando intermittens, ali-
quando non intermittens, minus eft malum. Eodem modo
fedimentum divulfum inaequale minus malum eft fedi-
mento divulfo et aequali. Et haec quidem de hac com-
plicatione dicta fufficiant.

Cap. XIX. Sit autem alia complicatio haec. Con-
tentum quoad colorem fit coctum et fit album, non obti-
nens tamen locum inferiorem, fed medium, ac quod me-
dium locum habet fit prius et laeve in fubftantia, aequale
in tempore, tale indicat coctionem, fed tamen non perfe-
ctam, id enim non eft hypoftafis fed media coctio aut
claram oftendens, quod enim in medio eft naturae hypo-
ftafis eft, loco tamen differt ab hypoftafi. Caufa autem
diverfitatis loci eft abundantia flatus qui immifcetur fuc-
cis; fi enim flatus haud exacte per concoctionem fuerit

πέψει λεπτυνθῇ τὸ πνεῦμα, ἀλλὰ τοῦ παρισταμένου ὄντος
ἀποκλυσθῇ διὰ παχύτητα, ὠθεῖ τοῦτο καὶ φέρει μετέωρον
πρὸς ἄκραν ἐπιφάνειαν καὶ καλεῖται νεφέλη. ἢ πρὸς μέσην
χώραν [342] καὶ καλεῖται ἐναιώρημα. ἢ οὐδ᾽ ὅλως ἐστὶ
πνεῦμα καὶ τῷ βάθει φαίνεται κάτω καὶ ὀνομάζεται ὑπό-
στασις. περὶ μὲν ἐναιωρήματος εἴρηται τοσαῦτα.

Κεφ. κ´. Τὰ γὰρ τοιαῦτα εἰρημένα τῇ θέσει μὲν
διαλλάττουσι, τὴν δὲ χροιὰν ἀμείβει ἡ τοῦ πνεύματος παρ-
έμπτωσις. ἀλλὰ τὸ πνεῦμα ἀπὸ τῆς πέψεως γίνεται καὶ εἰ
μὲν τελεία πέψις εἴη, καὶ ἡ φύσις τὸ πνεῦμα λεπτύνει. διὸ
καὶ ὑπόστασις τελεία δηλοῖ τὴν πέψιν. εἰ δὲ μὴ δυνηθείη
τὸ πνεῦμα λεπτυνθῆναι ἀλλὰ τῇ παχύτητι, καὶ μὴ διαφο-
ρούμενον ἐκ τοῦ χυμοῦ, διὸ καὶ ἀκατέργαστον ἔχει τὸν χυ-
μὸν, ὅθεν καὶ οὐ τελείαν πέψιν δηλοῖ, ἀλλ᾽ ἀσαφῆ καὶ μέ-
σην, διὸ καὶ τὴν μέσην καταλαμβάνει χώραν, οὐ γάρ ἐστι
πολὺ, εἰ γὰρ τὴν ἄνω πέψιν κατεῖχε καὶ ἐγίνετο νεφέλη
πέψιν μὲν σημαίνει ὅτι ἐγεννήθη. ἀμυδρὰν δὲ ὅτι πολὺ

extenuatus, fed ob craffitiem inclufus fuerit intra conten-
tum, flatus ipfe trudit illud atque attollit aut ad fupre-
mam fuperficiem et tum vocatur nubecula aut ad mediam
regionem, quod tum vocatur fufpenfum. At vero fi nulli
funt omnino flatus ipfum gravitate fua deorfum fertur
vocaturque hypoftafis. Et de fufpenfo quidem id mihi
dicendum fuerat.

Cap. XX. Tria haec igitur quae diximus diverfa
funt tantummodo fitu; fitus autem variatur per flatum,
flatus autem generatur coctione, coctio vero quando per-
fecta fuerit flatum attenuabit et refolvet, propterea hy-
poftafis perfecta perfectam indicat coctionem. Si autem
ventofitas illa extenuari nec prae craffitie ex humore dif-
folvi potuerit, ideoque fuccum non coctum habeat, unde
et imperfectam oftendat coctionem, fed obfcuram et me-
diam; ideo mediam quoque obtinet regionem, neque enim
copiofus eft, fi namque in fuperiori parte cocta fuerit ac
facta fuerit nubecula, coctionem quidem fignificat factam,
verum obfcuram, quoniam multa et craffa eft ejusmodi

Ed. Chart. VIII. [342.]   Ed. Baf. IV. (421.)

καὶ παχύ ἐστι τὸ τοιοῦτον. καὶ δῆλον ὅτι ἐκ τοῦ τόπου
οὐδὲν πλέον μανθάνωμεν ἢ μέτρα τῶν δηλουμένων. εἰ μὲν
γὰρ μέλαν εἴη τὸ παρυφιστάμενον, κακόν. ἀλλ᾽ ἐὰν μέντοι
εἴη νεφέλη, ἀμυδρὸν τὸ κακόν. ἐὰν δὲ ἐναιώρημα, ἔλαττον
κακὸν, ἐὰν δὲ ὑπόστασις εἴη, τέλειον. περὶ μὲν τῆς θέσεως
ἱκανὰ τὰ εἰρημένα. δεδήλωται γὰρ οὔτε ἀγαθὸν οὔτε κα-
κὸν, ἀλλὰ μέτρια ἀγαθοῦ τε καὶ κακοῦ. ἀλλ᾽ ἐπειδὴ τέσ-
σαρα ζητοῦμεν ἐν τῷ παρυφισταμένῳ, χρῶμά τε καὶ τόπον
σύστασίν τε καὶ χρόνον, εἴρηται δὲ περὶ τοῦ χρόνου καὶ
τῆς συστάσεως καὶ τοῦ τόπου, τὸ λοιπὸν προσθήσωμεν ὅ
ἐστι περὶ τοῦ χρώματος, ἀλλ᾽ ἐπειδὴ λευκὸν ἦν τὸ κατὰ
φύσιν, τοῦτο δὴ ἔστω λευκὸν, τὸ δὲ παρὰ φύσιν περὶ ὧν
ἔρωμεν μέλαν ἢ πελιδνὸν ἢ ὠχρὸν ἢ ἐρυθρόν.

Κεφ. κα΄. Τὸ μὲν οὖν ἐρυθρὸν ἀπὸ ἰχωροειδοῦς αἵ-
ματος γίνεται καὶ ἀπεψίαν σημαίνει, ἀλλ᾽ οὐ θάνατον, ὅτι
μὲν οὖν κίνδυνον οὐκ ἐπάγει τὸ χρηστὸν καὶ οἰκεῖον τῆς

ventofitas. Clarum eft igitur quod ex fitu fedimentorum
nihil plus difcimus quam modum et menfuram eorum
qnae indicantur. Si enim nigrum erit contentum, fignum
eft malum, minus vero eft malum fi folum id nigrum eft
quod in medio jacet; ac multo minus etiam fi nubecula,
fi vero id quod in infimo eft veluti hypoftafis, longe eft
peffimum. Sufficiant vero haec dicta de fitu, qui neque
bonum neque malum fignificat, fed modum et menfuram
boni et mali. Quum autem in contento quatuor nobis
confideranda fint, color fcilicet, locus, fubftantia et tem-
pus; fupereft ut de colore jam differamus, cum de fub-
ftantia, tempore et loco jam fatis dixerimus. Color au-
tem alius eft naturalis contento et eft albus; alius praeter
naturam, qualis eft niger, lividus, pallidus, rubeus; de
quibus jam agamus.

Cap. XXI. Sedimentum rubeum fit a fanguine icho-
roeide: fignificat autem coctionis defectum, non tamen
mortem, quum enim fuccus is fit benignus et amicus na-

Ed. Chart. VIII. [342.]   Ed. Baf. IV. (412.)

ὕλης ἐνδείκνυται. εἰ δὲ ἀπεψίαν σημαίνει, καὶ διὰ τοῦτο
καὶ χρόνιον. ἐκ τοῦδε φανερὸν τῶν χυμῶν οἱ μὲν ἐκ τοῦ
φλέγματος γίνονται ὡς τὸ φλέγμα καὶ ἰχὼρ, οἱ δὲ μετὰ
τοῦ αἵματος ὡς ἡ ξανθὴ χολὴ καὶ ὁ μέλας χυμός. ὅταν
οὖν τὸ οὖρον ἐρυθρὸν φανῇ, σημαίνει ἀπὸ ἰχῶρος ἔχειν τὸ
χρῶμα, ὁ δὲ ἰχώρ ἐστι πρὸ τοῦ αἵματος, οὐ γὰρ ἡ φύσις
τελείαν ἐπέθηκε τῷ αἵματι τὴν βαφήν, εὔδηλον ὡς οὐδέπω
ἐπέφθη. εἰς δὲ τοῦτο τοῦ χρόνου χρῄζει ἡ φύσις πρὸς
τὴν πέψιν τοῦ αἵματος. τί μὲν οὖν σημαίνει τὸ ἐρυθρὸν
οὖρον εἰρήκαμεν.

Κεφ. κβ'. Τὸ δὲ μέλαν ποτὲ μὲν ἐνδείκνυται ψύξιν,
ποτὲ δὲ θερμότητα. διωρίσθη δ' ἂν οὕτως. εἰ μὲν οὖν
προηγήσατο πελιδνόν, εἶθ' οὕτως ἐγένετο μέλαν, ψύξιν ἔχει
τὴν πρόφασιν. εἰ δὲ τὸ χλωρὸν προεγένετο, ἠκολούθησε δὲ
τὸ μέλαν, φανερὸν ὅτι ἀπὸ θερμότητος ἐγένετο. καὶ τέτ-
ταρα μὲν ἐπὶ τοῦ :ταρυφισιαμένου ἐζητοῦμεν, χρῶμά τε καὶ

turae, *magnum* periculum inferre non folet; quia vero
indicat cruditatem, ob id etiam morbum diuturnum, id
autem ex eo quod dicturi fumus de liquore intelliges.
Humores quidam generantur ex phlegmate, ficut phlegma
et ichor: quidam generantur una cum fanguine, ficut flava
bilis et nigra bilis. Quando igitur urina videtur rubra,
indicium eſt quod ab ichore colorem accepit; icbor autem
fit ante quam fanguis fiat, neque enim natura perfeclam
fanguini tincturam dedit, manifeſtum eſt quod nondum
coctus eſt; ad hoc autem tempore indiget natura ut fan-
guis coquatur. Quid igitur fignificet fedimentum rubeum
jam diximus.

Cap. XXII. Sedimentum autem nigrum aliquando
frigiditatis eſt indicium, interdum caliditatis; difcernetur
vero alterum ab altero hoc modo. Si anteceſſit lividus,
poſtea fubfeculus eſt color niger, indicationem facit frigi-
ditatis, fi vero anteceſſit viridis, fubfequitur vero niger,
caliditatem indicat. Et quatuor quidem in contento in-

Ed. Chart. VIII. [342. 343.]   Ed. Baf. IV. (412.)
τόπον καὶ σύστασιν καὶ χρόνον. ἁπάντων δὲ τούτων πε-
ποιήμεθα τὴν σύγκρισιν.

[343] Κεφ. κγ΄. Τὸ δὲ πελιδνὸν ψύξιν καὶ νέκρω-
σιν ἐμφαίνει τῆς δυνάμεως.

Κεφ. κδ΄. Τῶν ἐλαιωδῶν οὔρων τὰ μέν ἐστιν ἐλαιό-
χροα, τὰ δὲ ἐλαιοφανῆ, τὰ δὲ ἐλαιώδη. ταῦτα δὲ σημαίνει
ἀρχὴν τῆς συντήξεως πιμελῆς ὅλου τοῦ σώματος, ἔστι δὲ
καὶ ἐλαιόχρουν αὐτό. τὰ δὲ ἐλαιοφανῆ ἀκριβεστέραν μὲν
ἔχει τὴν μίξιν τοῦ ἐλαίου πρὸ τοῦ οὔρου, σημαίνει δὲ τοῦ
πάθους ἐπίδοσιν. τὰ δὲ ἐλαιώδη ὅλα δι᾽ ὅλων τὰ οὖρα
καὶ ἐν χρώματι καὶ ἐν συστάσει οἷον ἔλαιόν ἐστι καὶ ση-
μαίνει ταῦτα ἀκμὴν τῆς ἐπιδόσεως. ἀλλ᾽ ἤδη καὶ τὰ τῶν
νεφρῶν πιμελῆς ἀναλυομένης γίνεται, τὰ δὲ ἐλαιώδη διορί-
σωμεν διά τινων γνωρισμάτων. μέμνηται δὲ καὶ Ἱπποκρά-
της ἐν ἀφορισμῷ περὶ τῆς τῶν νεφρῶν πιμελῆς ἀναλυο-
μένης ἐν τῷ φάναι. ὁκόσοισι λιπαρὴ ἡ ὑπόστασις καὶ
ἀθρόη, τουτέοισι νεφριτικὰ σημαίνει. αὐτὸς δὲ καὶ τοὺς
διορισμοὺς ἐχαρίσατο προσθεὶς τὸ ἀθρόη. ἐπὶ μὲν γὰρ

quifivimus, colorem dico et locum et fubftantiam et tem-
pus, omnium autem horum fyncrifin fecimus.

Cap. XXIII. Lividum autem frigiditatem indicat et
extinctionem virtutis.

Cap. XXIV. Ex oleaginis urinis alia eft elaeochroa,
alia elaeophanes, alia elaeodes. Prima principium indicat
colliquationis adipis totius corporis, eft vero ea colorem
olei retinens. Elaeophanes autem habet exquifitiorem
mixtionem olei cum urina fignificatque augmentum colli-
quationis. Elaeodes eft quae tota fui fubftantia et colore
et confiftentia undequaque eft veluti oleum; quae indicat
ftatum et fummum vigorem colliquationis. Sunt autem
hae urinae etiam ex colliquatione adipis renum. Exftant
tamen cautiones quibus hoc difcernas, quarum meminit
Hippocrates in aphorifmo de refolutione adipis renum,
ubi dicit: *quibus hypoftafis pinguis ac fimul tota, iis re-*
num vitium fignificatur. Ipfemet docuit difcernendi mo-
dum, cum addidit ἀθρόη, id eft fimul tota; in renum

τῶν νεφρῶν ταχέως ἐκκρίνεται. ἐπὶ δὲ τῆς ἐν ὅλῳ τῷ σώ-
ματι πιμελῆς οὐκ ἔτι ταχέως, ἀλλὰ καὶ βραδέως. τὸ γὰρ
διαδίδοσθαι αὐτὴν ἀπὸ τῶνδε τῶν φλεβῶν ὑπὸ τὰ συνέγγυς
κἀκεῖθεν ὑπὸ τὰ πλησίον καὶ μετὰ χρόνον ὑπὸ τοὺς νε-
φροὺς καὶ τὴν κύστιν εὔδηλον ὅτι μετὰ πολὺν ἐκκρίνεται
χρόνον. ἐπὶ δὲ τῶν (413) νεφρῶν διὰ τὸ συνέγγυς ταῖς
διεξόδοις ταχέως ἐκκρίνεται, τὸ γὰρ ἀθρόη παρὰ τῷ Ἱπ-
ποκράτει νῦν ἐπὶ τοῦ ταχέως εἴρηται. καὶ περὶ μὲν ἐλαιω-
δῶν οὔρων ἱκανῶς διώρισται.

Κεφ. κέ. Ὅταν δ᾽ ἡ σὰρξ τήκηται, ὀροβοειδεῖς ὑπο-
στάσεις γίνονται, ὁρίζονται δὲ ταῦτα πέψει τε καὶ ἀπεψίᾳ
καὶ τὸ παρεῖναι ὀξὺν πυρετὸν, εἰ μὲν γάρ ἐστι πυρετός,
ὅλου τοῦ σώματός ἐστι τὸ πάθος· εἰ δὲ μὴ, τῶν νεφρῶν.
καὶ πάλιν εἰ μὲν ἐστιν ἀπεψία τῶν οὔρων τοῦ ὅλου σώμα-
τος κακόν. εἰ δὲ πέψις μὲν ᾖ, ὀροβοειδεῖς δὲ ὑποστάσεις,
τῶν νεφρῶν δηλοῖ πάθος. εἰκότως δὲ ἀπεψία κρατεῖ, ὅταν
ὅλου τοῦ σώματος πάθος ἐστί. τὰ γὰρ ποιοῦντα τὴν πέ-

enim colliquatione celeriter adipes excernuntur, in colli-
quatione autem totius corporis adipes colliquati paulatim,
id eſt tarde et non univerſim, cum urina exeunt. Quia
enim recipitur adeps a venis membris vicinis, deinde ab
iis quae continuantur et rurſus ab aliis et aliis et tandem
a renibus et a veſica, patet multo poſt tempore excerni,
adipis vero in renibus colliquati propter vicinitatem tranſ-
itus celerrima eſt excretio et non paulatim. Hoc igitur
eſt quod dixit Hippocrates ſimul tota, id eſt celeriter.
Haec de oleaginis.

Cap. XXV. Cum autem caro ipſa liquatur, facit
hypoſtaſes oroboides, quas ut bene diſcernas animum ad-
verte ad coctionem aut cruditatem aut febrem acutam
praeſentem. Si enim adeſt febris, totius corporis eſt paſſio,
ſi vero non adeſt febris, eſt virium renum. Et rurſus ſi
adeſt cruditas urinarum, totius corporis vitium eſt, ſi co-
ctio adeſt, hypoſtaſes vero orobinae appareant, vitium in-
dicat renum. Nec ſine cauſa cruditas inceſſit quando
morbus eſt totius corporis, ea enim vaſa quae coctionem

ψιν ἀγγεῖα νενόσηκεν. ἐπὶ δὲ τῶν νεφρῶν οὐκ ἔστιν ἀπε-
ψία. οὐ γὰρ ὁ νεφρὸς πέττει τὸ οὖρον. καὶ περὶ μὲν τῆς
πιμελῆς καὶ τῆς σαρκὸς ἱκανὰ τὰ εἰρημένα.

Κεφ. κστ'. Ὅταν δ' ἂν πάθωσι τὰ στερεὰ, πρῶτον
μὲν ἐπὶ πολὺ διαζέονται καὶ γίνονται πεταλώδη τὰ οὖρα.
ἀλλὰ καὶ τῆς κύστεως τοιαῦτα δηλωτικά. τοῖς δὲ προειρη-
μένοις ἐπὶ τῶν νεφρῶν διορίζεται. εἰ μὲν εἴη πυρετὸς, ὅλον
κεκάκωται· εἰ δὲ μὴ ᾖ πυρετὸς, τῆς κύστεως τὸ πάθος. καὶ
εἰ μὲν ἀπεψία, τοῦ ὅλου, εἰ δὲ πέψις, τῆς κύστεως.

[344] Κεφ. κζ'. Ὅταν δὲ ὁ πυρετὸς ἐν τῷ βάθει
τῶν ἀγγείων καταδῇ, γίνονται πιτυρώδεις αἱ ὑποστάσεις,
στενώτεραι μὲν τῶν πεταλωδῶν, ἀλλὰ παχύτεραι. καὶ τὰ
τοιαῦτα δὲ πάλιν τῆς κύστεως σημαντικά. ἀλλὰ καὶ τοῖς
εἰρημένοις τὸ πάθος διακρίνεται. εἰ μὲν γὰρ παρῇ πυρε-
τὸς, τοῦ ὅλου τὸ πάθος, εἰ δὲ μὴ, τῆς κύστεως.

Κεφ. κη'. Ἐπειδὰν δὲ ὁ πυρετὸς μετὰ τοῦ καταλη-
φθῆναι τὸ πάθος μεῖζον ἐπιλάβῃ μῆκος καὶ πλάτος, ἀδρο-

conficiunt male affecta funt, in vitio autem renum crudi-
tas non adeſt, renes enim non funt inſtrumenta coctionis
urinae.　　Haec de colliquatione carnis et adipis.

Cap. XXVI.　Quando folida membra male funt affe-
cta abraduntur primum extimae partes et reddunt urinas
petaloideis, funt tamen et hae aliquando a vitio veſicae.
Diſcernes autem hoc ex iis quae jam diximus de vitio
renum, ſi enim adfuerit febris, totius corporis eſt vitium,
ſi non adfuerit febris, vitium eſt veſicae, ſi cruditas adſit,
totum corpus eſt affectum, ſi coctio adſit, veſica.

Cap. XXVII.　Quando febris profunda corporis vaſa
corripit ac dilacerat hypoſtafes fiunt pityroideis furfura-
ceae, quae ſtrictiores quidem funt ſquamoſis, ſed craſſio-
res, id vero etiam vitium veſicae aliquando indicat. Diſ-
cernitur autem hoc eo quo diximus modo; ſi enim ad-
fuerit febris, vitium eſt totius corporis, ſin minus, veſicae.

Cap. XXVIII.　Poſteaquam vero febris ipſa longe
lateque majori vi quam in ſuperioribus vitiis ſolida mem-

Ed. Chart. VIII. [344.]   Ed. Baf. IV. (413.)

μερέστερα δὲ γίνονται τὰ τοιαῦτα τῶν πιτύρων καὶ καλεῖται
κριμνώδη. ἀλλὰ καὶ τὰ κριμνώδη δύο σημαίνει, εἰ μὲν
ὄπτησιν αἵματος ἢ σύντηξιν ἰσχυρὰν τῶν στερεῶν, εἰ δὲ
λευκὰ μὲν εἴη τὰ παρυφιστάμενα, τῶν στερεῶν ἐστι πάθος,
εἰ δ' ἐρυθρὰ τοῦ αἵματος.

Κεφ. κθ'. Ἦπαρ ἡλκωμένον καὶ αὐτὴν τὴν οἰσίαν
ἀναλύεσθαι καὶ τὸ μὲν λεπτομερὲς αὐτῶν τὴν ἰχωρώδη
χροιὰν, τὸ δὲ παχυμερὲς τὴν σανδαραχίζουσαν καὶ ὡς ἐπὶ
τὸ πολὺ θάνατον μηνύουσαν, εἰ δὲ περισώζοιντο, ὕδρωπα.

Κεφ. λ'. Τὸ δυσῶδες οὖρον τὴν σῆψιν δηλοῖ καὶ τῆς
φύσεως νέκρωσιν.

Κεφ. λα'. Λείπει δὲ τῷ λόγῳ λοιπὸν θεωρῆσαι τὰς
τοῦ χύματος καὶ τοῦ παρυφισταμένου συμπλοκὰς καὶ τί
σημαίνουσιν. αἱ γὰρ ἔμπροσθεν συζυγίαι αἱ μὲν πρότερον
τοῦ χύματός ἐστι μόνου, αἱ δὲ ἕτεραι παρυφισταμένου.
νυνὶ δὲ τὰς τοῦ χύματος καὶ τὰς τοῦ παρυφισταμένου συμ-

bra corripuerit, facit folidiora fedimenta quam erant illa
quae fpeciem furfuris referebant, quae vocantur crimnode.
Haec vero duo fignificant, aut aduftionem fanguinis aut
liquefactionem folidarum nimiam. Et fiquidem alba fue-
rint quae refident, folidorum partium eft vitium, fi vero
rubea exftiterint, fanguinis aduftio.

Cap. XXIX. Indicat hepar effe ulceratum cujus fub-
ftantia diffolvitur. Et partes quidem hujus fedimenti fub-
tiliores habent colorem ichorofum, craffiores autem funt
fimiles fandarachae, quae ut plurimum portendunt mortem
infirmis aut, fi fupervixerint, hydropem.

Cap. XXX. Foetida urina indicat putrefactionem et
extinctionem virtutis.

Cap. XXXI. Reftat vero nobis fpeculari de humoris
urinarii cum fedimentis connexionibus ac dicere quid
fignificent. Hae enim connexiones quas hucusque expli-
cavimus erat ut folius humoris urinarii quas primo loco
edifferuimus; vel folius fedimenti quas fecundo loco ex-
pofuimus; nunc autem et humoris et fedimenti fimul con-

592　　　　ΓΑΛΗΝΟΥ

Ed. Chart. VIII. [344. 345.]　　　　　Ed. Baf. IV. (413.)

πλέξωμεν. καὶ τί σημαίνει τούτων ἑκάστη διαφορὰ παρα-
θώμεθα.

Κεφ. λβ'. Ἔστω οὖν πρῶτον ἐν τῇ συστάσει τοῦ χύ-
ματος ἄπεπτον, τουτέστι λεπτὸν καὶ ἐν τῇ χροιᾷ λευκόν.
ἐπὶ τῷ τοιούτῳ οὔρῳ οὐ δύναται ἐνστῆναι παρυφιστάμενον.
ἡ γὰρ λεπτότης ἔνδειαν ὕλης σημαίνει, πῶς ὑπὸ τούτων
ἔχομεν ὑποθέσθαι γινομένην ὑπόστασιν; ἀλλ᾽ οὐδ᾽ ἂν ὠχρὸν
γένηται ἢ πυῤῥὸν ἢ ξανθὸν, μένον δὲ λεπτὸν ὑφίσταταί τι.
[345] ἐπὶ τούτων γὰρ ἡ φύσις ἀποροῦσα ὕλης εἰς χρῶμα
μεταβάλλει τὸ οὖρον, ὥστε θέλοντας ἐργάσασθαι συμπλο-
κὰς ὁμοῦ τε τοῦ χύματος καὶ τοῦ παρυφισταμένου, τὸ λε-
πτὸν ἐκβάλλωμεν καὶ ὑποθώμεθα τὸ παχύ.

Κεφ. λγ'. Ἔστω δὲ τῇ χροιᾷ λευκὸν, τῇ συστάσει
παχύ· ἐπὶ τούτου ὑφίσταται, καὶ τὸ ὑφιστάμενον ἔστω λευ-
κὸν, ἀλλ᾽ οὐ λεῖον. ὁ γὰρ ὠμὸς χυμὸς ἐπὶ τῶν τοιούτων
ἀθροίζεται πολὺς, ὡς τῇ μὲν χροιᾷ πέττεται, τῇ δὲ συ-
στάσει ἄπεπτον ὑπάρχει.

nexiones complicemus et exponamus, quid fignificet quae-
libet complicationis differentia.

Cap. XXXII. Proponatur igitur primo urina non
cocti humoris, qui eſt tenuis; nec cocti coloris, qui eſt al-
bus, in tali urina nunquam poteſt exiſtere ſedimentum,
tenuitas enim ſignificat defectum materiae ex qua fit id
quod reſidet. Ad haec in tenui quae permanet tenuis
eſſe ſedimentum ſimulque eſſe urinam pallidam aut rufam
aut flavam eſt impoſſibile, in iis enim natura privata nu-
trimento convertit ſe ad colorem faciendum. Quare ſi
volumus conficere connexiones humoris urinarii cum ſe-
dimentis, tenue abjiciamus a propoſito, proponamus vero
craſſum.

Cap. XXXIII. Sit vero urina colore alba, ſubſtantia
craſſa, in hac poteſt reſidere ſedimentum quod ſit album,
ſed non laeve, in talibus enim crudorum ſuccorum copia
colligitur, quae licet coctionem coloris admittat, ſubſtan-
tiae tamen minime.

Ed. Chart. VIII. [345.] Ed. Baf. IV. (413.)

Κεφ. λδ΄. 'Αλλ' ἔστω πάλιν παχὺ καὶ συναπτέσθω τῷ ἐρυθρῷ. τῷ γὰρ ὠχρῷ καὶ πυῤῥῷ καὶ ξανθῷ τὸ παχὺ οὐ μίγνυται διὰ τὰς ἔμπροσθεν εἰρημένας αἰτίας. ἐὰν τοίνυν τῷ ἐρυθρῷ μιγῇ τὸ παχὺ, καθάπερ ἐπὶ τῶν συνόχων, ἔσται σημεῖον ἀπεψίας καὶ ἐν τῷ χύματι καὶ ἐν τῷ παρυφισταμένῳ καὶ κατὰ τὴν σύστασιν καὶ τὴν χροιὰν ἀμφοτέρων, τοῦ τε χύματος καὶ τοῦ παρυφισταμένου.

Κεφ. λε΄. 'Αλλὰ δὴ ἔστω παχὺ μὲν, ἀλλὰ μέλαν. ἐνταῦθα δὲ καὶ αὐτὸ πέπονθεν ἀπεψίαν καὶ ἐν τῷ χρώματι καὶ ἐν τῇ συστάσει τοῦ τε χύματος καὶ τοῦ παρυφισταμένου. καὶ αὗται μὲν αἱ συμπλοκαὶ τοῦ οὔρου μένοντος παχέος.

Κεφ. λστ΄. Ἔστω δὲ σύμμετρον ἐν συστάσει, ἀμειβέσθω δὲ τοῖς χρώμασιν. ἀλλὰ λευκὸν τὸ τοιοῦτον οὐ δύναται εἶναι. εἰ γὰρ λευκόν ἐστιν, ἄπεπτον ὑπάρχει. εἰ δὲ τοῦτο φαίνεται καὶ τὸ χρῶμα πέψαι φύσις οὐ δεδύνηται, πῶς τὴν σύστασιν ἐπάχυνε μείζονος καμάτου δεομένου; οὐκοῦν τὸ σύμμετρον μετὰ λευκοῦ συστῆναι οὐ δύναται,

Cap. XXXIV. Sit alia craffa cui connexus fit color rubeus, pallido enim, rufo et flavo ob eas quas diximus caufas craffum connecti non poteft, fi igitur rubeo mifceatur craffum, id quod faepius accidit in fynochis febribus, fignum eft cruditatis et in humore et in fedimento tum quoad fubftantiam tum quoad colorem utriusque, humoris fcilicet et fedimenti.

Cap. XXXV. Sit urina alia craffa et nigra; haec non cocta eft nec colore nec fubftantia tam humoris urinarii quam fedimenti. Et hae quidem funt connexiones urinae craffae quae remanet craffa.

Cap. XXXVI. Sit vero urina quoad fubftantiam mediocris, cui annectatur color aliquis; haec alba effe non poteft, fi enim alba eft, cruda eft. Efto tamen, appareat urina mediocris fubftantiae et alba, mirum profecto erit, quomodo natura mediocrem fubftantiam faceret, colorem vero non decoqueret, quum illud majoris fit negocii et difficultatis. Mediocre igitur cum albo confiftere

σπανίως δὲ μετὰ ὠχροῦ, εἰ μὴ πλείων ᾖ δεδωκὼς καὶ τῇ
περιουσίᾳ τῆς ὑγρότητος. ἡ χολὴ τὸ μὲν χρῶμα μὴ λάβοι
πυῤῥὸν ἢ ξανθὸν, τὴν δὲ σύστασιν σχοίη σύμμετρον. ἀλλ᾽
ὅμως κἂν συστοιχῇ, οὐδὲ ἐπὶ τούτων ὑφίσταται, ὥστε καὶ
ταύτην ἐκβάλλομεν τὴν συμπλοκὴν μιγνυμένην μετὰ ὑπο-
στάσεως.

Κεφ. λζ'. Χλωρὰ ἢ πελιδνά, μέλανα, αἱματώδη καὶ
λίαν παχέα, τὰ πυῤῥά, λίαν ἄκραια, τὰ πυῤῥὰ καὶ λεπτὰ
καὶ μηδεμίαν ὑπόστασιν ἔχοντα. μοχθηρὰ δὲ τὰ δυσώδη.
κακὰ δὲ τὰ λιπαρὰ καὶ ἐλαιώδη καὶ ὑπερβάλλοντα τὸ πλῆ-
θος τοῦ πινομένου.

[346] Κεφ. λη'. Πελιδναὶ καὶ μέλαιναι καὶ ζοφώ-
δεις, ποικίλαι, διεσπασμέναι, κριμνώδεις, δίαιμοι, πυρε-
τώδεις καὶ χολεραί, φλεγματώδεις καὶ δυσώδεις. τὰ δὲ ἀνυ-
πόστατα οὖρα πονηρὰ πάντως. καὶ ταῦτα μὲν τὰ εἴδη
τῶν οὔρων σημαίνουσι πλῆθος αἰτιῶν διαφόρων νοσημάτων
καὶ αὔξησιν τούτων καὶ μείωσιν, διάκρισίν τε καὶ σύγκρι-
σιν, πέψιν τε καὶ ἀπεψίαν καὶ τρόπους κινδύνων γενησομέ-

non poteſt, raro autem cum pallido, niſi abundans humi-
ditas aliunde bili advenerit. Color quoque rufus aut fla-
vus cum mediocri urinae ſubſtantia non poteſt communio-
nem habere; quod ſi aliquando habeat, in illis tamen ni-
hil reſidet; proinde et has urinarum cum hypoſtaſi com-
plicationes ut inanes omittamus.

Cap. XXXVII. Virides ſeu lividae, nigrae, cruentae,
nimium craſſae, rufae, ſupra modum impermixtae, rufae
ſimul tenues, carentes hypoſtaſi, pravae ſunt foetidae,
pingues, oleaginae et eae, quae excedunt copiam potus.

Cap. XXXVIII. Lividae, nigrae, caliginoſae, variae,
divulſae, farinaceae, ſanguinolentae, bilioſae et exuſtae,
phlegmaticae et foetidae: urinae vero in quibus nihil re-
ſidet ſunt omnino pravae. Hae igitur ſpecies urinarum
ſignificant plurimas cauſas diverſorum morborum eorum-
que augmenta, declinationem, diſcretionem, concretionem,
coctionem, cruditatem, modum inſuper periculorum quae

Ed. Chart. VIII. [346.]   Ed. Baf. IV. (413.)

νων. σκοπεῖν δὲ δεῖ τὸν ἰατρὸν ἐπὶ τούτων ἁπάντων τὸ
πλῆθος καὶ τὴν δύναμιν τῶν αἰτίων καὶ τὴν ὑπεροχὴν ὑπὲρ
τὸ ἀδιαμάρτητον φυλαχθῆναι.

Κεφ. λθ'. Ἐπὶ τῶν πυρεκτικῶν μάλιστα νοσημάτων
ἡ ἐκ τῶν οὔρων σημείωσις χρησιμωτάτη καθέστηκεν. ἐπειδὴ
δὲ πᾶν τὸ παρὰ φύσιν ἀπὸ τοῦ κατὰ φύσιν εὑρίσκεται,
ἀπὸ τῶν κατὰ φύσιν ἀρξώμεθα. οὖρον οὖν ἄριστόν ἐστιν
ἐπὶ τῶν ἐν ὑγιείᾳ καὶ εὐεξίᾳ τελούντων ἀνθρώπων, ὑπόπυρ-
ρόν τε καὶ ξανθὸν ἢ ὑπόξανθον καὶ τῷ πάχει σύμμετρον
καὶ μένον τοιοῦτον τῇ χροιᾷ οἷον ἀπουρηθῇ. λείαν δὲ καὶ
ὁμαλὴν καὶ λευκὴν ἔχον ὑπόστασιν παρὰ πάντα τὸν χρόνον.
πλῆθος δὲ πρὸς λόγον τοῦ πινομένου. ἐπὶ δὲ τῶν γυναι-
κῶν τὸ κατὰ φύσιν οὖρον τῇ χροιᾷ λευκότερον τοῦ ἀν-
δρείου εἶναι χρὴ καὶ ὑπόστασιν ἔχειν πλείονα. ἐπὶ δὲ τῆς
παιδικῆς ἡλικίας ἱκανῶς παχεῖαν ἔχειν αὐτὰ ὑπόστασιν
χρὴ διὰ τὰς τῶν παίδων ἀδηφαγίας καὶ ἀτάκτους καὶ ἀκαί-
ρους κινήσεις. λείαν δὲ ὑπόστασιν Ἱπποκράτης καλεῖ τὸ

futura funt. Confiderare autem medicus debet in his
omnibus multitudinem et vim caufarum ac exfuperantiam,
quo delictum omne evitetur.

Cap. XXXIX. In morbis febrilibus utiliffima eft uri-
nae indicatio. Quoniam autem omne quod eft praeter
naturam cognofcitur per id quod eft fecundum naturam,
idcirco urinarum notitia incipere debet ab iis, quae fe-
cundum naturam fe habent. Optima igitur urina eft in
iis hominibus, qui fani funt et bonam corporis habitudi-
nem fortiti funt, fubrufa aut fubflava, mediocris craffitiei,
tali colore permanens quali micta eft: hypoftafin retinens
planam, aequalem, albam per omne tempus, multitudinem
autem pro menfura et ratione potus. In mulieribus ta-
men urina fecundum naturam albioris coloris effe debet
quam in viris habereque hypoftafin copiofiorem. In pue-
rili vero aetate neceffe eft craffiorem effe hypoftafin pro-
pter edacitatem puerorum et motus eorum importunos ac
inordinatos. Quando autem Hippocrates dicit hypoftafin

Ed. Chart. VIII. [346.]   Ed. Baf. IV. (413.)

συνεχὲς καὶ ἀδιάσπαστον δηλῶσαι βουλόμενος, ὁμαλὸν δέ
φησιν εἶναι ὃ δι' ὅλου ἀεὶ ὅμοιον οὐρεῖται καὶ μὴ σήμερον
πεπεμμένον, τῇ δ' ἑξῆς ἄπεπτον. καὶ ὃ μὴ τὴν ὑπόστασιν
ἢ τὸ χῦμα ἔχει ὅλον ἀνώμαλον. ζητοῦμεν οὖν ἐπὶ τοῦ κατὰ
φύσιν οὔρου χρῶμα καὶ σύστασιν τοῦ σώματος καὶ τὰ
παρεμφαινόμενα τῷ χύματι, οἷον νεφέλην, ἐναιώρημα καὶ
τὴν ἐν τῷ πυθμένι ὑπόστασιν. εὔδηλον οὖν ὅτι κατά τι
τούτων τρεπόμενον τὸ οὖρον ἀπεψίαν τὴν ἐν ταῖς φλεψὶν
ἐνδείκνυται.

Κεφ. μ'. Ἄριστον μὲν οὖν οὖρόν ἐστιν ἐπὶ τῶν νο-
σούντων τὸ τοῖς ὑγιαίνουσιν ὁμοιότατον ὕπωχρον ἢ ὑπό-
ξανθον, λευκὴν καὶ λείαν καὶ ὁμαλὴν ἔχον ὑπόστασιν. ὑπο-
δεέστερον δὲ τὸ ἔχον ἐναιώρημα λευκὸν καὶ λεῖον καὶ ὁμα-
λόν. ἕτερον δὲ τούτου ἀπεπτότερον τὸ νεφέλην τοιαύτην
ἔχον. ἐφ' ὧν γὰρ τὸ πνεῦμά ἐστιν ἐν τῷ βάθει παχὺ καὶ
ἄπεπτον, εἰ μὲν ὀλίγον εἴη, συγχωρεῖ μὲν τὴν ὕλην ἐπὶ τὸν
πυθμένα τοῦ ἀγγείου καταφέρεσθαι. εἰ δέ τι πλεονάσαν τὸ
ἄπεπτον ἐν τῷ βάθει πνεῦμα πρὸς τὴν ἄνω ἐπιφάνειαν τοῦ

laevem vult fignificare non divulfam fed continuam:
quando dicit aequalem, vult fignificare tum eam, quae per
omne tempus fimilis eft fui ita, ut fi uno die fit cocta,
poftero die non fit cruda, tum eam quae fedimentum et
liquorem habet totum fibi aequalem. In urina naturali
confideranda funt haec, fubftantia, color et ea quae in
urina apparent, qualis eft nubecula, fufpenfum et ea quae
in fundo eft hypoftafis: quod fi aliquid horum in urina
immutatum fuerit, indicium erit cruditatis in venis.

Cap. XL. Optima in aegrotis urina eft ea, quae fi-
millima eft urinae fanorum hominum, fubpallida aut fub-
flava, habens hypoftafin albam, laevem aequalem. Ab hac
vero jam defecit quae fufpenfum habet album, laeve, ae-
quale. Adhuc vero magis deficit, quae nubeculam habet
album, laevem, aequalem. In quibus enim flatus eft in
profundo craffus et incoctus, fi paucus is fuerit, permittit
materiam ad matulae fundum deferri: fi vero abundaverit

Ed. Chart. VIII. [346. 347.]   Ed. Baf. IV. (413.)

χύματος φέρει τὴν ὑπόστασιν καὶ ποιεῖ τὴν καλουμένην νε-
φέλην. [347] ἐφ' ὅσον οὖν ἰσχύει τὸ πνεῦμα καὶ μερίζει καὶ
μετεωρίζει τὴν ὑπόστασιν, ἐπὶ τοσοῦτον ἀπεπτότερον γίνεται
τὸ οὖρον. ἐπὶ δὲ τῶν ἀκριβῶν τριταίων καὶ τῶν ἐφημέρων
πυρετῶν ἡ νεφέλη μόνη ἢ ἐναιώρημα πολλάκις ἤρκεσε πρὸς
λύσιν τοῦ νοσήματος. ἐνίοτε καὶ τὸ εὔχρουν γίνεσθαι τὸ
οὖρον μόνον.

Κεφ. μα'. Πολλάκις δὲ καὶ τὸ λευκὸν χρῶμα τοῦ
παρεμφαινομένου ἐν τῷ χύματι ἀπατᾷ τοὺς ἰδιώτας, ὡς
ὑπόστασιν χρηστὴν νομίζεσθαι οὐκ οὖσαν χρηστήν. συμ-
βαίνει γὰρ ὠμὸν καὶ λευκὸν χυμὸν συνεκκρινόμενον τὸ οὖ-
ρον ὑφίστασθαι καὶ φαντασίαν ὑποστάσεως χρηστὴν παρέ-
χειν. ἐνίοτε δὲ καὶ ἥπατος ἢ νεφρῶν πεπονθότων πύον
ἐκκρίνεται σὺν τῷ οὔρῳ ὑφιστάμενον καὶ ἀπατᾷ τὸν τεχνή-
την, ἀλλὰ τοῦτο μὲν πρῶτον διορίζεται προπεπονημένον τὸν
ἄνθρωπον τοὺς νεφροὺς ἢ τὸ ἧπαρ ἤ τι ἕτερον μόριον τῶν
εἰωθότων ἐκκαθαίρεσθαι διὰ τῶν οὔρων. ἔπειτα δὲ καὶ
δυσῶδες εὑρίσκεται τὸ μετέχον πύου. ὁ δὲ ὠμὸς χυμὸς

effert hypoſtaſin ad ſuperficiem ſummam urinae et facit
eam, quam dicunt nubeculam.   Quanto igitur flatus prae-
valuerit et magis diſſecuerit ac magis in altum ſuſtulerit
hypoſtaſim, tanto minus cocta dicetur eſſe urina.   In ter-
tianis tamen exquiſitis et in ephemeris febribus ſola nu-
becula aut ſuſpenſum ad ſolutionem morbi ſaepe ſufficit:
interdum ſufficit et ſolus color urinae bonus.

Cap. XLI.   Saepe autem albus color eorum quae in
urinis apparent rudes decipit ita, ut neſciant malam eſſe
hypoſtaſin quae illis videtur bona, ac e diverſo bonam
eſſe quae illis videtur mala.   Accidat enim aliquando ut
albus humor et crudus excernatur ſimul cum urina ac in
imo ſubſideat inſtar bonae hypoſtaſis: aliquando affecto
hepate aut renibus pus cum urina excernitur et ſubſidet,
ita ut indoctos decipiat.   Sed hoc diſcernetur primum per
dolorem qui praeceſſit in renibus aut in hepate aut in
aliqua parte alia quae ſolet per urinas expurgari, deinde
per foetorem quem obtinet pus.   Crudus autem humor

διορίζεται τῆς χρηστῆς ὑποστάσεως τῇ ἀνωμάλῳ συστάσει
τοῦ παρυφισταμένου. οὐ γὰρ συνεχὲς ἑαυτῷ μένει, ἀλλὰ
διορίζεται εἰς μικρὰ οἷον ψαμμία καὶ οὐδ᾽ ὅλως λεῖόν ἐστι,
καθὼς ἡ ἀληθὴς ὑπόστασις. ἐπὶ μὲν τῶν χρηστῶν οὔρων
πρῶτα μὲν ἐπιφαίνεται νεφέλη. ἔπειτα ὑποκαταβαίνουσα
ποιεῖ τὸ ἐναιώρημα. ἐπὶ τέλει δὲ ὑφιζάνουσα ἐν τῷ πυθμένι
τοῦ ἀγγείου ποιεῖ τὴν ὑπόστασιν, δηλονότι ὅταν τελείως πε-
φθῇ. ἐπὶ δὲ τῶν ὠμῶν χυμῶν εὐθὺς ἐξ ἀρχῆς εἰς τὸν
πυθμένα τοῦ ἀγγείου ὑποχωρεῖ πλῆθος πολὺ μετὰ τοῦ εἶ-
ναι κάκωχρον καὶ τὸ χῦμα ὅλον. ἔπειτα κατὰ βραχὺ πετ-
τόμενον καὶ λεπτυνόμενον αἰωρεῖται κατὰ τὸ μέσον τοῦ χύ-
ματος καὶ ποιεῖ τὸ ἐναιώρημα. ὅταν δ᾽ ἐπὶ πλεῖστον λε-
πτυνθῇ καὶ πεφθῇ, ἐφίσταται ἐπὶ πολὺ τοῦ χύματος καὶ
ποιεῖ τὴν νεφέλην καὶ πλανᾷ τοὺς ἰδιώτας, ὡς ὑπολαμβά-
νειν ἐπὶ τὸ χεῖρον προβαίνειν τὴν νόσον.

Κεφ. μβ᾽. Τὸ δὲ λεπτὸν καὶ ὠχρὸν οὖρον ἄπεπτον
μέν ἐστι τῇ συστάσει, πεπεμμένον δὲ μετρίως τῇ χροιᾷ.

discernetur a bona hypoftafi per inaequalitatem fubftantiae
ipfius contenti, neque enim humor crudus permanet fibi
continuus, fed dividitur in exiles et minutas partes veluti
arenulas neque laevis eft omnino ficut vera hypoftafis. In
bonis autem urinis primum quod apparet eft nubecula:
deinde facto aliquo defcenfu apparet id quod vocatur fuf-
penfum, in fine autem quum jam percolata eft, fubfidet
in profundo facitque hypoftafin, nimirum quum jam per-
fecte cocta fuerit. At in crudis humoribus a principio
ftatim delabitur multitudo non pauca in profundum ma-
tulae, interim et totius urinae color eft malus: deinde
paulatim concocta et extenuata multitudo attollitur in
medium humoris facitque fufpenfum. Pofteaquam vero
maximopere extenuata coctaque fuerit, infidet in fuperfi-
cie liquoris faciens nubeculam, quae indoctis imponit ut
opinentur morbum labi in deterius.

Cap. XLII. Tenuis et pallida urina cruda quidem
eft confiftentia, concocta antem mediocriter colore, imbe-

ΠΕΡΙ ΟΥΡΩΝ. 599

Ed. Chart. VIII. [347. 348.] Ed. Baf. IV. (413. 414.)

ἀσθένειαν δὲ καὶ τοῦτο δηλοῖ τῆς φύσεως, τῷ μὲν χρώματι
γὰρ ἔπεψεν οἷς ἂν ῥᾴδιον ὑπάρχον, οὐκέτι δὲ καὶ τῇ συ-
στάσει διὰ τὸ δυσκολώτερον.

Κεφ. μγ΄. Τὸ δὲ λεπτὸν τῇ συστάσει καὶ πυῤῥὸν τῷ
χρώματι βέλτιον τοῦ ὠχροῦ, ὅμως ἄπεπτον διὰ τὴν σύ-
στασιν.

Κεφ. μδ΄. Ἀπεψίαν σημαίνει, οὐ θάνατον, ἀλλὰ χρό-
νου δεῖται εἰς πέψιν. ἔστι δὲ ἐξ αἵματος ἰχωροειδοῦς μή
ποτε λείαν πέψιν [348] λαβόντος μηδὲ τὴν ἰδίαν χροιὰν
καὶ διὰ τοῦτο χρονιώτερον σημαίνει τὸ νόσημα. ἐπὶ δὲ
τῶν συνεχῶν πυρετῶν ἐπὶ πλήθει αἵματος συνιστάμενον ἐκ-
κρίνεται οὖρον ἐρυθρὸν καὶ παχύ. δηλονότι τοιοῦτόν ἐστι
καὶ τῷ χρώματι καὶ τῇ συστάσει τοῦ χρώματος καὶ τὸ
παρυφιστάμενον ἅπτεται.

(144) Κεφ. μέ΄. Τὸ δὲ λεπτὸν οὐρούμενον καὶ
μετὰ ταῦτα ἔξω ἀναθολούμενον ἄπεπτόν ἐστι διὰ περιου-
σίαν αἵματος παχέος. δηλοῖ δὲ τὴν φύσιν ἄρχεσθαι πέ-
πτειν.

Κεφ. μστ΄. Τὸ δὲ παχὺ οὐρούμενον καὶ καθιστάμε-

cillitatem autem haec indicat naturae, colore enim conco-
xit quod fit facile, non etiam confiftentia quod difficile fit.

Cap. XLIII. Tenuis vero confiftentia urina et co-
lore flava melior eft quam pallida, cruda tamen eft pro-
pter confiftentiam.

Cap. XLIV. Urina rubra cruditatem indicat, non
mortem, eft enim ex fanguine ferofo qui nondum coctio-
nem adeptus eft neque proprium colorem ac propterea
morbum diuturniorem fignificat; at in febribus continuis
ob fanguinis copiam qua fiunt excernitur urina craffa et
rubra, quae videlicet colore talis eft et confiftentia coloris
et contentum habet.

Cap. XLV. Urina quae tenuis meitur ac poftea fo-
ris turbatur cruda eft propter craffi fanguinis exfuperan-
tiam, naturam autem coctionem aggredi fignificat.

Cap. XLVI. Urina vero quae craffa meitur et non

νον οἷον ὑποζυγίου δηλοῖ τὴν τῶν παχέων πνευμάτων τε
καὶ χυμῶν ζύμωσιν. ἐπὶ τούτων κεφαλαλγίαι πάρεισιν ἢ
παρέσονται διὰ τὴν ἐν τοῖς χυμοῖς ταραχὴν καὶ τὰς ἀνα-
θυμιάσεις.

Κεφ. μζ'. Παύεσθαι μὲν τὴν ἐν τοῖς χυμοῖς ζύμω-
σιν καὶ δηλοῖ πως ἄρχεσθαι τὴν διάκρισιν.

Κεφ. μη'. Ἐσχάτην ἀπεψίαν. οὐ γὰρ ἐνεχείρησεν
ἐπὶ τούτων οὐχ ὡς πρὸς τὴν πέψιν. γίνεται δὲ τοῦτο ἢ
δι' ἀσθένειαν τῆς δυνάμεως ἢ δι' ἔμφραξιν ἢ διὰ τὸ χρό-
νιον εἶναι τὸ νόσημα, ἐπὶ γὰρ τῶν τεταρταίων χρονιωτά-
των ὄντων ἐν ἀρχαῖς διὰ τὸ πλῆθος καὶ δυσπαθὲς τῆς ὕλης
διορθούμενον τὸ οὖρον γίνεται λεπτὸν καὶ δι' ἔμφραξιν ἥ-
πατος ἢ νεφρῶν, ἀλλὰ διαγινώσκεται ἐκ τῆς τοπικῆς ὀδύ-
νης. οὐρεῖται δ' ἐνίοτε λεπτὸν καὶ λευκὸν καὶ ἐπὶ τῶν δια-
καῶν πυρετῶν καὶ σημαίνει φρενῖτιν. καὶ γὰρ ὁ καυσώδης
πυρετὸς πλῆθος δηλοῖ χολῆς. οὐ χρώννυται δὲ τὸ οὖρον,
εὔδηλον ὅτι οὐ μένει ἐν τοῖς ἀγγείοις ἡ χολὴ, ἀλλὰ τῇ κου-
φότητι εἰς τὸν ἐγκέφαλον ἀνέδρασεν, εἰ μὲν οὐ πάρεστι

fubfidet qualis eft jumentorum, oftendit craſſorum flatuum
et humorum fermentationem. In his capitis dolores aut
adfunt aut aderunt propter humorum perturbationem et
evaporationes.

Cap. XLVII. Sedat equidem eam quae in humori-
bus fit fermentationem et indicat aliquo modo inchoari
fecretionem.

Cap. XLVIII. Summam cruditatem; non enim ag-
greſſa eft in his natura coctionem, fit autem ea propter
facultatis imbecillitatem vel propter obftructionem vel ob
morbi diuturnitatem, in quartanis enim longiſſimis circa
initia ob craſſitiem et pervicaciam materiae urina perco-
latur; fit et tenuis propter obftructionem hepatis aut re-
num; verum cognofcitur ex dolore locali; meitur autem
aliquando tenuis et alba et in ipſis febribus ardentibus et
phrenitidem fignificat, etenim febris ardens copiam indi-
cat bilis, non autem tingitur urina, clarum eft in venis
bilem non manere, fed fua levitate in cerebrum excurrit,

φρενῖτις ἐπὶ τούτων γίνωσκε αὐτὴν ἤδη ἔσεσθαι. εἰ δὲ
καὶ παρούσης φρενίτιδος οὐρεῖται λεπτὸν καὶ λευκὸν ἐπὶ
διακαεστάτου πυρετοῦ προσαγγέλλει θάνατον ὡς ἐπὶ πολύ.
οὐ γὰρ ὑπομένει ἡ ἐγκεφάλου δύναμις ἤδη προκαταβεβλη-
μένη τῷ διακαεῖ πυρετῷ ἐνέγκαι δριμύτητα καὶ δῆξιν χο-
λῆς ἤδη σεσηπυίας.

fin igitur non adfit phrenitis, ex his cognofces ftatim affu-
turam, fin autem quum jam phrenitis adfuerit, tenuis et
alba meiatur urina in ardentiffima febre, mortem porten-
dit ut plurimum, neque enim cerebri vis jam ab ardenti
febre proftrata fuftinere poteft acrimoniam ao mordacita-
tem bilis jam putrefactae.

ΓΑΛΗΝΟΥ ΠΕΡΙ ΟΥΡΩΝ ΕΝ ΣΥΝΤΟΜΩΙ.

Ed. Chart. VIII. [349.]

[349] *Τῶν* οὔρων, ὡς προείρηται, πολλαὶ μὲν κατὰ γένος αἱ διαφοραὶ, πολλαὶ δὲ καὶ εἰδικαί. καὶ πρῶτα μὲν καὶ γενικώτατα δύο χῦμά τε καὶ παρυφιστάμενον. καὶ χῦμα μὲν καλεῖται ἅπαν τὸ οὖρον παρὰ τὸ ἐκκεχύσθαι. παρυφιστάμενον δὲ τὸ ἐν αὐτῷ ἕτερόν τι ἐμφαῖνον. ἐν τούτῳ δὲ τῷ χύματι δύο θεωροῦνται ἐν συγκρίσει διαφοραὶ, σύστασις καὶ χροιά· ἑκάτερον δὲ τούτων εἰς ἕτερα διαιρεῖται καὶ ὑποδιάφορα. ἡ μὲν γὰρ σύστασις εἰς λεπτότητα καὶ

GALENI DE URINIS COMPEN-DIUM.

Multae quidem urinarum, ut prius dictum eft, generales funt, multae vero et fpeciales differentiae. Primae autem et generaliffimae duae, liquor et contentum. Ac liquor quidem vocatur tota urina a liquari. Contentum vero in eo diverfum quid apparet. In hoc autem liquore duae fpectantur in concretione differentiae, confiftentia et color. Sed horum utrumque in alias fubdividitur differentias. Etenim confiftentia in tenuitatem et

παχύτητα καὶ τὸ ἐξ ἀμφοτέρων σύμμετρον ὅπερ κατὰ φύ-
σιν ὑπάρχει. τὸ δὲ λεπτὸν καὶ παχὺ τέμνονται διχῆ, ἢ
γὰρ ἐξουρεῖται λεπτὸν καὶ μένει λεπτόν, ἢ ἀναθολοῦται καὶ
γίνεται παχύ· καὶ τὸ ἀνάπαλιν καὶ οὐρεῖται παχὺ καὶ μέ-
νει παχὺ καὶ ὕστερον ἀποκαθίσταται· καὶ τὸ μὲν οὐρούμε-
νον λεπτὸν καὶ μένον λεπτὸν δηλοῖ ἐσχάτην ἀπεψίαν τοῦ
φλεβώδους γένους. οὐ γὰρ ἐνεχείρησεν ὅλως ἡ φύσις ἐπανα-
στῆναι πρὸς ἄμεινον τοῦ προσορεσθέντος καὶ πλεονεκτοῦν-
τος ἐν φλεψὶ χυμοῦ. τὸ δὲ οὐρούμενον λεπτὸν καὶ ὕστερον
ἀναθολούμενον δηλοῖ τὴν φύσιν ἐπανασιᾶσαν, ἄρχεσθαι δὲ
κινεῖν καὶ ἀναμοχλεύειν τὴν ὑποκειμένην καὶ πλεονάζουσαν
ἐν φλεψὶν ὕλην· πάλιν δὲ τὸ οὐρούμενον παχὺ καὶ μένον
παχὺ δηλοῖ ἀκμάζειν τὴν τῶν παχέων πνευμάτων τε καὶ
χυμῶν ζύμωσιν. τὸ δὲ οὐρούμενον παχὺ καὶ ὕστερον ἀπο-
καθιστάμενον δηλοῖ παρεῖναι μὲν τὴν τῶν παχέων χυμῶν
ζύμωσιν, ἄρχεσθαι γὰρ τὴν διάκρισιν γίνεσθαι. καὶ ταῦτα
μὲν ἐν συστάσει τοῦ χύματος θεωροῦνται αἱ διαφοραὶ τῆς
πέψεως καὶ τῆς ἀπεψίας [350] τῶν χυμῶν. αἱ δὲ ἐν

craffitiem et ex utraque moderatam quae fecundum natu-
ram eſt. Tenuis autem et craſſa bifariam fecantur. Vel
enim tenuis meitur manetque tenuis; aut turbatur et craſſa
fit, contra vero et craſſa meitur et manet craſſa et poſtea
reſidet. Ac quae tenuis meitur et tenuis permanet fum-
mam indicat cruditatem venoſi generis. Non enim omnino
natura in melius convertere exſuperantem et agitatum in
venis humorem aggreſſa eſt. Quae vero tenuis *urina* mei-
tur, ac poſtea turbatur naturam ſuperiorem indicat; inci-
pit autem movere ac mitigare ſubjectam et exſuperantem
in venis materiam. Rurſus autem quae urina craſſa redd-
ditur et craſſa manet augeri craſſorum flatuum et humo-
rum fermentationem indicat. Quae autem craſſa urina
excernitur ac poſtea ſubſidet praeſentem oſtendit tum
craſſorum humorum fermentationem tum ipſam incipere
fieri fecretionem. Atque hae in liquoris conſiſtentia ſpe-
ctantur concoctionis et cruditatis humorum differentiae.

Ed. Chart. VIII. [350.]

χρώματι διαφοραὶ πολλαὶ μὲν, ἐν συντόμῳ δὲ εἰπεῖν οἷον λευκὸν, ὠχρὸν, ξανθὸν, πυῤῥὸν, ἐρυθρὸν, μέλαν. καὶ τὸ μὲν λευκὸν πολλὰ σημαίνει· ἢ γὰρ ἀσθένειαν τῆς δυνάμεως καθάπερ ἐπὶ τῶν γερόντων καὶ τῶν χρονίων νοσημάτων ἢ δι᾽ ἔμφραξιν τῶν ἀγγείων ἢ διὰ πολυποσίαν. εἰ δὲ πάχος ἔχει τὸ λευκὸν, σῆψιν ὠμῶν χυμῶν ἐν φλεψὶ κειμένην δηλοῖ. πάλιν δὲ τὸ ὠχρὸν ἀσθένειαν μὲν τῆς φύσεως δηλοῖ, μὴ δυναμένης δὲ οὕτως ἀλλοιῶσαι καὶ πέψαι τὸ χῦμα τὸ ἐν φλεψί. τὸ δὲ ξανθὸν οὖρον ἔνδειαν ὕλης σημαίνει νεωτέρῳ μὲν ἀσιτίαν ἢ ἀγρυπνίαν ἢ θερμότητα ἐν τῷ βάθει ἔχοντι ἐναποκειμένην ὡς ἐπὶ τῶν τριταίων. τὸ δὲ πυῤῥὸν ἄπεπτον μὲν ὑπάρχει κατὰ τὴν σύστασιν, ξηρότητα δὲ πολλὴν σημαίνει· εἰ δὲ καὶ πάχος ἔχει, πυρετόν. τὰ δὲ πολλὰ τῶν οὔρων εὐχερῶς χρώννυνται ἀπὸ χολῆς. πάλιν τὸ ἐρυθρὸν οὖρον γίνεται ἀπὸ πλείστου αἵματος καταβαπτομένου τοῦ οὔρου, τοῦτο δὲ γίγνεται καὶ περὶ τῶν φλεγμονῶν. τὸ δὲ μέλαν οὖρον γίγνεται ἢ διὰ τὸ καθαίρεσθαι καὶ ἐκριπτεῖ-

In colore vero multae funt differentiae quas compendiofe oportet recenfere, ut alba, pallida, flava, rufa, rubra, nigra. Ac alba quidem multa fignificat; vel enim facultatis imbecillitatem ut in fenibus et morbis diuturnis vel propter vaforum obftructionem vel propter potum immodicum; fed fi craffamentum album habeat crudorum humorum putredinem in venis fitam effe declarat. Rurfus autem pallida naturae imbecillitatem quidem fignificat quae non poteft fic alterare et concoquere eum qui in venis eft humorem. Flava vero urina materiae defectum indicat, juveni quidem inediam aut vigilias aut calorem in alto delitefcentem quemadmodum in ipfis tertianis. At rufa confiftentia quidem cruda eft, ficcitatem vero multam fignificat; fi vero craffamentum quoque habeat febrem. Multae autem urinae facile tinguntur a bile. Rurfus urina rubra fit a plurimo fanguine tincta ipfa urina. Haec autem fit et in inflammationibus. Nigra vero urina fit vel propter purgatum et excretum melancholicum hu-

Ed. Chart. VIII. [350.]

σθαι τὸν μελαγχολικὸν χυμὸν ἢ δι᾿ ὑπερόπτησιν τοῦ αἵμα-
τος. ταῦτα δὲ πάντα τὴν διάθεσιν τῶν ἐν φλεψὶ κειμένων
χυμῶν σημαίνουσι. τὸ οὖν κατὰ φύσιν οὖρον ἐν συμμετρίᾳ
τῶν προειρημένων ποιοτήτων θεωρεῖται· κατὰ μὲν τὴν σύ-
στασιν μήτε λεπτὸν πολὺ μήτε παχύ· κατὰ δὲ τὸ χρῶμα
ξανθόν τε καὶ πυῤῥὸν, ξανθὴν καὶ λείαν καὶ ὁμαλὴν ἔχον
ὑπόστασιν καὶ ἐν τῷ πυθμένι τοῦ ἀγγείου ὑποκαθισταμέ-
νην· καὶ τοῦτο κυρίως λέγεται κατὰ φύσιν. εἰρηκότες τοί-
νυν τὰς ἐν συστάσει καὶ κατὰ χροιὰν διαφορὰς ζητήσομεν
ὁμοίως καὶ τὰς τοῦ παρυφισταμένου· ἀλλὰ πρότερον μά-
θωμέν τί ἐστι τὸ παρυφιστάμενον.

Παρυφιστάμενον λέγεται τὸ ἐν αὐτῷ οὔρῳ ἕτερόν τι
ἔμφαῖνον καὶ οἰονεὶ μηδὲν ὁριζόμενον καὶ ὑφιστάμενον· περὶ
τούτου δὲ τοῦ παρυφισταμένου τέσσαρά τινα θεωρεῖται πρὸς
ἀκριβῆ διάγνωσιν, σύστασις, χροιὰ, τόπος καὶ χρόνος. καὶ
σύστασις μὲν ἢ ὁμαλὴ ἢ ἀνώμαλος, καλεῖται δὲ καὶ τρα-
χεῖα· χροιὰ δὲ ἢ κατὰ φύσιν ἐστὶ λευκὴ μὴ καταβαφεῖσα
ὑπὸ χυμοῦ τινος ἢ ἄλλως πως πλεονεκτήσαντος καὶ ἐπι-

morem vel propter fanguinis aduftionem. Hae autem
omnes contentorum in venis humorum affectionem indi-
cant. Quae igitur fecundum naturam eft urina, in earum
prius dictarum fymmetria fpectatur; confiftentia quidem
neque multum tenuis neque craffa; colore vero flava et
rufa; flavum valde et aequale fedimentum habens et in
vafis profundo fubfidens, atque haec proprie fecundum
naturam effe dicitur. His igitur quae in confiftentia et
in colore funt differentiis expofitis quaeremus fimiliter
et contenti differentias. Sed prius difcamus quid fit con-
tentum.

Contentum dicitur quod in ipfa urina ab ea diver-
fum apparet et quafi nihil circumfcribens ac fubfidens. In
hoc autem contento ad perfectam cognitionem quatuor
funt confideranda, confiftentia, color, locus ac tempus.
Confiftentia quidem vel aequalis eft vel inaequalis, quae
et afpera vocatur. Color autem vel fecundum naturam
eft albus a nullo humore vel alio quovis modo exfupe-

χρώσαντος αὐτήν. καὶ ταῦτα μὲν ἐπὶ τοῦ κατὰ σύστασιν
καὶ χροιάν. τοῦ δὲ τόπου τρεῖς εἰσι λεγόμεναι διαφοραί,
ἀνωτέρα, μέση καὶ κατωτέρα· καὶ εἰ μὲν ἐν τῷ οὔρῳ ἄνω
κρέμαται τὸ παρυφιστάμενον καλεῖται νεφέλη· εἰ δ᾽ ἐν τῷ
μέσῳ μετεωρίζηται, καλεῖται ἐναιώρημα· εἰ δ᾽ ἐν τῷ πυθμένι
τοῦ ἀγγείου πάλιν παρυφίσταται, καλεῖται ὑπόστασις. καὶ
πάλιν τὸ μὲν διεσπασμένον καὶ μετέωρον ἐν τῷ οὔρῳ λέγε-
ται νεφέλη, σημαίνει πλῆθος παχέων πνευμάτων ἀποκλη-
σθέντων ἐν τῷ βάθει καὶ δυναμένων ἐν τῷ τέως ὑπὸ τῆς
φύσεως λεπτυνθῆναι· τὸ δὲ ὑποκατελθὸν καὶ κατὰ τὴν μέ-
σην χώραν μεῖνον λέγεται ἐναιώρημα, πέψιν μὲν τῶν χυμῶν
σημαίνει, ἀλλ᾽ οὐ τελείαν. ὑπόστασις μὲν γὰρ τῇ φύσει
γνωρίζεται, τῷ τόπῳ καὶ τῇ θέσει διαλλαττομένη. τὸν δὲ
τόπον ἀμείβει ἡ τοῦ πνεύματος περιουσία. τοῦτο δὲ τὸ
πνεῦμα ἀπὸ τῆς κατὰ μέρος πέψεως λεπτύνεται καὶ δια-
φορεῖται καὶ ἡ μὲν τελεία πέψις γίνεται καὶ ὑπὸ τῆς φύ-
σεως τοῦτο τὸ πνεῦμα λεπτύνεται. καὶ τελείως διαπνευσθὲν
τὸ ἐναιώρημα φαίνεται κάτω καὶ ποιεῖ τὴν ὑπόστασιν καὶ

rante vel inficiente tinctus. Atque haec de contento quod
in confiftentia et colore fpectatur. Loci vero tres funt
dictae differentiae, fuperior, media et infima. Atque fi in
parte quidem urinae fuperiori fufpendatur contentum nu-
becula vocatur; fi vero in medio attollatur, vocatur fuf-
penfum; fed fi in infima vafis parte rurfus contineatur,
vocatur fedimentum. Ac rurfus quidem difperfum et ele-
vatum in urina quod dicitur nubecula fignificat copiam
crafforum flatuum in alto concluforum, qui tandem a na-
tura poffunt attenuari. Quod vero in imum defcendit et
in media regione commoratur dicitur fufpenfum, quod
coctionem quidem humorum, non tamen perfectam figni-
ficat. At enim fedimentum loco et fitu difcretum natura
cognofcitur; locum vero mutat ipfa flatuum abundantia.
Hic enim flatus a particulari coctione attenuatur atque
difcutitur, ac ipfa quidem perfecta coctio fit et a natura
flatus is attenuatur et quum perfecte evanefcit fufpenfum
apparet in imo et efficit fedimentum; tuncque ex his tri-

Ed. Chart. VIII. [350. 351.]

τότε τελεία δηλοῦται ἡ πέψις ἐκ τούτων τῶν τριῶν, λέγω
δὴ συστάσεως, χρώματός τε καὶ τόπου καὶ ὁ χρόνος τοῦ
νοσήματος μερισθήσεται. εἰ μὲν γὰρ ἄνω ἐπιπολάζει ἡ λε-
γομένη [351] νεφέλη, ἀρχὴν δείκνυσι τῆς τοῦ νοσήματος
διακρίσεως· εἰ δ᾽ ἐν τῷ μέσῳ θεωρεῖται μεταΐζουσαν τὴν
πέψιν δηλοῖ· εἰ δὲ κάτω ἀποκαταστήσεται, τὴν τελείαν καὶ
ἀσφαλῆ πέψιν δηλοῖ τοῦ νοσήματος. ὅσον οὖν λεπτύνεται
τὸ πνεῦμα καὶ κατέρχεται τὸ παρυφιστάμενον, τοσοῦτον καὶ
τὰ νοσήματα καὶ τὰ συμπτώματα χαυνότερα ἑαυτῶν γενή-
σονται. ἐν τούτοις οὖν θεωρεῖται ὁ χρόνος τοῦ νοσήματος
ἐκ τῶν μετεώρων τῆς πέψεώς τε καὶ τῆς ἀπεψίας· ἃ δὲ
φαῦλα καὶ πονηρὰ οὐρά εἰσι ταῦτα· τὰ χλωρὰ καὶ τὰ πε-
λιδνὰ, τὰ αἱματώδη, τὰ μέλανα καὶ λίαν παχέα· τὰ χλωρὰ,
τὰ πελιδνὰ, τὰ πυρρὰ καὶ λίαν ἄκραια, τὰ ὠμὰ καὶ λεπτὰ
καὶ μηδεμίαν ἔχοντα ὑπόστασιν μοχθηρὰ μὲν καὶ δυσώδη·
ὁμοίως τά τε λιπαρὰ καὶ ἐλαιώδη, φαῦλα δὲ ἔτι τὰ λεπτὰ
καὶ ὑδατώδη. νεφέλαι δὲ καὶ ὑποστάσεις πονηραὶ αἱ πε-
λιδναὶ, αἱ μέλαιναι, αἱ ζοφώδεις, αἱ ποικίλαι, αἱ διεσπασμέ-
ναι, αἱ κριμνώδεις, αἱ δίαιμοι, αἱ πιτυρώδεις, αἱ χλωραὶ,

bus perfecta concoctío demonſtratur, conſiſtentia videlicet,
colore et loco; et ipſius morbi tempus partietur. Etenim
ſi in parte ſuperiori innatet dicta nubecula, principium
indicat ſecretionis morbi; ſi vero appareat in medio, in-
gruentem ſigniſicat coctionem; ſed ſi in imum ſeceſſerit,
perfectam et tutam indicat morbi coctionem. Quantum
igitur flatus attenuatur et contentum deſcendit, tantum et
morbus et ipſa ſymptomata ſeipſis evadent mitiora. In
his igitur morbi tempus conſideratur ex *ſuſpenſis* ſignis
coctionis et cruditatis. Vitioſae vero et pravae ſunt hae
urinae, viriðes, lividae, ſanguinolentae, nigrae et admo-
dum craſſae; virides et lividae, rufae et valde purae, cru-
dae et tenues et nullum habentes ſedimentum malae qui-
dem ſunt et graveolentes; ſimiliter et pingues et oleoſae;
malae quoque tenues et aquoſae. Nubeculae autem et
ſedimenta peſſima ſunt lívida, nigra, flatulenta, varia,
divulſa, poleutam referentia, ſanguinolenta, furſuracea,

αἱ φλεγματώδεις καὶ δυσώδεις. τὰ δὲ ἀνυπόστατα οὖρα
πονηρὰ πάντα, καὶ ταῦτα μὲν σημαίνουσι πλῆθος αἰτιῶν,
διαφοράς τε νοσημάτων καὶ αὔξησιν τούτων καὶ μείωσιν,
διάκρισίν τε καὶ κρίσιν, πέψιν τε καὶ ἀπεψίαν καὶ τρόπους
κινδύνων γενησομένων· σκοπεῖν δὲ τὸν ἰατρὸν ἐπὶ πάντων
τούτων τὴν ἀκρίβειαν, τὴν δίαιταν καὶ τὸ πλῆθος τῶν αἰ-
τιῶν καὶ τὴν ὑπεροχὴν εἰς τὸ ἀδιαμάρτητον φυλαχθῆναι.
καὶ ταῦτα δὲ πάντα ἐξ οὔρων τε καὶ τῆς τούτων διαγνώ-
σεως καὶ προρρήσεως καὶ θεωρίας.

viridia, pituitofa et graveolentia. Urinae vero quae nul-
lum habent fedimentum, omnes malae, haeque fignificant
multitudinem caufarum, morborum diverfitatem et horum
augmentum et imminutionem, fecretionem, crifin, coctio-
nem et cruditatem et futurorum periculorum modos.
Oportet autem medicum haec omnia confiderare, accura-
tam victus rationem, copiam caufarum et exceffum haud
noxium obfervare. Atque haec omnia de his urinis qua-
tenus ex iis dignotio aut praenotio poteft inftitui.

ΠΕΡΙ ΟΥΡΩΝ ΕΚ ΤΩΝ ΙΠΠΟΚΡΑ-
ΤΟΥΣ ΚΑΙ ΓΑΛΗΝΟΥ ΚΑΙ
ΑΛΛΩΝ ΤΙΝΩΝ.

Ed. Chart. VIII. [352.]

[352] *Κεφ. α'.* Οὖρον δὲ ἄριστόν ἐστιν, ὅταν λευ-
κή τε ἡ ὑπόστασις εἴη καὶ λείη καὶ ὁμαλὴ περὶ πάντα τὸν
χρόνον ἔστ' ἂν κριθῇ ἡ νοῦσος. σημαίνει γὰρ τὴν ἀσφά-
λειάν τε καὶ τὸ νόσημα ὀλιγοχρόνιον ἔσεσθαι. ἢν δὲ καὶ
διαλείπει καὶ ποτὲ μὲν καθαρὸν οὐρεῖ, ποτὲ δ' ὑφίσταται
τὸ λευκόν τε καὶ λεῖον, καὶ χρονιωτέρα γίνεται ἡ νοῦσος
καὶ ἧττον ἀσφαλής. εἰ δὲ εἴη τό τε οὖρον ὑπέρυθρον καὶ

DE URINIS EX HIPPOCRATE,
GALENO ET ALIIS QUI-
BUSDAM.

Cap. I. Optima urina eſt quum ejus album fuerit
ſedimentum et laeve et aequale toto tempore donec judi-
catus fuerit morbus; ſignificat namque tum ſecuritatem
tum brevem fore morbum. Si vero intermittat et inter-
dum purum meiatur, interdum ſubſideat album quoddam
et laeve, tum diuturnior efficitur morbus et minus tutus.
Si fuerit urina ſubrubra et ſedimentum ſubrubrum et

ἢ ὑπόστασις ὑπέρυθρός τε καὶ λείη πολυχρονιώτερον μὲν
τοῦτο τοῦ προτέρου, σώτερον δὲ κάρτα. κριμνώδεις δὲ ἐν
τοῖς οὔροις αἱ ὑποστάσεις πονηραί. τούτων δὲ ἔτι κακίους
καὶ πεταλώδεις· λεπταὶ δὲ καὶ λευκαὶ κάρτα φαῦλαι· τού-
των δ' ἔτι κακίους αἱ πιτυρώδεις. νεφέλαι δὲ ἐναιωρούμε-
ναι καὶ ἐμφερόμεναι τοῖς οὔροις λευκαὶ μὲν ἀγαθαὶ, μέλαι-
ναι δὲ φαῦλαι. ἢν δὲ λεπτὸν οὖρον εἴη καὶ πυῤῥὸν ἄπεπ-
τον εἶναι δηλοῖ τὸ νόσημα καὶ πολυχρόνιον. τὸ δὲ οὖρον
τοιοῦτον ὂν ἀκινδύνως μὲν οὐ δυνήσεται ὁ ἄνθρωπος διαρ-
κέσαι ἔστ' ἂν πεπανθῇ τὸ οὖρον, θανατωδέστερα δὲ τῶν
οὔρων τά τε δυσώδη καὶ ὑδατώδη καὶ μέλανα καὶ παχέα.
τοῖσι μὲν ἀνδράσι καὶ τῇσι γυναιξὶ τὰ μέλανα τῶν οὔρων
κάκιστα· τοῖσι δ' αὖ παιδίοισι τὰ ὑδατώδεα. ὁκόσοισι δὲ
τὰ οὖρα λεπτά τε καὶ ὠμὰ πολυχρόνια ἂν καὶ τὰ ἄλλα ση-
μεῖα ὡς περιεσόμενα εἴη, τουτέους ἂν ὑπόστασιν δεῖ προσ-
δέχεσθαι εἰς τὰ κάτω τῶν φρενῶν χωρία καὶ τὰς λιπαρότη-
τας δὲ τὰς ἄνω ὑφισταμένας ἀραχνοειδεῖς μέμφεσθαι χρὴ,
συντήξεως γὰρ σημεῖόν ἐστι. σκοπεῖν δὲ δεῖ τῶν οὔρων ἐν
οἷς εἰσιν αἱ νεφέλαι ἄν τε κάτω ὦσιν ἄν τε ἄνω, καὶ τὰ

laeve diuturniorem hunc priore, verum valde falutarem.
Craffioris autem farinae fpecie in urinis hypoftafes pravae;
his adhuc pejores funt etiam fquamofae; at tenues et al-
bae admodum malae; quibus deteriores furfuraceae. Ne-
bulae fufpenfae et mobiles in urinis, albae quidem bonae,
nigrae vero malae. Si tenuis et rufa fuerit urina mor-
bum fignificat crudum ac diuturnum. At haec urina quum
talis eft, homo quoad cocta fit urina perfeverare non
poteft. Lethales autem magis funt male olens et aquofa
et atra et craffa. Virilis autem five muliebris urina atra,
peffima; infantibus autem aquofa. Quibus urinae tenues
et crudae *minguntur* diuturnae, fi alia figna tanquam eva-
furis adfuerint, hos abfceffum ad fepti transverfi regiones
infernas exfpectare oportet. Pinguedines quoque fuperne
innatantes araneofas licebit improbare, colliquationis enim
fignum eft. Confiderandae porro urinae in quibus funt
nebulae, furfumne an deorfum meent quosque colores ha-

Ed. Chart. VIII. [352. 353.]

χρώματα ὁκοῖα ἔχωσι καὶ τὰς μὲν κάτω φερομένας σὺν τοῖς
χρώμασιν οἷς εἰρήκαμεν ἀγαθὰς εἶναι νομίζειν καὶ ἐπαι-
νέειν· τὰς δὲ ἄνω [353] ξὺν τοῖσι χρώμασιν οἷσιν εἴρη-
ται· κακὰς εἶναι καὶ μέμφεσθαι. μὴ ἐξαπατάτω δέ σε
αὐτὴ ἡ κύστις νόσημα ἔχουσα τῶν οὔρων τι ἀποδιδῷ τού-
των· οὐ γὰρ τοῦ ὅλου σώματος σημεῖόν ἐστιν, ἀλλ᾽ αὐτῆς
καθ᾽ ἑαυτήν. ὁκόσοισιν οὖρα παχέα, θρομβώδη, ὀλίγα, οὐκ
ἀπυρέτοισι πλῆθος ἐλθὸν ἐκ τούτων λεπτὸν ὠφελέει, μάλι-
στα δὲ τοσαῦτα ἔρχεται οἷσιν ἐξ ἀρχῆς ἢ διὰ ταχέων ὑπό-
στασιν ἴσχει. οἷσι δὲ οὖρα ἀναιεταραγμένα οἷον ὑποζυγίου,
τουτέοισι κεφαλαλγίαι ἢ πάρεισιν ἢ παρέσονται. οἷσιν
ἑβδομαῖα κρίνεται, τουτέοισιν ἐπὶ νεφέλη ἴσχει τὸ οὖρον τῇ
τετάρτῃ ἐρυθρὸν ὂν καὶ τὰ ἄλλα κατὰ λόγον. ὁκόσοισιν
οὖρα διαφανέα, λευκά, πονηρά, μάλιστα δὲ ἐν τοῖσι φρενι-
τικοῖς ἐπιφαίνεται. οἷσιν ἐλπὶς ἐς ἄρθρα ἀφίστασθαι ῥύε-
ται τῆς ἀποστάσεως οὖρον παχὺ καὶ πολὺ καὶ λευκὸν γιγνό-
μενον οἷον ἐν τοῖσι κοπιώδεσι πυρετοῖσι τεταρταίοισιν ἄρ-
χεται ἐνίοισι γίγνεσθαι. ἢν δὲ καὶ ἐκ ῥινῶν αἱμορῥαγήσῃ,

beant; deorſum enim labentes cum coloribus jam memo-
ratis bonas exiſtimare et laudare oportet; ſurſum vero cum
dictis coloribus natantes malas eſſe decet arguere. Nec
te fallat veſica morbo affecta quae hujusmodi aliquam
reddat urinam, nec enim totius corporis eſſe ſignum, ſed
ipſius per ſeſe. Quibus urinae craſſae, grumoſae, paucae,
non febricitantibus copia ex his tenuis adveniens prodeſt;
praecipue tales adveniunt quibus a principio vel e veſti-
gio ſtabilitur hypoſtaſis. Quibus urinae perturbatae velut
jumentorum, iis cephalalgiae aut adſunt aut aderunt. Qui-
bus ſeptimo die fit criſis, iis nubecula rubra quarto die in
urina apparet et alia ex ratione. Quibus urinae perſpi-
cuae, albae ſunt, improbae praecipue in phreniticis appa-
rentes. Quibus ſperatur abſceſſus futurus ad articulos, eos
liberat ab abſceſſu urina multa, craſſa et alba, qualis in
laborioſis febribus quarto die quibusdam incipit fieri; ſi
vero etiam ex naribus fluxerit ſanguis brevi admodum

καὶ πάνυ ταχέως λύεται. ὁκόσοισιν ἢ αἷμα ἢ πῦον οὐρῇ
τῶν νεφρῶν ἢ τῆς κύστιος ἕλκωσιν σημαίνει. ὁκόσοισιν
ὑποχόνδρια μετέωρα διαβορβορύζοντα ὀσφύος ἀλγήματος
ἐπιγενομένου, τουτέοισι κοιλίαι καθυγραίνονται ἢ μὴ φῦσαι
καταρραγῶσιν ἢ οὔρου πλῆθος ὑπέλθῃ· ἐπὶ πυρετοῖς δὲ
ταῦτα. οἷσιν ἐν τῷ οὔρῳ παχὺ ἐόντι σαρκία σμικρὰ ὥσπερ
τρίχες συνεξέρχονται, τουτέοισιν ἀπὸ τῶν νεφρῶν ἐκκρίνε-
ται. ὁκόσοισι δὲ ἐν τῷ οὔρῳ παχὺ ἐόντι πιτυρώδεα συν-
εξουρεῖται, τούτων ἡ κύστις ψωριᾷ. ὁκόσοισι ἀπὸ ταὐτο-
μάτου αἷμα οὐρέουσι, τουτέοισιν ἀπὸ τῶν νεφρῶν σημαίνει
φλεβίου ῥῆξιν. οἷσιν ἐν τοῖς οὔροις ψαμμώδεα ὑφίσταται,
τούτοις ἡ κύστις λιθιᾷ. ἢν δὲ ψαμμῶδες αἷμα οὐρέει καὶ
θρόμβους καὶ στραγγουρίην ἔχῃ καὶ ὀδύνη ἐμπίπτῃ πρὸς
τὸ ἐπιγάστριον καὶ τὸν κτένα καὶ τὸ περιναῖον τὰ περὶ
τὴν κύστιν πονέει. ἢν δὲ αἷμα καὶ πῦον οὐρίῃ καὶ λεπί-
δας καὶ ὀδμὴ βαρείη τῆς κύστεως ἕλκωσιν σημαίνει. οὔ-
ρησις νύκτωρ πολλὴ γιγνομένη σμικρὴν τὴν διαχώρησιν
σημαίνει. ὁκόσοισι πυρέσσουσιν ἐν τοῖς οὔροισι κριμνώ-

folutio fit. Quibus fanguis vel pus meitur renum vel
veficae exulcerationem fignificat. Quibus hypochondria
fublata murmurantia dolore lumborum accedente, iis alvi
humectantur nifi flatus erumpant vel urinae proveniat co-
pia; haec fane in febribus. Quibus in urina craffa exi-
ftente minutae carunculae tanquam pili pariter adveniunt,
iis a renibus excernitur. Quibus in urina craffa exiftente
furfuracea eminguntur, eorum vefica fcabie laborat. Qui-
bus fponte fanguis mingentibus exit, eis a renibus fignifi-
catur venulae ruptura. Quibus in urinis arenofa fubeft
materia, iis vefica calculo laborat; quod fi fanguis areno-
fus meiatur grumosque et ftranguriam habeat dolorque in-
cidat ad imum ventrem, pubem et perinaeum, partes circa
veficam laborant; quod fi fanguinem aut pus meiat aut
fquamulas fimulque gravis odor adfit veficae exulceratio-
nem fignificat. Mictio noctu copiofe facta exiguam deje-
ctionem fignificat. Quibus per febres in urinis fedimenta

δεες ὑποστάσεις γίνονται μακρὴν τὴν ἀῤῥωστίην σημαίνου-
σιν. ὁκόσοισι δὲ χολώδεις αἱ ὑποστάσιες, ἄνωθεν δὲ λε-
πταὶ, ὀξείην τὴν ἀῤῥωστίην σημαίνουσιν. ὁκόσοισι διεστη-
κότα τὰ οὖρα γίγνονται, τουτέοισι ταραχὴ ἐν τῷ σώματι
ἰσχυρή ἐστιν. ὁκόσοισι δὲ ἐν τοῖσιν οὔροισιν ἐφίστανται
πομφόλυγες νεφριτικὴν σημαίνει καὶ μακρὰν τὴν ἀῤῥωστίην
ἔσεσθαι. ὁκόσοισι δὲ λιπαρὴ ἡ ὑπόστασις καὶ ἀθρόη, τού-
τοισι νεφριτικὰ ὀξέα σημαίνει. ὁκόσοισι δὲ τῶν πυρετῶν
δεινοί τε ἀπ᾽ ἀρχῆς εἰσι καὶ σφυγμοὶ κεφαλῆς καὶ οὖρον
λεπτὸν, τουτέοισι δεῖ προσδέχεσθαι πρὸς τὰς κρίσιας
παροξυνθησόμενον τὸν πυρετόν· οὐ θαυμάσαι μηδ᾽ ἂν οὐ
δεῖ παραφρονήσειν ὅταν ἡ κεφαλὴ περιφέρεσθαι φαντάζη-
ται. ὁκόσοισι δὲ νεφριτικοῖς ἐοῦσι προειρημένα συμβαίνει
σημεῖα πόνοι τε περὶ τοὺς μύας τοὺς ῥαχιαίους γίνονται·
εἰ μὲν οὖν περὶ τοὺς ἔξω τόπους γίγνονται καὶ τὰ ἀποστή-
ματα προσδέχου ἔξω ἐσόμενα· ἢν δὲ μᾶλλον οἱ πόνοι περὶ
τοὺς ἔσω τόπους γίγνονται καὶ τὰ ἀποστήματα προσδέχου
εἴσω. ἢν οὐρέῃ αἷμα καὶ θρόμβους καὶ στραγγουρίην ἔχῃ

crassiorem farinam referunt morbi longitudinem significant.
Quibus biliosae sunt hypostases, superne autem tenues, acu-
tum morbum significant. Quibus urinae sunt divulsae, iis
vehemens fit in corpore perturbatio. Quibus in urinis
innatant bullae nephriticum morbum eumque longum
fore denunciant. Quibus pinguis hypostasis et accumulata,
iis nephriticos et acutos affectus significat. Quibus fe-
brium vertigines a principio sunt et pulsus capitis et
urina tenuis, eis ad crises febrem exacerbari exspectan-
dum est; nec mirari quum caput circumferri videbitur,
si in delirium prociderint. Quibus ex renibus laboranti-
bus praedicta signa contingunt laboresque circa musculos
spinales exstiterint, si in locis sint exterioribus, abscessus
exspecta foris futuros; sin in locis interioribus fuerint,
dolores abscessus in interioribus fore exspectato. Si san-
guinem meiat et grumos stranguriaque laboret dolorque ad

καὶ ὀδύνη ἐμπίπτῃ εἰς τὸ περιναῖον καὶ τὸ ὑπογάστριον
καὶ τὸν κτένα τὰ περὶ τὴν κύστιν νοσέειν σημαίνει. οἷσιν
ἐν ἀρχῇ τὰ οὖρα νεφελοειδέα ἢ καὶ παχέα, τοὺς τοιούτους
δεῖ ὑποκαθαίρειν ἢ καὶ τἆλλα ξυμφέρει. ὁκόσοις δὲ ἐν ἀρ-
χῇ τὰ οὖρα λεπτά, μὴ φαρμάκευε τοὺς τοιούτους· ἀλλ' ἢν
δοκεῖ κλύσε τούτους, ξυμφέρει οὕτω θεραπεύεσθαι. τεκμαί-
ρεσθαι δεῖ ἐκ τῶν οὔρων τὸ μέλλον ἔσεσθαι ἐν τοῖσι πυρε-
τοῖσι. ἢν μὲν γὰρ παχύτερα καὶ ὠχρότερα, ἢν βελτίω·
ἢν δὲ λεπτότερα καὶ μελάντερα, πονηρότερα. σωτηρίην μὲν
γὰρ δηλοῖ τὰ παχύτερα καὶ ὠχρότερα. ταῦτα δέ τοῦ Ἱπ-
ποκράτους οὕτως ἐξηγεῖται ὁ [354] Γαληνός. σαφῶς δὲ νῦν
τὰ παχύτερα τοῖς λεπτοῖς παραβάλλων εἶπεν· οὐ τοῖς κατὰ
φύσιν, τά γε μὴν λεπτὰ καὶ μέλανα χείριστα. πρὸς γὰρ
τῶν λεπτῶν μόνων γινομένων ἄπεπτον δηλοῦται τὸ νόσημα·
τὸ γὰρ ἀκριβῶς λεπτὸν ὑδατῶδές ἐστιν, ὥστε καὶ λευκόν.
ἢν δὲ μεταβολὰς ἔχει, χρόνον τε σημαίνει καὶ ἀνάγκη τῷ
νοσήματι μεταβάλλειν καὶ ἐπὶ τὰ χείρω καὶ ἐπὶ τὰ βελ-
τίω τὴν ἀνωμαλίαν· ἐπὶ τῶν πυρεκτικῶν μάλιστα νοσημά-

perinaeum, epigaſtrium imumque ventrem incidat; oſtendit
quae circa veſicam ſunt partes morbo laborare. Quibus
a principio urinae ſunt nebuloſae vel etiam craſſae pur-
gandi ſunt ſi cetera conferre videantur. Quibus a prin-
cipio urinae ſunt tenues, iis medicamentum ne exhibeas;
at ſi videbitur, clyſteribus utere, ita namque ſi curentur,
profuerit. Quod futurum eſt in febribus ex urinis con-
jiciendum eſt. Nam ſi craſſiores et pallidiores, meliores
erunt urinae; ſi tenuiores et nigriores, erunt deteriores;
ſalutem namque praenunciant craſſiores et pallidiores. Hunc
Hippocratis locum Galenus hoc modo interpretatur. Ma-
nifeſto nunc craſſiores tenuibus comparans dixit; haud
ſecundum naturam ſe habentibus tenues ſane ac nigrae
peſſimae ſunt; a ſolis namque tenuibus incoctus ſignifica-
tur morbus; accurate namque tenuis aquoſa eſt, ſicut et
alba. At ſi mutationes habeat, temporis diuturnitatem
ſignificat; morboque neceſſitatem commutandi inaequalita-
tem in deteriorem et meliorem. Ex febrilibus, inquit

Ed. Chart. VIII. [354.]·

των εἰπέν που ὁ Ἱπποκράτης, ἡ ἐκ τῶν οὔρων σημείωσις χρησιμωτάτη καθέστηκε.

Κεφ. β'. Ἐπειδὴ δὲ πᾶν τὸ παρὰ φύσιν ἀπὸ τοῦ κατὰ φύσιν εὑρίσκεται ἀπὸ τῶν κατὰ φύσιν ἀρξώμεθα. οὖρον μὲν οὖν ἄριστον ἐπὶ τῶν ἐν ὑγείᾳ καὶ εὐεξίᾳ διακειμένων ἀνθρώπων ὑπόπυῤῥόν τε ἢ ὑπόξανθον καὶ τῷ πάχει σύμμετρον κείμενον, τοιοῦτον τῇ χροιᾷ οἷον ἀπουρηθῇ, λείαν δὲ καὶ λευκὴν καὶ ὁμαλὴν ὑπόστασιν ἔχον παρὰ πάντα τὸν χρόνον, πλὴν δὲ κατὰ λόγον τοῦ πινομένου. ἐπὶ δὲ τῶν γυναικῶν τὸ κατὰ φύσιν οὖρον τῇ χροιᾷ λευκότερον τοῦ ἀνδρὸς εἶναι χρὴ καὶ ὑπόστασιν ἔχον πλείονα. τῶν δὲ παιδίων ἱκανῶς ἔχειν παχεῖαν αὐτοῦ ὑπόστασιν χρὴ διὰ τὴν τῶν παίδων ἀδηφαγίαν καὶ ἄτακτόν τε καὶ ἄκαιρον κίνησιν. λείαν δὲ ὑπόστασιν Ἱπποκράτης καλεῖ καὶ τὸ συνεχὲς καὶ ἀδιάσπαστον δηλῶσαι βουλόμενος. τὸ γὰρ λεῖον ἀντίκειται τῷ τραχύνοντι. ὁμαλὴν δὲ, ἵνα δι' ὅλου ἀεὶ ὅμοιον οὐρῆται καὶ μεταπεπεμμένον καὶ μὴ τὸ ἑξῆς ἄπεπτον μήτε τὴν ὑπόστασιν ἢ τὸ χῦμα ὅλον ἔχει ἀνώμαλον.

Hippocrates, *praecipue morbis urinarum fignificatio colligitur utiliffima.*

Cap. II. Sed quoniam quidquid eſt praeter naturam ab eo quod ſecundum naturam eſt invenitur, a naturalibus exordiamur. Urina igitur in ſanitate bonoque habitu conſtitutis hominibus optima eſt quae ſubrufa aut ſubflava, craſſitie mediocris quaeque colorem non mutat; quumque emicta fuerit, laevem et albam et aequalem perpetuo ſervat hypoſtaſin juxta bibentis rationem. In foeminis naturalis urina colore albior fiat quam in viris neceſſe eſt majoremque habeat hypoſtaſin. At infantium craſſa eſt admodum hypoſtaſis propter puerorum voracitatem inordinatumque et intempeſtivum motum. Laevem autem hypoſtaſin vocat Hippocrates continuam et indivulſam ſignificare volens; laeve ſiquidem opponitur aſpero; aequalem vero ut in totum ſemper ſimilem mingat; nam quae manet concocta neque deinde inconcocta, non utique hypoſtaſin vel liquorem totum habet inaequalem. Si quaera-

ζητῶμεν οὖν ἐπὶ τοῦ κατὰ φύσιν οὔρου χρῶμα καὶ σύστα-
σιν τοῦ χύματος καὶ τὰ παρεμφερόμενα ἐν τῷ χύματι οἷον
νεφέλην· ὑπὸ νεφέλης ἐναιώρημα καὶ τὴν ἐν τῷ πυθμένι
ὑπόστασιν. εὔδηλον γὰρ ὅτι κατὰ τούτων τρεπόμενον τὸ
οὔρον ἀπεψίαν τὴν ἐν ταῖς φλεψὶν ἐνδείκνυται.

Κεφ. γ΄. Ἄριστον μὲν οὖν ἐστιν οὔρον ἐπὶ τῶν νο-
σούντων τὸ τοῖς ὑγιαίνουσιν ὁμοιότατον ὕπωχρον ἢ ὑπό-
ξανθον καὶ λευκὸν καὶ λείαν καὶ ὁμαλὴν ὑπόστασιν ἔχον·
ὑποδεέστερον δὲ τὸ ἔχον ἐναιώρημα λευκὸν καὶ λεῖον καὶ
ὁμαλόν. ἔστι δὲ τούτου ἀπεπτότερον τὸ νεφέλην τοιαύτην
ἔχον ἢ ὑπονέφελον. ἐφ᾽ ὧν γὰρ πνεῦμά ἐστιν ἐν τῷ βάθει
παχὺ καὶ ἄπεπτον, ἦν μὲν ὀλίγον εἴη, συνεχώρησε τὴν ὕλην
λοιπὸν ἐπὶ τὸν πυθμένα φέρεσθαι τοῦ ἀγγείου· διαμερίζον
δὲ αὐτὴν οὐ συγχωρεῖ ἑνοῦσθαι. εἰ δέ τι πλεονάσῃ τὸ
ἄπεπτον ἐν τῷ βάθει πνεῦμα ἐωρίζει τὴν ὑπόστασιν κατὰ
τὸ μέσον τοῦ χύματος καὶ ποιεῖ τὸ καλούμενον ἐναιώρημα.
εἰ δὲ ἔτι καὶ μᾶλλον εἴη πλεῖον τὸ ἄπεπτον πνεῦμα, πρὸς
τὴν ἄνω ἐπιφάνειαν τοῦ χύματος φέρει τὴν ὑπόστασιν τὴν

mus igitur in naturali urina colorem vel liquoris confi-
ſtentiam et in ipſo liquore contenta ut nebulam, ſub nu-
becula ſuſpenſum et in fundo hypoſtaſin, non dubium
quin ad haec converſa urina cruditatem indicet in venis
exiſtere.

Cap. III. Optima igitur urina in aegrotantibus eſt
quae ſimillima ſanorum urinae, ſubpallida vel ſubflava et
albam et laevem et aequalem habet hypoſtaſin; at dete-
rior ſuſpenſum habet album, laeve et aequale. Eſt porro
incoctior quae nebulam habet quaeque eſt ſubnubilata. In
qua enim flatus eſt in profundo craſſus et incoctus, ſi
paucus quidem ſit, extrudit reliquam materiam ut ad fun-
dum vaſis deferatur; ipſamque dividendo uniri non per-
mittit. Quod ſi quis redundet crudus in fundo flatus,
attollit ad liquoris medium hypoſtaſin facitque id quod
ſuſpenſum nominatur. Quod ſi flatus impendio plus fue-
rit crudus ad ſuperiorem liquoris ſuperficiem agit hypo-

Ed. Chart. VIII. [354. 355.]

καλουμένην νεφέλην ἢ ὑπονεφέλην. ἐφ᾽ ὅσον οὖν ἰσχείη τὸ πνεῦμα μερίζειν καὶ μετεωρίζειν τὴν ὑπόστασιν, ἐπὶ τοσοῦτον ἀπεπτότερον νόμιζε εἶναι τὸ οὖρον. ἦν δὲ μήθ᾽ ὑπόστασιν μήτε ἐναιώρημα μήτε ὑπονεφέλην μήτε νεφέλην ἴσχει τὸ οὖρον εἰδέναι χρὴ ὅτι ὑπὸ τῶν νοσοποιῶν χυμῶν ἔπεψεν ἡ φύσις. εἰ δὲ ποτὲ μὲν ἔχει ὑπόστασιν ἢ ἐναιώρημα ἢ ὑπονεφέλην ἢ νεφέλην, ποτὲ δὲ οὔ, μάχην δηλοῖ τῆς φύσεως πρὸς τὸ νόσημα. ἐπὶ μὲν γὰρ τῶν ἀκριβῶν τριταίων καὶ ἐφημερίνων νεφέλη [355] μόνον ἢ ἐναιώρημα πολλάκις ἤρκεσε πρὸς λύσιν τοῦ νοσήματος, ἐνίοτε δὲ καὶ τὸ εὔχρουν γενέσθαι τὸ οὖρον μόνον. πολλάκις δὲ τὸ λευκὸν χρῶμα τοῦ παραφερομένου ἐν τῷ χύματι ἀπατᾷ τοὺς ἰδιώτας, ὡς ὑπόστασιν χρηστὴν νομίζεσθαι μὴ οὖσαν χρηστήν· συμβαίνει γὰρ ὠμὸν χυμὸν καὶ λευκὸν συνεκκρινόμενον τῷ οὔρῳ ὑφίστασθαι καὶ φαντασίαν ὑποσιάσεως χρηστῆς παρέχειν· ἐνίοτε δὲ ἥπατος ἢ νεφρῶν πεπονθότων πύον ἐκκρίνεται σὺν τῷ οὔρῳ καὶ ὑφιστάμενον ἀπατᾷ καὶ τὸν τεχνίτην· ἀλλὰ πρότερον διορίζεσθαι χρὴ τῷ προπεπονηκέ-

ſtaſin, quae nebula aut nubecula nuncupatur. Quanto igitur potuerit flatus dividere nec attollere hypoſtaſin, tanto crudiorem eſſe urinam exiſtima. Quod ſi neque hypoſtaſin neque ſuſpenſum neque nebulam neque nubeculam habuerit urina, ſciendum eſt a morbificis humoribus naturam corruiſſe. Quod ſi interdum quidem habeat hypoſtaſin vel enaeorema vel nebulam vel nubeculam, quandoque autem non, pugnam naturae adverſus morbum ſignificat. In exquiſitis namque tertianis et quotidianis nebula ſolum vel ſuſpenſum ſaepenumero ad morbi ſolutionem ſatis fuit: quandoque vero bene coloratam dumtaxat eſſe urinam. Plerumque etiam color albus ejus quod in liquore circumfertur rudes decipit, quod hypoſtaſin utilem quae non ſit eſſe opinentur, evenit ſiquidem ut crudus humor et albus cum urina excretus ſubſidat praebeatque videndam utilem hypoſtaſin; quandoque etiam jecore aut renibus affectis pus cum urina excernitur et ſubſidendo fallit etiam *minus cautum* artificem; ſed prius definiendum eſt homi-

ναι τὸν ἄνθρωπον ἢ νευρὸν ἢ ἧπαρ ἢ ἕτερόν τι μόριον
τῶν εἰωθότων διὰ τῶν οὔρων καθαίρεσθαι. ἔπειτα δὲ καὶ
δυσῶδες εὑρίσκεται τὸ μετέχον πύου· ὁ δὲ ὠμὸς χυμὸς
διορίζεται διὰ τῶν χρηστῶν ὑποστάσεων τῇ ἀνωμάλῳ συ-
στάσει τοῦ παρυφισταμένου. οὐ γὰρ συνεχὲς ἑαυτῷ μένει
ἀλλὰ διαμερίζεται εἰς μικρὰ οἷον ψαμμία καὶ οὐδ' ὅλως
λεῖόν ἐστι καθὼς ἡ ἀληθὴς ὑπόστασις. καὶ ἐπὶ μὲν οὖν
τῶν χρηστῶν οὔρων πρῶτον μὲν ἐπιφαίνεται νεφέλη, ἔπει-
τα ὑποκαταβαίνουσα ποιεῖ τὸ ἐναιώρημα. ἐπὶ τέλος δὲ
ὑφιζάνουσα ἐν τῷ πυθμένι τοῦ ἀγγείου ποιεῖ τὴν ὑπόστα-
σιν, δηλονότι ὅταν τελείως πεφθῇ· ἐπὶ δὲ τῶν ὠμῶν χυ-
μῶν εὐθὺς ἐξ ἀρχῆς εἰς τὸν πυθμένα τοῦ ἀγγείου ὑποχωρεῖ
πλῆθος πολὺ μετὰ τοῦ εἶναι κακόχρουν καὶ τὸ χῦμα ὅλον.
ἔπειτα δὲ κατὰ βραχὺ πεττόμενον καὶ λεπτυνόμενον αἰω-
ρεῖται κατὰ τὸ μέσον τοῦ χύματος καὶ ποιεῖ τὸ ἐναιώρημα.
ὅταν δὲ ἐπὶ πλέον λεπτυνθῇ καὶ πεφθῇ, ὑφίσταται ἐπὶ τὸ
χῦμα καὶ ποιεῖ τὴν νεφέλην καὶ πλανᾷ δηλονότι τοὺς ἰδιώ-
τας, ὡς ὑπολαμβάνειν ἐπὶ τὸ χεῖρον προβαίνειν τὴν ἀρ-
ρωστίην.

nem aut renis aut jecoris alteriusve alicujus partis quae
per urinas folet expurgari morbo laboraffe; deinde etiam
graviter olens puris particeps invenitur. At crudus hu-
mor per utiles hypoftafes diftinguitur ab inaequali fub-
ftantia ipfius contenti; neque enim id fibi continuum ma-
net, fed in minutas partes difpefcitur tanquam arenulas;
neque omnino laeve eft, ficut eft vera hypoftafis. In bo-
nis autem urinis primum quidem apparet nebula, deinde
fuccedens fufpenfum facit; poftremo refidens in fundo
vafis hypoftafin facit, nimirum quum perfecte id concoctum
fuerit. Verum in crudis humoribus ftatim ab initio in
vafis fundum delabitur multa copia, quod et mali coloris
fit totus liquor; deinde paulatim concocta et attenuata ad
medium liquoris attollitur facitque fufpenfum; quum vero
valde attenuata ac concocta fuerit, fubfidet in liquore et
nebulam facit planeque ignaros fallit, ut exiftiment mor-
bum in deterius lapfum effe.

Ed. Chart. VIII. [355.]

Κεφ. δ'. Εἰ μὲν γὰρ τὸ οὖρόν ἐστι χολωδέστερον καὶ ἡ ὑπόστασις ὁμοία, ὀφείλεις κενῶσαι εἴτε δι' οὔρων εἴτε καθάρσει. εἰ δὲ τὸ χρῶμα εἶεν χολῶδες, ἡ ὑπόστασις δὲ λευκή, χολὴ μετὰ φλέγματος εἶεν καὶ κένωσον καὶ τὰ ἀμφότερα. ἦν δὲ τὸ χρῶμα χολῶδες καὶ ἡ ὑπόστασις ἐρυθρὰ εἴτε σαφῶς ἢ ἀμυδρῶς ἢ πλείονος γινομένης. εἰ μὲν ἔῤῥωται ἡ δύναμις φλεβοτόμει, εἰ δὲ ἀσθενεῖ, κάθαρον τὸν τοιοῦτον ἢ διαίτη ἀρκέσει μόνον.

Κεφ. ε'. Ἕτερόν τι δηλονότι τὸ λεπτὸν καὶ ὠχρὸν οὖρον ἄπεπτον μὲν τῇ συστάσει, τῷ δὲ χρώματι πεπεμμένον· ἀσθένειαν δὲ δηλοῖ τουτέῳ τῆς φύσεως· τῷ μὲν γὰρ χρώματι ὅ τι ἔπεψεν ὡς ῥάδιον ὄν· οὐκ ἔτι δὲ καὶ τῇ συστάσει διὰ τὸ δυσκολώτερον. εἰ δὲ καὶ πολὺν χρόνον φέρεται τοῦτο ἀκίνδυνος μὲν οὐ δυνήσεται διαρκέσαι ὁ ἄνθρωπος ἕως ἂν πεφθῇ ἡ νόσος· τὸ γὰρ πάνυ λεπτὸν φαῦλον. δηλοῖ γὰρ ἀπεψίαν παρ' ὅσον χρὴ τὸ θερμὸν ἐκβόσκεσθαι τὸ λεπτομερέστερον.

Τί δηλοῖ τὸ λεπτὸν καὶ πυῤῥὸν οὖρον; τὸ λεπτὸν τῇ

Cap. IV. Si equidem urina fuerit magis biliofa et hypoſtaſis ſimilis, debes evacuare ſive per urinas ſive purgatione. Si vero biliofus fuerit color, hypoſtaſis autem alba; erit bilis cum pituita; utrumque evacuato. Si color fuerit biliofus et hypoſtaſis rubra ſive manifeſto ſive obſcure vel plus fuerit; ſi facultas valida, mitte ſanguinem ex vena; ſin imbecillis ſit, huic purgatio vel ſola diaeta ſatis erit.

Cap. V. Alia quaedam omnino tenuis et pallida urina cruda quidem conſiſtentia, cocta vero colore, huic naturae imbecillitatem oſtendit; colore namque id quod erat facile concoxiſſe; conſiſtentia vero quod erat difficilius, non concoxiſſe demonſtrat. Sin autem multo tempore ejusmodi feratur urina non citra periculum poterit homo perſeverare quoad morbus fuerit concoctus, omnino enim tenuis, prava; cruditatem namque ſignificat quatenus calorem partem tenuiorem oportuit abſumere.

Quid indicat urina tenuis et fulva? Tenuis conſi-

Ed. Chart. VIII. [355. 356.]

συστάσει καὶ πυρρὸν τῷ χρώματι βέλτιον τοῦ ὠχροῦ· ὅμως ἄπεπτον διὰ τὴν σύστασιν.

Τί δηλοῖ τὸ ἐρυθρὸν οὖρον; ἀπεψίαν, οὐ θάνατον, ἀλλὰ χρόνον [356] δεῖσθαι εἰς πέψιν. ἔστι γὰρ ἐξ αἵματος ἰχωροειδοῦς μήπω τελείαν πέψιν λαβόντος μηδὲ τὴν ἰδίαν χρόαν καὶ διὰ τοῦτο χρονιώτερον σημαίνει τὸ νόσημα. ἐπὶ δὲ τῶν συνόχων πυρετῶν ἐπὶ πλῆθος αἵματος συνισταμένων ἐκκρίνεται οὖρον ἐρυθρὸν καὶ παχὺ μετὰ ὑποστάσεως ἐρυθρᾶς· καὶ δῆλον ὅτι τοῦτο καὶ τῷ χρώματι καὶ τῇ συστάσει τοῦ χύματος καὶ τῷ παρυφισταμένῳ ἄπεπτον. τοῦ δὲ ἀπέπτου νοσήματος τὸ οὖρον πυρρὸν μὲν τῷ χρώματι, τὸ δὲ τῇ συστάσει λεπτόν.

Τί δηλοῖ τὸ λεπτὸν οὐρούμενον καὶ ἔξω ἀναθολούμενον; ἄπεπτον μὲν διὰ περιουσίαν πνεύματος παχέος, δηλοῦν δὲ τὴν φύσιν ἄρχεσθαι πέττειν.

Τί δηλοῖ τὸ παχὺ οὐρούμενον καὶ μένον παχύ; τὸ τοιοῦτον οὐρούμενον καὶ αὖθις μένον οἷα τὰ τῶν ὑποζυγίων ἀκμάζειν δηλοῖ τὴν τῶν παχέων χυμῶν καὶ πνευμάτων οἷον

stentia et fulva colore melior eft quam pallida, cruda tamen eft ob confiftentiam.

Quid indicat urina rufa? Cruditatem, non mortem indicat, verum tempore ad coctionem opus effe; eft enim ex fanguine ferofo qui nondum perfectam coctionem neque proprium colorem fuerit adeptus atque propterea morbum fignificat diuturniorem. In ipfis autem fynochis febribus quae a fanguinis copia fiunt excernitur urina rufa et craffa cum rubro fedimento; atque clarum eft urinam ejusmodi colore et liquoris confiftentia et contento crudam effe; et crudi morbi urina colore quidem rubra eft, confiftentia vero tenuis.

Quid indicat urina quae tenuis meitur et ab externis turbatur? Cruda quidem eft propter exuberationem craffi flatus; naturam autem aggredi coctionem indicat.

Quid indicat urina craffa micta talisque permanens? Quae talis mingitur et poftea permanet qualis jumentorum vigere velut fermentationem crafforum humorum et fla-

Ed. Chart. VIII. [356.]

ζύμωσιν· ἐπὶ τούτων κεφαλαλγίαι ἢ πάρεισιν ἢ παρέσονται
διὰ τὴν ἐν τοῖς χυμοῖς ταραχὴν καὶ τὰς ἀναθυμιάσεις.

Τί δηλοῖ τὸ παχὺ οὐρούμενον καὶ μετὰ ταῦτα καθι-
στάμενον; παύεσθαι μὲν τὴν ἐν τοῖς χυμοῖς ζύμωσιν καὶ
λεπτύνεσθαι μεμετρημένον δηλοῖ τὸ ποσὸν, ἐντεῦθεν καὶ
ἄρχεσθαι τὴν διάκρισιν.

Τί δηλοῖ τὸ λεπτὸν οὐρούμενον καὶ μένον τοιοῦτον;
ἐσχάτην ἀπεψίαν τὸ τοιοῦτον σημαίνει. εἰ γὰρ ἐνεχείρησεν
ἡ φύσις ἐπὶ τὴν πέψιν ἐγκύπτειν οὐκ ἂν τοιοῦτον ἀπέ-
κρινε. τοῦτο δὲ γίνεται ἢ δι᾽ ἀσθένειαν τῆς δυνάμεως ἢ
δι᾽ ἔμφραξιν ἢ διὰ τὸ χρόνιον εἶναι τὸ νόσημα. ἐπὶ γὰρ
τῶν τεταρταίων χρόνων ὄντων ἐν ἀρχῇ διὰ τὸ πλῆθος καὶ
τῆς ὕλης τὸ δυσπειθὲς διηθούμενον τὸ οὖρον λεπτὸν οὐρεῖται
οὐρεῖται λεπτὸν καὶ δι᾽ ἔμφραξιν ἥπατος ἢ νεφρῶν, ἀλλ᾽ ἐκ
τῆς ὀδύνης διαγινώσκεται δηλονότι τῆς τοπικῆς. οὐρεῖται
δὲ λεπτὸν καὶ λευκὸν καὶ ἐπὶ τῶν διακαῶν πυρετῶν καὶ
σημαίνει φρενίτιδα ἀπηλοῦν μεγάλην. καὶ γὰρ ὁ καῦσος

tuum indicat; et in his dolores capitis aut adſunt aut
aderunt propter eam quae in humoribus eſt perturbatio-
nem et halitus.

Quid indicat urina craſſa micta ac poſtea deſiſtens?
Sedari quidem in ipſis humoribus fermentationem indicat
et moderatam quantitatem attenuari et hinc ſecretionem
incipere.

Quid indicat urina tenuis micta et talis permanens?
Ejusmodi urina ſummam indicat cruditatem; natura enim
coctionem ſi fuiſſet aggreſſa, hanc talem non ſecreviſſet
urinam. Hoc autem contingit aut propter imbecillitatem
facultatis vel propter obſtructionem vel quia diuturnior
futurus eſt morbus. In quartanis enim diuturnioribus in
principio ob materiae copiam et ejus pervicaciam urina
percolata tenuis meitur; tenuis etiam meitur propter ob-
ſtructionem hepatis aut renum, ſed ex dolore locali di-
gnoſcitur, meitur vero tenuis et alba et in febribus ar-
dentibus magnamque phrenitidem ſignificat imminere. Et-

Ed. Chart. VIII. [338.]

πυρετὸς πλῆθος δηλοῖ χολῆς, οὐ χρώννυται δὲ τὸ οὖρον·
καὶ εὔδηλον ὅτι οὐ μένει ἐν τοῖς ἀγγείοις ἡ χολὴ, ἀλλὰ τῇ
κουφότητι ἀνέδραμε εἰς τὸν ἐγκέφαλον· καὶ ἢν μὲν ἡ φρε-
νῖτις οὐ πάρεστιν, γίνωσκε αὐτὴν ἤδη ἔσεσθαι. ἢν δὲ καὶ
πάρεστι καὶ οὐρεῖται λεπτὸν καὶ λευκὸν μετὰ διακαεστάτου
πυρετοῦ, δηλονότι θάνατον προαγγέλλει. οὐ γὰρ ὑποφέρει
ἡ ἐν τῷ ἐγκεφάλῳ δύναμις ἤδη καταπροβεβλημένη τῷ δια-
καεῖ πυρετῷ ἐνέγκαι δριμύτητα καὶ δῆξιν χολῆς ἤδη σεση-
πυίας.

Κεφ. στ΄. Πόθεν τὰ ἐλαιώδη γίνονται οὖρα; εἴωθεν
ὁ πυρετὸς πρότερον μὲν τὴν πιμελὴν ἐκτήκειν, ἔπειτα δὲ
τὴν σάρκα· ἔσχατον δὲ αὐτῶν τῶν στερεῶν σωμάτων κα-
θάπτεται. τῆς μὲν οὖν πιμελῆς τηκομένης τὰ ἐλαιώδη οὖ-
ρα ἐκκρίνεται, κατὰ βραχὺ δὲ ἡ πιμελὴ τήκεται· ὅθεν ἀρ-
χὴν ἔχει καὶ ἀνάβασιν καὶ ἀκμήν. ἐν ἀρχῇ μὲν οὖν τῆς
συντήξεως ἐλαιόχροα τὰ οὖρα ποιεῖ, ὥστε εἶναι ἀμφίβολα
εἴτε ὑδατώδη εἴτε ἐλαιώδη εἶναι· ἐν δὲ τῇ ἀναβάσει γίνον-
ται ἐλαιοφανῆ, ὥστ᾽ ἐπισημειοτέραν τὴν μίξιν τοῦ ἐλαίου

enim et ardens febris bilis copiam indicat, non autem
coloratur urina, ac manifeſtum eſt in vaſis bilem ipſam
non remanere ſed levitate ſua in cerebrum efferri, ac ſi
nondum adſit phrenitis, ipſam ſcito affuturam; ſin autem
adſit et urina tenuis et alba meiatur, in ardentiſſima febre
mortem utique praenunciat; non enim poſſunt cerebri
vires jam ab ardenti febre proſtratae ſuſtinere mordacita-
tem et acrimoniam putrefactae bilis.

Cap. VI. Unde oleoſae fiunt urinae? Solet quidem
febris prius adipem colliquare, deinde vero carnem, tan-
dem ſolida etìam invadit ipſa corpora. Liquato igitur
adipe urinae excernuntur oleoſae, ſenſim vero liquatur
pinguedo; unde principium habet et incrementum ac vi-
gorem. In principio igitur colliquationis olei coloris fa-
cit urinas, ut ſit ambiguum aquoſaene ſint an oleoſae. In
ipſo vero incremento oleoſae apparent, ut jam exquiſi-
tiorem olei videantur admixtionem habere. In ipſo au-

Ed. Chart. VIII. [356. 357.]

ἔχειν· ἐν δὲ τῇ ἀκμῇ καὶ ἐν χρώματι καὶ ἐν συστάσει οἷον
ἔλαιόν ἐστι. καὶ ἢ τῶν νεφρῶν ἐστι τοῦτο μόνον ἢ τοῦ
παντὸς σώματος· καὶ εἰ μὲν τῶν νεφρῶν μόνον ἢ, ἀθρόως
ἐκκρίνεται πλῆθος τοιοῦτον μετὰ πλείονος θερμασίας αἰσ-
θήσεως περὶ τοὺς νεφρούς· εἰ δὲ τοῦ παντὸς σώματος, κατὰ
βραχὺ τὴν προσθήκην ποιεῖται.

[357] Κεφ. ζ'. Τί σημαίνουσιν αἱ ὀροβοειδεῖς ὑπο-
στάσεις; ὅταν δαπανηθεῖσα ἢ πιμελὴ, λοιπὸν ἡ σὰρξ τή-
κεται καὶ ὀροβοειδεῖς ὑποστάσεις ἐν τοῖς οὔροις ἐκκρίνει,
ἀλλὰ ἢ τῶν νεφρῶν ἐστιν ἢ τοῦ παντὸς σώματος. εἰ μὲν
οὖν ἐν πυρετοῖς φανείη τοιοῦτον οὖρον, τοῦ παντὸς σώμα-
τος δηλοῖ τὸ πάθος εἶναι· εἰ δὲ μὴ, τῶν νεφρῶν μόνων.
καὶ πάλιν εἰ μέν ἐστιν ἀπεψία τῶν οὔρων, ὅλου τοῦ σώ-
ματός ἐστι τὸ κακόν. εἰ δὲ πέψις μὲν ἢ καὶ ὀροβοειδεῖς
ὑποστάσεις ἐκκρίνει τῶν νεφρῶν τὸ πάθος δηλοῖ.

Τί δηλοῦσιν αἱ πιτυρώδεις ὑποστάσεις; ὅταν ὁ πυρετὸς
δαπανήσῃ τὴν πιμελὴν καὶ τὸ πλέον τῆς σαρκὸς καὶ ἐν τῷ
βάθει τῶν ἀγγείων ἐγκατασκήψῃ γίνονται πιτυρώδεις αἱ
ὑποστάσεις, στεγνότεραι μὲν τῶν πεταλωδῶν, παχύτεραι δ'

tem vigore et colore et confiſtentia veluti oleum eſt; at-
que haec pinguedo vel renum dumtaxat eſt vel totius
corporis; ac ſi renum dumtaxat fuerit, confertim excer-
nitur ejusmodi copia cum plurimi caloris ſenſu circa re-
nes, ſin autem totius corporis, ſenſim incrementum.

Cap. VII. Quid indicant ervoſa ſedimenta? Quum
jam abſumptus fuerit adeps, reliqua caro liquatur et ervoſa
ſedimenta in urinis ſubſident. Sed et hae aut renum ſunt
aut totius corporis. Si igitur in febribus apparuerit ta-
lis urina, totius corporis affectionem indicat; ſin minus,
ſolorum renum; et rurſus ſi crudae ſint urinae, totius
corporis eſt malum. Si vero concocta. eſt urina, ervoſa
autem ſedimenta, renum affectionem indicat.

Quid indicant furfuracea ſedimenta? Quum febris
depaſta fuerit pinguedinem et majorem carnis partem et
in vaſorum fundum irruerit, furfuracea fiunt ſedimenta,
anguſtiora quidem ſquamoſis, verum ipſis craſſiora. Ex-

ὅμως τούτων· ἐκκρίνεται δὲ ἐνίοτε κἀκ τοῦ παντὸς σώμα-
τος κἀκ τῆς κύστεως, ἀλλ᾽ εἰ μὲν πυρετὸς παρείη ὅλου
τοῦ σώματος τὸ κακόν. ἢν δὲ μὴ, τῆς κύστεως μόνης· καὶ
εἰ μὲν ἄπεπτον εἴη τὸ οὖρον, τοῦ παντὸς σώματος τὸ πά-
θος ἐστίν. εἰ δὲ πεπεμμένον, τῆς κύστεως, ἀλλὰ καὶ τοπι-
κὴ ὀδύνη ἐστί.

Τί δηλοῦσιν αἱ πεταλώδεις; ὅταν αὐτὰ πάθωσι τὰ
στερεὰ πρῶτον μὲν ἐπιπολῆς διεξίονται καὶ εἰ μὲν μετὰ
πυρετοῦ, τὸ ὅλον κεκάκωται δηλονότι σῶμα. εἰ δ᾽ οὖν ἐκ
μόνης τῆς κύστεως, ἔστι δὲ τὰ μὲν ἐκ τῆς κύστεως πεπεμ-
μένα, τὰ δὲ τοῦ παντὸς σώματος ἄπεπτα.

Τί δηλοῦσιν αἱ ἐν τοῖς οὔροις κριμνώδεις ὑποστάσεις;
ἐπειδὰν ὁ πυρετὸς ἐς τὸ βάθος τῶν ἀγγείων καταληφθῇ
καὶ μεῖζον πλάτος ἐπιλάβῃ καὶ μῆκος ἀδρότερον, γίγνονται
τῶν πιτύρων αἱ ὑποστάσεις καὶ καλοῦνται κριμνώδεις· ἀλλὰ
τὰ κριμνώδη δύο σημαίνουσιν· ἢ γὰρ ὑπερόπτησιν δηλοῦσι
τοῦ αἵματος ἢ σύντηξιν ἰσχυρὰν τῶν στερεῶν δηλονότι σω-

cernuntur nonnunquam vel ex toto corpore vel ex velica;
at li febris adfuerit, totius corporis vitium elt; lin minus,
velicae lolius, ac li cruda fuerit urina, totius corporis elt
affectio, lin autem cocta, velicae; led et localis dolor adelt.

Quid indicant fedimenta fquamofa? Quum ipfae
folidae partes funt affectae, primum quidem abraduntur in
fuperficie; atque li cum febre univerfum corpus afficitur;
lin minus, fola velica, funt autem quae a velica mittuntur
cocta; quae a toto corpore incocta.

Quid indicant urinarum fedimenta craffiori farinae
fimilia? Quum febris vaforum fubierit profundum et
majorem latitudinem affumpferit et longitudinem amplio-
rem fiunt furfuracea fedimenta et vocantur craffiori fa-
rinae fimilia. Sed crimnode duo fignificant: vel enim ni-
miam fanguinis adultionem fignificant vel vehementem
folidarum partium colliquationem; atque li ipfum quidem

Ed. Chart. VIII. [357.]

μάτων, καὶ εἰ μὲν λευκὴ ἡ ὑπόστασις εἴη, τῶν στερεῶν σω-
μάτων ἐστὶ τὸ πάθος, εἰ δὲ ἐρυθρὰ, τοῦ αἵματος.

Τί δηλοῖ τὸ δυσῶδες; σῆψιν καὶ νέκρωσιν τῆς φύσεως.

Κεφ. η΄. Τί δηλοῦσι τὰ μέλανα δηλονότι οὖρα; πάντα
ταῦτα εὐθὺς καὶ παχέα πάντως εἰσὶ καὶ ὀλέθρια. σπάνιον
γὰρ ἢ οὐδ' ὅλως εὑρεθήσεται μέλαν λεπτόν. τὸ γὰρ μέλαν
χρῶμα ἢ δι' ὑπερόπτησιν γίνεται αἵματος ἢ διὰ ψύξιν ὅλου
τοῦ σώματος ἢ τοῦ μελαγχολικοῦ καθαιρομένου χυμοῦ. αἱ
τρεῖς γοῦν αὐταὶ διαφοραὶ παχυτάτας κέκτηνται τὰς συστά-
σεις· καὶ ἐξ ἀνάγκης παχέα εὑρίσκονται τὰ μέλανα δηλονότι
τῶν οὔρων. ἐπὶ μὲν τῶν ὀξέων νοσημάτων ὀλέθριον ἐς
τοὐπίπαν τὸ μέλαν οὖρόν ἐστιν· ὅταν καὶ δυσῶδες ὑπάρχῃ
καὶ ἡ ὑπόστασις μέλαινα. ἀδύνατον γὰρ τὸν ὀξέως νο-
σοῦντα τοιοῦτον οὐρήσαντα μὴ ἀποθανεῖν· ἢν δὲ ἡ ὑπό-
στασις μέλαινα εἴη, ὀλεθριώτερον, ἢν δὲ ἐναιώρημα μὲν ἴσχῃ,
ἧττον κακόν. ὁμοίως καὶ ἢ νεφέλην ἔχει ὁμοίαν ἢ ὑπονε-
φελίζει, τὸ κακὸν ἠπιώτερον. τὸ δὲ μέλαν ποτὲ μὲν ἐνδεί-

ſedimentum fuerit album, affectus eſt ſolidarum partium;
ſi rubrum, ipſius ſanguinis.

Quid ſignificat urina graveolens? Putrefactionem
et naturae interitum.

Cap. VIII. Quid nigrae indicant urinae? Hae
omnes urinae ſimul et craſſae ſunt omnino pernicioſae,
raro enim vel nunquam invenietur tenuis et nigra; niger
enim color vel propter aduſtionem accidit ſanguinis vel
propter refrigerationem totius corporis vel propter melan-
cholici humoris expurgationem; tres igitur hae ſunt diffe-
rentiae urinarum quae craſſiſſimam obtinent conſiſtentiam,
ac craſſae inveniantur urinae nigrae neceſſe eſt. In acu-
tis igitur morbis pernicioſa ut plurimum urina nigra eſt,
quando et gravis odoris eſt et ſedimentum habet nigrum;
eum enim qui acuto morbo fuerit correptus ſervari eſt
impoſſibile, ſi talem minxerit urinam; ſi vero ſedimentum
nigrum fuerit, pernicior eſt; ſin vero ſuſpenſum fuerit ni-
grum, minus mala; ſimiliter ſi nubem vel nubeculam ſimi-
lem habuerit, mitius eſt malum, nigrum enim aliquando

κνυται ψύξιν, ποτὲ δὲ θέρμην, εἴτουν ὑπερόπτησιν. καὶ εἰ
μὲν οὖν πρότερον πελιδνὸν οὐρηθῇ, εἶθ᾽ οὕτω γίνηται μέ-
λαν, ψύξιν ἔχει. εἰ δὲ τὸ ξανθὸν προηγήσατο, ἔπειτα με-
τειράπη μέλαν, [358] ὑπὸ πλείονος θερμοῦ ἐξυπεροπτηθὲν
μέλαν γίγονε. γνωστέον δὲ καὶ ἐπὶ τῇ παρακμῇ τοῦ τεταρ-
ταίου καὶ τῆς μελαγχολικῆς παρανοίας λυομένης οὖρα μέ-
λανα ἐκκρίνονται καὶ παχέα. τοῖς γὰρ σπληνώδεσι τὰ πολλὰ
τοιοῦτον οὐρεῖται ἡνίκα ἄρρωστος ὁ σπλὴν διακείμενος ϙαί-
νηται· οὐδεμίαν γὰρ διοίκησιν καὶ κατεργασίαν ποιεῖται τοῦ
μελαγχολικοῦ περιττώματος· ἡμεῖς δὲ ὀλέθρια ἔφαμεν εἶναι
ταῦτα ἐπὶ τῶν ὀξέων ἀρρωσιημάτων. τοῖς μὲν ἀνδράσι καὶ
τῇσι γυναιξὶ τὰ μέλανα τῶν οἴρων κάκιστα, τοῖσι δ᾽ αὖ
παιδίοισι τὰ ὑδατώδεα, ἧττον δὲ ὀλέθρια γίνονται τὰ μέ-
λανα τῶν ἐχόντων τὸν σπλῆνα ἄρρωστον καὶ οἰκ ἐκ δια-
καύσεως. τὸ δὲ ἐκ καταψύξεως μελαινόμενον πελιοῦταί πως
τὸ αἷμα, καθάπερ ἐπ᾽ ἄλλων τινῶν. ἀλλ᾽ ἐξ ἀναχύσεως τοῦ
μελαγχολικοῦ.

Κεφ. θ'. Ὥσπερ ἐπὶ τῶν διαχωρημάτων, οὕτω κἀπὶ

indicat perfrigerationem, aliquando vero caliditatem, non-
nunquam aduftionem; atque fiquidem prius lividam min-
xerit, poftea vero nigra fiat, frigus habet; fin autem flava
praecefferit, poftea vero in nigram convertatur, ab immo-
dico calore fuperaffata nigra facta eft. Sciendum vero eft
in declinatione quartanarum et melancholicae infaniae fo-
lutione craffas et nigras urinas excerni. Frequenter enim
tales mejunt lienofi quum lien imbecillior apparet; nul-
lam enim digeftionem et perfectionem efficit melancholici
excrementi, nos vero ejusmodi urinas in acutis morbis
lethales effe diximus, viris quidem et mulieribus urinae
nigrae peffimae, pueris vero aquofae, minus vero perni-
ciofae funt nigrae his qui fplenem habent imbecillum
nec ex aduftione; omnis autem fanguis a refrigeratione
denigratus livefcit, quemadmodum in aliis quibusdam, fed
id ex melancholici humoris diffufione.

Cap. IX. Quemadmodum in dejectionibus, ita in

Ed. Chart. VIII. [358.]

τῶν οὔρων κανόνι τῷ τῶν ὑγιαινόντων κεχρημένοι κατὰ
τῶν νοσούντων σημειωσόμεθα· οὖρον τοίνυν ἄριστόν ἐστι
τὸ τῶν ὑγιαινόντων ὁμοιότατον· τοιοῦτον δέ ἐστι τὸ ὑπό-
πυῤῥόν τε ἅμα καὶ ὑπόξανθον, εὐθὺς δὲ λεπτοῦ καὶ πά-
χους συμμέτρως ἔχον. οὔσης δὲ τριττῆς τῆς τῶν θολερῶν
οὔρων διαφορᾶς, ἢ γὰρ οὐρηθέντα τὰ τοιαῦτα καθίστανται
μὴ ὀλίγον ἢ μένει παραπλήσια ἄχρι παντός. ἢ καθαρὰ μὲν
ἐκκρίνεται, μετὰ ταῦτα δὲ ἀναθολοῦται, μοχθηρὸν μὲν τὸ
τρίτον εἰρημένον, ἐπιεικὲς δὲ τὸ πρῶτον, ἐν μέσῳ δ᾽ ἀμφοῖν
ἐστι τὸ δεύτερον. τὸ δὲ ἐς κύτος ἄπεπτον· ὅπερ ἐστὶ τὸ
ὑδα:ῶδες ἀκριβῶς οἷον ἀπαγνωσμένης πέψεως σύμπτωμα
τοῦ φλεβώδους γένους ὑπάρχον· ὅταν δὲ καὶ ταχέως διεξέρ-
χηται, ὁ καλούμενος διαβήτης γίνεται· ἀλλὰ τοῦτο μὲν ἀπέ-
πτων οὔρων τὸ χείριστόν ἐστιν, ἐφεξῆς δὲ αὐτῶν τὸ λεπτὸν
καὶ λευκὸν οἷον τὸ ὕδωρ· τούτων ἐγγύς ἐστιν ἕτερον οὖρον
ἐν πολλαῖς νόσοις φαινόμενον, ἐγγὺς ἱκανῶς τοῦ λεπτοῦ καὶ
λευκοῦ· τὸ δὲ ὕπωχρον ἐφεξῆς ἐστι τούτου· τὸ δὲ ὠχρὸν
εἴη μὲν ἤδη τοῦτο καὶ ὑπόπυῤῥον, πέττεται δὲ ἤδη τῆς

urinis quoque regula fanorum ufi de aegrotantium urinis
indicia fumemus. Urina igitur optima eſt quae fanorum
urinae fimillima; talis nimirum eſt fubrufa fimul et fub-
flava, nimirum vero haec et tenuitatem et craſſitiem mo-
deratam habet, at quum triplex fit urinarum turbidarum
differentia, vel enim tales mictae paulopoſt fubfident vel
fimiles manent perpetuo vel purae quidem excernuntur,
deinde vero turbantur, prava quidem exiſtit quae tertia
ordine dicta eſt; benigna quae prima, in medio utriusque
confiſtit fecunda, fumme cruda eſt, exacte aquofa veluti
defperatae coctionis venofi generis fymptoma. Quum au-
tem celeriter defcenderit, diabetes appellatus efficitur;
verum haec fane inter urinas deterrima eſt, fuccedit au-
tem ipfi tenuis et aquae modo alba, his vicina eſt alia
urina, quae multis in morbis apparet tenuis et albae ad-
modum vicina, fubpallida vero hanc fequitur, quae pallida
quidem modo erit et fubrufa, concoquitur autem jam quan-
tum ad colorem ipfius attinet, tantum vero craſſitie ipfam

Ed. Chart. VIII. [358.]

χροιᾶς γε ἕνεκα· χρὴ δὲ αὐτὸ καὶ τῷ πάχει τοσοῦτον ἀπο-
κεχωρηκέναι τοῦ ὕδατος, εἰ μέλλει πεπέφθαι καλῶς ὅσον
καὶ τῷ χρώματι. εἰ δὲ τὴν κατὰ φύσιν χροιὰν ἀκριβῶς
φυλάττων ὑπόστασιν λευκὴν καὶ λείαν καὶ ὁμαλὴν καὶ πολ-
λὴν ποιεῖ, πέψεως μὲν ἂν εἴη ἀκριβοῦς γνώρισμα. τὰ πλείονα
δὲ τὸν ὠμὸν χυμὸν ἐκκαθαίρεσθαι δηλοῖ. κἂν παχύτερον
δὲ ᾖ μετρίου καὶ ἔχῃ τινὰ ὑπόστασιν, οὐ πάντως ἤδη ἄπε-
πτον· εἰ γὰρ ἤτοι κριμνώδεις ἢ πιτυρώδεις ἢ μελαίνας ἢ
πελιδνὰς ἢ χλωρὰς ἢ δυσώδεις ὑποστάσεις ἔχει, πρὸς τὸ
πᾶν τὸ τοιοῦτον ἄπεπτον εἶναι καὶ ἄλλο ὀλέθριον ὑπάρχει.
τὰ δὲ εὔχροά τε ἅμα καὶ ἤτοι τὰς ὑποστάσεις λευκὰς καὶ
λείας καὶ ὁμαλὰς ἢ νεφέλας τινὰς ὁμοίας ἢ ἐναιωρήματα
ποιούμενα πάντων ἐστὶν οὔρων χρησιότατα, καὶ μάλιστα
μὲν ὧν ἡ ὑπόστασις εἴη τοιαύτη· δεύτερα δὲ ὧν ἂν ἐναιω-
ρήματα· τρίτα δὲ ὧν νεφέλη καὶ ἁπλῶς τὰ τοῖς οὔροις ἐμ-
φερόμενα χρηστῶς· ὅσῳπερ ἂν ὑφιζάνῃ κάτω, τοσούτῳ
βελτίω γίνεται.

ab aquofa recemffe oportet, fi probe concoqui debeat
quantum etiam colore; fin autem colorem naturalem ad
amuffim fervans fedimentum album, laeve et aequale et
copiofum reddit, exactae quidem concoctionis nota fuerit,
largius vero crudum humorem expurgari fignificat. Quod
fi urina craffa modice fit habeatque fedimentum aliquod,
non cruda jam ex toto erit, fi enim fedimentum parti
farinae craffiori aut laminis fimile aut furfuri aut nigrum
aut lividum aut viride aut graveolens habeat, praeterquam
quod hujusmodi quodque crudum eft, etiam mortis peri-
culum alias oftendit. Porro boni coloris urinae quaeque
fimul vel fedimentum album, laeve et aequale repraefen-
tent vel nebulas quasdam fimiles vel fufpenfum omnium
urinarum funt laudatiffimae et praecipue quarum fedimen-
tum exftiterit tale, deinde commendatur urina cujus fuf-
penfa ejusmodi cernuntur, tertio cujus nebulae tales ap-
parent, ac ut uno verbo expediam quae urinis probe in-
natant quantoque inferius fubfident tanto magis laudantur.

ΓΑΛΗΝΟΥ ΠΕΡΙ ΣΦΥΓΜΩΝ ΠΡΟΣ ΑΝΤΩΝΙΟΝ ΦΙΛΟΜΑΘΗ ΚΑΙ ΦΙΛΟΣΟΦΟΝ.

Ed. Chart. VIII. [333.]

[333] Σκοπὸν ἔχομεν ἐν τῷ παρόντι συγγράμματι περὶ τῆς τῶν σφυγμῶν πραγματείας σύντομον ἐκθέσθαι παράδοσιν, καὶ εἰπεῖν πρῶτον μὲν τί ἐστι σφυγμός· καὶ διὰ τί εἴρηται σφυγμός· καὶ τίς ἡ χρεία τοῦ σφυγμοῦ· καὶ τί ἐστιν ἡ ἀρτηρία. καὶ ἔλθωμεν ἐπὶ τὸν σκοπὸν καὶ ἀρκτέον ἀπὸ τοῦ πρώτου. σφυγμός ἐστι κίνησις καρδίας καὶ ἀρτηρίας κατὰ διασιολὴν καὶ συστολὴν γινομένη, πρὸς ἔμψυξιν τοῦ ἐμφύτου θερμοῦ καὶ ἀπόκρισιν τῶν λιγνυωδῶν

GALENI DE PULSIBUS AD ANTO-NIUM DISCIPLINAE STUDIOSUM AC PHILOSOPHUM.

Scopum habemus in praefenti libro de pulfuum opere concifam exponere tractationem; ac dicere primum quid fit pulfus; cur dicatur pulfus; quis pulfus ufus; et quid fit arteria. Atque ad fcopum accedamus; et a primo exordiendum. Pulfus eft motus cordis et arteriae, qui per diaftolen ac fyftolen perficitur ad innati caloris refrigerationem et fuliginoforum excrementorum excretionem. Di-

Ed. Chart. VIII. [333.]

περιττωμάτων. εἴρηται δὲ σφυγμὸς παρὰ τὸ σφύζειν καὶ
κινεῖσθαι. τριχῶς δὲ διαιροῦσιν αὐτοῦ, δύναμις ἡ ποιοῦσα
τὴν κίνησιν, χρεία κατεπείγουσα, καὶ ὄργανον ὑπήκοον. ἔλ-
θωμεν δὲ ἐπὶ τὴν ἀρτηρίαν. ἀρτηρία ἐστὶ σώματος ἐπί-
μηκες κυκλικὸν, δίκην σωλῆνος διχῆ διαιρούντων ἀπὸ καρ-
δίας ἐρχόμενον καὶ ἐπὶ τὸ πᾶν σῶμα καταμεριζόμενον, ἀέρα
καὶ πνεῦμα ζωτικὸν περιέχον. ἀρτηρία δὲ εἴρηται παρὰ
τὸ τηρεῖν τὸν ζωτικὸν ἀέρα· αὕτη δὲ ἐκ τοῦ ἀριστεροῦ
ὠτίου τῆς καρδίας ἐκ τῆς λεγομένης ἀορτῆς ἐκφύεται, ἥτις
σχίζεται διχῆ, καὶ τὸ μὲν κάτω φέρεται διὰ τῶν ἔνδοθεν
κάτω, καὶ μερίζεται δεξιὰ καὶ ἀριστερὰ ἐπὶ μηροὺς καὶ ἕως
περάτων τῶν ποδῶν καὶ δακτύλων· τὸ δὲ ἕτερον αὐτῆς
πάλιν ἄνω φερόμενον διαιρεῖται ὁμοίως δεξιὰ καὶ ἀριστερὰ
εἰς χεῖρας καὶ κεφαλὴν φερόμενον, ποιεῖ τὰς καρωτίδας λε-
γομένας ἀρτηρίας. τὸ δὲ ἐπὶ δεξιὰ καὶ ἀριστερὰ ἔσωθεν
φερόμενον· ἔρχεται ἐπὶ βραχίονας καὶ πήχεις καὶ μέχρι
καρπῶν καὶ ἄκρων χειρῶν καὶ δακτύλων. εἶτα μετὰ τὸ εἰ-
πεῖν ἡμᾶς ταῦτα εἴπωμεν καὶ περὶ τοῦ σκοποῦ· σκοπὸν

citur autem pulſus a pulſando ac movendo. Tria vero
ipſum dividunt, facultas efficiens motum, urgens uſus, et
obſequens inſtrumentum. Sed ad arteriam veniamus. Ar-
teria pars eſt corporis oblonga, orbicularis, tubi inſtar
bifariam dividentium quae a corde manans in univerſum
corpus diſtribuitur, aërem et ſpiritum vitalem continens.
Arteria vero a τηρεῖν quod vitalem ſpiritum conſervet, at
ipſa e ſiniſtra cordis auricula ex ea quae dicitur aorta
exoritur, quae duas in partes diffinditur, quarum una qui-
dem deorſum fertur per partes interiores inferas, ac dex-
tra et ſiniſtra in crura ad extremos usque pedes atque
digitos diſtribuitur; altera vero rurſum ipſius portio quae
ſurſum fertur ſimiliter dextra ac ſiniſtra in manus et ca-
put repens cervicales quas dicunt arterias efficit; quae
autem in dextras ac ſiniſtras partes intro ducitur in bra-
chia et cubitos adusque carpum ac manum digitorumque
extrema. His a nobis explicatis deinceps quoque de ſcopo

Ed. Chart. VIII. [333.]

ἔχει τὸ παρὸν σύγγραμμα διαγνώσεις εἰπεῖν, καὶ οἰονεὶ αἰτίας
ἀπὸ τῆς τῶν σφυγμῶν κινήσεως ποιήσωμεν τῶν κατὰ φύ-
σιν καὶ παρὰ φύσει καὶ τῶν οὐ φύσει, οἶον κράσεων, ἀν-
δρῶν τε καὶ γυναικῶν καὶ ἡλικιῶν καὶ ἄλλων συστοίχων.
τῶν γὰρ ἀνθρώπων οἱ μὲν ἄῤῥενες, αἱ δὲ θήλειαι· καὶ τού-
των αὐτῶν οἱ μὲν γὰρ θερμότεροι κατὰ φύσιν, οἱ δὲ ψυ-
χρότεροι. καὶ οἱ μὲν ἰσχνοὶ φύσει, οἱ δὲ πιμελώδεις καὶ
πολύσαρκοι· καὶ οἱ μὲν ἄνδρες τῶν γυναικῶν ὡς ἐπίπαν
θερμότεροι καὶ ἐῤῥωμενέστεροι κατὰ φύσιν εἰσίν. εἰκότως
οὖν ἐπ' αὐτῶν οἱ σφυγμοὶ ταχυτεροι καὶ σφοδρότεροι· τῶν
δὲ γυναικῶν ὡς ψυχροτέρων βραδύτεροι καὶ ἀμυδρότεροι·
ἐφ' ἑκατέρων δὲ τούτων ἢ καθ' ἑτέρων, λέγω δὴ ἀνδρῶν
τε καὶ γυναικῶν, ἐπιτιθεῖσα ἡ κρᾶσις ἐπιτείνει καὶ τοὺς
σφυγμούς· εἰ μὲν ἐπὶ τὸ θερμότερον, μείζονας καὶ σφοδρο-
τέρους ποιοῦσα. τὸ μὲν θερμὸν ταχυκίνητον. εἰ ἐπὶ τὸ
ψυχρότερον, μικροτέρους καὶ βραδυτέρους· τὸ γὰρ ψυχρὸν
βραδυκίνητον. τὸ δὲ τῆς ἕξεως τοῦτ' ἔστιν ἐπ' ἀμφοῖν
εὑρίσκεται, οἶον τὸ ἰσχνὸν καὶ τὸ πολύσαρκον. ἐπὶ γὰρ

aut propofito differamus. Huic praefenti libro fcopus eft
dignotiones dicere, ac fi fieri poffit caufas a motu pul-
fuum, alias fecundum naturam, alias praeter naturam,
alias non natura conftituemus, ut ex ratione temperamen-
torum, virorum, mulierum, aetatum et aliorum ejusdem
feriei. Hominum enim alii mares, alii feminae; et horum
ipforum alii fecundum naturam calidiores, alii vero frigi-
diores; hi quidem graciles natura, illi vero obefi et car-
nofi. Ac viri quidem ut plurimum feminis natura cali-
diores et vehementiores; mulierum vero ut frigidiorum
tardiores et imbecilliores. In utrisque autem his aut al-
terutris, viris dico et feminis, temperamentum autem
pulfus quoque intendit; fi quidem in calidius, majores ac
vehementiores efficit. Calidum certe celeriter movetur;
fi vero in frigidius, minores ac tardiores; frigidum nam-
que tarde movetur. Quod autem ad habitum is in utris-
que reperitur, qualis eft gracilis et carnofus. In ipfis

τῶν ἰσχνῶν ὑψηλότεροι ὑποπίπτουσι τῇ ἁφῇ οἱ σφυγμοὶ,
ἐπὶ δὲ τῶν πιμελωδῶν καὶ πολυσάρκων ταπεινότεροι. ἐπι-
σκεπτέον οὖν καὶ τὰ σύστοιχα οἷον ὡρῶν, χω- [334] ρῶν,
ἡλικιῶν μερικῶν καταστήματα, καὶ ἔτι εἰπεῖν ἐπὶ μὲν τῶν
ὡρῶν τοῦ ἔτους τεσσάρων ὄντων, οἷον ἔαρος, θέρους, φθι-
νοπώρου, χειμῶνος· ὅτι τούτων εὔκρατοί εἰσι δύο, ἔαρ καὶ
φθηνόν· δύσκρατοι δὲ δύο, χειμὼν καὶ θέρος. εἰκότως οὖν
ἐν τῷ ἔαρι καὶ τῷ φθινοπόρῳ οἱ σφυγμοὶ μεγάλοι τέ εἰσι
καὶ σφοδροὶ διὰ τὸ εὔκρατον τοῦ καταστήματος· δῆλον ὅτι
κατὰ τὸ τῆς ἡλικίας ἀνάλογον. ἐν δὲ τῷ θέρει ταχύτεροι
καὶ πυκνότεροι διὰ τὴν τοῦ περιέχοντος ἡμᾶς ἔξωθεν ἀέ-
ρος θερμότητα· ἐν δὲ τῷ χειμῶνι μικροὶ μὲν διὰ τὸ βαρύ-
σθαι τὴν δύναμιν, πυκνοὶ δὲ καὶ ταχεῖς διὰ τὴν κατεπεί-
γουσαν χρείαν τῆς ἐγκυμονούσης καὶ τοῦ βρέφους, ἐπὶ δὲ
τοῦ ὕπνου ἐπινενευκότες. πῶς γίνονται οἱ σφυγμοὶ καὶ μι-
κροὶ καὶ ἀμυδρότεροι; δῆλον ὅτι τῆς ἐμφύτου θερμότητος
εἰσδυνούσης ἐπὶ τὸ βάθος· ἐπὶ δὲ τῶν ἐπικτήτων κράσεων
πρὸς τὰ ἐπελθόντα μεταβάλλονται καὶ αἱ κράσεις. ὡσαύτως

enim gracilibus altiores ipſi tactui pulſus ſubjiciuntur; in
ipſis autem obeſis et carnoſis depreſſiores.   Quin et ea
quae ſunt ejusdem generis veniunt obſervanda, ut tempe-
ſtates, regiones, aetatum ſingularum conſtitutiones, et ut
verbo dicam in ipſis tempeſtatibus anni quae quatuor
ſunt, ver videlicet, aeſtas, autumnus, hiems; quod harum
duae ſint temperatae, ver et autumnus; duae vero intem-
peratae, hiems et aeſtas; jure igitur in ipſo vere et au-
tumno pulſus magni ſunt et vehementes propter tempe-
ratam hanc tempeſtatem.   Manifeſta eſt aetatis analogia:
aeſtate vero celeres atque crebri propter extrinſecus am-
bientis nos aëris calorem; hieme vero parvi quia ſacultas
ipſa premitur; in iis quae uterum gerunt crebri et cele-
res propter urgentem uſum praegnantis et foetus.   In
ſomno vero ſupernutantes.   Quomodo fiunt pulſus parvi
et imbecilliores?   Fieri clarum eſt innato calore in pro-
fundum ſe recipiente.   In ipſis autem temperamentis ad-
ſcititiis ſimul cum iis quae ſuperveniunt,   mutantur et

καὶ ἐπὶ τῶν ἰσχνώσεων, ὡς ὅταν ἡ κατὰ φύσιν δύναμις πά-
σχῃ κατ᾽ οὐσίαν τινὸς κυρίου μορίου ἢ ὑπό τινος αἰτίου
ποιοῦντος καὶ βαίνοντος αὐτήν. ἔλθωμεν οὖν καὶ ἐπὶ τὰ
οὐ φύσει, ταῦτά εἰσι γυμνάσια, λουτρὰ, σιτία πολλὰ, οἴνου
πόσις, ὕδατος πολλοῦ πόσις· ὡσαύτως δὴ καὶ ἐπὶ τὰ παρὰ
φύσει, τουτέστιν αἴτια, νοσήματα, ἅπερ ὁμοίως κατὰ τὰ
προλεχθέντα ἐπισκέπτεσθαι δεῖ. ἰστέον δὲ ὅτι τὰ κατὰ
φύσιν καὶ οὐ φύσει ἀμέτρως γινόμενα εἰς τὸ παρὰ φύσιν
τρέπουσι τοὺς σφυγμούς. περὶ δὲ τῆς τῶν ἁπάντων ἀπο-
λογίας τε καὶ διαφορᾶς τῶν κινήσεων. ὅταν οὖν ἐπ᾽ ἄρ-
ρωστον κληθεὶς ὃν οὔπω τεθέασαι, ἐπισκόπει πρῶτον μὲν
ἢ ἄρσεν ἢ θῆλύ ἐστι· καὶ εἰ μὲν ἄρσεν, ἐννόει τὸν σφυγμὸν
τοῦ ἄῤῥενος· εἰ δὲ θῆλυ, τῆς θηλείας· εἶτα τὴν φύσιν ιοῦ
κάμνοντος καὶ τὴν ἡλικίαν αὐτοῦ καὶ μετὰ ταῦτα τὴν ὥραν
τοῦ ἔτους καὶ τὴν χώραν καὶ συγκρίνας ἅπαντα καὶ στοχα-
σάμενος ὁποῖον ἔδει σφυγμὸν ἔχειν τὸν κάμνοντα, ὁπότε ἦν
ὑγιὴς, τότε γνώσεις ἀκριβῶς τὸ μέγεθος τῆς παρὰ φύσιν

temperamenta. Similiter et in macie ut quando quae fe-
cundum naturam eft facultas in fubftantia partis cujus-
piam principis laeditur vel ab aliqua caufa ipfam efficiente
aut fubeunte. Veniamus igitur ad ea quae non natura,
haec funt exercitia, balnea, cibi multi, vini potus, aquae
multae potus. Similiter etiam et ad ea quae praeter na-
turam, haec funt caufae, morbi, quae fimiliter ac ea quae
dicta prius fuere debemus animadvertere. Sciendum vero
eft ea quae fecundum naturam et quae non natura im-
moderata fi fuerint, in id quod praeter naturam eft pul-
fus immutare. De apologia autem omnium et differentia
motuum. Quum igitur ad aegrum vocatus quem nondum
videris antea, primum obferva fitne mas an femina, ac fi
mas fuerit mente concipias pulfum maris; fi vero femina,
pulfum ipfius feminae. Poftea naturam aegrotantis, ejus
aetatem, ac poft haec tempeftatem anni et regionem; et
omnia conferens ac conjectans qualem oportebat habere
pulfum ipfum aegrotantem quando fanus erat, tunc abfo-

γινομένης παρατροπῆς τοῦ σφυγμοῦ· τούτων οὕτω προτεθέν-
των εἴπωμεν καὶ τὰ γένη τῶν σφυγμῶν. γένη τῶν σφυγμῶν
εἰσι δέκα. πρῶτον μὲν γένος τῶν σφυγμῶν ἐστι τὸ παρὰ
τὸ ποσὸν τῶν διαστάσεων· τὸ δὲ ποσὸν κατὰ τὸ τρίτον
διάστατον θεωρεῖται τυχὸν, κατά τε πλάτος καὶ μῆκος καὶ
βάθος. εἰκότως οὖν ὁ οὕτως αὐξυνθεὶς κατὰ τὰς τρεῖς δια-
στάσεις καὶ ὑπερβὰς τὸ μέτρον λέγεται μέγας. δεύτερον
γένος σφυγμῶν τὸ παρὰ τὸ ποσὸν τῆς κινήσεως τῆς ἀριη-
ρίας τῆς τε διαστολῆς καὶ συστολῆς, ἐν ᾧ θεωρεῖται ὁ τα-
χὺς καὶ ὁ βραδὺς καὶ ὁ σύμμετρος. τρίτον γένος τῶν
σφυγμῶν τὸ περὶ τὸν τόνον τῆς δυνάμεως ἐν ᾧ θεωρεῖται
σφοδρὸς καὶ ὁ ἀμυδρὸς καὶ ὁ σύμμετρος. ἡ γὰρ πυκνότης
προλαβοῦσα τὸ μέγεθος ποιεῖ τὸν σφυγμὸν σφοδρόν· ὅτε
γὰρ ἐπικρατήσει ἡ δύναμις τῶν αὐτῶν, τότε μᾶλλον γίνεται
σφοδρὸς καὶ τὸ ἀνάπαλιν. τέταρτον γένος σφυγμῶν τὸ παρὰ
τὴν σύστασιν τοῦ ὀργάνου, λέγω δὴ τοῦ τῆς ἀρτηρίας σώ-
ματος, ἐν ᾧ θεωρεῖται ὁ σκληρὸς καὶ ὁ μαλακὸς καὶ ὁ
σύμμετρος. πέμπτον γένος σφυγμῶν τὸ παρὰ τὸ ποσὸν

lute cognosces magnitudinem praeter naturam factae mu-
tationis ipsius pulsus. Illis igitur praemissis pulsuum ge-
nera dicamus: genera pulsuum sunt decem: primum qui-
dem pulsuum genus est ex quantitate distentionum: quan-
titas vero ex tribus dimensionibus constare videtur, ex
latitudine et longitudine et profunditate. Merito igitur
qui hoc modo auctus est secundum tres istas dimensiones
et moderationem excedit, dicitur magnus. Secundum ge-
nus pulsuum est ex quantitate motus arteriae secundum
diastolen et systolen, in quo celer et tardus et moderatus
observantur. Tertium genus pulsuum est secundum robur
ipsius facultatis, in quo observantur vehemens et imbecil-
lus et moderatus: etenim si frequentia nacta fuerit magni-
tudinem, pulsum efficit vehementem; quando enim facul-
tas superat causas, tum maxime fit vehemens et contra.
Quartum genus pulsuum est ex organi constitutione, dico
vero corporis arteriae, in quo observantur durus et mol-
lis et moderatus. Quintum genus pulsuum est ex quan-

Ed. Chart. VIII. [334. 335.]

τῶν ἠρεμιῶν, ἐν ᾧ θεωρεῖται ὁ πυκνὸς καὶ ὁ ἀραιός· ὁ
γὰρ βραχὺς χρόνος τῆς ἠρεμίας σημαίνει τὸ πυκνόν· ὁ δὲ
μακρὸς τὸ ἀραιόν· ἀραιότεροι καὶ βραδύτεροι σφυγμοὶ γί-
νονται διὰ τὴν τοῦ περιέχοντος ψύξιν ἤγουν πίλησιν. ὁμοίως
δὲ καὶ ἐπὶ τῆς ἑκάστης χώρας κατὰ τὴν ἐκείνης κρᾶσιν καὶ
οἱ σφυγμοὶ μεταβάλλονται· εἰ μὲν γὰρ θερμοτέρα ἐστὶ, με-
γάλους τε καὶ παχεῖς ποιεῖ τοὺς σφυγμούς· εἰ δὲ καὶ ψυ-
χροτέρα, ποιεῖ τὸ ἀνάπαλιν. εἴπωμεν καὶ περὶ τῶν ἡλι-
κιῶν, ἐπεὶ οὖν καὶ αἱ ἡλικίαι διάφοροί εἰσι καὶ οἱ σφυγμοὶ
ἐπὶ τούτων διάφοροι κινηθήσονται. οἱ μὲν γὰρ τῶν παί-
δων σφυγμοὶ ταχεῖς εἰσιν, ἀμυδροὶ καὶ πυκνοί· κατὰ δὲ
μέγεθος καὶ σφοδρότητα μέσοι· καὶ ταχεῖς μὲν ὅτι κατ'
οὐσίαν πλεονάζει ἐν αὐτοῖς [335] τὸ ἔμφυτον θερμόν·
πυκνοὶ δὲ διὰ τὴν ὑπερβάλλουσαν αὐτοῖς κατὰ τὸ ποσὸν
θερμότητα· ἀμυδροὶ δὲ καὶ ἀτελεῖς ἐπ' αὐτῶν αἱ δυνάμεις.
μεμαθήκαμεν γὰρ ὅτι οἱ ἀμυδροὶ ἐπ' ἀρρωστίας δυνάμεως
γίνονται. οἱ δὲ τῶν γερόντων τοὐναντίον βραδύτεροι καὶ
ἀραιότεροι πρὸς τοὺς παῖδας διὰ τὴν ἐν ἑαυτοῖς ψυχρό-

titate quietum, in quo obfervantur creber et rarus: breve
enim tempus quietis crebrum indicat; longum vero ra-
rum; rariores et tardiores pulfus fiunt propter ambientis
frigus vel ob denfationem. Similiter vero et in unaqua-
que regione pro ejus temperie pulfus immutantur; etenim
fi calidior eft, magnos efficit et celeres pulfus; fin autem
frigidior, contrarios. Dicamus et de aetatibus; quum
igitur et inter fe diffideant aetates, differentes quoque
pulfus in his movebuntur; puerorum enim pulfus celeres
funt, imbecilli et frequentes, fecundum magnitudinem vero
et vehementiam medii; ac celeres quidem quoniam in ipfis
fecundum fubftantiam abundat calidum innatum. Crebri
vero quia in ipfis fecundum quantitatem exfuperat calidi-
tas; imbecillae vero funt et imperfectae facultates in ipfis.
Didicimus enim quod ab imbecillitate facultatis fiant im-
becilles. Senum vero pulfus his contrarii tardiores et
rariores fi cum puerorum pulfibus conferantur propter

τητα. οἱ δὲ τῶν ἀκμαζόντων μεγάλοι τε καὶ σφοδρότατοι
διὰ τὸ ἐῤῥῶσθαι ἐπ᾽ αὐτῶν μᾶλλον τὰς δυνάμεις· ὁμοίως
δὲ καὶ τὰ καταστήματα συμμεταβάλλουσι τὰς κράσεις καὶ
τοὺς σφυγμοὺς, ὡς γὰρ προείρηται, τὸ περιέχον συμμετα-
βάλλει τὸ περιεχόμενον πρὸς τὴν οἰκείαν αὐτοῦ κρᾶσιν.
ἐπεὶ δὲ τῶν ἐγκυμονουσῶν γυναικῶν οἱ σφυγμοὶ μικροί τέ
εἰσι καὶ πυκνοὶ καὶ ταχεῖς. ἕκτον γένος σφυγμῶν τὸ παρὰ
τὴν ὁμαλότητα καὶ τὴν ἀνωμαλίαν, ἥτις θεωρεῖται καὶ ἐν
ἑνὶ σφυγμῷ καὶ ἐν πλείοσιν. ἐν ἑνὶ μὲν ὡς ἐπὶ δορκαδί-
ζοντος καὶ τοῦ δικρότου· ἡ δὲ ἐν πλείοσι γινομένη λέγεται
συστηματικὴ ἀνωμαλία· ὅπου δέ ἐστιν ἀνωμαλία, ἐκεῖ καὶ
ἀταξία ὡς ἐπίπαν. εἰ γὰρ διαπίπτει ἡ μία πληγὴ ἢ παρ-
εμπίπτει καὶ τοῦτο γίνεται βαρυνομένης τῆς δυνάμεως καὶ
θλιβομένης ὑπό τινος αἰτίας. ἕβδομον γένος σφυγμῶν ἐστι
τὸ παρὰ τὴν τάξιν καὶ ἀταξίαν. τμηθέντος γὰρ τοῦ ἀνω-
μάλου σφυγμοῦ εἰς τὸ κατὰ περιόδους ἴσον τε καὶ ἄνισον
ὁ ἄτακτος γίνεται, καὶ οὕτως θεωρεῖται πάλιν κατὰ μίαν
πληγὴν καὶ κατὰ τὰς ἀνταποδόσεις. ὄγδοον γένος σφυγμῶν

eam quae in ipſis eſt frigiditatem; juvenum vero magni
et vehementiſſimi, propterea quod in ipſis facultates ſunt
vegetiores; ſimiliter autem et conſtitutiones temperamenta
commutant et pulſus; quemadmodum enim dictum prius
eſt continens ipſum commutat ſecundum propriam ſuam
temperiem id quod in eo continetur, quum et praegnan-
tium mulierum pulſus parvi ſunt et crebri ac celeres.
Sextum genus pulſuum eſt ſecundum aequalitatem aut in-
aequalitatem, quae vel in uno vel in pluribus pulſibus
obſervatur; in uno ut in caprizante et dicroto ſeu bis
feriente: quae in pluribus fit vocatur inaequalitas colle-
ctiva; ubi vero fuerit inaequalitas illic ut plurimum et
inordinatio; ſi enim vel unus ictus intercidat et interca-
letur, atque hoc fiet gravata et oppreſſa facultate ab ali-
qua cauſa. Septimum genus pulſuum eſt ab ordine et in-
ordinatione; quum enim pulſus inaequalis dividatur in
eum qui circuitibus aequalis eſt et inaequalis, inordinatus
fit, atque hic rurſus in uno ictu obſervatur et ſecundum

τὸ παρὰ τὸ πλῆρες καὶ κενὸν, τουτέστι τῷ παρὰ τῆς ἀρ-
τηρίας χύματι, πᾶν γὰρ ἀγγεῖον ἢ πλῆρες ἢ κενόν ἐστιν.
ἔννατον γένος σφυγμῶν τὸ παρὰ τὸν ἀριθμὸν, ἐν ᾧ μετρεῖ-
ται ἀναλογία χρόνου πρὸς χρόνον, ὅθεν οἱ παρεμπίπτοντες,
οἱ διαλείποντες. δέκατον γένος σφυγμῶν ἐστι τὸ παρὰ τὴν
θερμασίαν τὴν ἀναδιδομένην διὰ τοῦ σώματος τῆς ἀρτηρίας, ἐν
ᾧ θεωρεῖται τὸ ποιὸν τῆς ὑποκειμένης ὕλης τοῦ σώματος διὰ τῆς
ἁφῆς οἷον τὸ δύσκρατον καὶ τὸ δακνῶδες. εἰπόντες οὖν τὰ δέκα
γένη τῶν σφυγμῶν εἴπωμεν καὶ ἐν ἐπιτόμῳ ὀλίγας αἰτίας
καὶ διαφορὰς αὐτῶν διὰ τὸ μηκῦναι τὴν πραγματείαν, ἵνα
μὴ γένηται εἰς ὄγκον τῶν εἰσαγομένων. εἰ γάρ τις ἐπὶ τὸ
ἀκριβέστερον αὐτῶν ἔρχεσθαι βούλοιτο ἕξ καὶ δέκα εἰσὶ βί-
βλοι περὶ τῆς τῶν σφυγμῶν πάσης πραγματείας. ἐγὼ δὲ
τοῦ μήκους φειδόμενος ἐν ὀλίγοις κεφαλαίοις ὀλίγας τινὰς
διαφορὰς καὶ αἰτίας σφυγμῶν ἐν ἐπιτόμῳ εἴπω. διὰ ποίαν
αἰτίαν σώζουσιν αἱ ἀρτηρίαι; διὰ τὸ φυλάττεσθαι σύμμε-
τρον τὴν κατὰ φύσιν θερμότητα τῇ τε καρδίᾳ καὶ πᾶσι
τοῖς μέρεσι. τί διαφέρει παλμὸς σφυγμοῦ; ὅτι ὁ μὲν παλ-

reditum ad idem. Octavum pulfuum genus eft ex pleni-
tudine et vacuitate quod eft fecundum perfufiones arte-
riarum; omne enim vas aut plenum aut vacuum eft. No-
num genus pulfuum eft a numero quo metimur propor-
tionem temporis ad tempus, unde intercurrentes, deficien-
tes. Decimum pulfuum genus eft a calore qui per cor-
pus diffunditur arteriae, in quo obfervatur qualitas fub-
jectae materiae corporis per ipfum tactum; qualis eft in-
temperatus et mordax. Enarratis autem decem pulfuum
generibus breviter afferamus et paucas caufas atque diffe-
rentias ipforum; ne forte longior fiat tractatio quae tiro-
nibus oneri poffit effe, fi quis enim in perfectam horum
voluerit venire cognitionem, fexdecim funt libri de tota
pulfuum tractatione. Ego vero prolixitatem averfatus
paucis capitibus paucas quasdam differentias et caufas pul-
fuum breviter expono. Quam ob caufam pulfant arteriae?
Ut fervent nativae commoderationem caliditatis tum in
corde tum in omnibus partibus. Quid differt palpitatio

Ed. Chart. VIII. [335.]

μὸς δι' ἔκπτωσιν τοῦ πνεύματος γίνεται καὶ ἐν παντὶ τῷ
σώματι· ὁ δὲ σφυγμὸς ἐνεργείᾳ δυνάμεως κινεῖται καὶ ἐν
ἀρτηρίαις μόναις. τί διαφέρει ὁ μέγας σφυγμὸς τοῦ σφο-
δροῦ; ὅτι ὁ μὲν μέγας κατὰ τὰς τρεῖς διαστάσεις θεωρεῖ-
ται, ὁ δὲ σφοδρὸς κατὰ τὴν κίνησιν, τόνον γὰρ δυνάμεως
σημαίνει. τί διαφέρει ὁ πυκνὸς σφυγμὸς τοῦ ταχέος; κατὰ
τὸ συνεχὲς καὶ διωρισμένον, τὸ γὰρ πυκνὸν ὅ καὶ συνεχὲς
λέγεται, τὸ δὲ ταχὺ διωρισμένον, οἷον τρέχει τις ὀξέως καὶ
ἵσταται. τί διαφέρει ὁ ἀραιὸς σφυγμὸς τοῦ βραδέος; ὅτι
ὁ ἀραιὸς ἐπὶ ἀσθενεστέρας μᾶλλον δυνάμεως γίνεται καὶ οἱ
ἀραιοὶ σφυγμοὶ χαλεπώτεροι. πόσαι γε διαφοραὶ γίνονται
ἐν τῇ διαστολῇ τοῦ σφυγμοῦ; ὀκτώ, μέγεθος, σμικρότης,
σφοδρότης, ἀμυδρότης, ταχύτης, βραδύτης, σκληρότης, μα-
λακότης. πόσα ἐστὶ ποιητικὰ αἴτια σφυγμοῦ; δύο, ἡ δύ-
ναμις ἡ ποιοῦσα καὶ κινοῦσα τὸ σῶμα τοῦ ἀγγείου καὶ ἡ
χρεία δι' ἣν κινοῦται τὸ κινούμενον. πόσα κριτήρια σφυ-
γμῶν; δύο· νοῦς καὶ αἴσθησις, καὶ ἡ μὲν αἴσθησις κρίνει
τὰ παρόντα, ὁ δὲ νοῦς τὰ προγεγονότα καὶ τὰ μέλλοντα.

a pulfu? Quod palpitatio ob eruptionem fanguinis et in
omni corpore fiat; pulfus vero vi facultatis moveatur et
in folis arteriis. Quid differt magnus pulfus a vehe-
menti? Quod magnus quidem in tribus dimenfionibus
obfervatur, vehemens autem in motu, robur enim indicat
facultatis. Quid differt creber pulfus a celeri? Secun-
dum continuitatem et intermiffionem. Creber enim dici-
tur et continuus, celer vero definitus, quemadmodum quis
currit celeriter et quiefcit. Quid differt rarus pulfus a
tardo? Quod rarus ab imbecilliori magis facultate fit
et rari pulfus periculofiores. Quot funt differentiae in
pulfus diaftole? Octo, magnitudo, parvitas, vehementia,
imbecillitas, celeritas, tarditas, durities, mollities. Quot
funt efficientes caufae pulfus? Duae; facultas efficiens ac
movens corpus vafis et utilitas ob quam movetur id quod
movetur. Quot funt inftrumenta judicandi de pulfibus?
Duo, mens et fenfus; ac fenfus quidem de praefentibus,
mens vero de praeteritis judicat et futuris. Quot modis

Ed. Chart. VIII. [336.]

[336] ποσαχῶς θεωρεῖται ὁ σύμμετρος σφυγμός; τετραχῶς,
κατὰ τὸ μέγεθος, κατὰ τὸ τάχος, κατὰ σφοδρότητα καὶ πυ-
κνότητα. τί διαφέρει ὁ ἀνώμαλος σφυγμὸς τοῦ ἀτάκτου;
ὅτι ὁ μὲν ἀνώμαλος καὶ ἐν ἑνὶ σφυγμῷ θεωρεῖται καὶ ἐν
πλείοσιν· ἢ γὰρ κατὰ μίαν διαστολὴν πρὸς συστολὴν ἢ κατὰ
πλείονας συναθροιζομένας, ἥτις λέγεται συστηματικὴ ἀνώ-
μαλία ἐν πλήθει σφυγμῶν θεωρουμένη, ὁ δὲ ἄτακτος γίνε-
ται κατὰ ῥυθμόν. τί διαφέρουσιν οἱ διαλείποντες σφυγμοὶ
τῶν παρεμπιπτόντων; ὅτι οἱ διαλείποντες σφυγμοὶ ἐπὶ τῇ
ἀσθενεστέρᾳ δυνάμει γίνονται, βαρυνομένης γὰρ καὶ ἐκλυο-
μένης τῆς δυνάμεως γίνονται οἱ διαλείποντες· οἱ δὲ παρεμ-
πίπτοντες μαχομένης ἔτι καὶ ἀνθισταμένης. συντείνει γὰρ
ἑαυτὴν ἐπαναστῆναι βουλομένην ἔξωθεῖν τὰ λυποῦντα· καὶ
δοκοῦσιν εἶναι οἱ διαλείποντες σφυγμοὶ τῶν παρεμπιπτόν-
των. τί διαφέρει ὁ σπασμώδης σφυγμὸς τοῦ κλονώδους;
ὅτι ἐπὶ μὲν τοῦ σπασμώδους τείνεται ἡ ἀρτηρία δίκην χορ-
δῆς τεταμένης, ἐπὶ δὲ τοῦ κλονώδους μεταφέρεται ἐπὶ δεξιὰ
καὶ ἀριστερά. πῶς γίνονται κυματώδεις οἱ σφυγμοί; ἐκ

obſervatur pulſus moderatus? Quatuor; ſecundum magni-
tudinem, ſecundum celeritatem, ſecundum vehementiam
et ſecundum crebritatem. Quid differt pulſus inaequalis
ab inordinato? Quod pulſus inaequalis obſervatur in uno
pulſu et in pluribus, vel enim ſecundum unam diaſtolen
ad ſyſtolen vel ſecundum plures ſimul collectas, quae qui-
dem vocatur inaequalitas collectiva in multitudine pul-
ſuum obſervata; inordinatus vero fit ſecundum rhythmum.
Quid differunt pulſus intermittentes ab interciſis? Quod
intermittentes ab imbecilliore facultate fiant, oppreſſa enim
ac diſſoluta facultate pulſus fiunt intermittentes: interciſi
vero pugnante adhuc atque reſiſtente, contendit enim ſe-
ipſam erigere ea quae moleſta ſunt cupiens extrudere, ac
interciſi pulſus intermittentes eſſe videntur. Quid differt
pulſus convulſivus a vibrato? Quod in pulſu convulſivo
tenditur arteria ad modum extentae chordae; in vibrato
vero in dextram partem et ſiniſtram traducitur arteria.
Quomodo fiunt pulſus undoſi? A redundantia contenti

Ed. Chart. VIII. [336.]

πλεονεξίας τοῦ περιεχομένου ὑγροῦ, διατρέχοντος τὸ σῶμα
τῆς ἀρτηρίας ὡς ἐπὶ τῶν ἀσάρκων. τί διαφέρει ὁ δορκα-
δίζων τοῦ δικροτίζονιος; ὅτι ὁ μὲν δορκαδίζων ἐν μιᾷ συ-
στολῇ διαφόρους ποιεῖται τὰς κινήσεις, ὡς ἡ δορκὰς ἀνα-
πηδῶσα ἄλλεται τοῖς ποσὶν εἰς τὸν ἀέρα· τοῦτο δὲ γίνεται
βαρυνομένης τῆς δυνάμεως καὶ βαρυνομένης ὑπὸ τοῦ αἰτίου
τοῦ θλίβοντος αὐτήν. ὁ δὲ δικροτίζων δὶς ἐν τῷ αὐτῷ
κρούει τὴν πληγήν· τοῦτο δὲ γίνεται διὰ σκληρότητα τοῦ
σώματος τῆς ἀρτηρίας, ἀνακρούοντος γὰρ καὶ παλινδρο-
μοῦντος καὶ βίᾳ φερομένου τοῦ πνεύματος ἐπὶ δευτέραν
ἔρχεται πληγὴν ὡς ἐπὶ ἀγκῶνα σφαῖρα. τί διαφέρει ὁ
σκωληκίζων σφυγμὸς τοῦ μυρμηκίζοντος; ὅτι ὁ μὲν σκωλη-
κίζων πολλάκις ἀνακάμπτει καὶ ἔρχεται ἐπὶ τὸ κρεῖττον
καὶ φανερὰν μᾶλλον ἔχει τὴν ἀνωμαλίαν. ὁ δὲ μυρμηκίζων
δυσχερῶς ἀνακάμπτει ἐπὶ τὰ μείζονα ὑποκειμένων τῶν λει-
ποθυμιῶν, ἀφανῆ δὲ ἔχει τὴν ἀνωμαλίαν, διὰ τὴν ὑπερβάλ-
λουσαν τούτῳ κατάπτωσιν τῆς δυνάμεως, ἔτι δ' ὅτι καὶ
θάνατον σημαίνει. ποῖοι σφυγμοὶ κάκιστοι; οἱ ἀραιοὶ καὶ

humoris percurrentis arteriae corpus quemadmodum in
macilentis. Quid differt caprizans a dicroto? Quod ca-
prizans quidem in una fyſtole motus efficit diverſos, quem-
admodum fubfultans capra pedibus ſalit in aërem; hoc
autem fit gravata facultate et gravata a cauſa quadam
ipſam opprimente. Dicrotus vero bis in eodem pulſat;
hoc autem fit propter ficcitatem corporis arteriae, retro-
cedente enim et recurrente ac vi quadantenus acto ſpiritu
mox pulſat iterum, quemadmodum pila quum in finuoſum
inciderit *parietem*. Quid differt vermiculans pulſus a for-
micante? Quod vermiculans quidem incurvatur ac mu-
tatur in melius et manifeſtam magis habet inaequalitatem,
formicans vero difficilius in majorem abit, quum fubſint
animi defectiones, obſcuram vero habet inaequalitatem
propter ſummam quae in ipſo eſt facultatis concidentiam,
inſuper quod et mortem fignificet. Qui pulſus peſſimi?
Rari et intermittentes; intenſa enim raritate fiunt inter-

Ed. Chart. VIII. [336.]

οἱ διαλείποντες, ἐπιτεινομένης γὰρ ἀραιότητος οἱ διαλεί-
ποντες γίνονται, χαλεπωτέρα δέ ἐστιν ἡ ἀραιότης τοῦ σφυ-
γμοῦ καὶ μάλιστα ἐπὶ τῶν ἀκμαζόντων. περὶ τοῦ γνῶναι
σφυγμῶν. κράτησον τὸν σφυγμὸν καὶ εἰ μὲν ῥίπτει πυκνὰ
καὶ πολλὰ, ἕως ὀψὲ τελευτᾷ· κράτησον τὸν σφυγμὸν καὶ εἰ
μὲν ῥίπτει δύο ἔξω καὶ μίαν ἔσω, ἕως ἡμέρας δύο ἐστὶν ἡ
ζωὴ αὐτοῦ· εἰ δὲ ῥίπτει μίαν ἔξω καὶ δύο ἔσω, ἀδυναμίαν
ἔχει τὸ σῶμα καὶ ὑγιαίνει· εἰ δὲ γαληνόν ἐστι τὸ σύνολον,
εἰς τὰς πύλας τοῦ θανάτου ἐστίν. περὶ σφυγμῶν· οἱ σφυ-
γμοὶ τῶν χυμῶν· τοῦ αἵματος κάθυγρος, μέγας, πυκνὸς καὶ
γέμων· καὶ τὰ μὲν συμπτώματα αὐτοῦ κεφαλῆς ὀδύναι
σφοδρόταται καὶ ὅλον τὸ σῶμα πυρῶδες. τῆς ξανθῆς χο-
λῆς ὁ σφυγμὸς λεπτὸς, ξηρὸς πίπτων· συμπτώματα δὲ αὐ-
τοῦ γαστρὸς στένωσις καὶ στρόφος περὶ τὴν κοιλίαν. τῆς
μελαίνης χολῆς ὁ σφυγμὸς λεπτότερος καὶ ξηρότερος καὶ
ἀραιὸς, συμπτώματα δὲ αὐτοῦ γονάτων βάρος καὶ πόνοι
περὶ τὴν ψυχήν. τοῦ φλέγματος ὁ σφυγμὸς μέγας καὶ
σπαραγμώδης, ὑγρὸς, ὑδατώδης, ἀραιὸς καὶ ἰσόσταθμος

mittentes: periculofior autem eſt raritas maxime in aetate
florentibus. De cognitione pulſus. Pulſum memoria com-
plectere; ſi frequenter et plurimum diſtendat arteriam, diu
poſtea morietur. Pulſum memoria teneas et ſi bis qui-
dem extra, femel vero intro feratur, ad duos dies vita
producetur; ſi vero femel extra et bis intro feratur, im-
becillum eſt corpus et ſanum; ſin autem totum fuerit
tranquillum, ad mortis fores aſſiſtit. De pulſibus, pulſus
humorum; ſanguinis vegetus, magnus, creber et plenus;
atque hujus ſymptomata ſunt capitis vehementiſſimi dolo-
res et omne corpus febriculoſum. Flavae bilis pulſus te-
nuis, ſiccus contingit; hujus ſymptomata ſunt ventris ad-
ſtrictio et circa alvum tormina. Melancholiae pulſus te-
nuior et ſiccior et rarus; ejus autem ſymptomata ſunt
genuum gravitas et animi defectus. Pituitae pulſus mag-
nus et palpitabundus, humidus, aquoſus, rarus et aequa-

συμπτώματα δὲ τούτου πλευρῶν πόνοι καὶ ὑγρὰ τὰ διὰ
γαστρὸς φερόμενα καθ᾽ ἑκάστην ἡμέραν καὶ ὀδύναι σφοδραὶ
τὴν κεφαλὴν αὐτοῦ λαμβάνουσι καὶ ὁ πυρετὸς ἐπὶ πλεῖον
μακρύνει, καὶ ἐπὶ μὲν τοῦ αἵματος φλεβοτομείτω ὁ νοσῶν·
ἐπεὶ δὲ αἷμα θερμὸν καὶ ὑγρὸν ὑπάρχει, μεταλύει ἡ τροφὴ
αὐτοῦ ψυχρὰ καὶ ὑγρὰ καὶ γλυκεῖα· ἡ χολὴ ἡ μέλαινά ἐστι
ψυχρὰ καὶ ξηρὰ καὶ μεταλύει ἡ τροφὴ αὐτῆς κάτω ἄνω-
θεν· εἴπομεν θερμὰ καὶ ὑγρὰ καὶ γλυκέα ὁμοίως καὶ τῶν
ἑτέρων χυμῶν.

lis; hujus autem fymptomata laterum dolores et quae ab
alvo quotidie feruntur liquidae dejectiones, vehementiffimi
dolores caput prehendunt et febris plurimum protrahitur.
Et in ipfo fanguine aegroti vena fecetur; quum vero fan-
guis calidus fit et humidus, ejus cibus frigidus et humi-
dus *effe debet* et dulcis. Melancholia autem frigida et
ficca eft et ejus cibus deorfum fupra. Diximus calida,
humida et dulcia fimiliter et aliorum humorum.

ΓΑΛΗΝΟΥ ΠΕΡΙ ΤΗΣ ΤΩΝ ΕΝ ΝΕΦΡΟΙΣ ΠΑΘΩΝ ΔΙΑΓΝΩΣΕΩΣ ΚΑΙ ΘΕΡΑΠΕΙΑΣ ΤΟ ΒΙΒΛΙΟΝ ΠΡΟΣΓΕΓΡΑΜΜΕΝΟΝ.

Ed. Chart. X. [526.]   Ed. Baf. IV. (415.)

Κεφάλαιον α΄.

Περὶ οὐσίας νεφρῶν.

Ἡ οὐσία τῶν νεφρῶν ἰδία καὶ οὐδενὶ ἄλλῳ μορίῳ κοινὴ ἐξ ἰνῶν καὶ σαρκῶν συνεστηκυῖα, σαρκῶν δὲ πυκνῶν. γέγονε δὲ τοιαύτη, ἵνα μὴ ῥᾳδίως τὸ αἷμα φερόμενον ἀπορῥῇ καὶ ἐκχῆται καὶ φέρηται μετὰ τοῦ οὔρου. ἡ σαρκοειδὴς

GALENI DE AFFECTUUM RENIBUS INSIDENTIUM DIGNOTIONE ET CURATIONE LIBER ADSCRIPTITIUS.

Caput I.

De renum fubftantia.

Subftantia renum propria nullique alteri parti communis ex febris et carne conftructa eft, carne, inquam, denfa. Talis autem creata eft, ut qui fanguis ad renes defertur haud facile defluat, effundatur abeatque cum

Ed. Chart. X. [526. 527.]   Ed. Baf. IV. (415.)
αὕτη οὐσία πολλὰς ἔχει ἐν αὐτῇ περιγραφάς. καὶ ἐπειδὴ
καθ' ἑκάστην περιγραφὴν τῆς οὐσίας λίθοι γίνονται ὡς ἐπὶ
τὸ πολὺ, διὰ τοῦτο καὶ χαλεπαὶ γίνονται ὀδύναι ἐν αὐτοῖς.
καὶ ταῦτα μὲν περὶ οὐσίας.

[527] Περὶ σχήματος νεφρῶν.

Σχῆμα δὲ ἔχουσι σιγμοειδὲς, ἐν μέσῳ δὲ κοιλότης
ἐστὶν, ἢ ὑποδέχεται διὰ φλεβῶν καὶ ἀρτηριῶν τὸ ὀῤῥῶδες
περίττωμα. ἔρχονται δὲ εἰς τοὺς νεφροὺς οὐ μόναι αἱ μεί-
ζους φλέβες, ὧν αἱ μὲν εἰς τὴν κοιλότητα βάλλουσιν, ἕτε-
ραι δὲ εἰς τὸν περιαλείφοντα αὐτοὺς ὑμένα, ἀλλὰ καὶ ἕτερα
ἀγγεῖα τριχοειδῆ. διὰ τί ὁ μὲν δεξιὸς νεφρὸς ὑψηλότερος,
ὁ δ' ἀριστερὸς ταπεινότερος; — ἵνα μὴ ἐν τῇ ἐνεργείᾳ ὁ
μὲν ἕλκῃ, ὁ δὲ ἀνθέλκῃ. ἐν ποίῳ κεῖνται τῶν μερῶν τοῦ
σώματος; — κεῖνται οἱ νεφροὶ κατὰ τῆς ῥάχεως ἀνωτέρω
βραχὺ τῶν λαγόνων. ἀπ' αὐτῶν δ' ἐκφύονται οἱ οὐρητῆ-
ρες διάγοντες τὸ οὖρον ἐπὶ κύστιν. ἡ οὐσία τῶν οὐρητή-
ρων ἰδία καὶ οὐδενὶ ἑτέρῳ μορίῳ κοινή. διὰ τί δύο νε-

urina. Ipfa carnofa fubſtantia multos habet in fe valvu-
los: et quia in fingulis fubſtantiae valvulis calculi ple-
rumque gignuntur, propterea graves in eis oriuntur dolo-
res. Atque haec de renum fubſtantia dicta funt.

De renum figura.

Figuram autem habent renes figmoideam, in medio
cavitas exiſtit, quae per venas et arterias ferofum excre-
mentum excipit. Nam ad renes non folae majores venae,
quarum aliae in cavitatem inferuntur, aliae in membra-
nam ipfos circumtegentem, fed et alia vafcula capillaria
deferuntur. Cur ren dexter fublimior et finifter demiffior?
Ne in functione alter attrahat, alter alio rapiat. Qua in
parte corporis fiti funt? Siti funt ad fpinam renes paulo
altius quam ilia. Ex his autem oriuntur ureteres qui
urinam in veficam deducunt. Ureterum fubſtantia pro-
pria eſt nullique alteri parti communis. Cur non unicus,

Ed. Chart. X. [527.] Ed. Baf. IV. (415.)

ᾳροὶ γεγόνασιν ὑπὸ τῆς φύσεως ἀνθ' ἑνός; — ἐπειδὴ ὑπερ-
αίρει τὸ ὀῤῥῶδες περίττωμα τῶν ἄλλων περιττωμάτων,
χρεία δ' αὐτοῖς τὸ ἕλκειν τὸ ὀῤῥῶδες περίττωμα. δεῖ γὰρ
εἰδέναι ὅτι ἀπὸ τῆς κοίλης φέρεται φλὲψ ἐπὶ τὰ κάτω, διχῇ
δ' αὕτη τεμνομένη, τὸ μὲν ἄνω φέρεται, τὸ δ' ἕτερον κά-
τω. ὅπερ πάλιν τριχῇ τεμνόμενον δηλονότι τὸ κάτω. τὸ
μὲν εἰς τοὺς μηροὺς, τὸ δ' εἰς τοὺς ὄρχεις, ἄλλο δ' εἰς
τοὺς νεφροὺς φέρεται. φέρονται δὲ καὶ ἀπὸ τῆς καρδίας
ἀρτηρίαι ἐμβάλλουσαι καὶ αὐται ὀῤῥῶδες περίττωμα καὶ
θερμότητα, ἵνα θερμαίνονται ὑπ' αὐτῶν. ἐπειδὴ οἱ νεφροὶ
εἰσιν ἐκ τοῦ μελαγχολικοῦ χυμοῦ, διὰ τοῦτ' οὖν παρὰ τῶν
εἰρουμένων ἀρτηριῶν χορηγοῦνται θερμότητες, ἵνα ὑπερνι-
κήσωσι τὴν ψύξιν αὐτῶν. μετὰ δὲ τὸ ἕλξαι τὸ ὀῤῥῶδες
περίττωμα τὸ χρηστὸν τοῦ αἵματος κατέχουσι καὶ τρέφον-
ται ἐξ αὐτοῦ· τὸ δὲ ὀῤῥῶδες περίττωμα ἀποτρίβεται διὰ
τῆς ἀποκριτικῆς ὡς ἄχρηστον. ἐν ὅσῳ δέ ἐστιν ἐν ταῖς
φλεψὶ καὶ ταῖς ἀρτηρίαις σὺν τῷ αἵματι, ὀῤῥῶδες περίτ-

fed duo renes a natura procreati funt? Quod ferofum
excrementum alia corporis excrementa ubertate exfuperet
ipfisque renibus ufus fit ferofum id excrementum attra-
here. Scire namque oportet a cava venam defcendentem
ad partes inferiores deferri duosque in ramos eam fe-
cari; atque eorum alterum furfum, alterum deorfum de-
currere. Qui deorfum abit, rurfum tres in venas mani-
fefte dividitur. Prior enim cruralis ad crura; altera pu-
denda ad tefles; pofterior renalis ad renes porrigitur.
Procedunt quoque e corde arteriae, quae ferofum excre-
mentum caloremque ejaculantur, ut ab eis renes calefiant.
Quandoquidem renes ex ferofo excremento funt frigent-
que ut lien ex melancholico humore ob idque a dictis
arteriis calor renibus suggeritur ut eorum frigus evinceret.
Poftquam vero ferofum id excrementum renes attraxerunt,
utilem fanguinem retinent ex eoque nutriuntur; ferofum
autem excrementum tanquam inutile ab excretrice facul-
tate expellitur. Sed quamdiu in venis et arteriis cum

Ed. Chart. X. [527.]   Ed. Baf. IV. (415.)

τωμα λέγεται. ὅταν δ᾽ ἀποδιωχθῇ, λέγεται οὖρον. ὥστε
οὖν τὸ χρηστὸν τοῦ αἵματος κατέχουσιν οὗτοι καὶ τρέφον-
ται ἐξ αὐτοῦ· τὸ δ᾽ ἄχρηστον ἀποτρίβονται. καὶ ὥσπερ
ἡ χοληδόχος κύστις χαίρει τῇ χολῇ καὶ ὁ σπλὴν τῷ με-
λαγχολικῷ χυμῷ, οὕτω καὶ οὗτοι τῷ ὀῤῥώδει περιττώματι.

Περὶ ἐνεργείας νεφρῶν.

Ἐνέργεια δ᾽ αὐτοῖς τὸ διακρίνειν καὶ διηθεῖν τὸ ὀῤ-
ῥῶδες ὑγρὸν ἀπὸ τοῦ αἵματος. ἐνταῦθα δέ τις ἡ χρεία τῆς
ἐνεργείας αὐτῶν. ζητεῖται δὲ οὐ μόνον νεφροῦ, ἀλλ᾽ ἑκά-
στου μορίου ἐνέργεια· ὁπηνίκα γὰρ αὕτη βλάπτεται, ἀπο-
φαίνει ὁποῖόν ἐστι τὸ πάσχον μόριον.

Κεφάλαιον β'.

Πᾶν πάθος περὶ αὐτοῦ λέγεται νεφρῖτις, εἴτε ὁμοιο-
μερές ἐστιν εἴτε ὀργανικὸν ἢ ἐπίκοινον. κυρίως δὲ νεφρῖ-
τις ἡ λιθίασις λέγεται.

---

fanguine moratur ferofum excrementum dicitur; quum
autem ex his expulfum eft urina nominatur. Proinde
quod in fanguine utile eft hi retinent, ex eoque nutriun-
tur; quod vero inutile, id expellunt. Et quemadmodum
veficata fellis bile oblectatur et lien humore melancholico:
fic et hi renes ferofo excremento.

De renum actione.

Renibus functio eft ferofum humorem a fanguine fe-
cernere et percolare. Atque hic quidam functionis eorum
ufus eft. At non folum renis, fed et cujusque partis func-
tio perquiritur; quum enim ea laeditur quae fit pars
affecta ipfa indicat.

Caput II.

Omnis ipfus renis affectus nephritis dicitur five fimi-
laris fit five organicus five communis; proprie tamen
nephritis lithiafis appellatur.

(416) *Αἰτίαι τοῦ λίθου.*

Αἱ δὲ τοῦ λίθου αἰτίαι τέσσαρες, ποιητικὸν, [528]
ὑλικὸν, ὀργανικὸν καὶ τελικόν. τοῦτο ἐκ τῶν ἔξωθεν μαν-
θάνεις, ὅτι ποιεῖ ἔξωθεν λίθου σύστασιν ἢ ψύξις ἢ θερ-
μότης· ὥσπερ ἐν ὑπονόμοις καὶ σωλῆσι τῆς θερμότητος
ἐγγινομένης ἀπὸ ὕλης ἀδιαπνευστούσης· οἷον ὕδατος ὄντος
ἐν τῷ σωλῆνι γίνεται θερμότης παρὰ φύσιν. ταύτης δὲ
διαφορούσης τὸ λεπτομερὲς ἐκείνου ἰλυώδους ὕδατος τὸ
παχυμερὲς ἀπογαιοῦται καὶ μένων ἐν τῷ σωλῆνι προστίθε-
ται τῇ οὐσίᾳ τοῦ λίθου καὶ οὕτως προστίθεται τῇ οὐσίᾳ
τοῦ λέβητος ἢ ἄλλου χαλκοῦ καὶ γίνεται λίθος. ἐν ἡμῖν δὲ
ψύξις λίθον οὐ ποιεῖ. οὐδὲ γὰρ ἐν ζῶντι σώματι δυνατὸν
ὑποθέσθαι τοσαύτην ψύξιν, ὡς δυνηθῆναι τὴν ψύξιν ποιῆ-
σαι λίθον ἡμῖν, ὡς ἐπὶ τῶν ἐκτὸς ὁρῶμεν γινόμενον, ἀλλὰ
ἀπὸ θερμότητος ἐν ἡμῖν γίνεται λίθος ἢ σφοδρᾶς ἢ χλια-
ρᾶς. ἀλλ' εἰ μὲν παχεῖά ἐστιν ἡ ὕλη, τότε ἀρκοῦσά ἐστι

Calculi caufae.

Calculi vero caufae quatuor funt, efficiens, materialis,
inftrumentalis et finalis. Hoc ab externis rebus edifcis:
quod res externae aut frigus aut calor lapidis concretio-
nem efficiant; quemadmodum in cuniculis et canalibus
quum calor ex materia minime perflata exfufcitatur; vel-
uti etiam quum aqua in canali fubftat, calor praeter na-
turam accenditur. Hoc autem calore tenuem coenofae
aquae portionem difcutiente craffior portio in terram du-
refcit eoque manens in alveo fubftantiae lapidis adjicitur
atque ita lapis procreatur. Aliud etiam manifeftum fit
exemplum. In lebete faepenumero lapides coalefcere con-
fpicimus tenuiore aquae portione abfumta, terreftri vero
et craffiore permanente, quae fic lebetis aut alterius aë-
ris fubftantiae adhaerefcit lapisque procreatur. In nobis
autem frigus lapidem non conftruit. Fieri fiquidem ne-
quit ut vivo in corpore tantum frigus ftabuletur, ut fri-
gus lapidem in nobis conftruere valeat, ut in externis re-

καὶ ἡ χλιαρὰ καὶ μετρία καὶ κατὰ φύσιν θερμότης πρὸς
τὸ ἰσχῦσαι καὶ ἀπογαιῶσαι τὴν παχεῖαν ὕλην· ἑτοίμη γὰρ
ὡς παχεῖα πρὸς τὴν γένεσιν τοῦ λίθου. εἰ δὲ λεπτοτέρα
ἐστὶ, τότε πάνυ σφοδροτέρας δεῖται τῆς κατὰ φύσιν καὶ
παρὰ φύσιν θερμότητος, ἵνα ἀπογαιώσῃ αὐτήν. θέλει γὰρ
διαφορῆσαι τὸ λεπτομερὲς αὐτῆς καὶ οὕτως ἵνα ἰσχίσῃ
ποιῆσαι λίθον. ἁπλῶς γοῦν ἀπὸ θερμότητος γίνεται ἐν ἡμῖν
λίθος. ὑλικὸν δὲ αἴτιον ἢ παχὺς ἢ γλίσχρος χυμὸς ἢ ἀμ-
φότερου. ὀργανικὸν δὲ αἴτιον νεφρὸς ἢ κύστις ἢ ἕτερον
ἐπιτήδειον μόριον. τελικὸν δὲ οὐκ ἔστιν ἐνταῦθα εἰπεῖν, εἰ
μὴ αὐτὸν τὸν λίθον. τὸ φερόμενον αἷμα ἐν αὐτοῖς ἢ πα-
χύτερόν ἐστιν ἑαυτοῦ ἢ φλεγματικώτερον ἢ μελαγχολικώτε-
ρον ἢ ξανθοχολικώτερον. φέρεται δὲ ἐν αὐτοῖς διὰ φλε-
βῶν καὶ ἀρτηριῶν ἢ ἐν τῇ κοιλότητι ἢ ἐν τῇ οὐσίᾳ καὶ
ἐκεῖ φερόμενον ὑπερβάλλον τῇ ποσότητι ἢ τῇ ποιότητι ἢ

bus accidere cernimus. At a calore in nobis generatur
lapis eoque vel vehementi vel tepido. Enimvero fi craffa
fit materia, tunc fufficere poteft et tepidus et moderatus
et qui naturalis eft ipfe calor ad hanc materiam firman-
dam ac terrae modo indurandam; ut craffa namque ad
lapidis procreationem idonea eft. Sin tenuior fit, tum
plane vehementiori indiget calore, tum eo qui fecundum
naturam tum qui praeter naturam eft, quo ipfa in terram
concrefcat. Solet enim calor tenuiorem ipfius materiae
portionem difcutere atque ita prout valuerit, lapidem ef-
formare. Ideoque fimpliciter a calore fit in nobis calcu-
lus. Materialis vero caufa aut eraffus aut lentus humor
eft aut uterque. Inftrumentalis autem caufa eft ren aut
vefica aut alia pars idonea. Finalis denique praeter ipfum
lapidem nulla hic dicenda eft. Qui fanguis in ipfos re-
nes fertur aut feipfo craffior eft aut ei plus ineft pituitae
aut humoris melancholici aut flavae bilis. Ad eos autem
per venas et arterias vel in cavitatem vel fubftantiam de-
ducitur eoque deductus fi quantitate aut qualitate aut

τῇ συσιάσει σφηνοῦται καὶ ἵσταται καὶ ἴσχει θερμότητα
παρὰ φύσιν. αὕτη δὲ ἡ παρὰ φύσιν θερμότης πλεῖον πα-
χύνει καὶ καταγλισχραίνει καὶ ὀξυπαροπᾷ καὶ ἀπογαιοῖ
τὸν χυμὸν ἐκεῖνον καὶ ποιεῖ τὸν λίθον. ὅσοι μὲν ἡγοῦνται
κατὰ τὴν κοιλίαν τῶν νεφρῶν συνίσιασθαι τοὺς λίθους, ἐν
τῇ διεξόδῳ μόνῃ τῇ κατὰ τοὺς οὐρητῆρας ὀδυνᾶσθαι φασὶ
τοὺς πάσχοντας. ὅσοι δὲ ἐν αὐτῇ αὐτῶν τῇ σαρκὶ ἀνάλο-
γον τοῖς ἐπὶ τῶν ἀρθριτικῶν πώροις οὐκ ἐν μόναις ταῖς
διεξόδοις, ἀλλὰ καὶ καθ᾽ ὃν γίνονται χρόνον ἐνταῦθα καὶ
καθ᾽ ὃν εἰς τὴν κοιλίαν διεξέρχονται τῶν νεφρῶν. οὐκ
ἀδύνατον δὲ ἑκατέρως γίνεσθαι γλίσχρου χυμοῦ καὶ παχέος
ἐν τῷ χρόνῳ κατοπτωμένου τε καὶ ξηραινομένου κατ᾽ αὐ-
τούς. δέδεικται γὰρ ἐν τοῖς περὶ τῶν φυσικῶν δυναμέων
ὑπομνήμασιν ἕλκων ἐφ᾽ ἑαυτὸν ὁ νεφρὸς, ὅσον περ ἐν ταῖς
φλεψὶν ὀρῥῶδές τε καὶ λεπτὸν ἀναμέμικται τῷ αἵματι. τῶν
οὖν εἰς τὴν κοιλίαν αὐτοῦ διηθούντων τοιούτων πόρων, ἐπὶ
πλέον ἀναστομωθέντων συνηθεῖταί τι καὶ παχύτερον, ὅπερ
θερμαινόμενον καὶ ξηραινόμενον ἐν τῇ κοιλίᾳ τοῦ νεφροῦ,

confiftentia excedat, obturatur, remoratur caloremque
praeter naturam color amplius incraſſat, agglutinat, torret
vehementius et in terream ſubſtantiam humorem illum
immutat lapidemque efformat. At quicunque arbitrantur
in ventriculo creari calculos, in ſola ad ureteres trajec-
ctione doloribus cruciari laborantes aſſerunt. Qui vero
in ipſa renum carne calculos quemadmodum in arthriticis
nodos gigni exiſtimant, non in ſola trajectione, verum
etiam quo tempore ibi gerantur et quo in renum ventri-
culum transferuntur, calculoſos doloribus affici profiten-
tur. Fieri vero utroque modo poteſt, quum lentus craſ-
ſusque humor in ipſis aliquo tempore terretur areſcitque.
Demonſtratum enim eſt in libris de naturalibus faculta-
tibus renem ad ſe trahere quidquid in venis ſeroſum ac
tenue ſanguini permixtum eſt. Quum enim ejusmodi mea-
tus in ejus ventriculum illud transfundunt latiusque ape-
riuntur, craſſius quiddam una colatur, quod in renis ven-
triculo torrefactum arefectumque lapidoſam concretionem

πωροειδῆ λαμβάνει σύστασιν. ἐὰν μὲν οὖν ἡ τοῦ νεφροῦ
δύναμις ἀποκριτικὴ διώσηται πᾶν αὐτὸ ἐν τοῖς οὔροις ἢ
ψαμ- [529] μώδης ὑπόστασις ἐν αὐτοῖς γίνεται. ἐὰν δὲ
ἐμπλησμένον τε καὶ δυσαπόλυτον ᾖ τῆς κοιλίας τοῦ νεφροῦ
τὸ δεχόμενον, ἐν αὐτῷ ἔτι παραπλήσιον ἕτερον ἐκ τῆς κοίλης
φλεβὸς ἐπὶ πλέον αὐξάνεται. περιπλάττεται γὰρ ἀεὶ τὸ
ἐπιῤῥέον τῷ ὑπάρχοντι καὶ οὕτως ὁ πῶρος ἀξιόλογος μεγέ-
θει συνίσταται. συντελεῖ καὶ εἰς τοῦτο μάλιστα καὶ τῶν
νεφρῶν αὐτῶν κρᾶσις, ὅταν οἷον πυρῶδές τε καὶ δριμὺ τὸ
κατὰ φύσιν ᾖ θερμόν. ἐὰν δὲ ἀραιωθῇ μὲν ἡ εἰς τὸν νε-
φρὸν ἐκ τῆς κοίλης φλιβὸς εἴσοδος, ὑγρὸν δ᾽ ᾖ τὸ αἷμα
καὶ μήτε παχὺ μήτε γλίσχρον, αἱματῶδες οὕτως γίνεται τὸ
οὖρον. ἐὰν μὲν οὖν ἐκ φλέγματος μόνου γλίσχρου καὶ πα-
χέος σύστασις γένηται, τῶν ἐν τοῖς νεφροῖς πωροειδῶν τε
καὶ λιθωδῶν σωμάτων ἡ καλουμένη τεφρώδης ἔσται χροιά.
παραπλησίως τοῖς αὐτοφυέσιν ὕδασι κἂν χλιαρώτερον τῶν
συμμέτρων ᾖ, φαίνονται συνιστάμενοι πῶροι. τὰ μὲν οὖν
παιδία τοὺς ἐν κύστει γεννῶντα λίθοις φαίνεται. τοὺς δ᾽

affequitur. Si itaque renis facultas excretrix id omnes
per urinas expulerit, arenofum in ipfis fedimentum crea-
tur. Si vero id impactum et folutu difficile fit, quod
renis ventriculo excipitur, ad eum aliud confimile ex
vena cava fcaturiens majus dat incrementum: obducitur
namque continuo ab eo qnod affluit, id quod prius flabu-
latum eft; atque ita calculus magnitudine infignis coag-
mentatur. Ad hoc quoque potiffimum juvat renum ipfo-
rum temperamentum, quum videlicet igneus et acris fue-
rit naturalis calor. At fi laxior quidem fit ad renem a
cava vena ductus emulgens, fluidus vero fanguis neque
craffus neque lentus, cruenta hoc modo redditur urina.
Si itaque ex pituita fola lenta et craffa concretio fiat,
tophaceorum et calculoforum quae in renibus coguntur
corporum cinereus inerit color. Colore confimiles in
aquis vividis fi tepidiores contemperatis fint, coagmentari
lapides confpiciuntur. Iisdem itaque caufis pueri in ve-

Ed. Chart. X. [529.] Ed. Baf. IV. (416.)

ἐν τοῖς νεφροῖς οἱ ἀκμάζοντες. ἐπὶ μὲν γὰρ τῶν παιδίων
ἰσχυρῶν ἁπασῶν τῶν φυσικῶν ἐνεργειῶν οὐσῶν κέχυται
καὶ διαλέλυται τὸ πάχος τῶν χυμῶν. ἐπὶ δὲ τῶν προη-
κόντων κατὰ τὴν ἡλικίαν, τοὐναντίον ἀσθενῶν οὐσῶν, συνῆ-
κται. φαίνεται δὲ κἀπὶ τῶν ἐκτὸς ὅσα παχέα φύσει διά
τινων λεπτῶν ἠθεῖν βουλόμεθα. τὰ μὲν ὑπ' θερμασίας
χυθέντα διερχόμενα ῥᾳδίως ταχύ. τὰ δὲ ἄτηκτα μὴ ἐξιόντα.
παραδείγματά τε τῶν τοιούτων ὑλῶν πίστα, ῥητίνη, στέαρ,
κηρός τε καὶ μέλι. καὶ τῶν παιδῶν οὖν ἐχόντων πολὺ τὸ
ἔμφυτον θερμὸν καὶ τὰς ἐνεργείας ἰσχυρὰς τὸ πάχος τῆς
ὕλης κεχυμένον εἰς τοὺς νεφροὺς ἀφικνεῖται καὶ διὰ τοῦτο
διηθεῖται ῥᾳδίως εἰς τὴν κύστιν, οὐ μικρὸν οὐδὲ τῆς τῶν
ἐνεργειῶν ῥώμης εἰς τὸ τάχος τῆς διεξόδου συντελούσης·
ἅτε δὲ τῆς κύστεως οὔσης ψυχρᾶς, ὅτι τε ὑμενώδης ἐστὶ
καὶ ὀλίγαιμος, ὅτι τε πλείστην εὐρυχωρίαν ἐντὸς ἑαυτῆς ἔχει,
συνίσταται πάλιν ἐνταῦθα καὶ πήγνυται τὸ διεξελθὸν εἰς
ταύτην πάχος, ὡς ἔμπροσθεν εἶπον, ἀρχὴν λαμβάνον τῆς
τοιαύτης συστάσεως, ὅταν ἐπὶ πλέον ἐν τῇ κύστει χρονίσῃ.

fica, juvenes vero in renibus calculos procreare detegun-
tur. Quum enim pueris functiones omnes naturales va-
lidae fint, craffior humorum portio eis fufa ac diffoluta
eft. Ea vero contra aetate provectis quum functiones
imbecillae funt, coacta fiftitur. Apparet autem id quoque
in externis quae naturali conftitutione craffa tenues quos-
dam meatus trajicere decernimus. Illa fiquidem quum a
calore fufa aut liquata funt, facili celeritati pervadunt;
minime vero fufa haud exeunt. Hujusmodi materiae exem-
pla nobis funt pix, refina, febum, cera atque mel. Quum
itaque pueri multum calidi innati validasque functiones
habeant, fufis in eis materiae craffamentum in renes de-
labitur ob idque facile in veficam detruditur, non parum
etiam adjuvante ad trajectionis celeritatem ipfo functionis
robore. At enim in vefica exiftente frigida, quod mem-
branofa fit paucoque fanguine irroretur quodque maximam
in fe amplitudinem habeat, etiamnum coagmentatur con-
crefcitque trajectum in ipfam craffamentum, quod quem-

καὶ μὴν καὶ γλίσχρον αὐτὸ εἰκὸς μᾶλλον ἦν τοῖς παιδίοις
κατεργᾶσθαι ὑπὸ τῆς ἐμφύτου θερμασίας. καὶ διὰ τοῦτο
δὴ μᾶλλον ἑνοῦται καὶ συνίσταται καὶ πήγνυται καὶ προσ-
θῶμεν ἔτι τὴν περὶ τοῦ πάχους τῶν οὔρων ἐν τοῖς παιδίοις
αἰτίαν. ἔστι δὲ τό τε ἀδηφάγον αὐτῶν καὶ τὸ μετὰ τὴν
τροφὴν ἀτάκτως κινεῖσθαι παίζοντα καὶ σκιρτῶντα. τοῖς
δ' ἔτι θηλάζουσι καὶ ἡ ὕλη συντελεῖ. καὶ τῶν τελείων τοῖς
πλεονάζουσιν ἐν τυρῶν ἐδωδῇ καὶ ὁμοίων λίθους ἐν κύστει
καὶ νεφροῖς γενομένους ἔγνωμεν. ἔστιν οὖν πάθημα τῆς
κύστεως ἡ λιθίασις παιδικόν. οὐ γὰρ δύναται στενὸς οὕ-
τως ὁ τράχηλος τῆς κύστεως ἐπὶ τῶν μειζόνων σωμάτων
γενέσθαι, ὡς κατέχειν τὸ παχύτερον ὑγρόν. οὐ μὴν τοῦτό
γε μόνον ἱκανὸν εἶναι νομίζειν πρὸς τὴν τῶν λίθων γένεσιν,
ἀλλὰ καὶ δυσκρασίαν θερμὴν, ὡς πυρῶδες ἔχειν τὸ θερμὸν
οὐκ εὔκρατον, οὐδὲ μέτριον. ἐπὶ δὲ τῶν θηλέων παιδίων
ὁ τῆς κύστεως αὐχὴν εἰς τὸ αἰδοῖον συντέτρηται αὐτὸ,
βραχὺς ὢν ἅμα καὶ εὐρὺς, ὥστε ῥᾳδίως αὐτοῦ διεξουρεῖσθαι

admodum paulo ante differui, exordium ejusmodi concre-
tionis fumit, quum diutius in veſica commoratur. Len-
tum ſiquidem id craſſamentum, ut probabilius eſt, in
pueris a nativo ipſorum calore in unum coalefcit, coag-
mentatur concreſcitque. Addamus praeterea craſſitudinis
urinarum quae in pueris confpicitur caufam. Ea vero eſt
tum ipforum voracitas tum ab aſſumpto cibo intempeſti-
vus motus, quo ludentes et faltantes agitantur. In lacten-
tibus autem etiamnum ipfa materia ad hoc contribuit. Ex
adultis etiam qui cafei fimiliumque efu uberius nutriun-
tur, iis in veſica et renibus calculos fieri agnovimus. Ita-
que puerilis eſt veſicae morbus lithiaſis. Haud enim poteſt
tam anguſta veſicae cervix in majoribus corporibus eſſe,
ut craſſiorem humorem remoretur. Non tamen hoc etiam
dumtaxat ad calculorum generationem idoneum conducere
arbitrandum eſt, fed et intemperiem ita calidam, ut igneum
calorem habeat, non temperatum aut moderatum. In
puellis veſicae cervix ad vulvae collum ipfa perforata eſt,
quae ita brevis ſimul eſt et lata, ut per eam urinarum

Ed. Chart. X. [529. 530.] **Ed. Baf. IV.** (417. 418.)

τὰ παχέα τῶν οὔρων, ἃ τοῖς ἄῤῥεσι παιδίοις ἰσχόμενα διά
τε τὸ μῆκος καὶ τὴν στενό- [530] τητα τοῦ τῆς κύστεως
αὐχένος ὕλην παρέχει τῇ πυρώδει κύστει πρὸς τὴν τῶν
λίθων γένεσιν.

Κεφάλαιον γ΄.

Τῶν σημείων τὰ μέν εἰσιν ἐπιστημονικὰ, τὰ δὲ τεχνικὰ,
τὰ δὲ ἴδια. σημεῖον ἴδιον ἀπαράβατον δηλοῦν ἀμέσως τὸ
πάθος, ἤγουν λίθον τὸν ἐν τοῖς νεφροῖς ἐὰν κατενεχθῶσιν
ἐν τῷ ποτηρίῳ ψάμμια, τότε ἀκριβῶς διαγινώσκεται, ὅτι
λίθος ἐστὶν ἐν τοῖς νεφροῖς. (417) καὶ ἰδοὺ τὸ ἴδιον καὶ
βεβαιότατον σημεῖον. ἐπεὶ δὲ ἐπιπλέκονται αἱ διαθέσεις,
εἴπομεν καὶ τὰ κοινὰ σημεῖα. τὰ δὲ κοινὰ σημεῖα ταῦτά
ἐστιν· ἐὰν αἱματώδη εἰσὶ τὰ οὖρα τὰ φερόμενα, τοῦτο κοι-
νὸν δύναται εἶναι σημεῖον ἢ ὅτι ἀναστόμωσις γέγονεν ἀγ-
γείων ἢ ῥῆξις ἢ ἀνάβρωσις ἢ ἀτονία ἢ εὐρύτης ἢ ἕτερόν
τι. ὅτι ἡ μὲν ῥῆξις ἀκριβοῦς καὶ ἀθρόου αἵματος ἐργάζε-
ται κένωσιν. ἡ δὲ ἀναστόμωσις καὶ κατ᾽ ὀλίγον φέρεται

craſſamenta facile cum lotis excernantur, quae dum in
pueris maſculis retinentur, ob cervicis veſicae tum longi-
tudinem tum anguſtiam veſicae aeſtuanti ad calculorum
generationem materiam praebent.

Caput III.

Signorum alia ſcientiſica ſunt, alia artiſicialia, alia
propria. Signum proprium conſtans ac perpetuum eſt,
quod nullo medio morbum indicat, nimirum calculum in
renibus, ſi arenae in matula ſubſideant, tunc plane digno-
ſcitur in renibus eſſe calculum. Ecce et proprium et
certiſſimum ſignum. Quia vero implicantur affectus, com-
munia quoque ſigna narrabimus. Communia ſigna haec
ſunt; ſi cruentae quae excernuntur urinae ſint, id com-
mune eſſe poteſt ſignum aut quod vaſorum apertio ſit vel
ruptio vel eroſio vel imbecillitas vel dilatatio vel quid
aliud. Quod ruptio exquiſiti et confertim ſuſi ſanguinis
vacuationem moliatur. Apertio vero paulatim cedat et

καὶ τὸ λεπτότατον διηθοῦσα τὸ οὖρον·ὕφαιμον ἀπεργάζε-
ται. εἰ δὲ σὺν τῷ αἵματι καὶ ἕτεραι παχυτῆτες ἐκκρίνον-
ται, εὐρύτης ἐστίν. εἰ δὲ ὑδατῶδές ἐστι τὸ αἷμα, εὔδηλον
καὶ πιστὸν, λίθον συστῆναι. εἰ δὲ παχὺ τὸ αἷμα ἢ τὸ
φερόμενον, εὔδηλον ὅτι ἡ παχύτης τοῦ αἵματος εἰς λίθον
τῇ βιαίᾳ σφηνώσει μεταλειφθήσεται. ἐπὶ γὰρ τῇ τοῦ αἵ-
ματος κενώσει διδόαμεν ψυχρὰ, ἵνα στεγνωθῇ ἡ φλὲψ καὶ
ἡ ἀρτηρία καὶ μηκέτι ἄλλο ἐνέγκῃ αἷμα εἰς τοὺς νεφροὺς,
ἵνα ἐπισφηνωθῇ. ἀμέλει καὶ ἐπὶ τούτων ἀπάτη γίνεται εἰς
θεραπείαν. στεγνοῖ γὰρ τὴν φλέβα καὶ οὐκ ἐᾷ ἄλλο ἐνεχ-
θῆναι. αἴτιον δὲ τοῦ αἵματος μένοντος ἐν τοῖς νεφροῖς
γίγνεται, ὥστε εἰ δώσεις ψυχρὸν, τὴν φλέβα στεγνοῖς καὶ
οὐκέτι φέρεται· τὸ δὲ ἐνεχθὲν ἐν αὐτοῖς αἷμα ταχέως ἀπο-
γαιοῖς. ἐκ τῆς νάρκης τοῦ κατ᾽ ἴξιν μηροῦ δυνήσῃ μαθεῖν
εἰ πάσχει ὁ νεφρός. ἐὰν γὰρ γίνεται τοῖ δεξιοῦ μηροῦ
νάρκη, ὁ δεξιὸς πάσχει νεφρός. εἰ δὲ τοῦ ἀριστεροῦ, ὁ ἀρι-
στερός. νάρκη δ᾽ ἐστὶ δυσαισθησία καὶ δυσκινησία τοῦ

tenuiffimum trajiciat fanguinem et fubcruentam urinam
efficiat. Si quocunque tempore et momento fanguis ef-
fluat, imbecillitas eft; fi cum fanguine aliae quoque craffi-
tudines excludantur, dilatatio; fi aquofus fit fanguis ma-
nifeftum eft certumque calculum confiftere. Si qui fan-
guis excernitur fit craffus, manifeftum eft fanguinis craffi-
tudinem in calculum violenta coactione in lapidem abi-
turam effe. Nam in ea fanguinis evacuatione frigidam
propinamus ut coarctetur vena et arteria proindeque non
alium amplius fanguinem in renes devehat qui cogi poffit.
Profecto in his etiam curandis error fit. Nam venam
coarctat frigida ut alium fanguinem inferre non finant,
quae fanguinis in renibus commorantis caufa eft; proinde
fi frigida exhibeas, venam coarctabis, neque amplius fan-
guis devehetur, fed qui jam his renibus illatus eft, eum
mox terreum indurabis. Ex ftupore cruris e directo dif-
cere poteris quis ren laboret; nam fi dextri cruris ftupor
adfit, ren dexter aegrotat; fi finiftri, finifter. Stupor au-
tem eft fentiendi et movendi in parte difficultas. Fit

μορίου. γίνεται δὲ ὅτι ἡ φλὲψ ἡ φερομένη ἐπὶ τὰ κάτω
τριχῆ τέμνεται. καὶ τὸ μὲν μετὰ ἀρτηριῶν ἔρχεται ἐπὶ
τοὺς ὄρχεις καὶ εἰς τὰ σπερματικὰ ἀγγεῖα, τὸ δ' ἄλλο ἐμ-
βάλλει εἰς τοὺς νεφροὺς, τὸ δ' ἐπὶ τοὺς μηροὺς. ὅταν οὖν
γένηται λίθος ἐν τοῖς νεφροῖς, ταύτῃ συνδιατίθεται καὶ ἡ
φερομένη εἰς τοὺς μηρούς. ἀπ' αὐτῆς γὰρ εἰσι τῆς μιᾶς
ἀποσχίδος ἀμφότεραι. οὐκοῦν πληροῦται φερομένη εἰς μη-
ροὺς, αὕτη δὲ οὖσα πεπληρωμένη ἔστιν ὅτε θλίβει νευρὸν ἢ
μῦν· τὸ δὲ νευρὸν θλιβόμενον οὐ πέμπει ψυχικὸν πνεῦμα
ἐπὶ τοὺς μηροὺς καὶ ἀναισθητεῖ καὶ γίνεται νάρκη. ἐκ τοῦ
ἀνασπᾶσθαι τὴν κατ' ἴξιν ὄρχιν δυνήσῃ μαθεῖν ὅτι νεφρὸς
πάσχει. εἰ μὲν γὰρ δεξιὸς ὄρχις ἀνασπᾶται, ὁ δεξιὸς πάσχει
νεφρός. εἰ δὲ ἀριστερὸς, ὁ ἀριστερός.

[531] Ὅτι ἀπὸ τοῦ ἥπατος καὶ τῆς καρδίας φέρεται φλὲψ
καὶ ἀρτηρία ἐπὶ τοὺς νεφροὺς καὶ ἐμβάλλουσιν εἰς αὐτὴν
τὴν κοιλότητα αὐτῶν.

Τὰ δὲ σπερματικὰ ἀγγεῖα φέρονται ἐπὶ τοὺς ὄρχεις.

autem quod vena quae ad partes inferiores fertur, triplici
ramo dividatur. Prior cum arteriis ad tefticulos et ad
vafa fpermatica migrat; alter renes ingreditur; pofterior
in crura diftribuitur. Quum igitur in renibus calculus
generatur, haec quoque fimul patitur vena quae ad crura
defcendit: ab ipfa namque funt unius propaginis ambae.
Enimvero repletur vena quae ad crura porrigitur, ea vero
repleta multoties nervum aut mafculum comprimit; quum
nervus comprimitur, animalem fpiritum ad crura non mit-
tit, fenfu crus privatur, ftupor oboritur. Ex tefticulo fe-
cundum rectitudinem retracto fcire poteris quis ren affi-
ciatur; fi namque dexter tefticulus retrahatur, ren dexter
aegrotat; fi finifter, finifter.

*Quod a jecore et corde feruntur in renes vena et arteria,
ac in ipfam eorum cavitatem inferuntur.*

Vafa autem fpermatica ad teftes feruntur.   Quum igi-

ὅταν οὖν γένηται λίθος ἐν τοῖς νεφροῖς, ἀποτείνεται ἡ
φλὲψ ἐκείνη καὶ ἡ ἀρτηρία καὶ τὰ σπερματικὰ ἀγγεῖα φε-
ρόμενα ἐπὶ τοὺς ὄρχεις· καὶ οὕτως κατὰ συμπάθειαν ἀνα-
σπῶνται οἱ ὄρχεις. τινὲς μὲν λέγουσιν ὅτι τῷ λόγῳ τῆς
ὀδύνης βιαία ἐστὶν, ὡς ἀγρυπνίαν ἐργάζεσθαι. οὐκοῦν ὀφεί-
λουσι καὶ οἱ ποδαγριῶντες καὶ ὀφθαλμιῶντες καὶ πάντες οἱ
σφοδρῶς ὀδυνώμενοι καὶ ἀγρυπνοῦντες ἐμεῖν, ἀλλ᾿ οὐ διὰ
ταῦτα ἐμοῦσιν, ἀλλὰ διὰ τὴν θέσιν αὐτῶν. οἱ γὰρ νεφροὶ
κεῖνται κατὰ τὴν ῥάχιν ὀπίσω τῶν ἐντέρων καὶ τῆς γα-
στρός. ἐὰν οὖν γένηται βιαία τάσις αὐτῶν, διὰ μέσων τῶν
συνδέσμων διέρχεται ἡ διάθεσις ἐπὶ ἔντερα καὶ γαστέρα
καὶ ἐντεῦθεν ποιότητος ἀνιούσης ἀκολουθεῖ ἀνακοπή.

῞Οτι ἐκ τῆς παρατρίψεως τοῦ λίθου πνεύματα δριμέα ἐπι-
τρέχουσι καὶ ἐρεθίζουσι καὶ ποιοῦσι κνησμὸν, ὥσπερ τῆς
φύσεως ἐπιδεικνυούσης τὸν πεπονθότα τόπον.

Ἐπειδὴ τοῦ λίθου ἐγκειμένου οἷον γαργαλισμός τις γί-
νεται καὶ ἐπεγειρομένης τῆς φύσεως πρὸς τὸ κενῶσαι τὸ

tur lapis in renibus procreatur, vena illa et arteria di-
ſtenduntur et ſpermatica vaſa ad teſtes ducuntur atque ita
per conſenſum teſtes retrahuntur. Aſſerunt quidam do-
loris ratione tantam eſſe violentiam, ut et vigilias et
vomitum exiſtat. Debebant itaque podagrici et lippientes
et qui vehementer doloribus ac vigiliis exercentur vo-
mere. Verum propterea non vomunt, ſed propter ſitum
renum. Ii namque ſecundum ſpinam poſt inteſtina et
ventriculum poſiti ſunt. Si itaque fiat vehemens ipſorum
tenſio, per medias compagines affectio ad inteſtina ac ven-
triculum peragrat indeque affectione accedente ſequitur
ſubverſio.

*Quod ex calculi attritu ſpiritus acres accurrant, prorri-
tant ac concitent pruritum inſtar naturae partem affe-
ctam indicantis.*

Quandoquidem quum lapis ſubeſt quaedam veluti ti-
tillatio oritur, quamque natura ad rei moleſtae expulſio-

ΠΑΘΩΝ ΔΙΑΓΝΩΣΕΩΣ ΚΑΙ ΘΕΡΑΠΕΙΑΣ. 657

Ed. Chart. X. [531.]   Ed. Baſ. IV. (417.)

λυποῦν πνεύματα ἐπιτρέχουσιν ἅτινα εἰς τὸ σηραγγῶδες
τοῦ αἰδοίου ἐμπίπτοντα παραλόγως αὐτὸ ἐντείνουσιν. ἐπὶ
πάσῃ γὰρ κινήσει φυσικῇ συντρέχει τὸ αἷμα καὶ τὸ πνεῦμα
τὰ ὀχήματα αὐτῆς.

Οἱ μὲν ἰδιῶται ὀδύνην βαρεῖαν λέγουσι τὴν συναίσθησιν
τὴν ἀνιαρὰν, οἱ δὲ ἰατροὶ τὴν σφοδροτάτην.

Δέδεικται μὲν ὅτι καρδία καὶ ἧπαρ καὶ νεφροὶ οὐκ
αἰσθάνονται κατὰ τὴν κοιλότητα, κατὰ δὲ τὴν ἐπισφά-
νειαν ἕκαστος αἰσθάνεται. ἐπεὶ ἐκεῖ νεῦρα αἰσθητικὰ φέ-
ρονται, ἐν δὲ ταῖς κοιλότησιν οὐ φέρονται. πῶς οὖν ταῦτα
ὑπομένουσιν ὀδύνην; τῷ βαρεῖσθαι τὴν κοιλότητα γίνεται
ὀδύνη. περιτείνεται γὰρ ὁ ὑμὴν, ποιεῖ τὴν ὀδύνην. ἐπὶ δὲ
τῆς οὐσίας τῶν νεφρῶν πάλιν ὡσαύτως γίνεται ὀδύνη τῷ
βαρεῖσθαι τὴν κοιλότητα ἐκ τοῦ λίθου καὶ περιτείνεσθαι
καὶ γίνεσθαι τὴν συναίσθησιν τῆς ὀδύνης ἐπὶ τὴν ἐπιφά-
νειαν ὡς ἔχουσαν νεῦρα αἰσθητικὰ καὶ ὑμένα. ἐπὶ δὲ τῆς
οὐρήθρας ὡς νευρώδους οὔσης καὶ αἰσθητικῆς, διὰ τοῦτο

nem ſtimulatur, ſpiritus accurrunt, quibus irrumpentibus
in fiſtuloſam pudendorum partem ipſam immaniter inten-
dunt: in omni enim motione naturali ſanguis et ſpiritus
concurrunt, qui ſunt ipſius naturae vehicula.

*Vulgus dolorem gravem vocat moleſtum conſenſum, medici
vehementiſſimum.*

Demonſtratum eſt cor, jecur et renes in cavitate non
ſentire; in ſuperficie eas ſingulas partes ſentire; quoniam
in ſuperficiem nervi ſentientes feruntur, in cavitatem non
feruntur. Quomodo igitur haec dolorem patiuntur? Quod
cavitas gravetur, dolor exſurgit: extenditur namque mem-
brana exterior undique quod cavitas repleta ſit, atque cir-
cumtendens a membrana dolorem facit. In renum itaque
ſubſtantia etiamnum eodem modo generatur dolor, quod
cavitas lapide gravetur et circumtendatur proferatque
ſimul ſenſum doloris in ſuperficiem, ut quae nervos ſen-
tientes et membranam habeat, in urinariis meatibus quod

Ed. Chart. X. [531.]   Ed. Baf. IV. (417.)

γίνεται ὀδύνη σφοδροτάτη. πρὸς τούτοις δὲ γίνεται ὀδύνη σφοδροτάτη ἐν τοῖς νεφροῖς, διότι οὐκ εἰσὶν αἱ κοιλίαι τῶν νεφρῶν εὐρεῖαι, ἀλλὰ στεναί. καὶ οἱ νεφροὶ ὑπὸ στερεότητος οὐκ ἂν διασείοιντο ὥσπερ ἡ κύστις. διότι οἱ ἐν τοῖς νεφροῖς λίθοι ὡς ἐπὶ τὸ πλεῖστον καὶ μικρότεροι καὶ ἴσοι καὶ μαλθακώτεροι, ἅτε οὐ πολυχρόνιοι ὄντες. εἰσὶ δὲ τὰ οὖρα τοῖς λιθιῶσι κατ᾽ ἀρχὰς μὲν ὑδατώδη. ἐμφράξεως γὰρ οὔσης κατὰ διήθησιν φέρονται. μετὰ δὲ ταῦτα ψαμμώδη· ἐς ὕστερον δὲ καὶ λίθος κενοῦται, ὅταν ἡ ὀδύνη παύηται.

Ἐκ τοῦ ἀθρόως φέρεσθαι λίθον περὶ τὴν ὀσφῦν γίνεσθαι βάρους συναίσθησιν.

Ὥσπερ ἐπὶ τῶν τικτουσῶν γυναικῶν εὐρύνονται τὰ μόρια πρὸς διέξοδον τοῦ ἐμβρύου, οὕτω κἀνταῦθα τῇ βίᾳ εὐρύνεται ἡ οὐσία τῶν νεφρῶν καὶ ἐξέρχεται ὁ λίθος καὶ ἐρχόμενος εἰς τὴν κοιλότητα αὐτῶν, περὶ τὸν ἐκεῖσε ὑμένα εὐαίσθητον ὄντα, ὀδύνην ἐργάζεται σφοδρὰν καὶ πολλῷ

nervofi et fenfibus praediti fint dolor fit vehementiffimus. Ad haec dolor fit vehementiffimus in renibus, propterea quod renum cavitates haud latae fint, fed anguftae et renes ob foliditatem non diducantur ut vefica. Quamobrem in renibus lapides utplurimum minores funt aequales et molliores, ut qui nimirum diuturni non funt. At calculofis urinae per initia funt aquofae: quum enim obftructio fit, per transfufionem effluunt; deinde arenofae; poftremo denique calculus quum dolor ceffaverit excernitur.

Quod confertim feratur calculus, eo circa lumbos fieri gravitatis confenfum.

Quemadmodum in mulieribus parientibus ad foetus egreffum partes dilatantur; ita hic violentia renum fubftantia difpanditur et egreditur lapis, quumque egreditur et ad ipforum cavitatem circa membranam accurato fenfu donatam decumbit, vehementem dolorem molitur multo-

Ed. Chart. X. [531. 532.]   Ed. Baf. IV. (417. 418.)

μᾶλλον εἰς τοὺς οὐρητῆρας ἐρχόμενος ὀδυνᾷ διὰ τὴν στε-
νότητα καὶ εὐαισθησίαν τούτων. ἡνίκα γὰρ [532] ἐν τῇ
οὐσίᾳ τῶν νεφρῶν ἐστιν, οὐ ποιεῖ πολλὴν ὀδύνην, ἐπειδὴ ἡ
οὐσία αὐτῶν, οἷς εἴρηται, δυσαίσθητός ἐστι. πολλάκις γὰρ
εἰς τὸν τράχηλον ὑπὸ μεγέθους ἐνισχόμενος εἰς ἔσχατον
κίνδυνον ἄγουσι τῇ τῶν πόνων ὀξύτητι καὶ οὐκ ἐῶσι τὸ οὖ-
ρον διαχωρεῖν. οἶδα δέ τινα τὰ μὲν ἄλλα διεξελθόντα τὸν
λίθον, κατὰ δὲ τὸ ἄκρον τοῦ αἰδοίου ἐμφραγέντα ὀλίγα ἐδέη-
σαν ἀπολέσθαι τὸν ἄνθρωπον ταῖς δυσουρίαις καὶ τῷ ὀξυ-
τάτῳ πόνῳ. ἀλλὰ τῇ στενῇ λαβίδι οἵοί τε ἐγενόμεθα ἐξιλεῶ-
σαι αὐτόν, τομὴν παραμήκη ἄνωθεν διελογιζόμεθα. τὸν γὰρ
οὐρητῆρα, εἰ μὴ μεγάλη ἀνάγκη, οὐ χρὴ τέμνειν. συριγγοῦν-
ται γὰρ τοὐπίπαν καὶ τὸ οὖρον ταύτης ὑποπτύσσουσιν· οἱ
δὲ οὔτε ὀδύνην ἔσχον οὔτε αἷμα οὔρησαν· οἷς πῶροι μὲν
οὐ συνίστανται, (418) ψαμμία δὲ λεπτὰ οὐδὲν μέγα πρᾶγμα
οὐρηθῆναι. οὗτοι οὐδὲ νοσεῖν οἴονται, ἅτε οὐκ ὀδυνώμε-

que vehementius quum ureteres ingreditur excruciat, pro-
pter eorum anguſtiam exquiſitumque ſenſum. Quum enim
in renum ſubſtantia ſtabulatur, non multum dolorem ex-
citat, quoniam ipſorum ſubſtantia, ut dictum eſt, vix ſen-
ſibilis eſt. Saepe enim qui prae magnitudine in veſicae
collo cunctantur lapides in extremum periculum dolorum
acumine laborantes agunt, ut ne etiam urinas excernere
ſinant. Vidi quendam hominem ob lapidem alias quidem
vias perlapſum, ſed in pudendi extremo inter ſeptum
meiendi diſſicultate ſeu dyſuria et acutiſſimo dolore pro-
pemodum interiiſſe, niſi anguſto forcipe lapidem ipſum
eximere potuiſſemus, ſectionem in longitudinem porre-
ctam ſuperne moliti. Nam urinae meatum niſi ingens
urgeat neceſſitas incidere non oportet: nam fiſtula omnino
fieret et per eam urina ſenſim proflueret. At quidam
neque ullum dolorem habent neque ſanguinem mingunt,
quibus meatus quidem coacti non ſunt et tenues urinae
non magno negotio excernuntur; hi vero minime ſe ae-
grotare arbitrantur, quod nimirum doloribus non crucien-

Ed. Chart. X. [532.]   Ed. Baf. IV. (418.)

νοι. χρὴ δὲ μηδενὸς ἀμελεῖν· ἐν γὰρ τῷ χρόνῳ ἀποδείκνυ-
ται πάντα δεινότερα. ὁ δὲ λίθος καὶ τὰ ψαμμία διάφορον
ἔχουσι χροιὰν περὶ τὴν θερμασίαν καὶ τὴν ὕλην. τὸ γὰρ
μᾶλλον τοῦ χρόνου κατέχεσθαι πυῤῥὸν ἢ ξανθὸν ἢ ἐρυθρὸν
ἢ μέλαν αὐτὸν ποιεῖ καὶ ἡ πολλὴ θερμασία. ὡσαύτως καὶ
ἀπὸ τῶν χυμῶν γίνονται οἱ λίθοι καὶ ψαμμία ἢ σανδαρα-
χώδη ἢ μέλανα ἢ ὠχρόλευκα ἢ ἑτέραν χρόαν ἔχοντα ἐκ τῆς
ποικιλίας τῶν χυμῶν. συνίστανται δὲ ἐν τοῖς νεφροῖς οἱ
λίθοι κατὰ τὴν κοιλίαν αὐτῶν καὶ κατὰ τὰς οὐσίας. καὶ
ὅπου ἐπιτηδειότητα ἔχουσι γίνεσθαι ἢ σμικροὶ ἢ μείζονες.
καὶ ποτὲ μὲν ἐλάττονες, ποτὲ δὲ πλείονες. διαφέροντες τῷ
μεγέθει, τῷ σχήματι, τῇ χροιᾷ, τῇ τραχύτητι καὶ τῷ πλήθει.
καὶ γὰρ μέλανες εὑρίσκονται καὶ ὑπόλευκοι καὶ ὠχροί. καὶ
οἱ μὲν περιφερεῖς καὶ λεῖοι καὶ μικροὶ εὐέκκριτοι. οἱ δὲ
μείζονες ἢ ἄλλως πως ἐσχηματισμένοι καὶ μάλιστα οἱ ἐπι-
μήκεις καὶ τραχεῖς δυσέκκριτοι. φέρονται δὲ ψαμμία καὶ
ἐξουροῦνται ἐν τῇ γενέσει τούτων, μετὰ δὲ τὸ γενέσθαι λί-

tur. Verum nihil hic contemnendum, omnia namque
tempore graviora fe produnt. Lapides et arenulae colore
differunt tum ob calorem tum ob materiam. Nam quod
eorum longiori tempore retinetur, id rufum aut flavum
aut rubrum aut nigrum efficit multus color. Eodem modo
et ab humoribus lapides procreantur et arenae, qui colo-
rem vel fandarachae fimilem vel nigrum vel pallidum vel
alium colorem pro humorum varietate prae fe ferunt.
Conftruuntur autem in renibus lapides, in eorum inquam
cavitatibus ac fubftantia et ubicunque procreandi oppor-
tunitatem fortiuntur vel parvi vel majusculi interdumque
pauciores, interdum plures. Differunt magnitudine, figura,
colore, afperitate et multitudine. Etenim nigri reperiun-
tur et fubalbi et pallidi; ac rotundi et leves et parvi
facile excernuntur; majores vero vel quovis modo figu-
rati et maxime oblongi et afperi difficile excluduntur.
Arenulae foras prodeunt et cum lotio minguntur in ipfa-
rum generatione; poft autem ex his lapis procreatur,

θον ἀδύνατον ἐξενεχθῆναι αὐτὸν διὰ τὸ πωρωθῆναι, εἰ μὴ
ἡ φύσις αὐτὴ καθ᾽ ἑαυτὴν θρύψει αὐτὸν καὶ ἐκκρίνει. ἢ
ἡ τέχνη διὰ φαρμάκου θρυπτικοῦ συνεργοῦσα τῇ φύσει
θρύψει καὶ κενώσει ταῦτα. ὡς ἐπὶ τὸ πλεῖστον ἅμα εἰς-
βάλλουσιν ἥ τε κωλικὴ ὀδύνη καὶ ἡ νεφριτική. καταλαμβά-
νονται δὲ διὰ τῶν ἰδίων σημείων. ἡ γὰρ τῆς γαστρὸς κέ-
νωσις θεραπεύει μὲν τοὺς κωλικούς, παραμυθεῖται δὲ
ἐν ταῖς ἀρχαῖς καὶ τοὺς νεφριτικούς. καὶ ἤδη τινὲς ἔδω-
καν ὑπαγωγὸν γαστρὸς καὶ ἀνωδυνίαν ἐποίησαν τῇ ά καὶ
β́ καὶ γ́ ἡμέρᾳ καὶ τῇ δ́ ἐξηνέχθη ὁ λίθος. ὁπόταν δὲ
ἅμα εἰσβάλλωσιν αἱ νεφριτικαὶ καὶ κωλικαὶ διαθέσεις, τότε
μεταδιδόασιν ἀλλήλων τὰ μόρια τάσεως καὶ ἀνέσεως. τεί-
νονται γὰρ κατὰ τὸ συνεχὲς δίκην σχοινίου· καὶ οὔτε ἐρυγὴ
ἄνω οὔτε φῦσα κάτω.

Κεφάλαιον δ́.

Θεραπεία τοῦ λίθου καὶ τῶν ἄλλων ἐν τοῖς νεφροῖς παθῶν.

Εἰ μὲν ἐξαίφνης εἰσβάλλῃ ἡ νεφριτικὴ διάθεσις καὶ
ὁ κάμνων νεωστὶ βεβρωκὼς εἴη καὶ τὰ σιτία παντελῶς ἄπε-

quem foras excludere fieri non poteſt, quod occalluerit,
niſi natura ipſa per ſe ipſum conterat et evacuet. Atque
colicus dolor et nephriticus ſimul ut plurimum incidunt.
Deprehenduntur autem propriis ſignis; nam alvi vacuatio
colicis doloribus medetur, nephriticos quoque per initia
mitigat. At jam quidam medicamentum quo alvus ſub-
ducta eſt dederunt dolorque ceſſavit primo, ſecundo et
tertio die, quarto vero lapis foras prodiit. Quum autem
ſimul inciderint nephriticus et colicus affectus, tum ſibi
mutuo partes tenſione et remiſſione communicant. Ten-
duntur enim inſtar funiculi ob continuitatem ac neque
furſum ructus neque deorſum flatus exit.

Caput IV.

De calculi et reliquorum renum affectuum curatione.

Si derepente nephriticus invadat affectus aegerque paulo
ante comederit et edulia omnino incocta prout eo prae-

πτα καθὼς προελήφθησαν ἢ ἡμίπεπτα ἢ πλῆθος χυμῶν
προυπάρχει, δεῖ πρὸ τῆς ἄλλης θεραπείας ἢ μᾶλλον εἰπεῖν
παρηγορίας, εἰ μηδέν ἐστιν ἐμποδὼν, ἔμετον ἐπιτηδεύσασθαι.
εἰ δὲ περιττώματά εἰσιν ἐν τοῖς ἐντέροις, διὰ ταῦτα δι᾽
ἐπιτηδείων κενῶσαι κλυστήρων, εἰ μηδέν ἐστι τὸ ἐναντιού-
μενον. εἶτα εἰ μὲν πεπλήρωται τὸ πᾶν σῶμα, σκοπεῖν τί
ἐστι τὸ πληρῶσαν αὐτό. καὶ εἰ μὲν αἷμα, ποιεῖν ἀποκένω-
σιν μηδενὸς ἀντιπράττοντος. κένωσιν δὲ ἐλάττονα πολλῷ
ἥπερ ἦν ἀπαιτεῖ τὸ πλῆθος. διὰ τί; ἐπεὶ οὐ πάντως ἐκ
τοῦ παραχρῆμα προσῆκόν ἐστιν ἐκπεσεῖν τὸν λίθον καὶ μά-
λιστα εἰ μέγας ᾖ, διὰ τοῦτο τηρεῖν χρὴ τοῦ αἵματος τὴν
πλείονα κένωσιν εἰς τὴν μέλλουσαν γίνεσθαι ἐν ᾧ σώματι
τῷ χρόνῳ δαπάνην. εἰ δὲ οἱ τέσσαρες χυμοὶ πλεονάζουσι,
πρότερον φλέβα τέμνειν πρὸ τῆς καθάρσεως ἢ καθαίρειν
πρὸ τῆς φλεβοτομίας.

Διὰ τί φλεβοτομοῦμεν πρὸ τῆς καθάρσεως;

᾽Επειδὴ εἰ προκενώσομεν διὰ φλεβοτομίας τὸ σῶμα, τὸ

fumpfit aut femicocta fuerint et humorum praecefferit
multitudo, ante omnem curationem aut potius mitigatio-
nem, fi nihil obftaculo fit, vomitus provocandus eft. Si
excrementa inteftinis infint, haec idoneis clyfteribus va-
cuanda, modo nihil reluctetur. Deinde fi univerfum cor-
pus repletum fuerit, fcrutandum eft quis humor ipfum
repleverit; quod fi fanguis, quum nihil prohibeat, vacua-
tio molienda eft: vacuatio vero paulo minor fit quam
plenitudo poftulet. Quid ita? Quoniam non omnino
confentaneum eft ex tempore lapidem excidere ac potiffi-
mum fi magnus fit ideoque oportet pleniorem fanguinis
evacuationem cavere, ne tempore corporis corrumptio ob-
ortura fit. Si quatuor humores exuberent, prius vena
fecanda eft ante purgationem quam purgandum ante ve-
nae fectionem.

Cur ante purgationem venam fecamus?

Quoniam fi prius per venae fectionem vacuaverimus,

Ed. Chart. X. [533.]   Ed. Baf. IV. (418.)

καθάρσιον διδόμενον εὑρίσκει τὰς φλέβας καὶ τὰς ἀρτηρίας
καὶ τὰς κενὰς χώρας μὴ πεπληρωμένας καὶ διέρχεται ἀκω-
λύτως ἐπὶ ὅλον σῶμα καὶ ἕλκει τοὺς χυμοὺς καὶ ῥάστη γί-
νεται ἡ κένωσις αὐτῶν διὰ τὴν εὐρύτητα τῶν ἀγγείων καὶ
τὴν χύσιν καὶ λεπτότητα τῶν χυμῶν. εἰ δὲ πεπλήρωται
ἀπὸ τοῦ αἵματος τὰ ἀγγεῖα καὶ δώσεις καθάρσιον, οὐ δύνα-
ται διελθεῖν διὰ τὴν πλήρωσιν, ἀλλ' ἵσταται καὶ οὐδὲν ποιεῖ
ἢ κακῶς ποιεῖ ὃ ποιεῖ. ἰδοὺ περὶ τοῦ ἰατροῦ τὸ καθάρ-
σιον. τῆς δὲ φύσεως τὸ πᾶν. αὕτη γὰρ κεντρωθεῖσα παρὰ
τοῦ καθαρσίου χρῆται τῇ διακριτικῇ δυνάμει καὶ διακρίνει
ἀπὸ τῶν ἀχρήστων τὰ χρηστά. καὶ τὰ μὲν χρηστὰ κατέχει
ἡ καθεκτικὴ δύναμις, τὰ δ' ἄχρηστα ἀποκρίβεται ἡ ἀπο-
κριτική. οὐ δεῖ δὲ ἅμα φλεβοτομεῖν καὶ καθαίρειν, ἀλλὰ
πρῶτον φλεβοτομεῖν, εἶτ' ἀνακτᾶσθαι τὴν δύναμιν καλῶς.
ἐπεὶ ταύτῃ διοικεῖ ἡμᾶς καὶ ἐπικουρεῖ τοῖς φαρμάκοις, οὐ
γὰρ ἐνεργοῦσιν καθ' ἑαυτὰ τὰ φάρμακα καὶ διὰ ταῦτα δεῖ
ῥωννύειν ταύτην, ἵνα προσφερομένων τῶν καθαρσίων δυνηθῇ
χρῆσθαι αὐτοῖς, ὡς ὀργάνῳ ἡ φύσις καὶ ἐργάσηται τὸ δέον.

quod datur pnrgans medicamentum venas et arterias et
vacuas regiones non repletas invenit et libere totum cor-
pus permeat et humores trahit eorumque facilis eſt va-
cuatio propter vaſorum amplitudinem humorumque fuſio-
nem ac tenuitatem. Sed ſi vaſa ſanguine repleta ſint et
purgans dederis medicamentum, ob plenitudinem permeare
non poterit; imo ſubſtat nihilque moli:ur aut prave mo-
litur quod efficit. Ecce ex medico purgans medicamen-
tum. Ex natura vero totum negotium pendet. Haec enim
purgante medicamento ſtimulata facultatem ſecretricem
convocat et ab inutilibus utilia ſecernit; ac utilia quidem
retentrix facultas retinet, inutilia vero expultrix facultas
expellit. Non oportet autem ſimul venam ſecare et pur-
gare; ſed primum venam ſecare, deinde perbelle faculta-
tem inſtaurare, quoniam ipſa nos gubernat et medicamen-
tis auxiliatur. Non enim agunt per ſe medicamenta pro-
ptereaque ipſa facultas roboranda eſt; ut natura ipſis quae
offeruntur medicamentis ceu inſtrumento uti queat et quod

ἐννοῶν ὅτι ἅμα τῷ αἵματι πολὺ συνεκκρίνεται καὶ ζωτικὸν
πνεῦμα, τούτου δὲ ἐκκρινομένου τό τε ὅλον σῶμα καταψύχε-
ται καὶ πάντα τὰ φυσικὰ ἔργα χείρω γίνεται, διὰ τοῦτο
δεῖ πρότερον ἀνακτᾶσθαι τὴν δύναμιν καὶ οὕτω διδόναι τὸ
καθάρσιον.

Ὅτι ἀπ᾽ ἀγκῶνος μὲν, ἐὰν ἔτι ἐπιῤῥευματίζηται ὁ νεφρὸς,
χρὴ ἀφαιρεῖν τὸ αἷμα· ἀπὸ τῆς ἰγνύος δὲ, ἐὰν στῇ τὸ
ἐπιῤῥέον. τήν τε φλέβα τὴν ὑποκάτω τοῦ γόνατος. αὕτη
γὰρ ἰσοδυναμεῖ τῇ καθόλου φλεβὶ, εἰ δ᾽ ἀπορήσαις αὐτῆς,
ἀποσχίδας αὐτῆς χρὴ τέμνειν.

Ἐπειδὴ νεφριτική ἐστιν ἡ διάθεσις καὶ παχεῖα ἡ ὕλη
ἡ ποιοῦσα τὸν λίθον, οὐ δυνατὸν ἀντισπᾶν τὴν [534] πα-
χεῖαν ὕλην ἐπὶ τὰ ἄνω, ἀλλὰ πρὸς τὴν φορὰν αὐτῆς σκο-
πεῖν καὶ κάτω κενοῦν. ἀλλ᾽ εἰ μὲν ἰσχυρά ἐστιν ἡ δύναμις,
τέμνειν τὴν ἐν ἰγνύϊ ἢ τὴν ἐν σφυρῷ, εἰ δ᾽ ἀσθενὴς, τὴν
ἐν ἀγκῶνι. ἐὰν γὰρ κενώσωμεν ἐπὶ τῆς ἀσθενοῦς δυνάμεως
κάτω, διὰ τὴν ἀσθένειαν οὐ κατέχει ἡ καθεκτικὴ, ἀλλ᾽ ὅλη

deceat efficere. Animadvertas cum fanguine vitali fpiri-
tus multum fimul excerni eoque excreto univerfum cor-
pus refrigerari omnesque naturales functiones deteriores
fieri. Ea propter vires prius recreandae funt ficque pur-
gans medicamentum exhibendum.

*Quod e cubito quidem fi humoris adhuc effluxu ren vexe-
tur, fanguis fit detrahendus; e poplite vero fi fiet quod
affluit. Atque vena quae infra genu eft incidenda fit:
ea namque univerfali venae viribus eft aequalis; fi vero
de ea fis anceps, ipfius propagines incidendae.*

Quandoquidem affectus eft nephriticus et craffa quae
lapidem conftruit materia, ad partes fuperiores craffa ma-
teria revelli non poteft, fed ipfius impetum fpectando
deorfum vacuanda. Quod fi validae fint vires, poplitis
aut malleoli vena aperienda; fi imbecilles, quae in cubito.
Si namque fractis viribus deorfum vacuaverimus, reten-
trix facultas ob fuam imbecillitatem non retinebit, fed

Ed. Chart. X. [534.]   Ed. Baf. IV. (418.)

φέρεται ἐπὶ τὰ κάτω καὶ ῥευματίζεται συνεχῶς τὸ μέρος
ἐπιτρέχοντος τοῦ·χυμοῦ ἐπὶ τὸ ἀσθενές. ὥστε εἰ μὲν ἰσχύει
ἡ δύναμις, δεῖ τὴν ἐν ἰγνύϊ· εἰ δ' ἀσθενεῖ, ἀντισπᾶν ἐπὶ
τὰ ἄνω. διὰ τί; ἵνα μὴ χορηγῆται πλείων ὕλη ἐπ' αὐτούς.
εἰ γὰρ κενώσεις σιτία καὶ φλέγμα καὶ χυμὸν δι' ἐμέτων,
ῥαστώνη γίνεται. κενοῦται γὰρ τὸ σιτίον καὶ τὸ φλέγμα τὸ
βαρῦνον τὴν γαστέρα καὶ διὰ τὴν γαστέρα θλίβονται οἵ
τε νεφροὶ καὶ οἱ οὐρητῆρες καὶ πλεῖον ὀδυνῶνται. καὶ τὰ
πρῶτα ἀναλυόμενα, ἃ δεχόμενος ὁ στόμαχος ὡς ἀσθενέστε-
ρος διετείνετο καὶ ἐθλίβετο, τούτων κενουμένων ῥαστώνη
γίνεται, ἀλλ' οὐ τελεία ἀπαλλαγή. κενοῦμεν καὶ τὴν κόπρον
διὰ κλυστῆρος, ἵνα μὴ τοῦ κώλου καὶ τῶν λοιπῶν ἐντέρων
θλιβομένων καὶ βαρυνομένων θλίβηται καὶ πιλοῦται ὁ νεφρὸς
καὶ πλεῖον ὀδυνᾶται. δῆλον δὲ ὅτι ἐπ' ἐμφράξει κόπρου
πολλάκις παροξύνεται ὁ νεφρὸς, ἐδήλωσεν ἔνεμα ὀδύνην
παραμυθεῖσαν νεφριτικήν· ἢ ὅτι ἐπὶ τῇ κενώσει οὐκέτι
ἐθλίβη νεφρός. ἢ ὅτι οὐ γεννᾶται πνεύματα ἐκ τοῦ κόπρου

tota in praeceps rapietur partemque affiduo defluxu im-
petet, humoribus in locum imbecillem procumbentibus.
Quapropter fi robur virium adfit, vena poplitis incidenda
eft, fi vires infirmae, ad fuperiora revellendum. Quam-
obrem? Ne materiae plus in renes derivetur. Si nam-
que cibaria et pituitam et humorem vomitionibus vacua-
veris levatio fit. Vacuatur namque cibus et pituita quae
ventriculum gravant et ventriculo renes premuntur et
ureteres graviusque dolent. Atque haec primum diluenda
funt, quae ftomachus excipiens ceu debilior diftendebatur
et premebatur; his evacuatis levatio fequitur, nondum
tamen perfecta liberatio. Vacuamus etiam clyftere fter-
cus, ne colo et reliquis inteftinis preffis et gravatis ren
prematur, coarctetur vehementiusque doleat. Patet autem
quod ftercoris obftructione faepe renes exacerbari inno-
tuerit et injecto enemate dolorem nephriticum mitigatum
fuiffe; aut quod a vacuatione ren non amplius compref-
fus fit; aut quod nulli ex ftercore procreentur flatus, qui

Ed. Chart. X. [534.]   Ed. Baf. IV. (418. 419.)

ἃ ὀφείλοντα τρέχειν ἐπὶ τὸν νεφρὸν ὡς ἀσθενῆ θλίβουσιν
καὶ διατείνουσιν αὐτόν. ἀλλὰ μηδὲ αἷμα ἢ ἕτερος χυμὸς
πλεῖον τοῦ δέοντος ἐᾶν ἐν τῷ σώματι εἶναι, ἵνα μὴ τὰ
πολλὰ ἀγγεῖα τοῦ νεφροῦ τεινόμενα ὀδυνήσωσι πλεῖον. τὸ
γὰρ ὀδυνώμενον καὶ θερμαινόμενον καὶ τεινόμενον προσ-
(419) καλεῖται τὰς ὕλας, διὰ τὰς σφοδρὰς καὶ ὀξείας ὀδύ-
νας. ἀλγηδόνων μὲν ἐξαίφνης εἰς νεφρὸν ἢ κατ' ὀλίγον
εἰσβαλλουσῶν διὰ τὰς εἰρημένας πρώην αἰτίας, εἰ μηδέν
ἐστι τὸ κωλῦον, κλύζειν αὐτίκα τὴν κοιλίαν δι' ἀφεψήματος
ἰσχάδος, τήλεως, ἀριστολοχίας καὶ τῶν ὁμοίων. καὶ εἰ μὲν
κενωθείη δεόντως, ἔστω οὗτος. εἰ δὲ μὴ, δὶς καὶ τρὶς καὶ
πολλάκις χρὴ κενοῦν ἐνέματι καὶ διὰ τῶν προσφόρων καὶ
οἰκείων τῇ τοῦ κάμνοντος φύσει, ἵνα μὴ πιέζωνται οἱ νεφροὶ
καὶ οἱ οὐρητῆρες· μετὰ δὲ τὸ ἱκανὸν ἐκκρῖναι τὴν κοιλίαν,
ἐνιέναι χρή τι τῶν πραΰνειν καὶ εὐρύνειν τοὺς οὐρητῆρας
καὶ τοὺς νεφροὺς καὶ χαλᾶν τὸν λίθον καὶ τὰς δήξεις δυ-
ναμένων. ἡ δὲ πρόσφορος ὕλη αὕτη ἀνηθέλαιον ἐντακὲν
αὐτῷ στέαρ ὄρνιθος, ὡς πρόσφατον καὶ μάλιστα φασιανοῦ

renem incurrere foliti ut imbecillem opprimunt ipfumque
diftendunt. Sed neque fanguinem aut alium humorem
quam oporteat uberiorem in corpore morari finendum eft,
ne multa renis vafa diftenta plus doloris concitent. Quid-
quid enim dolet et calet et diftenditur per vehementes
et acutos dolores materias accerfunt. Proinde doloribus
derepente in renem aut paulatim incurfantibus ex com-
memoratis paulo ante caufis, illico, nifi quid prohibeat,
alvus proluenda decocto caricarum, foenu Graeci, ariftolo-
chiae et fimilium. Quod fi prout deceat vacuata fit, fit
fatis; fin minus bis et ter et faepe enemate vacuanda eft
ex iis, quae conducibilia et aegrotantis naturae familiaria
funt, ne renes et ureteres opprimantur. Poftquam autem
alvus fatis excrevit, injicienda funt quae urinae meatus
dilatare, renes laxare, calculum deprimere et morfus de-
mulcere queant. Utilis ad haec materia eft oleum ane-
thinum, in quo eliquatus fit gallinaceus adeps valde recens
potiffimumque phafiani vel butyrum recens vel fimilium

Ed. Chart. X. [534.]   Ed. Baf. IV. (419)

ἢ βουτύρου νέου καὶ τῶν ὁμοίων. μὴ παρόντος τούτου
τῆλιν καὶ τῆς ἀλθαίας ῥίζαν ἢ τὸ σπέρμα καὶ τῶν ὁμοίων
ἑψήσαντες τῷ ἐλαίῳ ἐνιέναι· ταῦτα γὰρ πάντα εὐρύνει
τοὺς πόρους καὶ τοὺς λίθους χαλᾷ καὶ παραμυθεῖται τὰς
σφοδρὰς ὀδύνας. τὴν δὲ χρῆσιν τούτων μὴ πυκνότερον
ἐπιτελεῖ ἄμεινον ἐστοχασμένος καὶ τῆς τῶν φυσικῶν δυ-
νάμεων εὐτονίας. ἡ γὰρ ἄμετρος θάλψις καὶ χάλασις ἐκ-
λυτικὴ τῆς ἰσχύος γίνεται, δι' ἧς παραμυθεῖται πᾶσα ὀδύνη
καὶ θεραπεύεται τελείως. μετὰ δὲ τοὺς ἐμέτους καὶ τὰ
ἐνέματα πυριᾶν τὸ πάσχον μόριον διὰ τῶν ὑγραινόντων
καὶ χαλώντων ἔστ' ἂν ὁ λίθος ἐν τῷ νεφρῷ πάρεστι. μηδὲ
τούτοις καταχρῆσθαι, ὡς εἴρηται. καὶ συκίαι δὲ ἐπὶ τῶν
τοιούτων χρήσιμοι, μετακινοῦσι πολλάκις οὕτως ἀθρόως
τὸν λίθον, ὡς ἀποκοπὴν αἰφνίδιον [535] φέρειν τοῦ λίθου
εἰς εὐρύτερον μετενεχθέντος χωρίων. διὸ καὶ τὴν ἀρχὴν
ἄνωθεν ἀπὸ νεφρῶν ποιητέον ἐπί τε βουβῶνα προχωρητέον
ἐν λοξῇ τῇ τοῦ κενεῶνος θέσει, καθ' ὃν ὑφηγοῦνται τόπον
αἱ ἀλγηδόνες ἑκάστοτε. βέλτιον δὲ προθερμαίνειν τὰ μέρη

aliquid. Quae fi non proflent, foenum graecum et althaeae
radicem vel femen aut fimilium aliquid elixantes oleo
injiciemus. Haec enim omnia meatus dilatant et lapides
deprimunt nec non vehementes dolores mitigant. Horum
ufus frequentius affequetur is qui magis exploratum habet
naturalium facultatum vigorem. Immoderata namque emol-
litio et laxatio virium robur exfolvit, qua demulcetur
univerfus dolor perfecteque curatur. Poft vomitus autem
et clyfteres pars affecta ex humectantibus et laxantibus
fovenda eft, quamdiu calculus in rene ftabuletur; neque
his, ut dictum eft, abutendum. Sed cucurbitulae quoque
juvant quae faepe celeriter adeo calculum transferunt, ut
fubitam levationem advehant, calculo in ampliorem locum
translato. Quapropter fupra a renibus initium faciendum
eft procedendumque ad inguina per obliquum ilium fitum,
quo loco frequenter dolores incedunt. Satius autem eft
dictis fomentis partes calefacere, deinde ita cucurbitulas

Ed. Chart. X. [535.]   Ed. Baf. IV. (419.)
τοῖς εἰρημένοις. εἶθ᾽ οὕτως ποιεῖσθαι τὴν τῶν συκίων θέ-
σιν. ἐπεὶ ἐνίοτε μέγας εὑρεθεὶς ὁ λίθος σφηνοῦται σφο-
δρῶς. ἑλκόμενος δὲ βίᾳ καὶ κίνδυνον ἔσθ᾽ ὅτε ἐξ ἀλγηδό-
νων προσφέρει. εἶθ᾽ οὕτως πυριᾶν ἐν τοῖς ὀνομαζομένοις
ἐγκαθίσμασιν, εἰ μέχρι τῶν αἰδοίων ἡ συμπάθεια προέρχε-
ται διὰ τήλεως, ἀλθαίας, λινοσπέρμου, ἀνήθου κόμης καὶ
τῶν ὁμοίων ὕδατι καλῶς ἑψημένων καὶ ἐλαίῳ τῷ γλυκεῖ ἐπι-
χεομένων. καταπλάττειν δὲ δι᾽ ἀλεύρου πυρίνου ἢ κριθίνου
μετὰ λινοσπέρμου καὶ τήλεως καὶ μέλιτος καὶ ἐλαίου ἀνή-
θου ἢ γλευκίνου, ἑψεῖν δὲ ταῦτα μετὰ ἑψήματος, ἐπιπάσ-
σοντες ἐν τῇ ἑψήσει τοῦ καταπλάσματος καὶ ἀλθαίας ῥίζαν
καλῶς κεκομμένην καὶ σεσησμένην καλῶς. ἐπὶ τέλει δὲ τῆς
ἑψήσεως καὶ τερέβινθον ἐμβαλεῖν καί τινα τῶν ἀφύσων
σπερμάτων, ἐὰν ἐμπνευμάτωσίς ἐστιν, οἷον ἀνήθου καὶ σε-
λίνου σπέρματα, μάλαθρον, λυβιστικὸν καί τινα τούτοις
ὅμοια πρὸς τὴν κρᾶσιν τοῦ νοσοῦντος. κάλλιστον δὲ γί-
νεται κατάπλασμα καὶ ἐξ ἀλεύρων θερμίνων ἑψημένων μετὰ
γλυκέος. μετὰ δὲ τὴν ἕψησιν μιγνύειν πευκεδάνου ῥίζην

admovere. Quandoquidem interdum magnus compertus
lapis vehementer inculcatur, qui quum vehementia trahi-
tur, nonnumquam periculum quoque doloribus accerſit.
Poſtea ita fovere nominatis inceſſibus ſi adusque pudenda
malum per conſenſum procedat, ex foenu graeco, althaea,
femine lini, anethi comis et ſimilibus aqua probe coctis et
dulci oleo infuſis. Cataplaſma admovere conferet ex tri-
ticea farina aut hordeacea cum lini femine, foeno graeco
et melle et oleo anethino vel glaucino. Haec autem cum
decoctione praedicta elixabimus inſpergentes in cataplaſ-
matis ebullitione althaeae radicem probe tuſam probeque
cribro excuſſam, in fine decoctionis etiam terebinthinam
reſinam addemus et quaedam femina flatus diſcutientia, ſi
inflatio ſit veluti anethi et apii femina, foeniculum, ligu-
ſticum et quaedam his ſimilia pro laborantis temperamento.
Optimum ſit cataplaſma etiam ex lupinorum farina cum
muſto decocta; ſed a decoctione peucedani radicem mun-

Ed. Chart. X. [535.] Ed. Baſ. IV. (419.)
λειοτάτην καὶ χαμαίμηλον. ἀγαθὸν δὲ καὶ ἄρτον ἑψεῖν μετὰ
γλυκέος καὶ καταπλάττειν ὀσφῦν καὶ κενεῶνας. οὐ μὴν οὐδὲ
κύστιν καὶ ἦτρον καταπλάσσειν εὔθετον, πυκνὰ δὲ ἄλλα καὶ
ἄλλα ἐπιφέρειν πρὶν ψυχρὸν γενέσθαι τὸ πρῶτον. εἰ δὲ
μὴ, θερμάσματι ἔξωθεν ἑτέρῳ σκέπειν, ὡς μὴ καταψύχεσθαι.
τοῦτο δὲ γενήσεται ἐπιτιθεμένων ἐν τῷ καταπλάσματι πυ-
ριῶν ἢ θερμοῦ ὕδατος ἐν ὀστρακίνῳ ἀγγείῳ ἢ χαλκῷ. μετὰ
δὲ τὴν κένωσιν τῆς γαστρὸς τὴν ἄνω καὶ κάτω, ὡς εἴρηται
τὴν φλεβοτομίαν, τὴν κάθαρσιν, τὰς πυρίας, τὰ ἐγκαθίσματα,
εἰ δὲ ἔτι μένουσιν αἱ ὀδύναι, χρῆσθαι λουτροῖς τῶν γλυκέων
ὑδάτων. τινὲς γὰρ καὶ πρὸ τῆς φλεβοτομίας καὶ τῆς λοι-
πῆς ἐπιμελείας παραλαμβάνουσι τὰ βαλανεῖα διὰ τὴν τῆς
ὀδύνης σφοδρότητα. ἕτεροι δὲ ἐὰν οὐδέν ἐστι τὸ κατεπεῖ-
γον μετὰ τὴν φλεβοτομίαν καὶ τὴν λοιπὴν ἐπιμέλειαν. βα-
λανεῖα μὲν ὑγραίνει καὶ θερμαίνει αὐτίκα. τὸ γὰρ θερμὸν
ὕδωρ ῥᾳστώνην φέρει σὺν τῇ θερμασίᾳ. εἰ δέ τις ἐπιπλέον
εἰς αὐτὰ παραβάλλοι δελεαζόμενος τῆς ἐν αὐτοῖς ἀνωδυνίας
ἐκλύει τὰς δυνάμεις τοῦ σώματος, αἷς διωθοῦνται πάντα τὰ

diſſime laevigatam et chamaemelum admiſceamus. Bonum
etiam eſt panem muſto incoquere et cataplaſma lumbis et
ilibus imponere. Neque minus idoneum eſt veſicae et imo
ventri cataplaſma admovere. Crebro vero alia atque alia
priusquam primum frigidum fuerit, admovenda funt. Sed
fi id non liceat, caldario foris altero ne refrigeſcat ope-
riendum. Id autem fiet fuperpoſitis cataplaſmati fomentis
aut calida aqua in teſtaceo vaſe vel aeneo excepta. Poſt
factam alvi feorſum deorſumque, ut dictum eſt, evacuatio-
nem, venae fectionem, purgationem, fomenta, infeſſus, fi
dolores adhuc perſeverent, aquarum dulcium balneis uten-
dum eſt. Quidam etenim ante venae fectionem reliquam-
que curationem. Balnea fane quamprimum humectant et
calefaciunt. Calida fiquidem aqua levationem cum cale-
factione affert. Si quis vero frequentius fe in eam con-
jiciat inefcatus, doloris lenimento corporis vires exfolvit,
quibus caufae omnes moleſtae propulfantur. Quo itaque

Ed. Chart. X. [535. 536.]   Ed. Baf. IV. (419.)

λυπηρὰ αἴτια. καθ᾽ ὃν οὖν χρόνον ἀνωδυνία γένηιαι, ἀφαι-
ρεῖν μὲν τῶν βαλανείων, πυριᾶν δὲ τὰ μέρη τοῖς προσφό-
ροις τῇ τοῦ κάμνοντος φύσει φαρμάκοις. εἰ δὲ δι᾽ ὑπερ-
βολὴν πονῶν κινδυνεύει ὁ ἄνθρωπος, ἄμεινον τοῖς ναρκω-
τικοῖς χρῆσθαι· ἄλλως γὰρ οὐκ ἂν χρήσαιο αὐτοῖς. ταῦτα
γὰρ οὐ λυτικὰ τῶν ὀδύνων, ἀλλὰ διὰ τὴν οἰκείαν κρᾶσιν
ἀναισθησίαν καὶ ἀπάτην ἐμποιοῦσιν, ἥτις μετὰ ταῦτα πολ-
λῆς ἐπιμελείας δεῖται. εἰ δὲ καὶ πνεῦμά τι παχὺ ὑπονοή-
σομεν διοχλοῦν ἅμα τῷ λίθῳ, περιπλέκειν ταῖς προειρημέ-
ναις πυρίαις καὶ καταπλάσμασιν, ὅσα τε ἀφύσου δυνάμεώς
ἐσιιν, οἷον τὸ πήγανον, ἄνηθον, μελάνθιον καὶ τὰ ὅμοια
λελειωμένα μετὰ τὴν τελείαν ἕψησιν καὶ δίχα λειώσεως
ἐναφεψεῖν τῷ ὕδατι ἐν τε ταῖς πυρίαις καὶ τοῖς ἐνέμασιν.
εἰ [536] δὲ ἐστηριγμένοι εἶεν ἔτι καὶ μετὰ ταῦτα πάντα
οἱ λίθοι, φυλάττειν δεῖ τὰ πλείονα καὶ ἀνεπιτήδεια τῇ τοῦ
κάμνοντος φύσει βρώματά τε καὶ πόματα, ἵνα μὴ ἡ γαστὴρ
διὰ τούτων πληρωθῇ καὶ βαρυνθῇ καὶ ἐμπνευματωθῇ ὑπὸ
τροφῶν ἢ χυμῶν ἢ πνευμάτων καὶ τῇ πληρώσει θλίψῃ τού-

tempore dolor abierit, auferenda funt balnea partesque
fovendae, fed congruis laborantis naturae medicamentis.
Sed fi exceffu doloris homo periclitetur, opportunius erit
ftupefacientibus uti; aliter enim ea non ufurpes. Haec
enim dolores non folvunt fed peculiari temperamento do-
loris fenfum tollunt ipfumque fallunt, quae affectio poftea
multam curam poftulat. Quod fi quis etiam flatus craffus,
qui una cum calculo cruciet, fufpectus nobis fuerit, prae-
dictis fomentis et cataplafmatibus admifcebimus, quae flatus
difcutiendi facultatem obtinent, ficut rutam, anethum, ni-
gellam et fimilia laevigata poft perfectam ebullitionem at-
que citra laevigationem aquae ad fomenta et clyfteres
incoquimus. Verum fi omnibus his peractis adhuc lapides
fixi haereant, prohibenda funt uberiora et aegrotantis na-
turae diffentanea tum edulia tum pocula, ne venter his
repletus, gravatus inflatusque fit cibis aut humoribus aut
flatibus ipfosque renes repletione premat dolorumque ve-

Ed. Chart. X. [536.]   Ed. Baf. IV. (419.)
τους καὶ σφοδρότητα ἐργάζηται. ἔστωσαν δ᾽ ἅπαντα μέ-
τρια καὶ κατάλληλα κατά τε ποιότητα καὶ ποσότητα τῇ τοῦ
κάμνοντος φύσει. θερμοτέρας δὲ οὔσης τῆς τοῦ κάμνοντος
φύσεως καὶ δίψους σφοδροῦ προκεκενωμένου τοῦ παντὸς
σώματος καὶ ἀπερίττου γενομένου, εἴ γε ἔθος ἔχει ψυχροπο-
τεῖν, σπλάγχνων μηδενὸς φλεγμαίνοντος ἢ ἀσθενῶν ὄντων,
διδώκαμεν πολλάκις ὕδωρ ψυχρὸν ἀθρόως τῷ κάμνοντι μη-
δενὸς κωλύοντος καὶ παραχρῆμα ῥωσθέντων τῶν νεφρῶν,
ἐξώθησαν τὸν ἐσφηνωμένον λίθον. ἐπὶ δὲ τῶν πληθωρικῶν
καὶ περιττωματικῶν σωμάτων καὶ ἐφ᾽ οἷς τε σπλάγχνων
ἀσθενὲς ὑπόκειται καὶ τὰ λοιπὰ σύστοιχα κελεύουσι παρα-
φυλάττεσθαι τὴν τοῦ ψυχροῦ πόσιν. εἰ δὲ μετὰ ταῦτα
πάντα τὰ προειρημένα ἔτι ἐστηριγμένος ὁ λίθος ἐστὶ, τοῖς
θρυπτικοῖς χρῆσθαι καὶ τοῖς χλιαρὰν ἔχουσι τὴν ἰσχύν.
τὰ γὰρ θερμὰ καὶ διουρητικὰ ἀπογαιοῦσι τὸν λίθον. τὰ
δὲ χλιαρᾶς ὄντα δυνάμεως κατὰ μέρος θρύπτουσι καὶ οὐκ
ἀπογαιοῦσιν. εἰσὶ δὲ ταῦτα δαμασώνιον, πετροσέλινον, πο-
λύτριχον καὶ τὰ ὅμοια κατὰ δύναμιν τούτοις. καὶ ἴσως τις

hementiam concitet. Sint vero omnia modica et laboran-
tis naturae tum qualitate tum quantitate confentanea. At
fi calidior aegrotantis eſſet natura et fitis vehemens, va-
cuato prius toto corpore et ab excrementis repurgato
fique frigidae potandae eſſet confuetudo et phlegmone
nullum viſcus laboraret nec imbecillum exiſteret, frigidam
aegrotanti multoties cupioſe exhibuimus, quum nihil re-
luctaretur celeriterque roboratis renibus lapidem impactum
expulimus. In plethoricis vero et excrementoſis corpori-
bus et quibus viſcus aliquod imbecille ſubjacet et caetera
forte fimili donatis aquae potionem praecavere jubent.
Sed fi poſt haec omnia praedicta infixus inhaereat etiam-
num lapis, conterentibus medicamentis utendum tepidam
facultatem habentibus. Nam calida et urinam provocan-
tia lapidem indurant. Quae vero tepidae ſunt facultatis,
paulatim comminuunt, neque eum duriorem reddunt.
Haec autem ſunt damaſonium, petroſelinum, polytrichum
et quae his facultate ſunt fimilia. Ac forſan aliquis dia-

ἀπορήσειεν, πῶς εἰ χλιαρᾶς εἰσὶ δυνάμεως, ἴσχουσι θρύψαι
τὸν λίθον; πρὸς ὃν εἴπωμεν, ἐπειδὴ ὁ λίθος ἀπὸ δυσκρα-
σίας καὶ ἄγαν θερμότητος ἀπεγαιώθη, εἰκότως παρέχομεν
τὰ χλιαρᾶς ὄντα δυνάμεως, ὡς ἐναντία τῇ δυσκρασίᾳ τῇ
ποιούσῃ τὸν λίθον, ἵνα τῷ πολλῷ χρόνῳ λεπτύνωμεν καὶ
θρύψωμεν καὶ περιγενώμεθα αὐτοῦ. τὰ γὰρ χλιαρὰ ὡς
ἧττον θερμὰ ἐναντία ἐστὶ τοῖς ἄγαν θερμοῖς. τοῖς γὰρ
διουρητικοῖς καὶ ἄγαν θερμοῖς οὐ δυνή- (420) σῃ χρή-
σασθαι. ἐπιπλέον γὰρ ἀπογαιώσῃς τὴν παχεῖαν ὕλην καὶ
ταχέως ποιήσῃς αὐτούς. εἰ δὲ μήπω συνέστη ὁ λίθος καὶ
μέγας ἐγένετο, ἀλλὰ μόνον ἔμφραξις παρὰ τῶν ψαμμίων καὶ
παχέων καὶ γλίσχρων χυμῶν, τότε δώσεις τὰ θερμὰ καὶ
ἐμφρακτικὰ οὔτε δείδειν χρὴ ἵνα μὴ ἀπογαιώσῃς αὐτούς.
ψαμμία γὰρ εἰσι καὶ ἔμφραξιν ἐποίησαν καὶ ἐὰν δώσεις ἐκ-
φρακτικὰ καὶ θερμὰ, οἷον τὰ δι᾽ ἀνίσου, διὰ πεπέρεως,
σελίνου, φοῦ καὶ τῶν παραπλησίων, κενοῖς καὶ ἐκφράτ-
τεις αὐτά.

bitavit, quomodo fi haec tepidae fint facultatis, lapidem
comminuere valeant? Cui refpondemus: quum lapis ab
intemperie et vehementi calore induruerit, merito quae
tepentis funt facultatis exhibemus ut intemperiei lapidem
aftruenti contraria, quo multo tempore ipfum attenuemus,
conteramus, fuperemus. Nam tepida ceu minus calida
funt valde calidis contraria. Diureticis ergo et valde ca-
lidis uti non poteris; amplius enim craffam materiam in-
duraveris celeriterque ex ea lapidem formaveris. Quum
vero lapis nondum conftitit neque magnus eft, fed tantum
obftructio fit ab arenis vel craffis et lentis humoribus,
tunc calida et aperientia dabis haud veritus eam mate-
riam lapidescere. Arenulae namque funt quae obftructio-
nem faciunt atque fi aperientia et calida, quale medica-
mentum eft ex anifo et pipere, apium, phu et fimilia de-
deris, eas evacuabis et excludes.

Ed. Chart. X. [536. 537.]   Ed. Baf. IV. (420.)

Κεφάλαιον έ.

Πρὸς τοῖς ἄλλοις ἤδη καὶ περὶ προφυλακῆς βραχέα
διαλαβεῖν, ἵνα μὴ πρὸς τοὺς δυνατῶς ἔχοντας θεραπευθῆναι
πάλιν γένεσις τῶν λίθων γένηται. ἐπεὶ δὲ τῶν λιθιώντων
οἱ μὲν ἐθεραπεύοντο, οἱ δὲ οὐ, μέγιστόν ἐστιν ἐν τῇ προ-
φυλακῇ μετριότης σιτίων καὶ πέψεις χρησταί. αἱ γὰρ
πλησμοναὶ καὶ ἀπεψίαι οὐ μόνον παροξύνουσι τὴν νόσον,
ἀλλὰ καὶ τὴν μὴ οὖσαν γεννῶσι. διὸ μηδὲ πυρῶδες προσ-
φερέσθωσαν, ὃ μέλλει τοὺς νεφροὺς ἢ τὴν κύστιν θερμαί-
νειν. φυλάττεσθαι δὲ προσήκει τά τε σκληρὰ ταῖς οὐσίαις
καὶ δυσδιαίρετα τῶν βρωμάτων τά τε [537] πολυούσια
καὶ πολύτροφα καὶ τὰ ἀθρόοις ἀναδιδόμενα πρὸ τῆς τελείας
πέψεως, τά τε ἐπιπολάζοντα καὶ δυσκόλως ὑποχωροῦντα
καὶ ἐμπνευματοῦντα καὶ παρεμπλαστικὰ ἢ ἄλλως ἐγκαθίζοντα
τοῖς σώμασιν ἐπιμόνως. πονήσασα γὰρ ἡ γαστὴρ ἐπὶ τῶν
τοιούτων σιτίων, μεταδίδωσιν αὐτὰ ἄπεπτα ἥπατι καὶ νε-
φροῖς. καὶ τὸ ἀθρόως δὲ ἄπεπτον ἀπενεχθὲν ἀφνῶς ἔξυ-

Caput V.

Ad caetera jam progrediendum ac de praefervandi
ratione pauca differenda funt, ne qui curationem potenter
confequuti funt, eos lapidum procreatio rurfum adoria-
tur. Quoniam autem calculo laborantium alii curati funt,
alii minime; maximi momenti eft ad praecautionem cum
ciborum moderatio tum probae coctiones. Satietas enim et
cruditas non folum hunc exacerbant morbum, verum etiam
non exiftente procreant. Quapropter nihil ferendum affu-
matur, quod renes aut veficam calefaciat. Cavendum quoque
ab eduliis eft fubftantia duris et aegre dividuis, quae fub-
ftantiam pleniorem habent; quae multum nutriunt; quae
celeriter diftribuuntur ante perfectionem concoctionis; quae
fluitant; quae difficile fecedunt; quae flatus pariunt; quae
vias obftruunt aut aliter corporibus pertinacius adhaere-
fcunt. Nam ventriculus talibus alimentis gravatus cruda
haec jecori et renibus diftribuit quodque crudum confeftim

674 ΓΑΛΗΝΟΥ ΠΕΡΙ ΤΗΣ ΤΩΝ ΕΝ ΝΕΦΡΟΙΣ

Ed. Chart. X. [537.]   Ed. Baf. IV. (420.)

λίζεται καὶ σὺν θορύβῳ διεξελθὸν ἅπαξ καὶ δὶς εἰς τοὺς
νεφροὺς λίθους ὑφίσταται διὰ τὴν τοῦ νεφροῦ χρονίαν μά-
στιξιν. οἶνος δὲ ἔστω πάνυ λεπτὸς καὶ λευκὸς καὶ μὴ πάνυ
παλαιός· οἱ δὲ γλυκεῖς τῶν οἴνων καὶ οἱ μέλανες ἄθετοι
τοῖς λιθιῶσι. χρὴ δὲ καὶ τὸ ὕδωρ παρὰ πᾶσαν τὴν δίαι-
ταν καθαρώτατον εἶναι καὶ διυλισμένον. τὰ γὰρ ποταμιαῖα
καὶ λιμναῖα καὶ πάντα τὰ στάσιμα καὶ βραδύπορα οὐ κε-
νοῦντα τοὺς λίθους ποιήσειαν ἄν. συνιόμως δὲ εἰπεῖν
πᾶσα ἡ δίαιτα ἐπὶ μὲν τῶν ψυχροτέρων τὴν κρᾶσιν καὶ
πολυσάρκων ἀκριβῶς λεπτύνουσα ἔστω. ἐπὶ δὲ τῶν θερ-
μοτέρων καὶ κατίσχνων ἡ μέση τῶν λεπτυνόντων καὶ παχυ-
νόντων. τὸ δὲ κατακορὲς τῶν ἄλλων ἁπάντων φυλάττεσθαι
χρὴ καὶ μάλιστα τῶν γλυκέων καὶ τυρωδῶν τροφῶν καὶ πα-
χέων καὶ γλίσχρων καὶ πιμελωδῶν. ὅθεν καὶ ἀπεψίαν πο-
λεμιωτάτην νομιστέον εἶναι καὶ εἴποτε περιπέσῃ. ἐν τῷ
ὕπνῳ μενέτωσαν ἢ ἡσυχίᾳ παντελῶς καὶ θάλψει τῶν ὑπο-
χονδρίων διὰ τῶν οἰκείων χειρῶν, ἕως οὗ πάντα καλῶς
πεφθῶσι καὶ κάτω ὑπέλθωσιν. ἐν εὐκράτοις δὲ τόποις καὶ

expulfum eft, male trajicitur atque cum tumultu femel
atque iterum ad renes traductum in calculos concrefcit ob
diuturnam renis percuffionem. Vinum autem fit tenue
admodum et album, non valde vetuftum; dulcia vina et
nigra calculofis funt inepta. Aqua vero in univerfa victus
ratione puriffima fit oportet et expurgata. Nam fluviales
paluftres et omnes ftagnantes aquae et quae fegniter fluunt,
quod non expurgentur lapides procreare queunt. At ut
concife loquar, victus omnis frigidioribus temperamento
et carnofis efto valde extenuans; calidioribus et gracilibus
inter extenuantia et craffefcere facientia medius. Ab
aliorum omnium fatietate cavere oportet ac potiffimum
dulcium et cruftaceorum alimentorum et crafforum et len-
torum et adipoforum. Undecunque adverfiffima exifti-
manda eft cruditas, in quam fiquis inciderit, is fomno
diutius aut quieti prorfus indulgeat et hypochondria pro-
priis manibus calefaciat, donec probe cocta fint omnia et
infra fubfidant. In temperatis locis et puro aëre fint

ἀέρι καθαρῷ αἱ διατριβαὶ ἔστωσαν, ἐν οἷς αἱ ὧραι ἄθραυ-
στοι. παραλαμβανέσθωσαν δὲ καὶ χολαί. περίπατοι καὶ
γυμνάσια πρὸς τὴν τοῦ κάμνοντος φύσιν ἔστωσαν σύμμε-
τρα. ἡ γὰρ ἀργία βλαβερά. τὴν δὲ γαστέρα εὔλυτον
ἔχειν ἀεί, εἰ μὴ ἕτερόν τι προσισιάμενον ᾖ. ταύτης γὰρ
καλῶς ὑπιούσης ἀκωλύτως οὐρήσεις γίνονται. ἀλείμμασι
δὲ χρῆσθαι ἐὰν δεῖ καὶ ὅτε δεῖ τοῖς δυσπάθειαν τοῖς τό-
ποις περιποιεῖν δυναμένοις, ὡς εἰσὶ τὰ φοινίσσοντα καὶ
δρώπακες καὶ σιναπισμοὶ καὶ ἡ τῶν αὐτοφυῶν δὲ ὑδάτων
χρῆσις ὠφέλιμος, ἐὰν μηδέν ἐστι τὸ κωλῦον. πεφροντι-
σμένως δὲ ἔχειν τοῦ κατὰ καιρὸν ἐπιτηδείως φλεβοτομεῖν,
εἰ δοκεῖ πλευνάζειν αἷμα. πλεωνάσαν γὰρ εἰ μὴ κενώσειας,
πάντως συῤῥεύσει εἰς τὸ ἀσθενέστερον. ἐπιτήδειον δὲ κα-
θαρσίαις τοῖς κακοχύμοις χρῆσθαι. ἐπὶ δὲ τῶν ποσῶς
ἀτακτούντων καὶ χυμὸν ἄπεπτον οὐ τῇ ἄνω γαστρὶ ἀθροι-
ζόντων πολὺν συνεχῶς ἀπὸ δείπνου ἐμέτωσαν, εἰ μηδέν
ἐστιν αὐτοῖς τι προσισιάμενον. μετὰ δὲ τὴν τοῦ ὅλου σώ-
ματος πρόνοιαν δεῖ τοπικῶς καθαίροντα φάρμακα προσφέ-

confuetudines quibus horae funt integrae; irae promovean-
tur, deambulationes et exercitationes ad aegrotantis natu-
ram commoderatae fint, defidia namque noxia. Alvum
liberam habere perpetuo oportet nifi quid aliud obfiftat,
quum enim haec probe excernit libere profluent urinae.
Unctionibus autem fi uti oporteat et quum oportet, fint
quae partes ab affectu tueri queant, ut fint phoenigmi,
dropaces et finapifmi. Aquarum etiam fponte natarum ufus
prodeft, fi nihil prohibeat. Accurate vero perpendenti,
quum tulerit tempus, opportune vena fecanda eft fi fan-
guis exuberare videatur, qui namque exuberat, eum nifi
vacuaveris, in partem imbecilliorem omnino confluet. Sed
purgationibus uti neceffarium eft in iis, qui pravis fcatent
humoribus. Qui aliquantulum inordinate degunt humo-
remque crudum in fuperiori ventriculo multum colligunt,
ii frequenter a coena evoment, nifi quid ipfis obftiterit.
Poft adhibitam univerfo corpori providentiam per locos
communes offerenda funt medicamenta quae renes expur-

676 ΓΑΛΗΝΟΥ ΠΕΡΙ ΤΗΣ ΤΩΝ ΕΝ ΝΕΦΡΟΙΣ

Ed. Chart. X. [537. 538.]   Ed. Baf. IV. (420.)

ρειν, οἷον τὰ ἐκφρακτικὰ καὶ οὖρα παχύτατα καὶ γλίσχρα
καὶ δυσώδη καὶ πολλὰ ἀπό τε φλεβῶν, νεφρῶν, οὐρητήρων
καὶ κύστεως ἄγοντα, ὡς σκολύμου ῥίζης ἀφέψημα καὶ τὰ
προειρημένα. πολλάκις δὲ καὶ διουρητικὰ χρήσιμα. ταῦτα
μὲν οὖν κοινῶς εἰς ὑπόμνησιν πᾶσιν ἀνθρώποις καὶ οὐκ εἰς
τελείαν διδασκαλίαν ἐκτέθεινται. σοὶ δὲ καὶ τούτου ἕνεκα
χάρις, ἐπεὶ καὶ τὸ πᾶν διὰ σέ. ἐπεὶ δὲ οὐκ ἀρκούμεθα
ἐκ μόνης τῆς διαθέσεως τελείαν ἀπαλλαγὴν καὶ ἀκριβῆ κα-
ταλαβέσθαι, ἀλλὰ καὶ τῶν συστοίχων ἔτι δεόμεθα, χρὴ καὶ
τούτων ἔτι μνημονεῦσαι. ἐξαλλάττεται γὰρ ἡ θεραπεία
κατὰ τὰς διαφόρους αἰτίας, ἡλικίας, χώρας, ὥρας, ἕξεις
[538] τε καὶ διαθέσεις, ἤθη, ἔθη, κράσεις, εὐαισθησίας,
δυσαισθησίας, μορίων ἐναλλαγὰς, θέσεις καὶ ἕτερά τινα.
ὥστε χρὴ τῷ ἀρίστῳ ἰατρῷ ἀκριβῶς εἰδέναι τὸ κατὰ φύ-
σιν. ὃς γὰρ ἀκριβῶς οἶδε τὸ κατὰ φύσιν, ταχέως εἴσεται
καὶ τὸ παρὰ φύσιν. ἐπεὶ οὐ μόνον τὰ προειρημένα αἴτια
ἐξαλλάττουσι τὴν θεραπείαν, ἀλλὰ καὶ αἱ ἰδιότροποι φύσεις,
ἐφ᾽ ὧν οὐχ ἁρμόζει τὰ ἐπὶ πλεῖστον δοκιμασθέντα φάρμακα.

gent, ut aperientia quae urinas craſſiſſimas, lentas, foeti-
das et copiofas a venis, renibus, ureteribus et veſica edu-
cunt, ut funt radicis cardui decoctum et alia praedicta.
Saepenumero etiam ufui funt quae urinas movent. Haec
itaque communiter ad memoriam cunctis hominibus ne-
que ad perfectam doctrinam expofita funt. Sed tibi gra-
tia eſt habenda, quoniam propter te funt omnia tradita.
Quum autem mihi non ſit fatis, ex folo affectu perfectam
et accuratam curationem affequutum fuiffe, fed nos prae-
terea aliis genera fimilibus indigere, eorum iterum memi-
niffe oportet. Variatur enim curatio pro diverfis caufis,
aetatibus, regionibus, anni tempeflatibus habitibusque et
difpofitionibus, moribus, confuetudinibus, temperamentis,
fenfus facilitate et difficultate, partium permutationibus,
pofituris et quibusdam caeteris. Quamobrem optimum
medicum accurate id nofte oportet, quod fecundum natu-
ram eft. Qui namque quod fecundum naturam eft exqui-
fite novit, quod praeter naturam eft celeriter agnofcet.

πολλάκις γὰρ ἀποτυγχάνουσι. τούτου ἔνεκα παρατηρεῖν
χρή, κἂν μὴ ὑπακούοι τῆς Θεραπείας διὰ τὴν ἰδιότητα
τῆς φύσεως ἢ τὴν τοῦ πάθους κατασκευὴν ἤ τι ἄλλο τού-
των, ἀφιέμεναι μεταβαίνειν ἀναγκαῖον ἐπὶ τὰ πάντως ὠφέ-
λιμα. τοῦτο δὲ μηδὲ μόνον ἐπὶ φαρμάκων, ἀλλὰ καὶ ἐπὶ
τῶν ἄλλων ἁπάντων βοηθημάτων τε καὶ ἑτέρων τινῶν ἀρ-
ρήιων οὐ πάντες οἱ τὴν τέχνην κατερχόμενοι, εἰ καὶ ἴσως
ἐλλογιμώτεροι τῶν ἄλλων, ἀλλ᾿ οἱ ἀεὶ προσκαθήμενοι καὶ
τὰ κινήματα τῆς φύσεως ἀνιχνεύοντες. εἰ δὲ καὶ τὰ ἀπὸ
τοῦ τεχνικοῦ στοχασμοῦ ἀποτυγχάνουσι φάρμακα δι᾿ ἄρρη-
τόν τι καὶ ἴδιον, δεῖ διὰ τὴν τοῦ καιεπείγοντος σφοδρότητα
ἐπὶ τὰ τῶν παλαιῶν ἄρρητα καὶ καθ᾿ ὅλην τὴν οὐσίαν ἐνερ-
γοῦντα χωρεῖν, ἃ ἐκ πείρας καὶ ἀλόγου τριβῆς εὑρημένα εἰ-
σὶν, ὡς τρωγλοδύτου καὶ λαγωοῦ δέρμα κεκαυμένον καὶ αἷ-
μα τράγειον ἢ ἕτερα ἄπειρα ἁπλᾶ τε καὶ σύνθετα. ὧν καὶ
τὰ πλείω βδελυρὰ, ἃ ἡ ἄλογος τριβὴ ἐφεῦρεν ἢ ἐκ φύσεως

Quum autem non folum praedictae caufae curationem va-
riant, verum etiam peculiares naturae, propter quas me-
dicamenta ut plurimum probata haud congruunt; plerum-
que enim funt irrita. Cujus rei gratia obfervare oportet,
quae nifi curationi obtemperent ob naturae proprietatem
vel affectus apparatum vel aliud quidpiam, his relictis ad
alia plane utilia transire necefarium eft. Idque non fo-
lum in medicamentis, verum etiam aliis omnibus cum
auxiliis tum vivendi inftitutis faciendum eft. Verum com-
memoratas prius proprietates et alia quae narrata non
funt, non omnes qui ad artem accedunt, etiamfi caeteris
argutiores fint, fed qui perpetuo laborantibus affident
naturaeque motus explorant, affequuntur. Quod fi ob ab-
ditam et propriam facultatem artificialem conjecturam
medicamenta fallant, oportet propter rei prementis vehe-
mentiam ad veterum abdita et a tota fubftantia agentia
defcendere, quae experimento et irrationali exercitatione
comperta funt, ut paffer troglodytes, leporina pellis cre-
mata, fanguis hircinus et alia infinita tam fimplicia quam
compofita medicamenta; quorum multa abominanda funt,

Ed Chart. X. [538.]   Ed. Baf. IV. (420. 421.)

ἢ ἐκ τύχης ἢ αὐτοσχεδίου ἢ ἐκ τοῦ μιμητικοῦ ἢ ἐξ ὀνει-
ράτων ὡς ὁ τρωγλοδύτης ἢ ἐκ χρησμῶν ἢ ἐκ μαθήσεως ἢ
ἐξ ἑτέρων τινῶν, ἐξ ὧν συνέστηκεν ἡ ἐμπειρική. ἐπεὶ δὲ
ἄῤῥητα πάντα ταῦτα καθ᾽ ἡμᾶς, οὐ δεῖ ἐπὶ τούτοις μέγα
θαῤῥεῖν διὰ τὸ ἀγνοεῖν τὸν τρόπον τῆς αὐτῶν ὠφελείας.
εἰ δέ ποτε προσφέρομεν διά τινα βίαν, οὐ δεῖ καταχρῆσθαι
τούτοις, ἵνα μὴ ὡς ἀῤῥήτως ἡμᾶς ὠφελοῦντα καὶ ἀῤῥήτως
βλάψωσι. δεῖ δὲ τὸν μέλλοντα κατὰ λόγον πράττειν ἰατρὸν
κατὰ τὰς δραστικὰς ποιότητας, δυνάμεις τε καὶ ἐνεργείας
σεμνύνεσθαι τὸ θαῤῥεῖν, ὡς εἰδότα διὰ τῆς μεθόδου τὴν
δύναμιν θερμοῦ τε καὶ ψυχροῦ, ξηροῦ τε καὶ ὑγροῦ, τῶν τε
στρυφνῶν, αὐστηρῶν, ὀξέων, γλυκέων, ἁλυκῶν, πικρῶν, δρι-
μέων, ἀποίων, παχυμερῶν τε καὶ λεπτομερῶν, τήν τε ἐνέρ-
γειαν τῶν ἐκφρακτικῶν ἐπισπαστικῶν, ἐμπλαστικῶν καὶ
τῶν λοιπῶν κατὰ μέρος. ἐπεὶ δὲ ὡς ἐπὶ τὸ πολὺ ῥητὴ ἡ
τῶν θρυπτόν- (421) των τοὺς λίθους ὕλη, μᾶλλον τούτοις

quae exercitatio irrationalis invenit vel natura vel fortuna
vel ex tempore vel imitatione vel in fomnio vel oraculis
vel traditione vel aliis quibusdam ex quibus empirice
conftat. Quum autem abdita haec omnia apud nos fint,
in his non magnopere fidendum eft, quod utilitatis eorum
ratio ignoretur. Quod fi ob quandam neceffitatem his
utamur, his abutendum non eft, ne quemadmodum abdita
facultate nos juvarunt, abdita quoque laedant. Qui autem
evafurus eft medicus, eum ratione agere oportet et in iis,
quae manifefte agunt, qualitatibus, facultatibus et actioni-
bus gloriofe verfari et fiduciam ponere; quemadmodum et
noffe methodi facultatem calidi, frigidi, ficci, humidi;
acerborum quoque, aufterorum, acidorum, dulcium, falfo-
rum, amarorum, acrium, qualitatis expertium; nec non
quem effectum praeftent quae craffarum funt partium, quae
tenuium, quae aperiunt, quae attrahunt, quae emplaftica
funt et alia figillatim. Quoniam vero utplurimum conte-
rentium lapides medicamentorum materia manifefta ac de-
finita eft, hac uti magis oportet, quam quorum facultas

δεῖσθαί γε δέον ἢ τοῖς ἀρρήτοις, οἷον δαμασωνίῳ, πετροσε-
λίνῳ, πολυτρίχῳ καὶ τοῖς ὁμοίοις κατὰ δύναμιν τούτοις.
ἀλλὰ καὶ τὰ χλιαρὰν ἔχοντα δύναμιν οὐκ ἄθετα εἶδος. καὶ
ταῦτα δὲ διὰ τὸ, ὡς ἐπὶ τὸ πολὺ ἀποτυγχάνειν δεῖ καὶ
ἡμᾶς τοὺς Χριστιανοὺς ἐπὶ τὰ καθ᾽ ἡμᾶς μέγιστα καὶ κυ-
ρίως μυστηριώδη χωρεῖν. τούτοις γὰρ ἐγὼ πιστεύω καὶ
ὁμολογῶ μὴ μόνον τὰ σωματικὰ πάθη καὶ ἀπηγορευμένα
περὶ πάντων τῶν ἰατρῶν φυγαδεύεσθαι, ἀλλὰ καὶ ψυχικὰ
τελείως ἀφανίζεσθαι. λοιπὸν τὸν λόγον ὡς τὴν ὑπόθεσιν
ἰδικῶς πρὸς σὲ τρέπομεν.

[539] Κεφάλαιον στ'.

Πολλῶν ὄντων τῶν τῆς ὑγείας περιποιητικῶν ἀπὸ τρο-
φῆς ἀναγκαίας ἀρκτέον. τοῖς μὲν γὰρ ἄλλοις βοηθήμασιν
οὐκ ἐν παντὶ καιρῷ χρώμεθα, τροφῆς δὲ χωρὶς οὐχ οἷόν
τε ζῆν οὔτε ὑγιαίνοντας οὔτε νοσοῦντας. ἐπεὶ δὲ μία ἐστὶν
ἀσφαλεστέρα ἡ ἐπιτομωτάτη ὁδὸς εἰς ἀπαλλαγὴν τοῦ πά-
θους ἡ δίαιτα. ἡ δὲ τῶν ἄλλων φαρμάκων κατάχρησις καὶ

eſt abdita; veluti damaſonio, petroſelino, polytricho et
his facultate ſimilibus; ſed et quae tepidam habent facul-
tatem ſpecie haud improbanda. Atque haec quum multo-
ties fuerint irrita, decet etiam nos Chriſtianos ad maxima
quae apud nos ſunt vere arcana confugere. His enim
ego credo et confiteor non ſolum corporis affectus et de
quibus omnes medici deſperarint, fugari; verum etiam
animi pathemata penitus exſtirpari. Reliquum ſermonem
ad te peculiariter tanquam hypotheſin convertemus.

Caput VI.

Quum multa ſint, quae ſanitatem tuentur inſtaurant-
que, ab alimento neceſſario exordiendum eſt; nam aliis
auxiliis quocunque tempore non utimur, ſed citra alimen-
tum neque ſani neque aegrotantes vivere plane non poſ-
ſumus. Quoniam vero unica tutior eſt et compendioſiſſima
via ad affectus propulſationem victus ratio, aliorum medi-

ἐπαλληλία πολλοῖς πολλάκις οἶδα ἐπιτρίβεσθαι νόσους. τοί-
νυν ἐπειδὴ θερμοτέρας καὶ ὑγροτέρας κράσεως μετείληφας,
ἥλιε τῆς ἐμῆς ψυχῆς, καὶ ἡλικίας παιδικῆς καὶ δυνάμεως
ἀσθενοῦς καὶ ἕξεως ἰσχνῆς καὶ σχέσεως ἀραιᾶς καὶ πρὸς
τούτοις εὐαισθησίας, δεῖ σε διὰ μὲν τὴν κρᾶσιν καὶ τὴν
ἡλικίαν τὴν ἕξιν τε καὶ σχέσιν λαμβάνειν τὰ ὅμοια κατὰ
ποιότητα ἐν τροφαῖς καὶ πόμασι καὶ ὅσα πέψαι δύνῃ, διὰ
δὲ τὴν ἀσθένειαν τῆς δυνάμεως ὀλίγας καὶ πολλάκις. ὀλίγα
μὲν διὰ τὴν ἀσθένειαν. πρὸς γὰρ τὸν ἐργάτην δεῖ εἶναι
καὶ τὸ φορτίον. πολλάκις καὶ διὰ τὴν κατεπείγουσαν χρείαν.
τοὺς γὰρ γυμναστὰς καὶ ὁδοιπόρους πολεμιστάς τε πάντας
τοὺς τὰ σφοδρὰ γυμνάσια μετιόντας καὶ ἀμέμπτως ὑγιαί-
νοντας οὐκ ἐγχωρεῖ διακρίνειν, ἃ δεῖ προσφέρεσθαί τε καὶ
σιτία καὶ ποτά. χρῆσθαι γὰρ ἀναγκαῖον αὐτοῖς οἷα ἂν εὐ-
πορήσωσιν. οὐ μόνον δὲ τούτοις δεῖ οὕτως διαιτᾶσθαι,
ἀλλὰ καὶ τοὺς ἐν ἀσχολίαις πολιτικαῖς ὄντας ἢ τῷ καλου-
μένῳ περιστατικῷ βίῳ. ἐπεὶ δὲ σήμερον ἰδιοπραγῇ, τοῦ

camentorum abufus et permutatio multis, ut plerumque
confpexi, morbos invexerunt. Quum itaque calidius et
humidius temperamentum fortitus fis, fol animae meae, et
aetatem puerilem, vires imbecillas; habitum gracilem, dif-
pofitionem raram, praetereaque exquifitum fenfum, tibi ob
temperamentum, aetatem, habitum et difpofitionem qua-
litate fimilia tum alimenta tum poculenta et quaecunque
poffis concoquere, affumenda funt; fed ea ob virium im-
becillitatem pauca et faepe; pauca quidem ob imbecilli-
tatem, bajulo namque per onus idoneumque effe decet;
faepe vero ob urgentem ufum. Athletis enim, viatoribus,
militibus et quibuscunque valida exercitia obeuntibus et
citra laefionem valentibus non conceditur eligere tum ci-
baria, tum pocula, quae afferenda funt; his enim uti ne-
ceffe eft, quae fuppetunt. At hi non tantum ita debent
vivere; verum etiam qui urbanis negotiis impliciti funt,
aut vitam ducunt laboriofam, periftaticam vocatam. Quo-
niam vero hodie res tuas quietus agis, hieme comedes

Ed. Chart. X. [539.]   Ed. Baſ. IV. (421.)

μὲν χειμῶνος ἐσθίειν ὡς πλεῖστα. πλεῖστα δὲ λέγω οὐ πρὸς
τὴν δύναμίν σου, ἀλλὰ πρὸς τὰς λοιπὰς ὥρας. τοῦτο καὶ
Ἱπποκράτης ὁ τῆς ἡμετέρας τέχνης καθηγητὴς φησι. θέ-
ρους καὶ φθινοπώρου σιτία δυσφορώτατα φέρουσι, χειμῶ-
νος ῥῇστα, ἦρος δεύτερον. ὁ αὐτὸς πάλιν ἐν ἑτέρῳ λέγει.
αἱ κοιλίαι χειμῶνος καὶ ἦρος θερμότεραι φύσει καὶ ὕπνοι
μακρότατοι. ἐν ταύταις οὖν ταῖς ὥραις καὶ τὰ προσάρ-
ματα πλείω δοτέον. καὶ γὰρ τὸ ἔμφυτον θερμὸν πολὺ, τρο-
φῆς οὖν πλείονος δέονται. σημεῖον αἱ ἡλικίαι καὶ οἱ ἀθλη-
ταί. πίνειν δὲ καὶ ἐλάχιστα πρὸς τὰς λοιπὰς ὥρας. εἶναι
δὲ τὸ πόμα οἶνον λευκὸν καὶ λεπτὸν καὶ μὴ ἄγαν παλαιόν.
τὰ δὲ ὄψα ἐν ταύτῃ τῇ ὥρᾳ ὡς ἐπὶ τὸ πλεῖστον ὀπτά.
τῶν δὲ λαχάνων καὶ τῶν ὀσπρίων ὀλίγον χρῆσθαι. ταῦτα
δὲ τὰ ὡς ἐπὶ τὸ πλεῖστον θερμὰ καὶ ξηρὰ οὐ διὰ τὴν κρᾶ-
σιν καὶ τὴν ἡλικίαν δεῖ σε λαμβάνειν, ἀλλὰ διὰ τὴν ἀμε-
τρίαν τῆς κατὰ τὴν ὥραν κράσεως. ὅταν δὲ τὸ ἔαρ ἐπι-
λαμβάνῃ, χρὴ τὸ πόμα πλέον καὶ ὑδαρέστερον κατ᾿ ὀλίγον
προσίεσθαι καὶ τὰ σιτία μαλακώτερα καὶ ὀλιγώτερα εἶναι.

plurima; plurima dico non pro tuis viribus, fed pro re-
liquarum anni tempeſtatum ratione. Id et Hippocrates
noſtrae artis princeps imperat: aeſtate et autumno cibos
graviſſime ferunt, hieme facillime, vere minus. Idem
rurſus in alio ait: ventres hieme et vere calidiſſimi
natura ſunt et ſomni longiſſimi. In his itaque tempeſta-
tibus plura alimenta exhibenda ſunt; etenim calor innatus
multus eſt, ideo pleniori alimento indigent. Indicio ſunt
aetates et athletae. Bibendum quoque pauciſſimum pro
caeterarum anni tempeſtatum ratione. Sitque potus vi-
num album et tenue neque admodum vetus. Opſonia eo
tempore ut plurimum cocta ſunt. Oleribus et legumi-
nibus parce utendum. Haec autem frequentius calida et
ſicca nos propter temperamentum et aetatem accipienda
ſunt, ſed propter tempeſtatis ametriam. Succedente vere
potus uberior dilatiorque paulatim admittendus et eſcu-
lenta molliora et pauciora. Opſonia quoque ex aſſis in

Ed. Chart. X. [539. 540.]   Ed. Baf. IV. (421.)

καὶ τὰ ὄψα ἐκ τῶν ὀπτῶν ἑφθὰ ποιεῖσθαι καὶ λάχανα κα
τάλληλα. ἐπὶ δὲ τὴν τούτων μετάληψιν οὐκ ἀθρόως, ἀλλὰ
κατὰ μέρος δεῖ σε προσέρχεσθαι ἵνα μὴ ἐκ τῆς ἀθρόας
μεταβολῆς βλαβήσῃ, ὡς Ἱπποκράτης φησί. τὸ κατὰ πολὺ
καὶ ἐξαπίνης κενοῦν ἢ πληροῦν ἢ θερμαίνειν ἢ ψύχειν ἢ
ἄλλως ὁκωσοῦν τὸ σῶμα κινέειν σφαλερόν. καὶ γὰρ πᾶν
τὸ πολὺ τῇ φύσει πολέμιον. τὸ δὲ κατ' ὀλίγον ἀσφαλές.
καὶ ἄλλως καὶ ἤν τις ἐφ' ἕτερον μεταβαίνῃ. πλεῖον λέγω
καὶ [540] ὑδαρέστερον τὸ πόμα εἶναι, οὐ πλεῖστον δὲ οὐδὲ
ὑδαρέστατον. τὸ γὰρ πλεῖσιον καὶ ὑδαρέσιατον τῷ θέρει
κελεύω πίνειν γε ὡς ἐναντίον τούτου. τὸ γὰρ ἔαρ ὥσπερ
ἐν τῷ μεταξὺ τῶν ἄκρων ἔχει, οὕτως καὶ διαίτης μέσης
δεῖται. αὕτη γὰρ ἡ δίαιτα πρόσφορός σοι μὴ μόνον τῇ
ὥρᾳ, ἀλλὰ καὶ τῇ κράσει καὶ τῇ ἡλικίᾳ πρόσεστι. καὶ ἐν
τῷ ἔαρι ταύτης ἔχεσθαι δεῖ σε. ἐν δὲ τοῖς λοιποῖς καιροῖς
ὀλίγον τῶν ἐναντίων οὐ διὰ τὴν ἡλικίαν καὶ κρᾶσιν, ἀλλὰ
διὰ τὴν τῶν ὡρῶν δυσκρασίαν. ὥσπερ αἱ διαφοραὶ τῶν

elixa commutanda. Olera etiam confequenti ferie ufurpanda. Verum ad horum translationem non univerfe, fed
particulatim te accedere oportet, ne ex univerfa ac fubita
mutatione laefionem fubeas, ut loquitur Hippocrates: confertim et repente vacuare vel implere vel calefacere vel
refrigerare vel utcunque aliter corpus movere, periculofum;
nam omne nimium naturae inimicum eft; verum quod
paulatim fit, fecurum eft, cum alias, tum maxime fiquis
ab alio ad aliud transierit. Uberiorem dico et aquofiorem
potum, non plurimum neque aquofiffimum. Plurimum
enim et aquofiffimum aeftate prout impero bibatur, quod
tempus hiemi contrarium eft. Ver autem ut inter haec
duo extrema medium eft, ita mediam quoque vivendi rationem requirit. Haec autem vivendi ratio tibi conducit,
non ob anni tempus folum, fed ob tuum etiam temperamentum atque aetatem. Haecque verno tempore vivendi
ratio tibi fervanda eft; ceteris autem anni tempeftatibus
paulo diverfa, non propter aetatem tuam et temperamen

Ed. Chart. X. [540.]   Ed. Baf. IV. (421.)

ωρῶν διάφορον ἐνδείκνυται δίαιταν, οὕτως καὶ αἱ τοῦ σώ-
ματος ἕξεις. τοὺς μὲν πολυσάρκους καὶ μαλακοὺς καὶ ψυ-
χροὺς καὶ ὑγροὺς ὡς ἐπὶ τὸ πλεῖστον ξηροτέρας δεῖσθαι
τροφῆς. τοὺς δ' ἐναντίον ἔχοντας τῆς ἐναντίας. ἐπεὶ δὲ
σὺ ὡς ἐπὶ τὸ πλεῖστον μέσου καὶ εὔκρατον, εὔκρατον δεῖ σε
τὸ πλεῖστον τοῦ χρόνον διαιτᾶσθαι δίαιταν. τὰ γὰρ κατὰ
φύσιν ὡς ἐπὶ τὸ πλεῖστον τῶν ὁμοίων δεῖται, τὰ δὲ παρὰ
φύσιν τῶν ἐναντίων. ἡ γὰρ τῶν παίδων κρᾶσις θερμή ἐστι
καὶ ὑγρὰ καὶ δυναμένης τῆς αὐξήσεως καὶ διαπλάσεως ἐν
ἑτέρᾳ κράσει γενέσθαι ἢ ἐν τῇ παιδικῇ, διὰ τοῦτ' οὖν χρὴ
λαμβάνειν σε ὁμοίως τροφὰς καὶ πολλάς, ἵν' ἐθίσῃς πολλὰ
καὶ παντοδαπὰ πέπτειν. οὕτω γὰρ εὐρύχωρον τὴν γαστέρα
καὶ τὸ ἧπαρ ἀπεργάσεται ἡ φύσις καὶ πάντα τὰ μόρια. εἰ
καὶ πλεῖον πρὸς ὑγιεινὴν ἕξεις ποτὲ τὸ ὑγρὸν, ὅμως οὐ χρὴ
σε ξηραίνεσθαι, καθάπερ ἐπὶ τῶν ἄλλων. ἡ γὰρ ξηρότης
ἐναντιοῦται τῇ αὐξήσει, τούτου χάριν τὰ ξηραίνοντα καὶ
θερμαίνοντα καὶ λεπτύνοντα φευκτέον ἐπί σε. ὥστε ἀβλα-

tum folum, fed et tempeſlatum anni intemperiem. Quem-
admodum vero tempeſlatum differentiae differentem victus
rationem indicant, ita et corporis habitus. Carnoſi ſiqui-
dem et molles frigidique et humidi ut plurimum ſiccius
alimentum poſtulant; qui contrario modo ſe habent con-
trarium. Tibi vero, quod utcunque medio ſis et probe
temperato habitu, majori plerumque tempore victus ratio
temperata ſequenda eſt. Quae namque ſecundum naturam
ſunt, utplurimum ſimilibus indigent; quae praeter natu-
ram, contrariis. Nam puerorum temperamentum calidum
eſt et humidum, quum nequeat incrementum et confor-
matio alio in temperamento fieri quam puerili. Ob id
igitur ſimilia te oportet et copioſa alimenta uſurpare,
quo multa et varia concoquere aſſueſcas. Ita enim natura
ventrem et jecur ampla et capacia efformabit et alias
partes. Quod ſi plus humiditatis habeas quam pro ſani-
tate tuenda deceat, non tamen ut ceteri ſiccari debes.
Nam incremento adverſatur ſiocitas. Hujus rei gratia tibi
vitanda ſunt quaecunque exſiccant, calefaciunt et exte-

Ed. Chart. X. [540.]   Ed. Baf. IV. (421.)

βῶς φέρῃ ἡ κατά σε φύσις ταῦτα. οἱ δὲ γέροντες διὰ μὲν
τὰ στερεὰ μόριά εἰσι οἱ ψυχροὶ καὶ ξηροί. διὰ δὲ τὰ πε-
ριττώματα ψυχροὶ καὶ ὑγροί. καὶ χρὴ διὰ μὲν ψυχρότητα
τῶν στερεῶν τὰ ἐναντία τῶν ἐναντίων ἔχεσθαι, ἔν τε σι-
τίοις καὶ πόμασι καὶ τοῖς λοιποῖς. κένωσιν δὲ τῶν κατ᾽
ἀλλήλων διὰ τὰ αὐτὰ περιττώματα. ἡ δὲ τροφὴ ἐπ᾽ αὐ-
τῶν ὀλίγη ἔστω διὰ τὴν ἀσθένειαν τῆς δυνάμεως, ὡς Ἱπ-
ποκράτης εἶπε. τὰ αὐξανόμενα πλεῖστον ἔχει τὸ ἔμφυτον
θερμόν. πλείστης οὖν δεῖται τροφῆς. ἢν δὲ μὴ, τὸ σῶμα
ἀναλίσκεται. γέρουσι δὲ ὀλίγον θερμὸν, διὰ τοῦτο ἄρα
ὀλίγων ὑπεκκαυμάτων δέονται. ὁ αὐτὸς πάλιν. γέροντες
εὐφορώτατα νηστείην φέρουσι. διαφέρουσιν οἱ ἄρτοι τῇ
ὕλῃ, τῇ ζυμώσει καὶ τῇ ὀπτήσει. καὶ ὁ μὲν πρῶτος αὐ-
τῶν ὀνομάζεται σιλιγνίτης· ὁ δὲ ἐφεξῆς αὐτῷ σεμιδαλίτης.
τρίτος δὲ ὁ αὐτόπυρος, ὃς καὶ συγκόμιστος. καὶ τέταρτος
ὁ πιτύριος. ἐγὼ δὲ καὶ τὰς τούτων βλάβας καὶ ἐνεργείας
λέξω. τροφιμώτατος μὲν αὐτῶν ἐστι πάντων ὁ σιλιγνίτης

nuant; ut haec innoxie tua propria natura ferat. Senes
autem propter partium duritiem frigidi funt et ficci; pro-
pter excrementa frigidi et humidi. Itaque ipfi partium
quidem folidarum frigiditate contrariorum contraria po-
ftulabunt, in cibariis, poculentis et reliquis; evacuationem
vero pro viciffitudine commodam propter eadem excre-
menta. In his paucum nutrimentum defideratur ob vi-
rium imbecillitatem, ut Hippocrates tradidit. Qui cre-
fcunt plurimum habent calorem innatum, plurimo igitur
alimento indigent, alioqui corpus abfumitur; fenibus au-
tem parum innati caloris ineft, paucis fane propterea
fomitibus indigent. Et ipfe rurfus: fenes facillime jeju-
num ferunt. Panes differunt materia, fermentatione et
ratione coquendi. Eorum primus filigineus nominatur;
fecundus fimilagineus, tertius cibarius feu comportatus,
quartus furfuraceus. Ego vero eorum noxas et effectus
docebo. Inter eos omnes plurimi eft alimenti filigineus,
qui et diutiffime in corpore moratur et efficaciffimus eft.

Ed. Chart. X. [540. 541.] Ed. Baf. IV. (421. 422.)

καὶ ἐπιμονώτατος καὶ δυναμώτατος, δεύτερος δὲ κατὰ πάντα
ὁ σεμιδαλίτης. ἥττων δὲ τούτων ὁ μέσος καὶ συγκόμιστος.
πάντων δ᾽ ἀσθενέστερος ὁ πιτυρίας. σὺ δέ, ὥστε μία μοι
κεφαλὴ, ὑγιαίνων μὲν χρῶ τῷ σιλιγνίτῃ. εἰ δὲ καὶ νεφρῖ-
τις γένηταί σοι, ὅπερ ἀπέχομαι ἐν νόσῳ ὑπὸ ταύτης κατ-
έχῃ, ἐὰν ὄρεξίς νύτιη σε, ἀβλαβῶς χρῶ τοῖς πιτυρίαις καὶ
τοῖς μέσοις αὐτῶν, εἰ μηδέν τι προσιστάμενον εἴη, πρόσ-
φορος οὗτός σοι πλέον, ὀλιγότροφος ὢν καὶ περίττωμα ἐν
τῇ γαστρὶ [541] ποιεῖν εἰωθώς. διὰ τοῦτο καὶ ῥᾳδίως
ὑπερχόμενος. τῆς γὰρ ῥυπτικῆς δυνάμεως τὸ πίτυρον μετέ-
χει καὶ τοῦτο ταχέως διαχωρεῖ, πρὸ τὴν ἔκκρισιν ἐρεθιζο-
μένων τῶν ἐντέρων. τὴν γαστέρα γὰρ εὔλυτον ἔχειν ἀεὶ
καλόν. ταύτης γὰρ καλῶς ὑπιούσης (422) καθαρώτεραι αἱ
οὐρήσεις γένοιντο ἄν. οἱ δὲ ἕτεροι ὅ τε σιλιγνίτης καὶ ὁ
σεμιδαλίτης, τοὐναντίον ἐφεκτικοὶ, δυσέκκριτοι καὶ ἐμφρα-
κτικοὶ ἥπατός τε καὶ νεφρῶν, εἰ καὶ πολύτροφος καὶ δυνα-
μικώτεροι. ἀπὸ δὲ τῶν πτηνῶν τὰ μέσα τῶν λεπτυνόντων
καὶ παχυνόντων. εἰσὶ δὲ ταῦτα πέρδικες, ἀτταγῆνες, ἀλε-

Inter omnes fecundum ordinem obtinet fimilagineus. His
inferior eft medius comportatus. Omnium imbecillimus
furfuraceus eft. Tu autem unicum mihi caput quum fa-
nitate frueris, filigineo utitor; quum dolor nephriticus te
infeftat, quod nolim, in morbo ab hoc abftine; et fi te
moveat edendi defiderium, furfuraceis mediisque citra lae-
fionem utere: nam id genus utilius tibi eft, nifi quid pro-
hibeat, quod pauci fit nutrimenti et in ventre facit ex-
crementa, quibus ad excretionem defcendit expeditius.
Nam detergentis facultatis ut furfur eft particeps, quam-
obrem celerius dejicietur inteftinis ad excretionem irrita-
tis. Alvum namque folutam habere perpetuo bonum eft.
Quum enim perbelle is fubducitur, urinae puriores reddi
queunt. Panes reliqui filigineus et fimilagineus contrario
modo alvum fiftunt, ejus excretionem retardant et hepa-
tis et renum obftructiones moliuntur, etiamfi multum nu-
triant magisque roborent. Ex volucribus inter attenuan-
tia et incraffe facientia laudantur. Sunt autem haec

Ed. Chart. X. [541.]   Ed. Baf. IV. (422.)

κιρνόνες, ἀλεκτορίδες, περιστεραὶ καὶ τῶν φασιανῶν ζώων
πλῆθος καὶ τῶν στρουθῶν καὶ μᾶλλον τῶν ἄλλων οἱ πυρ-
γίται καλούμενοι. φυσικὴν γὰρ ἐνέργειαν κέκτηνται. ἀπὸ
δὲ τῶν πιζῶν τὸ χοίρειον κρέας εὐχυμώτατον καὶ πάντων
μάλιστα ἀνθρώποις οἰκειότατον καὶ τροφιμώτατον, διὰ τοῦτο
καὶ δυναμικώτατον. γλίσχρον δέ τι καὶ παχὺ ἔχει. πλεο-
νάζοντος γοῦν ἐν ταῖς ἐδωδαῖς αὐτοῦ ἐμφρακτικὸν ἥπατός
τε καὶ νεφρῶν καὶ χρὴ ἐκ μακρῶν διαλειμμάτων τούτου
ἀπέχεσθαι. τῶν δὲ μικρῶν χοιρείων κρεῶν ἐὰν ὀλίγῳ καὶ
συχνῶς, οὐδὲν βλαβήσῃ. φευκτέον δὲ καὶ τὸ τῆς ἐλάφου
ὡς σκληρὸν καὶ δύσπεπτον καὶ μελαγχολικόν, καὶ τὸ τῶν
προβάτων ἐκ διαλειμμάτων ὡς περιττωματικώτερον καὶ
κακόχυμον. τὸ δὲ ἀρνῶν καὶ ἐρίφων ὁσάκις ἂν βουλη-
θείης. ἀπὸ δὲ τῶν ἐνύδρων ζώων οἱ πετραῖοι καλούμενοι
ἰχθύες λυσιτελεῖς σοι γενήσονται προσφερόμενοι αὐτοί· εἰσὶ
δὲ ταῦτα κωβίοι, τρίγλαι, σελάχια καὶ τὰ λοιπὰ εὔχυμα.
καί τινα τῶν πελαγίων καὶ τὰ μαλακόστρακα, ἀστακοί,
πάγουροι, καρκίνοι, κάραβοι, καραβίδες καί τινα τῶν

perdices, attagenes, galli, gallinae, columbi et phaſianorum
animalium multitudo et paſſerum et ante alias quae tor-
ritae vocantur; naturalem enim efficaciam ſortiuntur. E
terreſtribus optimi ſucci eſt caro ſuilla et omnium ma-
xime hominibus familiaris, maxime nutritia proindeque
maxime roborans, ſed lentum quid habet et craſſum,
quum autem haec in eduliis copioſior eſt et jecur et re-
nes obſtruit atque longioribus propterea intervallis ab ea
abſtinendum. Parvorum autem porcellorum carnibus ſi
parum et aſſidue utaris, nihil oblaedent. Cervina quoque
caro vitanda ut dura aut coctu difficilis et melancholica.
Ovilla quoque ex intervallis, quod magis excrementoſa
ſit et mali ſucci. Agnorum vero hoedorumque carnibus
quoties volueris, uteris. Ex aquatilibus animalibus qui
piſces ſaxatiles vocantur, ipſi tibi oblati erunt utiles. Hi
vero ſicut gobii, muli, cartilaginei et ceteri qui boni
ſucci ſunt. Ad haec pelagiorum quidam et qui mollem
teſtam habent, gammari, paguri, cancri, carabi, carabi-

Ed. Chart. X. [541.]   Ed. Baf. IV. (422.)

ὀστρακοδέρμων. περὶ δὲ τῶν ὀπωρῶν τί χρὴ καὶ λέγειν;
οὐδὲ γὰρ ὡς τροφὴ τὰ πλεῖστα μυσὰ ἡμῖν αὐτῶν ἐστιν,
ἀλλ' ὡς φάρμακα ῥωστικὰ στομάχου τε καὶ γαστρὸς παρα-
λαμβάνεται. καὶ περὶ μὲν βρώσεως τοσοῦτον. περὶ δὲ πο-
μάτων νῦν ἤδη λεκτέον καὶ πρῶτόν γε περὶ οἴνου. τὰ μὲν
γὰρ ἄλλα ὑγρὰ ἢ οὐδὲν πρὸς ἀνάτρεψιν συντελοῦσιν ἢ καὶ
ἐναντιοῦνται τὰ πλείω. μόνος δὲ ὁ οἶνος δύναται τρέφειν,
ἐπειδὴ πάντων ὑγρῶν πλείστην οἰκειότητα ἔχει πρὸς τὰ
ἡμέτερα σώματα. ἔχει γάρ τινα καὶ τὸ ἔλαιον καὶ μέλι,
ἀλλ' οὐ τοσαύτην, ὅσην ὁ οἶνος. διαφοραῖς δὲ κρίνεται.
καὶ πρώτη μὲν αὐτοῦ διαφορὰ ἡ κατὰ χρόαν. δευτέρα δὲ
ἡ κατὰ τὴν γευστικὴν ποιότητα. τρίτη ἡ κατὰ τὴν σύ-
στασιν. τετάρτη ἡ κατὰ τὴν ὀσμήν. πέμπτη ἡ κατὰ τὴν
δύναμιν. ἀλλὰ περὶ τούτων κατὰ μέρος διεξιέναι περιτ-
τόν. ῥητέον τε ἰδικώτερον ποῖος τῶν οἴνων σοι πρόσφο-
ρος. ἄλλος γὰρ ἄλλοις λυσιτελεῖ καὶ ἑτέρῳ πάλιν οὐχ ὁ
αὐτός. σοὶ δὲ φημὶ συμφέρει τὸ λεπτὸν καὶ λευκὸν καὶ
ὀλιγοφόρον. ὁ γὰρ τοιοῦτος τῶν οἴνων εὐανάδοτός τέ ἐστι

des et quibus dura teſta eſt. De fructibus quid dicendum
eſt? Neque enim ceu alimentum ipſorum plerique nobis
idonei ſunt; ſed tanquam medicamenta quae ſtomachum
et ventriculum corroborent aſſumuntur. De cibariis hac-
ctenus. De potu autem jam nunc diſſerendum, atque in
primis de vino. Ceteri namque liquores vel nihil ad nu-
tritionem conſerunt vel etiam nutritioni plerumque adver-
ſantur. Solum autem vinum nutrire poteſt, quoniam in-
ter omnia liquida plurimam habet cum noſtris corporibus
familiaritatem. Habent enim aliquam cum oleum tum
mel, ſed non tantam, quantam vinum. At differentiis
diſcernitur; hujus prima eſt in colore, ſecunda in guſtandi
qualitate; tertia in conſiſtentia; quarta in odore; quinta in
viribus; ſed de his ſigillatim diſſerere ſupervacaneum eſt;
dicendumque eſt quale vinum tibi peculiariter magis con-
ducat. Aliud enim aliis vinum conſert; idemque rurſus
alteri minime. Tibi vero conducit tenue et album, quod-
que pauxillum aquae ferat. Nam ejusmodi vinum facile

Ed. Chart. X. [541. 542.]　　　　　Ed. Baf. IV. (422.)
καὶ λεπτύνει τοὺς ἐν ἡμῖν χυμοὺς καὶ δι᾿ οὔρων ἐκκρίνει
καὶ τὴν δύναμιν ῥώννυσιν. ἀσύμφοροι δὲ οἱ λοιποὶ, ὥσπερ
ἐπὶ ἄλλων ὠφέλιμοι.

[542]　Κεφάλαιον ζ'.

Χρὴ δὲ καὶ περὶ ὕδατος βραχέα προσδιατρῖψαι τοῖς
λόγοις. κοινὸν γὰρ τοῦτο καὶ ὑγιαίνουσι καὶ νοσοῦσι παρα-
μύθιον καὶ ἀναγκαῖόν ἐστι μάλιστα. ἐπεὶ τῶν κοσμικῶν τε
καὶ μοναχῶν στοιχείων, ἐξ ὧν ἁπάντων σῶμα τὴν σύστασιν
ὅλην, ὃν καὶ αὐτό. διὰ τοῦτο οὖν οὐ παρέργως ῥηθήσεται
ἡμῖν. τρισὶν αἰσθήσεσι κρίνεται τὸ καθαρώτατον, ὕδωρ,
γεύσει, ὄψει καὶ ὀσφρήσει. γεύσει, εἰ μηδεμίαν προσλάβοι
ποιότητα, ἀλλ᾿ ἀκριβῶς ἄποιον φαίνοιτο· ὄψει, εἰ καθαρὸν
καὶ εἰλικρινὲς ἢ διαυγὲς ἀκριβῶς· ὀσφρήσει, εἰ μηδὲν αὐ-
τῷ ἔνεστι ὅσα τοῖς μοχθηροῖς ἐνυπάρχει. ταῦτα γὰρ ὀξύ-
τητος ἢ σηπεδόνος ἢ δριμύτητος ἢ ἄλμης ἤ τινος ἄλλης
κακίας μετέχει ἀρρήτου. χρὴ δέ σοι τὸ ὕδωρ παρὰ πᾶσαν
τὴν δίαιταν καθαρώτατον εἶναι καὶ διυλιστὸν καὶ κοῦφον

diſtribuitur et humores, qui nobis inſunt, attenuat et per
urinas excernit et vires corroborat. Reliqua vina tibi ſic
inutilia, quemadmodum aliis utilia ſunt.

Caput VII.

De aqua vero pauca ſermonibus confectari decet; ea
namque et ſanis et aegrotantibus commune ſolatium et
maxime neceſſaria eſt, quod et mundi et ſingularium ele-
mentorum, ex quibus univerſis tota noſtri corporis con-
ſtitutio conflata eſt, hoc unum ſit; quamobrem de ea non
otioſe a nobis differetur. Aqua puriſſima tribus ſenſibus
judicatur, guſtu, viſu, olfactu. Guſtu, ſi nullam ſibi aſci-
verit qualitatem, ſed plane qualitatis expers apparuerit.
Viſu, ſi pura et ſincera vel exquiſite limpida. Olfactu,
ſi nihil ipſi eorum inſit, quae vitioſis aquis adſunt. Hae
namque acoris vel putredinis vel acrimoniae vel ſalfedi-
nis aut cujusvis alterius vitii abditi ſunt participes. Tibi
vero aqua in omni victus ratione puriſſima ſit oportet,

Ed. Chart. X. [542.] Ed. Baſ. IV. (422.)

καὶ πηγαῖον. τοῦτο δὲ καὶ ψυχρόν ἐστιν κατὰ τὴν αὐτοῦ
φύσιν. εἰ δὲ δὴ καὶ ταχέως ὑποχωροίη τῶν ὑποχονδρίων,
μηδὲν ζήτει ἕτερον βέλτιον. καὶ οὐχὶ καθάπερ οἴνων τε
καὶ σιτίων καὶ γυμνασίων καὶ ἐγρηγόρσεως καὶ ὕπνων ἄλ-
λων ἄλλους ἀπολαύειν προσήκει κατὰ τὰς διαφερούσας
ἡλικίας τε καὶ κράσεις, οὕτω καὶ ὕδατος. ἀλλ᾿ ὅπερ ἄριστον
εἴρηται νῦν, τοῦτο πειρᾶσθαι χρῆσθαι καὶ παῖδα καὶ νεα-
νίσκον καὶ πρεσβύτην, κἂν ὁποιασοῦν φύσεως ἔτυχον. ἐπεὶ
δὲ ψυχρὸν ἕτερον μᾶλλον ἑτέρου εὑρίσκεται, διὰ τοῦτο οὐ
πᾶσιν ἀδιαφόρως χρῆσθαι τοῖς ψυχροπόταις λυσιτελές,
ἀλλὰ τοῖς μὲν ἀμέτρως θερμοῖς καὶ πιμελώδεσι καὶ πολυ-
σάρκοις ἢ διὰ τὴν φυσικὴν κρᾶσιν ἢ δι᾿ ἐπίκτητον καὶ
σφοδρῶς γυμναζομένοις καὶ ἔθος ἔχουσιν ἀβλαβές, εἰ τοῦ
ψυχροῦ πίνοιεν. εἰ δ᾿ ἄλλως ἔχωνται, ἧττον ἐμφορεῖν τοῦ
ψυχροῦ. οἱ δέ γε νέοι τὴν ἡλικίαν καὶ πράγμασιν ἀσχο-
λούμενοι πολιτικοῖς, ὡς μὴ τεταγμένως γυμνάζεσθαί τε καὶ
διαιτᾶσθαι, εἰ τοῦ πηγαίου λαμβάνοιεν ἀπεχόμενοι χιόνος.
αὕτη γὰρ κἂν μηδὲν ἐκ τοῦ παραυτίκα τὰ νέα τῶν σωμά-

defoecata, levis et fontana. Haec autem et frigida ſua
ipſius natura eſt; et ſane ſi celeriter hypochondria per-
meet, alteram nullam ſalubriorem quaeras. Et quemad-
modum vino, cibis, exercitiis, vigiliis, ſomno pro aetatum
et temperamentorum diverſitate aliis atque aliis, ſic etiam
eadem aqua frui nequaquam decet. Imo quae nunc optima
prodita eſt, ea citra periculum uti poteris et puer et ado-
leſcens et ſenex et quacunque natura ſis praeditus. Quia
vero aqua una altera frigidior reperitur, propterea non
omnibus indifferenter uti potu confert: verum ſupra mo-
dum calidis, pinguibus et carnoſis ſive naturali tempera-
mento ſive aſcititio et his qui ſe vehementer exercent, qui-
que conſueverunt, innoxium eſt frigidam bibere. Quod ſi
aliter ſe habeant, frigidi minus bibant. Qui vero juve-
nili ſunt aetate et in rebus civilibus verſantur, ita ut et
exerceri ordinate et victitare nequeant, fontanam relicta
nive ſumant. Haec namque nix etiamſi juvenilia corpora

Ed. Chart. X. [542.]   Ed. Baf. IV. (422.)

των φαίνοιτο βλάπτουσα, λεληθότως γοῦν κατὰ βραχὺ τῆς
βλάβης αὐξανομένης, ἐπὶ προήκοντι τῷ χρόνῳ παρακμαζού-
σης τε τῆς ἡλικίας, δύσιατα ἢ καὶ παντελῶς ἀνίατα νοσή-
ματα ἐμποιεῖν πέφυκε, κατά τε νεῦρα καὶ ἄρθρα καὶ σπλά-
γχνα. καὶ πάσχει βλαπτόμενον ἐκεῖνο τὸ μέρος τοῦ σώμα-
τος, ὅπερ ἀσθενέστατόν ἐστι φύσει. ὥστε διὰ ταῦτα δεῖ
χρῆσθαί σε τοῖς πηγαίοις καὶ τούτοις διυλισμένοις καὶ
πλείω τούτων μεταλαμβάνειν ἢ οἴνου. καὶ περὶ μὲν ὕδατος
διὰ βραχέων εἰς τοσοῦτον, καιρὸς δή μοι λοιπὸν καὶ περὶ
γυμνασίων ἐρεῖν. χρὴ τοίνυν μὴ ὑπὲρ ἀγωνίας γυμνάζειν
τὸ σῶμα, ἕως ἂν δηλαδὴ ἡ δύναμις καταβληθῇ. μὴ μὲν
πάλιν ἀτελὲς περιλαμβάνειν γυμνάσιον, ὅπερ οὐχ ἱκανὸν
διαφορῆσαι τὰ μύρια, ἀλλὰ τὸ ἀναλογοῦν τῇ ἑκάστου δυνά-
μει· ἐπειδὴ γὰρ ἐν τῷ πρός τι τὸ σφοδρὸν, ὡς εἴη ἂν ἡ
αὐτὴ κίνησις ἑτέρῳ μὲν γυμνάσιον, ἑτέρῳ δὲ οὐ γυμνάσιον.
συμφέρων δὲ ἑκάστῳ τὸ εἰθισμένον αἱρεῖσθαι καὶ μὴ τὸ
πυκτικὸν ἢ δρομικὸν ἢ τὸ διὰ πάλης ὑπέρχεσθαι. χρήσιμα
δὲ περὶ τοῦ γυμνασίου τρία τὰ πρῶτα. ἐργάζεται μὲν γὰρ

mox laedere non videatur, noxa videlicet, quae paulatim
increfcit non percepta, procedente tamen tempore quum
aetas declinat, vix fanabiles aut incurabiles plane morbos
invehere folet in nervis et articulis et vifceribus. Atque
affectum fubit pars illa corporis, quae natura eft imbecil-
lima. Quamobrem tibi fontanis aquis utendum eft iisque
defoecatis, earumque copia quam vini uberior affumenda.
Atque de aqua paucis hactenus. Tempus mihi nunc eft
de exercitiis reliquam habere orationem. Enimvero cor-
pus vehementius exercere non oportet, quoad vires pro-
ftratae fint; neque certe imperfectum etiamnum inire
exercitium, quod partes difcutere nequeat, fed cujusque
viribus confonum effe. Quippe vehementia relatione ad
aliquid eft; ita ut motio eadem alteri fit exercitatio, al-
teri non exercitatio. Utile vero eft unicuique confuetum
eligere, neque pugilum aut curforum aut luctatorum exer-
citium fubire. Ab exercitatione vero tria in primis com-
moda proveniunt. Nam organorum duritiem dum fefe

σκληρότητα τῶν ὀργάνων ἀλλήλοις παρατριβομένων, αὔξη-
σίν τε τῆς ἐμφύτου θερμότητος καὶ βιαιοτέραν τὴν τοῦ
πνεύ- [543] ματος κίνησιν. τούτοις δ᾽ ἕπεται τἆλλα
σύμπαντα κατὰ μέρος ἀγαθὰ τοῖς σώμασι δι᾽ αὐτῶν ἐγ-
γιγνόμενα. τῇ μὲν γὰρ σκληρότητι τῶν ὀργάνων ἡ δυσ-
πάθεια αὐτῶν καὶ ἡ πρὸς τὰς ἐνεργείας εὐτονία, τῇ δὲ
αὐξήσει τῆς θερμότητος ἡ τῶν ἀναδιδομένων ὁλκὴ ἰσχυρὰ
καὶ ἡ ἑτοιμοτέρα ἀλλοίωσις καὶ ἡ βελτίων θρέψις καὶ ἡ
τῶν περιττωμάτων χύσις, ἐφ᾽ ᾗ χύσει τὰ μὲν στερεὰ τῶν
σωμάτων μαλάττεσθαι συμβαίνει, τὰ δὲ ὑγρὰ λεπτύνεσθαι
καὶ διαφορεῖσθαι καὶ τοὺς πόρους εὐρεῖς γίνεσθαι. τῇ δὲ
τοῦ πνεύματος ἰσχυρᾷ κινήσει ἐκκαθαίρεσθαί τε τοῖς πό-
ροις ἀναγκαῖον ἔσται καὶ κενοῦσθαι τὰ περιττώματα. ἐπεὶ
δὲ ταῦτα ποιεῖ τὰ γυμνάσια, οὐ χαλεπόν ἐστι τὸν καιρὸν
τῆς χρήσεως ἐξευρεῖν. διότι μὲν γὰρ ἀναδόσεσι συνεργεῖ,
οὐ χρὴ πλῆθος ὠμῶν καὶ ἀπέπτων οὔτε σιτίων οὔτε χυ-
μῶν ἢ κατὰ τὴν κοιλίαν ἢ τὰς μεσαραϊκὰς φλέβας, ἢ καθ᾽
ἧπαρ ἢ τὰ λοιπὰ ἀγγεῖα περιέχεσθαι, ἐπεὶ κίνδυνος αὐτὰ

mutuo affricant, innati caloris incrementum concitatio-
nemque fpiritus motum efficit. Quae tria univerfae uti-
litates aliae figillatim fequuntur, quae per ea corporibus
oboriuntur. Organorum namque duritiem fequitur ipfo-
rum dyfpathia et ad actiones obeundas robur. Incremen-
tum caloris fequitur robufta alimentorum diftribuendorum
attractio, promtior alteratio, commodior nutritio et ex-
crementorum fufio, qua fufione folida corpora mollefcere
contingit; liquida vero attenuari et difcuti et patentes
meatus fieri. Ex valido fpiritus motu expurgari meatus
necefle eft et evacuari excrementa. Quum autem haec
efficiant exercitia, utendi tempus invenire difficile non eft.
Quod enim alimenti diftributiones adjuvet crudorum et
incoctorum tum ciborum tum humorum multitudinem vel
in ventre vel mefaraicis venis vel hepate vel reliquis vafis
retineri non oportet, quia periculum eflet ne ipfi con-

Ed. Chart. X. [543.]   Ed. Baf. IV. (422. 423.)

ἐκχυθῆναι πρὸς (423) ἅπαντα τοῦ ζώου τὰ μόρια, πρὶν
χρηστὰ γενέσθαι πεφθέντα. διότι δὲ ἐκκαθαίρει τοὺς πό-
ρους καὶ κενοῖ τὰ περιττώματα, κάλλιον αὐτὰ πρὸ τῶν σί-
των παραλαμβάνειν. τὰ γὰρ μὴ καθαρὰ τῶν σωμάτων
ὁπόσων ἂν θρέψῃς, Ἱπποκράτης ἔφη, μᾶλλον βλάψεις. ὥστε
ἐκ τῶν εἰρημένων εὔδηλον ὡς οὗτος ἄριστός ἐστι γυμνα-
σίων καιρός. χρὴ δὲ μάλιστα φροντίδα τίθεσθαι, ἐπὶ παν-
τὸς γυμνασίου ἐν ὑγιεινῷ χωρίῳ ἐπιτελεῖσθαι καὶ ἀέρι κα-
θαρῷ. ἀρκείτω οὖν καὶ περὶ γυμνασίων ταῦτα. λουτροῖς
δὲ χρῆσθαι συχνοῖς, εὐκράτοις καὶ ἐπιτόμοις οὐ διὰ τὸ
νόσημα, ἀλλὰ διὰ τὸ συνεισβάλλεσθαι ταῦτα τῇ αὐξήσει σου
καὶ θρέψει καὶ διαπλάσει. ἄριστος δὲ καιρὸς βαλανείων,
ἡνίκα ἡ μὲν χθεσινὴ τροφὴ τελέως ᾖ κατειργασμένη, ὑπο-
βεβηκυῖα, ἑτέρας δ᾽ ἐφεδρεύει τροφῆς καιρὸς καὶ ἐν ἥπατι
καὶ φλέψιν ὡσαύτως. ταῦτα δ᾽ εἴσεται ὁ προσκαθήμενος
καὶ ὁ ἀεί σου φροντίζων ἰατρός, τὴν μὲν τῆς γαστρὸς τὴν
τελείαν πέψιν ἐκ τῶν διαχωρημάτων, τὴν δὲ τοῦ ἥπατος
καὶ τῶν φλεβῶν ἐκ τῶν κατὰ φύσιν οὔρων. οὐ δεῖ οὖν οὐδὲ

cocti fierent utiles, ad omnes animalis partes effunderen-
tur. Et quia meatus expurgant et excrementa vacuant,
opportunius eſt ante cibum exercitia uſurpare. Impura
enim corpora, inquit Hippocrates, quo plus nutriveris,
eo magis laeſeris. Quare ex enarratis clarum eſt hoc
exercitationum tempus eſſe optimum. Praecipue vero cura
adhibenda eſt in quocunque exercitio, ut in ſalubri loco
et puro aëre perficiatur. Haec itaque de exercitiis ſuffi-
ciant. Balneis autem utendum crebris, temperatis et con-
ciſis non propter morbum, ſed quod haec ad incremen-
tum, nutritionem conformationemque concurrant. At
optimum balneorum tempus habetur, quum heſternum
alimentum integre confectum eſt et ſubivit et alterius
alimenti ſumendi obſidet opportunitas, quumque in jecore
et venis peraeque concoctio facta fuerit. Haec ſciet qui
tibi aſſidet tuique perpetuo curam gerit medicus, nimi-
rum perfectam alvi coctionem ex dejectionibus, jecoris et
venarum ex naturalibus urinis; proinde non a cibo te

μετὰ τὴν τροφὴν λούεσθαί σε, ἵνα μὴ ἔμφραξις κατὰ νε-
φροὺς καὶ ἧπαρ γένηται. φευκτέον δὲ καὶ τὴν ἀπὸ τοῦ
βαλανείου εὐθέως τοῦ οἴνου μετάληψιν. κεφαλῆς γὰρ ἅπτε-
ται οἶνος, ὕδατος εὐκράτου πρότερον μεταλαμβάνων. οὐκοῦν
οὐδὲ τοῦ ψυχροῦ ὕδατος ἢ οἴνου ἢ ζύθου ἢ ἑτέρας σικέρας
πόσις ἀβλαβής ἐστι. βλάπτουσι γὰρ καὶ αὐτὰ σαφῶς τήν
τε γαστέρα καὶ τὸ ἧπαρ καὶ τὰ νεῦρα, ἢν οὐ τῇ κράσει,
ἀλλὰ τῇ θίξει. συμφέρον δέ σοι καὶ τὸν μὴ εὐθέως τῇ ἐκ
τῶν ὕπνων ἐξαναστάσει λούεσθαι, χρῆσθαι δὲ πρότερον
κινήσει, ἔστιν ὅτε καὶ γυμνασίῳ συμμέτρῳ. τὰ γὰρ σύμ-
μετρα γυμνάσια καὶ κατ' ἄλληλα καὶ πρόσφορα τῇ φύσει
σου καὶ τὴν πέψιν καὶ αἱμάτωσιν καὶ θρέψιν ἐργάζεται
βελτίονα, διὰ τοῦτο οὖν καὶ συνεργὰ εἰς τὴν εὐτροφίαν καὶ
δύναμιν καὶ εἰς τελείαν ἐνέργειαν τῆς τρίτης πέψεως. ἀρκείτω
οὖν καὶ περὶ τούτων ταῦτα.

Κεφάλαιον ή.

Εἰ δ' αἰφνιδίως ἐπιγένηταί σοι ἡ νεφρῖτις, εἰ μὲν
νεωστὶ βεβρωκὼς εἴης καὶ ναυτίας ὑφιστάμενος, ἔξέμει

balneum inire oportet, ne renum et jecoris obftructio ob-
oriatur. A balneo etiam quamprimum vini affumptio vi-
tanda eft; caput enim tentat vinum; aqua temperata prius
haurienda eft. Igitur non frigidae aquae, non vini, non
zythi vel alterius ficerae potio citra laefionem eft. Lae-
dunt namque manifefte ipfa ventriculum, jecur et nervos,
fi non temperie, tactu faltem. Profuerit quoque tibi non
ftatim ubi a fomno furrexeris lavare, fed prius uti mo-
tione quadam, interdum etiam mediocri exercitio licet.
Moderata namque exercitia et alterna, tuae naturae utilia,
concoctionem, fanguificationem et nutritionem meliorem
conficiunt, ob idque ad bonam educationem et ad virium
robur et ad perfectam tertiae concoctionis actionem con-
ferunt. De his quoque haec fufficiant.

Caput VIII.

Quod fi derepente tibi nephritis oboriatur, nuper pa-
ftus et naufeas percipias, omnia evome aut natura aut

πάντα ἢ φυσικῶς ἢ [544] τεχνικῶς, ὡς τῷ ἰατρῷ σου δο-
κεῖ καὶ εἰς ὕπνον ἑαυτὸν ἐπίτρεπε. εἰ δὲ σκύβαλα παλαιὰ
ὑποπτεύεις εἶναι εἰς τὴν κάτω γαστέρα, κενώσεις ταῦτα
διὰ κλυστῆρος, εἰ μή τι κωλύει, εἰ δ᾽ ἀκαρτερήτως ὀδύνης,
εἰς θερμὸν σαυτὸν ἐμβίβαζε ὕδωρ. πλὴν μὴ καταχρῶ τού-
τῳ, ὡς ἀνώτερον εἰρήκαμεν. ἡ γὰρ τοῦ θερμοῦ κατάχυσις
παρηγορεῖ μὲν ποσῶς τὰς ὀδύνας, ἐκλύει δὲ τὰς ἐν ἡμῖν
δυνάμεις, δι᾽ ὧν ἀποτρίβεται πᾶν νοσοποιὸν καὶ ἄχρηστον.
μετὰ δὲ τοὺς ἐμέτους καὶ τὰ ἐνέματα δεῖ πυριᾶν καὶ κα-
ταπλάττειν τὰ πάσχοντα μόρια τοῖς προσφόροις τῇ φύσει
φαρμάκοις. εἰ δέ τι ἐστήρικται ἐν τῷ νεφρῷ ὁ λίθος, λαμ-
βάνειν ὄξος, σάκχαρ καὶ ὄξος σκιλλητικὸν καὶ τὰ ἁπλῶς
θρυπτικὰ τῶν λίθων, οἷον ἀγρωστίως ῥίζης ἀφεψήματα,
δαμασωνίου, ἀδιάντου, τριχομανοῦς καὶ τῶν ὁμοίων. εἰ δὲ
καὶ ταῦτα ἀπρακτήσουσι, χρῶ τοῖς διαιρετικοῖς τῶν λίθων
ὡς τῶν σπαράγων τῶν βασιλικῶν αἱ ῥίζαι, βδέλλον τὸ ἀπὸ
τῆς Ἀραβίας, ἀλθαίας σπέρμα, λιθόσπερμον, βετονίκη, σαξί-
φραγος, γλήχων, καππάρεως ῥίζα τοῦ Αἰγυπτίου καὶ τῶν

ante provocatus, prout tuo medico videatur atque fomno
teipfum committe. Quod fi duriora in alvo excrementa
et diuturna effe fufpiceris, haec nifi quid prohibeat, cly-
ftere vacuabis. Si intolerabili dolore crucieris, in calidam
te projice. Ne tamen ipfa, ut paulo ante diximus, ab-
utare. Nam calidae perfufio dolores quodammodo mitigat
quidem, fed vires noftras exfolvit, quibus morbi caufa et
quidquid inutile eft propulfatur. Poft vomitus et clyfteres
fomentis et cataplafmatis partes affectae naturae congruis
medicamentis levare oportet. At fi infixus reni lapis fit,
acetum, faccharum, acetum fcilliticum et quae abfolute
lapides conterunt, affumenda funt, quale eft decoctum ra-
dicis graminis, damafonii, adianti, trichomanes et fimilium.
Quae fi nihil proficiant, lapidibus deftruentibus utere,
ut funt regiorum afparagorum radices, bdellium Arabiae,
altheae femen, lithofpermum, betonica, faxifragum, pu-
legium, capparis Aegyptiae radix, ficuum domefticarum

Ed. Chart. X. [544.]   Ed. Baf. IV. (423.)

σικύων τῶν ἡμέρων τὰ σπέρματα καὶ τὰ τούτοις παραπλή-
σια. εἰ δὲ διά τι καὶ ταῦτα ἀποτύχωσι, χρῶ τοῖς κατὰ
κράτος διαιροῦσι. κατὰ κράτος δὲ διαιρεῖ λίθος Ἰουδαϊκός.
καὶ εἰ μὲν ἐν τῷ νεφρῷ ἐστήρικται, χρῶ τῷ ἀῤῥενικῷ, εἰ
δὲ ἐν τῇ κύστει καὶ διὰ μέγεθος οὐκ ἐκκρίνεται, χρῶ τῷ
θηλυκῷ. ὁ γὰρ ἄῤῥην τοὺς ἐν νεφροῖς θρύπτει, ὁ δὲ θῆ-
λυς τοὺς ἐν κύστει. καὶ ὕελος κεκαυμένη καὶ ὁ Καππαδοκι-
κὸς λίθος καὶ τὸ τῶν παλιούρων σπέρμα καὶ ταῦτα κατὰ
κράτος διαιροῦσιν. εἰ δὲ χυμὸς παχὺς ἐν τῷ σώματι ἔνεστι
καὶ χρεία ἐστὶ κενώσεως οὔρων παχέων, οὖρα παχέα ἄγουσι
σκολύμου ῥίζαι, ἐρυθρίδανον καὶ τὰ παραπλήσια. εἰ δὲ καὶ
συχνῶν οὔρων χρεία. συχνὰ μὲν οὖν κενοῦσιν οὖρα ἄκο-
ρον, σταφυλῖνος, ἄσαρ, ἄμμι καὶ ὅμοια. εἰ δὲ ἡ φύσις κατά
τι ὀκλάσει εἰς τὴν τῶν οὔρων ἀπόθεσιν, διεγερτικὰ τῆς φύ-
σεώς ἐστι, σκόρδιον, χαμαιδάφνη, ἀσπάραγοι τῆς βρυωνίας
καὶ τὰ τούτοις ἰσοδύναμα. τὰ δὲ διουρητικὰ ὡς ἀγῶνα
ἄθετον τοῖς λίθοις ἔχουσιν. ἐπεὶ εἰ μὲν κρᾶσις τῶν διου-
ρητικῶν δριμεῖα καὶ διὰ τοῦτο θερμὴ καὶ ξηρὰ καὶ προσέτι

femina et his confimilia. Quod fi etiam haec eodem modo
fint irrita, potenter lapides frangentibus utor; potenter
autem frangit lapidem lapis Judaicus, et fi fixus in rene
fit calculus, mafculo utor; fi in vefica et ob magnitudinem
non excernatur, foemineum ufurpa; nam mafculus calcu-
lum in renibus conterit, femineus in vefica. Vitrum
uftum, lapis Cappadox et paliuri femen; atque háec vio-
lentius calculos frangunt. Si craffus humor infit corpori
et urinarum craffarum evacuatione fit opus, craffas urinas
ducunt cardui radices, rubia et fimilia. Quod fi frequen-
tes urinas ducere fuerit opus, frequenter urinas movent
acorus, paftinaca, affarum, ammi et fimilia. Si natura
quodammodo in urinarum refufione pigra fuerit, naturam
excitabunt fcordium, chamaedaphne, bryoniae cauliculi et
quae his paria funt facultatibus. Diuretica vehementio-
rem facultatem lapidibus abdicandam habent. Quod fi
diureticorum temperamentum acre fit ob idque calidum
et ficcum, praeterea quoque funt facultatis cogentis et

συνακτική τε καὶ διακριτικὴ συναγόμενον τοῦ ὀῤῥώδους.
ὅσα δὲ τὰς ἐν αὐτοῖς πυρώδεις συστάσεις οὐκ ἔχει ἐπιτή-
δεια, τμητικὰ μὲν γὰρ ἱκανῶς ὑπάρχει, θερμότητος δὲ ἥκι-
στα μετέχει. συνίστησι γὰρ ἀποξηραίνουσα τὸν πῶρον ἡ
θερμότης, οὐ τέμνει καὶ διαιρεῖ. τὰ δὲ ἧττον θερμὰ μετὰ
τοῦ τέμνειν δύνασθαι βελτίω, καθάπερ τὰ προῤῥηθέντα.
τὰ δὲ διουρητικά ἐστι θερμὰ καὶ ξηρὰ καὶ δριμέα καὶ διὰ
τοῦτο διακριτικὰ μὲν τοῦ ὀῤῥώδους αἵματος, συνακτικὰ δὲ
τοῦ παχέος καὶ διὰ τοῦτο ἄθετα τοῖς λιθιῶσιν. εἰ δὲ ὡς
ποδηγήταις καὶ ὀχηματικοῖς χρησόμεθά ποτε, ὀνίνασι. μετὰ
δὲ τὴν τοῦ λίθου ἔκκρισιν χρῶ τοῖς καταλλήλοις κατακε-
ραστικοῖς διὰ τὴν ἐκ τῆς παρ᾽ ὅλου τοῦ λίθου ὁδοῦ δῆξιν
καὶ τραχύτητα καὶ ζέσιν καὶ μᾶλλον εἰ μέγας εἴη καὶ γω-
νιώδης. μετὰ δὲ τὸ ἀκρατότατον εἶναι τὸ σῶμά σοι, διὰ
τῶν προειρημένων κατακεραστικῶν χρῶ τοῖς προφυλακτικοῖς
ἔνδοθέν τε καὶ ἔξωθεν. ταῦτα δὲ μὴ μόνον τὸ τέλειον
ἀξιῶσιν, ἐν ὅσῳ δὲ προφυλάττῃ, χρῶ τοῖς καταλλήλοις καὶ

fecernentis collectam ferofitatem. Sed quae ignitas con-
ftitutiones in fe non habent, idonea funt; nam incidunt
opportune et minimum calorem obtinent. Calor enim
exficcando calculofam concretionem abftruit, non incidit,
non dividit. Quae vero minus calida cum hoc quod in-
cidendi facultate polleant, meliora funt, qualia quae prae-
dicta funt. Quae vero urinam cient, calida funt et ficca
atque acria; quamobrem fecernunt quidem ferofum fan-
guinem, fed hujus craffamentum cogunt; proindeque cal-
culofis non idonea. Haec tamen fi tanquam ductoribus
et vectoribus ufu quandoque fuerimus, juvant. At poft
calculi excretionem idoneis medicamentis contemperanti-
bus utere ob viae a calculo inductam rofionem, afperita-
tem et fervorem; magisque, fi magnus et angulofus is
exftiterit. Poftquam vero corpus ante commemoratis con-
temperantibus maxime attemperatum fuerit, praefervanti-
bus remediis tum internis tum externis utere. Sed haec
non tantum ut remediorum fummam afcifcunt; imo quo-
ties praefervationi ftudueris, idoneis et conferentibus tam

Ed. Chart. X. [544. 545.]   Ed. Baf. IV. (423.)

προσφόροις ἐν τροφαῖς καὶ πόμασι καὶ ὅσα πέψαι δύνῃ.
ἐκ γὰρ τῶν καταλλήλων τῇ φύσει σου τροφῶν καὶ ποσέων
καὶ βαλα- [545] νείων καὶ γυμνασίων καὶ τῶν ὁμοίων
ῥωννύονται αἱ δυνάμεις, ὥσπερ ἐκ τῶν ἐναντίων καταβάλ-
λονται. διὰ τὸ ἀξίωμα τῶν δυνάμεων χρεία τῶν ὁμοίων.
τούτων γὰρ ἐρρωμένων οὐσῶν ἀποτρίβεται πᾶν νοσοποιὸν
καὶ ἄχρηστον. ταῦτα δὲ βραχέα οὐκ εἰς διδασκαλίαν, ἀλλ᾽
εἰς μικρὰν ὑπόμνησιν ὁ δοῦλός σου προσφέρω. τὴν γὰρ
τελείαν πάντων κατάληψιν οἱ παλαιότατοι τῶν σοφῶν ἤσκη-
σάν τε καὶ ἐξέθεντο. ὁ δὲ προκαθήμενος καὶ ἀεί σου φρον-
τίζων ἰατρὸς καὶ σύνδουλός μου καὶ ταῦτα καὶ τὰ τῶν πα-
λαιῶν καὶ τὰ τῆς φύσεώς σου πλεῖον ἐμοῦ τε καὶ ἄλλων,
ὅσον εἰς ἀνθρωπίνην δύναμιν εὗρεν, ἐξ ὧν ἐδιδάχθη καὶ
ἐξευρεῖν δυνηθείη διὰ τὴν ἀκριβῆ τῆς φύσεώς σου κατά-
ληψιν. ὥστε μόνῳ τούτῳ καὶ σεαυτῶν ἀνάθου. φροντιεῖ
γάρ σου ἐπὶ θεῷ μάρτυρι, εἴπερ τις ἄλλος. ὁ γὰρ εἰδὼς
τὸ κυρίως κατὰ φύσιν, ταχύτερον τῶν ἄλλων εἴσεται καὶ
τὸ παρὰ φύσιν. ἐβουλόμην λογικὰ περὶ ὀλίγων γράφειν,

cibis quam potibus et quae concoquere valeas utitor. Ex
his enim naturae tuae congruis alimentis, potibus, balneis
exercitiis et fimilibus vires roborantur, quemadmodum et
ex contrariis dejiciuntur. Ob virium autem robur fimi-
lium ufus defideratur. His enim roboratis quidquid mor-
bum creat ac noxium eft, profligatur. Haec autem pauca
non ad inftitutionem, fed ad brevem recordationem tuus
ego fervus offero. Perfectam enim omnium traditionem
vetuftiffimi fapientes docuerunt et expofuerunt. Qui me-
dicus tibi praeeft tuique perpetuo curam gerit, meus
confervus et haec et veterum fcripta et tuae naturae
congrua me magis et aliis pro viribus humanis confe-
quutus eft, quibus edoctus eft et ob accuratam naturae
tuae cognitionem confequi poterit. Quare te huic foli
committe. Nam ita te fedulo curat, deo tefte, ac fi quis
alius. Nam qui novit praecipue quod fecundum naturam
eft, celerius caetera noverit, etiam quae praeter naturam
funt. Mihi erat animus logica paucis fcribere, fed in

ἀλλ᾽ ἐν ἑτέρῳ ταμιευθήσεται. οὐ γὰρ τοῦ νῦν καιροῦ
ταῦτα, οἷόν τινες τῶν λιθιώντων θεραπεύονται καί τινες
οὔ. καὶ ἆρα αἴτιος ὁ λίθος ἢ νόσος ἢ σύμπτωμα καὶ εἰ
αἴτιον ἢ προκαταρκτικὸν, ἢ προηγούμενον ἢ συνεκτικὸν καὶ
ὁμοιομεροῦς ἢ ὀργανικῶν ἢ κοινοῦ. εἰ νόσημα ὁμοιομερὲς
ἢ ὀργανικὸν ἢ κοινόν. εἰ σύμπτωμα βλάβη ἐστὶν ἐνεργείας
ἢ ἐκκρινόμενον ἢ ἐπεχόμενον. εἰ διάθεσίς τις ἢ ἄμφω αὐ-
τῷ συμβέβηκεν, ὡς καὶ αἴτιον καὶ νόσον καὶ σύμπτωμα
εἶναι.

aliud tempus reſervanda ſunt. Non enim haec hujusce
temporis ſunt; cujusmodi ſunt; quinam calculoſi curari
poſſint, quique minime. Et an calculus cauſa, an mor-
bus, an ſymptoma. Et ſi cauſa ſit, an evidens, an ante-
cedens, an conjuncta, an ſimilarium aut organicorum aut
communium. Si morbus, an ſimilaris ſit, an organicus,
an communis. Si ſymptoma, an actio laeſa, an excreta
aut retenta. Si affectus ſit aliquis, an utrumque illi ſic
acciderit, ut et cauſa ſit et morbus et ſymptoma.

ΠΕΡΙ ΜΕΛΑΓΧΟΛΙΑΣ ΕΚ ΤΩΝ ΓΑΛΗΝΟΥ ΚΑΙ ΡΟΥΦΟΥ ΚΑΙ ΠΟ- ΣΙΔΩΝΙΟΥ ΚΑΙ ΜΑΡΚΕΛΛΟΥ, ΣΙ- ΚΑΜΙΟΥ ΤΟΥ ΑΕΤΙΟΥ ΒΙΒΛΙΟΝ.

Ed. Chart. X. [496.]   Ed. Baf. IV. (469.)

Κεφάλαιον α'.

Ὥσπερ ἐν τοῖς φαινομένοις μέλεσι τοῦ σώματος ἐνίοτε μὲν ἅπασιν ἡ αὐτὴ φαίνεται κρᾶσις, ὡς ἐν καχεκταῖς τε καὶ τῷ καλουμένῳ ἐλέφαντι καὶ τοῖς ὑδέροις, ἐνίοτε δὲ ἕν τι μόριον ἤτοι πικρόχολον ἢ μελαγχολικὸν ἢ φλεγματικὸν ὑποδεχόμενον χυμὸν αὐτὸ μόνον ἐξαλλάττεται τὴν κρᾶσιν,

DE MELANCHOLIA EX GALENO, RUFO, POSIDONIO ET MARCEL- LO, SICAMII AETII LI- BELLUS.

Caput I.

Quemadmodum in apparentibus corporis partibus interdum eadem omnibus temperatura conſpicitur, velut in cachecte, in pravo corporis habitu vocatoque elephante et hydrope; interdum una quaedam pars vel biliofum vel melancholicum vel pitutiofum humorem fufcipiens, ipfa

οὕτως ἐγχωρεῖ καὶ τὸν ἐγκέφαλον ἐνίοτε μὲν παντὸς τοῦ
κατὰ τὰς φλέβας αἵματος μελαγχολικοῦ γενομένου τῷ κοινῷ
λόγῳ τῆς βλάβης καὶ τὸν ἐγκέφαλον βλαβῆναι, καθ᾽ ἕτερον
δὲ καιρὸν ἀπαθοῦς διαμένοντος τοῦ καθ᾽ ὅλον τὸν ἄνθρω-
πον αἵματος ἀλλοιωθῆναι τὸ κατὰ μόνον τὸν ἐγκέφαλον.
καὶ συμβαίνει τοῦτο διττῶς ἢ ῥυέντος εἰς αὐτὸν ἑτέρωθεν
ἢ γεννηθέντος ἐν τῷ τύπῳ τοῦ μελαγχολικοῦ χυμοῦ. γεν-
νᾶται δὲ ὑπὸ θερμασίας πολλῆς ἐγχωρίου κατοπτώσης ἤτοι
τὴν ξανθὴν χολὴν ἢ τὸ παχύτερόν τε καὶ [497] μελάντε-
ρον αἷμα. ὡς ἐπίπαν δὲ τὰ κατὰ τὰ ὑποχόνδρια μέρη πρω-
τοπαθοῦντα εἰς συμπάθειαν ἄγει τὴν κεφαλὴν καὶ παρα-
φροσύνην ἐργάζεται, ἤτοι αὐτῆς τῆς χολῆς καταλαμβανούσης
τὸν ἐγκέφαλον, ἤ τινος ἀναθυμιάσεως ἀτμοῦ μελαγχολικοῦ,
καθάπερ ἐν τῷ νοσήματι τῷ φυσώδει καὶ ὑποχονδριακῷ
προσαγορευομένῳ· οὐδὲν γὰρ παρεμποδὼν γίνεται τῷ λό-
γῳ, ἑτέρωθεν καὶ ἐξ ἄλλου μορίου εἶναι τὴν ἀρχὴν καὶ γέ-
νεσιν τοῦ πάθους. ῥᾳδίως γὰρ τὸ στόμα τῆς γαστρὸς
ὁτιοῦν πάσχον εἰς συμπάθειαν ἄγει τὸν ἐγκέφαλον τῇ συγ-

tantum temperaturam immutat. Sic etiam patitur cere-
brum nonnunquam univerſo in venis ſanguine melancho-
lico facto, communi laeſionis ratione ſeu alio tempore
particulari ſanguine per univerſum hominem illaeſo per-
manente eum ſolum qui circa cerebrum eſt alterari.
Hocque duobus modis accidit, aut aliunde in ipſum con-
fluente aut generato in loco melancholico humore. Ge-
neratur autem a calore copioſo vel flavam bilem vel craſ-
ſiorem et magis atrum ſanguinem adaſſante. Plerumque
vero partes hypochondriorum primario affectae caput ad
conſenſum perducunt et delirium efficiunt aut ipſa bile
cerebrum occupante aut aliqua halitus melancholici exha-
latione, quemadmodum in morbo flatulento et hypochon-
driaco appellato. Nihil enim rationi noſtrae obſtat aliunde
et ex alia parte principium et generationem affectionis
eſſe. Nam os ventris quomodocunque affectum facile ad
conſenſum ducit cerebrum generis ſimilitudine et cogna-

γενεία διὰ τῶν καθηκόντων εἰς αὐτὸν ἄνωθεν μεγίστων δύο
νεύρων. εἰς συμπάθειαν δὲ ἄγει καὶ τὴν καρδίαν τῇ γει-
τνιάσει. ὁμοίως δὲ καὶ τὸ διάφραγμα, ᾧ καὶ συμπέφυκε.
κοινωνία δέ ἐστι τῷ στομάχῳ καὶ πρὸς τὸν νωκαῖον, καθ'
ὃ μέρος καὶ ἔγκειται καὶ συνδέδεται τοῖς τοῦ τραχήλου
σπονδύλοις. ἀρχὴ τοίνυν τῆς τοιαύτης μελαγχολίας ὡς
ἐπίπαν ἐξ ἀπεψιῶν γίνεται. φῦσαι γὰρ αὐτοῖς ἐπιγίγνονται
πολλαὶ καὶ ἐπὶ τῷ τυχόντι σιτίῳ μετέωροι καὶ περὶ τὰ
ὑποχόνδρια ἐπιπολὺ διατρίβουσαι. ἐρυγαί τε ὀξώδεις καὶ
βρομώδεις καὶ οἷον ἰχθυώδεις αὐτοῖς ἐπιγίνονται, μηδενὸς
τοιούτου ἐδηδεσμένου. ξηραὶ ὡς ἐπίπαν αὐτοῖς αἱ κοιλίαι,
ὕπνοι μικροί, διεσπαρμένοι, ἐνύπνια ταραχώδη καὶ ἀλλοκώ-
τατα παλμοὶ ἄλλοτε ἄλλοι τοῦ σώματος. ἴλιγγοι τῆς κεφα-
λῆς καὶ πνευμάτων ἦχοι κατὰ τὰ ὦτα. δοκεῖ δὲ τοῖς μὲν
αὐτῶν μεστὴ καὶ βαρεῖα εἶναι ἡ κεφαλὴ, τοῖς δὲ κούφη ἡ
κενὴ, τοῖς δὲ ξηρά. ἤδη δέ τις οὐδὲ τὴν κεφαλὴν ἔχειν τὸ
παράπαν ᾤετο, πρὸς ὃν ἐξευρεῖν ὁ Φιλότιμος λέγεται πρὸς
τῇ ἄλλῃ θεραπείᾳ τὸν πιλὸν μολίβδινον, ἀφ' οὗ βαρενόμενος

tione per maximos duos nervos, qui ex fuperioribus ad
ipfum deferuntur. Adducit etiam ad confenfum cor ipfum
ob viciniam; fimiliter quoque feptum transverfum, cui
etiam inferitur. Communio quoque eft ftomacho ad fpi-
nalem medullam, qua parte cervicis vertebris et incumbit
et colligatur. Principium itaque ejusmodi melancholiae
plerumque ex cruditatibus confurgit; flatus enim ipfis fuc-
cedunt multi, qui a quocunque aſſumpto cibo facile ele-
vantur et circa hypochondria diutius morantur; et ructus
ipfi acidi et foediti ac pifcem olentes confequuntur, etiam
nullo ejusmodi cibo aſſumpto; ventres plerumque ipfis
ficci funt; fomni parvi, divulfi; infomnia turbulenta et
aliena, palpitationes corporis alias aliae, vertigines capi-
tis et flatuum fonitus circa aures. Et aliis quidem caput
plenum et grave eſſe videtur, aliis vero leve et vacuum,
aliis ficcum. Quidam neque omnino caput fe habere pu-
tavit, ad quem excogitaſſe dicitur Philotimus fupra reli-
quam curationem plumbeum pileum, a quo gravatus ca-

συνίει τῆς κεφαλῆς. γίγνονται δὲ οἱ πολλοὶ τῶν μελαγχολι-
κῶν καὶ ἀκόλαστοι πρὸς ἀφροδίσια, τὴν γνώμην ἐπίλυποι
καὶ δειλοὶ καὶ ἐλεήμονες καὶ δακρυτικοὶ καὶ διώκουσι τὰ
ἔρημα. τινὲς καὶ δαίμονας ἀπὸ γοητειῶν τῶν ἐχθρῶν ἐπῆ-
χθαι αὐτοῖς ὑπολαμβάνουσιν, ἕτεροι δὲ δηλητήριον φάρμα-
κον εἰληφέναι ὑποπτεύουσι, καὶ βεβαίαν αὐτῶν τὴν ὑποψίαν
ἐργάζονται αἱ συνεδρεύουσαι αὐτοῖς βρομώδεις καὶ ἀλλόκο-
τοι ἐρυγαί. δοκεῖ δὲ τοῖς ἄλλοις ἄλλα καὶ ἔστιν ἡ νόσος
παντοδαπὴ καὶ οὐκ εὐαρίθμητος. οἷον αὐτίκα περὶ τοὺς
φόβους ὁ μὲν δέδοικε τοὺς φιλτάτους, ὁ δὲ ὅλους ἀνθρώ-
πους. καὶ ὁ μὲν δέδοικεν εἰς φῶς ἰέναι, τὰ δὲ σκοτεινὰ
διώκει, ὁ δὲ φεύγει τὰ ζοφώδη. οἱ πλείους μέντοι ἐν σκο-
τεινοῖς τόποις χαίρουσι διατρίβειν καὶ ἐν μνημείοις καὶ ἐν
ἐρήμοις. ἔνιοι δὲ καὶ τὸ ὕδωρ δεδοίκασι, καὶ οἶνον καὶ
ἔλαιον καὶ πᾶν ὑγρὸν ὁτιοῦν, ὥσπερ οἱ δηχθέντες ὑπὸ λυσ-
σῶντος κυνὸς καὶ συντόμως εἰπεῖν αἱ μελαγχολικαὶ παρά-
νοιαι πολυειδεῖς μέν εἰσι ταῖς κατὰ μέρος ὑπούλοις φαντα-
σίαις, ἐν δὲ αὐταῖς ἁπάσαις ὑπάρχει κοινὸν ὁ φόβος καὶ

put fe habere intelligeret. Fiunt autem plerique melan-
cholici ad venerem propenfiores mente capti, timidi, mi-
fericordes, lacrimofi et folitaria fectantur; quidam etiam
daemones ab hoftium praeftigiis fibi immiffos effe putant;
alii noxium venenum accepiffe fufpicantur; et fufpicionem
ipforum ratam efficiunt virofi ac alieni ructus, qui ipfis
adfunt. Aliis autem alia videntur; eftque hic morbus
prorfus varius ac prope innumerus. Velut verbi caufa
circa metum; alius amiciffimos metuit, alius omnes ho-
mines; et alius ad lucem prodire timet et tenebras fecta-
tur; alius caliginofa loca fugit. Plerique tamen in tene-
brofis locis degere cupiunt ac in monumentis et folitu-
dinibus; quidam vero etiam aquam timent et vinum et
oleum et omnem liquorem, velut qui a rabiofo cane morfi
funt. Et ut concife loquar, melancholica deliria multi-
formia quidem funt ob particulares laefas imaginationes,
unum vero ipfis omnibus commune eft, metus et moe-

ΕΚ ΤΩΝ ΓΑΛΗΝΟΥ ΚΑΙ ΑΛΛΩΝ. 703

Ed. Chart. X. [497. 498.] Ed. Baf. IV. (469.)
ἡ δυσθυμία. δυσθυμοῦσι μὲν γὰρ πάντες ἀλόγως οὐδ' ἂν
ἐρωτήσῃς ἔχοντες εἰπεῖν ἐφ' ὅ τι λυποῦνται. δεδίασί τε ἐξ
αὐτῶν οὐκ ὀλίγοι θάνατον καὶ ἕτερά τινα μηδενὸς ἄξια
δείματος. εἰσὶ δὲ οἳ καὶ σφοδρῶς ἐπιθυμοῦσι θανάτου.
Γαλήνου. τὸ μὲν οὖν ἐπὶ τῇ μελαίνῃ χολῇ καταλαβούσῃ
τὰς ἀρχὰς τῆς λογικῆς ψυχῆς φόβοις τε γίγνεσθαι καὶ δυσ-
θυμίας καὶ θανάτου προσδοκίας οὐδὲν θαυμαστόν. ὁρῶμεν
γὰρ καὶ τῶν ἔξωθεν τοῦ σώματος οὐδὲν οὕτως ἡμῖν φοβε-
ρὸν ὡς τὸ σκότος. ὅταν οὖν ζόφος τις περιχυθῇ τῷ λογι-
κῷ μορίῳ τῆς ψυχῆς, ἀναγκαῖον ἀεὶ φοβεῖσθαι τὸν ἄνθρω-
πον, ὡς ἂν τὴν αἰτίαν τοῦ φόβου συμπεριφέροντα τῷ σώ-
ματι. ὡς γὰρ ἐν σκότῳ βαθεῖ τὰ παιδία φοβεῖται καὶ τῶν
τελείων οἱ ἀπαίδευτοι, οὕτω καὶ τῆς μελαίνης [498] χο-
λῆς τὸ χρῶμα παραπλησίως σκότῳ τὸν φρονοῦντα τόπον
ἐπισκιάζον ἐργάζεται τοὺς φόβους. Ῥούφου. πάντων μὲν
οὖν τῶν παρεπομένων ἑκάστῳ συμπτωμάτων τὰς αἰτίας εἰ-
πεῖν ἀδύνατον. ἀπορίαν γὰρ πολλὴν ἔχει τὰ πλεῖστα, οἷον
διὰ τί τὰ μὲν φεύγουσιν ὡς δεινά, μὴ ὄντα δεινά, τὰ δὲ

ſtitia. Moerent enim omnes praeter rationem, ac neque
ſi interroges, habent quod dicant, cur triſtentur. Ipſorum
autem non pauci mortem metuunt et alia quaedam nullo
timore digna. Sunt etiam, qui mortem vehementer ex-
optant. *Galeni.* Quod igitur ob atram bilem ratio-
nalis animae principia occupantem timores, moeſtitias et
mortis impendentis terrores oboriri, non mirandum eſt.
Etenim nihil extra corpus nobis ita horrendum ut tene-
bras conſpicimus. Quum igitur tenebroſa caligo quaedam
rationali animae parti circumfuſa fuerit, hominem ſemper
metuere neceſſe eſt, ut qui metus cauſas in corpore ſe-
cum circumferat. Quemadmodum enim in tenebris pueri
et ex adultis potiſſimum imperiti metuunt, ita etiam
atrae bilis color ſeu tenebrae rationalis animae locum
obumbrans timores efficit. *Rufi:* quapropter omnium
ſymptomatum ſingulis oborientium cauſas enarrare impoſſi-
bile eſt. Nam multam difficultatem habent plurima, quale,
cur fugiunt velut horrenda quae non ſunt horrenda; alia

διώκουσιν ὡς χρηστὰ μὴ ὄντα χρηστά, καὶ διὰ τί ὃ μὲν
τοὺς οἰκείους φοβεῖται, ὁ δὲ ὅλους ἀνθρώπους καὶ τὰ τοιαῦ-
τα. τῶν πλείστων δὲ, συμπτωμάτων εἰπεῖν τὰς αἰτίας τὸν
ἰατρὸν οὐ χαλεπόν, οἷος ὁ δοκῶν ἑαυτὸν κέραμον εἶναι, διὰ
τὴν ξηρότητα τοῦτο πάσχει. ψυχρὸς γὰρ καὶ ξηρὸς ὁ με-
λαγχολικὸς χυμός. ὁμοίως καὶ ὃ τὸ ἑαυτοῦ δέρμα δοκῶν
εἶναι ταῖς ξηραῖς διφθέραις ὅμοιον. ὁ δὲ οἰόμενος μὴ ἔχειν
κεφαλὴν ἴσως διὰ κουφότητα τῆς κεφαλῆς τοῦτο ᾤετο, τὴν
δὲ κουφότητα τὸ ἀναφερόμενον πνεῦμα παρεῖχεν αὐτῇ. διὰ
τί δὲ οἱ μελαγχολικοὶ πλειόνων σιτίων ὀρέγουσιν, ἢ ὅτι (470)
ψύχεται αὐτοῖς τὸ στόμα τῆς γαστρός; διὰ τί δὲ ἔνιοι αὐ-
τῶν οἰνοπόται; ἢ ὅτι τὸ ψυχρὸν θερμανθῆναι χρῄζει; διὰ
τί δὲ ἀποκτείνουσι σφᾶς αὐτούς; ἢ ὅτι μειζόνων κακῶν ὑπο-
λαμβάνουσὶν ἀπαλλάττεσθαι; εἰ μὴ ἄρα δόξα τοιαύτη ὑπο-
γίγνεται αὐτοῖς, ὅτι τὸ ἀποθνήσκειν ἐστὶ καλόν, ὥσπερ τῶν
βαρβάρων ἐνίοις. διὰ τί δὲ ἀπεψίαι συνεχεῖς αὐτοῖς γί-
γνονται; ἢ ὅτι θολερὸν καὶ περιττωμάτων μεστόν ἐστιν
αὐτῶν τὸ σῶμα καὶ διὰ τοῦτο καὶ δύσκρατος ἡ γαστὴρ,

vera perſequuntur ut bona, quae non bona ſunt? Et
cur alius domeſticos timet, alius vero omnes homines et
hujusmodi? Plurimorum vero ſymptomatum cauſas medi-
cum dicere non eſt difficile, ut qui ſibi videtur vas fictile
eſſe, propter ſiccitatem hoc patitur: frigidus enim et ſic-
cus eſt melancholicus humor. Similiter etiam qui ſuam
cutem ſiccis pellibus ſimilem eſſe putat. Qui vero ſe ca-
put non habere arbitrabatur, fortaſſis ob capitis levitatem
id opinatus eſt, levitatem autem capitis flatus, qui attol-
lebatur, ipſi exhibuit. Cur vero appetunt melancholici
plures cibos? Num quia frigeſcit ipſis os ventriculi? Cur
autem nonnulli ipſorum vini potores ſunt? An quia fri-
gidam calefieri deſiderat? Cur ſe ipſos perimunt? Num
quia a majoribus malis ſe liberari putant? Niſi fortaſſis
talem ipſi ſubeant opinionem, quod bonum ſit emori,
quemadmodum barbaris quibusdam videtur. Cur autem
cruditates ipſis aſſiduae fiunt? Num quia turbulentum
et excrementis plenum eſt ipſorum corpus proptereaque

ψυχομένη διαπαντὸς ἐκ τοῦ μελαγχολικοῦ χυμοῦ; διὰ τί δὲ
αἱ κοιλίαι αὐτοῖς ὡς ἐπίπαν ξηραίνονται; ἢ ὅτι τὸ πνεῦμα
τοῖς ἄνω περὶ τὰ ὑποχόνδρια προΐσταται καὶ οὐ πάνυ κάτω
διαχωρεῖ; ἀνάγκη τοίνυν δι᾽ αὐτὸ τοῦτο καὶ τὰς γαστέρας
εἶναι ξηρὰς, ἐκ δὲ τῆς πολλῆς ἐπισχέσεως ἀθρόα ποτὲ καὶ
περιτετηκότα διαχωροῦσι. σκαρδαμυκτοὶ δὲ καὶ ἐξόφθαλ-
μοι καὶ παχύχειλοι ὡς ἐπίπαν γίγνονται διὰ τὸ παχὺ πνεῦμα.
μελάγχρους δὲ διὰ τὴν χύσιν τοῦ χυμοῦ. δασεῖς δὲ οἱ
πλείους αὐτῶν διὰ τὸ πλῆθος τῶν παχέων περιττωμάτων.
ταχύγλωσσοι δὲ ὡς ἐπίπαν εἰσὶ καὶ ῥαυλοὶ καὶ ἰσχνόφωνοι
τῷ ἀκρατεῖ τῆς γλώσσης. αἱ γὰρ συντονίαι τῆς κινήσεως
κατὰ τὸ πνεῦμα γίγνονται. καὶ πᾶν δὲ τὸ συντόνως κινη-
θὲν ἀπορρεῖ ταχέως, εὐπετὲς μὲν τῷ βουλομένῳ καὶ τῶν
λοιπῶν συμπτωμάτων ἀποδοῦναι τὰς αἰτίας, ἐκ τούτων ὁρ-
μωμένῳ. μελαίνεται δὲ ὁ χυμὸς οὗτος ποτὲ μὲν ὑπερθερ-
μαινόμενος, ποτὲ δὲ ὑπερψυχόμενος. οἷον γάρ τι πάσχου-
σιν οἱ καιόμενοι ἄνθρακες διαυγέστατοι μένοντες τῇ φλο-

venter etiam intemperatus, ut qui femper ex atrae bilis
humore perfrigeratur? Cur autem alvi plerumque ipfis
ficcantur? Num quia flatus fuperne circa hypochondria
confiftunt, neque valde deorfum fecedunt? Neceffe itaque
eft ob hoc ipfum etiam ventres ficcos effe; ex multa vero
retentione aliquando coacervata, colliquata dejiciunt. Ni-
ctantes autem et extuberantibus ipfis oculis et caprofi ple-
rumque fiunt propter craffum flatum. Atri vero funt
coloris propter humoris fufionem. Hirfuti vero ipforum
plures funt propter crafforum excrementorum multitudi-
nem. Veloci plerumque lingua funt et balbi et gracili
voce praediti ob linguae incontinentiam: motus enim
contentiones a flatu fiunt, quidquid autem continenter mo-
vetur, cito defluit. Facile fane fuerit ipfi qui voluerit
etiam aliorum fymptomatum caufas reddere, fi ex his or-
tum ducat. Nigrefcit hic humor aliquando fupra modum
calefactus, interdum pluscule refrigeratus. Nam quale
quiddam patiuntur carbones, qui dum uruntur lucidiffimi

γὶ, σβεννυμένης δὲ τῆς φλογὸς μελαίνονται, τοιοῦτόν τι καὶ
ἡ ψύξις περὶ τὸ φαιδρὸν χρῶμα τοῦ αἵματος ἐργάζεται.
ὁρῶμεν γὰρ κἀπὶ τῶν ἐκτὸς πελιδνὰ γιγνόμενά τινα τῶν
σωμάτων καὶ μελαινόμενα ὑπὸ ψύξεως. ἡ δὲ ὑπερβολὴ τοῦ
θερμοῦ πάλιν ξηράνασα καὶ δαπανήσασα τὰς ὑγρότητας,
ὑφ᾽ ὧν τρέφεται τὸ θερμὸν, μελαίνει τοὺς χυμοὺς, ὥσπερ
καὶ ὁ ἥλιος τοὺς καρποὺς, — καὶ τὰ τῶν ἀνθρώπων σώ-
ματα. τὰ μὲν οὖν πρὸ τῆς θεραπείας εἰς τοσοῦτον διε-
γνωκέναι χρὴ τὸν ἰατρόν. ἃ δ᾽ ἄν τις μαθὼν ἔχοι βοηθεῖν
τοῖς οὕτω νοσοῦσιν, ἤδη καιρὸς ὑποτίθεσθαι. διαφέρει δὲ
εἰς τὴν θεραπείαν οὐ σμικρὰ εἰδέναι ὅθεν τὴν ἀρχὴν ἔσχε
τὸ νόσημα. γινώσκειν χρὴ τοίνυν ὡς διττὸν τὸ εἶδος τῆς
μελαγχολίας. τινὲς μὲν γὰρ αὐτῶν ἐκ φύσεως καὶ τῆς ἐξ
ἀρχῆς κράσεως ἔχουσι τὸ μελαγχολικόν. τινὲς δὲ ἐκ διαί-
της φαύλης ἐπίκτερον τὴν κρᾶσιν ἐπεκτήσαντο. καὶ ἔστι
τὸ εἶδος τοῦτο νωθρὸν καὶ καιηφὲς ἀεί. ὅτι δὲ ἐξ ὑπερο-
πτήσεως τῆς ξανθῆς χολῆς τῇ παραφρο- [499] σύνῃ πα-
ραπίπτουσι, θρασύτεροι καὶ ὀργιλώτεροι τῶν ἄλλων εἰσὶ

ob flammam exiftunt, extincta vero flamma atri reddun-
tur; tale quiddam etiam circa clarum fanguinis colorem
frigus molitur. Videmus enim etiam in externis quaedam
corpora livida fieri ac denigrari a frigore. Ac rurfus
caloris exfuperantia reficcans ac confumens humiditates,
a quibus calor nutritur, humores nigrefacit, quemadmo-
dum etiam fol fructus et hominum corpora. Haec igitur
funt quae ante curationem dignofcere medicum oportet.
Quae vero difcenda funt, ut quis ita aegrotantibus opem
ferre queat, jam tempus eft fubjungere. Non parum
autem intereft ad curationem, noffe unde morbus initium
habuit. Itaque cognofcendum eft duplicem effe melancho-
liae fpeciem. Quidam enim ex natura et temperamento
ab initio atram bilem habent; quidam ex prava victus
ratione poftea id temperamentum adepti funt; et haec
fpecies fegnis femper ac fubtriftis; qui vero ex flavae bi-
lis fuperaffatione in delirium incidunt, audaciores et cae-

καὶ πλῆκται καὶ τὰ πάνδεινα πράττοντες κατὰ τὸν καιρὸν
ἐκεῖνον μάλιστα, ἐν ᾧ ὑπεροπτᾶται ἡ χολή. τῷ χρόνῳ δὲ
ὅταν καὶ αὐτὴ ἀποσβεσθῇ, κατηφεῖς ἐπίλυποι καὶ ἐπίφοβοι
γενόμενοι.

Κεφάλαιον β'.

Ὅταν μὲν γὰρ ὅλον τὸ σῶμα μελαγχολικὸν ἔχει ὅλον τὸ
αἷμα, τὴν ἀρχὴν τῆς θεραπείας ἀπὸ φλεβοτομίας ποιεῖσθαι
προσῆκεν. οἷος δὲ τὰ κατὰ μόνον τὸν ἐγκέφαλον οὐ χρῄζει
φλεβοτομίας ὁ κάμνων, εἰ μήτοι γε πολύαιμος εἴη καὶ χά-
ριν. προφυλακῆς τὴν ἀφαίρεσιν ποιούμεθα. ἡ δ' οὖν διά-
γνωσις ἀπὸ τῶν τότε σοι γινέσθω πότερον ὅλον τὸ σῶμα
μελαγχολικὸν ἔχει τὸ αἷμα ἢ κατὰ τὸν ἐγκέφαλον μόνον
ἤθροισταί τις τοιοῦτος. οἱ μὲν μελάντεροι καὶ δασεῖς καὶ
φλέβας εὐρείας ἔχοντες ἐπιτηδειότατοι πρὸς τὴν τοῦ με-
λαγχολικοῦ χυμοῦ γένεσιν, ἔσθ' ὅτε τε καὶ ἐξέρυθροι τὴν
χρόαν ἄνθρωποι καταπίπτουσιν ἀθρόως εἰς τὴν μελαγχολι-
κὴν κρᾶσιν. ἐφεξῆς δὲ αὐτῶν οἱ ξανθοὶ καὶ μάλισθ' ὅταν

teris iracundiores funt et percuffores et omnia horrenda
facientes et maxime quo tempore bilis fuperaffatur; quo
vero tempore ipfa exftincta fuerit, trites, moeti ac ti-
midi fiunt.

Caput II.

Quum itaque univerfum corpus melancholicum fan-
guinem totum habet, a venae fectione principium cura-
tionis facere convenit, quum autem folum uretrum, aeger
venae fectione non indiget, nifi multo fanguine redunda-
rit et praefervationis gratia detractionem faciamus. Digno-
tio vero an totum corpus melancholicum fanguinem ha-
beat aut folum in cerebro talis fit, tunc ex his a te fiat.
Nigriores et hirfuti, quique venas amplas habent, ad atrae
bilis generationem aptiffimi funt; nonnunquam etiam ho-
mines colore rubicundi confertim in melancholicum tem-
peramentum transeunt. Confequenter autem ab ipfis flavi

Ed. Chart. X. [499.]   Ed. Baf. IV. (470.)

ἀγρυπνίαις καὶ πόνοις πλείοσι καὶ φροντίσι καὶ λεπτῇ διαί-
τῃ ἢ μελαγχολικοῖς ἐδέσμασι διητημένοι τύχωσιν ὄντες.
πρὸς τούτοις εἰ ἐπίσχηταί τις αἱμορῥοῖς ἐν ἕδρᾳ ἢ ἄλλη
τις συνήθης κένωσις αἵματος ἢ καταμήνια ταῖς γυναιξίν.
οὐ μικρὰ δὲ συντελεῖ καὶ ἡ ὥρα τοῦ ἔτους καὶ ἡ κατάστα-
σις τοῦ ἀέρος καὶ τὸ χωρίον, ἥ τε τοῦ κάμνοντος ἡλικία
καὶ τὸ ἐπιτήδευμα. ταῦτα δὲ πάντα προδιασκεψάμενος,
ὅταν ἐλπίσῃς ἐν ταῖς καθ᾽ ὅλον τὸ σῶμα φλεψὶ μελαγχολι-
κὸν αἷμα περιέχεσθαι, τὴν βεβαιοτάτην ἀπαγάγῃ διάγνωσιν
ἐκ τοῦ τέμνειν τὴν κατ᾽ ἀγκῶνα φλέβα. βέλτιον δὲ τὴν
μέσην τέμνειν. εἶτα εἰ μὴ φαίνοιτο μελαγχολικὸν εἶναι τὸ
ῥέον αἷμα, ἐπίσχειν εὐθέως. εἰ δὲ τοιοῦτον φαίνοιτο κέ-
νωσον ὅσον ἂν ὑπολάβῃς ἄνταρκες ἔσεσθαι τῇ τοῦ κάμνον-
τος σώματος ἕξει. τρίτη διαφορά. ἡ δὲ τρίτη διαφορὰ
τῆς μελαγχολίας, ἧς τὴν ἀρχὴν ἀπὸ τῆς κοιλίας ἴσχειν λέ-
γομεν, ὑποχονδριακὸν πάθος ὀνομαζομένη, διαγινώσκεται ἐκ
τῶν προειρημένων πολλάκις. πρῶτον γὰρ ἄρχεται τὰ κατὰ
τὴν γαστέρα συμπτώματα, οἷον ἐμπνευματιώσεις, βορβορυ-

et praefertim, ubi vigiliis et laboribus pluribus et curis
et tenui victu aut melancholicis eduliis fuerint uſi. Ad
haec ſi ſuppreſſa haemorrhois in ſede aut alia conſueta
vacuatio aut mulieribus menſes. Nec parum confert anni
tempus et aëris ſtatus et regio et aegri aetas ac ſtudium.
His omnibus praeconſideratis, ubi ſperaveris in totius
corporis venis melancholicum ſanguinem contineri, certiſſi-
mam dignotionem adhibeto ex venae cubiti mediae prae-
ſertim ſectione. Si namque affluens ſanguis atrabilarius
eſſe non videbitur, ſtatim cohibeto; ſi vero talis apparue-
rit, quantum pro aegri corporis habitu ſatis fore conje-
ceris, vacuato. Tertia differentia. At vero tertia melan-
choliae differentia, quam principium a ventriculo habere
dicimus, hypochondriacus affectus nominatur, ſaepe ex
praedictis dignoſcitur. Primum namque incipiunt ventris
ſymptomata, ut inflationes, murmurilla, ructus acidi et

γμοὶ, ἐρυγαὶ ὀξώδεις καὶ βρομώδεις καὶ τὸ ἐπιξηραίνεσθαι
τὴν γαστέρα καὶ τὸ ἐπὶ ταῖς διαχωρήσεσι καὶ τοῖς ἐμέτοις
καὶ ταῖς ἐρυγαῖς ἐπικουφίζεσθαι καὶ τοὺς κάμνοντας αὐ-
τοὺς συναισθάνεσθαι τῶν ὀχληρῶν πάντων περὶ τὰ ὑπο-
χόνδρια συνεδρευόντων. ὥσπερ οὖν τισὶ πολλάκις ἀναφερο-
μένης ἐκ τῆς γαστρὸς αἰθαλώδους τινὸς ἢ καπνώδους ἀνα-
θυμιάσεως ἢ ὅλως ἀτμῶν τινῶν παχέων. — ὅμοια τοῖς τῶν
ὑποχεομένων δοκεῖ φαίνεσθαι πρὸ τῶν ὀφθαλμῶν, κατὰ τὸν
αὐτὸν λόγον καὶ νῦν, ἐπὶ τὸν ἐγκέφαλον ἀναφερομένης τῆς
μελαγχολικῆς ἀναθυμιάσεως, οἷον αἰθάλη ἢ καπνὸς τὰ με-
λαγχολικὰ γενήσεται περὶ τὴν διάνοιαν συμπτώματα. ὅταν
μὲν οὖν τὰ καὶ μελαγχολικῆς παρανοίας ἴδια σημεῖα φαίνη-
ται μεγάλα, κατὰ δὲ τὴν κοιλίαν ἤτοι μηδὲν ὀχληρὸν ἢ
σμικρότατον τοῦτο εἴη, ἢ τὸν ἐγκέφαλον ἡγητέον ἐπὶ τού-
των πρωτοπαθεῖν, καθὼς προείρηται. θεραπεία μελαγχολίας
Γαλήνου. τὴν μὲν οὖν ἐξ ἐγκε- [500] φάλου πρωτοπα-
θοῦντος συνισταμένην μελαγχολίαν διά τε λουτρῶν καὶ συν-
εχῶν καὶ διαίτης εὐχύμου τε καὶ ὑγρᾶς καὶ ἀφύσου ἐκθε-

virulenti et quod venter reficcetur et quod in dejectioni-
bus ac vomitionibus et ructibus leventur et quod ipſi
aegri omnes vexationes circa hypochondria conſidere per-
cipiant. Quemadmodum igitur dum quibusdam ſaepe ex
ventre ſuliginoſa quaedam aut ſumoſa aut omnino craſſo-
rum vaporum exhalatio ſurſum fertur, velut in ſuffuſos
oculos habentibus, aliqua ob oculos verſantur; eodem
modo etiam nunc dum melancholica exhalatio ad cerebrum
vel ſuligo aut fumus fertur, melancholica quoque ſym-
ptomata circa mentem oborientur. Quum igitur melan-
cholici delirii propria ſigna apparuerint magna; circa ven-
trem vero aut nihil moleſti aut minimum fuerit; in iis
cerebrum primario affici augurandum eſt, quemadmodum
praedictum eſt. *Curatio melancholici Galeni.* Melan-
choliam igitur ex cerebro primario affecto obortam aſſi-
duis balneis, victu boni ſucci et humido ac flatus experte
curare oportet, citra aliud efficax remedium, quum ne-

ραπεύειν, χωρὶς ἑτέρου δραστικοῦ βοηθήματος, ὅταν γε μή
πως διὰ χρόνου μῆκος δυσκίνωτος ᾖ ὁ λυπῶν χυμὸς, ἡνίκα
ποικιλωτέρας καὶ ἰσχυροτέρας προσάγειν δεῖ τὰς ἰάσιις.
ἀρχόμενον δὲ τὸ πάθος θεραπεύειν προσήκει. χρόνιον γὰρ
καὶ αὐξηθὲν δυσμεταχείριστον γίγνεται. Ῥούφου. κοινὰ
δ᾽ ἔστι, κἂν ὁ ἐγκέφαλος πρωτοπαθῇ, κἂν τὰ καθ᾽ ὑποχόν-
δρια, τὰ ὑπακτικὰ τῆς γαστρὸς βοηθήματα. πρῶτον μὲν
οὖν εὐπεψίας φροντίδα τίθεσθαι χρή. ἔπειτα δὲ καθαίρειν
πρῶτον μὲν ἐπιθύμῳ καὶ ἀλόῃ. τούτων γὰρ εἰ καὶ ὀλίγον
ἐφ᾽ ἑκάστης ἡμέρας λαμβάνοι, ὠφελεῖται τὰ μέτρια καὶ
ἡσυχῇ ὑπάγειν. Ποσειδωνίου. ἐφ᾽ ὧν τὸ αἷμα πλεονά-
ζειν φαίνοντο, ἐξ ἀρχῆς εὐθὺς φλέβα τέμνειν προσήκει τὴν
ἐν ἀγκῶνι καὶ μάλιστα ἐφ᾽ ὧν συνήθεις ἐκκρίσεις εἰσὶ τοῦ
αἵματος ἐπεισχημέναι. ἐπὶ δὲ γυναικῶν, αἷς ἐκλείπει τὰ
καταμήνια, τὴν ἐν τῷ σφυρῷ φλέβα τέμνειν χρή, κενοῦν
δὲ ἕκαστον πρὸς δύναμιν. ἐφ᾽ ὧν δὲ ἡ κακοχυμία μᾶλλον
πλεονεκτεῖ, προδιαιτήσας τὸν πάσχοντα κάθαιρε τῇ ἱερᾷ
Ῥούφου ἢ Ἀρχιγένους ἢ Ἰούστου. εἰ δὲ ἄμφω πλεονάζει

quaquam noxius humor diuturnitate temporis aegre va-
cuetur; tum fane magis varias ac vehementiores curatio-
nes adhibere oportet. Incipientem autem affectionem cu-
rare convenit; nam inveterata ac aucta tractatu difficillima
fit. *Rufi.* Sive autem crebrum primario affectum fuerit,
five hypochondria, communia funt fubducentia ventrem
auxilia. Sed imprimis bonae concoctionis curam ftatuere
oportet, poftea vero purgare primum epithymo et aloe;
horum enim etiamfi parum quotidie acceperit, prodeft ta-
men moderate et paulatim fubducendo. *Pofidonii.*
In quibus fanguis redundare apparuerit, ftatim ab initio
venam in cubito fecare decet, ac praefertim in quibus
confuetae fanguinis excretiones funt fuppreffae. Verum
in mulieribus, quibus menfes defecerunt, vena in malleolo
fecanda eft et in fingulis pro viribus fanguinem evacuare.
In quibus autem vitiati humores magis redundant, prae-
paratum per victus rationem aegrum per hieram purgabis
Rufi aut Archigenis aut Jufti. Si vero utrique redundant,

προφλεβοτομήσας κάθαιρε. μετὰ δὲ ταῦτα διαλιπὼν ἡμέ-
ρας τινὰς κλυστῆρσι τὴν κοιλίαν κενοῦ, πρῶτον μὲν διὰ
χολοῦ πιτύρων καὶ ἀφρονίτρου καὶ μέλιτος. μετέπειτα τε
καὶ πολυποδίου ῥίζας τεθλασμένας συνέψειν τοῖς πιτύροις ἢ
ἐπίθυμον. μετὰ δὲ τρεῖς ἡμέρας τῆς κλυστῆρος δοτέον
αὐτοῖς τὴν διὰ ἀλόης πικρὰν προσειληφυῖαν πρὸς τοῖς ἄλ-
λοις πᾶσι καὶ ἐπιθύμου, σκευάζειν δὲ αὐτὴν ὡς (471) Θε-
μίσων βοίλεται. ἀλόης μὲν βαλὼν < ρ', μαστίχην δὲ καὶ
κρόκου καὶ νάρδου στάχυος, κινναμώμου τε ἢ κασσίας το
διπλοῦν, ἀσάρου καὶ καρποβαλσάμου, ἑκάστου ἀνὰ οὐγγίαν
μίαν. προστιθέναι δὲ τούτοις καὶ ἐπιθύμου οὐγγίας β' καὶ
σχοίνου ἄνθος οὐγγίας α' καὶ διδόναι δὲ κοχλιαρίου μεγά-
λου τὸ πλῆθος μετὰ μελικράτου. δοτέον δὲ αὐτοῖς ἐκ δια-
στημάτων ὀλίγων δεύτερον ἢ τρίτον εἶτα πάλιν διαιτήσας
καὶ ἀναλαβὼν τὰς δυνάμεις δίδου πάλιν τὴν ἱερὰν Ῥού-
φου ἢ Ἀρχιγένους ἢ Ἰούστου. πλήθους δὲ ἔστω τὸ διδό-
μενον < δ' μετὰ μελικράτου καὶ ἁλῶν ὅσον κοχλιάριον μι-
κρὸν, βέλτιον δὲ καὶ τοῖς ἐφήμερον κενοῦσι πρᾴως ὑπάγειν

facta prius venae fectione purgato; poftea interpofitis ali-
quot diebus alvum per clyfteres evacuato, primum cum
furfurum fucco fpumaque nitri ac melle; deinde etiam
polypodii radices contufas aut epithymum cum furfuribus
coquito. Poft triduum a clyfteris ufu detur ipfis picra
ex aloe compofitio, quae fupra reliqua omnia etiam epi-
thymum accepit. Praeparanda eft autem, ut Themifon
imperat. ♃ alves ʒ c. maftiches, croci, fpicae nardi, cin-
namomi vel cafiae duplum, afari, carpobalfami, fingulorum
ʒ j addesque epithymi ʒ ij et fchoenanthi ℥ j. Detur
autem cochlearii magni quantitas cum aqua mulfa; detur-
que ipfis ex modicis intervallis bis terque; deinde rurfus
per victum reparatis viribus iterum dato hieram Rufi aut
Archigenis aut Jufti. Detur autem pondere ʒ iv cum
aqua mulfa et falis cochleario parvo. Melius autem per
evacuantia quotidie leviter ventrem fubducere. Atram

τὴν γαστέρα. μελάνων δὲ ἀγωγή ἐστιν ἀμάρακον ἡ κονίλη
λεγομένη ὅσον < β' ἐπιπασσόμεναι μελικράτῳ καὶ πινόμε-
ναι. συμφέρει δὲ καὶ τῷ ὀῤῥῷ τοῦ γάλακτος ὑπάγειν τὴν
κοιλίαν, ἀλλὰ μὴν ἀπὸ τῶν τυρῶν δοτέον τὸν ὀῤῥόν. ἄμει-
νον γὰρ τὸ ἐκ τοῦ ἑψημένου γάλακτος ἀποχωριζόμενον·
μᾶλλον δὲ ἵππειον ἔστω τὸ γάλα, εἰ δὲ μὴ, βόειον. ἐμβλη-
τέον δὲ καὶ γάλα ἐν κοινῇ χύτρᾳ κινῶντα κλάδῳ συκῆς.
ὅταν δὲ ἀναξέσῃ τρὶς ἢ τετράκις καταῤῥαίνων ὀξυμέλιτι.
εἶτα διηθήσας δίδου πίνειν τὰ μὲν πρῶτα μέλι προσμίγων,
ὅταν δὲ ἄρξηται ὑπέρχεσθαι ἡ γαστὴρ μηκέτι βαλεῖν τὸ
μέλι. λαμβανέτω δὲ κατὰ κοτύλην μὴ ἔλαττον τῶν πέντε
κοτυλῶν. χρῆσθαι δὲ ἐπὶ πάσῃ κενώσει, μαλάχης σπέρ-
ματι λειοτάτῳ διδοῦντα ὅσον < β' μεθ' ὕδατος κυάθων γ'
ἄκρως γὰρ ποιεῖ. ὅθεν πολλάκις αὐτῷ χρηστέον. ἀφέψημα
πίνειν, συνεχῶς δὲ καὶ γλήχωνος καὶ πρὸ τῶν καθαρτικῶν
καὶ μετὰ τὰ καθαρτικὰ καὶ τοῦ μικροῦ κενταυρίου ὁμοίως.
τοῦ δὲ ἀψινθίου τὸ ἀφέψημα καὶ συνεχῶς καὶ ἐφεξῆς δί-
δου. στομάχῳ γὰρ καὶ γαστρὶ κατάλληλον ἐπὶ τούτων καὶ

vero bilem ducit amaracus et cunila appellata ʒ ij pon-
dere aquae mulfae infperfa et pota. Conducit et lactis
fero alvum fubducere: fed non de cafeis dandum eft fe-
rum; praeftat enim quod a lacte per cocturam feparetur.
Sit autem lac equinum aut fi haberi non poffit bubulum;
lac ipfum in ollam novam mittatur et fici ramulo agite-
tur; ac dum effervefcit, ter aut quater aceto mulfo ir-
roretur; deinde percolatum potui detur, melle primum
admixto. Quum autem venter fluere coeperit, non am-
plius mel addatur. Accipiat autem aeger hoc ferum per
heminas non infra quinque heminarum menfuram. Ab
omni vero vacuatione utendum eft malvae femine laevif-
fime trito, drachmarum duarum pondere, cum aquae cya-
this tribus; egregie enim facit, quare ipfo faepe utendum
eft. Optimum eft et pulegii decoctum faepe bibere et
ante purgantia et poft purgantia medicamenta; et fimiliter
centaurii minoris. Abfinthii autem decoctum et affidue
et confequenter praebe; ftomacho enim et ventri in his

Ed. Chart. X. [500. 501.]   Ed. Baf. IV. (471.)

φῦσαν οὐ συγχωρεῖ ἐγγίγνεσθαι τῇ γαστρὶ πολλὴν οὔτε εἰς
τέλος ἀπο- [501] ξηραίνεσθαι τὴν διαχώρησιν καὶ οὔρη-
σιν κινεῖ καὶ πέψιν ἀκριβέστερον παρασκευάζει, ὥστε ἐγὼ
καὶ ἐν μόνῳ τούτῳ τινὰς οἶδα ἀπηλλαγμένους τοῦ νόσου.
διδόναι δὲ καὶ τῶν διουρητικῶν ἀνίσου, δαύκου, πετροσε-
λίνου, ἀσάρου καὶ νάρδου καὶ μᾶλλον τούτων τὸ τοῦ ἱππο-
μαράθρου σπέρμα καὶ ῥίζαν. τὴν δὲ χαμαιπίτυν καὶ τὴν
χαμαίδρυν προθυμότερον λαμβάνειν, ἕκαστον ἑψοῦντα σὺν
ὕδατι ἢ ξηρὸν λεῖον ἐπιτάσσοντα τῷ ποτῷ. ἀγαθαὶ δὲ καὶ
αἱ διὰ τῶν ἱδρώτων καθάρσεις διά τε πόνων καὶ λουτρῶν
γιγνόμεναι καὶ χρίσμασιν ἐν ἡλίῳ, οἷον τό τε διὰ τοῦ χα-
μαιμήλου ἔλαιον καὶ νίτρον σὺν ἐλαίῳ. καὶ ὅταν ἐπιδιδῷ
ἡ ἕξις, πάλιν καθαίρειν τῇ ἱερᾷ. προσήκει δὲ μὴ τῶν
ὑποχονδρίων ἀμελεῖν στοχαζόμενον τῆς θεραπείας καὶ μάλι-
στα προεληλυθότα. πυριαίνων μὲν οὖν ἁρμόδιοι ἐλαίου
ἐναφεψημένων ἐν αὐτῷ πηγάνου ἀνήθου, ἑρπύλλου, ἀψιν-
θίου, ἀρτεμισίας, γλήχωνος, ἄγνου σπέρματος, δάφνης τοῦ

commodam eſt; etiam neque flatum multum in ventre fieri
permittit, neque dejectionem penitus reficcari; et urinam
ciet et concoctionem probe adjuvat, adeo ut ego ex hujus
folius ufu noverim quosdam a morbo liberatos. Danda
funt etiam urinam moventia, anifum, daucus, petrofeli-
num, afarum, nardus; et his adhuc amplius foeniculi
magni fylveftris femen et radix. Chamaepitys autem et
chamaedrys promptius accipienda funt, ita ut fingula haec
cum aqua coquantur aut arida trita potioni infpergantur.
Commodae funt etiam evacuationes, quae per fudorem et
labores et balnea fiunt et per inunctiones in fole, qualis
eft, quae cum oleo chamaemelino fit et cum oleo et ni-
tro. Quod fi habitus permiferit, rurfus per hieram pur-
gato. Convenit autem neque eum hypochondria negligere,
qui curationem aggreditur ac maxime qui prius acceſſerit.
Fomenta itaque conveniunt, quae ex oleo fiunt, in quo
rutra, anethum, ferpillum, abfinthium, artemifia, pulegium,
viticis femen, baccae lauri aut folia tenera bullierint;

καρποῖ ἢ τῶν φύλλων ἁπαλῶν. ταῦτα δὲ τοὺς πόνους
παρηγορεῖ καὶ τὰς φύσας μειοῖ. ἐπὶ δὲ τῶν μετὰ δήξεως
τοῦ στομάχου ἐμπνευματώσεων ὄξει ἀφεψήσαντες κύμινον
καὶ γλήχωνα σπόγγοις πυριᾶν τὸν στόμαχον, ἐνίοτε δὲ καὶ
στυπτηρίαν ἐπιπάσσομεν τῷ ὄξει *). τὰ δὲ καταπλάσματα
ἐχέτω προαπεζεσμένον ἐν τῷ ἐλαίῳ ἢ ἄνισον ἢ σέλινον ἢ
κύμινον καὶ κύπρον λειοτάτην καὶ ἶριν καὶ λιβανωτίδα ἐμ-
βαλὼν τῷ καταπλάσματι. συγχωρεῖν δὲ ἐπιπολὺ καὶ ἀσίτῳ
καὶ τραφέντι. ἀφαιρεθέντος δὲ τοῦ καταπλάσματος σκέ-
πειν τὰ ὑποχόνδρια ἢ ἐρίῳ πλατυτάτῳ ἢ κουφοτάτῃ καὶ
καθαρᾷ ἀρνακίδι προϋποχρίων τοὺς τόπους ναρδίνῳ. χρη-
στέον δ᾽ ἂν καὶ σικύων προσθέσει, πρὸς μὲν τὰ πνεύματα
κούφων, πρὸς δὲ τὰς φλεγμονὰς καὶ σκηρίας μετὰ καταχα-
σμοῦ. μετὰ δὲ ταῦτα ταῖς διὰ κυπρίνου κηρωταῖς χρῆσθαι,
καὶ τῷ πολυαρχίῳ καὶ τῷ διὰ στύρακος καὶ τῷ διὰ σπερμά-
των μάλιστα καὶ τοῖς ὁμοίοις. προϊούσης δὲ τῆς θεραπείας
καὶ τῷ διὰ τῶν ἰσχάδων καὶ ναπύος φοινιγμῷ χρῆσθαι,

*) Quae fequuntur usque ad finem, ea in editione Bafil.
non leguntur, fed alia adjecta funt, quae ad argumentum hac-
tenus pertractatum plane non pertinent.

haec enim dolores mitigant et flatus minuunt. At vero
in ftomachi inflationibus cum morfu cuminum et pulegium
in aceto coquere oportet et fpongiis ftomachum fovere;
aliquando etiam alumen aceto infpergimus. Cataplafmata
vero habeant aut anifum aut apium aut cuminum in oleo
praecoctum; et cyperus laeviffime trita et iris et libano-
tis cataplafmati addantur; permittantur, autem diutius et
ante et poft cibum. Ablato cataplafmate hypochondria
contegantur aut lana ampliffima aut leviffima et pura
pelle agnina prae illitis ex nardino locis. Admotis etiam
cucurbitis utendum eft ad flatus quidem levibus, ad in-
flammationes vero et duritius durosve tumores cum fcari-
ficatu. Poftea vero ceratis ex cyprino utendum eft et
polyarchio et quod ex ftyrace paratur et quod ex femini-
bus fit et fimilibus. In curationis autem progreffu etiam
rubificatione ex canicis ac finapi uti valde proderit; et

Ed. Chart. X. [501.]　　　　　　　　　Ed. Baf. IV. (471.)

πάνυ ὀνήσει καὶ τὰς πέψεις ἀνακαλεῖται ῥώμην τῇ γαστρὶ
ἐντιθεὶς καὶ εἴ τις πόνος ἐγκαταλείπεται τῷ ὑποχονδρίῳ,
τοῦτον ἐξαίρει. χρῆσθαι δὲ καὶ τοῖς δριμέσι σμήγμασι
κατὰ τῶν ὑποχονδρίων καὶ τῷ τῶν πιττωτῶν φαρμάκῳ,
τουτέστι πίσσῃ ξηρᾷ τετηκυῖα καθ᾽ ἑαυτὴν ἢ μετὰ βραχυ-
τάτου ἐλαίου. θερμὴ δ᾽ ἐμπλάττεται δέρματι καὶ ἐπιτίθε-
ται τῇ γαστρὶ καὶ τῷ μεταφρένῳ καὶ ἐὰν μέχρις αὐτόμα-
τον ἀποπέσοι. ὥστε καὶ συλλούεσθαι αὐτῷ ἐγχωρεῖ καὶ τὸ
βραχὺ ἀφιστάμενον ψαλίδι ἀφαιρεῖν. πάνυ δὲ ὠφελοῦνται
καταπλασσόμενοι βολβίτοις βοὸς ξηροῖς ἐμπλασσομένοις ὀξύ-
μελιτι· καὶ βολβοὶ δὲ μετὰ νίτρου ἢ στυπτηρίας λεῖοι κα-
ταπλασσόμενοι μεγάλως ὠφελοῦσι καὶ μιγνυμένων δὲ τούτων
τοῖς βολβίτοις ὠφέλιμοι γίγνονται καὶ μάλιστα ἐπὰν δήξεως
αἴσθησις αὐτοῖς περὶ τὸν στόμαχον εἴη. ἐφ᾽ ὧν δὲ συνεχῶς
σπασμοὶ τοῦ σώματος συνεδρεύουσι, συμφέρει καὶ τοῦ κα-
στορίου πίνειν καὶ χρίειν τὸ σῶμα καστορίῳ σὺν ἐλαίῳ
σικυωνίῳ. προσήκει δὲ καὶ κινεῖσθαι καὶ γυμνάζεσθαι αὐ-
τοὺς πρὸς δύναμιν πρὸ τῶν σιτίων. λουτρὰ δὲ τῷ μὲν

concoctiones revocat: nam et ventri robur addit et fi quis
dolor in hypochondrio reltat, eum eximit. Utendum eft
etiam acribus fmogmatis ad hypochondria et picatorum
medicamento, hoc eft pice arida, per fe ipfam liquefacta
aut cum modico oleo; calida autem imponitur cuti et
ventri ac dorfo admovetur ac finitur, quoad fua fponte
decidat; quare licet cum ipfa lavari et quod paulatim fe-
paratur, forfice auferre. Admodum vero prodeft eis fter-
cus bubulum aridum, aceto infartum ac impofitum. Pro-
funt etiam bulbicum nitro aut alumine triti ac impofiti;
fed et iis ad bubulum ftercus admixtis utile fit cataplafma
et praefertim ubi morfus ab ipfis circa ftomachum perci-
pitur. Ceterum quibus convulfiones affiduae corpori ad-
funt, confert etiam caftorii potus et litus corporis ex
caftorio cum oleo ficyonio. Convenit et moveri et exer-
ceri ipfos pro viribus ante cibos. Balnea vero probe

καλῶς πέττοντι οὐ πάνυ ἀναγκαῖα, εἰ μὴ κόπον τινὰ
θεραπεῦσαι βουληθείης. ὅστις δὲ οὐκ ἀγαθὴν ἔχει τὴν
κοιλίαν εἰς πέψιν, τούτῳ συμφέρει λούεσθαι συνεχέστερον ἢ
νήστις ἢ μετὰ τὴν τελείαν πέψιν. μετὰ δὲ τὰ λουτρὰ σι-
τία δίδομεν εὔπεπτα, ἄφυσα, διαχωρητικὰ, ἀκριβῶς κατα-
νοῶν ὅπως ἀφ' ἑκάστου διατίθεται ὁ πάσχων. οὐ γὰρ
πάντες πρὸς ἅπαντα τὰ σιτία ὁμοίως διάκεινται. τὸ δὲ
ἐπίπαν ἁρμόδια αὐτοῖς [502] ἄρτον μὲν οἱ κλιβανῖται
καλῶς ἐσκευασμένοι, πτηνῶν δὲ τὰ ἀπίμελα καὶ ἄβρομα καὶ
ὄρεια ᾠὰ ἀλεκτορίδων ἁπαλά. ἰχθύων οἱ πετραῖοι καὶ οἱ
ἀπαλόσαρκοι. ἐχῖνοι δὲ θαλάττιοι πλεῖστον προὔχουσιν εἰς
ἡδονὴν καὶ εἰς ὠφέλειαν. παραιτεῖσθαι τὰ ἐν ταῖς λίμναις
διαιτώμενα πάντα καὶ τὰ ἐν τοῖς ἕλεσι. κρέα ἁρμόδια ἐρί-
φεια καὶ γαλαθηνὰ καὶ τούτων μᾶλλον τὰ ἄκρεα μόρια κα-
τεφθά. οὐκ ἀχρεῖαι δὲ καὶ μῆτραι καὶ γαστέρες καὶ πόδες
ὑῶν. λαχάνων δὲ πρὸς μὲν τὴν κοινὴν δίαιταν τὰ γλυκέα.
τὰ δὲ δριμύτερα ὡς φάρμακον ποτὲ δοτέον. οἷον ἔλειος

concoquenti non funt valde neceffaria, nifi laffitudini ali-
cui mederi velis. Qui vero ventrem ad concoquendum
ineptum habet, huic conducit frequentius lavari aut jejunos
aut poft perfectam concoctionem. Poft balnea cibos da-
mus concoctu faciles, flatus expertes, ex alvo fecedentes,
accurata confideratione facta quomodo ex fingulis homo
afficiatur. Non enim omnes ad omnes cibos fimiliter
difpofiti funt. Plerumque tamen conveniunt panes cli-
bano cocti probe praeparati; volucres non pingues, non
virulentae, montanae; ova gallinarum mollia, pifces pe-
trofi et molles carne. Herinacei vero marini plurimum
praeftant ad jucunditatem et utilitatem. Vitanda funt
omnia in flagnis degentia et in paludibus. Ex carnibus
conveniunt hoedinae et lactentium animalium et ex his
magis extremae partes probe coctae. Non inutiles etiam
vulvae et ventriculi et pedes fuilli. Ex oleribus vel com-
munem victum conferunt dulcia; acriora vero aliquanda
dauda funt medicamenti loco, velut eft afparagus paluftris,

Ed. Chart. X. [502.]   Ed. Baf. IV. (471.)

ἀσπάραγος, πετροσέλινα καὶ τὰ ὅμοια. μέτρια δὲ ἔστι τῷ
πλήθει τὰ λαμβανόμενα πάντα. οἶνος δὲ λεπτὸς καὶ λευκὸς
καὶ μὴ πάνυ παλαιός. μὴ ἀθρόον δὲ διδόναι ἐπὶ τῇ τροφῇ
τὸ ποτὸν μηδὲ πλῆθος ἔστω τὸ πινόμενον, ἵνα μὴ ἐν τῇ
κοιλίᾳ τὰ σιτία κυματίζεται. καὶ τὸ ὄξος ἐπιῤῥοφεῖν δρι-
μύτατον ὅσον κοχλιάριον, καθεύδειν μέλλοντα μετὰ πᾶσαν
τροφήν. καὶ τὰ πολλὰ τῶν ὄψων εἰς αὐτὸ ἀποβάπτονται
ἐσθίειν. ἄμεινον δὲ μιχθὲν τῷ ὄξει σκίλλης βραχὺ καὶ
πηγάνου καὶ τῆς λεπτῆς ἀριστολόχης. Ποσειδωνίου. ἁρμό-
διον δὲ πρὸς τὰς γινομένας ἐμπνευματώσεις ὀξυπόριον
τοιοῦτον σκευάζειν. ♃ λιγυστικοῦ, σπέρματος σελίνου ζιγ-
γιβέρεως, θύμου, ἀνὰ γο. αʹ, μίλιτος ἀπηφρισμένου τὸ ἀρ-
κοῦν. δίδου κοχλιαρίου τὸ ἥμισι, ἕωθεν καὶ ἑσπέρας ὁμοίως.
εἰ δὲ ἀποστρέφοιντο τὴν τοῦ μίλιτος γλυκύτητα, ἅλας πε-
πτικὸν αὐτοῖς σκευάζειν τοιοῦτον. ♃ σκίλλης ὀπτῆς γο. αʹ,
ἁλῶν ἀμμονιακῶν γο. εʹ, σελίνοι σπέρματος, μαράθου, θύ-
μου, πετροσελίνου, ἀνίσου, σίνωιος, ζιγγιβέρεως, ἀνὰ < δʹ,
ἄρτου καθαροῦ ξηροῦ γο. εʹ, πετίρεως γο. αʹ S. ἐκ τούτου

petrofelinum et fimilia; moderata vero copia cuncta acci-
piantur. Vinum fit tenue et album neque admodum ve-
tus. Non autem acervatim detur potus inter cibum, ne-
que magna copia potus exhibeatur, neque cibi in ventre
fluitent. Acetum quoque acerrimum cochlearii menfura
poft omnem cibum abforbeatur, ubi jam vult dormire;
fed et pleraque obfonia in aceto tinctu edere convenit;
praeftat autem aceto admittere parum fcillae et rutae et
ariftolochiae tenuis. *Pofidonii:* commodum eft autem ad
inflationes tale oxyporium praeparare. ♃ liguftici, femi-
num apii, zingiberis, thymi ana ℥ j mellis defpumati
quantum fatis eft; dato cochlearii dimidium mane et ve-
fperi fimiliter. Quod fi mellis dulcedinem averfentur,
falem concoctorium ejusmodi ipfis praeparato. ♃ fcillae
affatae ℥ j, falis ammoniaci ℥ v, feminum apii, foeniculi,
thymi, petrofelini, anifi, finonis, zingiberis ana Ʒ iv, pa-
nis puri ficci ℥ v, piperis ℥ ijβ. Ex hoc cochlearii men-

Ed. Chart. X. [502.]　　　　　　　　Ed. Baf. IV. (471.)

δίδου ὅσον κοχλιάριον ἐσθίειν σὺν τῇ τροφῇ βούλεται. δι-
δόναι δὲ αὐτοῖς ὡς χρὴ κοχλιάριον ἐσθίειν σὺν τῇ τροφῇ
ἐκ διαστημάτων τινῶν καὶ τῆς θηριακῆς ἀντιδότου καὶ μά-
λιστα χειμῶνος καὶ ἔαρος ἀρχομένον. Ῥούφου. ἐμείτωσαν
δὲ ἐκ μειζόνων διαστημάτων καὶ ἀπὸ σιτίων. ἀλλὰ ῥαφα-
νίδων νήστις ἢ ὀριγάνου ἢ θύμου μὴ μέντοι τοῖς δραστη-
ρίοις ἐμετικοῖς κεχρῆσθαι. βλαβερὰ γὰρ τὰ τοιαῦτα ἐπὶ
τούτων ταλαιπωρίαν προστιθέντα τῇ γαστρὶ καὶ τῷ στομά-
χῳ ἤδη προπεπονηκόσι τῇ νόσῳ. ὁρῶνται γὰρ τινες ἐκ
τῶν δραστικωτέρων ἐμετικῶν ἁλισκόμενοι τῇ μελαγχολίᾳ.
εὖ γε μὴν εἰδέναι χρὴ ὅτι πολλοὶ τῶν οὕτω νοσούντων, ἐν
μὲν τῷ καιρῷ τῆς θεραπείας, οὐδέν τι ὠφελήθησαν. ἀφε-
θέντες δὲ κατέστησαν τὸ προθεραπεύεσθαι καλῶς ἰσχυσά-
σης τῆς φύσεως κατὰ τῶν νοσημάτων, ἀσθενῶν τῇ βοηθείᾳ
γεγενημένων. διόπερ χρὴ ἄνεσιν διδόναι τῇ φύσει· ἔοικε
γὰρ συνταλαιπωρεῖσθαι ταῖς θεραπείαις, ἰσχύειν δὲ ἐν τῇ
ἀναπαύσει καὶ κρατεῖν τῶν νοσημάτων ἤδη προλεπτυν-
θέντων.

furam edendam dato cum cibo, prout voluerit. Detur
etiam ipſis antidotus theriaca ex quibusdam intervallis,
ac praefertim hieme et inchoante vere. *Rufi:* vomant
ex longioribus intervallis etiam a cibis, verum a raphanis
aut origano aut thymo jejuni; non tamen vehementiori-
bus vomitoriis utendum eſt; ſunt enim talia noxia in his,
vexationem ventri et ſtomacho addentia jam antea ex
morbo vexato. Videntur enim aliqui ex efficacioribus vo-
mitoriis melancholia correpti. Proinde operae pretium
eſt, noſſe, multos ſic aegrotantes curationis tempore nihil
commodi percepiſſe; demiſſa vero curatione fuiſſe reſtitu-
tos, natura ante curationem praevalente contra morbos
debiles ex medela factos; quapropter naturae remiſſionem
dare oportet: videtur enim una cum curationibus ve-
xari, in quiete vero invaleſcere; et ſuperare morbos jam
antea attenuatos.

Κεφάλαιον γ'.

Οἱ τῇ λεγομένῃ κυανθρώπῳ, ἤτοι λυκανθρώπῳ νόσῳ
κατεχόμενοι κατὰ τὸν Φευρουάριον μῆνα νυκτὸς ἐξίασι τὰ
πάντα μιμούμενοι λύκους ἢ κύνας καὶ μέχρις ἡμέρας τὰ
μνήματα μάλιστα διανοίγουσι. γνωρίσεις δὲ τὸν οὕτω πά-
σχοντα διὰ τῶνδε. ὠχροὶ τύγχανουσι καὶ ὁρῶσιν ἀδρανές. ξη-
ροὺς τοὺς ὀφθαλμοὺς ἔχουσι καὶ οὐδὲν δακρύουσι. θεάσῃ δὲ
αὐτοὺς καὶ κοίλους ὀφθαλμοὺς ἔχοντας καὶ γλῶσσαν ξηρὰν
καὶ μηδόλως σίελον προχέουσιν. εἰσὶ δὲ καὶ διψώδεις καὶ
τὰς κνήμας ἔχουσιν ἡλκωμένους ἀνιάτως διὰ τὰ συνεχῆ
συμπτώματα καὶ τῶν κυνῶν τὰ δήγμα [503] τα, τοιαῦτα
μὲν τὰ γνωρίσματα, γινώσκειν δὲ χρὴ μελαγχολίας εἶδος εἶ-
ναι λυκανθρωπίαν ἢ θεραπεύσεις κατὰ τὸν χρόνον τῆς ἐπι-
σημασίας τέμνων φλέβα καὶ κενῶν τοῦ αἵματος ἄχρι λι-
ποθυμίας καὶ διαιτῶν τὸν κάμνοντα τοῖς εὐχόμοις τροφαῖς.
κεχρήσθω τε λουτροῖς γλυκέσιν· εἶτα ὀρρῷ γάλακτος χρη-
σάμενος ἐπὶ τρεῖς ἡμέρας κάθαιρε τῇ διὰ τῆς κολοκυνθί-
δος ἱερᾷ Ῥούφου ἢ Ἀρχιγένους ἢ Ἰούστου. δεύτερον καὶ

Caput III.

Qui morbo lupino five canino appellato corripiuntur,
februario menfe noctu exeunt, in omnibus imitantes lu-
pos aut canes et adusque diem monumenta maxime ape-
riunt. Cognofces autem ita affectos ex his fignis. Pal-
lidi funt et vifu imbecilli et oculos ficcos habent et non
lacrymantur. Ipfos quoque cavos oculos habere cernes et
linguam aridam, neque prorfus falivam profundunt. Sunt
quoque fiticulofi tibiasque exulceratas infanabiles habent
propter affiduos cafus et canum morfus; ac talia funt figna.
Noffe vero oportet melancholiae fpeciem effe hunc mor-
bum; quem curabis, fi acceffionis tempore vena fecetur
et fanguis adusque animi deliquium vacuetur aegerque boni
fucci cibis nutriatur. Utatur autem balneis dulcibus:
deinde vero lactis per triduum ufus; hiera vero ex colo-
cynthide Rufi aut Archigenis aut Jufti purgetur, iterum

720 ΠΕΡΙ ΜΕΛΑΙΧΟΛΙΑΣ ΕΚ ΤΩΝ ΓΑΛΗΝΟΥ κ. τ. λ.

Ed. Chart. X. [503.] Ed. Baf. IV. (471.)
τρίτον παρέχων ἐκ διαστημάτων. μετὰ δὲ τὰς καθάρσεις
καὶ τῇ διὰ τῶν ἐχιδνῶν Θηριακῇ χρηστέον καὶ τὰ ἄλλα
παραληπτέον ὅσα ἐπὶ τῆς μελαγχολίας προείρηνται. εἰς
ἑσπέραν δὲ ἐπερχομένης ἤδη τοῦ νόσου τοῖς ὕπνον εἰωθό-
σιν ἐμποιεῖν ἐπιβρέγμασι τῆς κεφαλῆς χρῆσθαι καὶ ὀσφραν-
τοῖς τοιούτοις· δὲ ὅπιον διαχρίειν τοὺς μυκτῆρας, ἐνίοτε δὲ
καὶ ποτίζειν τινὰ τῶν ὑπνωτικῶν.

atque iterum ipfam fumens ex intervallis. Poft purgatio-
nes etiam theriaca ex viperis utendum eft et caetera adhi-
benda in melancholia jam antea commemorata. Ad vefpe-
ram vero invadente jam morbo capitis irrigationibus
fomnum inducere falitis utendum eft et talibus quoque
odoramentis. Nares item opio illinantur; quandoque vero
etiam fomnifera in potu exhibeantur.

ΓΑΛΗΝΟΥ ΠΕΡΙ ΑΝΤΕΜΒΑΛΛΟΜΕ-
ΝΩΝ ΒΙΒΛΙΟΝ. *)

Ed. Chart. XIII. [965.]

Ἐπειδὴ περὶ τῶν ἀντεμβαλλομένων λόγον ἐνεστήσαντο
μὲν καὶ οἱ περὶ τὸν Διοσκουρίδην, οὐχ ἥκιστα δὲ καὶ οἱ
περὶ τὸν Φιλιστίωνά τε καὶ Εὐρυφῶντα, φέρε δὴ καὶ ἡμεῖς
ὀλίγα περὶ τούτων εἴπωμεν. ἀντεμβαλλόμενα καλοῦμεν τὰ
ἀντὶ τῶν ἄλλων ἐμβαλλόμενα φάρμακα. χρήσιμος γὰρ ἔσται
ὁ περὶ τούτων λόγος τοῖς μάλιστα τῶν ἔργων φροντίσασι
καὶ τοῖς βεβαίους καὶ οὐκ εὐκαταφρονήτους ποιουμένοις τὰς
θεραπείας τῶν παθῶν. πολλοὶ γὰρ τῶν ἰατρῶν ἀποροῦντες

*) Longe brevius comparet opusculum in editione Basi-
lensi, hoc titulo insignitum.

GALENI DE SUCCEDANEIS
LIBER.

Quum de fuccedaneis *medicamentis* tractatum tum
Diofcorides tum maxime Philiftio et Euryphon conftruxe-
rint, age nos quoque de his pauca dicamus. Ea vero
vocamus fuccedanea medicamenta, quae in aliorum locum
fuccedunt. De his namque utilis erit fermo iis praecipue
qui artis operibus incubuerunt, ac certas neque contem-
nendas moliuntur morborum curationes. Multi fiquidem
medici medicamentis ad aegros curandos idoneis plerum-

πολλάκις τῶν ἐπιτηδείων τοῖς θεραπευομένοις ἀλλόκοτά τινα
καὶ μὴ τὸν αὐτὸν λόγον σώζοντα τῆς δυνάμεως τῶν ἐπιτη-
δείων ἐμβάλλουσι φάρμακα. καὶ τό γε δέον αὐτοῖς, ἵνα μὴ
τοιούτοις περιπίπτωσιν ἀτόποις, τὴν περὶ τῆς τῶν ἁπλῶν
φαρμάκων δυνάμεως ἐπισκέπτεσθαι πραγματείαν. εἰ δὲ μὴ
ταύτην ἐκμανθάνουσι μηδὲ τοῖς προκειμένοις προσέχουσι τὸν
νοῦν, δικαίως σφάλλονται περὶ τὰς θεραπείας. σοὶ δ᾽, ὦ
Διογενιανέ, τῷ τῆς ἀληθείας ἐρῶντι καὶ τὰς δυνάμεις τῶν
φαρμάκων ἐκμανθάνειν βουλομένῳ ὀλίγα διαλεξάμενος ἄρ-
ξομαι τῶν προτεθέντων. ἔσται δέ μοι ὁ λόγος πρὸς σὲ
ἀληθὴς, ἀναμνησθέντι τοῦ ποτέ μοι συμβάντος ἐν Ἀλεξαν-
δρείᾳ. εὐθέως παραγενομένου ἐκεῖσε γύναιόν μοι προσῆλθε
μέλλον ἀποθνήσκειν, ἔχον διάθεσιν ἰσχυρὰν, ἧς τὴν διήγη-
σιν οὐ πρόκειται νῦν εἰπεῖν. καὶ ζητοῦντός μου λυχνίδα,
ἵνα τὸ δέον αὐτῇ προσάξω φάρμακον, εἰ μὴ εὐθέως εὗρον
ἀκανθίου σπέρμα, ἔμελλεν ἀπόλλυσθαι παραχρῆμα τὸ γύ-
ναιον. ὡς δ᾽ εὑρέθη τὸ ἀνάλογον τῇ λυχνίδι, εὐθέως ἐχρη-
σάμην αὐτῷ καὶ συνῆλθεν εἰς ταυτό. τῇ δὲ ἑξῆς ἡμέρᾳ

que indigentes aliena quaedam, neque eandem, quae ido-
neis ineſt, facultatum rationem ſervantia ingerunt. Atque
eos decet ne in hujusmodi incidant abſurda, de ſimplicium
medicamentorum facultatibus tractationem ſpeculari. Quod
ſi neque eam ediſcant neque animum propoſitis rebus in-
tentum praebeant, in curationibus jure falluntur. Tibi
vero, Diogeniane, veritatis amatori, medicamentorum fa-
cultates ediſcere volenti, paucis explicatis ab iis quae
praepoſita ſunt exordiar. Erit autem mihi oratio vera ad
te in memoriam revocanti id quod olim mihi contigit
Alexandriae. Quum enim illuc accederem, ſtatim mulier
ad me jam moritura ſe contulit, vehementi affecta morbo,
cujus narrationem proferre nunc haud propoſitum eſt.
Quum autem lychnidem quaererem, ut opportunum illi
remedium conciliarem, niſi ſtatim acanthii ſemen reperiſ-
ſem, interiiſſet derepente mulier. Verum ut repertum eſt
lychnidi analogum ſuccedaneum, quamprimum eo ſum
uſus quod ad idem convenit. At ſequenti die nonnulli

Ed. Chart. XIII. [965. 966]

παραγενόμενοί τινες τῶν θεωμένων αὐτὴν προτέρων ἰατρῶν ἠξίουν ἀκοῦσαι τὸ δέον φάρμακον. εὐθέως οὖν ἀκούσαντες παρεκάλεσαν γραφῆναι αὐτοῖς τὸν περὶ τῶν ἀντεμβαλλομένων λόγον. ἀρξώμεθα οὖν τῶν προκειμένων ἐκ τοῦ προειρημένου εἴδους τὴν ἀρχὴν τοῦ λόγου ποιησάμενοι. εἰ δὲ καὶ κατὰ στοιχεῖον, ὥς τινες ἐθέλουσι, τοῦτο ποιήσωμεν.

[966] *A.*

Ἀντὶ ἀκανθίου σπέρματος, λυχνίδος σπέρμα.
ἀντὶ ἀβροτόνου, ὀρίγανον.
ἀντὶ ἀγαλλόχου, κενταύριον.
ἀντὶ ἀγαρικοῦ, ἐπίθυμον ἢ εὐφόρβιον.
ἀντὶ ἀγρίας σταφίδος, φοίνικες Συριακοί.
ἀντὶ ἀγχούσης, ὑάκινθος.
ἀντὶ ἀειζώου, φύλλα ἢ χυλὸς θρίδακος.
ἀντὶ αἰγείρου ἀκρεμόνων, σάμψυχον.
ἀντὶ ἀκακίας, σχίνου χύλισμα.
ἀντὶ ἀκάνθης, ἀκάνθου κεράτια.

medicorum, qui prius illam curaverant, accedentes opportunum optabant medicamentum audire. Statim igitur audientes rogarunt, ut illis de fuccedaneis opus a me fcriberetur. Incipiamus itaque ab iis quae praepofuimus, ex praedicta fpecie facientes operis initium. Idque etiam fecundum literarum feriem, ut quidam volunt, faciamus.

A.

Pro acanthii femine, lychnidis femen.
pro abrotono, origanum.
pro agallocho, centaurium.
pro agarico, epithymum vel euphorbium.
pro agria ftaphide, dactyli Syriaci.
pro anchufa, hyacinthus.
pro fempervivo, folia vel fuccus lactucae.
pro populi gemmis, fampfuchus.
pro acacia, lentifci fuccus.
pro fpina, acanthi filiquae.

ἀντὶ ἀκάνθου κερατίων, ἀκάνθη.

ἀντὶ ἀκονίτου, ἴριδος ἀγρίας ἢ ῥίζα.

ἀντὶ ἀκόρου, ἀσάρου ῥίζα.

ἀντὶ ἀκτέας, γλαύκιον ἢ κόπρος ὄϊος.

ἀντὶ ἀκτῆς βοτάνης, ἄκανθα ἢ ἀκάνθου κεράτια.

ἀντὶ ἁλικακάβου, δορυκνίου ἢ στύχνου σπέρμα.

ἀντὶ ἁλὸς ἀμμωνιακοῦ, ἅλας Καππαδοκικόν.

ἀντὶ ἁλὸς Καππαδοκικοῦ, ἅλας ἀμμωνιακόν.

ἀντὶ ἁλὸς ἄνθους, σανδαράχη.

ἀντὶ ἀλόης, κόπρος ἴβεως.

ἀντὶ ἀλόης Ἰνδικῆς, ἀλόης χλωρᾶς φύλλα, γλαύκιον, λύκιον
    ἢ κενταύριον.

ἀντὶ ἀλώπεκος στέατος, στέαρ ἄρκειον.

ἀντὶ ἄμεως, ἄνισον.

ἀντὶ ἀμιάντου, ἀφροσελίνον.

ἀντὶ ἀμύλου, γύρις ξηρά.

ἀντὶ ἀμυγδάλων πικρῶν, ἀψίνθιον.

ἀντὶ ἀμμωνιακοῦ θυμιάματος, πρόπολις.

pro acanthi filiquis, fpina.

pro aconito, iridis agreftis radix.

pro acoro, afari radix.

pro fambuco, glaucium vel ftercus ovis.

pro fambuco herba, fpina vel acanthi filiquae.

pro halicacabo, dorycnii vel folani femen.

pro fale ammoniaco, fal Cappadocicum.

pro fale Cappadocico, fal ammoniacum.

pro falis flore, fandaracha.

pro aloe, fimus ibis.

pro aloe Indica, aloes viridis folia, glaucium, lycium vel
    centaurium.

pro axungia vulpina, axungia urfina.

pro ameos, anifum.

pro amianto, aphrofelinum.

pro amylo, gyris ficca.

pro amygdalis amaris, abfinthium.

pro ammoniaco fuffitu, propolis.

Ed. Chart. XIII. [966.]

ἀντὶ ἀμώμου, ἄκορος.

ἀντὶ ἀνίσου, δαῦκος.

ἀντὶ ἀράκου, σήσαμον.

ἀντὶ ἀργεμώνης, σερίφιον.

ἀντὶ ἀριστολοχίας, κληματὶς ξηρά.

ἀντὶ ἀριστολοχίας στρογγύλης, ἀριστολοχία μακρά.

ἀντὶ ἀρκευθίδων, κύπερος.

ἀντὶ ἄρμαλα, καρδάμωμον Βαβυλώνιον.

ἀντὶ Ἀρμενίου, μέλαν Ἰνδικόν.

ἀντὶ ἀρσενικοῦ, σανδαράχη.

ἀντὶ ἀρωματικῆς, κάλαμος ἀρωματικός.

ἀντὶ ἀσάρου, ζιγγίβερ.

ἀντὶ ἀσβέστου, ἡ εἰς τὰ βάφια ἄκανθα.

ἀντὶ ἀσβέστου ὃ λέγεται τίτανος, ἀδάρκης.

ἀντὶ Ἀσίου λίθου, λίθος γαγάτης ἢ ἅλες ἀμμωνιακοὶ ἢ
σανδαράχη.

ἀντὶ ἀσπαλάθου, ἐρίκης καρπὸς ἢ ἄγνου σπέρμα.

pro amomo, acorus.

pro aniſo, daucus.

pro araco, ſeſanum.

pro argemone, ſeriphium.

pro ariſtolochia, clematis arida.

pro ariſtolochia rotunda, ariſtolochia longa.

pro juniperi baccis, cyperus.

pro ruta ſylveſtri, cardamomum Babylonicum.

pro Armenio lapide, atramentum Indicum.

pro arſenico, ſandaracha.

pro aromatice, calamus odoratus.

pro aſaro, zingiber.

pro aſbeſto, ſpina quae injicitur in tinctoria.

pro aſbeſto qui calx viva dicitur, adarces.

pro Aſio lapide, gagates lapis vel ſal ammoniacus vel
ſandaracha.

pro aſpalatho, erices fructus aut viticis ſemen.

Ed. Chart. XIII. [966. 967.]

ἀντὶ ἀσφάλτου, πίσσα ὑγρὰ βρυττία ἢ γῆ ἀμπελῖτις.

ἀντὶ ἀσφοδέλου ῥίζης, σεύτλου χυλός.

ἀντὶ ἀψινθίου, ἀβρότονον.

B.

Ἀντὶ βαλαυστίου, ὑποκιστὶς ἢ σκυτίνη ῥόα.

ἀντὶ βαλσάμου, λευκοῦ ἰοῦ ῥίζα.

[967] ἀντὶ βαλσάμου ὀποῦ, στακτὴ σμύρνης.

ἀντὶ βδελλίου, σφάγνος ἀρωματικός.

ἀντὶ βήσασα, σπέρμα πηγάνου ἀγρίου ἢ ἡμέρου.

ἀντὶ βουπρήστεως, σίλφαι βδέουσαι ἢ βδέλλα.

ἀντὶ βουτύρου, γάλακτος βοείου ἐπίπαγος.

ἀντὶ βρυωνίας, ἀσάρου ῥίζα.

ἀντὶ βρυττίας πίσσης, ἡ κοινὴ ἑψέσθω μετ᾽ ὄξους.

Γ.

Ἀντὶ γεντιανῆς, ἐλένιον ἢ πετροσελίνου ῥίζα.

pro afphalto, *bitumine*, pix liquida bruttia vel terra ampelitis.

pro afphodelo, fuccus betae.

pro abfinthio, abrotonum.

B.

Pro balauftio, hypociftis vel malicorium.

pro balfamo, albae violae radix.

pro balfami fucco, myrrhae fuccus.

pro bdellio, calamus odoratus.

pro befafa, femen rutae fylveftris vel domefticae.

pro buprefti, vermes panarii vel hirudo.

pro butyro, lac bubulum concretum.

pro bryonia, afari radix.

pro bruttia pice, coquatur communis cum aceto.

G.

Pro gentiana, helenium vel petrofelini radix.

Ed. Chart. XIII. [967.]

ἀντὶ γεντιανῆς ῥίζης, σελίνου ἀρωματικοῦ ῥίζα, ὑπάρχει δὲ
τὸ πετροσέλινον ἢ ῥαιδον, ἔστι δὲ τὸ ἐλένιον.

ἀντὶ γῆς ἁπαλῆς ἢ ἀμπελίτιδος, μολυβδαίνα.

ἀντὶ γῆς ἀστέρος, γῆ κιμωλία.

ἀντὶ γῆς Ἐρετριάδος, τίτανος Θηβαϊκός.

ἀντὶ γῆς Κρητικῆς, γῆ ἐρετριάς.

ἀντὶ γῆς Μεγάρας, ἀλόης ἄχνη.

ἀντὶ γῆς Σαμίας, λευκογράφις Αἰγυπτία.

ἀντὶ γλήχωνος, ὕσσωπον.

ἀντὶ γλυκυρρίζης χυλοῦ, συκαμίνου χυλὸς ἢ γλυκοκαλάμου
χυλός.

ἀντὶ γογγυλίδος, ἡλιοτροπίου βοτάνης καρπός.

ἀντὶ γυπὸς κόπρου, περιστερᾶς κόπρος.

Δ.

Ἀντὶ δαμασσωνίοϑ, καρπήσιον ἢ καλαμίνϑη ἢ ἠρύγγιον.

ἀντὶ δαύκου σπέρματος, σίου σπέρμα.

ἀντὶ δαφνίδων, ἔρπυλλον ξηρόν.

pro gentianae radice, apii odorati radix, quod eſt petroſe-
linum vel rhaedon, quod helenium eſt.

pro terra molli vel ampelitide, plumbago.

pro terra ſtellari, terra cimolia.

pro terra Eretria, calx Thebaica.

pro terra Cretica, terra Eretria.

pro terra Megarica, aloes ſpuma.

pro terra Samia, leucographis Aegyptia.

pro pulegio, hyſſopum.

pro glycyrrhizae ſucco, mori ſuccus vel ſaccharum.

pro rapa, heliotropii herbae fructus.

pro ſtercore vulturis, columbae ſtercus.

D.

Pro damaſonio, carpeſium aut calamintha vel eryngium.

pro dauci ſemine, ſii ſemen.

pro lauri baccis, ſerpillum aridum.

Ed. Chart. XIII. [967.]

ἀντὶ δικτάμνου, γλήχων ἢ ἐλελίσφακος.

ἀντὶ διφρυγοῦς, μίσυ ὀπτὸν ἢ λίθος φρύγιος ἢ χαλκὸς κε-
καυμένος ἢ λίθος πυρίτης.

ἀντὶ δορυκνίου, ὑοσκυάμου ἢ ἐλελισφάκου σπέρμα.

ἀντὶ δρακοντίου, ἄρον.

E.

Αντὶ ἐβένου, λώτινον ξύλον.

ἀντὶ ἐβίσκου ῥίζης, ῥίζα παπύρου ἢ φύλλα μορέας.

ἀντὶ ἐλαίας δακρύου, ὑποκιστίδος χυλός.

ἀντὶ ἐλαίας Αἰθιοπικῆς δακρύου, ἀκακίας μέρη. β.

ἀντὶ ἐλαίου κικίνου, δάφνινον ἢ ἔλαιον παλαιόν.

ἀντὶ ἐλαίου παλαιοῦ, σικυώνιον, ἐλαίου τὸ διπλοῦν, στέαρ
παλαιὸν χοίρειον, τὸ διπλοῦν ἔλαιον ἔψε μετὰ στέατος
ὑὸς παλαιοῦ.

ἀντὶ ἐλαίου ῥοδίνου, ἔλαιον μήλινον.

ἀντὶ ἐλαίου σπανοῦ, θάλλους ἐλαίῳ ἀπαλοὺς θλάσας ἐπί-
βαλλε.

ἀντὶ ἐλαίου χαμαιμηλίνου, ἔλαιον ῥόδινον.

pro dictamno, pulegium vel falvia.

pro diphryge, mify crematum vel lapis phrygius vel aes
uftum vel lapis pyrites.

pro dorycnio, alterci vel falviae femen.

pro dracontio, arum.

E.

Pro ebeno, loti arboris lignum.

pro ebifci radice, radix papyri vel mori folia.

pro olivae lacryma, hypociftidis fuccus.

pro olivae Aethiopicae lacryma, acaciae duplum.

pro oleo cicino, laurinum aut vetus oleum.

pro oleo vetere, ficyonium, olei duplum, adeps porcina
vetus, duplum oleum coque cum axungia porci veteris.

pro oleo rofaceo, oleum cydoneum.

pro oleo pauco, fractos oleae ramulos teneros oleo impone.

pro oleo chamaemelino, oleum rofaceum.

Ed. Chart. XIII. [967. 968.]

ἀντὶ ἐλαίου ῥαφανίνου, ἔλαιον κίκινον.

ἀντὶ ἐλατηρίου χυλοῦ, πράσου χυλὸς ἢ χυλὸς συκέας.

ἀντὶ ἐλαφείου στέατος, ὕειον.

ἀντὶ ἐλελισφάκου, καλαμίνθη.

[968] ἀντὶ ἐλλεβόρου μέλανος, στρουθίου ἢ παπύρου ῥίζα.

ἀντὶ ἐλενίου, κόστος.

ἀντὶ ἐννεαφύλλου, κολοκυνθίδος σπέρμα ἢ ποταμογείτων.

ἀντὶ ἐπιθύμου, κολοκυνθίδος σπέρμα.

ἀντὶ ἐρέγμου, στρούθιον.

ἀντὶ ἐρίκης, κικὶς ὀμφακίτις.

ἀντὶ ἐρίκης καρποῦ, κισσὸς ὄμφαξ.

ἀντὶ ἐρίνου φύλλων, φύλλα μορέας ἢ κόπρος ἴβεως.

ἀντὶ ἑρπύλλου, ποταμογείτων ἢ πύρεθρον.

ἀντὶ ἐρυσίμου, ἔρεγμον ἢ στρούθιον.

ἀντὶ εὐζώμου σπέρματος, ἐρυσίμου σπέρμα.

ἀντὶ εὐπατορίου, χαμαιπίτυς.

ἀντὶ εὐφορβίου, κόπρος περιστερᾶς ἀγρίας ἢ ἀγαρικόν.

pro oleo rhaphanino, oleum cicinum.

pro elaterii fucco, porri fuccus ficusque fuccus.

pro cervino adipe, fuillum.

pro falvia, calamintha.

pro elleboro nigro, ftruthii aut papyri radix.

pro enula, coftus.

pro novemfolio, colocynthidis femen vel potamogeton.

pro epithymo, colocynthidis femen.

pro faba frefa, ftruthium.

pro erice, galla immatura vel omphacitis.

pro ericis fructu, hedera immatura.

pro erini foliis, mori folia vel ftercus ibis.

pro ferpyllo, potamogeton vel pyrethrum.

pro irione, faba frefa vel ftruthium.

pro erucae femine, eryfimi femen.

pro eupatorio, chamaepitys.

pro euphorbio, ftercus palumborum vel agaricum.

Z.

'Αντὶ ζιγγιβέρεως, πύρεθρον.

H.

'Αντὶ ἡδυόσμου, καλαμίνθη.
ἀντὶ ἡλιοτροπίου σπέρματος, γογγυλίδος σπέρμα.

Θ.

'Αντὶ θαψίας, καρδάμου ἢ εὐζώμου σπέρμα.
ἀντὶ θαψίας χυλοῦ, χαμαιλέοντος μέλανος χυλὸς ἢ ἐλύδριον.
ἀντὶ θερμουντιάδος, γλυκόφυλλον.
ἀντὶ θείου ἀπύρου, σανδαράχη.
ἀντὶ θρίδακος, ἴντυβον.

I.

'Αντὶ ἰξοῦ δρυΐνου, χαμαιλέων μέλας.
ἀντὶ ἰοῦ σιδήρου, λιθάργυρος ἢ σκωρία σιδήρου.
ἀντὶ ἰοῦ χαλκῆς, χολὴ γυπὸς ἢ πέρδικος.

Z.

Pro zingibere, pyrethrum.

H.

Pro mentha, calaminthe.
pro heliotropii femine, rapae femen.

Θ. Th.

Pro thapfia, cardami vel erucae femen.
pro thapfiae fucco, chamaeleonis nigri fuccus vel elydrium.
pro thermuntiade, glycophyllum.
pro fulfure vivo, fandaracha.
pro lactuca, intybus.

I.

Pro vifco quercino, chamaeleon niger.
pro ferri rubigine, argenti fpuma vel fcoria ferri.
pro aeris aerugine, fel vulturis vel perdicis.

Ed. Chart. XIII. [968. 969.]

ἀντὶ ἱππούρεως, χαμαιπίτυς.

ἀντὶ ἴριδος Ἰλλυρικῆς, ἐλένιον ἀρωματικόν.

Κ.

Ἀντὶ καδμίας, λευκογραφὶς Αἰγυπτία.

ἀντὶ καλάμου ἀρωματικοῦ, σφάγνος.

ἀντὶ καλαμίνθης, ἄγριον ἡδύοσμον.

ἀντὶ καλλικέρω, τῆλις.

ἀντὶ κανθαρίδων, φαλάγγια.

ἀντὶ καππάρεως ῥίζης, ἐρίκης ῥίζα ἢ μυρίκης.

ἀντὶ καρδαμώμου, ξυλοκάρπασον ἢ κύπερις ἀμμωνιακή.

ἀντὶ κασσίας, μάννα κιννάμωμον διπλοῦν ἢ βράθυ.

ἀντὶ καστορίου, ἀγάλλοχον ἢ σίλφιον ἢ σιλφῶν βδεουσῶν· ἔντερα.

ἀντὶ κάγχρυος, δαφνῆς κόκκοι ἢ πύρεθρον.

[969] ἀντὶ κεδρίας, κεδρίδες.

ἀντὶ κεδρίδων, λάδανον.

ἀντὶ κεραυνίου, λευκογραφίς.

pro equifeto, chamaepitys.

pro iride Illyrica, helenium odoratum.

K.

Pro cadmia, leucographis Aegyptia.

pro calamo aromatico, fphagnus.

pro calaminthe, fylveftris mentha.

pro callicero, faenugraecum.

pro cantharidibus, phalangia.

pro capparis radice, ericae radix aut myricae.

pro cardamomo, xylocarpafum vel cyperis ammoniaca.

pro caffia, manna, cinnamomum duplum vel fabina.

pro caftorio, agallochum vel filphium vel vermis panarii vifcera.

pro canchry, lauri baccae vel pyrethrum.

pro cedria, baccae cedri.

pro cedri baccis, ladanum.

pro ceraunio, leucographis.

ἀντὶ κέρατος ἐλάφου, κέρας αἰγός.

ἀντὶ κηροῦ, ἔρειγμος μετὰ προπόλεως εψεται καὶ τρίβεται.

ἀντὶ κηρύκων, ὄστρεα.

ἀντὶ κίκεως, γλοιὸς ἀπὸ παλαίστρας.

ἀντὶ κικίδος, μυρίκης καρπός.

ἀντὶ κινναβάρεως, ῥοδοειδές.

ἀντὶ κινναμώμου, πήγανον ἄγριον διπλοῦν ἢ τριπλοῦν καὶ
ποιεῖ κρεῖττον τοῦ κινναμώμου ἢ λιβάνου φλοιοῦ τὸ
πρὸς ἴσον ἢ κυπέρεως Ἀττικῆς τὸ ἴσον ἢ κασσίας σύ-
ριγγος διπλάσιον ἡ βράθυος διπλοῦν.

ἀντὶ κισσήρεως, γῆ Κρητική.

ἀντὶ κισσοῦ ὀποῦ, ὀπὸς Περσικός.

ἀντὶ κλινοποδίου, ἡλιοτρόπιον.

ἀντὶ κνιδοσπέρμου, κονίου σπέρμα.

ἀντὶ κνίκου σπέρματος, ἄγνου σπέρμα.

ἀντὶ κολοκυνθίδος, σπέρμα κίκεως, ὅ ἐστι κρότωνος.

ἀντὶ κολοφωνίας, ἀπόχυμα.

ἀντὶ κομαρέας, ἀμμωνιακὸν θυμίαμα.

pro cornu cervi, cornu caprinum.

pro cera, faba frefa cum propoli cocta et trita.

pro muricibus, oſtrea.

pro citi ricino, fordes a palaeſtra.

pro galla, myricae fructus.

pro cinnabari, rofei paſtilli.

pro cinnamomo, rutae fylveſtris duplum triplumve et
melius facit cinnamomo; vel thuris cordicis tantun-
dem vel cypereos Atticae tantundem vel caſſiae fi-
ſtulae duplum vel fabinae duplum.

pro pumice, terra Cretica.

pro hederae fucco, fuccus Perficus.

pro clinopodio, heliotropium.

pro cnidofpermo, conii femen.

pro carthami femine, viticis femen.

pro colocynthide, cici feu ricini femen.

pro colophonia pice, pix navibus abrafa.

pro comaro, ammoniacus fuffitus.

Ed. Chart. XIII. [969.]

ἀντὶ κόπρου αἰλούρου, κόπρος ἰχνεύμονος.

ἀντὶ κόπρου γυπὸς, περιστερᾶς κόπρος.

ἀντὶ κόπρου λύκου, κυνὸς κόπρος.

ἀντὶ κόπρου τρυγόνος, κόπρος περιστερᾶς.

ἀντὶ κοραλλίου, σύμφυτον ἢ μῶλυ.

ἀντὶ κόστου, ἀμμωνιακὸν, κεδρίδες, ἑλένιον.

ἀντὶ κοτυληδόνος, ὀνοκάρδιον ἢ ἀναγαλλίς.

ἀντὶ κρινανθέμου, ἀφροδισιάς.

ἀντὶ κρόκου, κροκόμαγμα.

ἀντὶ κροκομάγματος, ἀλόη Ἰνδικὴ ἢ ἀγάλλοχον Ἰνδικόν.

ἀντὶ κροκοδείλου στέατος, κυνὸς θαλαττίου στέαρ.

ἀντὶ κυμίνου, κράμβης σπέρμα.

ἀντὶ κυμίνου Αἰθιοπικοῦ, μελάνθιον.

ἀντὶ κυνοσβάτου, ἁλικακάβου σπέρμα.

ἀντὶ κυπέρεως, ἀρκευθὶς ἡ μεγάλη, ἀρκευθίδων μῆλα ἢ
    καρδάμωμον.

ἀντὶ κύφεως, ἰσχὰς κεκαυμένη.

ἀντὶ κωνείου, κοριάνδρου ἢ ψυλλίου σπέρμα.

pro ftercore aeluri, ichneumonis ftercus.

pro vulturis ftercore, columbi ftercus.

pro ftercore lupi, canis ftercus.

pro ftercore turturis, ftercus columbi.

pro corallio, fymphytum vel moly.

pro cofto, ammoniacum, cedri fructus, helenium.

pro cotyledone, onocardium vel anagallis.

pro crinanthemo, *lilio*, aphrodifium, acorus.

pro croco, crocomagma.

pro crocomagmate, aloe Indica vel agallochum Indicum.

pro crocodili adipe, canis marini adeps.

pro cumino, brafficae femen.

pro cumino Aethiopico, melanthium.

pro canirubo, halicacabi femen.

pro cyperi, juniperus magna, juniperi baccae vel car-
    damomum.

pro cyphi, carica ufta.

pro cicuta, coriandri vel pfyllii femen.

Λ.

'Αντὶ λαγωοῦ θαλαττίου, κόγχος ποτάμιος ἢ λαγωὸς ποτάμιος.

ἀντὶ λαδάνου, σάμψυχον.

ἀντὶ λαθυρίδων, κόκκος κνίδιος.

ἀντὶ λαπάθου ῥίζης, ῥίζα πυρέθρου ἢ κυνάρας.

ἀντὶ λεπιδίου ῥίζης, φύλλα καππάρεως.

ἀντὶ λεπιδίου, ἐρυθρόδανον.

ἀντὶ λευκίνου ἄνθους, στρούθιον.

ἀντὶ λημνίας σφραγίδος, σανδαράχη.

ἀντὶ λιβάνου, γῆ ἀμπελίτις.

ἀντὶ λιβάνου φλοιοῦ, μάννα λιβάνου.

ἀντὶ λιβάθρου, τράκτυλος.

[970] ἀντὶ λίθου 'Ασίου, λίθος γαγάτης, κόπρος αἰγὸς ἢ ἅλες ἀμμωνιακοὶ κεκαυμένοι ἢ σανδαράχη.

ἀντὶ λίθου μαγνήτου, λίθος Φρύγιος.

αντὶ λίθου ὀνυχίου, λίθος ἀχάτης.

ἀντὶ λίθου πυρίτου, λίθος πυρόβολος.

L.

Pro lepore marino, concha fluvialis vel lepus fluvialis.

pro ladano, fampfuchus.

pro lathyride, granum cnidium.

pro lapathi radice, radix pyrethri vel cynarae.

pro lepidii radice, folia capparis.

pro lepidio, rubra.

pro leucini flore, ftruthium.

pro lemnio figillo, fandaracha.

pro libano i. e. thure, terra ampelitis.

pro thuris cortice, manna thuris.

pro libathro, tractylus.

pro lapide Afio, lapis gagates, caprae ftercus vel fal ammoniacus crematus vel fandaracha.

pro lapide magnete, lapis Phrygius.

pro lapide onychite, lapis achates.

pro lapide pyrite, lapis pyrobolus.

Ed. Chart. XIII. [970.]

ἀντὶ λίθου Φρυγίου, λίθος ἀργυρίτης ἢ πυρίτης.

ἀντὶ λίθου ἀχάτου, λίθος σαρδόννξ.

ἀντὶ Χαλκηδονίου, λίθος κυάνεος.

ἀντὶ λίθου ὑακίνθου, λίθος βηρύλλιος.

ἀντὶ λίθου σμαράγδου, λίθος ἴασπις.

ἀντὶ λίθου σπόγγου, λίθος ὁ ἐξουρούμενος.

ἀντὶ λινοσπέρμου, κυάμου χυλός.

ἀντὶ λιβυστικοῦ σπέρματος, ῥίζα λυβιστικοῦ ἢ σπέρμα στα-
φυλίνου ἢ σίου.

ἀντὶ λυχνίδος, ἀκανθίου σπέρμα.

ἀντὶ λωτοῦ σπέρματος, σεύτλου σπέρμα.

M.

Ἀντὶ μαγνησίας ὑελίνου, πτύελον Ἰταλικόν.

ἀντὶ μαγνήτου, λίθος Φρύγιος ἢ αἱματίτης.

ἀντὶ μαλαβάθρου, κασσία σφαιρίτης ἢ ναρδοστάχυς ἢ τρά-
κτυλος ἢ νάρδος Ἰνδική.

ἀντὶ μαλάχης, τῆλις.

pro lapide Phrygio, lapis argyrites vel pyrites.

pro lapide achate, lapis fardonyx.

pro lapide Chalcedonio, cyaneus.

pro lapide hyacintho, lapis beryllus.

pro lapide fmaragdo, lapis iafpis.

pro lapide fpongo, lapis felectus.

pro lini femine, fabae fuccus.

pro ligustici femine, radix ligustici vel femen pastinacae
vel fii.

pro lychnide, acanthii femen.

pro loti femine, betae femen.

M.

Pro magnete vitreo, fpuma Italica.

pro magnete, lapis Phrygius vel haematites.

pro malabathro, caffia rotunda vel fpica nardi vel tra-
ctylus vel fpica Indica.

pro malva, foenu graecum.

Ed. Chart. XIII. [970.]

ἀντὶ μανδραγόρου, ἐλαίας δάκρυον.

ἀντὶ μανδραγόρου χυλοῦ, δορύκνιον.

ἀντὶ μάννης, λιβάνου φλοιός.

ἀντὶ μαστίχης, σχοίνου καρδία ἢ τερεβινθίνη.

ἀντὶ μελιλώτου, λωτὸς ἄγριος.

ἀντὶ μέλιτος, ἕψημα.

ἀντὶ μενδησίου οἴνου, οἶνος Ἰταλικός.

ἀντὶ μήκωνος, μανδραγόρου χυλός.

ἀντὶ μηλοκυδωνίων, μελίλωτον.

ἀντὶ μήου, μυροβάλανος.

ἀντὶ μίσυος ὀπτοῦ, διφρυγές.

ἀντὶ μίσυος Κυπρίου, ὧχρα Κύπρια.

ἀντὶ μισυδίου, ὧχρα.

ἀντὶ μολυβδαίνης, λιθάργυρον.

ἀντὶ μολύβδου κεκαυμένου, ψιμμίθιον.

ἀντὶ μόρων χυλοῦ, βάτων φύλλα.

ἀντὶ μυελοῦ ἐλαφείου, στέαρ ἐλάφειον ἢ μυελὸς μόσχειος.

ἀντὶ μυελοῦ μόσχου, οἴσυπος ἢ μυελὸς ἐλάφειος.

pro mandragora, olivae lacryma.

pro mandragorae fucco, dorycnium.

pro manna, thuris cortex.

pro maftiche, lentifci caulis vel terebinthina.

pro meliloto, lotus fylveftris.

pro melle, fapa.

pro mendefio vino, vinum Italicum.

pro papavere, mandragorae fuccus.

pro malis cydoniis, melilotum.

pro meo, myrobalanus.

pro mify ufto, diphryges.

pro mify Cyprio, ochra Cypria.

pro mifydio, ochra.

pro molybdaena, lithargyrus.

pro plumbo cremato, cerufa.

pro mori fucco, rubi folia.

pro medulla cervi, edeps cervi vel medulla vituli.

pro medulla vituli, oefypus vel medulla cervi.

ἀντὶ μυοχόδων, μυίας ἴσα.
ἀντὶ μυροβαλάνου, πεύκινον ἢ γλαύκιον.
ἀντὶ μυρσινίτου, ὀπὸς μορέας ἢ ῥοδακίνου.
ἀντὶ μυρσίνου ἐλαίου, σχίνινον ἢ μήλινον.

N.

Ἀντὶ νάπυος, καρδάμου ἢ γογγυλίδος σπέρμα.
ἀντὶ νάπυος σπέρματος, γογγυλίδος σπέρμα.
ἀντὶ νάρδου Συριακῆς, σχοῖνος ἀρωματικὸς ἢ σχοίνου ανθος.
ἀντὶ νάρδου ἀγρίας, νάρδος Ἰνδική.
ἀντὶ νάρδου Ἰνδικῆς, νάρδος Κελτική.
ἀντὶ νίτρου ἐρυθροῦ, ναρδόσταχυς.
ἀντὶ νίτρου, ἀφρόνιτρον ἢ ἅλας ὀπόν.

[971] Ξ.

Ἀντὶ ξυλοβαλσάμου, ῥίζα λευκοΐου.
ἀντὶ ξιφίου γλευκίου ῥίζης, σατυρίου σπέρμα.

pro mufcerda, mufcae aequalia.
pro myrobalano, peucinum vel glaucium.
pro myrſinite, ſuccus mori vel rhodacini.
pro myrtino oleo, lentiſcinum vel cydoniorum.

N.

Pro napy, cardami aut rapi femen.
pro napyos femine, rapi femen.
pro nardo Syriaca, juncus odoratus aut ſchoenanthos.
pro nardo ſylveſtri, nardus Indica.
pro nardo Indica, nardus Celtica.
pro nitro rubro, nardi ſpica.
pro nitro, ſpuma nitri vel ſal coctum.

X.

Pro xylobalſamo, radix leucoii.
pro xiphii gleucii radice, ſatyrii femen.

ἀντὶ ξυλοκαρπάσου, κιννάμωμον.

ἀντὶ ξυλοκασίας, κιννάμωμον.

O

Ἀντὶ οἰνάνθης χυλοῦ, χυλὸς ἀμπελίνου βλαστοῦ ἢ δένδρου
ἢ ξηρὸς ὄμφαξ.

ἀντὶ οἰνάνθης χυλοῦ, ἀμπελόξυλον.

ἀντὶ οἴνου Ἰταλικοῦ, οἶνος Μενδήσιος.

ἀντὶ οἴνου Ῥοδίου, αὐστηρὸς οἶνος.

ἀντὶ οἴνου Συριακοῦ, οἶνος Ῥόδιος.

ἀντὶ ὀμφακίου, ῥοῦ χυλός.

ἀντὶ ὄμφακος, σίδια ἢ κικὶς ὀμφακίτις.

ἀντὶ ὀνοκαρδίου, ψύχα βοτάνη.

ἀντὶ ὀποῦ βαλσάμου, δάδινον, σμύρνης στακτὴ, ὀπὸς καρ-
πάσου, καρπὸς βαλσάμου.

ἀντὶ ὀποῦ Θήβης, ὀπὸς μήκωνος.

ἀντὶ ὀποῦ ἰτέας, ὀπὸς κισσοῦ μέλανος.

ἀντὶ ὀποῦ καρπάσου, ὀπὸς μυρσίνης.

pro xylocarpafo, cinnamomum.
pro xylocafia, cinnamomum.

O.

Pro oenanthes fucco, fuccus ramuli vel ligni vitis vel
omphacium ficcum.
pro oenanthes ligno, vitis lignum.
pro vino Italiae, vinum Mendefium.
pro vino Rhodio, aufterum vinum.
pro vino Syriaco, vinum Rhodium.
pro omphacio, fuccus rhu.
pro uva acerba, malicorium vel galla immatura.
pro onocordio, pfyche herba.
pro fucco balfami, laricis fuccus, myrrhae gutta, fuccus
carpafi, fructus balfami.
pro fucco Thebaico, fuccus papaveris.
pro fucco falicis, hederae nigrae fuccus.
pro fucco carpafi, fuccus myrti.

Ed. Chart. XIII. [971.]

ἀντὶ ὀποῦ Κυρηναϊκοῦ, ὀπὸς Συριακὸς, λάσαρος ἢ μόσχου
μυελὸς ἢ ὀπὸς σιλφίου.

ἀντὶ ὀποῦ μήκωνος, μανδραγόρου χυλός.

ἀντὶ ὀποῦ μορέας, κισσοῦ ὀπός.

ἀντὶ ὀποπάνακος, καστόριον, γάλα συκαμίνου, ὑγρόπισσα.

ἀντὶ ὀποῦ Περσικοῦ, κισσός.

ἀντὶ ὀποῦ πευκεδάνου, γλυκυρίζης χυλός.

ἀντὶ ὀποῦ πευκίνου, γλευκυρίζα.

ἀντὶ ὀποῦ ῥοδοδάφνης, ἰξὸς δρύϊνος.

ἀντὶ ὀποῦ συκῆς, ὀπὸς μορέας.

ἀντὶ ὀποῦ Συριακοῦ, ὀπὸς μορέας.

ἀντὶ ὀρμίνου, λινόσπερμον.

ἀντὶ ὀρνιθογάλων, ἀνθυλλίς.

ἀντὶ ὀρύζης, κρίθινον ἄλευρον ἢ κριθάλευρον.

ἀντὶ ὀστρέων, κύρηκες.

Π.

Ἀντὶ πάνακος ῥίζης γο. α΄, ὀποπάνακος < α΄.

ἀντὶ παπύρου ῥίζης, ἑλλέβορος μέλας.

pro ſucco Cyrenaico, ſuccus Syriacus, laſar vel moſchi
medulla vel ſuccus laſerpitii.

pro ſucco papaveris, mandragorae ſuccus.

pro ſucco mori, hederae ſuccus.

pro opopanace, caſtorium, lac ſycamini, pix liquida.

pro ſucco Perſico, hedera.

pro ſucco peucedani, glycyrhizae ſuccus.

pro ſucco peucino, dulcis radix.

pro ſucco rhododaphnes, viſcum quercus.

pro ſucco ficus, ſuccus mori.

pro ſucco Syriaco, ſuccus mori.

pro ormino, lini ſemen.

pro ornithogalo, anthyllis.

pro oryza, hordei farina.

pro oſtreis, buccina.

P.

Pro panacis radicis ℥ j, opopanacis ʒ j.

pro papyri radice, elleborus niger.

ἀντὶ πεπέρεως, ζιγγίβερ.

ἀντὶ πεπέρεως λευκοῦ, μέλαν πέπερι διπλάσιον.

ἀντὶ πεπέρεως μακροῦ, πεπέρεως λευκοῦ β'.

ἀντὶ περιστερᾶς κόπρου, κόπρος τρυγόνος ἢ γυπός.

ἀντὶ περιστερεῶνος, χαμαιλέα ἢ χαμαιλευκή.

ἀντὶ περσαίας φύλλων ξηρῶν, ῥόδα ξηρά.

ἀντὶ πευκεδάνου, γλυκυῤῥίζης χυλός.

ἀντὶ πισσελαίου, ὑγρόπισσον.

ἀντὶ πίσσης βρυττίας ὑγρᾶς, ἄσφαλτος, πίσση ἐγχώριος
περίσση.

ἀντὶ πιτυοκάμπης, σφῆκες εἰς κεδρίαν σαπέντες.

[972] ἀντὶ πολίου σπέρματος, εὐζώμου σπέρμα.

ἀντὶ πολυγόνου χυλοῦ, χυλὸς ἀρνογλώσσου.

ἀντὶ πολυποδίου, ῥίζα χαμελαίας ἢ χαμαιλέοντος.

ἀντὶ πολυτρίχου, ἀψίνθιον.

ἀντὶ πομφόλυγος, καδμία κεκαυμένη.

ἀντὶ ποταμογείτονος, ἕρπυλλος.

ἀντὶ προπόλεως, λάδανον ἢ ἀμμωνιακόν.

pro pipere, zingiber.
pro pipere albo, nigri piperis duplum.
pro pipere longo, albi duplum.
pro columbi ftercore, turturis vel vulturis ftercus.
pro columbario, chamaelea vel chamaeleuce.
pro perficae foliis ficcis, rofae ficcae.
pro peucedano, glycyrrhiζης χυλός.
pro picino oleo, pix liquida.
pro pice brutia liquida, bitumen, pix domeftica eximia.
pro pinorum erucis, vefpae in cedria putrefactae.
pro polii femine, erucae femen.
pro polygoni fucco, fuccus arnoglolli.
pro polypodio, chamaeleae vel chamaeleontis radix.
pro polytricho, abfinthium.
pro pompholyge, cadmia cremata.
pro potamogetone, ferpyllum.
pro propoli, ladanum vel ammoniacum.

Ed. Chart. XIII. [972.]

ἀντὶ πτερίδος, κνεώρου σπέρμα ἢ κνίδης.

ἀντὶ πυρέθρου, ζιγγίβερ.

ἀντὶ πυρέθρου ῥίζης, ῥίζα λαπάθου.

P.

'Αντὶ ῥέου, κενταύριον.

ἀντὶ ῥαφανίου ἔλαιον, κίκινον ἔλαιον.

ἀντὶ ῥητίνης, κολοφωνίας ἀπόχυμα.

ἀντὶ ῥητίνης πευκίνης, ῥητίνη τερεβινθίνη.

ἀντὶ ῥητίνης πιτυΐνης ξηρᾶς, σαγαπηνόν.

ἀντὶ ῥητίνης τερεβινθίνης, ῥητίνη πευκίνη.

ἀντὶ ῥίζης καππάρεως, μυρίκης ῥίζα.

ἀντὶ ῥίζης λαπάθου, ῥίζα κιννάρας.

ἀντὶ ῥίζης κιννάρας, ἀσφοδέλου ῥίζα.

ἀντὶ ῥόδων ξηρῶν, φύλλα περσαίας ξηρά.

ἀντὶ ῥοδοειδοῦς, σινωπίς.

ἀντὶ ῥοὸς Συριακῆς, λαπάθου ῥίζα.

pro filice, cneori vel urticae femen.

pro pyrethro, zingiber.

pro pyrethri radice, radix lapathi.

R.

Pro rheo, centaurium.

pro rhaphanino oleo, ricininum oleum.

pro refina, colophoniae pix derafa e navibus.

pro refina picea, terebinthina.

pro refina pinea ficca, fagapenum.

pro refina terebinthina, refina picea.

pro radice cappareos, myricae radix.

pro radice lapathi, radix cinarae.

pro cinarae radice, afphodeli radix.

pro rofis ficcis, perfeae arida folia.

pro rofeis paftillis, finopis.

pro fumach Syriaco, lapathi radix.

ἀντὶ ῥοῦ μαγειρικοῦ ξηροῦ, σάμψυχος.
ἀντὶ ῥοῦ βυρσοδεψικοῦ, κικίδες.

Σ.

'Αντὶ σαγαπηνοῦ, χαλβάνη ἢ πίτυος ῥητίνη ξηρά.
ἀντὶ σαλαμάνδρας, σαῦρα χλωρά.
ἀντὶ σαμψύχου, ῥοῦς μαγειρικὸς ξηρός.
ἀντὶ σαντονικοῦ, ἀβρότονον.
ἀντὶ σαραπιάδος, παιονίας ῥίζα.
ἀντὶ σατυρίου, εὐζώμου σπέρμα ἢ ἐλελισφάκου.
ἀντὶ σαφίνου, ἔλαιον κίκινον.
ἀντὶ σηπίας ὀστράκου, κίσσηρις.
ἀντὶ σησάμου, λινόσπερμον.
ἀντὶ σησαμοειδοῦς, πίεσμα ἀμαραντινόν.
ἀντὶ σινήπεως, κάρδαμον ἢ καρδάμωμον.
ἀντὶ σίου, ἀσπαράγου ῥίζα ἢ λυβιστικοῦ.
ἀντὶ σισυμβρίου, ὤκιμον.

pro rhu coquinario ficco, fampfuchus.
pro rhu tinctorio, ricini fructus.

S.

Pro fagapeno, galbane vel refina pinus ficca.
pro falamandra, lacerta viridis.
pro fampfucho, rhus coquinarium ficcum.
pro fautonico, abrotonum.
pro ferapide, paeoniae radix.
pro fatyrio, erucae femen vel falviae.
pro faphino, oleum cicinum.
pro fepiae crufta, pumex.
pro fefamo, lini femen.
pro fefamoide, amaranthi expreffio.
pro finapi, nafturcium vel cardamomum.
pro fio, afparagi radix vel liguftici.
pro fifymbrio, ocimum.

ΠΕΡΙ ΑΝΤΕΜΒΑΛΛΟΜΕΝΩΝ. 743

Ed. Chart. XIII. [972. 973.]

ἀντὶ σκαμμωνίας, κολοκυνθὶς, κρότωνες κίκεως, ἐντεριῶνες ἢ λαθύρις.
ἀντὶ σκίγκου, σατύριον.
ἀντὶ σκίλλης, βολβός.
ἀντὶ σκωρίας μολύβδου, ἔλκυσμα.
ἀντὶ σκωρίας Κυπρίας, μελαντηρία Αἰγυπτική.
ἀντὶ σμύρνης Τρωγλοδύτιδος, κάλαμος ἀρωματικός.
ἀντὶ σουσίνου ἐλαίου, τήλινον.
ἀντὶ σποδίου, πομφόλυξ.
ἀντὶ σποδοῦ Κυπρίας, σποδὸς φύλλων ἐλαίας.
ἀντὶ σταφίδος ἡμέρου, φοίνικος Συριακοῦ σάρξ.
ἀντὶ στέατος ἀλώπεκος, στέαρ ἄρκειον.
ἀντὶ στέατος ἐλαφείου, στέαρ χήνειον.
[973] ἀντὶ στέατος μοσχείου, στέαρ χοίριον παλαιόν.
ἀντὶ στέατος ὑαίνης, στέαρ χήνειον ἢ στέαρ ἀλώπεκος.
ἀντὶ στίμμεως Κοπτικοῦ, λεπὶς χαλκοῦ.
ἀντὶ στοιχάδος, χαμαίδρυς.
ἀντὶ στροβίλων, σικύου σπέρμα.

pro fcammonio, colocynthis, ricini femina, fcillae pars interior vel lathyris.
pro fcinco, fatyrium.
pro fcilla, bulbus.
pro fcoria plumbi, argenti fpuma.
pro fcoria Cypria, melanteria Aegyptia.
pro myrrha Troglodytica, calamus odoratus.
pro fufino, item liliaceo oleo, oleum foenu graeci.
pro fpodio, pompholyx.
pro cinerula Cypria, cinis foliorum olivae.
pro uva paffa, palmulae Syriacae pulpa.
pro adipe vulpino, adeps urfinus.
pro adipe cervino, adeps anferinus.
pro adipe vitulino, adeps fuillus vetus.
pro adipe hyaenae, adeps anferinus vel adeps vulpinus.
pro ftibio Coptico, aeris fquama.
pro ftoechade, chamaedrys.
pro ftrobilis, cucumeris femen.

Ed. Chart. XIII. [973.]

ἀντὶ στρουθίου, εὐφόρβιον, ἑλλέβορος λευκός.

ἀντὶ στρουθίου ῥίζης, ἐλλεβόρου μέλανος ῥίζα.

ἀντὶ στυπτηρίας, ἅλας ὀρυκτόν.

ἀντὶ στυπτηρίας σχιστῆς, σίδιον.

ἀντὶ στύρακος, καστόριον.

ἀντὶ συμφύτου, κενταύριον.

ἀντὶ σίσωνος Συριακοῦ, πετροσέλινον Μακεδονικόν.

ἀντὶ σηρικοῦ, λιθάργυρος.

ἀντὶ σφάγνου, βράθυ.

ἀντὶ σφάγνου ἀρωματικοῦ, σχοῖνος εἰργασμένος.

ἀντὶ σφέκλης, σανδαράχη.

ἀντὶ σφονδυλίου, κύπρου σποδὸς ἢ φύλλων ἐλαίας.

ἀντὶ σχίνου, τερέβινθος.

ἀντὶ σχοίνου, πολυγόνου ῥίζα.

ἀντὶ σχοίνου ἀρωματικοῦ, καρδάμωμον ἢ κιννάμωμον.

ἀντὶ σώρεως, λιθάργυρος διφρυγὲς ἢ μελαντηρία.

pro ſtruthio, euphorbium, elleborus albus.

pro ſtruthii radice, ellebori nigri radix.

pro alumine, ſal foſſilis.

pro alumine ſciſſili, malicorium.

pro ſtyrace, caſtorium.

pro ſymphyto, centaurium.

pro ſiſone Syriaco, petroſelinum Macedonicum.

pro ſerico, lithargyrus.

pro ſphagno vel muſco, ſabina.

pro muſco aromatico, juncus ſativus.

pro faece, ſandaracha.

pro ſpondylio, liguſtri aut foliorum olivae cinis.

pro lentiſco, terebinthus.

pro junco, polygoni radix.

pro junco odorato, cardamomum vel cinnamomum.

pro ſori, lithargirus, diphryges aut melanteria.

T.

Αντι ταυροκόλλης, ιχθυοκόλλα.
ἀντὶ τευκρίου, χαμαίδρυς.
ἀντὶ τερεβινθίνης, μαστίχη ἢ ῥητίνη στροβιλίνη.
ἀντὶ τιτάνου, γῆ Ἐρετρία.
ἀντὶ τραγακάνθας, κόμμι, τερεβινθίνη.
ἀντὶ τριβόλου, σατύριον.
ἀντὶ τρωξίμου, μαιούνιόν τε καὶ μαιούλιον.

Υ.

Αντι ὑακίνθου, ἄνθος ἰσάτεως.
ἀντὶ ὑγροπίσσης, ὀποπάναξ.
ἀντὶ ὑοσκυάμου σπέρματος, κυνοσβάτου σπέρμα ἢ καρπός.
ἀντὶ ὑποκυστίδος, ἀκακίας χυλός.
ἀντὶ ὑποκυστίδος σπέρματος, τραγάκανθα.
ἀντὶ ὑποκυστίδος χυλοῦ, ἀκακίας ἢ ἀκάνθης χυλός.
ἀντὶ ὑπερικοῦ, ἀνήθου σπέρμα.
ἀντὶ ὑσσώπου κηρωτῆς, μύελος μόσχειος.

T.

Pro taurino glutino, ichthiocolla.
pro teucrio, triſſago.
pro terebinthina, maſtiche vel reſina pini.
pro calce, terra Eretria.
pro tragacantha, gummi, terebinthina.
pro tribulo, ſatyrium.
pro troximo, maeounium et maeoulium.

Y.

Pro hyacintho, flos iſatidis.
pro liquida pice, opopauax.
pro hyoſcyami femine, canisrubi femen vel fructus.
pro hypocyſtide, acaciae ſuccus.
pro hypocyſtidis femine, tragacantha.
pro hypocyſtidis ſucco, acaciae vel ſpinae ſuccus.
pro hyperico, anethi femen.
pro byſſopi cera, medulla vitulina.

Ed. Chart. XIII. [973. 974.]

ἀντὶ ὑσσώπου, θύμον.

ἀντὶ ὑαίνης χολῆς, πέρδικος χολή.

Φ.

Ἀντὶ φέκλης, σανδαράχη.

ἀντὶ φοῦ, σφάγνος.

ἀντὶ φύκου, ἄγχουσα.

ἀντὶ φύλλου, ναρδοστάχυς ἢ ἴρις Ἰλλυρική.

Χ.

Ἀντὶ χαλβάνης, σαγαπηνὸν ἢ τερεβινθίνη.

ἀντὶ χαλκάνθης, λεπὶς χαλκοῦ.

ἀντὶ χαμαίδρυος, λαπάθου ἀγρίου ῥίζα.

ἀντὶ χαμαιλέοντος χυλοῦ, ἰτέας χυλός.

ἀντὶ χαμαιμήλου, ἀνθέμις.

ἀντὶ χολῆς γαλῆς, χολὴ καμήλου.

ἀντὶ χολῆς ἔχεως, χολὴ ἰχνεύμονος.

ἀντὶ χολῆς καμήλου, χολὴ ἀσκαλαβώτου.

pro hyſſopo, thymum.
pro hyaenes felle, perdicis fel.

Ph.

Pro faecula, ſandaracha.
pro phu, ſphagnus.
pro fuco, anchuſa.
pro folio, nardi ſpica vel iris Illyrica.

Ch.

Pro galbano, ſagapenum vel terebinthina.
pro vitriolo, aeris ſquama.
pro chamaedryos, lapathi agreſtis radix.
pro chamaeleonis ſucco, ſalicis ſuccus.
pro chamaemelo, anthemis.
pro felle muſtelae, fel cameli.
pro felle viperae, fel ichneumonis.
pro felle cameli, fel aſcalaboti.

Ed. Chart. XIII. [974.]
ἀντὶ χολῆς μυγαλῆς, χολὴ πιθήκου.
ἀντὶ χολῆς πιθήκου, χολὴ καμήλου.
ἀντὶ χολῆς ὑαίνης, χολὴ πέρδικος.
ἀντὶ χυλοῦ χαμελαίας ἰτέας χυλός.

Ψ.

'Αντὶ ψυλλίου, φακὸς ὁ ἐπὶ τῶν τελμάτων.
ἀντὶ ψιμμυθίου, μόλυβδος κεκαυμένος ἢ σκωρία μολίβδου.

Ω.

'Αντὶ ὠκίμου, σισύμβριον.
ἀντὶ ὠκιμοειδοῦς, ἡδύοσμον ἄγριον.
ἀντὶ ὤχρας, μίσυ Κύπριον.
ἀντὶ ὠῶν λεκίθων ὀπτῶν, μύελος ἐλάφου.
ἀντὶ ὠοῦ τοῦ λευκοῦ, γάλα γυναικεῖον.
ἀντὶ ὠῶν πυῤῥῶν, μέλι ἢ ἕψημα.

pro felle muris aranei, fel fimiae.
pro felle fimiae, fel cameli.
pro felle hyenae, fel perdicis.
pro fucco chamelaeae, falicis fuccus.

Pf.

Pro pfyllio, lens paluftris.
pro cerulfa, plumbum uftum vel fcoria plumbi.

Ω.

Pro ocimo, fifymbrium.
pro ocimoide, menta agreftis.
pro ochra, mify Cyprium.
pro ovorum vitellis coctis, medulla cervi.
pro ovi albo, lac muliebre.
pro ovorum luteis, mel vel fapa.

ΓΑΛΗΝΟΥ ΤΟΥ ΣΟΦΩΤΑΤΟΥ ΠΕΡΙ ΜΕΤΡΩΝ ΚΑΙ ΣΤΑΘΜΩΝ ΔΙΔΑΣΚΑΛΙΑ.

Ed. Chart. XIII. [975.]   Ed. Baf. IV. (466.)

Κεφάλαιον α'.

Τί ὁ σταθμὸς, τί τὸ μέτρον καὶ ἀμφοτέρων διαφοραί.

Ὁ σταθμὸς βάρει μετρούμενος κρίνεται· τὸ δὲ μέτρον ἀγγείου κοιλότητι. τὸ δὲ ἀγγεῖον ἢ ξηροῦ ποσοῦ μέτρον ἐστὶν ἢ ὑγροῦ· ὡς εἶναι τρεῖς τοῦ μετρουμένου ποσοῦ διαφορὰς μίαν μὲν τοῦ σταθμοῦ· ἑτέραν δὲ τοῦ τῆς ξηρᾶς οὐσίας οἷον χώματος· καὶ τρίτην τοῦ τῆς ὑγρᾶς. πολλῶν δὲ καὶ σχεδὸν ἀπείρων ὑπαρχόντων τῶν τε σταθμῶν καὶ τῶν

GALENI SAPIENTISSIMI DE PONDERIBUS ET MENSURIS DOCTRINA.

Caput I.

Quid pondus, quid menfura et utriusque differentiae.

Pondus gravitate menfum judicatur; menfura valis cavitate; vafculum quantitatis aut aridae vel liquidae menfura eft; ita ut tres ejus quam metimur, quantitatis differentiae fint, una ponderis; altera aridae fubftantiae ut cumuli terrae; tertia liquidae. Quum vero multa ac prope infinita fint tum pondera, tum menfurae pro regionibus

μέτρων παρά τε τὰς χώρας καὶ τὰ ἔθη τῶν χρωμένων,
περὶ τῶν μάλιστα συνήθων ἅπασιν ὁ λόγος ἡμῖν ἔσται.

Κεφάλαιον β'.

Περὶ τῶν δηλούντων τοὺς σταθμοὺς καὶ τὰ μέτρα
χαρακτήρων.

Ἀλλ' ἐπειδή τινες οὐχ ὁλογραμμάτως, ἀλλὰ διὰ χαρα-
κτήρων ταῦτα σημαίνουσι, βέλτιον ἂν εἴη τοῖς παλαιοῖς
κατακολουθοῦντα πρῶτον τοὺς χαρακτῆας αὐτοὺς διασα-
φηνίσαι.

Πρῶτον μὲν οὖν τὸ χ στοιχεῖον ἔχον ἐπικείμενον αὐ-
τῷ τὸ ἄλφα, χαλκοῦν σημαίνει, καθὼς ὁρᾷς χα. εἰ δὲ ο
ἔχει τὸ χ, χόα χο. εἰ δὲ ν ἢ οι, χοίνικα χν, χοι. εἰ δὲ
η, χήμην χη.

Τὸ δὲ κ στοιχεῖον, εἰ μὲν ἔχει ε ἐπικείμενον αὐτῷ
καὶ λοξὴν εὐθεῖαν γραμμὴν τέμνουσαν, τὴν κάτω κεραίαν
αὐτοῦ, κεράτιον δηλοῖ, κε. εἰ δὲ τὸ υ ἔχει τὸ κ, κυάθον
σημαίνει, κυ. εἰ δὲ τὸ ο, κοτύλην, κο.

ac confuetudinibus utentium, nobis fane de iis quae om-
nibus confueta funt, oratio futura eft.

Caput II.

De characteribus ac notis pondera ac menfuras decla-
rantibus.

Quum antem nonnulli non integris literis et chara-
cteribus *feu notis* haec fignificant, fatius utique fuerit nos
veteres fectando primum ipfos characteres declarare.

Primum igitur χ elementum habens fupra pofitum
fibi α chalcum i. e. aereum fignificat, ut cernis, χα. Si vero
χ fuprapofitum ο obtineat, choam fignificat, χο, fi ν vel οι,
choenicem χν, χοι, fi η, chemen χη.

At κ fi ε elementum fibi fuperpofitum habeat lineam-
que rectam, quae per obliquum inferius cornu ipfius fe-
cet, ceratium, *filiquam* fignificat κε. Si vero υ habeat,
κυ. Si vero ο, cotylam, item heminam κο.

Ἡ δὲ ἀπερίστικτος εὐθεῖα γραμμὴ πλαγία ἢ περισπω-
μένη τεθεῖσα κατὰ πᾶν, ὀβολὸν δηλοῖ ʃ, ᴖ, ᴖ. αἱ δὲ δύο
ἀπερίστικτοι, δύο ὀβολούς. ‖ ℔, ℔. οἳ ποιοῦσι τὸ γράμ-
μα δηλούμενον ὑπὸ τοῦ [976] Γ πλησίον ἐχόντος τὸ ϱ τε-
μνόμενον ὑπό τινος εὐθείας γραμμῆς ᴣ.

Αἱ δὲ δύο γραμμαὶ συνάπτουσαι κατὰ θάτερον πέρας,
ὥστε γωνίαν ποιεῖν, ἐμφερῶς ταῖς τοῦ Κ δύο κεραίαις ταῖς
πρὸς τὴν ὀρθὴν γραμμὴν ἢ κατὰ κάθετον, δραχμὴν σημαί-
νουσιν, < τὴν συνωνύμως καὶ ὁλκὴν καλουμένην.

Ἰδίως δὲ παρὰ παλαιῶν τὴν ὁλκὴν τὸ λ δηλοῖ, ἔχον
μέσον τὸ ο λο. ἡμεῖς δὲ καὶ ταύτην ὁλκὴν καλοῦμεν. εἰ δὲ
τὸ ι μέσον ἢ προστεθειμένον ἢ ἐπικείμενον ἔχει τὸ λ, λί-
τραν σημαίνει λ, λι, λι. τινὲς δὲ τὴν ἑτέραν τοῦ λ γραμ-
μὴν λοξῶς τέμνοντες δηλοῦσι τὴν λίτραν, λι.

Τὸ δὲ Γ ἔχον ἐν ταῖς ἑαυτοῦ γωνίαις τὸ ο, οὐγγίαν
δηλοῖ γο.

Linea vero folitaria aut circumflexa et quae omnino
per obliquum ponitur, obolum fignificat, , ᴖ ᴖ. Duae
vero aperiflictae vel circumflexae, duos obolos, ‖, ℔, ℔,
qui fcrupulum conficiunt, cujus nota eft Γ proximum
habens ϱ recta quadam linea in ima ui parte fectum, ᴣ.
Duae autem lineae quae fefe in altero extremo con-
tingant, ita ut angulum ad fimilitudinem duorum cor-
nuum ipfius K ad rectam feu perpendicularem lineam
fpectantium faciant, drachmam, quam et holcam nominis
commercio vocamus, fignificant <.
Proprie vero holcam apud antiquos λ quod in medio
habeat o notabat λο. Nos vero et ipfam holcam voca-
mus. At fi ipfum λ medium aut adjunctum aut incum-
bens habeat j, libram fignificat λ, λι, λι. Quidam etiam
alii alteram ipfius λ lineam oblique altera linea fecantes,
libram indicant λι.
Γ vero intra fuum ipfius angulum o habens, unciam
fignificat γο.

Ed. Chart. XIII. [976.]   **Ed. Baf. IV. (466.)**

Τὸ μ δὲ κατὰ τὸ μέσον αὐτοῦ ἔχον τὸ ν, μνᾶν σημαί-
νει μν· εἰ δὲ τὸ υ ἔχει τὸ μ, μύστρον σημαίνει μυ. εἰ δὲ
τὸ ε, μέδιμνον με. εἰ δὲ τὸ ο, μόδιον σημαίνει μο.

Τὸ δὲ τ ἔχον ἔμπροσθεν αὐτοῦ ρ καὶ υ ἐπικείμενον,
τρυβλίον δηλοῖ τρυ, τρυ.

Τὸ δὲ ξ ἐπικείμενον ἔχον τὸ ε, ξέστην σημαίνει ξε. εἰ
δὲ ο ἔχει ὀξύβαφον ξο. τινὲς δὲ τὸν ξέστην διὰ τοῦ ξ,
τεμνούσης αὐτὸ εὐθείας γραμμῆς, δηλοῦσιν ξ.

Τὸ δὲ η ἔχον ἐπικείμενον τὸ μ, ἡμίναν δηλοῖ ημ, ημ.

Εἰ δὲ κ καὶ ρ ἐπικείμενον ἔχουσι τὸ μ, κεράμιον δη-
λοῦσι κρμ, κρμ.

Κεφάλαιον γʹ.

Περὶ σταθμῶν.

Ἡ μνᾶ ἡ Ἀττικὴ καὶ ἡ Αἰγυπτία ἔχει γο ιστʹ.
Ἡ μνᾶ ἡ Ῥωμαϊκὴ ἔχει γο κʹ.

μ vero fi in medio habeat ν, minam fignificat, μν.
Si autem υ habeat μ, myftrum notat μυ. At fi ε, me-
dimnum με. Si denique ο, modium μο.

T autem, ante fe habens ρ eique incumbens υ, try-
blium *trullam* denotat, τρυ, τρυ.

At ξ, fi fupra fe ε habuerit, xeften *I. fextarium* fig-
nificat ξε. Si ο, oxybaphum *I. acetabulum,* ξο. Quidam
vero per ξ a linea recta fextum xeften notant ξ.

H vero fuprapofitum μ habens, heminam fignificat
ημ, ημ.

Si vero κ et ρ impofitum habeant μ, ceraminum *I.
amphoram* fignificant κρμ, κρμ.

Caput III.

De ponderibus.

Mina Attica et Aegyptia, continet ℥ xvj.
Mina Romana habet ℥ xx.

'Η λίτρα λι. ἔχει γο ιβ'.

'Η δὲ γο, < η', αἵτινες καὶ ὁλκαὶ λέγονται.

'Η δὲ ὁλκὴ ἢ δραχμὴ < κεράτια ἔχει ιη', ἄλλοι δὲ
λέγουσι γράμματα γ'.

Τὸ δὲ γράμμα ꝥ, ὀβολοὺς β'.

'Ο δὲ ὀβολὸς, κεράτια γ'.

Τὸ δὲ κεράτιον ἔχει σιτάρια δ', ἄλλοι δὲ χαλκοῦς δύο
δίμοιρον. ὁ γὰρ ὀβολὸς ἔχει χαλκοῦς η'.

Κ ε φ ά λ α ι ο ν δ'.

Περὶ μέτρων ὑγρῶν.

Τὸ Ἰταλικὸν κεράμιον ἔχει χόας η'.

'Ο χοῦς ξέστας στ'.

'Ο ξέστης, κοχλιάρια ἢ κοτύλας β', αἵτινες καὶ τρυβλία
λέγονται· ἄλλοι δὲ λέγουσιν. ἔχει ὁ ξε. σταθμὸν λι. α' S.

Τὸ δὲ τρυβλίον γο θ'.

Τὸν αὐτὸν δὲ σταθμὸν ἔχει τὸ κοχλιάριον καὶ ἡ κοτύλη.

Libra ℔. continet ℥ xij.

Uncia vero ℥, ℈ xiij, quae et holcae dicuntur.

Holce autem vel drachma ſiliquas continet xviij, ſed
alii dicunt ſcrupulos iv.

Scrupulus ꝥ continet obolos ij.

Obolus, ſiliquas iij.

Siliqua habet ſitaria *grana* iv.　Alii dicunt aereolos
ij. et beſſem. nam obolus aereolos viij habet.

Caput IV.

De liquidorum menſuris.

Amphora Italica choas viij. continet.

Chus item *congius*, ſextarios vj.

Sextarius, cochlearia vel cotylas ij, quae et tryblia
dicuntur.　Alii dicunt ſextarium habere pondus, ℔ i. S.

Tryblium continet ℥ ix.

Coehlearium idem pondus habet et cotyle.

Ed. Chart. XIII. [976. 977.]   Ed. Baf. IV. (466.)

Ἡ κοτύλη ταυτὸν δὲ εἰπεῖν ὡς τὸ τρυβλίον.

Τὸ τρυβλίον δὲ τὸ μικρὸν ἔχει μύστρα μεγάλα γ΄, ὀξύβαφα δὲ δ΄.

[977] Τὸ γὰρ μέγα μύστρον ἔχει ὀξύβαφα γ΄.

Τὸ δὲ μικρὸν μύστρον ἔχει ὀξύβαφον α΄ καὶ τὸ γ΄ αὐτοῦ μέρος.

Τὸ δὲ ὀξύβαφον, ἔχει κύαθον α΄ καὶ ἥμισυ.

Ὁ δὲ κύαθος ἔχει χήμας μικρὰς ἤτοι μύστρα μικρὰ β΄.

Εἰ δὲ βούλοιο καὶ τὸν σταθμὸν τῶν ὑγρῶν εἰδέναι μέτρων, πάμπολλοι μὲν αἱ τῶν ὑγρῶν οὐσιῶν εἰσι κατὰ τὴν ῥοπὴν διαφοραὶ, ὡς ἐπὶ παραδείγματος, ἐλαίου τε καὶ οἴνου καὶ μέλιτος λέξομεν.

Τὸ μὲν οὖν μέλι τοῦ οἴνου βαρύτερόν ἐστι τετάρτῳ μέρει καὶ προσέτι δεκάτῳ. ὅπερ ἐστὶ τὸ ὅλον συνέγγυς τρίτῳ· ἔχει γὰρ τὸ αὐτὸ τῷ οἴνῳ τοῦ μέλιτος ποσὸν ὅλον τὸν τοῦ οἴνου σταθμὸν καὶ προσέτι τὸ τρίτον αὐτοῦ μέρος.

Τοῦ δὲ ἐλαίου τὸ μέλι τῷ ἡμίσει μέρει βαρύτερόν ἐστιν. ἔχει γὰρ ὅλον τὸν τοῦ ἐλαίου σταθμὸν καὶ προσέτι τὸ ἥμισυ αὐτοῦ.

Cotyle *hemina*, idem eſt ac tryblium dicere.

Tryblium autem parvum habet myſtra magna iij, acetabula vero iv.

Magnum enim myſtrum acetabula tria continet.

Parvum autem myſtrum habet acetabulum i. et tertiam ejus partem.

Acetabulum habet ſeſquicyathum.

Cyathus habet chemas parvas vel myſtra parva ij.

Si vero etiam pondus liquidarum menſurarum ſcire velis, permultae ſane ſunt rerum liquidarum pro lancis inclinatione differentiae, ut in olei et vini et mellis exemplo dicemus.

Mel igitur, vino gravius eſt quarta parte ampliusque etiam decima, quod in univerſum proximum eſt tertiae. Habet enim eadem mellis ad vinum quantitas ſeu moles totum vini pondus ac tertiam inſuper ipſius partem.

Oleo mel dimidia parte gravius eſt; habet enim totum olei pondus ac dimidiam inſuper ipſius partem.

Ὁ δὲ οἶνος τοῦ ἐλαίου ἐννάτῳ μέρει ὑπερέχει. ὅλον γὰρ αὐτὸ ἔχει καὶ τὸ ἔννατον αὐτοῦ.

Πρὸς σαφήνειαν δὲ πλείονα καὶ ὡς ἐν διαγράμματι τῶν κατὰ μέρος μέτρων τὸν σταθμὸν ὑπετάξαμεν, δήλου καθεστῶτος, ὡς κατὰ κοινοῦ πάντων τῶν ὑποκειμένων αὐτοῖς κατὰ τὸν στοῖχον τό τε ἔλαιον καὶ ὁ οἶνος καὶ τὸ μέλι καταγορούμενα κεῖται.

Τὸ διάγραμμα κεῖται.

Τί Ἰταλικὸν	Ἐλαίου.	Οἴνου.	Μέλιτος.
κεράμιον ἔχει,	℔ οβ'.	℔ π'.	℔ ρη'.
Ὁ χοῦς,	℔ θ'.	℔ ι'.	℔ ιγ' S'.
Ὁ ξέστης,	᷎ ιη'.	᷎ κ'.	᷎ κζ'.
Ἡ κοτύλη,	᷎ θ'.	᷎ ι'.	᷎ ιγ' S".
Τὸ μέγα μύστρον,	᷎ γ'.	᷎ γ'. ᷄ η'.	᷎ δ' S".
Τὸ μικρὸν μίστρον,	< στ'.	< στ'. ᷄ β'.	< θ'.
Τὸ ὀξύβαφον,	< ιη'.	᷎ β'. ᷄ ιβ'.	᷎ γ'. < γ'.
Ὁ κύαθος,	< ιβ'.	᷎ α' S". ᷄ δ'.	᷎ β', < β'.

Vinum, oleo nona parte excedit; nam totum olei pondus et nonam infuper ipfius partem continet.

Majoris autem declarationis gratia ac velut in tabula menfurarum pondera figillatim fubjecimus, quum pro comperto conftitutum fit oleum, vinum et mel de omnibus generatim fibi ordine fubjectis enunciari.

Tabula fubjicitur.

Continet	Olei.	Vini.	Mellis.
Amphora Italica,	℔. lxxij.	℔. lxxx.	℔. cviij.
Chus, congius,	℔. ix.	℔. x.	℔. xiij. ß.
Sextarius,	᷎ xviij.	᷎ xx.	᷎ xxvij.
Cotyle, hemina	᷎ ix.	᷎ x.	᷎ xiij. ß.
Myftrum magnum,	᷎ iij.	᷎ iij. ᷄ viij.	᷎ iv. ß.
Myftrum parvum,	᷎ vj.	᷎ vj. ᷄ ij.	᷎ ix.
Acetabulum,	᷎ xviij.	᷎ ij. ᷄ xij.	᷎ iij. ᷎ iij.
Cyathus,	᷎ xij.	᷎ i. ß. ᷄ iv.	᷎ ij. ᷎ ij.

Ed. Chart. XIII. [977.]   Ed. Baf. IV. (466. 467.)
Ὁ δὲ Ὀριβάσιός φησι κατὰ Ἀδαμάντιον τὸν ξε. τὸν
Ἰταλικὸν τοῦ οἴνου μέτρῳ μὲν ἔχειν γο κδ΄. σταθμῷ δὲ
λι. α΄, γο η΄. τὸν δὲ ξε. ἐπὶ μέτρου τοῦ μέλιτος ἄγειν
σταθμῷ λι. β΄ S″.

(467) Κεφάλαιον έ.

Περὶ μέτρων ξηρῶν διδασκαλία σαφής.

Ἡ Αἰγυπτία ἀρτάβη ἔχει μοδίους έ.
Ὁ δὲ μόδιος ὁ Αἰγύπτιος καὶ ὁ Ἰταλικὸς ἔχει χοίνι‑
κας η΄.
Ὁ δὲ χοῖνιξ ξε β΄.
Ὁ δὲ ξέστης ἡμίξεστα β΄, ἃ δὴ καὶ ἡμίνας προσαγο‑
ρεύουσιν.
Ἡ δὲ ἡμίνα ἔχει κυάθους η΄.
Ὁ Ἀττικὸς μέδιμνος ἔχει ἡμίεκτα ιβ΄.
Τὸ δὲ ἡμίεκτον ἔχει χοίνικας δ΄. ὥστε τὸν μέδιμνον
ἔχειν μοδίους στ΄. χοίνικας μη΄, ξε. ϟστ΄. τούτων δὲ τὸν
σταθμὸν εἰπεῖν οὐκ εὔκολον, ὅτι τῶν ξηρῶν οὐσιῶν ἄπει‑

Oribaſius vero ex Adamantio ait, ſextarium Italicum
vini quidem menſura, ℥ xxiv. pondere vero ℔. i. ac
℥ viij. habere. Sextarium vero mellis menſura libras
duas et dimidiam ponderare.

Caput V.

De aridorum menſuris evidens doctrina.

Aegyptia artaba habet modios v.
Modius Aegyptius et Italicus habet choenicas viij.
Choenix ſextarios ij.
Sextarius ſemi ſextarios ij. quos et heminas appellant.
Hemina habet cyathos viij.
Medimnus Atticus continet ſemiſexta xij.
Semiſextum habet choenices iv. Ita ut medimnus
pendat modios vj. choenices xlviij. ſextarios xcvj. Ha‑
rum menſurarum pondus exponere haud facile eſt, quod

ρός ἐστιν ἡ κατὰ τὴν ῥοπὴν διαφορὰ κατὰ τὴν τῆς ἰα-
τρικῆς τέχνης διδασκαλίαν, καθὼς οἱ πρὸ ἡμῶν σοφοὶ ἰα-
τροί τε καὶ διδάσκαλοι ταῦτα ἡμῖν διεσάφησαν θαυμαστῶς.

[978]   Κεφάλαιον στ'.

Περὶ σημείων καὶ χαρακτήρων τῶν ἐν ταῖς συσταθμίαις
καὶ περὶ σταθμῶν καὶ μέτρων.

Ἡ ἄλλη ἔκθεσις.

Τὴν τῶν σημείων καὶ χαρακτήρων διδασκαλίαν ἀναγ-
καιοτάτην οὖσαν οὐ πάρεργον ἀναγράψασθαι. ὅπως ἐν ταῖς
τῶν φαρμάκων σκευασίαις συμβολικῶς εὑρόντες κείμενά τινα
αὐτίκα γνωρίζωμεν τὴν ἐξ αὐτῶν σημαινομένην συσταθμίαν.
Τὴν οὖν μνᾶν σημαίνει τὸ μ στοιχεῖον ἐπικείμενον
ἔχον τὸ ν, μν.
Τὴν δὲ λίτραν τὸ λ ἐπικείμενον ἔχον τὸ ι, λι.
Τὴν δὲ οὐγγίαν τὸ γ ἔχον συγκείμενον τὸ ο, γο. παρ'

infinitae juxta lancis inclinationem fint rerum diverfitates
fecundum artis medicae doctrinam, quemadmodum fapien-
tes ante nos tum medici tum praeceptores haec nobis
mirum in modum declararunt.

Caput VI.

De fignis et characteribus ponderum, ac de ponderibus et
menfuris.

Alia expofitio.

Quum fignorum et characterum doctrina maxime ne-
eeffaria fit, haud obiter fane defcribenda eft, ut fi quas
notas in medicamentorum confectionibus fymbolice pofi-
tas invenerimus, pondus ab ipfis fignificatum ftatim co-
gnofcamus.

μ igitur elementum, cui ν fupra ponatur minam figni-
ficat μν.

Α adjunctum habens ι libram denotat λι.

Γ fimul pofitum ο habens unciam fignificat γο. Apud

ἐνίοις δὲ εὖρον τὸ ν ἐπικείμενον ἔχον τὸ ο οὐγγίαν σημαί-
νειν, ον. ον, νο.

μ δὲ ἔχον τὸ ε ἐπικείμενον μέρος δηλοῖ με.

Πλάγιον δὲ λ εἰς μὲν τὰ δεξιὰ ταῖς κεραίαις νεῦον
δραχμὴν δηλοῖ <. εἰς δὲ τὰ εὐώνυμα ἡμίσειαν >.

Τὸ δὲ Ῥωμαϊκὸν S παρὰ Ῥωμαίοις μὲν τριώβολον·
παρ' ἡμῖν δὲ παντὸς σταθμοῦ τὸ ἥμισυ S''. πλάγιον δὲ ἔν
μὲν ὀβολὸν Ꟁ. δύο δὲ διώβολον ꟁ.

Ἔσω δὲ ἐστραμμένον τὸ Ἑλληνικὸν σίγμα Ɔ, ἡμιώβο-
λον Ɔ, Ꞔ ἢ Ꟁ.

ξ δὲ ε ἐπικείμενον ἔχον ξέστην δηλοῖ ξε.

Τὸ δὲ κ ἐπικείμενον ἔχον τὸ υ, κύαθον κυ.

Ὑπερκείμενον δὲ τὸ λ τῷ ο, ὁλκὴν σημαίνει, τὴν καὶ
δραχμὴν συνωνύμως καλουμένην λο.

Τῷ δὲ χ στοιχεῖον ἐπικείμενον αὐτὸ τὸ α χαλκοῦν ση-
μαίνει χα. εἰ δὲ ο ἔχει τὸ χ, χόαν χο. εἰ δὲ ν, χοίνικα,
χν. εἰ δὲ η, χήμην χη.

nonnullos inveni **ν** fupra fe habens *o* unciam fignificare,
νο, ον, ον.

μ, fupra pofitum habens **ε** partem fignificat, *με*.

Λ, transverfe collocatum fi cornua ad dexteram ver-
gentia habeat, drachmam fignificat <; fi ad finiftram
drachmae dimidium >.

S Romanum apud Romanos quidem triobolum; apud
nos vero cujusque ponderis dimidium fignificat, S''. Trans-
verfe vero pofitum, fi unicum fit, obolum fignificat Ꟁ, fi
duo fint, duos obolos ꟁ.

Ɔ, Graecum elementum intus converfum, femiobolum
denotat Ɔ, Ꞔ vel Ꟁ.

ξ, fupra pofitum **ε** habens fextarium fignifiat ξε.

K, fuperpofitum habens *v* cyathum fignificat κυ.

Λ, ipfi *o* fuperpofitum holcam, quae et drachma
etiam cognominatur, fignificat λο.

χ vero elemento ipfum α incumbens, chalcum figni-
ficat χα. Si vero χ habeat *o*, choam χο. Si vero ν choe-
nicem χν. Si vero η, chemen.

Τὸ δὲ Κ, εἰ μὲν ἔχει ε ἐπικείμενον καὶ λοξὴν εὐθεῖαν γραμμὴν τέμνουσαν τὴν κάτω κεραίαν αὐτοῦ, κεράτιον δηλοῖ, κε, εἰ δὲ υ, κύαθον, κυ εἰ δὲ ο, κοτύλην κο.

Ἡ δὲ ἀπερίστικτος εὐθεῖα γραμμὴ πλάγια τεθεῖσα κατὰ πᾶν ὀβολὸν δηλοῖ /, ꙍ. αἱ δὲ δύο ἀπερίστικτοι δύο ὀβολοὺς ποιοῦσι ||, ℘·

Δηλοῖ δὲ γράμμα τὸ γ, πλησίον ἔχον τὸ ρ τεμνόμενον μετὰ εὐθείας γραμμῆς ᴣ.

Αἱ δὲ δύο γραμμαὶ συμπίπτουσαι κατὰ θάτερον μέρος, ὥστε γωνίαν ποιεῖν ἐμφερὲς ταῖς τοῦ Κ δύο κεραίαις ταῖς πρὸς τῇ ὀρθῇ γραμμῇ, σημαίνουσι δραχμὴν <, τὴν συνωνύμως καὶ ὁλκὴν καλουμένην.

Ἰδίως δὲ τὴν ὁλκὴν τὸ λ δηλοῖ ἔχον μέσον τὸ ο, λο.

Εἰ δὲ ι ἔχει τὸ λ, σημαίνει λίτραν λ, λι.

Τὸ Γ ἔχον ἐν ταῖς γωνίαις αὐτοῦ τὸ ο οὐγγίαν δηλοῖ γο.

Τὸ μ ἔχον κατὰ τὸ μέσον αὐτοῦ τὸ ν μνᾶν δηλοῖ μν.

Si *K* habeat *e* fuperpofitum lineamque rectam quae per obliquum inferius cornu ipfius fecet ceratium *ι*, *filiquam* fignificat *κε*. Si vero *v*, cyathum *κυ*. Si *o*, heminam *κο*, cotylen.

Linea vero folitaria et quae omnino per obliquum ponitur, obolum fignificat /, ꙍ. Duae vero aperiftictae duos obolos faciunt ||, ℘.

Scrupulum autem fignificat *Γ*, quod proximum habens *ρ* cum recta quadam linea fectum eft ᴣ.

Duae autem lineae, quae fefe in altera parte coeunt, ita ut angulum ad fimilitudinem duorum cornuum ipfius *K* ad rectam lineam fpectantium faciant, drachmam < holcam communi nomine vocatam fignificant.

Proprie vero holcam *λ* fignificat, quod habet in medio *o*, λο.

Si vero *λ* habeat, libram fignificat *λ*, λι.

Γ habens in fuis angulis *o*, unciam declarat *γο*.

Si *μ* in fui medio habeat *ν*, minam declarat *μν*.

εἰ δὲ τὸ ε, μέδιμνον με   εἰ δὲ τὸ υ, μύστρον μυ.   εἰ δὲ
ο, μόδιον μο
    Τὸ δὲ τ ἔχον ἔμπροσθεν αὐτοῦ ρ καὶ υ, τρύβλιον δη-
λοῖ τρυ.
    [979]   Τὸ δὲ ξ εἰ μὲν ἔχει ἐπάνω ε, ξέστην δηλοῖ
ξε.   τινὲς δὲ τέμνουσι τὸ ξ ἀντὶ τοῦ ξέστην, ξ ξε.   εἰ δὲ
ο ἔχει, ὀξύβαφον ξο.
    Εἰ δὲ κ καὶ ρ, ἐπάνω ἔχουσι μ, κεράμιον δηλοῖ κρμ.

                Κεφάλαιον   ζ'.

    Ἔκθεσις περὶ σταθμῶν καὶ μέτρων ἀκριβεστάτη.

    Κεράτιον τὸ ἰδιωτικῶς λεγόμενον κόκκιόν ἐστιν α,
ὥσπερ δὴ καὶ ἡ μονὰς ἐπὶ ἀριθμῶν.
    Ὁ ὀβολὸς ἔχει κεράτια ἤτοι κόκκια τρία.
    Τὸ γράμμα ὀβολοὺς δύο.
    Ἡ δραχμὴ γράμματα τρία.
    Τὸ δηνάριον δραχμὴν μίαν, ἥμισυ.

Si ε, medimnum με.   Si υ, myftrum μυ.   Si o, modium
fignificat μο.
    Si τ ante fe ρ habeat et υ, tryblium denotat τρυ.
    Si ξ fupra habeat ε, xeften fignificat ξε.   Sed qui-
dam ξ fecant, pro quo xeften intelligunt, ξ ξε.   Si vero
ξ habeat o, oxybaphum i. e. acetabulum ξο.
    Si denique κ et ρ, fupra habeant μ, ceramium i. o.
amphoram fignificant κρμ.

                Caput VII.

    Expofitio de ponderibus et menfuris accuratiffima.

    Quae filiqua vulgo dicitur granum i. eft, quemadmo-
dum fane unitas in numeris.
    Obolus continet filiquas feu g̃ iij.
    Scrupulus obolos ij.
    Drachma fcrupulos iij.
    Denarius fefquidrachmam.

Τὸ ἀσσάριον, δηνάριον ἤτοι στάγιον ἕν, ἥμισυ.

Ὁ στατὴρ, ἀσσάρια δύο.

Ἡ οὐγγία, στατῆρας δύο.

Ἡ ὁλκὴ, οὐγγίας δύο.

Ἡ λίτρα, ὁλκὰς ἕξ.

Ἡ Ἰταλικὴ μνᾶ λίτραν μίαν, ἥμισυ. ἡ δὲ Ἀττικὴ στάγια τρία· ἡ Πτολεμαικὴ λίτραν μίαν καὶ ἡμίσειαν.

Τὸ κοχλιάριον, δηνάριον ἤιοι στάγιον ἥμισυ.

Τὸ μικρὸν μύστρον καὶ τὸ σίκλον, κοχλιάρια δύο.

Ὁ κύαθος, μικρὰ μύστρα τέσσαρα.

Τὸ ὀξύβαφον καὶ τὸ μέγα μύστρον, κυάθους τρεῖς.

Ἡ κοτύλη καὶ τὸ τρυβλίον, ὀξύβαφα δύο.

Ὁ ξέστης, κοτύλας δύο.

Ὁ χοῦς, ξέστας ἕξ.

Τὸ Ἰταλικὸν κεράμιον, χόας ὀκτώ.

Δεῖ γινώσκειν, ὡς οἱ ἐνταῦθα καταγεγραμμένοι σταθμοὶ ἐπὶ τῶν ὑγρῶν μέτρων ἐπὶ τοῦ οἴνου καὶ τοῦ ὕδατος συνετέθησαν. ἐπὶ δὲ ἐλαίου καὶ ὕδατος ἀναλογίζεσθαι χρὴ

Affarius, denarium vel ftagium i. ß.

Stater, affarios duos.

Uncia, ftateres duos.

Holce, uncias duas.

Libra, holcas fex.

Mina Italica, fefquilibram; Attica mina, ftagia tria; Ptolemaica, libram unam et femiffem.

Cochlearium, denarium vel ftagium femis.

Parvum myftrum et ficilicus, cochlearia duo.

Cyathus, parva myftra quatuor.

Acetabulum et magnum myftrum, cyathos tres.

Cotyle et tryblium, acetabula duo.

Sextarius, cotylas duas.

Congius, fextarios fex.

Amphora Italica, congios octo

Sciendum eft, quae pondera hic confcripta funt, de liquidorum menfuris vini et aquae conftrui; at de oleo et aqua revocandum eft unumquodque pondus ad liquido-

ἕκαστον σταθμὸν ἐπὶ τῶν ὑγρῶν μέτρων, κατ᾽ ἀναλογίαν
τῆς τοῦ βάρους ἑκάστου εἴδους διαφορᾶς κατὰ τὴν ἔκπα-
λαι γενομένην ἀπόπειραν καὶ δοκιμασίαν τοῦ βάρους ἑκά-
στου εἴδους τῶν ὑγρῶν. ἔχει δὲ οὕτω.

Τὸ ὕδωρ καὶ οἶνος ἰσόσταθμα λογίζονται. ἤγουν λίτρα
τοῦ ἐλαίου ἐὰν εἰς ἀγγεῖον εἰσαχθῇ καὶ πληρώσῃ τοῦτο,
εἶτα εἰς τὸ αὐτὸ ἀγγεῖον εἰσαχθῇ ὕδωρ ἢ οἶνος, πλέον τῆς
λίτρας καὶ ἕτερα ἓξ στάγια εὑρεθήσεται, διὰ τὸ φύσει εἶναι
καὶ τὸν οἶνον καὶ τὸ ὕδωρ βαρύτερον τοῦ ἐλαίου. εἰ δὲ
εἰς τὸ αὐτὸ ἐμβληθῇ μέλι, πλέον πάλιν τῶν ἑβδομήκοντα
ὀκτὼ σταγίων καὶ ἕτερα στάγια δεκάπεντε ἥμισυ εὑρεθή-
σονται. ἤγουν τὸ αὐτὸ ἀγγεῖον, ὅπερ χωρὶς ἐλαίου λίτραν
ἐχώρει, ἤτοι στάγια ἑβδομηκονταδύο ὕδατος μὲν καὶ οἴνου,
ἑβδομηκονταοκτὼ στάγια πάντως χωρήσει. μέλιτος δὲ στά-
για εἰκοσιεννέα. καὶ δεῖ διὰ τοῦτο κατ᾽ ἀναλογίαν ἑκάστου
εἴδους ἢ προσιιθέναι ἢ ἀφαιρεῖν ἀπὸ τοῦ ποσοῦ τῶν ἀνα-
γεγραμμένων σταθμῶν, ἐπεὶ ἐπὶ οἴνου καὶ ὕδατος, ὡς ἔφα-

rum menfuras per analogiam differentiae gravitatis unins-
cujusque fpeciei juxta jampridem factam experientiam et
perfcrutationem gravitatis cujusque fpeciei liquidorom.
Sic autem fe res habet.

Aqua et vinum paris ponderis rationem ineunt; ni-
mirum olei libra fi in vas immittatur idque repleat;
deinde in idem vas infundator aqua vel vinum ultra li-
bram et alia fex ftagia reperientur; eo quod natura oleo
graviora fint vinum et aqua. Si vero in idem vas inji-
ciatur mel, plus rurfum, quam ftagia feptuaginta octo,
ac alia ftagia quindecim ac dimidium invenientur; idem
videlicet vas, quod feorfum olei libram vel ftagia feptua-
ginta duo capiebat, aquae et vini feptuaginta octo ftagia
penitus capiet, mellis autem ftagia viginti novem. Ob
idque pro proportione cujusque fpeciei aut addere aut
demere ex quantitate defcriptorum ponderum oportet,
quandoquidem de vino et aqua, ut diximus, fuere con-

μὲν κατεγράφησαν. οἷς καὶ δεῖ προσέχειν ἐπιμελῶς, ἵνα μὴ
βλάβη μεγίστη ἐν ταῖς σκευασίαις προσγένηται.
Ἡ μεγάλη κοτύλη ἴση τῷ ὀξυβάφῳ.
Ὁ χοῖνιξ ἔχει κοτύλας τρεῖς.
Ὁ ἀμφορεὺς ξέστας τριακονταέξ.
[980] Ὁ μετρητὴς ξέστας ἑβδομηκονταδύο· κατὰ δὲ
Σύρους ἑκατὸν εἴκοσιν.
Ὁ μέδιμνος ξέστας ἑκαιὸν δύο.

Κεφάλαιον η΄.

Ἔτι περὶ μέτρων καὶ σταθμῶν ἰατρικῶν συντομωτάτως
ἔκθεσις ἁπλουστάτη.

Ὁ μέδιμνος ἔχει λίτρας μη΄.
Τὸ ἡμιμέδιμνον ἔχει λίτρας κδ΄.
Ὁ χοῦς ἔχει λίτρας δέκα.
Ὁ σχοῖνιξ ἔχει λίτρας ἕξ.
Ὁ ξέστης ἔχει λίτραν α΄ ἥμισυ.

fcripta; quibus diligenter animum adhibere decet, ne in
compofitionibus conficiendis maximus error oboriatur.
　　Magna cotyle acetabulo par eft.
　　Choenix cotylas tres habet.
　　Amphora fextarios triginta fex.
　　Metretes fextarios feptuaginta duo; at fecundum
Syros centum viginti.
　　Medimnus fextarios centum duo.

Caput VIII.

Simpliciffima praeterea de menfuris ac ponderibus me-
dicis admodum concifa expofitio.

　　Medimnus continet libras xlviij.
　　Semimedimnus habet libras xxiv.
　　Congius continet libras decem.
　　Choenix habet libras fex.
　　Sextarius continet ℔ i. ß.

'Η μνᾶ ἔχει λίτραν α', οὐγγίας δ'.
'Η λίτρα ἔχει οὐγγίας ιβ'.
'Η κοτύλη ἔχει οὐγγίας θ'.
Τὸ τρυβλίον οὐγγίας θ'.
'Η μνᾶ ἔχει λίτραν, α' ἥμισυ.
Τὸ ὀξύβαφον ἔχει οὐγγίας β', στάγια β'.
'Ο κύαμος ἔχει οὐγγίαν α' ἥμισυ.
Τὸ μέγα λίτρον οὐγγίαν α'.
'Η οὐγγία, στάγια ἕξ.
'Ο στατὴρ, στάγια τρία.
Τὸ μνῆστρον, στάγια τρία.
Τὸ σίκλον, στάγια τρία.
Τὸ βασιλικὸν καρύον, στάγια τρία.
Τὸ ἔκιον μόριον, στάγια τρία.
Τὸ στάγιον, δηνάριον ἕν.
'Η χήμη, σιάγια δύο, κεράτια ἕξ.
Τὸ ὀξύβαφον, οὐγγίας δύο, σιάγια δύο.
Τὸ κοχλυάριον, στάγια ζ'.

Mina habet ℔ i. ℥ iv.
Libra habet ℥ xij.
Cotyle *hemina* habet ℥ ix.
Tryblium continet ℥ ix.
Mina habet ℔ i. S.
Acetabulum continet ℥ ij et ftagia ij
Cyamus habet ℥ i. ß.
Magnum litrum, ftagia fex.
Uncia, ftagia fex.
Stater, ftagia tria.
Mneftrum, ftagia tria.
Sicilicus, ftagia tria.
Nux regia, ftagia tria.
Sexta pars, ftagia tria.
Stagium, denarium unum.
Cheme, ftagia duo, filiqnas fex.
Acetabulum, uncias duas, ftagia duo.
Cochlyarium, ftagia vij.

Ed. Chart. XIII. [980.]   Ed. Baf. IV. (470.)

Τὸ μικρὸν σίκλον, στάγια ζ'.

Τὸ στάγιον, κεράτια κδ'.

Τὸ κεράτιον, σιτάρια δ'.

Ἡ δραχμὴ, κεράτια ιη'.

Ἡ ὀλκὴ, κεράτια ιη'.

Τὸ ποντικὸν κάρυον, κεράτια ιη'.

Τὸ γράμμα, κεράτια ἕξ.

Ὁ ὀβολὸς, κεράτια τρία.

Ἡ θέρμη, κεράτιον ἓν ἥμισυ.

Ἡ παροξὶς, κεράτιον ἓν ἥμισυ.

Ὁ κύαθος ἔχει μνᾶς μικρὰς ἤτοι μυστρὰ μίκρὰ δύο. τὸ γὰρ μύστρον ἔχει σταθμὸν σταγίων τριῶν, ἤτοι οὐγγίαν ἥμισυ. ἐν ἄλλοις δὲ φασιν ὅτι ὁ κύαθος ἔχει σταθμὸν οὐγγίας α' ἡμισείας.

Κεφάλαιον θ'
Περὶ μέτρων καὶ σταθμῶν.

Ἡ μνᾶ πρὸς τὸ Ἰταλικὸν ἔχει δραχμ. ρμδ'. πρὸς δὲ

Parvum ficilicum, ſtagia vij.

Stagium, ſiliquas xxiv.

Siliqua, grana iv.

Drachma, ſiliquas xviij.

Holce, ſiliqnas xviij.

Nux pontica, ſiliquas xviij.

Scrupulus, ſiliquas ſex.

Obolus, ſiliquas iij.

Therme, ſiliquam unam ß.

Paroxis, ſiliquam unam ß.

Cyathus habet minas vel myſtra parva duo. Nam myſtrum pondus habet ſtagiorum iij, ſeu ʒ ß. In aliis vero dicunt, quod cyathus habet pondus ʒ i. ß.

Caput IX.

De menſuris ac ponderibus.

Mina Italica habet drachmas cxliv.   Mina Attica

'Αττικὸν δραχ. ρκβ'. ὥστε τὴν Ἰταλικὴν μνᾶν εἶναι λι. α'
ἡμίσειαν. πρὸς δὲ τὴν Ἀττικὴν λι. α'. γο γ' δραχ. δ'.
Ἡ οὐγγία ἄγει παρὰ μὲν τοῖς Ἀττικοῖς δραχμὰς ζ'.
παρὰ δὲ τοῖς Ἰταλικοῖς δραχμὰς η'.
Ἡ δὲ δραχμὴ γράμματα ἔχει γ'.
Ἡ δὲ γο ꝫ κδ'.
Ἡ δὲ λίτρα ἔχει γο δώδεκα.
[981] Δίδραχμα ἔχει ὁλκὰς β', τὴν δὲ ὁλκὴν συνω-
νύμως καὶ δραχμὴν λέγουσι.
Τὸ δὲ γράμμα ἔχει ὀβολὸν α', χαλκοῦς δ'.
Ὁ δὲ ὀβολὸς, χαλκοῦς στ'.
Ὁ δὲ χαλκοῦς καὶ τὸ κεράτιον παντὸς γράμματος ἐστὶ
σμικρότατον πρὸς ἐκπλήρωμα τιθέμενον τῶν σταθμῶν.
Ὁ μέδιμνος ἔχει ἡμίεκτα ιβ'.
Τὸ δὲ ἡμίεκτον χύας μὲν β', χοίνικας δὲ δ'.
Ὁ δὲ χοῦς χοίνικας β', ξε. η'. ὡς ἔχειν τὸν μέδιμνον
χοίνικας μη', ξε. ρϙβ'.

drachmas cxxij, ita ut mina Italica fit libra i. ß. Attica
autem libra i. ℥ iij, drachmas iv.
Uncia apud Atticos continet drachmas vij. Apud
Italos drachmas viij.
Drachma fcrupulos iij. continet.
Uncia autem *continet* ꝫ xxiv.
Libra continet ℥ duodecim.
Didrachma habet holcas ij. holcam vero etiam drach-
mam cognominant.
Scrupulus habet obolum i, aereolos iv.
Obolus habet aereos vj.
Aereolus autem et filiqua omnium minorum funt mi-
nima, ad ponderis complementum pofita.
Medimnus habet femifecta xij.
Semifextum habet congios ij. choenices iv.
Congius habet choenices ij. fextarios viij. ut medim-
nus contineat choenices xlviij. fextarios cxcij.

Ed. Chart. XIII. [981.]   Ed. Baf. IV. (470.)
Ὁ δὲ χοῖνιξ κοτύλας η', ξε. δ'. * χοῖνιξ κοτύλας γ',
ξέστην α' S".

Ὁ δὲ ξέστης, κοτύλας β', κυάθους ιβ'.

Καὶ διὰ τούτων οἱ πλεῖστοι τῶν Ἑλλήνων μετροῦσι.
Παρὰ δὲ τοῖς Ἰταλοῖς εὑρίσκεται ὁ χοῦς μέτρῳ μὲν
ἔχων ξε. στ', κοτύλας ιβ' · σταθμὸν δὲ ὕδατος ὀμβρίου, ὅπερ
ἐστὶν ἀψευδέστατον, δραχμὰς ψκ'.
Ὁ δὲ χοῖνιξ ἔχει ξε. γ', κοτύλας στ' καὶ οὗτος δὲ πα-
ρὰ τοῖς Ἀττικοῖς τρυβλίον ὀνομάζεται.
Τὸ δὲ ὀξύβαφον τέταρτόν ἐστι τῆς κοτύλης.
Ἔχει δὲ ὁ ξέστης σταθμῷ δραχμὰς ρκ'.
Ἰδίως δὲ Ἑλληνικὴ κοτύλη ἡ ἐλαίου ἕλκει λι. α'.
Ὁ δὲ ξε. λι. β'. ὁ δὲ Ἰταλικὸς λι. α', ἐλαίου γο η'.
τοῦ δὲ οἴνου γο. θ'.
Εἰδέναι δὲ δεῖ οἷς τὰ μέτρα κατὰ τὸν σταθμὸν οὐ με-
τρίως ἐξαλλάσσεται κατὰ τὴν τῆς ὕλης διαφοράν.

Choenix habet cotylas viij, fextarios iv. choenix co-
tylas iij. fextarium i. ß.
Sextarius, cotylas ij. cyathos xij.
Atque his *ponderibus* Graecorum plurimi res metiuntur.
Apud Italos autem chus invenitur, qui menfura qui-
dem fextarios vi. cotylas xij. habeat; pondere vero aquae
pluvialis, quae minime fallax eft, ℥ dccxx.
Choenix quoque Italis habet fextarios iij. cotylas vj.
isque Atticis tryblium nominatur.
Acetabulum eft quarta pars cotylae.
Habet autem fextarius pondere drachmas cxx.
Proprie vero Graeca cotyle olei pendet libram i.
Sextarias libras ij. Italicus ℔ i. olei ℥ viij. vini ℥ ix.
Scire autem oportet, menfuras juxta pondus pro
materiae diverfitate haud mediocriter variari.

Ed. Chart. XIII. [981.] Ed. Baf. IV. (470.)

Κεφάλαιον ι'.

Ἐκ τῶν Κλεοπάτρας κοσμητικῶν περὶ σταθμῶν καὶ μέτρων.

Ἡ μνᾶ, ὄνομα σταθμοῦ, ἔχει οὐγγίας ιστ', < ρκή, γράμματα τπδ', ὀβολοὺς ψξή, θέρμους αρνβ', κεράτια βτδ', χαλκοῦς στρμδ'. Ἡ Ἀττικὴ μνᾶ ἔχει οὐγγίας ιβ' S'', < ρ', γράμματα τ', ὀβολοὺς χ', θέρμους λ', κεράτια αω', χαλκοῦς δω'. * ἄλλοι γχ· Ἡ Πτολεμαϊκὴ μνᾶ ἔχει γο ιη', < ρμδ', γραμματα υλβ', ὀβολοὺς ωξδ', θέρμους ασϟστ', κεράτια βϕιβ', χαλκοῦς στλιβ'.

Ἡ λίτρα ἔχει γο. ιβ', < ϟστ', γράμματα σπη', ὀβολοὺς φοστ, θέρμους ωξδ', κεράτια αψκη', χαλκοῦς δχή ἢ γχή·

Ἡ οὐγγία ἔχει < η', γράμματα κδ', ὀβολοὺς μή, θέρμους οβ', κεράτια ρμδ', χαλκοῦς τπδ', καλεῖται δὲ ἡ γο. τετρασσαρον Ἰταλικόν.

Ἡ δραχμὴ ἔχει γράμματα γ', ὀβολοὺς στ', θέρμους θ', κεράτια ιη', χαλκοῦς μή·

Caput X.

Ex *Cofmeticis libris Cleopatrae de ponderibus et menfuris.*

Mina, ponderis nomen, continet uncias xvj. ℥ cxxviij. fcrupulos ccclxxxiv. obolos dcclxviij. lupinos mclij. filiquas mmccciv. aereos vj. mcxliv. Attica mina habet uncias xij. ß. ℥ c. fcrupulos ccc. obolos dc. lupinos dcccc. filiquas mdccc. aereos iiiidcccc. alii iii^mdc. mina Ptolemaica habet ℥ xviij. drachmas cxliv. fcrupulos ccccxxxij. obolos dcclxiv. lupinos mccxcvi. filiquas mmdxcij. aereos vi^m dccccxij.

Libra habet ℥ xij. ℥ xcvi. fcrupulos cclxxxviij. obolos dlxxvi. lupinos dccclxiv. filiquas mdccxxviij. aereolos iv^mdcviij vel iii^mdcviij.

Uncia habet ℥ viij. fcrupulos xxiv. obolos xlviij. lupinos lxxij. filiquas cxliv. aereos ccclxxxiv. vocatur autem uncia quatruffis Italicus.

Drachma continet fcrupulos iij. obolos vj. lupinos ix. filiquas xviij. aereos xlviij.

Τὸ Ἰταλικὸν δηνάριον ἔχει δραχμὴν α'.
Δραχμὴ δὲ καὶ ἄλλη ὁμωνύμως καλεῖται Αἰγυπτιακὴ,
ἥτις ἕκτον μέρος ἐστὶ τῆς Ἀττικῆς δραχμῆς ἄγουσα ὀβο-
λὸν α'. Τὸ γράμμα ἔχει ὀβολοὺς β', θέρμους γ', κεράτια στ,
χαλκοῦς ιστ'.

Ὀβολὸς ἔχει θέρμον α' S'', κεράτια γ', χαλκοῦς η', τὸ
ἡμιώβολον ἔχει κεράτιον α' S'', χαλκοῦς δ'.

Θέρμος ἔχει κεράτια β', χαλκοῦς ε' καὶ τριτήμοριον, *
ἢ χαλκοῦς γ'.

[982] Ἀττικὸν δὲ ἡμιώβολον ἑτέρου ἡμιωβόλου τέσ-
σαρα πέμπτα.

Τὸ κεράτιον ἔχει Ἀττικοὺς χαλκοῦς β' καὶ χαλκοῦ
ἑτέρου δύο τρίτα ἢ δύο πέμπτα.

Χαλκοῦς ἔχει ἡμιωβόλου τὸ δ', ὥστε τοὺς τέσσαρας
χαλκοῦς ἄγειν ἡμιώβολον.

Ὁ στατὴρ ἄγει < δ', καλοῦσι δὲ αὐτὸν τετράδραχμον.

Denarius Italicus habet drachmam i.

Drachma etiam alia aequivoce vocatur ipfa Aegy-
ptiaca, quae fexta pars eft Atticae drachmae obolum i.
pendens.

Scrupulus habet obolos ij. lupinos iij. filiquas vj.
aereos xvi.

Obolus habet lupinum i. ꞵ. filiquas iij. aereos viij.

Semiobolus habet filiquam i. ꞵ. aereos iv.

Lupinus habet filiquas ij. aereos v. ac tertiam aerei
partem; * vel aereolos iij.

Atticus vero femiobolus alterius femioboli quatuor
quintas habet.

Siliqua habet Atticos aereos ij et alterius aerei duas
tertias partes vel duas quintas.

Aereus habet femioboli quartam partem, ita ut fe-
miobolus quatuor aereos pendat.

Stater pendit ℨ iv. vocant autem ipfum tetra-
drachmon.

Καὶ τὸ διπούννιον δὲ ὁμοίως ἄγει < δʹ.

Καὶ τὸ βασιλικὸν κάρνον ὁμοίως ἄγει < δʹ.

Χήμη ἡ μεγάλη ἔχει < γʹ καὶ ἡ μικρὰ < βʹ.

Ἀσσάριον ἔχει < βʹ.

Κοχλιάριον ἔχει < αʹ.

Ὁ κύαθος ἔχει < ιʹ ἢ γο αʹ καὶ οὐγγίας τεταρτημόριον, ⸰, λ, ὀβολοὺς ξʹ, θέρμους στʹ, κεράτια ρπʹ, χαλκοῦς υπʹ. ἔστι δὲ ὁ κύαθος κοτύλης τὸ στʹ.

Ἡ κοτύλη μέτρῳ μὲν ἔχει κυάθους στʹ, σταθμῷ δὲ < ξʹ, γο ζʹ καὶ Sʹʹ ⸰, ρπʹ, ὀβολοὺς τξʹ, θέρμους φμʹ, κεράτια απʹ, χαλκοῦς βωπʹ.

Τὸ τρυβλίον τὸ αὐτὸ μέτρον χωρεῖ τῇ κοτύλῃ, ἔχει γὰρ μέτρῳ μὲν κυάθους στʹ, σταθμῷ δὲ < ξʹ.

Ὁ ξέστης μέτρῳ μὲν ἔχει κοτύλας βʹ, σταθμῷ δὲ < ρκʹ, καλεῖται δὲ παρὰ Αἰγυπτίοις ὁ ξέστης ἴνιον.

Τὸ ὀξύβαφον ἔχει μέτρῳ μὲν κοτύλης τέταρτον, κύαθον αʹ, Sʹʹ, σταθμῷ δὲ < ιέʹ.

Ἡ κόγχη ἡ μεγάλη τὸ αὐτὸ μέτρον σώζει τῷ ὀξυβα

Dupondium etiam fimiliter pendit 3 iv.

Nux etiam regia pendit 3 iv.

Cheme magna habet 3 iij. parva 3 ij.

Affarius habet 3 ij.

Cochlearium habet 3 i.

Cyathus habet 3 x five ℥ i et quartam unciae partem ; ⸰ xxx. obolos lx. lupinos xc. filiquas clxxx. aereos cccclxxx. eft autem cyathus fexta pars cotyles.

Cotyle menfura quidem habet cyathos vj. pondere vero 3 lx. ℥ vij. ß ⸰ clxxx. obolos ccclx. lupinos dxl. filiquas mlxxx. aereos mmdccclxxx.

Tryblium eandem capit menfuram, quam cotyle; menfura namque continet cyathos vj. pondere vero 3 lx.

Sextarius menfura quidem habet cotylas ij. pondere vero 5 cxx. vocatur autem fextarius apud Aegyptios inion.

Acetabulum menfura quidem habet cotyles quartam partem, cyathum i ß. pondere vero 3 xv.

Concha magna eandem fervat menfuram, quam ace

Ed. Chart. XIII. [982.]   Ed. Baf. IV. (467.)

φῷ. ἔχει γὰρ μέτρῳ μὲν κύαθον α΄, S΄΄, σταθμῷ δὲ < ιέ.
ἡ δὲ ἐλάττων κόγχη ἔχει μέτρῳ μὲν ἡμικύαθον, σταθμῷ
δὲ < ἐ.

Μύστρον τὸ μέγα ἔχει κοτύλης τὸ ἑκκαιδέκατον ὃ γί-
νεται < γ΄, S΄΄, τέταρτον. τὸ δὲ μικρότερον κοτύλης τὸ κβ΄,
ὃ γίνεται δραχμαὶ δύο ϟ β΄, κεράτιον α΄ καὶ κερατίου τὸ
ἑνδέκατον.

Ὁ χοῦς ἔχει μέτρῳ μὲν κοτύλας Ἀττικὰς δώδεκα,
ξέστας δὲ στ΄, χοίνικας δὲ δ΄, σταθμῷ δὲ ἔχει ὁ χοῦς < ψκ΄.
Ὁ χοῖνιξ ἔχει μέτρῳ μὲν κοτύλας Ἀττικὰς τρεῖς,
σταθμῷ δὲ < ρπ΄. Ἐν δὲ τοῖς γεωργικοῖς εὗρον τὴν κο-
τύλην τρίτον ἢ τέταρτον ξέστου.
Τὸν δὲ χοῦν ξεστῶν θ΄, κοτυλῶν δὲ ιβ΄.
Καὶ τὸν ἀμφορέα ξεστῶν λστ΄, κοτυλῶν μη΄.
Τὸν δὲ μετρητὴν ξεστῶν οβ΄, κοτυλῶν ϟστ΄.
Τὸν δὲ μέδιμνον ξε. ρβ΄, κοτυλῶν ρλστ΄.
Ὁ δὲ κατὰ Σύρους μετρητὴς ξε. στ΄, ἄλλ. στ΄, Ἰταλι-
κῶν ρκ΄.

tabulum; nam menſura quidem habet ſe ſeſquicyathum,
pondere vero ℥ xv. Concha minor menſura habet ſemi-
cyathum, pondere ℥ v.

Myſtrum magnum habet ſextamdecimam cotyles par-
tem, quae ſunt ℥ iij. ß. et quarta. Myſtrum minus ha-
bet cotyles vigeſimam ſecundam partem, quae ſunt ℥ ij.
ϟ ij. et ſiliqua i. et undecima fere cotyles pars.

Chus habet menſura quidem cotylas Atticas duode-
cim, ſextarios vj. choenices iv. pondere ℥ dccxx.

Choenix habet menſura quidem cotylas Atticas tres,
pondere vero ℥ clxxx. In Georgicis inveni cotylam eſſe
tertiam aut quartam ſextarii partem.

Congium vero ſextariorum ix. cotylarum xij.

Amphoram ſextariorum xxxvj. cotylarum xlviij.

Metreten ſextariorum lxxij. cotylarum xcvj.

Medimnum ſextariorum cij. cotylarum cxxxvj.

Metretes vero apud Syros habet ſextarios vj. alias xc.
apud Italos cxx.

Ed. Chart. XIII. [982. 983.] **Ed. Baf. IV.** (467. 468.)
Τὸ τρυβλίον καὶ τὸ ὀξύβαφον ὁμοίως ἔχουσι κοτύλης
τὸ δ´.

Ὁ δὲ κύαθος κοτύλης τὸ στ´.

Κεφάλαιον ια´.

Ἄλλως περὶ τῶν αὐτῶν.

Ἡ μνᾶ ἡ Ἀττικὴ ἔχει γο ιβ´, ἡ δὲ ἑτέρα γο ιστ´. ἡ
δὲ Πτολεμαϊκὴ ἔχει γο ιή.
Ἡ λίτρα ἔχει γο ιβ´.
Ἡ γο ἔχει < ή.
Ἡ δραχμὴ ἔχει Ɔ γ´.
Τὸ γράμμα ἔχει ὀβολοὺς β´.
Ὁ ὀβολὸς ἔχει θέρμον α´ S´´.
[983] Ὁ θέρμος ἔχει (468) κεράτια β´, χαλκοῦς δὲ
γ´ ἢ έ.
Ἀττικὸν δὲ ἡμιώβολον ἔχει ἡμιωβόλου τέσσαρα πέμπτα.
Τὸ κεράτιον ἔχει Ἀττικοὺς χαλ. β´ καὶ χαλκοῦ β´ πέμπτα.

Tryblium et acetabulum fimiliter habent cotylei quar-
tam partem.
Cyathus cotyles fextam partem.

Caput XI.

Aliter de eisdem.

Mina Attica habet ℥ xij.   Alia mina habet ℥ xvj.
Ptolemaica ℥ xviij.
Libra habet ℥ xij.
℥, habet ℨ viij.
Drachma habet Ɔ iij.
Scrupulus habet obolos ij.
Obolus habet lupinum j. ß.
Lupinus habet filiquas ij. aereos iij vel v.
Atticus femiobolus alterius femioboli quatuor quin-
tas habet partes.
Siliqua habet Atticos aereos ij et aereorum ij. quintas.

Ccc 2

Ὁ χαλκοῦς ἔχει ἡμιωβόλου τὸ τέταρτον. ὥστε τοὺς τέσσαρας χαλκοῦς ἄγειν ἡμιώβολον. Ὁ στατὴρ ἄγει < δ΄, καλοῦσι δὲ αὐτὸν τετράδραχμον. Καὶ τὸ δίπούντιον δὲ < δ΄. Καὶ τὸ βασιλικὸν δὲ κάρυον ὁμοίως ἄγει < δ΄. Ἡ χήμη ἡ μεγάλη ἔχει < δ΄, ἡ μικρὰ < β΄. Τὸ ἀσσάριον ἔχει < β΄. Τὸ κοχλιάριον < α΄.

Κεφάλαιον ιβ΄.

Περὶ μέτρων καὶ σταθμῶν ἱππιατρικῶν.

Οὐγγία ἔχει < η΄. Ἡ δραχμὴ, ἔχει ϡ γ΄, ὀβολοὺς στ΄. Ἡ κοτύλη ἔχει γο ιβ΄, ὀξύβαφα δύο. Τὸ δὲ ὀξύβαφον κυάθους γ΄. Κύαθος ἔχει μύστρα δ΄. Κοχλιάριον δὲ ἔστι μύστρου τὸ ἥμισυ.

Aereus habet femioboli quartam partem, ut quatuor aereos pendat femiobolus. Stater pendit 3 iv. vocant autem ipfum tetradrachmon. Dupondium habet 3 iv. Nux regia fimiliter pendit 3 iv. Cheme magna habet 3 iv. parva 3 ij. Affarius habet 3 ij. Cochlearium habet 3 i.

Caput XII.

De menſuris et ponderibus veterinariorum.

Uncia habet 3 viij.
Drachma habet ϡ iij. obolos vj.
Cotyle habet ʒ xij. acetabula ij.
Acetabulum facit cyathos iij.
Cyathus habet myftra iv.
Cochlearium eft myftri dimidium.

Ed. Chart. XIII. [983.]   Ed. Baf. IV. (468.)
Τὸ δὲ ὀξύβαφον ποιεῖ γο στ'.
Ὁ κύαθος ποιεῖ γο β'.
Τὸ μύστρον ποιεῖ γο τὸ ἥμισυ.
Τὸ κοχλιάριον ποιεῖ ℈ στ'.
Ἡ δραχμὴ ποιεῖ ℈ γ'.
Ὁ ὀβολὸς ποιεῖ γράμμα.
Τὸ σίκλιον ἔχει γο τὸ S" ἢ γο α' καὶ S".
Ὁ κύαθος μύστρα δ', ὡς εἶναι τὸ μύστρον γο τὸ S".
Τὸ δὲ μύστρον κοχλιάρια β', ὡς εἶναι τὸ κοχλιά-
ριον γο δ'.
Ἡ μνᾶ ἔχει γο ιε', ὁλκὰς ριβ' S".
Ἡ λίτρα ἔχει ὁλκὰς ꙅ'.
Τὸ δὲ δηνάριον ἔχει γράμματα δ'.

Κεφάλαιον ιγ'.
Περὶ μέτρων ὑγρῶν.
Τὸ Ἰταλικὸν κεράμιον ἔχει χόας η'.
Ὁ χοῦς ἔχει ξέστας στ'.

Acetabulum facit ℥ vj.
Cyathus facit ℥ ij.
Myſtrum facit ℥ ℥.
Cochlearium facit ℈ vj.
Drachma facit ℈ iij.
Obolus facit ſcrupulum.
Cicilicus habet ℥ ℥. vel ℥ i. ℥.
Cyathus myſtra iv. ut ſit myſtrum ℥ ℥.
Myſtrum habet cochlearia ij. ut cochlearium ſit un-
ciae quarta pars.
Mina habet ℥ xv. holcas cxij. ℥.
Libra habet holcas xc.
Denarius habet ſcrupulos iv.

Caput XIII.
De menſuris liquidorum.
Amphora Italica habet choas viij.
Congius habet ſextarios vj.

Ὁ ξέστης κοτύλας β', αἱ καὶ τρίβανα ἢ τρυβλία λέγονται.

Ἡ κοτύλη γὰρ τὸ αὐτὸ ἔχει καὶ τὸ τρίβανον ἢ τρυβλίον μύστρα μεγάλα γ', ὀξύβαφα δὲ δ'.
Τὸ γὰρ μέγα μύστρον ἔχει ὀξύβαφα γ'.
Τὸ ὀξύβαφον ἔχει κυάθους α' S''.
Ὁ δὲ κύαθος ἔχει χήμας μικρὰς, ἤτοι μύστρα μικρὰ β'.

	Ἰταλικὸν	Ἐλαίου.	Οἴνου.	Μέλιτος.
Τὸ κεράμιον ἔχει.	℔ οβ'.	℔ π'.	℔ρή', ἀλ.ρκ'.
Ὁ χοῦς,	℔ θ'.	℔ ί.	℔ ιγ' S''.
Ὁ ξέστης,	γο ιή'.	γο κ'.	γο κζ'.
Ἡ κοτύλη,	γο θ'.	γο ί.	γο ιγ' S''.
Τὸ μέγα μύστρον,	γο γ'.	γο γ', ⊃ ή'.	γο δ' S''.
Τὸ μικρὸν μύστρον,	< ιστ'.	< στ' ⊃ β'.	< θ'
Τὸ ὀξύβαφον,	< ιή.	< κ'.	γο γ', γ'.
Ὁ κύαθος.	γο α' S''.	< ιγ' ⊃ α'.	< ιή'.

Sextarius habet cotylas ij. quae et tribana vel tryblia dicuntur.

Cotyle eandem menfuram continet, ac tribanum vel tryblium, magna myftra iij. acetabula vero iv.

Myftrum magnum habet acetabula iij.

Acetabulum habet fefquicyathum.

Cyathus habet chemas vel myftra parva ij.

Continet.	Olei.	Vini.	Mollis.
Amphora Italica,	℔ lxxij.	℔ lxxx.	℔ cviij.
Congius,	℔ ix.	℔ x.	℔ xiij. ß.
Sextarius,	℥ xviij.	℥ xx.	℥ xxvij.
Cotyle,	℥ ix.	℥ x.	℥ xiij. ß.
Magnum myftrum,	℥ iij.	℥ iij. ⊃viij.	℥ iv. ß.
Myftrum parvum,	Ʒ vj.	Ʒ vj. ⊃ ij.	Ʒ ix.
Acetabulum,	Ʒ xviij.	Ʒ xx.	℥ iij. Ʒ iij.
Cyathus,	℥ i ß.	Ʒ xiij. ⊃ i.	Ʒ xviij.

Ed. Chart. XIII. [984.]   **Ed. Baf. IV. (468.)**

[984] *Κεφάλαιον ιδ'.*

Διοσκορίδου περὶ μέτρων καὶ σταθμῶν.

Ἐγὼ, φίλτατε, περὶ σταθμῶν καὶ μέτρων ουτως ἠκρίβωσα ἀπὸ τῶν ἐλαχίστων ἀρξάμενος, ἐπὶ τὴν μνᾶν πολλαπλασιάζων ἀνῆλθον.

Περὶ σταθμῶν.

Τὸ κεράτιον τὸν αὐτὸν σταθμὸν ἔχει τῷ χαλκῷ. Ὁ δὲ ὀβολὸς χαλκοῦς ἔχει τρεῖς· ὅθεν τὸ ἡμιωβόλιον ἔχει σταθμῷ κεράτιον ἓν ἥμισυ. Γράμμα ἄγει ὀβολοὺς δύο, τουτέστι χαλκοῦς ἕξ. Ἡ δὲ δραχμὴ, ἡ καὶ ὁλκὴ λεγομένη, ἄγει γράμματα τρία, τουτέστιν ὀβολοὺς στ'. Ἡ δὲ γο ἔχει < η', ⟩ κδ'. Ἡ λίτρα δὲ ἔχει γο ιβ', < δὲ ⲯϲτ'.

μνᾶ κατὰ μὲν τὴν ἰατρικὴν χρῆσιν ἄγει γο ιστ', τουτέστιν ὁλκὰς ρκη', κατὰ δὲ τὴν Ἰταλικὴν μνᾶ γο ιη',

Caput XIV.

Diofcoridis de menfuris et ponderibus.

Ego, chariffime, de ponderibus et menfuris ita perfcrutatus fum, a minimis aufpicatus et ad minam usque multiplicando afcendi.

De ponderibus.

Siliqua, idem pondus habet, quod aereus.

Obolus habet aereos iij. unde femiobolus habet pondere filiquam unam et femiffem.

Scrupulus pendit obolos duos, id eft aereos fex.

Drachma, quae et holce *dicitur*, pendit fcrupulos iij. id eft obolos vj.

Uncia habet ℈ viij. ⟩ xxiv.

Libra habet ℥ xij. ℈ xcvj.

Mina ufu medico pendit ℥ xvj. id eft holcas cxxviij. ufu vero Italico mina pendit ℥ xviij. id eft fefquilibram;

τουτέστι λίτραν μίαν ἡμίσειαν, < δὲ ρμδ'. ἡ δὲ Ἀλεξαν-
δρίνη μνᾶ ἄγει γο κ', τουτέστιν ὁλκὰς ρξ'.

Περὶ μέτρων ὑγρῶν, οἴνου, ὕδατος καὶ ὄξους.

Τὸ κεράμιον ἄγει λι. π'.
Ἡ δὲ οὔρνα λι μ'.
Ὁ χοῦς, τουτέστι τὸ κόγγιον, ἔχει λι. ι'.
Τὸ ἡμικόγγιον ἔχει λι. ε'.
Ὁ ξέστης ἔχει λίτραν μίαν, γο η'.
Ἡμίνα, τουτέστι ἡ κοτύλη, γο ι'.
Τὸ τέταρτον ἔχει γο ε'.
Τὸ ὀξύβαφον, ὅπερ ἐστὶ τέταρτον κοτύλης α', ἄγει
γο β' S''.
Ὁ δὲ κύαθος, ὅπερ ἐστὶν ἕκτον κοτύλης, ἄγει γο α',
ἡμίσειαν, γράμματα δ'.
Ἡ δὲ χήμη ἔστι κυάθου τέταρτον, ἄγει δὲ < γ',
γράμμα ἕν.
Ὁ αὐτὸς δὲ σταθμός ἐστι τοῦ ὕδατος καὶ ὄξους. φασὶ

drachmas autem cxliv.   Mina Alexandrina pendit ℥ xx.
id eſt holcas clx.

De menſuris liquidorum, vini, aquae, aceti.

Amphora habet ℔ lxxx.
Urna, ℔ xl.
Chus, id eſt congius ℔ x.
Semicongius, ℔ v.
Sextarius habet libram i. ℥ viij.
Hemina, id eſt cotyle ℥ x.
Quartarius habet ℥ v.
Acetabulum, quod eſt quarta pars cotyles, aequat
℥ ij. ſ.
Cyathus, id eſt ſexta pars cotyles, aequat ℥ i. ℈
et ſcrupulos iv.
Cheme eſt cyathi quarta pars, aequat ℈ iij. ℈ i.
Idem eſt pondus aquae et aceti. Ajunt autem ſi aqua

δὲ τοῦ ὀμβρίου ὕδατος πληρωϑῆναι ἀψευδέστατον εἶναι τὸν
σταθμόν. ἄγειν δὲ ὁλκὰς ψκʹ τὸν χοῦν.

Ἐλαίου.

Τὸ κεράμιον ἔχει λι. οβʹ.

Ἡ οὔρνα ἔχει λι. λστʹ.

Ὁ χοῦς ἢ τὸ κόγγιον ἔχει λίτρας θʹ.

Τὸ ἡμικόγγιον, λι. δʹ S″.

Ὁ ξέστης ἔχει λ αʹ S″.

Ἡμίνα, τουτέστιν ἡ κοτύλη γο θʹ.

Τὸ τέταρτον ἔχει γο δʹ S″.

Τὸ ὀξύβαφον, ὅπερ ἐστὶ κοτύλης τέταρτον, ἄγει γο βʹ,
< βʹ ἢ γο βʹ S″.

Ὁ δὲ κύαθος, ὅπερ ἐστὶν ἕκτον κοτύλης, ἄγει γο αʹ S″.

Ἡ χήμη, κυάθου τέταρτον, ἄγει δραχμὰς γʹ.

Μέλιτος.

Τοῦ μέλιτος τὸ κεράμιον ἔχει λι. ρκʹ.

Ἡ οὔρνα ἔχει λίτρας ξʹ.

pluviali vas repleatur, minime fallax eſſe pondus, pendere
quippe congium holcas dccxx.

O l e i.

Amphora habet ℔ lxxij.

Urna habet ℔ xxxvj.

Congius habet ℔ ix.

Semicongius habet ℔ iv. ß.

Sextarius habet ℔ i. ß.

Hemina, quae et cotyle eſt, habet ℥ ix.

Quartarius habet ℥ iv. ß.

Acetabulum, quod eſt cotyles quarta pars, habet ℥ ij.
℥ ij. aut ℥ ij. ß.

Cyathus, qui eſt ſexta pars cotyles, habet ℥ i. ß.

Cheme, cyathi quarta pars, habet ℥ iij.

M e l l i s.

Amphora mellis habet ℔ cxx.

Urna habet libras lx.

Τὸ κόγγιον ἔχει λίτρας ιε'.

Τὸ ἡμικόγγιον ἔχει λίτρας ζ' S".

Ὁ ξέστης ἔχει λι. β' S".

Ἡμίνα ἔχει λίτραν α', γο γ'.

Τὸ τέταρτον ἔχει γο ζ' S".

Τὸ ὀξύβαφον ἔχει γο γ' S", < β'.

Ὁ δὲ κύαθος ἔχει γο β' S".

Ἡ δὲ χήμη, ὅπερ ἐστὶ κυάθου τέταρτον, ἄγει < ε'.

Κεφάλαιον ιε'.

"Ἄλλως περὶ μέτρων καὶ σταθμῶν.

Μέδιμνος ἔχει ἡμίεκτα ιβ'.

Τὸ δὲ ἡμίεκτον, χόας δύο.

Ὁ δὲ χοῖς. χοίνικας τέσσαρας.

Ὁ δὲ χοῖνιξ κοτύλας Ἀττικὰς ἄγει τρεῖς, σταθμῷ δὲ ἔχει ὁλκὰς ρπ'.

Congius habet libras xv.
Hemicongius habet libras vij. ß.
Sextarius habet ℔ ij. ß·
Hemina habet libram i. ℥ iij.
Quartarius habet ℥ vij. ß.
Acetabulum habet ℥ iij. ß. ℥ ij.
Cyathus habet ℥ ij ß.
Cheme, quae eſt cyathi quarta pars, habet ℥ v.

Caput XV.

Aliter de menſuris et ponderibus.

Medimnus habet femifexta xij.
Semifextum habet choas ij.
Chus habet choenicas quatuor.
Choenix habet cotylas Atticas iij. pondere autem
holcas clxxx.

Ed. Chart. XIII. [985.]   Ed. Baſ. IV. (468.)

Ὁ δὲ χοῦς ἐστι μὲν μέτρῳ κοτυλῶν Ἀττικῶν ιβ́,
σταθμῷ δὲ ἄγει < ψκ́.

Ὁ δὲ ξέστης μέτρῳ μὲν κοτυλῶν β́, σταθμῷ δὲ ἄγει
< ρκ́.

Ἡ δὲ κοτύλη ἔχει κυάθους ἓξ, σταθμῷ δὲ < ξ́, τὴν
δὲ κοτύλην οἱ Ἀττικοὶ καὶ τρυβλίον ὀνομάζουσι.

Τὸ ὀξύβαφον μέτρῳ μὲν κοτύλης τέταρτον, ὅπερ ἐστὶ
κύαθος εἷς ἥμισυ, σταθμῷ δὲ ἔχει δραχμὰς ιέ.

Ὁ κύαθος ἐστὶ δραχμῶν δέκα.

Ἡ δὲ χήμη ἐστὶ κυάθου τέταρτον, < β́ S″.

Τὸ μέγα μύστρον κοτύλης ἐστὶν ὀκτωκαιδέκατον, ἄγει
δραχμὰς γ́, γράμμα ά.

Μύστρον τὸ δὲ μικρὸν, κοτύλης εἰκοστὸν τέταρτον, ἄγει
< β́ S″.

Τὸ δὲ δικαιότατον μύστρον γράμματα ἔχει ὀκτώ.

Τὸ δὲ κοχλιάριον γράμματα ἔχει τρία.

Τοῦ βασιλικοῦ καρύου τὸ μέγεθος < ἄγει ἑπτά.

Τοῦ δὲ Ποντικοῦ < ά.

Chus menſura quidem eſt cotylarum Atticarum xij.
pondere vero pendit ʒ dccxx.

Sextarius menſura quidem eſt cotylarum ij. pondere
vero ʒ cxx.

Cotyle habet cyathos vj. pondere vero ʒ lx. coty-
lam Attici etiam tryblium nominant.

Acetabulum menſura eſt cotyles quarta pars, quod
eſt ſeſquicyathus; pondere vero habet ʒ xv.

Cyathus eſt drachmarum x.

Cheme eſt cyathi quarta pars, ʒ ij. ß.

Myſtrum magnum eſt cotyles decima octava pars;
pendit drachmas iij. ſcrupulum i.

Myſtrum vero parvum eſt cotyles vigeſima quarta
pars; pendit ʒ ij ß.

Myſtrum juſtiſſimum habet ſerupulos octo.

Cochlearium habet ſcrupulos tres.

Nucis Baſilicae ſeu regiae magnitudo pendit ʒ vij.

Nucis Ponticae magnitudo pendit ʒ i.

Τὸ δὲ τῆς βαλάνου δραχμῆς ἥμισυ.

Τὸ δὲ τοῦ Αἰγυπτιακοῦ κυάμου ἔχει ὀβολὸν καὶ ἥμισυ.

Τοῦ ὀρόβου μέγεθος χαλκοῦς β'.

(469) Κεφάλαιον ιστ'.

Περὶ σημείων τῶν μέτρων καὶ σταθμῶν.

Τῶν σταθμῶν καὶ μέτρων διδασκαλίαν καὶ τὴν τῶν σημείων τῶν ἐν αὐτοῖς ἔκθεσιν ἀναγκαίαν οὖσαν ἀνεγραψάμην, ἵν' ἔχοις ἄπταιστον τὴν ἐν τοῖς βοηθήμασιν εὕρεσιν. Τὴν οὖν μνᾶν δηλοῖ ἐπιθέμενον τῷ μ στοιχείῳ τὸ ν. Τὴν δὲ λίτραν τὸ λ ἔχον ὑποκείμενον τὸ ι λ. Τὴν δὲ γο τὸ Γ ἔχον ὑποκείμενον ἢ ὑπερκείμενον τὸ ο'. γο γο. παρ' ἐνίοις δὲ εὗρον γο τὸ ν'. ἐπικείμενον τὸ ο νο. Τὸ δὲ μ ἐπικείμενον ε, μέρος δηλοῖ με. Πλάγιον δὲ λ τὰς κεραίας ἔχον, δραχμὴν δηλοῖ <. εἰς δὲ τὰ εὐώνυμα ἡμίσειαν >.

Glandis *magnitudo* pendit drachmae dimidium.

Fabae Aegyptiacae magnitudo pendit obolum et femiſſem.

Orobi magnitudo pendit aereos ij.

Caput XVI.

De notis ponderum ac menſurarum.

Ponderum ac menſurarum doctrinam tum eorundem characterum expoſitionem neceſſariam deſcripſi, ut certam habeas remediorum inventionem. Itaque minam declarat *v*, ſuperpoſitum *μ* elemento, *μν*. *λ* libram ſignificat, ſi ſubjectum i. *λ*.

Unciam quoque notat *γ* ſubjectum aut ſuperpoſitum habens o, *γo*, *γo*. Apud nonnullos autem inveni *v* quod ſupra ſe o habeat, unciam ſignificare *vo*.

μ quod ſupra ſe habeat *ε*, partem ſignificat *με*.

λ obliquum, ſi ad dextrum cornua ungentia habeat, drachmam ſignificat <, ſi ad ſiniſtrum drachmae dimidium >.

Ed. Chart. XIII. [985.]   Ed. Baf. IV. (469.)

Τὸ δὲ 'Ρωμαϊκὸν S παρ' ἐνίοις μὲν τριώβολον, παρ'
ἡμῖν δὲ παντὸς σταθμοῦ τὸ ἥμισυ. πλάγιον δὲ ι ἢ S,
ὀβολόν. ꭥ. ꭥ.

S. Romanum apud quosdam triobolum; apud nos
vero cujusque ponderis dimidium fignificat, S″. Si vero
transverfe ponatur i. vel S obolum i. fignificat, ꭥ. ꭥ.

Printed in the United States
By Bookmasters